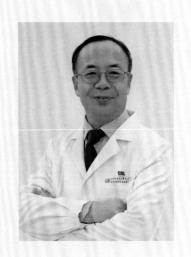

胡思源教授简介

  胡思源，1963 年 9 月生，吉林双辽人。中医学博士，博士生导师，儿科教授、主任医师，首批全国优秀中医临床人才，天津市名中医。先后担任多项社会及学术职务。国家卫健委儿童用药专业委员会委员，国家药监局药品技术审评外聘专家；中华中医药学会儿科专业委员会常务委员、中药临床药理专业委员会副主任委员；中国药学会中药临床评价专业委员会副主任委员；世界中医药学会联合会儿科委员会常务理事、DMC 与价值评估工作委员会副主任委员、伦理审查委员会常务理事；中国中药协会药物临床评价研究专业委员会副主任委员、儿童健康与药物研究专业委员会药物研究与评价学组组长。

  1981 年起，先后就读于长春中医学院和天津中医药大学，初入中医殿堂，就得到国医大师王烈教授的授业解惑，硕士研究生阶段师从"全国首批名老中医"李少川教授。2001 年晋升主任医师后，在全国优秀中医临床人才和博士研究生阶段，又师从"天津市名中医"陈宝义教授和"岐黄学者"马融教授。承扬各位老师及古今名家学术精华，临床诊疗，倡导中西病证结合；立法遣方，推崇顾护稚儿脾胃；用药精炼，参合现代中药药理；成药选用，注重依据循证证据。在长期临床实践中，一直从事小儿心肌炎及心律失常、呼吸系统疾病、功能性胃肠病、变态反应疾病等儿科常见疾病的中医药治疗及名老中医经验传承研究。主持承担国家"十一五"科技支撑计划"陈宝义临床经验、学术思想传承研究"和"陈宝义名中医传承工作室建设项目"各 1 项；主编出版《病毒性心肌炎的中西医诊断与治疗》《陈宝义中医儿科经验辑要》2 部儿科专著；主持制定中华中医药学会标准化项目"小儿积滞诊断标准"和"儿童心肌炎中西医结合诊疗方案"各 1 项；主持制定国家中医药管理局小儿病毒性心肌炎临床路径及诊疗方案 1 项；获得省部级科技进步奖励 3 项；发表论文 200 余篇，培养中医儿科学硕士、博士 70 余人次。

在临床科研实践中，始终致力于儿童中药临床评价及方法学研究，先后主持国家"十二五""十三五"重大新药创制课题"儿科中药临床评价研究技术平台规范化建设项目"各 1 项；参研荣获国家科技进步二等奖 1 项、发明专利 2 项；主编出版《儿科疾病中医药临床研究技术要点》《中药临床试验设计实践》2 部临床评价专著；主持制定中华中医药学会团体标准"系列儿科疾病中药临床试验设计与评价技术指南"18 项、中国人口福利基金会支持的"儿科疾病中药真实世界研究设计指南"1 项、中国医药教育协会标准化项目"小儿胃肠型感冒和感染后咳嗽临床诊疗及评价指南"各 1 项；主持开展儿童中药临床试验近 100 项，获批儿童中药新药上市 14 个品种。

在三十多年的临床和科研实践中，胡思源教授守正创新、师而不泥，提出了独到的学术见解，充分重视中医药循证证据的获得及应用，主持研制一系列具有儿童、病种和中药特色的临床评价及诊疗指南，为推动中医儿科及儿童中药临床研究的规范化，付出了辛勤汗水和不懈努力，并取得显著成效。

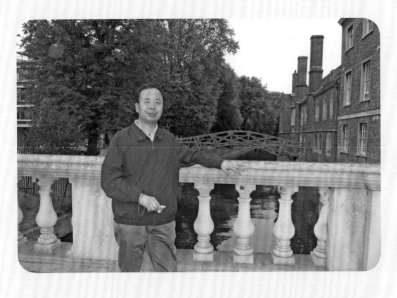

胡思源老师 二〇一五年于英国剑桥

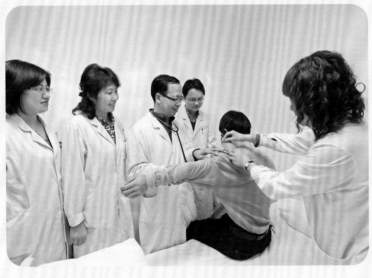

胡思源老师 二〇一三年于天津中医药大学第一附属医院鞍山西道院区为患者诊病

胡思源老师 在中国药学会药事管理学术年会上做报告，二〇二三年于苏州

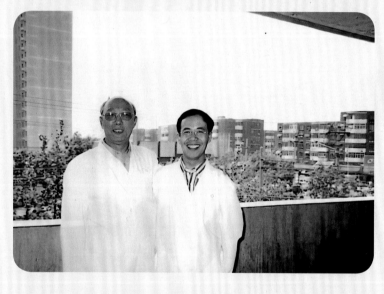

与李少川老师合照
一九九四年于天津中医药大学第一
附属医院鞍山西道院区

与陈宝义老师合照
二〇〇〇年于天津中医药大学第一
附属医院鞍山西道院区

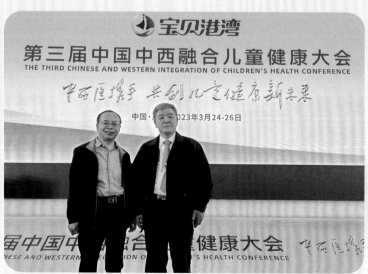

与马融老师合照
二〇二三年于天津赛象酒店

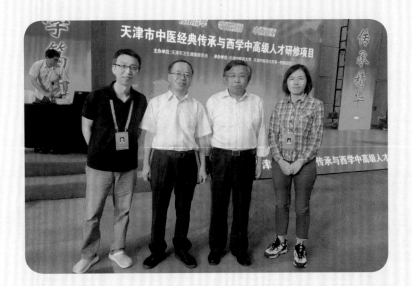

天津市名中医授牌仪式，与儿科李新民主任（右二）和学生在一起，二〇二一年九月于天津

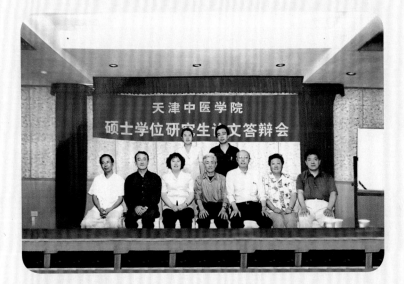

首届硕士研究生毕业答辩会（前右三陈宝义老师、前右一马融老师），二〇一三年于天津中医学院国际学院

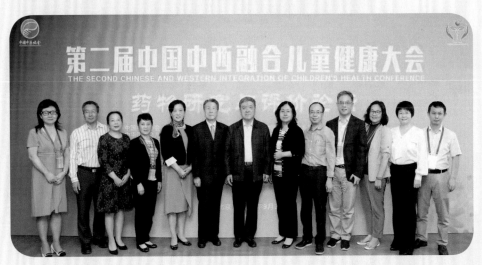

全国儿童中药临床试验协作网成立，二〇二〇年于北京会议中心

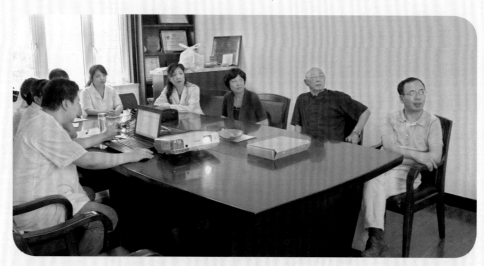

与陈宝义老师、刘虹主任、贺爱燕主任研讨，二〇一三年于天津中医药大学
第一附属医院鞍山西道院区

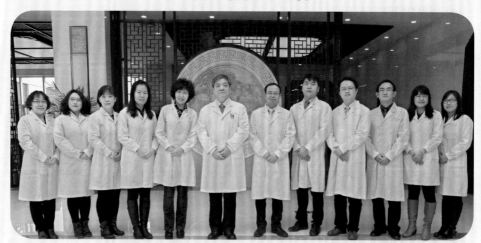

与马融院长（中）和机构同事在一起，二〇一五年于天津中医药大学第一
附属医院王兰庄院区

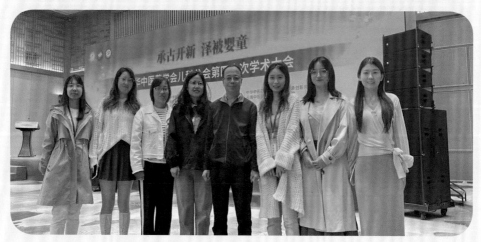

与研究生一起参加中华中医药学会儿科分会第四十次学术会议，二〇二三年于昆明

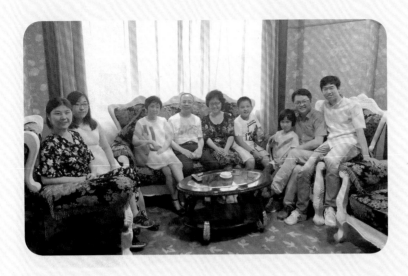

与博、硕士研究生在一起
二〇一八年于天津

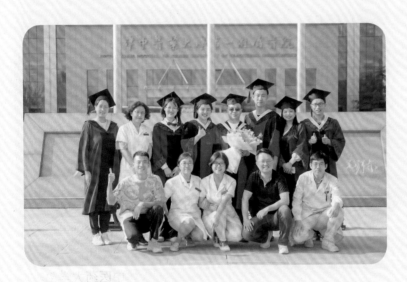

与博、硕士研究生在一起
二〇二二年于天津中医药大学第一附属
医院王兰庄院区

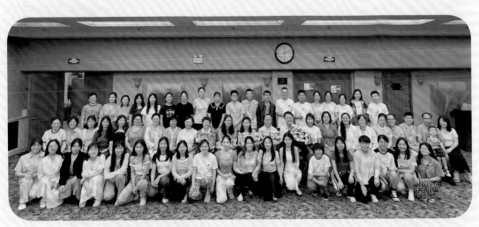

与已工作和在读的研究生在一起，二〇二三年教师节于天津

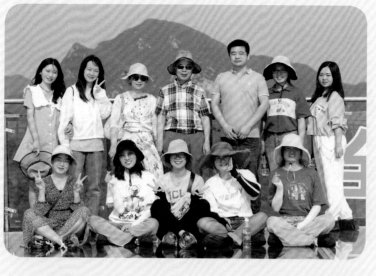

与博硕士研究生在一起
二〇二一年于天津蓟州

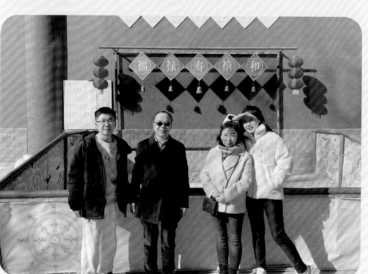

与家人在一起
二〇二三年二月于廊坊天下第一城

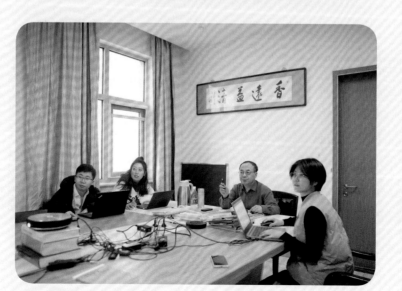

与本书主要编著者在一起
二〇二三年于天津中医药大学附属
第一医院王兰庄院区

儿科疾病
临证经验与研究

主审　胡思源

主编　蔡秋晗　胡本泽　牛丽青

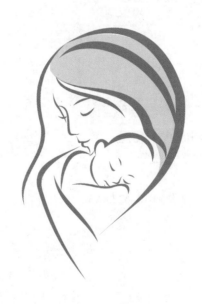

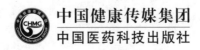

中国健康传媒集团

中国医药科技出版社

内 容 提 要

本书是对胡思源教授30多年带领团队和博、硕士研究生从事医教研工作主要成果的整理和总结。全书分18章40节，共收录论文180篇。纵览全书，前16章以病种分类，汇总梳理了20余种儿科常见病的临证经验、循证研究、标准制定、量表研究、文献及方法学研究等内容；后2章为学术与经验传承、临床研究一般方法等内容。前者系统总结了李少川教授与陈宝义教授对心肌炎及肺脾疾病治疗的临证经验与学术思想，对传承专家经验、指导中医学者临床实践、提升中医学者临床水平具有重要意义；后者对中药新药临床试验的常见问题进行剖析，尤其是对用于儿童的新药试验的特殊性加以总结，为儿童中药新药临床试验的实施提供一定的指导。本书编写力求删繁就简、特色鲜明，以期让读者更易于把握文章的核心内涵与主要价值，启发新思路。本书可供中医儿科临床及科研工作者、中药新药研发人员等阅读参考。

图书在版编目（CIP）数据

儿科疾病临证经验与研究 / 蔡秋晗，胡本泽，牛丽青主编 . —北京：中国医药科技出版社，2024.5

ISBN 978-7-5214-4543-5

Ⅰ . ①儿… Ⅱ . ①蔡… ②胡… ③牛… Ⅲ . ①小儿疾病—诊疗 Ⅳ . ① R72

中国国家版本馆 CIP 数据核字（2024）第 060897 号

美术编辑 陈君杞
版式设计 也 在

出版 **中国健康传媒集团** | 中国医药科技出版社
地址 北京市海淀区文慧园北路甲 22 号
邮编 100082
电话 发行：010-62227427 邮购：010-62236938
网址 www.cmstp.com
规格 787×1092mm $\frac{1}{16}$
印张 57 $\frac{1}{4}$
字数 1111 千字
版次 2024 年 5 月第 1 版
印次 2024 年 5 月第 1 次印刷
印刷 天津市银博印刷集团有限公司
经销 全国各地新华书店
书号 ISBN 978-7-5214-4543-5
定价 **280.00 元**

获取新书信息、投稿、为图书纠错，请扫码联系我们。

编 委 会

前　言

中医学发展至今，拥有着深厚的历史积淀，而现代中医诊疗体系是在继承历代医家临床实践经验的基础上，结合当代的新视角、新需求和新疗法等凝练而成的。正是基于中医学的这一基本特征，其发展自然离不开对历代名医学术经验的传承与发扬。中医儿科学以中医学理论体系为纲，荟萃了我国数千年来小儿养育和疾病防治的丰富经验，并逐步形成了独特的理论和实践体系。本书的编写旨在为中医儿科临床及科研工作者、博硕士研究生的临证诊疗与研究工作提供借鉴和参考。

胡思源教授为天津中医药大学第一附属医院儿科教授、主任医师、博士生导师。自1986年起，先后师从"全国首批名老中医"李少川教授、"天津市名中医"陈宝义教授和"岐黄学者"马融教授，秉承了老师们古今相辅、持中参西、注重循证的学术思想。在长期临床与科研实践中，始终致力于小儿心肌炎及心律失常、呼吸系统疾病、功能性胃肠病、变态反应疾病等儿科常见疾病的中医药治疗、临床评价及预后转归研究。在学术思想上，承扬古今名家学术精华，倡导病证结合，推崇顾护脾胃，用药精练，立法遣方合参现代药理，强调循证依据。先后主持或参加"十一五""十二五""十三五"国家科技重大专项课题研究，荣获国家科技进步奖二等奖1项、省部级科技进步奖励3项、发明专利2项；主编出版《病毒性心肌炎的中西医诊断与治疗》《陈宝义中医儿科经验辑要》《儿科疾病中医药临床研究技术要点》《中药临床试验设计实践》专著4部，发表论文200余篇，培养中医儿科学硕、博士研究生70余人次；主持制定中华中医药学会团体标准19项；组织开展儿童中药临床试验近100项，获批儿童中药新药13个品种等。

本书是对胡思源教授30多年来带领团队和博硕士研究生从事医教研工作主要成果的整理和总结。全书分18章40节，共收录论文180篇。纵览全书，前16章以病种分类，汇总梳理了各儿科病种的临证经验、循证研究、标准制定、量表研究、文献及方法学研究等内容；后2章为学术与经验传承、临床研究一般方法内容，分别为胡思源教授的求学获益和儿童中药相关循证研究的一般方法。每篇文献分摘要、正文和评介三部分，首先概要介绍文章的目标、方法、结果与结论，然后收录全文，最后是背景介绍及对学术特点做出的评论。编写中，力求删繁就简、特色鲜明，以期让读者更易于把握文章的核心内涵与主要价值，启发新思路。

中医儿科学作为中医学的一门重要分支学科，是经数千年承袭至今所形成的独特体系，也印证了守正创新、接续发展的重要性。本书的核心思想在于强调学术传承，重视临证和循证思维。书中不仅介绍了师承体系中的遣方用药经验，对已上市儿童中成药的循证研究与证据进行了梳理，也对标准制定、评价方法及临床研究方法学进展给予了研究与关注。由于文章年代跨度较大、编者水平所限，缺点与纰漏在所难免，恳请读者批评指正！

编者

2024 年 2 月

目　录

第一章
急性上呼吸道感染

第一节　循证研究

一、豉翘清热颗粒治疗小儿风热感冒夹滞证的临床研究

【摘要】

目的：评价豉翘清热颗粒治疗小儿风热感冒夹滞证的有效性和安全性。**方法**：采用随机分组、阳性药平行对照的方法进行临床研究。**结果**：试验组的愈显率为 73.13%，对照组为 62.26%，两组比较，差异无显著性意义（$P > 0.05$）。该药对发热、鼻塞流涕、咳嗽、咯痰等风热感冒症状，腹部胀满、恶心呕吐、食欲不振、大便不调等夹滞症状，以及异常舌脉等均有较高的治疗消失率，且对苔腻这一典型食滞体征的治疗消失率明显高于对照组（$P < 0.05$）。试验组安全性指标观测未发现与试验药物有关的异常改变。**结论**：豉翘清热颗粒治疗小儿风热感冒夹滞证据有较好疗效，且有优于对照药的趋势，临床应用安全性好。

【正文】

豉翘清热颗粒是江苏济川制药有限公司生产的小儿风热感冒夹滞证（急性上呼吸道感染）治疗药物。将该药与小儿双清颗粒进行了随机对照研究，现报告结果。

1　临床资料

1.1　一般资料

本次试验共入选小儿风热感冒夹滞证患者 122 例，其中试验组 67 例，对照组 55 例，除对照组 2 例因家长不同意服用小儿双清颗粒外，余 120 例均完成试验。试验组：男 37 例，女 30 例；年龄 1~3 岁 19 例，3^+~7 岁 28 例，7^+~14 岁 20 例；病程 ≤ 1 天 38 例，1^+~2 天 21 例，2^+~3 天 8 例；病情轻型 18 例，中型 27 例，重型 22 例；疗前最高体温 > 39℃

11 例，38.1~39℃ 33 例，37.2~38℃ 23 例。对照组：男 32 例，女 21 例；年龄 1~3 岁 18 例，3⁺~7 岁 15 例，7⁺~14 岁 20 例；病程 ≤ 1 天 34 例，1⁺~2 天 15 例，2⁺~3 天 4 例；病情轻型 18 例，中型 27 例，重型 8 例；疗前最高体温 > 39℃ 4 例，38.1~39℃ 28 例，37.3~38℃ 34 例。周围血白细胞（WBC）总数，试验组 > 10×10^9/L 17 例，而 < 4×10^9/L 3 例，正常 47 例；对照组 > 10×10^9/L 15 例，< 4×10^9/L 3 例，正常 35 例。咽拭子流感病毒分离，试验组和对照组分别为 8 例和 11 例阳性。

1.2 中医证候

试验组 67 例、对照组 53 例患儿均有发热恶风、咽红肿痛表现；试验组、对照组其他单项证候出现频次分别是，鼻塞流浊涕 55、39 例，咳嗽 33、27 例，脘腹胀满 50、42 例，恶心呕吐 22、28 例，食欲不振 66、48 例，大便不调（偏干或溏而不爽）56、45 例，舌质红、苔薄腻或腻 67、52 例，脉浮数、滑数或指纹紫滞 67、50 例。

两组临床资料比较，在性别、年龄、病程、病情以及证候表现、实验室检查等方面比较，经统计学处理，差异均无显著性意义（$P > 0.05$），具有可比性。

2 研究方法

将符合小儿急性上呼吸道感染和风热感冒夹滞证诊断辨证标准、年龄 1~14 岁、病程不超过 3 天、签署知情同意书的患儿作为入选条件。在入选时注意排除急性化脓性扁桃体炎、气管支气管炎等容易混淆的疾病，以及其他影响疗效和安全性判断情况者。病情分级按以加权法拟订的证候评分标准。其中证候积分总和 ≤ 11 分为轻型，12~17 分为中型，而 ≥ 18 分为重型。

采用掷币法，随机分为试验组和对照组。试验组给予豉翘清热颗粒（国药准字 Z20020097，规格：每袋 2g，由连翘、淡豆豉、薄荷、荆芥、炒栀子、大黄、青蒿、赤芍、槟榔、厚朴、黄芩、半夏等组成），1~3 岁 1~1.5 袋 / 次，4~6 岁 1.5~2 袋 / 次，7~9 岁 2~2.5 袋 / 次，10 岁以上 3 袋 / 次，3 次 / 天，饭后口服；对照组给予小儿双清颗粒［西藏诺迪康药业股份有限公司，国药准字 Z19991018，规格：每袋 2g，由人工牛黄、羚羊角、水牛角浓缩粉、厚朴、板蓝根、连翘、生石膏、莱菔子（炒）、荆芥穗、薄荷、冰片等组成］，服用方法同试验药。疗程 3 天。

3 结果与分析

3.1 疗效评定标准

按照《中药新药临床研究指导原则（试行）》所拟定的标准。

3.2 结果与分析

3.2.1 总疗效

试验组 67 例，痊愈 24 例，显效 25 例，有效 11 例，无效 7 例；对照组 53 例，痊愈 10 例，显效 23 例，有效 13 例，无效 7 例。两组比较，差异无显著意义（秩和检验 $Z=1.8706$，$P > 0.05$）。

3.2.2 两组单项证候改善情况比较

见表 1。

表 1　两组症状改善情况比较［例（%）］

症状	试验组		对照组	
	n	消失	n	消失
发热	67	60（89.55）$^{\triangle}$	53	46（86.79）
咽红肿痛	67	20（29.85）$^{\triangle}$	53	15（28.30）
鼻塞流浊涕	55	35（63.64）$^{\triangle}$	39	24（61.54）
咳嗽	33	19（57.58）$^{\triangle}$	27	18（66.67）
脘腹胀满	50	41（82.00）$^{\triangle}$	42	29（69.05）
大便不调	56	50（89.29）$^{\triangle}$	45	39（86.67）
食欲不振	66	40（60.61）$^{\triangle}$	48	29（60.42）
恶心呕吐	22	22（100.00）$^{\triangle}$	28	25（89.28）
异常舌象	67	41（73.21）**	52	17（48.57）
异常脉纹	67	35（52.23）$^{\triangle}$	50	26（52.00）

注：χ^2 检验，与对照组比较，$^{\triangle}P > 0.05$，$^{**}P < 0.01$。

3.2.3　两组完全退热时间比较

见表 2。

表 2　发热病例体温恢复正常时间比较表（$\bar{x} \pm s$，h）

组别	n	时间
试验组	60	36.11 ± 22.69
对照组	46	38.00 ± 23.80

注：秩和检验，与对照组比较，$P > 0.05$。

3.2.4　两组血白细胞总数异常改善情况比较

见表 3。

表 3　两组血白细胞异常改善情况比较（例）

组别	n	恢复正常	仍异常
试验组	20	12	8
对照组	18	14	4

注：χ^2 检验，与对照组比较，$P > 0.05$。

此外，在试验过程中，试验组、对照组分别有 17 例、11 例配合使用解热镇痛药，23 例、22 例配合使用静脉输液。两组合并用药比较，差异均无显著性意义。

4　讨论

豉翘清热颗粒处方出自天津市名老中医李少川的临床经验方，该药具有疏风解表、清热导滞功效，主治小儿风热感冒夹滞证，目前在儿科临床中被广泛应用。该药对发热、鼻塞流涕、咳嗽等风热感冒症状，腹部胀满、恶心呕吐、食欲不振、大便不调等食滞症状，以及异常舌脉等均有较高的治疗消失率，且对苔腻这一典型食滞体征的消失率均高于对照组，印证了该药具有疏风解表、清热导滞的功效；对咽部体征疗效偏低，似与疗程较短有关。两组部分病例，疗前血白细胞呈异常增高或降低，随着病情的好转，多数在疗后均相应地恢复；疗前两组共有 80 例进行咽拭子病毒分离，其中 19 例流感病毒红细胞凝集反应

（HA）阳性，总阳性率为 23.75%，说明本组约有 1/4 患者明确为流感病毒感染所致。研究还显示该药不良反应较低，临床应用比较安全。豉翘清热颗粒对小儿风热感冒夹滞证具有较好疗效，且有优于对照药双清颗粒的趋势，临床应用安全性好。

【评介】

豉翘清热颗粒是根据李少川老师临床经验方开发研制的三类中药新药，适用于小儿风热感冒夹滞证，目前已为临床使用量国内排名第一的小儿感冒专用中成药。本文为该药Ⅲ期临床试验的单中心总结，是国内较早采用随机对照设计并实施的新药临床研究，发表于《天津中医药》2008 年 4 月第 25 卷第 2 期。胡思源教授作为本中心的主要研究人员，负责组织了该研究的单中心实施和数据统计、临床总结。研究结果表明，该药可以有效缓解风热感冒夹滞证的临床症状，总有效率有优于对照药双清颗粒的趋势。

（牛丽青）

二、芩香清解口服液治疗小儿急性上呼吸道感染表里俱热证的多中心Ⅲ期临床研究

【摘要】

目的： 确证评价芩香清解口服液治疗小儿急性上呼吸道感染表里俱热证的有效性与安全性。**方法：** 采用分层区组随机、阳性药（黄栀花口服液）平行对照、双盲、非劣效检验、多中心临床研究的方法。**结果：** 共收集病例 480 例，其中试验组 360 例、对照组 120 例。试验组和对照组的疾病疗效总愈显率分别为 77.8% 和 76.8%（PPS），中医证候疗效总愈显率分别为 78.6% 和 77.5%（PPS），经非劣效性检验，试验组疾病疗效及证候疗效均不劣于对照组。试验中，试验组和对照组报告轻度腹泻 3 例、中度腹泻 1 例，轻度呕吐 2 例、轻度腹泻 1 例，不良反应发生率分别为 1.1% 和 2.5%，两组比较，差异无统计学意义。**结论：** 芩香清解口服液对小儿急性上呼吸道感染表里俱热证的总体治疗效果不劣于黄栀花口服液，临床应用安全性较好。

【正文】

芩香清解口服液为第 6 类中药新药，其由黄芩、广藿香、蝉蜕、生石膏、葛根、大黄、赤芍、板蓝根、桔梗、玄参、山豆根、甘草组成，具有疏散风热、清泻里热、利咽止痛的功效，适用于小儿急性上呼吸道感染表里俱热证。已完成的Ⅱ期临床试验结果表明，该药对于本病证具有改善病情、缓解症状的作用，且安全性较好。为确证评价该药的有效性、观察其安全性，5 家中心同期进行了Ⅲ期临床试验，现报告试验结果。

1 资料与方法

1.1 一般资料

本试验采用分层区组随机双盲、阳性药平行对照、非劣效检验、多中心临床研究

的方法，并已通过临床研究负责单位医学伦理委员会的批准。随机编盲：采用分层区组随机方法，以中心为分层因素，层内按 3 : 1 的比例分为试验组和阳性药对照组。运用 SAS 统计软件，按 5 个中心的病例分配数及随机比例，生成中心编码分配随机数字、试验病例分配随机数字、处理组分配随机数字及其"中心编码分配情况"（用于指定各中心分配的处理编码范围）、"试验病例随机编码表"（盲底）。指定"与本次临床试验无关人员"按"试验药物包装表"进行药品（试验药与对照药）的分配包装。上述盲底，连同随机数字的初始值、区组长度等，一式两份，密封后交由临床研究负责单位和申办单位有关负责部门分别掌握。全部药物编码过程应由编盲者书写成"编盲记录"存档。对照：阳性药对照。阳性药选择黄栀花口服液。样本量：样本量设计为 480 例，其中，试验组 360 例、对照组 120 例。多中心：由 5 家中心共同承担，每中心各 96 例。

1.2　诊断与辨证标准

西医诊断标准和临床分型，参照《中药新药临床研究指导原则》及全国防治感冒科研协作座谈会标准制定。中医诊断与辨证标准，参照《中药新药临床研究指导原则》制定。主症：发热、便秘；次症：恶寒、鼻塞、涕浊、咽红肿痛、咳嗽、口渴、烦躁；舌质红、苔薄黄或黄，脉浮滑数或指纹紫。具备主症和次症 3 项以上，参考舌脉（指纹），即可确立辨证。

1.3　纳入标准

符合急性上呼吸道感染西医诊断标准；符合中医表里俱热证辨证标准；年龄在 6 个月~14 岁；病程在 48 小时以内；家长或监护人签署了知情同意书。

1.4　排除标准

合并心、脑、肝、肾及造血等系统严重原发性疾病者；化脓性扁桃体炎、支气管炎、毛细支气管炎、肺炎等疾病患者；严重营养不良、佝偻病者；3 岁以下有高热惊厥史者；对已知本制剂组成成分过敏者；根据医生判断，容易造成失访者。

1.5　受试者退出标准

研究者决定退出：1）出现过敏反应或严重不良事件，根据医生判断应停止试验者。2）试验过程中，患者继发感染，或发生其他疾病，影响疗效和安全性判断者。3）受试者依从性差（试验用药依从性 < 80% 或 > 120%），或自动中途换药或加用本方案禁止使用的中西药物者。4）各种原因的中途破盲者。5）严重违反纳入或排除标准，本不应随机化者。

受试者决定退出：1）无论何种原因，患者不愿意或不可能继续进行临床试验，向主管医生提出退出试验要求而退出试验者。2）受试者虽未明确提出退出试验，但中途失访或不再接受试验用药及检测者。

1.6　治疗方案

试验组给予芩香清解口服液（唐山太阳石药业有限公司提供，生产批号：20050512，规格：每支 10mL）；对照组给予黄栀花口服液（唐山太阳石药业有限公司提供，吉林益草堂制药有限公司生产，生产批号：20050512，规格：每支 10mL）。3 岁以下，每次 5mL；3~6 岁，每次 10mL；7~14 岁，每次 15mL。tid，po。疗程均为 3 天。

合并用药规定：试验期间，不得使用抗菌、抗病毒西药及同类中药。为保护受试者安全，体温超过39℃者，可临时加用解热药，也可以采用支持疗法。

1.7 有效性指标

1.7.1 评价指标

1）疾病疗效。2）证候疗效。3）单项症状消失率。4）完全退热时间。以疾病疗效、证候疗效为主要评价指标。

1.7.2 中医证候分级量化标准

主症、次症均分为无、轻、中、重4级，主症分别记0、2、4、6分，次症分别记0、1、2、3分；舌脉及指纹分3级，分别记0、1、2分。

1.7.3 疗效判定标准

参照《中药新药临床研究指导原则》制定。疾病疗效判定标准：1）临床痊愈：指服药24~48小时内体温恢复正常（腋温低于37.3℃，不再回升），临床主要症状、体征消失，周围血白细胞计数恢复正常，症状积分值减少率≥90%。2）显效：指服药24~48小时内体温恢复正常，临床症状积分值减少率达到70%~<90%。3）有效：指服药48~72小时内体温恢复正常，临床症状积分值减少率达到30%~<70%。4）无效：指未达到以上标准者，临床症状积分值减少率<30%。

中医证候疗效判定标准：1）临床痊愈：指主要症状完全消失，证候积分值减少率≥95%。2）显效：指证候积分值减少率达到70%~<95%。3）有效：指证候积分值减少率达到30%~<70%。4）无效：指证候积分值减少率<30%。

1.8 安全性评价

评价指标：1）可能发生的临床不良事件/反应发生率。2）一般体检项目，包括血压、呼吸、体温、心率等。3）血常规、尿常规、便常规、心电图、肝肾功能等实验室检查。

观测时点：随时观察可能发生的临床不良事件/反应，其他指标于基线、用药结束时访视检查。治疗前正常、治疗后异常者，应定期复查至随访终点。

1.9 统计学分析

1.9.1 数据集的定义与选择

全分析数据集（FAS）：包括所有随机入组、至少用药1次、至少有1次访视记录的全部受试者，用全分析数据集进行ITT分析。对主要变量缺失值的估计，采用LOCF方法。符合方案数据集（PPS）：包括遵守试验方案、基线变量没有缺失、主要变量可以测定、对试验方案无重大违反的全部受试者。安全性数据集（SS）：包括随机入组、至少用药1次、至少进行1次用药后安全性访视的全部受试者。数据集的选择：有效性评价，同时采用FAS和PPS；安全性评价，采用SS。

1.9.2 统计学方法

使用SAS软件进行统计分析，根据资料性质的不同，分别采用t检验、协方差分析、检验、Fisher精确概率法、Wilcoxon秩和检验。主要疗效指标的比较，考虑中心效应，采用CMH检验和非劣效检验。假设检验统一使用双侧检验，取$\alpha=0.05$。非劣效性检验，取单侧$\alpha=0.025$，$\beta=0.2$，$\Delta=-0.15$。

2 结果

2.1 入组情况

共入选受试者 480 例，其中，试验组 360 例、对照组 120 例；剔除 2 例，脱落 11 例；按统计分析计划，467 例患者进入符合方案数据集（PPS），包括试验组 351 例、对照组 116 例；479 例患者进入全分析数据集（FAS）进行 ITT 分析，包括试验组 359 例、对照组 120 例；480 例患者全部进入安全性数据集（SS）。

2.2 可比性分析

进入 FAS 和 PPS 分析集的全部受试者，其基线特征包括人口学特征、生命体征、体格检查、病程、病情（入组时的症状、证候计分及其计分和）、严重程度、合并疾病或症状等，两组之间差异均无显著性意义，具有可比性。

2.3 疾病疗效

两组疾病疗效总愈显率比较，经 CMH χ^2 检验，差异无统计学意义（CMH χ^2=0.0521，P=0.8195）；经非劣效检验，其总愈显率差值的 95% 可信区间为（−7.70%，9.82%），在单侧 α=0.025，β=0.2，Δ=−0.15 的条件下，试验组不劣于对照组。FAS 分析与 PPS 分析结论一致，见表 1。

表 1　两组疾病疗效比较（PPS）[例（%）]

组别	例数	临床痊愈	显效	有效	无效	总愈显率/%
试验组	351	75（21.4）	198（56.4）	56（16.0）	22（6.3）	77.8
对照组	116	22（10.0）	67（57.8）	15（12.9）	12（10.3）	76.8

2.4 证候疗效

两组证候疗效总愈显率比较，经 CMH χ^2 检验，差异无统计学意义（CMH χ^2=0.0527，P=0.8184）；经非劣效检验，其总愈显率差值的 95% 可信区间为（−7.60%，9.68%），在单侧 α=0.025，β=0.2，Δ=−0.15 的条件下，试验组不劣于对照组。FAS 分析与 PPS 分析结论一致，见表 2。

表 2　两组疾病疗效比较（PPS）[例（%）]

组别	例数	临床痊愈	显效	有效	无效	总愈显率/%
试验组	351	86（24.5）	190（54.1）	63（17.9）	12（3.4）	78.6
对照组	116	28（24.1）	62（53.4）	25（21.6）	1（0.9）	77.5

2.5 单项症状消失率

两组单项症状消失率比较，采用 χ^2 检验，结果显示，除鼻塞外，其他症状消失率两组间比较，差异均无统计学意义。见表 3。

表 3　两组单项症状消失率比较（PPS）[%（消失例数／总例数）]

症状	试验组	对照组	P 值
发热	93.7（329/351）	89.7（104/116）	0.143
便秘	71.8（252/351）	70.7（82/116）	0.819
恶寒	93.3（195/209）	96.7（59/61）	0.537
鼻塞	72.8（227/312）	84.2（80/95）	0.023[a]
流浊涕	57.1（180/315）	50.5（48/95）	0.255
咳嗽	40.5（132/326）	41.3（45/109）	0.884
咽红肿痛	60.8（206/339）	59.1（68/115）	0.757
口渴	87.1（249/286）	90.4（85/94）	0.386
烦躁	94.2（145/154）	88.9（32/36）	0.274
舌质	56.5（196/347）	55.2（64/116）	0.805
舌苔	65.4（217/332）	62.5（70/112）	0.584
脉象	82.9（252/304）	82.1（78/95）	0.859
指纹	82.1（32/39）	61.1（11/18）	0.107

注：[a] 与对照组比较，$P < 0.05$。

2.6　完全退热时间

试验组与对照组分别有 328 例、103 例于治疗后 3 天内完全退热，其完全退热时间分别为（33.4±15.76）小时和（32.4±16.94）小时，两组比较，经秩和检验，差异无统计学意义（$Z=-1.095$，$P=0.274$）。

2.7　依从性分析

除 13 例剔除或脱落病例外，其余 467 例依从性均在 80%~120%，依从性良好，两组比较差异无统计学意义。

2.8　安全性分析

本试验共发生不良事件 11 例，试验组 7 例（1.9%）、对照组 4 例（3.3%）。经研究者判断，有 7 例属于不良反应，试验组 4 例（1.1%，轻度腹泻 3 例，中度腹泻 1 例），对照组 3 例（2.5%，轻度呕吐 2 例，轻度腹泻 1 例），两组不良反应发生率的比较，差异无统计学意义（$P=0.374$）。两组用药前后生命体征变化、血尿便常规、肝肾功能、心电图等检查的异转率（疗前正常、疗后异常和疗前异常、疗后加重的百分率）比较，差异均无统计学意义。实验室指标血、尿、便常规，血丙氨酸转氨酶、血尿素氮、肌酐及心电图的检测结果，经研究者判断，均未发现与试验用药有关的不良反应。

3　讨论

急性上呼吸道感染是儿科常见的呼吸系统疾病，大部分由病毒感染引起，临床表现为鼻塞、流涕、喷嚏、咽痛、咳嗽，甚至发热、头痛等。本病属中医学"感冒"范畴，风邪及夹寒、暑、湿、燥、热邪和正气不足是引起感冒的重要因素。患儿感邪，易于邪郁化热，常常表热未解而里热已成，故表里俱热证临床多见。治当疏散表热，清解里热。芩香清解口服液由黄芩、广藿香、蝉蜕、生石膏、葛根、大黄、赤芍、板蓝根、桔梗、玄参、山豆根、甘草组成，既能疏散风热，又能清泻里热，对于小儿急性上呼吸道感染表里俱热证有较强的针对性。

　　为确证评价芩香清解口服液治疗小儿急性上呼吸道感染表里俱热证的有效性，本试验设计采用了随机双盲、阳性药平行对照、非劣效检验、多中心临床研究的方法。阳性药选择儿科临床常用的黄栀花口服液。该药为三类儿童中药新药，由黄芩、金银花、大黄、栀子组成，能够清肺泄热，兼能轻宣透邪，亦适用于小儿外感热证之卫气同病者，疗效显著，属于公认有效、同类可比之剂。

　　本次临床试验结果表明，芩香清解口服液对于小儿急性上呼吸道感染表里俱热证，其治疗3天的疾病疗效总愈显率为77.8%，证候疗效总愈显率为78.6%，均不劣于黄栀花口服液（76.8%，77.5%），且发热、便秘、恶寒、流浊涕、咳嗽、咽红肿痛等单项症状的消失率均高于对照组，提示该药能较好地改善疾病病情，缓解呼吸道局部及全身症状。试验中，试验药出现了3例轻、中度腹泻，对照药出现了2例轻度呕吐、1例轻度腹泻，两药的不良反应发生率比较，差异无统计学意义。究其原因，可能与两药所含的大黄及清热解毒类药物有关。综上，芩香清解口服液对小儿急性上呼吸道感染表里俱热证的总体治疗效果不劣于黄栀花口服液，临床应用安全性较好。

【评介】

　　芩香清解口服液是第6类中药新药，主治小儿急性上呼吸道感染表里俱热证，为2007版《药品注册管理办法》发布至今获批的唯一小儿急性上呼吸道感染中药品种，并被国家医保目录收录。该药Ⅲ期临床试验由5家中心同期进行，本文为其试验结果报告，发表于《中国新药杂志》2017年第26卷第10期。在马融教授的指导下，胡思源教授作为该项临床研究的主要研究者，主持了方案设计、协调组织实施、统计分析和研究总结等工作，并撰写本文。研究结果表明，芩香清解口服液能有效缓解呼吸道局部及全身症状，且对小儿急性上呼吸道感染表里俱热证的总体治疗效果不劣于黄栀花口服液，临床应用安全性较好。

（牛丽青）

三、小儿热速清糖浆治疗小儿急性上呼吸道感染表里俱热证随机对照多中心研究

【摘要】

　　目的：评价小儿热速清糖浆治疗小儿急性上呼吸道感染表里俱热证的有效性及安全性。方法：采用区组随机、双盲双模拟、阳性药对照、多中心的临床研究方法。计划纳入480例，其中治疗组360例服用小儿热速清糖浆与小儿清热宁颗粒模拟剂，对照组120例服用小儿清热宁颗粒与小儿热速清糖浆模拟剂，两组疗程均为5天。比较两组完全退热时间、便秘疗效、中医证候疗效、单项症状消失率、即时退热时间与退热持续时间、安全性指标。结果：共纳入468例，其中治疗组352例，对照组116例。全分析数据集（FAS）结果显示，治疗后治疗组与对照组的完全退热中位时间均为48小时，经COX回归模型估计组间风险比（HR）及95%可信区间，在校正中心因素的影响后，按0.67的非劣标准，

治疗组非劣效于对照组。治疗后治疗组、对照组便秘总有效率分别为 96.54%、88.70%，组间比较差异均有统计学意义（$P < 0.05$）；治疗组、对照组中医证候痊愈率分别为 46.40%、31.30%（$P < 0.05$）。本研究共发现 7 例不良事件，治疗组 4 例（1.15%），对照组 3 例（2.59%）。**结论**：小儿热速清糖浆治疗小儿急性上呼吸道感染表里俱热证具有缩短热程作用，疗效不劣于小儿清热宁颗粒，且两药的安全性均良好。

【正文】

急性上呼吸道感染是儿科临床的常见疾病，90% 以上为病毒感染所致，多呈自限性，一般以对症治疗为主。本病相当于中医学的"感冒"，由外感风邪所致，因风邪易于入里化热，而常表现为表热未解而里热已成的表里俱热证，症见发热、鼻塞流涕、咽红肿痛、咳嗽、大便干、口干渴、烦躁不宁、小便黄赤等。为评价小儿热速清糖浆治疗小儿急性上呼吸道感染表里俱热证的疗效及安全性，以天津中医药大学第一附属医院为组长单位的 14 家医疗机构，开展了此项临床研究，报告如下。

1 临床资料

1.1 诊断标准

西医诊断标准参照《中国儿童普通感冒规范诊治专家共识（2013 年）》有关小儿急性上呼吸道感染的诊断标准：1）常发生在季节交替之际，尤其是春季，起病较急；2）临床以鼻咽部卡他症状为主，可有喷嚏、鼻塞、流清水样鼻涕、咽部充血等症状；3）外周血白细胞数不高，淋巴细胞比例相对增加，部分白细胞总数和淋巴细胞数下降。

中医辨证标准参照《中医病证诊断疗效标准》和《中药新药临床研究指导原则（试行）》拟定。1）主症：发热、便秘；2）次症：恶风、鼻塞、流涕、喷嚏、咽红肿痛、头痛、咳嗽、口渴、哭闹不安或烦躁不宁、小便黄赤；3）舌脉指纹：舌质红、苔黄，脉浮数，指纹浮紫。具备全部主症和至少 3 项次症，参考舌脉指纹，即可辨证为表里俱热证。

1.2 纳入标准

1）符合小儿急性上呼吸道感染西医诊断标准和中医辨证标准；2）年龄 1~12 岁；3）热程 ≤ 24 小时；4）法定代理人或与受试儿童（≥ 10 岁）共同签署知情同意书。

1.3 排除标准

1）合并呼吸道传染病者；2）血白细胞计数（WBC）> 1.2 倍参考值上限（ULN）或中性粒细胞绝对值（N）> ULN，考虑细菌感染者；3）有癫痫或高热惊厥病史者，反复呼吸道感染者。

1.4 脱落标准

1）出现过敏反应或严重不良事件，或中途发现有 EB 病毒感染、支原体感染等，根据医生判断应停止试验者；2）用药后病情加重发生并发症或合并症，不适宜继续接受试验者；3）受试者依从性差（依从性 < 80% 或 > 120%），或自动中途换药；4）无论任何原因，患者不愿意继续参加试验者。

1.5 剔除标准

1）入组后发现严重违反纳入标准或符合排除标准者；2）入组后未曾服用药物或无任

何治疗后访视记录者。

1.6 一般资料

本研究采用区组随机、双盲双模拟、阳性药对照、多中心临床试验设计的方法，并得到天津中医药大学第一附属医院医学伦理委员会批准（批件号 TYLL2015［Y］字 032）。

样本量：预设对照组完全退热的时间为 48 小时，设单侧 α=0.025，β=0.2，非劣界值 0.67，10% 的失访率，治疗组与对照组的比例为 3 : 1，采用 PASS 15.0 软件，计算样本量为治疗组 242 例，对照组 80 例。考虑一定的脱落率，计划纳入 480 例。

随机编盲：采用区组随机方法，按 3 : 1 的比例分为治疗组和对照组，运用 SAS v9.2 统计软件 PROC PLAN 过程，给定种子数，生成随机号，标注其所对应的治疗措施。根据随机号，由统计方完成药物的编盲，其药品编盲过程存档为"编盲记录"。药品分装结束后，盲底一式两份，交给申办方分两处妥善保管。本研究对受试者、研究者设盲。研究由 14 家中心共同承担，分别为上海长海医院（24 例）、山西省长治市人民医院（40 例）、山西省汾阳医院（48 例）、天津中医药大学第一附属医院（4 例）、河北省迁安市中医医院（16 例）、山西省运城市妇幼保健院（32 例）、黑龙江省牡丹江市中医医院（40 例）、黑龙江省佳木斯市中医院（48 例）、河北工程大学附属医院（8 例）、陕西中医药大学第二附属医院（56 例）、贵州医科大学第二附属医院（16 例）、黑龙江省哈尔滨市中医医院（40 例）、四川省眉山市中医医院（40 例）及河南省漯河市中医院（56 例）。

2 方法

2.1 治疗方法

治疗组：给予小儿热速清糖浆（主要由柴胡 250g、黄芩 125g、葛根 125g、水牛角 62.5g、金银花 187.5g、板蓝根 250g、连翘 150g、大黄 62.5g 组成，制备成 1000mL 口服液，每支装 10mL，批号 B20151101、B16170301）+ 小儿清热宁颗粒模拟剂（每包装 4g，批号 151201）。

对照组：给予小儿清热宁颗粒（主要由羚羊角粉 2.5g、牛黄 2.5g、金银花 300g、黄芩 250g、柴胡 250g、板蓝根 350g、水牛角浓缩粉 25g、冰片 0.5g 制成颗粒，每包装 4g，批号 15111498、16110009）+ 小儿热速清糖浆模拟剂（每支装 10mL，批号 B20151102、B16170302）。

小儿热速清糖浆模拟剂使用蔗糖、苯甲酸钠和纯化水，经过煮沸、溶解、冷却调值、精滤、灭菌等工序制成；小儿清热宁模拟剂使用蔗糖、糊精、双倍焦糖和乙醇制备黏合剂，经过混合、制粒、干燥等工序制成。治疗药、对照药与其模拟剂在外观、气味、口味上一致，均由黑龙江珍宝岛药业股份有限公司提供。

小儿热速清糖浆及其模拟剂，1~2 岁，每次口服 10mL；3~6 岁，每次 15mL；7~12 岁，每次 20mL；每日 4 次，于早、中、晚饭后及睡前口服。小儿清热宁颗粒及其模拟剂，1~2 岁，每次 4g，每日 2 次；3~5 岁，每次 4g，每日 3 次；6~12 岁，每次 8g，每日 3 次，口服。

疗程均为 5 天。临床痊愈者可随时停药；治疗第 5 天退热者，随访 1 天。

合并用药规定：治疗期间不得应用抗生素、抗病毒药、糖皮质激素、抗感冒缓释剂等可能严重影响症状评价的药物。疗程中除腋温超过 38.5℃可临时加用对乙酰氨基酚口服混悬液（每瓶 100mL，上海强生制药有限公司，批号 150904007、160804082、160805086，国药准字 H19990006）外，禁用其他包括物理降温在内的各种针对性治疗。

2.2 观察指标及方法

2.2.1 完全退热时间

首次服药后体温（腋温）＜ 37.3℃且保持至少 24 小时无反复所需的时间。每 8 小时记录最高腋温 1 次（8 小时内无发热者记录 8 小时结束点体温，第 4 个 24 小时起无发热者记录 24 小时结束点体温），治疗终点评价。

2.2.2 便秘评分

基线、治疗 5 天记录便秘评分，治疗终点评价。

2.2.3 中医证候评分

基线、治疗 5 天记录中医症状评分，治疗终点评价。中医证候分级量化标准参照《小儿急性上呼吸道感染中药新药临床试验设计与评价技术指南》制定。主症、次症均分为正常 / 无、轻、中、重 4 级。主症（发热、便秘）分别计 0、2、4、6 分；次症（鼻塞、流涕、喷嚏、咽红肿痛、咳嗽、恶风、头痛、烦躁不宁、口渴、小便黄赤）分别计 0、1、2、3 分；舌质、舌苔和脉象 / 指纹分为 2 级，计 0、1 分。

2.2.4 单项症状消失率

治疗终点评价，症状评分 0 分为症状消失。

2.2.5 与对乙酰氨基酚口服混悬液合用的即时退热时间与退热持续时间

即时退热为首次用药后 6 小时内体温下降 ≥ 0.5℃。观察发热患儿首次用药后 6 小时内体温变化，每小时记录 1 次。退热持续时间为即时退热起效后至体温反弹 ≥ 0.5℃时间。

2.3 疗效判定标准

2.3.1 便秘疗效

参照《儿科疾病中医药临床研究技术要点》制定。1）消失：便秘症状消失，症状评分为 0 分；2）有效：便秘症状减轻但未消失，症状评分较之基线下降；3）无效：便秘症状未减轻或加重，症状评分较之基线不变或升高。

2.3.2 中医证候疗效

参照《中药新药临床研究指导原则（试行）》制定。1）临床痊愈：症状基本消失，中医证候积分下降率 ≥ 95%；2）显效：症状明显改善，中医证候积分下降率 ≥ 70% 但 ＜ 95%；3）有效：症状有所改善，中医证候积分下降率 ≥ 30% 但 ＜ 70%；4）无效：症状无改善或加重，中医证候积分下降率 ＜ 30%。中医证候积分下降率 =（治疗前总积分 － 治疗后总积分）/ 治疗前总积分 ×100%。

2.4 安全性评价

评价指标：1）临床不良事件 / 反应发生率；2）生命体征；3）血常规、尿常规、心电图和肝功能、肾功能等实验室检测。不良事件随时观察，其他指标于基线、用药结束后访视检查。治疗前正常、治疗后异常者和治疗前异常、治疗后异常加重者，应定期复查至随访终点。以不良反应发生率为主要安全性评价指标。

2.5 统计学方法

数据集的定义与选择：1）全分析数据集（FAS）：包括随机入组、至少用药 1 次、至少有 1 次访视记录的全部受试者，用全分析数据集进行 ITT 分析。对主要疗效评价指标的缺失值，采用最近一次观测数据结转到试验最终结果的方法（LOCF 法）。2）符合方案数据分析（PPS）：包括遵守试验方案、基线变量没有缺失、主要变量可以测定、对试验方案无重大违反的全部受试者。对发生不良事件而退出试验的受试者应纳入 PPS，按无效处理。3）安全数据集（SS）：至少接受 1 次治疗，且有安全性指标记录的实际数据，退出病例不作数据接转。以 FAS、PPS 进行疗效评价，以 SS 进行安全性评价。

采用 SAS v9.2 软件进行统计分析。定量资料描述其例数、均数、标准差，各组间比较采用 t 检验。定性资料描述各种类的例数及其所占百分比，各组间比较采用 χ^2 检验 /Fisher 精确概率法、Wilcoxon 秩和检验，考虑中心因素的影响，采用 CMH χ^2 检验。生存资料描述其中位生存时间，采用 Log-rank 检验比较组间差异。主要指标为非劣效检验，采用 COX 回归分析，计算对照组和试验组风险比（HR）及 95% 可信区间（CI），若对照组与治疗组风险比 95%CI 下限大于 0.67，则认为治疗组非劣于对照组。除非劣效检验外，均采用双侧检验，检验水准 α=0.05。

3 结果

实际共纳入 468 例，治疗组 352 例，对照组 116 例。因违反试验方案，治疗组剔除 5 例，对照组剔除 1 例。按照统计分析计划，462 例进入 FAS，其中治疗组为 347 例，对照组为 115 例；433 例进入 PPS，治疗组为 324 例，对照组为 109 例；35 例因入组后符合排除标准、失访、依从性差或使用违反方案要求的合并用药等未进入 PPS，其中试验组 28 例，对照组 7 例；463 例进入 SS，治疗组为 347 例，对照组为 116 例。5 例受试者用药后失访，无安全性检查，记录未进入 SS。

3.1 两组患者基线可比性分析

采用 FAS 分析。治疗组 347 例，其中男 183 例，女 164 例；年龄 1~12 岁，平均（4.89±2.72）岁；热程 1~24 小时，平均（9.14±6.62）小时；基线体温 37.2~39.7℃，平均（38.13±0.46）℃；中医证候积分 7~36 分，平均（15.25±5.77）分。对照组 115 例，其中男 63 例，女 52 例；年龄 1~11 岁，平均（4.77±2.34）岁；热程 1~24 小时，平均（8.32±6.32）小时；基线体温 37.0~39.5℃，平均（38.12±0.49）℃；中医证候积分 7~36 分，平均（15.17±6.02）分。两组基线资料比较，差异均无统计学意义（$P > 0.05$），具有可比性。FAS、PPS 分析结论一致。

3.2 两组患者完全退热时间比较

治疗后两组患儿完全退热的中位时间（FAS）经 Log-rank 检验，组间差异无统计学意义（$P > 0.05$）。非劣效检验，经 COX 回归分析，估计组间 HR 及 95%CI，校正中心因素的影响后，对照组相对于治疗组的结果（FAS）为 1.08（0.87~1.342），以 0.67 为非劣标准，治疗组非劣于对照组，PPS 与 FAS 分析结论一致。

表 1　两组急性上呼吸道感染表里俱热证患儿完全退热时间比较（95%CI，h）

组别	例数	上四分位数	中位数	下四分位数
治疗组	347	32.0（24.0~32.0）	48.0（40.0~48.0）	64.0（56.0~64.0）
对照组	115	32.0（24.0~40.0）	48.0（48.0~56.0）	64.0（56.0~72.0）

3.3 两组患儿便秘疗效比较

表2示，两组便秘等级疗效和总有效率比较（FAS），经 Wilcoxon 秩和检验和以中心分层的 CMH χ^2 检验，差异均有统计学意义（等级疗效 $P=0.0025$，总有效率 $P=0.0013$）。PPS 与 FAS 分析结论一致，治疗组优于对照组。

表2 两组急性上呼吸道感染表里俱热证患儿治疗后便秘疗效比较［例（%）］

组别	例数	消失	有效	无效	总有效
治疗组	347	307（88.47）	28（8.07）	12（3.46）	335（96.54）
对照组	115	92（80.00）	10（8.70）	13（11.30）	102（88.70）

3.4 两组患儿中医证候疗效比较

表3示，治疗后两组中医证候等级疗效、痊愈率比较（FAS），经 Wilcoxon 秩和检验和以中心分层的 CMH χ^2 检验，差异均有统计学意义（等级疗效 $P=0.0163$，痊愈率 $P=0.0005$）。PPS 与 FAS 分析结论一致，治疗组优于对照组。

表3 两组急性上呼吸道感染表里俱热证患儿中医证候疗效比较［例（%）］

组别	例数	痊愈	显效	有效	无效
治疗组	347	161（46.40）	156（44.96）	21（6.05）	9（2.59）
对照组	115	36（31.30）	67（58.26）	11（9.57）	1（0.87）

3.5 两组患儿单项症状消失率比较

表4示，治疗后两组各单项风热症状（发热、恶风、鼻塞、流涕、咳嗽、喷嚏、咽红肿痛）和里热症状（便秘、口渴、烦躁不宁、小便黄赤）均有较高的消失率（均在60%以上）。其中，便秘、咽红肿痛，经 Fisher 检验 /χ^2 检验，组间差异有统计学意义（$P < 0.05$），PPS 与 FAS 分析结论一致，治疗组优于对照组。

表4 两组急性上呼吸道感染表里俱热证患儿单项症状消失率比较［%（消失例数/总例数）］

症状	治疗组	对照组	P 值
发热	95.68（332/347）	98.26（113/115）	0.2621
便秘	88.47（307/347）	80.00（92/115）	0.0218
鼻塞	73.22（216/295）	74.53（79/106）	0.7934
流涕	72.38（207/286）	69.07（67/97）	0.5330
喷嚏	82.20（194/236）	75.31（61/81）	0.1771
咽红肿痛	83.96（267/318）	70.00（70/100）	0.0021
咳嗽	72.55（111/153）	66.67（36/54）	0.4127
恶风	85.21（144/169）	80.70（46/57）	0.4215
头痛	88.33（106/120）	91.43（32/35）	0.7644
烦躁不宁	89.62（95/106）	91.67（33/36）	1.0000
口渴	87.16（129/148）	82.22（37/45）	0.4028
小便黄赤	80.59（191/237）	83.12（64/77）	0.6220

3.6 两组患儿即时退热时间与退热持续时间比较

表5示，对于入组时腋温＞38.5℃的发热患儿，两组首次用药均与对乙酰氨基酚联合使用。两组中位即时退热时间和平均退热持续时间组间比较（FAS），差异均无统计学意义

（$P=0.8143$ 及 $P=0.1156$），PPS 与 FAS 分析结论一致，提示两药联合对乙酰氨基酚的即时退热效果及退热持续效果接近。

表5 两组急性上呼吸道感染表里俱热证患儿即时退热时间与退热持续时间比较（h）

组别	即时退热时间		即时退热持续时间	
	例数	中位时间（95%CI）	例数	平均持续时间（$\bar{x} \pm s$）
治疗组	86	2.0（1.0~2.0）	20	4.200 ± 1.795
对照组	27	2.0（1.0~2.0）	12	3.167 ± 1.467

3.7 两组患儿依从性和合并用药结果比较

治疗用药依从性，治疗组 347 例中有 332 例（95.68%），对照组 115 例中有 112 例（97.39%）。除对乙酰氨基酚口服混悬液外，治疗组 1 例（0.29%）有合并用药（FAS），对照组 1 例（0.87%）有合并用药。两组用药依从性和合并用药比较，差异均无统计学意义（$P > 0.05$），且 PPS 与 FAS 分析结论一致，表明两组用药依从性较好，合并用药均衡，对研究结果无明显影响。

3.8 安全性分析

本研究共发现 7 例不良事件，治疗组 347 例中有 4 例（1.15%），包括体温降低（第 1 天服药后体温波动在 35.1~35.2℃，持续 6h 后自愈）、血尿、肺炎、头外伤；对照组 115 例中有 3 例（2.59%），包括白细胞计数升高、全身型幼年特发性关节炎、蛋白尿。经研究者判断，将治疗组体温降低和对照组白细胞计数升高，视为药物不良反应。两组不良事件及不良反应发生率组间比较差异均无统计学意义（$P > 0.05$）。两组生命体征、各理化检测指标（血常规、尿常规、肝功能）治疗前后变化情况的组间比较，差异均无统计学意义（$P > 0.05$），提示小儿热速清糖浆与小儿清热宁颗粒的安全性较好。

4 讨论

小儿为"稚阴稚阳"之体，具有发病容易、传变迅速、易寒易热的病理特点。感染风热外邪后，常迅速入里化热，或素有里热，复感风热之邪，表现为既有发热、恶风、鼻塞、流涕、咳嗽等表热特征，又有便秘、口渴、烦躁、溲赤等里热特征，为表里俱热证。治疗宜以辛凉解表，清泻里热，达到表里双解的效果。

小儿热速清糖浆方中柴胡、黄芩合用，升清降浊，调和表里；葛根、金银花、连翘、板蓝根配合水牛角、大黄既外散表热，又内泄里热。诸药合用，共奏清热解毒、泻火利咽之功，适用于小儿风热感冒的治疗。本品具有抗病毒、抑菌、抗炎、调节免疫、解热、镇痛、抗过敏等作用，为其对因、对症治疗小儿急性上呼吸道感染提供了药效学依据。临床应用发现，该药及其不同剂型不仅适用于小儿感冒风热证，对其经常兼见的里热证候，也有较好疗效。为此，我们开展了其治疗小儿急性上呼吸道感染表里俱热证的临床研究，以期观察其对便秘以及里热证候的疗效。

本研究阳性对照药选择小儿清热宁颗粒。该药为临床常用药，具有清热泻火、凉血解毒的功效，适用于外感温邪、脏腑实热引起的高热、咽喉肿痛、咳嗽痰盛、大便干燥，与试验药的功效、适应病证接近，同类可比。

本次临床研究结果表明，两组的完全退热中位时间均为 48h，经 COX 回归分析，治疗组非劣效于对照组，提示小儿热速清糖浆的缩短热程作用不劣于对照药小儿清热宁颗粒；两组治疗5天后的便秘整体疗效和总有效率、表里俱热证候的整体疗效和痊愈率，均优于对照组，提示小儿热速清糖浆对表里俱热证候及其便秘症状均有较好的治疗作用，且优于小儿清热宁颗粒；无论风热症状，还是里热症状，两组单项症状均有较高的消失率（均在60%以上），其中对于风热和里热的典型症状咽红肿痛、便秘，治疗组高于对照组。证实了该药不仅对风热表证及其症状有效，对里热证及其症状烦躁、口渴、小便黄赤等也有较好疗效，为充分运用该药治疗小儿感冒表里俱热证提供了临床依据。治疗组和对照组分别发现不良事件4例、3例，其中各1例经研究者判断为不良反应，均为轻度，提示两药的安全性均较好。

本研究尚存在一定局限性，未设计安慰剂对照，影响了药物绝对有效性的评价等，应在今后的研究中加以提高。

【评介】

小儿热速清糖浆是黑龙江珍宝岛药业股份有限公司生产的中药复方制剂，具有清热解毒、泻火利咽的功效，主要用于小儿外感高热、头痛、咽喉肿痛等。为申请中药品种保护，开展了该药治疗小儿急性上呼吸道感染表里俱热证的区组随机、双盲双模拟、阳性药对照、多中心临床研究。胡思源教授作为本项研究的总负责人，承担了试验方案设计、各中心组织协调、统计分析等各项工作。本文为其结果报告，由团队成员李梅芳医师执笔，发表于《中医杂志》2020年9月第61卷第18期。该药已被国家药品监督管理局批准为首个中药二级保护品种，保护品种号为：ZYB2072022001。

（牛丽青）

四、小儿热速清颗粒治疗小儿外感发热（风热证）的多中心临床研究

【摘要】

目的：观察小儿热速清颗粒治疗小儿外感发热风热证的有效性及安全性。**方法：**采用平行对照、区组随机、多中心临床研究的方法，按3∶1的比例将423例受试者分为观察组与对照组，其中观察组317例，对照组106例，分别服用小儿热速清颗粒和银翘解毒颗粒，疗程3天。以疾病疗效、退热起效时间、完全退热时间为主要疗效评价指标。**结果：**观察组愈显率为72.6%（230/317），对照组为55.7%（59/106）；观察组退热起效时间为（4.6±5.6）小时，对照组为（9.3±12.0）小时；观察组完全退热时间为（22.6±15.5）小时，对照组为（32.5±17.4）小时，两组比较差异均有统计学意义（$P < 0.001$）。无药物不良反应。**结论：**小儿热速清颗粒治疗小儿外感发热风热证（急性上呼吸道感染），疗效优于银翘解毒颗粒，且未发现药物不良反应。

【正文】

外感发热是小儿最常见的临床症状之一，以发热、鼻塞、流涕、喷嚏、咽部刺激症状

为主要临床表现，具有热证多、寒证少、年龄愈小兼症愈多的特点。导致上呼吸道感染的外源性致病物质主要为病毒，约占90%。本病有一定的传染性，症状可分为鼻咽部黏膜炎的局部症状及全身感染中毒症状。临床上，轻者主要以鼻部症状为主，流涕、喷嚏、鼻塞、头痛、轻度咳嗽，感染涉及鼻咽部常有咽痛、轻度扁桃体肿大、充血等，发热可持续2~7天；重者在局部症状加重的同时，多伴有全身中毒症状，如发热39℃以上，全身不适，倦怠乏力，精神差，畏寒，头痛，食欲锐减，睡眠不安。

小儿热速清颗粒是已上市的中药保护品种，具有清热、解毒、利咽之功效。为进一步评价小儿热速清颗粒治疗小儿外感发热风热证（急性上呼吸道感染）的临床疗效及其安全性，天津中医药大学第一附属医院等7家临床研究机构，以银翘解毒颗粒为对照，对该药进行了中药保护续保的临床研究，现报道研究结果如下。

1 资料与方法

1.1 临床资料

2009年9月~2010年1月天津中医药大学第一附属医院、锦州市中心医院、长春中医药大学第二附属医院、荆州市中医院、山东中医药大学第二附属医院、廊坊市中医院、安阳市中医院共收治424例外感发热患儿，均为门诊病例，其中423例患儿至少用药1次并至少有1次有效性访视记录，进入全分析集（FAS）。423例中男226例，女197例；年龄1~14岁。采用分层区组随机方法按3∶1比例分为观察组317例和对照组106例。观察组中男167例，女150例；年龄（5.9±3.3）岁。对照组中男59例，女47例；年龄（5.7±3.3）岁。两组患儿年龄、性别比较，差异无统计学意义（$P > 0.05$），具有可比性。

1.2 诊断标准

1.2.1 西医诊断标准

参照《中药新药临床研究指导原则》中急性上呼吸道感染诊断标准制定。

1.2.2 中医诊断标准

参照《中药新药临床研究指导原则》中小儿外感发热诊断标准及分型标准。

1.3 纳入标准

1）符合西医急性上呼吸道感染诊断标准及中医风热证的诊断标准；2）年龄1~14岁；3）最高体温 ≤ 38.9℃；4）发病后48小时以内；5）监护人自愿签署知情同意书者。

1.4 排除标准

1）风寒感冒、大便次数增多者；2）伴发化脓性扁桃体炎、支气管炎、毛细支气管炎、肺炎等疾病；3）伴有心、脑血管、肝、肾和造血系统等严重原发性疾病或重度营养不良者；4）病程虽未超过2天，但已接受其他抗病毒、抗炎等药物治疗者；5）过敏体质或已知对本药组成成分过敏者。

1.5 治疗方法

观察组给予小儿热速清颗粒（每袋6g），≥1岁且<3岁每次6g；≥3岁且<7岁每次9g；≥7岁且≤14岁每次12g，均每日3次冲服。对照组予银翘解毒颗粒（每袋5g），≥1岁且<3岁每次5g；≥3岁且<7岁每次10g；≥7岁且≤14岁每次15g，均每日3次冲服。3天为1个疗程。本临床试验期间，不得服用其他同类治疗药，当体温 ≥ 39℃时

加服泰诺林，并在合并用药表上记录。

1.6 观察指标

1.6.1 疗效性指标

1）疾病疗效；2）退热起效时间、完全退热时间；3）证候疗效；4）单项症状、体征。以疾病疗效、退热起效时间、完全退热时间为主要疗效评价指标。

1.6.2 安全性指标

1）可能出现的不良反应；2）血、尿、便常规及常规心电图、谷丙转氨酶、血尿素氮、血清肌酐；3）生命体征：体温、心率、呼吸、血压等。以不良反应发生率为主要安全性评价指标。

1.7 疗效判定标准

1.7.1 疾病疗效判定标准

1）痊愈：服药 24~48 小时内，体温恢复正常（腋温降至 37.2℃ 以下，不再回升），临床症状、体征消失，主要症状积分和减少 ≥ 95%；2）显效：服药 24~48 小时内，体温恢复正常，临床主要症状积分和减少 ≥ 70%；3）有效：服药 48~72 小时内，体温恢复正常，临床主要症状积分和减少 ≥ 30%；4）无效：未达到以上标准者。临床主要症状积分和包括发热、恶风、咽喉红肿、鼻塞流涕、头痛和咳嗽各项积分和。

1.7.2 退热作用判断标准

1）退热起效时间：从服药开始到体温下降 0.5℃ 或降至正常（37.2℃）所需要时间即为退热起效时间；2）完全退热时间：从服药开始到体温降至正常（37.2℃）及以下，且此后不再上升所需的时间即为完全退热时间。

1.7.3 中医证候疗效判定标准

1）痊愈：证候计分值减少率 ≥ 95%；2）显效：证候计分值减少率 ≥ 70%；3）进步：证候计分值减少率 ≥ 30%；4）无效：证候计分值减少率 < 30%。

1.8 统计学方法

所有统计计算均用 SAS v8.1 统计分析软件进行，全部的假设检验均采用双侧检验，$\alpha = 0.05$。

2 结果

2.1 两组患儿疗效比较

见表 1。

表 1　两组患儿疗效比较　[例（%）]

组别	n	临床痊愈	显效	进步	无效	愈显率 /%
观察组	317	113（35.7）	117（36.9）	65（20.5）	12（3.8）	72.6[a]
对照组	106	26（24.5）	33（31.1）	33（31.1）	10（9.4）	55.7

注：[a] 与对照组比较，$P < 0.001$。

表 1 说明，观察组愈显率高于对照组，差异有统计学意义（$P < 0.001$）。

2.2 退热起效时间 / 完全退热时间

见表 2。

表2 两组退热时间情况比较（$\bar{x} \pm s$，h）

组别	n	退热起效时间	完全退热时间
观察组	317	4.6 ± 5.6^a	22.6 ± 15.5^a
对照组	106	9.3 ± 12.0	32.5 ± 17.4

表2说明，观察组退热起效时间、完全退热时间均低于对照组，差异有统计学意义（$P < 0.001$）。

2.3 两组证候疗效比较

见表3。

表3 两组证候疗效比较 ［例（%）］

组别	例数	痊愈	显效	进步	无效	愈显率/%
观察组	317	100（31.6）	136（42.9）	66（20.8）	15（4.7）	74.5^a
对照组	106	22（20.8）	34（32.1）	41（38.7）	9（8.5）	52.8

注：[a] 与对照组比较，$P < 0.001$。

表3说明，观察组愈显率高于对照组愈显率，差异有统计学意义（$P < 0.001$）。

2.4 安全性分析

本次研究中，观察组有1例不良事件"肠炎"发生，经研究者判断与研究用药无关，不属于药物不良反应。研究过程中，未出现与研究用药有关的安全性指标正常转异常或异常加重，两组实验室安全性指标异转率比较，差异无统计学意义。两组体温治疗前后差值的组间比较，差异有统计学意义，观察组体温下降多于对照组；两组体温、心率、呼吸自身前后对比差异均有统计学意义，经研究者判断，上述指标均与本病的病情变化有关；两组收缩压、舒张压治疗前后组间比较及自身前后对比，差异均无统计学意义。

3 讨论

小儿外感发热风热证主要是感受风热之邪所致。风热之邪侵犯肺卫，邪在卫表，卫气不畅，则导致发热较重，恶风、微有汗出；风邪上扰则头痛；热邪客于肺卫，肺气失宣，则致鼻塞、流涕、喷嚏、咳嗽；咽喉为肺胃门户，风热上乘咽喉，则致咽喉肿痛等症。小儿具有"脏腑娇嫩、形气未充、稚阴稚阳"的生理特点，因此在病理变化上，常有"易虚易实、易寒易热、发病容易、传变迅速"的病理特点，中医学同时认为小儿为"纯阳之体"，阴常不足，阳常有余，感邪之后，每易从阳化热，有"六气之邪，皆从火化"之说。这些病理特点决定了小儿外感邪气，最易发热，即使是外感风寒，正邪相争，常以"表里俱热"为主，故在治疗上应注意在清表热的同时泄里热。

小儿热速清颗粒由柴胡、黄芩、板蓝根、葛根、金银花、水牛角、连翘、大黄组成，具有清热、解毒、利咽的功效。方中柴胡和解表里，黄芩清泻上焦之热，二者相配，具有和解退热的功效；板蓝根清热解毒，消肿利咽；金银花、连翘、葛根解表清热；水牛角清热解毒；大黄清热泻火，荡涤实热。诸药共用，共奏清热、解毒、泻火、利咽之功效。临床报道，应用小儿热速清颗粒治疗小儿外感发热有较好的疗效。

现代药理研究表明，柴胡和黄芩具有很好的退热作用。柴胡有效成分主要为柴胡皂苷和挥发油，前者有抑制中枢、抗炎、抗菌、抗病毒等作用，已广泛用于成人的上呼吸道感染退热，柴胡对外感内伤所致发热均有效，且退热平稳，无反跳现象，也可安全用于儿童和孕妇。黄芩有效成分黄芩苷、黄芩总黄酮等，具有解热、抗炎、抗菌、抗病毒等作用，黄芩对于发热特别是感染性发热具有显著的解热作用。

本研究也表明，小儿热速清颗粒治疗小儿外感发热风热证有效，其退热起效和完全退热所需的时间以及对于改善小儿身热、恶寒、咽红肿、鼻塞流涕、头痛、咳嗽、口渴、便秘等症状方面均有很好的疗效，优于对照药银翘解毒颗粒，且安全性好，充分证实了该药清热、解毒、泻火、利咽之功效，适用于治疗小儿外感发热风热证。

【评介】

小儿热速清颗粒为中药保护品种，具有清热、解毒、利咽的功效，主治小儿外感风热证。为申请中药保护品种续保，开展了评价小儿热速清颗粒治疗小儿外感发热风热证（急性上呼吸道感染）的临床疗效及安全性的多中心临床研究。本文为该项研究的结果报告，由团队成员王卉老师整理成文，发表于《中国中西医结合儿科学》2012 年 6 月第 4 卷第 3 期。胡思源教授为该项研究的协调研究者，参与了试验方案设计、协调实施、统计分析和研究总结等工作。试验结果显示，小儿热速清颗粒治疗小儿外感风热证安全有效，并在退热和改善周身症状方面优于对照药银翘解毒颗粒。该药已被《国家基本药物目录 2018 版》收录。

（牛丽青）

五、小儿热速清糖浆治疗急性上呼吸道感染表里俱热证的药物经济学评价

【摘要】

目的：评价小儿热速清糖浆治疗急性上呼吸道感染表里俱热证的经济性。**方法**：基于随机双盲、阳性药（小儿清热宁颗粒）平行对照试验，运用成本 – 效果分析方法，并采用 Treeage Pro 软件进行敏感性分析。**结果**：试验组和对照组成本均值分别为 162.13 元和 119.86 元。试验组、对照组中医证候痊愈率分别为 46.40%、31.30%，差异有统计学意义（$P < 0.05$），ICER 为 2.80 元 / 百分比；发热完全消失率分别为 69.70%、63.40%，差异无统计学意义（$P > 0.05$）；便秘消失率分别为 88.47%、80.00%，差异有统计学意义（$P < 0.05$），ICER 为 4.99 元 / 百分比。敏感性分析结果显示，试验组具有经济性的可能更大。**结论**：在具有疗效优势的情况下，试验药相对于对照药增加的成本是值得的。

【正文】

小儿"发病容易，传变迅速"，外感风热之邪，迅速入里化热，表热未解，里热已成，使得表里俱热证为急性上呼吸道感染的常见证型之一。急性上呼吸道感染发病率占儿科门诊患者 60% 以上，多为病毒感染，占原发性上呼吸道感染的 90% 以上。目前西医治疗急性上呼吸道感染主要以对症治疗为主，抗病毒治疗尚无特效药。中成药对急性上呼吸道感染疗效显著，本病是中医药治疗的优势病种之一。

小儿热速清糖浆（国药准字 Z19980095）主要由柴胡、黄芩、葛根、水牛角、金银花、板蓝根、连翘、大黄等中药组成，具有清热解毒、泻火利咽的功效，用于小儿外感高热、头痛、咽喉肿痛、鼻塞、流涕、咳嗽、大便干结等症的治疗。本课题组前期开展的小儿热速清糖浆治疗小儿急性上呼吸道感染表里俱热证的区组随机、双盲双模拟、阳性药平行对照、多中心临床研究结果表明，小儿热速清糖浆疗效好且安全性佳，但目前小儿热速清糖浆因剂型导致单价高于片剂、口服液、颗粒剂等，且成本效果关系尚不明确。基于此，本研究评价小儿热速清糖浆的经济性，以期为医生和患者选择更佳的诊疗手段，帮助临床合理使用中成药，为我国医疗资源的高效配置和规范应用提供参考。

1　资料与方法

1.1　研究角度

本研究从全社会角度出发，比较小儿热速清糖浆和小儿清热宁颗粒治疗急性上呼吸道感染表里俱热证的增量成本效果比，以期促进我国临床中成药使用进一步规范化。

1.2　研究对象

研究对象来自本课题组前期进行的小儿热速清糖浆治疗小儿急性上呼吸道感染表里俱热证的随机、双盲、阳性药平行对照研究的全分析数据集（FAS），所有患者均满足随机入组、至少用药 1 次、至少有 1 次访视记录的要求。该研究于 2016 年 5 月 ~2020 年 1 月，由贵州医科大学第二附属医院、佳木斯市中医院、陕西中医药大学第二附属医院、山西省汾阳医院、眉山市中医医院、天津中医药大学第一附属医院、运城市妇幼保健院、河北工程大学附属医院、漯河市中医院、山西省长治市人民医院、哈尔滨市中医医院、牡丹江市中医医院、上海长海医院、迁安市中医医院 14 家中心共同完成。

1.2.1　纳入标准

1）符合参照全国防治感冒科研协作座谈会制定的小儿急性上呼吸道感染西医诊断标准及参照《中医病证诊断疗效标准》制定表里俱热证辨证标准；2）年龄在 1~12 岁；3）热程在 24 小时及以内；4）知情同意过程符合规定，法定代理人或与受试儿童（≥ 10 岁）共同签署知情同意书。

1.2.2　排除标准

1）呼吸道传染病的患儿；2）支气管炎、毛细支气管炎、肺炎等下呼吸道感染患儿；3）血白细胞总数（WBC）＞ 1.2 倍参考值上限（ULN）或中性粒细胞绝对值（N）＞ULN，考虑细菌感染患儿；4）有癫痫或高热惊厥病史患儿、反复呼吸道感染患儿；5）重度营养不良、佝偻病患儿，或合并其他心血管、脑、肝、肾及造血系统等严重全身性疾病患儿；6）精神病患儿；7）对试验用药过敏的患儿；8）根据研究者判断，不适宜加入此临床试验者。

1.3　干预措施

试验组口服小儿热速清糖浆和小儿清热宁颗粒模拟剂。对照组口服小儿清热宁颗粒和小儿热速清糖浆模拟剂。规定疗程为 5 天。在用药满 72 小时后，临床痊愈者可随时停药，按完成病例处理。用药 5 天症状未完全消失者，随访 1 天。疗程中，除腋温超过 38.5℃可临时加用对乙酰氨基酚口服混悬液（按说明书服用）外，禁用其他包括物理降温在内的各种针对性治疗。

小儿热速清糖浆（黑龙江珍宝岛药业股份有限公司，规格：每支 10mL，批号：B20151101、B16170301）及其模拟剂（黑龙江珍宝岛药业股份有限公司，规格：每支 10mL，批号：B20151102、B16170302）的用法用量为 1~3 岁（不含 3 岁），每次 10mL；3~7 岁（不含 7 岁），每次 15mL；7~12 岁，每次 20mL；每日 4 次。小儿清热宁颗粒（北京同仁堂科技发展股份有限公司制药厂，国药准字：Z11020578，规格：每袋 4g，批号：15111498、16110009）及其模拟剂（黑龙江珍宝岛药业股份有限公司，规格：每袋 4g，批号：151201）的用法用量为 1~2 岁，每次 4g，每日 2 次；3~5 岁，每次 4g，每日 3 次；6~12 岁，每次 8g，每日 3 次。

1.4 成本参数

经济学评价研究基于随机对照试验（RCT）前瞻性收集的患者成本信息，通常包括直接成本、间接成本、隐性成本。

1.4.1 直接成本

1）直接医疗成本：指治疗方案所耗费的医疗资源。本研究包括：挂号费、临床诊疗相关的检查费、试验用药物费用、合并用药费用及治疗不良反应的相关费用。相关费用概念规定如下，挂号费指试验组或对照组挂号费等于各参研中心提供的挂号次数与单次挂号费用乘积的均值。检查费，出于安全性评价目的，本研究于治疗前、治疗后分别设计了肝肾功能、胸部 X 线、心电图、尿常规、便常规等实验室检查，与临床实际诊疗情况不符，故仅将作为辅助诊断的首次血常规检查费用计入。试验用药物费用，结合临床诊疗实际，模拟剂产生的费用不予考虑。对照药以及试验药单价来源于申办方调研和各参研中心数据。合并用药费用，参照 RCT 方案合并用药规定，仅计算使用对乙酰氨基酚混悬液的费用，根据各参研中心提供数据分析。不良事件费，对发生不良事件的受试者因住院治疗及化验检查产生的费用纳入此项。2）直接非医疗成本：指病人因寻求医疗服务而直接消耗的医疗资源以外的资源。本研究主要指交通费，通过对患者或患者家属咨询调查直接获得。

1.4.2 间接成本

指由于疾病、伤残或死亡造成的患者和其家庭的劳动时间及生产率损失。本研究受试对象为儿童，考虑我国儿童大多由退休老人照护的现状，大多不涉及本人和看护人的误工费用，病例间差异较大，可能对研究结果造成偏倚，所以暂不考虑。

1.4.3 隐性成本

指药物的不良反应等给患者及家人带来的身心痛苦和生活不便。考虑到相关数据难以获取，本研究暂不考虑。

1.5 效果参数

本研究健康产出包括中医证候疗效（痊愈率）、发热疗效（完全退热率）、便秘疗效（消失率）。

1.5.1 中医证候疗效（痊愈率）

基于中医证候量化评分表评价，包括主症发热、大便干结，次症恶风、鼻塞、流涕、喷嚏、咽红肿痛等，于基线、治疗满 5 天记录。根据《中药新药临床研究指导原则（试行）》将痊愈定义为症状基本消失，中医证候积分下降≥95%，于治疗结束后评价。

1.5.2 发热疗效（完全退热率）

基于受试者日志卡每 8 小时记录的体温进行评价，完全退热定义为首次服药后体温（腋温）< 37.3℃且保持至少 24 小时无反复，于用药满 3 天评价。

1.5.3 便秘疗效（消失率）

基于便秘积分评价，于基线、治疗满 5 天记录，便秘消失指便秘症状评分为 0 分，于治疗结束后评价。

1.6 分析方法

采用 SAS v9.2 统计分析软件完成健康产出和成本的分析，假设检验均采用双侧检验，$\alpha=0.05$，$\beta=80\%$。敏感性分析采用 Treeage Pro 2011 版完成。

健康产出和成本的分析：定量数据，描述其例数、均数、标准差。各处理组间的比较，采用 t 检验。定性数据，描述各种类的例数及其所占百分比。计数资料各处理组组间的比较，用 χ^2 检验、Fisher 精确概率法；等级资料各处理组间比较，采用 Wilcoxon 秩和检验。若考虑到中心或其他因素的影响，采用 CMH χ^2 检验。对主要健康产出指标的缺失值，采用最近 1 次观测数据结转到试验最终结果的方法（LOCF 法）。

经济学评价：若健康产出组间差异有统计学意义，采用成本 – 效果分析法，计算各指标的增量成本 – 效果比（ICER 值，$\Delta C/\Delta E$），与 7 天人均 GDP 和 100 元 / 单位的 ICER 阈值对比。若健康产出组间差异无统计学意义，采用最小成本分析法。敏感性分析包括单因素敏感性分析和基于蒙特卡洛模拟的概率敏感性分析。

2 结果

2.1 受试者入选情况

本研究数据基于 FAS 数据集。14 家参研单位共入选受试者 468 例，其中，462 例进入 FAS 集（试验组 347 例、对照组 115 例），6 例因合并用药违反方案要求未进入分析。所有数据均具有完整的成本信息。

2.2 人口学资料与健康产出的基线可比性分析

全部患者，其人口学资料（年龄、身高、体质量、民族、性别）、疾病相关情况（热程、家族史、既往病史、药物过敏史、诊前合并疾病、诊前合并用药情况）的组间比较，差异均无统计学意义（$P > 0.05$），具有可比性。各项基线资料见表 1~ 表 3。

表 1 两组患者的一般资料比较

组别	n/ 例	定量资料（$\bar{x} \pm s$）			定性资料	
		年龄 / 岁	身高 /cm	体质量 /kg	性别 / 例（男 / 女）	民族 / 例（汉族 / 非汉族）
对照	115	4.774 ± 2.340	109.783 ± 17.889	21.216 ± 8.955	63/52	114/1
试验	347	4.885 ± 2.723	109.006 ± 18.048	20.591 ± 7.547	183/164	339/8

表 2　两组患者的疾病相关情况

组别	n/ 例	热程 /h	既往史 / 例（无 / 有）	过敏史 / 例（无 / 有）	家族史 / 例（无 / 有）	诊前合并用药 /例（无 / 有）	诊前合并疾病 /例（无 / 有）
对照	115	8.322 ± 6.320	104/11	110/5	115/0	102/13	114/1
试验	347	9.138 ± 6.616	322/25	342/5	347/0	306/41	345/2

表 3　两组经济学评价相关资料基线比较

组别	n/ 例	基线中医证候积分 /分（$\bar{x} \pm s$）	发热积分 / 例（2 分 /4 分 /6 分）	便秘积分 / 例（2 分 /4 分 /6 分）
对照	115	15.174 ± 6.018	49/43/23	70/38/7
试验	347	15.248 ± 5.770	132/142/73	200/129/18

2.3 经济学评价

2.3.1 成本分析

试验组成本共计 56257.38 元，其中，直接医疗成本 42603.38 元，直接非医疗成本 13654.00 元；对照组成本共计 13784.24 元，其中，直接医疗成本 9859.74，直接非医疗成本 3924.50 元。两组成本均低于意愿支付阈值，总成本比较，组间差异有统计学意义（$P < 0.05$）。两组患者成本结果汇总见表 4。

表 4　两组患者成本信息

类型	项目	对照组 合计费用 / 元	对照组 平均费用 / 元（$\bar{x} \pm s$）	试验组 合计费用 / 元	试验组 平均费用 / 元（$\bar{x} \pm s$）	P 值
直接医疗成本	挂号费	1527.00	13.28 ± 11.91	4938.80	14.23 ± 14.93	> 0.05
	检查费	3371.20	29.57 ± 10.26	10131.10	29.54 ± 10.28	> 0.05
	试验用药物费	2866.28	24.92 ± 13.23	25908.65	74.66 ± 39.28	0.000
	不良事件费	2024.60	22.25 ± 209.64	1377.60	4.94 ± 74.33	> 0.05
	合并用药费	70.66	0.61 ± 1.67	247.23	0.71 ± 2.30	> 0.05
直接非医疗成本	交通费	3924.50	34.13 ± 44.73	13654.00	39.35 ± 53.54	> 0.05
总成本		13784.24	119.86 ± 196.75	56257.38	162.13 ± 114.39	0.005

2.3.2 健康产出

治疗 5 天后，试验组和对照组的中医证候疗效（痊愈率）分别为 46.40%、31.30%，试验组高于对照组，组间比较，差异有统计学意义（$P < 0.05$）。治疗 3 天后，试验组和对照组的发热完全消失率分别为 69.70%、63.40%，试验组高于对照组，组间比较，差异无统计学意义（$P > 0.05$）。治疗 5 天后，试验组和对照组的便秘消失率分别为 88.47%、80.00%，试验组高于对照组。组间比较，差异有统计学意义（$P < 0.05$）。具体见表 5。

表5 两组患者健康产出信息

组别	n/ 例	中医证候疗效（痊愈）		发热疗效（完全退热）		便秘疗效（消失）	
		例数	占比 /%	例数	占比 /%	例数	占比 /%
对照	115	36	31.30	73	63.40	92	80.00
试验	347	161	46.40***	242	69.70	307	88.47*

注：与对照组比较，*P < 0.05，***P < 0.001。

2.3.3 增量成本 – 效果比

成本 – 效果分析结果显示，中医证候痊愈率的 ICER 为 2.80 元 / 百分比，结果提示，相比于小儿清热宁颗粒，小儿热速清糖浆每增高 1% 的中医证候痊愈率，需多花费 2.80 元，且低于成本 – 效果阈值；便秘消失率的 ICER 为 4.99 元 / 百分比，结果提示，相比于小儿清热宁颗粒，小儿热速清糖浆每增高 1% 的便秘消失率，需多花费 4.99 元，且低于成本 – 效果阈值；采用最小成本分析法，结果提示，小儿清热宁颗粒在改善发热症状方面具有更好的经济性。

表6 两组患者的成本 – 效果分析

组别	n/ 例	平均成本 / 元	中医证候疗效痊愈率 /% （E_1）	发热疗效 / % （E_2）	便秘疗效 / % （E_3）	$ICER_1$ （$\Delta C/\Delta E_1$）	$ICER_2$ （$\Delta C/\Delta E_2$）	$ICER_3$ （$\Delta C/\Delta E_3$）
对照	115	119.86	31.30	63.40	80.00			
试验	347	162.13	46.40***	69.70	88.47*	2.80	6.71#	4.99
P 值			0.0005	0.2900	0.0156			

注：与对照组比较，*P < 0.05，***P < 0.001；#试验组与对照组发热疗效比较，无统计学差异，此处为根据均值计算的 ICER 值。

2.4 敏感性分析

2.4.1 单因素敏感性分析

在旋风图中，纵轴表示关键参数，横轴为 ICER 值（1∶100），中线代表 ICER 基线值，每一个横线条代表基线值在不同变量 95% 置信区间或 ±20% 范围内的 ICER 值。1）中医证候痊愈率：两组中医证候疗效的健康产出结果和对照组的不良事件费用参数对其影响较大，其次为试验组不良事件费、对照组交通费、试验组试验用药物费。2）发热疗效：两组发热疗效的健康产出结果参数影响较大，其次为对照组的不良事件费用。3）便秘疗效（消失率）：两组便秘疗效的健康产出结果和对照组的不良事件费用参数对其影响较大，其次为试验组不良事件费、对照组交通费。

2.4.2 概率敏感性分析

本研究采用的模拟次数为 10000 次，每次模拟采用各参数分布内随机数值。

（1）中医证候痊愈率：增量成本 – 效果散点图结果提示，半数以上的散点落在意愿支付值之下，提示试验组具有经济性的可能更大；增量成本 – 效果可接受曲线结果提示，随意愿支付值增加，试验组成本 – 效果更具经济性的概率具有上升趋势；成本 – 效果散点图结果提示，在相同成本下，试验组的效果具有绝对优势。

（2）发热疗效：增量成本 – 效果散点图结果提示，大多数散点落在意愿支付值之下，提示试验组具有经济性的可能更大；增量成本 – 效果可接受曲线结果提示，意愿支付值对试验组成本－效果影响较小，与对照组相比，试验组具有绝对优势；成本－效果散点图结果提示，相同效果下，试验组成本相对较低，具有一定优势。

（3）便秘疗效（消失率）：增量成本－效果散点图结果提示，半数以上的散点落在意愿支付值之下，提示试验组具有经济性的可能更大；增量成本－效果可接受曲线结果提示，随意愿支付值增加，试验组成本－效果更具经济性的概率上升趋势不明显，意愿支付值对试验组成本－效果影响较小，与对照组相比，试验组具有绝对优势；成本－效果散点图结果提示，相同效果下，试验组成本相对较低，具有一定优势。

3 讨论

3.1 意愿支付与成本－效果阈值的选择

我国尚缺少上呼吸道感染疾病的意愿支付阈值，本研究参考日本1项对普通感冒最高意愿支付值的互联网调查，将医疗相关意愿支付成本阈值定为29.9美元，转换为人民币约200元。

有研究认为，成本－效果阈值可选择人均国内生产总值（GDP），我国人均GDP为6.46万人民币，本病自然病程约为7天，折合7天的人均GDP为1238.90元。考虑本病不属于重大疾病且自然病程较短，以人均GDP为参考阈值较不合理，因此，研究同时参考1项我国已发表的上呼吸道感染相关经济学评价研究，采用100元/单位作为成本－效果阈值进行比较。

3.2 药物经济学评价

小儿热速清糖浆和小儿清热宁颗粒所有健康产出指标成本－效果均低于阈值，具有经济学价值；小儿热速清糖浆在改善中医证候和便秘症状方面，ICER分别为2.80元/单位、4.99元/单位，与100元/单位的ICER阈值相比，在阈值之下。提示在效果较好的情况下，所增加的成本是值得的。

3.3 局限性

本研究基于小儿热速清糖浆的随机对照试验，有严格的试验设计，内部效度高，但缺乏一定的外推性，特别是在成本计算方面（如合并用药），存在一定限制。我国尚缺少关于急性上呼吸道感染意愿支付阈值的报道，本研究参考了日本的调查研究结果，但考虑到日本与我国医保制度、经济水平不同，其并不能完全代表我国患者的支付意愿；参考人均GDP判断干预措施的经济性更适用于病程长、病情重的疾病，后续可采用条件评估等方法在我国开展相关研究，从一定程度上规范急性上呼吸道感染的经济学评价。

4 结论

小儿热速清糖浆治疗小儿急性上呼吸道感染表里俱热证具有经济学价值，对于改善中医证候和便秘症状，每增加1%的中医证候痊愈率和便秘消失率，与小儿清热宁颗粒相比，分别需要多花费2.80元、4.99元。综上可认为，在效果较好的情况下，所增加的成本是值得的。

【评介】

基于既往开展的临床随机对照试验或Meta分析结果开展药物的经济学评价，是一种常用方法，虽证据级别稍逊，但可操作性好。受黑龙江珍宝岛药业股份有限公司委托，胡思源教授带领团队，在小儿热速清糖浆治疗急性上呼吸道感染表里俱热证临床随机对照试验的基础上，开展本次经济学评价。本文由博士研究生李璇整理成文，发表于《药物评价研究》2022年11月第45卷第11期。研究结果表明，在提高中医证候痊愈率和便秘消失率方面，小儿热速清糖浆具有经济学价值，为儿科临床合理使用中成药和我国医疗资源的高效配置提供了参考。

（李璇）

六、馥感啉口服液治疗小儿急性上呼吸道感染上市后再评价

【摘要】

目的：观察馥感啉口服液治疗小儿急性上呼吸道感染在广泛应用条件下的有效性和安全性。**方法**：采用多中心、观察性研究的方法，收集2124例急性上呼吸道感染的患儿，服用馥感啉口服液，疗程为1周。分别从不同剂量、年龄段、辨证/辨病以及治疗手段方面，观察各组的痊愈率、继发下呼吸道感染/呼吸道并发症的情况，并对其安全性进行评价。**结果**：馥感啉口服液治疗感冒总痊愈率为95.12%；倍增剂量与标准剂量、辨证（气虚风热证、风热证）与辨病的痊愈率比较，差异无统计学意义；不同年龄段和不同治疗方式的痊愈率比较，差异有统计学意义，其中以<1岁年龄段患者及单独服用馥感啉的患者痊愈率较高。并发症总发生率为0.24%；倍增剂量与标准剂量、不同年龄段、辨证（气虚风热证、风热证）与辨病的并发症发生率比较，差异均无统计学意义；单独用药的并发症发生率低于联合用药。整体总临床不良事件及不良反应发生率分别为1.37%、1.04%；临床不良事件及不良反应发生率比较，除不同剂量组外，差异均有统计学意义。**结论**：馥感啉口服液治疗小儿急性上呼吸道感染具有较高的临床痊愈率和较低的并发症发生率，疗效较好；对于气虚风热证、风热证，甚至辨病治疗，有着较好而接近的疗效；年龄越小治疗痊愈率稍高。临床不良事件/不良反应的总发生率较低，倍增剂量未显示出较标准剂量更高的安全风险。提示该品种有着较好的临床应用前景。

【正文】

馥感啉口服液是广州一品红制药有限公司生产的中成药，由鬼针草、野菊花、板蓝根、麻黄、浙贝母、前胡、西洋参、黄芪、香菇、甘草组成，具有清热解毒、止咳平喘、益气疏表之功效。为评价该药在广泛应用条件下的有效性和安全性，本研究以Ⅳ期临床试验规范为标准，进行了上市后临床再评价研究。

1 设计与方法

1.1 研究目的

评价馥感啉口服液临床广泛应用（包括2种剂量、不同年龄段、辨病与辨证、治疗方式等）的有效性和安全性。

1.2 总体设计

本研究为多中心、观察性研究。总样本量为 2160 例，其中，多中心观察性病例 1800 例，随机对照试验（RCT）病例 360 例。按受试儿童家长意愿，选择使用倍增剂量或标准剂量；中医研究者辨证用药（气虚风热证、风热证），西医研究者辨病用药；根据诊前用药（非对症用药），选择治疗方式（单独用药或联合用药）。

1.3 诊断标准

小儿急性上呼吸道感染西医诊断标准参照《儿科学》第 7 版，小儿感冒风热证、气虚风热证辨证标准参照《中医儿科学》。

1.4 病例纳入、排除标准

1.4.1 纳入标准

1）符合小儿急性上呼吸道感染诊断标准；2）符合气虚风热感冒或风热感冒辨证标准（西医研究者辨病入组）；3）签署知情同意书。

1.4.2 排除标准

1）周围血白细胞总数超过 1.3ULN（参考值上限）；2）化脓性扁桃体炎，并发中耳炎、气管支气管炎等；3）对试验用药过敏者；4）严重的心脑血管、肝肾等原发性系统性疾病者；5）研究者认为不宜入组者。

1.5 治疗方法

1.5.1 试验用药

馥感啉口服液，每支 10mL，广州一品红制药有限公司生产，批号 20130301、20130302、20130303。

1.5.2 用法用量

标准剂量：口服，1 岁以内小儿 1 次 5mL，1 日 3 次；1~3 岁患儿 1 次 10mL，1 日 3 次；4~6 岁患儿 1 次 10mL，1 日 4 次；7~12 岁及 12 岁以上患儿 1 次 10mL，1 日 5 次。倍增剂量：按说明书标准剂量的 2 倍服用。

1.5.3 疗程

1 周，1 周以内痊愈者随时停药。

1.6 评价指标

1.6.1 有效性评价指标

1）感冒痊愈率；2）继发下呼吸道感染 / 呼吸道并发症比例。设基线和用药后第 3、7 天共 3 个访视点。

1.6.2 安全性评价指标

1）可能出现的临床不良事件及不良反应。2）血常规、尿常规、心电图和肝功能（ALT、AST、TBIL、AKP、GGT）、肾功能（BUN、Cr）。治疗前正常、治疗后异常者，应定期复查至正常为止。3）生命体征（体温、心率、呼吸、脉搏、舒张压、收缩压）。

1.7 感冒"痊愈"的定义

体温 ≤ 37.2℃，其他症状、体征减轻至 1 分或 0 分。

1.8 统计学方法

对定量数据，描述例数、均数、标准差。组间比较，采用 t 检验。若考虑基线的影响，采用协方差分析。对定性数据，描述各种类的例数及其所占的百分比。计数资料各处理组组间的比较，用 χ^2 检验、Fisher 精确概率法；等级资料整体间比较，采用 Wilcoxon 秩和检验。若考虑到中心或其他因素的影响，采用 CMH χ^2 检验或 Logistic 分析。使用 SAS v9.3 统计分析软件。

2 结果

2.1 数据集划分及基线情况

2013 年 3 月~2015 年 7 月，入选受试者共 2124 例，其中 2068 例患者进入 FAS，2058 例患者进入 PPS，2124 例患者进入 SS。FAS 中男性 57.50%，女性 42.50%，汉族 97.84%，年龄（4.16±2.97）岁，身高（101.95±23.11）cm，体质量（17.99±9.43）kg，病程（18.14±13.45）小时。

2.2 有效性结果

2.2.1 感冒痊愈率

分别观察不同剂量、不同年龄段、辨证和辨病及治疗方式对患者感冒痊愈率的影响。

（1）不同剂量：使用标准剂量（按说明书使用）与倍增剂量（2 倍于说明书剂量）的患儿感冒痊愈率比较，经 χ^2 检验，差异无统计学意义（P=0.3144），PPS 与 FAS 分析结论一致，见表 1。

表 1　不同剂量间痊愈率比较（FAS）

组别	例数	痊愈		未痊愈	
		例数	占比 /%	例数	占比 /%
标准剂量	1616	1533	94.86	83	5.14
倍增剂量	452	434	96.02	18	3.98

（2）不同年龄段：各年龄段的感冒痊愈率比较，经 χ^2 检验，差异有统计学意义（P=0.0129），年龄越小痊愈率稍高，PPS 与 FAS 分析结论一致，见表 2。

表 2　不同年龄段间痊愈率比较（FAS）

组别	例数	痊愈		未痊愈	
		例数	占比 /%	例数	占比 /%
＜1 岁	287	282	98.26	5	1.74
1~3 岁	854	816	95.55	38	4.45
4~6 岁	582	548	94.16	34	5.84
≥7 岁	345	321	93.04	24	6.96

（3）辨证与辨病：辨证（气虚风热证、风热证）与辨病的感冒痊愈率比较，经 χ^2 检验，差异无统计学意义（P=0.2579），PPS 与 FAS 分析结论一致，见表 3。

表 3　辨病 / 辨证痊愈率比较（FAS）

组别	例数	痊愈		未痊愈	
		例数	占比 /%	例数	占比 /%
气虚风热证	984	944	95.93	40	4.07
风热证	1066	1006	94.37	60	5.63
辨病	18	17	94.44	1	5.56

（4）不同治疗方式：单独用药与联合用药的感冒痊愈率比较，经 χ^2 检验，差异有统计学意义（*P*=0.0045），PPS 与 FAS 分析结论一致，见表 4。

表 4　不同治疗方式间痊愈率比较（FAS）

组别	例数	痊愈		未痊愈	
		例数	占比 /%	例数	占比 /%
单独用药	1953	1864	95.44	89	4.56
联合用药	115	103	89.57	12	10.43

2.2.2　继发下呼吸道感染 / 呼吸道并发症的情况

分别观察不同剂量、不同年龄段、辨证和辨病及治疗方式对患者继发下呼吸道感染 / 呼吸道并发症情况的影响。

（1）不同剂量：使用标准剂量（按说明书使用）与倍增剂量（2 倍于说明书剂量）的并发症发生率比较，经 Fisher 精确概率法，差异无统计学意义（*P*=0.592），PPS 与 FAS 分析结论一致，见表 5。

表 5　不同剂量间并发症发生率比较（FAS）

组别	例数	未发生		发生	
		例数	占比 /%	例数	占比 /%
标准剂量	1616	1611	99.69	5	0.31
倍增剂量	452	452	100.00	0	0.00

（2）不同年龄段：各年龄段的并发症发生率比较，经 Fisher 精确概率法，差异无统计学意义（*P*=0.2965），PPS 与 FAS 分析结论一致，见表 6。

表 6　不同年龄段间并发症发生率比较（FAS）

组别	例数	未发生		发生	
		例数	占比 /%	例数	占比 /%
＜ 1 岁	287	287	100.00	0	0.00
1~3 岁	854	850	99.53	4	0.47
4~6 岁	582	582	100.00	0	0.00
≥ 7 岁	345	344	99.71	1	0.29

（3）辨证与辨病：辨证（气虚风热证、风热证）与辨病的并发症发生率比较，经 Fisher 精确概率法，差异无统计学意义（*P*=0.4031），PPS 与 FAS 分析结论一致，见表 7。

表 7　辨病 / 辨证并发症发生率比较（FAS）

组别	例数	未发生		发生	
		例数	占比 /%	例数	占比 /%
气虚风热证	984	983	99.9	1	0.10
风热证	1066	1062	99.62	4	0.38
辨病	18	18	100.00	0	0.00

（4）不同治疗方式：单独用药与联合用药的并发症发生率比较，经 Fisher 精确概率法，差异有统计学意义（*P*=0.0274），PPS 与 FAS 分析结论一致，见表 8。

表 8　不同治疗方式间并发症发生率比较（FAS）

组别	例数	未发生		发生	
		例数	占比 /%	例数	占比 /%
单独用药	1953	1950	99.85	3	0.15
联合用药	115	113	98.26	2	1.74

2.3 安全性结果

2.3.1 临床不良事件 / 不良反应

整体受试者共发生临床不良事件 29 例（30 例次），发生率为 1.37%；不良反应 22 例（22 例次），发生率为 1.04%。

（1）不同剂量：使用标准剂量（按说明书使用）与倍增剂量（2 倍于说明书剂量）的临床不良事件发生率比较，经 χ^2 检验，差异无统计学意义（P=0.4271）；两组间不良反应发生率比较，经 Fisher 精确概率法，差异无统计学意义（P=0.1138）。倍增剂量未显示出较标准剂量更高的安全风险，见表 9。

表 9　不同剂量间临床不良事件 / 不良反应发生率比较（SS）

组别	例数	不良事件 / 例（%）		不良反应 / 例（%）	
		无	有	无	有
标准剂量	1666	1645（98.74）	21（1.26）	1652（99.16）	14（0.84）
倍增剂量	458	450（98.25）	8（1.75）	450（98.25）	8（1.75）

（2）不同年龄段：各年龄段的临床不良事件发生率比较，经 Fisher 精确概率法，差异有统计学意义（P=0.0002）；两组间不良反应发生率比较，经 Fisher 精确概率法，差异有统计学意义（P=0.0002）。见表 10。

表 10　不同年龄段间临床不良事件 / 不良反应发生率比较（SS）

组别	例数	不良事件 / 例（%）		不良反应 / 例（%）	
		无	有	无	有
＜ 1 岁	290	290（100.00）	0（0.00）	290（100.0）	0（0.00）
1~3 岁	874	865（98.97）	9（1.03）	869（99.43）	5（0.57）
4~6 岁	603	597（99.00）	6（1.00）	598（99.17）	5（0.83）
≥ 7 岁	357	343（96.08）	14（3.92）	345（96.64）	12（3.36）

（3）辨证与辨病：辨证（气虚风热证、风热证）与辨病的临床不良事件发生率比较，经 χ^2 检验，差异有统计学意义（P=0.0065）；两组间不良反应发生率比较，经 χ^2 检验，差异有统计学意义（P=0.0015）。见表 11。

表 11　辨证 / 辨病临床不良事件 / 不良反应发生率比较（SS）

组别	例数	不良事件 / 例（%）		不良反应 / 例（%）	
		无	有	无	有
气虚风热证	1024	1003（97.95）	21（2.05）	1005（98.14）	19（1.86）
风热证	1082	1075（99.35）	7（0.65）	1079（99.72）	3（0.28）
辨病	18	17（94.44）	1（5.56）	18（100.0）	0（0.00）

（4）不同治疗方式：单独用药与联合用药的临床不良事件发生率比较，经 Fisher 精确概率法，差异有统计学意义（P=0.0016）；两组间不良反应发生率比较，经 Fisher 精确概率法，差异有统计学意义（P=0.0099）。见表 12。

表 12　不同治疗方式间临床不良事件 / 不良反应发生率比较（SS）

组别	例数	不良事件 / 例（%）		不良反应 / 例（%）	
		无	有	无	有
单独用药	1991	1969（98.90）	22（1.10）	1974（99.15）	17（0.85）
联合用药	133	126（94.74）	7（5.26）	128（96.24）	5（3.76）

2.3.2 理化指标治疗前后异转率的组间比较

结果显示，血常规（WBC、RBC）、肝功能（ALT、AST、TBIL）、肾功能（BUN）、尿常规、心电图，差异均无统计学意义。

2.3.3 生命体征

整体受试者的生命体征疗后 7 天与基线比较，除舒张压外其余各项间差异均有统计学意义。

3 讨论

急性上呼吸道感染是由各种病原引起的鼻腔、咽或喉部急性炎症的总称，是临床最常见的儿科疾病。病因以病毒感染为主，可占 90% 左右，支原体、衣原体、细菌较为少见。全年皆可发病，以冬春季较为常见。幼儿上呼吸道生理结构特殊，鼻咽部结构和体温调节中枢功能发育欠成熟，所以此年龄段发病率最高，学龄期儿童逐渐减少。并发症发生率为 10.7%，常见中耳炎、鼻窦炎、颈淋巴结炎、喉炎、支气管炎及肺炎等，细菌感染严重者可并发败血症，因感染及变态反应的影响也可发生风湿热、肾炎、心肌炎等。本病属中医学"伤风""感冒"范畴，病位主要在肺卫，小儿素体稚嫩，易受外邪侵袭，根据感受外邪、正气盛弱以及临床表现，多将本病分为风寒感冒、风热感冒、伤暑感冒、体虚感冒等，治疗则以解表祛邪、泻实补虚为原则。

本研究表明，馥感啉口服液治疗小儿急性上呼吸道感染具有较高的临床痊愈率和较低的并发症发生率，疗效较好；对于气虚风热证、风热证，甚至辨病治疗，有着较好而接近的疗效；年龄越小治疗痊愈率越高。试验结果未提示倍增剂量能够明显增加感冒痊愈率，其可能原因：一是标准剂量即为最佳有效剂量，二是存在研究者选择性偏倚（病重者使用倍增剂量）。单独用药痊愈率较高，可能与联合用药（指诊前即使用非对症药物）的患者病情较重有关。不同剂量间及不同治疗方式间的并发症发生率相似，结果与痊愈率结果相呼应。并发症发生率与年龄无关。

临床不良事件 / 不良反应的总发生率较低，倍增剂量未显示出较标准剂量更高的安全风险。随年龄增大，临床不良事件 / 不良反应发生率升高，可能与年幼患儿表达能力欠缺有关。联合用药临床不良事件 / 不良反应较高，可能与合并使用药物影响或药物间相互作用有关。此外，生命体征（呼吸、心率、脉搏、收缩压）疗后与基线有明显差异，与病情改善有关，且在正常值范围，无临床意义。

以上提示，该品种有着较好的临床应用前景。

【评介】

馥感啉口服液是广州一品红制药有限公司生产的中药复方制剂，主要用于小儿气虚感冒。在国家"十二五"重大新药创制"儿科中药临床评价研究技术平台规范化建设"项目研究中，将该药按照Ⅳ期临床试验要求，进行了多中心、观察性研究，以进一步评价该药上市后临床广泛应用的有效性和安全性。本文为该研究的结果报告内容，由团队成员钟成梁、蔡秋晗及博、硕士研究生郭圣璇、陈馨雨整理，发表于《中草药》2017 年 5 月第 48 卷第 9 期。胡思源教授作为该研究的主要研究者，主持了研究方案的设计与实施、结果的总结与发表。研究结果提示，馥感啉口服液治疗小儿急性上呼吸道感染临床痊愈率较高，并发症发生率较小，且对于气虚风热证、风热证，甚至辨病治疗，都有较好而接近的疗效。

（牛丽青）

七、馥感啉口服液治疗小儿感冒气虚风热证的疗效观察

【摘要】

目的：观察馥感啉口服液治疗小儿感冒气虚风热证的临床疗效和安全性。**方法：**采用区组随机、双盲双模拟、阳性药平行对照、多中心临床研究的方法。467 例患者随机分为对照组（117 例）和治疗组（350 例），对照组服用小儿解表口服液和馥感啉口服液模拟剂，治疗组服用小儿解表口服液模拟剂和馥感啉口服液，疗程为 1 周。观察两组的临床疗效、中医证候疗效、单项症状消失率，并对其依从性和安全性进行评价。**结果：**对照组和治疗组临床疗效的总有效率分别为 82.91%、98.29%，中医证候疗效的总有效率分别为 84.62%、98.29%，两组比较差异均有统计学意义（$P < 0.01$）。两组的发热、恶风、咽红肿痛、咳嗽的单项症状消失率比较差异均有统计学意义（$P < 0.05$），两组鼻塞、流浊涕的单项症状消失率比较差异均无统计学意义。两组不良事件 / 不良反应发生率比较差异均无统计学意义。**结论：**馥感啉口服液治疗小儿感冒气虚风热证疗效和安全性较好，具有一定的临床推广应用价值。

【正文】

急性上呼吸道感染是指喉部以上，上部呼吸道的鼻和咽部急性感染，属中医学"伤风""感冒"范畴。中医学认为，小儿脏腑娇嫩，形气未充，常有肺、脾不足的生理特点，若护理、喂养不当，素体气虚，则易受外邪侵犯，发为感冒。馥感啉口服液是广州一品红制药有限公司生产的已上市中成药，主要由鬼针草、野菊花、西洋参、黄芪、板蓝根等组成，具有清热解毒、止咳平喘、益气疏表的作用，多用于小儿气虚风热感冒所引起的发热、咳嗽、气喘、咽喉肿痛等症。药效学研究显示，馥感啉口服液具有解热、抗炎、镇咳、平喘、广谱抗病毒、抑制细菌感染等作用；急毒、长毒试验未见明显毒性；前期临床试验结果表明，馥感啉口服液治疗小儿急性上呼吸道感染可显著缩短病程及缓解症状，其

解热速度缓和，止咳化痰效果明显。为申报中药保护品种，在Ⅳ期临床试验框架内，本研究进行了随机、双盲双模拟、阳性药平行对照、多中心临床试验。

1 设计与方法

1.1 一般资料

本试验采用区组随机、双盲双模拟、阳性药平行对照、多中心临床试验设计。数据来源于天津中医药大学第一附属医院和天津市南开医院。共纳入感冒气虚风热证患者468例，其中，剔除1例（治疗组），467例进入全分析数据集（FAS）和安全性数据集（SS）。脱落25例（对照组4例，治疗组21例），437例进入符合方案数据集（PPS）。

1.2 诊断标准

小儿急性上呼吸道感染诊断标准参照儿科疾病诊断标准。小儿感冒气虚风热证标准参照《中医儿科学》和《中医病证诊断疗效标准》。包括风热感冒症状：发热、恶风、鼻塞、流浊涕、喷嚏、咽红肿痛、咳嗽；气虚症状：平素自汗易感、面色少华、少气懒言、倦怠乏力；舌脉指纹：舌质红，苔薄白或黄，脉浮数或指纹紫。具备风热感冒症状至少3项（参考舌脉），气虚症状至少2项，参考舌脉指纹，即可确立辨证。

1.3 纳入及排除标准

纳入标准：1）符合急性上呼吸道感染西医诊断标准；2）符合中医感冒气虚风热证辨证标准；3）1~12岁；4）病程≤48h；5）家长或监护人签署知情同意书。

排除标准：1）确诊为化脓性扁桃体炎、支气管炎、毛细支气管炎、肺炎等疾病者；2）有高热惊厥史者；3）严重营养不良、佝偻病患儿及合并心、脑、肝、肾及造血等系统严重原发性疾病者；4）不能用所试验病证或可合并疾病病情解释的血肌酐（Cr）、尿素氮（BUN）和谷氨酸氨基转移酶（ALT）增高，以及尿蛋白、尿红细胞"＋"以上者；5）过敏性体质（对2类以上物质过敏者），或对本制剂组成成分、对照药过敏者；6）根据医生判断易造成失访者。

1.4 脱落及剔除标准

脱落标准：1）无论何种原因，患儿不愿意或不可能继续进行临床试验，向主管医生提出退出试验要求而中止试验者；2）受试者虽未明确提出退出试验，但不再接受用药及检测而失访者。

剔除标准：1）出现过敏反应或严重不良事件，根据医生判断应停止试验者；2）试验过程中，患儿继发感染，或发生其他疾病，影响疗效和安全性判断者；3）受试者依从性差（试验用药依从性＜80%或＞120%），或自动中途换药；4）各种原因的中途破盲病例；5）随机化后发现严重违反纳入标准者。

1.5 药物

馥感啉口服液由云南一品红制药有限公司生产，规格：每支10mL，产品批号121001；小儿解表口服液由威海人生药业集团股份有限公司生产，规格：每支10mL，产品批号120706；馥感啉口服液模拟剂规格：每支10mL，产品批号120706，小儿解表口服液模拟剂规格：每支10mL，产品批号120706，均由云南一品红制药有限公司提供。

1.6 分组及给药方法

纳入研究的 467 例患者随机分为对照组（117 例）和治疗组（350 例）。对照组男 60 例，女 57 例，平均年龄（5.13±2.94）岁，平均体质量（20.73±8.94）kg，平均病程（21.50±9.28）小时，疾病疗效总积分（8.56±2.68）分，中医证候总积分（11.37±3.34）分。治疗组男 202 例，女 148 例，平均年龄（5.30±3.06）岁，平均体质量（21.04±9.23）kg，病程（20.73±9.14）小时，疾病疗效总积分（8.58±2.38）分，中医证候总积分（11.28±2.90）分。两组患者在性别、年龄、体质量、病程、疾病疗效总分、中医证候总分以及单项症状评分方面差异均无统计学意义。

对照组服用小儿解表口服液和馥感啉口服液模拟剂，治疗组服用小儿解表口服液模拟剂和馥感啉口服液，疗程为 1 周，1 周以内痊愈者随时停药。小儿解表口服液及其模拟剂，口服，1~2 岁，每次 5mL，每天 2 次；3~5 岁，每次 5mL，每天 3 次；6~14 岁，每次 10mL，每天 2 次。馥感啉口服液及其模拟剂，口服，小于 1 岁，每次 5mL，每天 3 次；1~3 岁，每次 10mL，每天 3 次；4~6 岁，每次 10mL，每天 4 次；7~12 岁，每次 10mL，每天 5 次。试验期间，不得使用抗病毒西药、抗生素及同类中药。为保护受试者安全，受试者体温超过 38.5℃时，可使用支持疗法或加用对乙酰氨基酚缓释片。

1.7 评价指标

1.7.1 有效性指标

1）疾病疗效；2）中医证候疗效；3）单项症状消失率；4）继发下呼吸道感染比例。均在用药 7 天时观测，并以总有效率为主要评价指标。

1.7.2 安全性指标

1）不良事件和 / 或不良反应发生率，用药后随时观察；2）一般体检项目（如体温、脉搏、呼吸、血压等）；3）血、尿常规，心电图，肝功能和肾功能。以不良反应发生率为主要评价指标。

1.8 评价标准

1.8.1 疗效评价标准

（1）症状分级量化标准：参照《中医儿科常见病诊疗指南》和《中药新药临床研究指导原则（试行）》拟定。

（2）临床疗效标准：临床痊愈，症状计分和减少≥ 90%；显效，70%≤症状计分和减少＜ 90%；有效，30%≤症状计分和减少＜ 70%；无效，未达到以上标准者。总有效率 =（临床痊愈例数＋显效例数＋有效例数）/ 总例数 ×100%。

（3）中医证候疗效标准：临床痊愈，证候计分和减少≥ 90%；显效，60%≤证候计分和减少＜ 90%；有效，30%≤指证候计分和减少＜ 60%；无效，证候计分和减少＜ 30%。总有效率 =（临床痊愈例数＋显效例数＋有效例数）/ 总例数 ×100%。

（4）单项症状消失率：消失，治疗后症状消失，评分为 0；未消失，治疗后症状并未消失。单项症状包括发热、恶风、咽红肿痛、咳嗽、鼻塞、流浊涕。单项症状消失率 = 消失例数 / 总例数 ×100%。

1.8.2 安全性评价标准

不良事件与试验药物因果关系判断标准采用原卫生部药物不良反应监察指南，将肯定、很可能、可能、可疑 4 项视为药物的不良反应。

1.9 统计学方法

定量数据采用 t 检验或配对 t 检验，若考虑中心或其他混杂因素的影响，用协方差分析；定性数据采用 χ^2 检验、Fisher 精确概率法、Wilcoxon 秩和检验或 Wilcoxon 符号秩和检验；两分类指标及等级指标的比较，若考虑到中心或其他因素的影响，采用 CMH χ^2 检验。若考虑混杂因素的影响，采用 Logistic 回归分析。全部假设检验均采用双侧检验，取 $\alpha=0.05$。

2 结果

2.1 有效性指标比较

2.1.1 两组临床疗效比较

对照组临床痊愈 33 例，显效 51 例，有效 13 例，总有效率为 82.91%；治疗组临床痊愈 133 例，显效 171 例，有效 40 例，总有效率为 98.29%，两组总有效率比较差异有统计学意义（$P < 0.01$），且 PPS 与 FAS 结论一致。见表 1。

表 1　两组临床疗效比较（FAS）

组别	n/ 例	临床痊愈 / 例	显效 / 例	有效 / 例	无效 / 例	总有效率 /%
对照	117	33	51	13	20	82.91
治疗	350	133	171	40	6	98.29**

注：** 与对照组比较，$P < 0.01$。

2.1.2 两组中医证候疗效比较

对照组临床痊愈 44 例，显效 51 例，有效 4 例，总有效率为 84.62%；治疗组临床痊愈 150 例，显效 180 例，有效 14 例，总有效率为 98.29%，两组总有效率比较差异有统计学意义（$P < 0.01$），且 PPS 与 FAS 结论一致。见表 2。

表 2　两组的中医证候疗效比较（FAS）

组别	n/ 例	临床痊愈 / 例	显效 / 例	有效 / 例	无效 / 例	总有效率 /%
对照	117	44	51	4	18	84.62
治疗	350	150	180	14	6	98.29**

注：** 与对照组比较，$P < 0.01$。

2.1.3 单项症状消失率

治疗后，两组发热、恶风、咽红肿痛、咳嗽的单项症状消失率比较差异均有统计学意义（$P < 0.05$），两组鼻塞、流浊涕的单项症状消失率比较差异均无统计学意义。见表 3。

表 3　两组的单项症状消失率比较（FAS）

单项症状	组别	n/ 例	消失		未消失	
			例数 / 例	消失率 /%	例数 / 例	未消失率 /%
发热	对照	117	107	91.45	10	8.55
	治疗	350	341	97.43*	9	2.57
恶风	对照	73	56	76.71	17	23.29
	治疗	207	188	90.82*	19	9.18

单项症状	组别	n/ 例	消失		未消失	
			例数 / 例	消失率 /%	例数 / 例	未消失率 /%
咽红肿痛	对照	112	75	66.96	37	33.04
	治疗	324	250	77. 16*	74	22.84
咳嗽	对照	98	32	32.65	66	67.35
	治疗	295	134	45. 42*	161	54.58
鼻塞	对照	100	66	66.00	34	34.00
	治疗	327	236	72.17	91	27.83
流浊涕	对照	102	67	65.69	35	34.31
	治疗	301	220	73.09	81	26.91

注：* 与对照组比较，$P < 0.05$。

2.1.4 继发下呼吸道感染比例

两组均未发生继发下呼吸道感染。

2.2 依从性分析

采用药物计数法，必要时结合询问法。除失访者外，其他受试者依从性良好，两组比较差异无统计学意义。

2.3 安全性分析

2.3.1 不良事件 / 不良反应

对照组出现的不良事件有 5 例，包括鼻出血 1 例、血小板疗后异常 2 例、白细胞疗后异常 1 例、中性粒细胞疗后异常 1 例，鼻出血可能与试验药物有关，其余均不可能有关。治疗组出现的不良事件有 19 例，包括过敏性皮疹 1 例、皮疹 1 例、化脓性扁桃体炎 1 例、白细胞疗后异常 1 例、血红蛋白疗后异常 3 例、淋巴细胞疗后异常 5 例、中性粒细胞疗后异常 3 例、血小板疗后异常 1 例、尿红细胞疗后异常 2 例、尿白细胞疗后异常 1 例。其中，过敏性皮疹与试验药物肯定有关，其余均不可能有关。

对照组和治疗组的不良事件发生率分别为 0.57%、5.42%，不良反应发生率为 0.85%、4.27%，两组比较差异均无统计学意义。

2.3.2 生命体征与实验室检测

两组生命体征指标（静息心率、呼吸、血压和体温）均在人体正常范围内，无实际意义的变化。实验室指标未发现具有临床意义的异常。

3 讨论

小儿感冒为儿科最常见疾病，幼儿期发病率最高，学龄期儿童逐渐减少。全年皆可发病，冬春季较多。上呼吸道感染的症状表现多数与黏膜感染有关，在发病 1~3 天达到高峰，常持续 7~10 天，有时也可持续 3 周。其主要病原体为病毒，约占 90% 以上，迄今西医学尚无理想抗病毒药物。中成药的抗病毒作用明显，但需要临床有效性、安全性评价。气虚风热感冒为小儿感冒的常见证型之一，主要由素体气虚，卫气不固，小儿脏腑娇嫩，形气未充，加之外感风热邪气而致。如《幼科释谜·感冒》所言："感冒之原，由卫气虚，元府不闭，腠理常疏，虚邪贼风，卫阳受搪。"临床可见发热、恶风、咽红肿痛、咳嗽、鼻塞、流浊涕等表现。

馥感啉口服液在治疗气虚风热型感冒时重视补气与解表，从补益肺脾之气着手，兼顾疏风清热。组方中的西洋参、黄芪、香菇益气固本、调补肺脾，鬼针草、野菊花、板蓝根清热解毒、疏风散热，浙贝母、麻黄、前胡解表清热、化痰平喘，甘草调和诸药，共奏清热解毒、止咳平喘、益气疏表之功效。本研究表明馥感啉口服液治疗小儿气虚风热型感冒，在临床疗效、中医证候疗效及改善发热、恶风、咽红、咳嗽症状方面均优于对照药小儿解表口服液。且安全性较好，未见心、肝、肾、胃肠及血液系统的不良影响，与小儿解表口服液相比，不良事件、不良反应发生率差异无统计学意义。

综上所述，馥感啉口服液治疗小儿感冒气虚风热证疗效和安全性较好，具有一定的临床推广应用价值。

【评介】

馥感啉口服液为唯一治疗小儿气虚风热感冒的儿童专用药，曾作为儿童专用药代表亮相国家"十三五"科技创新成就展，目前是国家中药保护品种。本文为该药临床随机对照试验内容，研究目标为申报中药品种保护，发表于《现代药物与临床》2016年6月第31卷第6期。胡思源教授负责了该研究的方案设计、协调组织实施和统计分析，钟成梁博士负责研究实施、数据收集及研究总结。结果表明，馥感啉口服液治疗小儿感冒气虚风热证疗效和安全性良好。

（牛丽青）

八、小儿双清颗粒治疗小儿急性上呼吸道感染表里俱热证 304 例临床观察

【摘要】

目的： 观察小儿双清颗粒治疗小儿急性上呼吸道感染表里俱热证的疗效和安全性。**方法：** 收集急性上呼吸道感染表里俱热证患儿420例，随机分为试验组315例，对照组105例。治疗组给予小儿双清颗粒，对照组给予小儿热速清颗粒，两组均1岁以内每次1g，1~3岁每次2g，4⁺~6岁每次3g，6岁以上每次4g，每天3次。治疗3天后比较两组疾病疗效、中医证候疗效、单项中医症状疗效、体温完全恢复正常所需时间，并观察治疗过程中的不良反应。**结果：** 疾病疗效总有效率试验组为83.23%，对照组为60.95%；中医证候疗效总有效率试验组为94.41%，对照组为74.29%，两组比较差异均有统计学意义（$P < 0.05$）；两组各单项中医症状有效率试验组均明显高于对照组（$P < 0.05$）。试验组体温完全恢复正常所需时间明显短于对照组（$P < 0.05$）。两组均未发现明显不良反应。**结论：** 小儿双清颗粒治疗急性上呼吸道感染表里俱热证患儿疗效确切，临床应用安全。

【正文】

小儿双清颗粒是西藏诺迪康药业股份有限公司生产申办的6类中药新药之一，适用于

治疗小儿急性上呼吸道感染表里俱热证。我们采用分层区组随机、阳性药平行对照、双盲试验、多中心临床研究的方法，对该药的有效性和安全性进行评价研究，现报告如下。

1 临床资料

1.1 一般资料

收集 2011 年 4~8 月天津中医药大学第一附属医院、廊坊市中医医院、聊城市中医医院、安阳市中医院急性上呼吸道感染患儿 420 例，采用分层区组随机法分为试验组 315 例，对照组 105 例。试验组男 187 例，女 128 例；年龄 6 个月 ~14 岁，平均年龄（6.4±3.2）岁；平均病程（10.8±6.9）小时。对照组男 58 例，女 47 例；年龄 5 个月 ~13 岁，平均年龄（5.8±3.2）岁；平均病程（10.3±7.1）小时。两组患儿一般资料比较差异无统计学意义（$P < 0.05$），具有可比性。

1.2 诊断标准

西医诊断标准参照《中药新药临床研究指导原则》及《儿科疾病诊断标准》。

1.3 中医辨证标准

参照《中医病证诊断疗效标准》，属表里俱热证。主症：发热、便秘；次症：鼻塞、涕浊、咽红肿痛、咳嗽、口渴、烦躁、尿黄；舌质红、苔薄黄或黄，脉浮滑数或指纹紫。具备全部主症和次症中至少 3 项，参考舌脉，即可确立辨证。

1.4 纳入标准

符合上述诊断标准及中医辨证标准；年龄 6 个月 ~14 岁；病程在 48 小时以内；患儿家长签署知情同意书。

1.5 排除标准

1）确诊为化脓性扁桃体炎、支气管炎、毛细支气管炎、肺炎等疾病患者；2）有高热惊厥史者；3）严重营养不良、佝偻病患者及合并心、脑、肝、肾及造血等系统严重原发性疾病者；4）不能用所试验病证或可合并疾病病情解释的血肌酐（Cr）、尿素氮（BUN）和丙氨酸氨基转移酶（ALT）增高，以及尿蛋白、尿红细胞"＋"以上者；5）过敏性体质（对 2 类以上物质过敏者），或对本制剂组成成分、对照药过敏者；6）根据医生判断，容易造成失访者；7）血白细胞（WBC）$> 10 \times 10^9$/L，或中性粒细胞 $> 75\%$，或 C 反应蛋白（CRP）> 10mg/L 的患儿。

1.6 脱落标准

1）出现过敏反应或严重不良事件，根据医生判断应停止试验者；2）试验过程中患者继发感染，或发生其他疾病，影响疗效和安全性判断者；3）受试者依从性差（试验用药依从性 $< 80\%$），或自动中途换药或加用本方案禁止使用的中西药物者；4）各种原因的中途破盲病例；5）无论何种原因，患者不愿意或不可能继续进行临床试验，向主管医生提出退出试验要求而中止试验者。

2 方法

由统计学专业人员用计算机产生随机数字和药品编码，按此编码将试验药和对照药进行编号、贴签。试验用药随机编码为受试患儿唯一识别码。每一编码药物配一应急信件，用于紧急破盲。

2.1 治疗方法

试验组给予小儿双清颗粒（西藏诺迪康药业股份有限公司，国药准字 Z19991018，规格：每袋 2g）；对照组给予小儿热速清颗粒（哈尔滨圣泰制药股份有限公司，国药准字 Z10980101，规格：每袋 2g）。两组均 1 岁以内每次 1g，1~3 岁每次 2g，3⁺~6 岁每次 3g，6 岁以上每次 4g，每天 3 次。疗程均为 3 天。

2.2 观察指标及方法

2.2.1 疗效性指标

观察两组患儿体温完全恢复正常所需时间及治疗前后两组中医证候评分、周围血白细胞计数。中医证候分级量化标准参照《中药新药临床研究指导原则》，主症（发热、便秘）分为无、轻、中、重 4 级，分别计 0、2、4、6 分；次症（鼻塞、涕浊、咽红肿痛、咳嗽、口渴、烦躁、尿黄）分为无、轻、中、重 4 级，分别计 0、1、2、3 分；舌苔、脉象 / 指纹（舌质红、苔薄黄或黄，脉浮滑数或指纹紫）分为 3 级，分别计 0、1、2 分。

2.2.2 安全性指标

包括可能出现的不良反应症状，如恶心、呕吐等；一般体检项目，如体温、脉搏、呼吸、血压和血常规、尿常规、便常规、心电图和肝功能、肾功能等实验室指标。治疗前正常治疗后异常者，应定期复查至随访终点。不良反应判断，分肯定有关、可能有关、可能无关、肯定无关、无法判定 5 级，前 3 项视为药物的不良反应。

2.3 疗效判定标准

2.3.1 疾病疗效判定标准

参照《中药新药临床研究指导原则》。临床治愈：服药 24~48 小时体温恢复正常（腋温低于 37.3℃，不再回升），临床症状、体征消失，周围血白细胞计数恢复正常，症状总积分减少 ≥90%；显效：服药 24~48 小时体温恢复正常，症状总积分减少 ≥70% 但 <90%；有效：服药 48~72 小时体温恢复正常，症状总积分减少 ≥30% 但 <70%；无效：未达到以上标准者，症状总积分减少 <30%。

2.3.2 中医证候疗效判定标准

临床治愈：证候总积分减少 ≥95%；显效：证候总积分减少 ≥70% 但 <95%；有效：证候总积分减少 ≥30% 但 <70%；无效：证候总积分减少 <30%。

2.3.3 单项中医症状疗效判定标准

痊愈：该项症状消失，症状评分为 0；进步：该项症状减轻但未消失，症状评分较之基线下降；无效：该项症状未减轻或加重，症状评分较之基线不变或升高。

2.4 统计学方法

应用 SAS v9.1 统计软件进行数据处理。计量资料采用均数 ± 标准差（$\bar{x} \pm s$）表示，服从正态分布时，用 t 检验或自身 t 检验，方差不齐者，用 t' 检验；非正态分布，用非参数统计方法。两组组间或组内治疗前后对比分析采用 χ^2 检验、Fisher 精确概率法、Wilcoxon 秩和检验或 Wilcoxon 符号秩和检验。

3 结果

治疗过程中试验组脱落 11 例，实际完成研究患儿 304 例，对照组无脱落病例。

3.1 两组患儿疾病疗效比较

表1示，治疗后试验组疾病疗效总有效率为83.23%，对照组为60.59%。治疗组明显优于对照组（$P < 0.05$）。

表1 两组患儿疾病疗效比较［例（%）］

组别	例数	临床治愈	显效	有效	无效	总有效
试验组	304	114（37.50）	116（38.16）	23（7.57）	51（16.77）	253（83.23）
对照组	105	21（20.00）	35（33.33）	8（7.62）	41（39.05）	64（60.95）

3.2 两组患儿中医证候疗效比较

表2示，试验组治疗后证候疗效的总有效率为94.41%，对照组为74.29%。两组证候疗效比较，差异有统计学意义（$P < 0.05$）。

表2 两组患儿中医证候疗效比较［例（%）］

组别	例数	临床治愈	显效	有效	无效	总有效
试验组	304	146（48.03）	106（34.87）	35（11.51）	17（5.59）	287（94.41）
对照组	105	26（24.76）	35（33.33）	17（16.19）	27（25.71）	78（74.29）

3.3 两组患儿体温完全恢复正常所需时间比较

试验组体温完全恢复正常所需时间为1.5~80.0小时，平均（24.5±18.2）小时；对照组为1.0~80.0小时，平均（32.5±19.6）小时，试验组患儿体温完全恢复正常所需时间明显少于对照组（$P < 0.05$）。

3.4 两组患儿单项中医症状疗效比较

主症：试验组发热的总有效率为98.02%，对照组为93.33%；试验组便秘的总有效率为90.13%，对照组为77.14%。次症：试验组、对照组的总有效率依次为：鼻塞65.58%、44.44%，涕浊66.18%、44.79%，咳嗽71.32%、41.58%，咽红肿痛77.21%、50.51%，口渴82.27%、62.37%，烦躁88.21%、58.33%，尿黄87.03%、61.8%。两组间比较，各单项症状疗效差异均有统计学意义（$P < 0.05$）。

3.5 不良反应

本次试验过程中两组均出现1例不良事件，为合并细菌感染，与试验用药无关，不视为药物的不良反应。

4 讨论

小儿急性上呼吸道感染属于中医学"感冒"范畴，总以感受风邪为主，常兼杂寒、热、暑、湿、燥等，亦有感受时邪疫毒而致者。患儿感邪，郁而化热，表热未解，里热已成而致表里俱热证亦多见。治当清热解毒，表里双解。小儿双清颗粒由人工牛黄、羚羊角、水牛角浓缩粉、厚朴、板蓝根、连翘、拳参、石膏、炒莱菔子、荆芥穗、薄荷脑、冰片12味中药组成。清热解毒，表里双解，用于小儿外感属表里俱热证，见发热、流涕、咽红、口渴、便干、溲赤、舌红、苔黄者，急性上呼吸道感染见上述证候者。小儿热速清颗粒是临床常用中成药，疗效可靠，功效具有同类可比性，故选为阳性对照药。

研究结果表明，小儿双清颗粒治疗小儿急性上呼吸道感染表里俱热证有较好的疗效，各单项证候治疗后均有明显改善，体温完全恢复正常时间短于对照组，且未出现与药物有关的不良反应。各项实验室检测指标也未发现与药物有关的异常改变。证实了该药具有清热解毒、表里双解的功效，对发热、便秘、涕浊、咽红肿痛、口渴、尿黄等症状有较好的疗效，临床应用安全。

【评介】

小儿双清颗粒是西藏诺迪康药业股份有限公司生产申办的中药复方制剂，具有清热解毒、表里双解之功效，主要适用于小儿外感表里俱热证。为申请中药品种保护，按照新药确证性试验技术要求，进行了本次临床随机对照试验。本研究受国家科技重大专项重大新药创制项目资助，胡思源教授作为主要研究者，负责了方案设计、实施统筹和研究总结。本文由硕士研究生王健整理成文，发表于《中医杂志》2013年3月第54卷第5期。研究结果提示，小儿双清颗粒在提高总有效率、改善中医证候、缩短体温完全恢复时间及缓解各单项中医症状等方面，均优于阳性对照药小儿热速清颗粒，且安全性良好。该药为国家医保乙类产品。

（牛丽青）

九、疏清颗粒治疗小儿急性上呼吸道感染的上市后再评价

【摘要】

目的：评价疏清颗粒治疗小儿急性上呼吸道感染（风热感冒证）的有效性和安全性。**方法**：采用随机、双盲双模拟、阳性药平行对照、多中心临床研究方法，从11个研究中心共入选急性上呼吸道感染患儿240例，随机分为试验组（120例）和对照组（120例），分别口服疏清颗粒+双黄连颗粒模拟剂、双黄连颗粒+疏清颗粒模拟剂，疗程均为5天。**结果**：两组疾病痊愈的中位时间均为72小时，组间比较差异无统计学意义。试验组、对照组的疾病痊愈率分别为95.33%、90.52%，率差95%置信区间（95%CI）为5.67%（-1.21%，12.55%），提示试验组痊愈率不劣于对照组。试验组、对照组48小时完全退热率分别为79.44%、65.52%（PPS），率差95%CI为13.92%（2.15%，25.69%），组间差异有统计学意义，试验组优于对照组。中医证候疗效（愈显率）、主要症状消失率（除咽红肿痛外）的组间比较，差异均无统计学意义。报道临床不良事件7例，两组临床不良事件发生率分别为3.33%、2.50%，差异无统计学意义，判断为不良反应的共0例。**结论**：疏清颗粒治疗小儿急性上呼吸道感染（风热感冒证）的疾病疗效、证候疗效均不劣于双黄连颗粒，48小时完全退热率优于双黄连颗粒，且安全性好，有较好的临床应用价值。

【正文】

急性上呼吸道感染是儿科常见的呼吸系统疾病，发病率占儿科门诊患者60%以上，占儿科疾病首位。主要病原体为病毒，具有自限性等特点，但急性期的发热、咳嗽、流涕等症状给小儿的生活带来影响，给家长增加护理压力。而且由于小儿的生理和病理特点，常

使病情迁延或加重，出现抽搐、惊厥，引起下呼吸道感染，甚至可致心肌损伤，故应及早积极治疗，防止疾病的传变。西医学治疗急性上呼吸道感染多以对症治疗为主，同时配合抗病毒治疗，但是疗效仍有待进一步提高。该病属中医学"外感""伤风""伤寒"等范畴，其中风热感冒出现频率最高，占 55.75%，是其常见的辨证分型。中成药治疗急性上呼吸道感染效果明显、疗效确切，在临床方面的优势逐步得到广大医生和患者的认可。

疏清颗粒是治疗急性上呼吸道感染的上市药品，是吉林华康药业股份有限公司研制生产的中成药（国药准字 Z10980132）。该药由石膏、大青叶、桑叶、芦根、甘草、辅料糊精组成，功效为清热解毒、宣泄肺胃，用于小儿外感风热证，主要症状表现为发热、鼻塞、咽痛、流涕、口渴、咳嗽、汗出。前期实验结果显示，该药具有抑制柯萨奇 A16 型、肠道病毒 71 型增殖的作用；药效学研究显示该药具有毒性小、抗病毒作用强等特点。为评价该药在广泛应用条件下的有效性和安全性，12 家医疗机构联合进行了疏清颗粒上市后的临床再评价。

1 资料与方法

1.1 一般资料

采用以中心分层的区组随机、双盲双模拟、阳性药平行对照、多中心临床研究方法。以天津中医药大学第一附属医院为临床研究负责单位，与其他 11 家医疗机构（上海交通大学医学院附属上海儿童医学中心、天津市人民医院、山东中医药大学第二附属医院、郑州市中医院、绥化市第一医院、南阳市中医院、乌鲁木齐儿童医院、潍坊市人民医院、渭南市妇幼保健院、武汉市中医医院、烟台市烟台山医院）共纳入受试者 240 例，试验组、对照组各 120 例，其人口学资料（年龄、身高、体质量，性别、民族），疾病的相关资料包括病程、既往史、过敏史、疗前用药情况等的组间比较，差异均无统计学意义，全数据分析集（FAS）、符合方案数据集（PPS）分析结论一致。采用 SAS v9.2 软件制作随机表，按受试者入组时间的先后顺序发药。试验药、对照药与其模拟剂在外观、气味、口味上一致，实施双盲双模拟。

全部病例均知情同意，本研究 2015 年 9 月 21 日通过天津中医药大学第一附属医院伦理委员会审查，批件号 TYLL2015［Y］字 017。

1.2 诊断辨证标准

小儿急性上呼吸道感染西医诊断标准，参照全国防治感冒科研协作座谈会标准。中医辨证标准（风热感冒证）参照《中医儿科常见病诊疗指南》（2012）制定。主症：发热、恶风、鼻塞、流浊涕、喷嚏、咽红肿痛、咳嗽；兼症：有汗或少汗、痰稠色白或黄、面色红赤、哭闹不安或烦躁不宁、头痛、口渴、小便黄赤；舌脉指纹：舌质红，苔薄黄，脉浮数，指纹浮紫。具备主症 3 项（发热必备）+ 兼症 3 项，参考舌脉指纹，即可辨证。

1.3 纳入标准

符合小儿急性上呼吸道感染西医诊断标准和中医证候辨证标准；年龄在 1~13 岁（＜14 岁）；病程在 24 小时及以内，且最高腋温≤ 38.5℃；知情同意过程符合规定，法定代理人或与受试儿童（≥ 10 岁）共同签署知情同意书。

1.4 排除标准

呼吸道传染病的患儿；支气管炎、毛细支气管炎、肺炎等下呼吸道感染患儿；血白细胞总数＞1.2倍参考值上限或中性粒细胞绝对值＞参考值上限，考虑细菌感染患儿；有癫痫或高热惊厥病史患儿、反复呼吸道感染患儿；重度营养不良、佝偻病患儿，或合并其他心血管、脑、肝、肾及造血系统等严重全身性疾病患儿；精神病患儿；对试验用药过敏的患儿；根据研究者判断，易造成失访者。

1.5 治疗方案

1.5.1 试验药品的名称与规格

疏清颗粒，每袋6g；双黄连颗粒，每袋5g；疏清颗粒模拟剂，每袋6g；双黄连颗粒模拟剂，每袋5g。以上药品均由吉林华康药业股份有限公司提供。

1.5.2 分组与治疗方法

随机数字表法将患儿随机分为试验组和对照组（各120例），试验组给予疏清颗粒和双黄连颗粒模拟剂，对照组给予双黄连颗粒和疏清颗粒模拟剂。疏清颗粒及其模拟剂的用法用量：口服或开水冲服；1~3岁，1袋/次；4~6岁，1.5袋/次；7岁以上，2袋/次。双黄连颗粒及其模拟剂：口服或开水冲服；1~3岁，1袋/次；4~6岁，1.5袋/次；7~13岁，2袋/次。两组均为每天3次，疗程为5天。在用药满72小时后，临床痊愈者可随时停药，按完成病例处理。用药5天症状未完全消失者，随访1天。

1.6 评价指标

1.6.1 有效性评价指标

1）疾病痊愈时间：每24小时记录主要症状1次，治疗终点评价；2）疾病痊愈率：治疗终点评价；3）疗后48小时完全退热率；4）主要症状（发热、恶风、鼻塞、流浊涕、喷嚏、咽红肿痛、咳嗽）消失率：治疗终点评价；5）中医证候疗效：治疗终点评价。

1.6.2 安全性评价指标

1）临床不良事件/反应发生率，随时观察；2）生命体征，治疗前后测量；3）血常规、尿常规、心电图和肝功能［丙氨酸氨基转移酶（ALT）、天冬氨酸氨基转移酶（AST）、总胆红素（TBIL）、碱性磷酸酶（ALP）、γ-谷氨酰转肽酶（γ-GT）］、肾功能［血尿素氮（BUN）、血肌酐（Cr）］，治疗前后检测。治疗前正常、治疗后异常者，应定期复查至随访终点。

1.7 疗效评定标准

1）疾病痊愈：发热达到"完全退热"，其他主要症状（恶风、鼻塞、流浊涕、喷嚏、咽红肿痛、咳嗽等）均达到"基本消失"。2）完全退热：服药后体温（腋温）＜37.3℃且保持至少24小时。3）主要症状（发热、恶风、鼻塞、流浊涕、喷嚏、咽红肿痛、咳嗽）基本消失，评分为0分或2分且保持24小时及以上。4）中医证候疗效评价标准：参照《中药新药临床研究指导原则（试行）》制定。临床痊愈：症状基本消失，中医证候积分下降率≥95%；显效：症状明显改善，95%＞中医证候积分下降率≥70%；有效：症状有所改善，70%＞中医证候积分下降率≥30%；无效：症状无改善或加重，中医证候积分下降率＜30%。

愈显率＝（临床痊愈例数＋显效例数）/总例数×100%。

1.8 统计学方法

定量数据，描述例数、均数、标准差、最小值、中位数、最大值、上四分位数（Q_1）、下四分位数（Q_3）、95% 置信区间（95%CI）。组间比较，采用 t 检验。若考虑协变量的影响，采用协方差分析。定性数据，描述各种类的例数及其所占的百分比。计数资料各处理组组间的比较，用 χ^2 检验、Fisher 精确概率法；等级资料整体间比较，采用 Wilcoxon 秩和检验。若考虑到中心或其他因素的影响，采用 CMH χ^2 检验或 Logistic 分析。时序资料，组间比较采用 Log-rank 检验，考虑协变量的影响，采用 COX 回归分析。所有统计计算均用 SAS v9.2 统计分析软件进行。本次研究疾病痊愈率、完全退热率的非劣性检验，设单侧 $\alpha=0.025$，非劣界值为 10%；假设检验均采用双侧检验，双侧 $\alpha=0.05$。

2 结果

2.1 数据集划分

本次试验 12 家参试单位共入选受试者 240 例，试验组、对照组各 120 例。226 例受试者进入 FAS，其中试验组 109 例、对照组 117 例；223 例受试者进入 PPS，其中试验组 107 例、对照组 116 例；240 例受试者进入安全数据集（SS），其中试验组 120 例、对照组 120 例。

试验组未进入 PPS 的病例 13 例，其中 5 例未遵循医嘱服药、3 例失访脱落、5 例不满足纳入标准，对照组未进入 PPS 的病例 4 例，其中 2 例未遵循医案服药、1 例失访脱落、1 例不满足纳入标准。

2.2 有效性结果

2.2.1 疾病痊愈时间

两组疾病痊愈的中位时间均为 72 小时，上下四分数为（72.0~88.0）小时，组间比较，差异无统计学意义，见表 1，且 FAS、PPS 分析结论一致。

未观察到"疾病痊愈"结局的受试者，试验组为 4.67%，对照组为 9.48%。考虑中心因素影响的两组疾病痊愈时间的 COX 回归分析，差异无统计学意义，FAS、PPS 分析的结论一致。

表 1　两组疾病痊愈时间的组间比较（PPS）

组别	n/ 例	中位痊愈时间 /h	统计方法	统计量	P 值
试验	107	72.0（72.0~88.0）	Log-rank	0.5979	0.4394
对照	116	72.0（72.0~88.0）			

2.2.2 疗后 5 天疾病痊愈率

痊愈率的组间比较，差异无统计学意义；两组率差（试验组 – 对照组）95%CI 为 4.81%（–1.97%，11.59%），即可认为试验组疾病痊愈率不劣于对照组（界值 10%），FAS、PPS 分析结论一致。见表 2。

表 2　疾病痊愈率的组间比较（PPS）

组别	n/例	疾病痊愈/例	未痊愈/例	痊愈率/%	统计方法	统计量	P值
试验	107	102	5	95.33	CMH χ^2	1.3907	0.2383
对照	116	105	11	90.52			

2.2.3　48 小时完全退热率

试验组 48 小时完全退热率高于对照组，差异有统计学意义；两组率差（试验组 – 对照组）95%CI 为 13.92%（2.15%，25.69%），可认为 48 小时完全退热率方面试验组优于对照组，且 FAS、PPS 分析结论一致。见表 3。

表 3　48 小时完全退热率组间比较（PPS）

组别	n/例	完全退热/例	未退热/例	退热率/%	统计方法	统计量	P值
试验	107	85	22	79.44	CMH χ^2	6.1066	0.0135
对照	116	76	40	65.52			

2.2.4　疗后 5 天主要症状消失率

疗后 5 天主要症状（发热、恶风、鼻塞、流浊涕、喷嚏、咽红肿痛、咳嗽），除"喷嚏"，试验组均高于对照组；除"咽红肿痛"，主要症状消失率的组间比较，差异无统计学意义，且 FAS、PPS 分析结论一致。见表 4。

表 4　治疗 5 天后主要症状消失率的组间比较（PPS）

组别	发热					恶风				
	n/例	消失/例	未消失/例	统计量	P值	n/例	消失/例	未消失/例	统计量	P值
试验	107	104	3	0.0087	0.9259	72	70	2	0.1854	0.6668
对照	116	112	4			70	66	4		

组别	鼻塞					流浊涕				
	n/例	消失/例	未消失/例	统计量	P值	n/例	消失/例	未消失/例	统计量	P值
试验	88	72	16	0.0009	0.9763	85	71	14	0.2905	0.5899
对照	93	75	18			93	75	18		

组别	喷嚏					咽红肿痛				
	n/例	消失/例	未消失/例	统计量	P值	n/例	消失/例	未消失/例	统计量	P值
试验	74	64	10	0.0242	0.8763	94	89	5	3.9394	0.0472
对照	82	71	11			108	92	16		

组别	咳嗽				
	n/例	消失/例	未消失/例	统计量	P值
试验	78	56	22	0.6351	0.4255
对照	77	50	27		

2.2.5　疗后 5 天中医证候疗效

临床痊愈率、总愈显率，试验组均高于对照组，但组间比较差异均无统计学意义，FAS、PPS 分析结论一致。见表 5。

表5 治疗5天两组中医证候疗效比较（PPS）

组别	n/例	临床痊愈/例	显效/例	有效/例	无效/例	总愈显率/%	统计方法	P值
试验	107	60	41	5	1	94.39	CMH χ^2	0.0817
对照	116	51	51	14	0	87.94		

2.3 安全性结果

研究者共上报临床不良事件7例，其中试验组4例（3.33%）、对照组3例（2.50%）；临床不良事件中，均不判断为不良反应。不良事件/不良反应发生率的组间比较，差异均无统计学意义。实验室指标治疗前后的正常-异常、异常-异常变化情况，组间比较无差异。生命体征的变化情况，组间比较差异无统计学意义。

3 讨论

小儿上呼吸道感染的临床表现为鼻塞、流涕、喷嚏、咽痛、咳嗽，甚至发热、头痛等。目前尚无特效抗病毒药品，仍以对症及中药治疗为常用的治疗措施。按照中医辨证，该病属于外感风热型的以身热较显著、微恶风、汗泄不畅、咽燥、咽喉乳蛾红肿疼痛、鼻塞、流涕黄浊、浮数为主症，以头胀痛、咳嗽、痰黄黏、口渴欲饮、舌苔薄白微黄、舌边尖红为次症，治疗当以清热解毒为法。故相应的中药新药临床定位一是缩短病程或热程，二是改善病情，三是缓解症状（包括即时解热）。本试验以急性上呼吸道感染（风热感冒证）为目标适应证，以疾病痊愈率、疾病痊愈时间、完全退热率、主要症状消失率、中医证候疗效为评价指标，评价疏清颗粒治疗小儿急性上呼吸道感染（风热感冒证）缩短病程和证候改善作用，同时观察其临床安全性。

有效性研究结果显示，疏清颗粒在疾病痊愈时间、疾病痊愈率方面均不劣于双黄连颗粒；发热、恶风、鼻塞、流浊涕、喷嚏、咳嗽等单项症状消失率均高于对照组，且48小时完全退热率优于双黄连颗粒，可明显缩短发热病程。由此可见，本药能较好地改善病情、缓解上感症状，适用于小儿急性上呼吸道感染（风热感冒证）。

安全性评价结果显示，本次试验未报告疏清颗粒的不良反应及严重不良反应，不良事件发生率组间差异无统计学意义，相关安全性指标检查未见明显异常。提示本品临床应用安全性较好，值得临床推广应用。

【评介】

疏清颗粒是吉林华康药业与第四军医大西京医院合作研发产的儿童专用中药，也是进入2020版国家医保目录的独家中成药，具有清热解毒、宣泄肺胃的功效，适用于小儿急性上呼吸道感染（风热感冒证）。为了确证评价该药的有效性和安全性，开展了本次上市后再评价研究。在马融老师的带领下，以天津中医药大学第一附属医院为负责单位，联合11家医疗机构开展了该项研究。胡思源教授作为研究实施者，主持方案设计、试验操作、统计分析、研究总结等各项工作。本文由硕士研究生光军秀整理成文，发表于《药物评价研究》2018年4月第41卷第4期。研究结果提示，疏清颗粒在疾病痊愈时间、疾病痊愈率方面均不劣于阳性对照药双黄连颗粒，且可明显缩短发热病程，安全性好。

（牛丽青）

十、小儿咳喘灵泡腾片治疗小儿咳嗽风热犯肺证（急性上呼吸道感染）的临床研究

【摘要】

目的：验证小儿咳喘灵泡腾片治疗小儿咳嗽风热犯肺证（急性上呼吸道感染）的有效性与安全性。**方法：**采用非劣效性设计的分层区组随机、双盲双模拟、平行对照、多中心临床研究的方法。**结果：**疾病疗效，治疗组与对照组比较无显著性差别（$P > 0.05$），且非劣性检验示，治疗组疾病疗效不劣于对照组（$u=2.1557$，$P < 0.05$）；中医证候疗效，两组比较差异无统计学意义（$P > 0.05$）；对咳嗽、发热等症状的改善情况，两组比较差异无统计学意义（$P > 0.05$）；对外周血白细胞计数的改善，两组比较差异亦无统计学意义（$P > 0.05$）。治疗中无不良反应发生。**结论：**小儿咳喘灵泡腾片对小儿咳嗽风热犯肺证（急性上呼吸道感染）具有较好的治疗作用，且临床用药较安全。

【正文】

小儿咳喘灵泡腾片是由营口奥达制药有限公司申办的中药新药。为验证该药治疗小儿咳嗽风热犯肺证（急性上呼吸道感染）的有效性与安全性，并与原剂型小儿咳喘灵口服液进行非劣对比，笔者于 2003 年 12 月~2004 年 8 月，对该药进行了系统的多中心临床研究，现报道研究结果。

1 临床资料

1.1 一般资料

本研究共入选病例 142 例，全部病例均符合纳入标准，其中脱落病例 2 例，剔除病例 1 例，其余 139 例均为符合方案病例，进入 PP 分析总体。其中，治疗组 69 例，男 39 例，女 30 例；年龄 1~3 岁 19 例，3⁺~7 岁 50 例；病情轻型 38 例，中型 31 例。对照组 70 例，男 46 例，女 24 例；年龄 1~3 岁 21 例，3⁺~7 岁 49 例；病情轻型 45 例，中型 25 例；治疗组与对照组病程均 ≤ 48 小时。

1.2 中医证候

全部 139 例患儿均有咳嗽症状。其他症状与异常舌脉的出现频数，治疗组与对照组分别为：发热 45 例、38 例；咽红 68 例、69 例；痰黄 49 例、50 例；鼻塞 67 例、66 例；烦热口渴 38 例、44 例；舌质红 65 例、69 例；苔薄黄 63 例、67 例；脉浮数或指纹浮露、色紫 59 例、64 例。

1.3 实验室检查

外周血白细胞计数：治疗组检测 69 例，有 11 例升高；对照组检测 70 例，有 10 例升高。

1.4 胸部 X 线检查

治疗组检查 69 例，对照组检查 70 例，两组均正常。

上述临床资料显示治疗组与对照组在性别、年龄、病程、病情及中医证候、实验室检查等方面，差异均无统计学意义，具有可比性。

2 研究方法

小儿咳嗽风热犯肺证的中医诊断、辨证标准，参照《中医儿科学》；小儿急性上呼吸道感染诊断，参照《儿科学》；病情分级按以加权法拟定的证候评分标准，其中，证候积分≤ 12 分为轻型，13~21 分为中型，≥ 22 分为重型。将符合中、西医诊断标准和中医辨证，且年龄在 1~7 岁之间者列为入选病例。本研究遵循分层区组随机、平行对照、双盲双模拟的原则进行。治疗组予小儿咳喘灵泡腾片（每片 1.5g）及口服液模拟药；对照组予小儿咳喘灵口服液（每支 10mL，北京第六制药厂生产）及泡腾片模拟药。服法：小儿咳喘灵泡腾片及其模拟药，1~3 岁每次 1 片，3$^+$~5 岁每次 1.5 片，5$^+$~7 岁每次 2 片，分别用温开水 30mL、60mL、100mL 泡腾溶解口服，每日 3 次。小儿咳喘灵口服液及其模拟药，1~3 岁每次 5mL，3$^+$~5 岁每次 7.5mL，5$^+$~7 岁每次 10mL 口服，每日 3 次，用时摇匀。全部病例均同时服用泡腾片、口服液。另外，两组患儿在治疗期间均不得使用止咳、化痰、平喘类西药，抗生素，抗病毒药及同类中药。但必要时两组均可配合吸氧、输液（葡萄糖液或电解质液）。腋温超过 38.5℃者，可配合使用物理降温或解热镇痛药。疗程为 3 天。

3 治疗结果

3.1 疗效评定标准

参照《中药新药临床研究指导原则》而拟定。

3.2 结果与分析

1）两组疾病疗效比较：治疗组 69 例，痊愈 16 例，显效 27 例，进步 22 例，无效 4 例；对照组 70 例，痊愈 13 例，显效 27 例，进步 26 例，无效 4 例。两组疗效差异无显著性意义（Mantel–Haenzsel 统计法，$P > 0.05$）。非劣性检验示，治疗组疾病疗效不劣于对照组（u=2.1557，$P < 0.05$）。2）两组中医证候疗效比较：治疗组 69 例，痊愈 15 例，显效 25 例，进步 26 例，无效 3 例；对照组 70 例，痊愈 13 例，显效 26 例，进步 25 例，无效 6 例。两组疗效差异无显著性意义（Mantel–Haenzsel 统计法，$P > 0.05$）。3）两组症状改善情况比较：见表 1。4）两组异常舌脉改善情况比较：见表 2。5）两组白细胞计数改善情况比较：见表 3。

表 1 两组症状改善情况比较 [n（%）]

症状	治疗组		对照组	
	n/ 例	消失	n/ 例	消失
咳嗽	69	24（34.33）	70	20（28.94）
发热	45	44（99.78）	39	34（87.18）
咽红	69	31（44.93）	68	30（44.12）
痰黄	49	25（51.02）	50	35（70.0）
鼻塞	67	46（68.66）	66	50（75.76）
烦热口渴	38	35（92.11）	45	42（93.33）
积分总值差值 / 分（$\bar{x} \pm s$）	69	8.64 ± 2.88$^\triangle$	70	8.04 ± 2.35

注：$^\triangle$与对照组比较，$P > 0.05$。

表2　两组异常舌脉改善情况比较［ *n* （%）］

舌脉	治疗组		对照组	
	n/ 例	消失	*n*/ 例	消失
异常舌质	65	44（67.69）△	69	49（71.01）
异常舌苔	63	50（79.37）△	67	53（79.10）
异常脉纹	59	50（84.75）△	64	55（85.93）

注：△与对照组比较，$P > 0.05$。

表3　两组白细胞计数改善情况比较（ $\times 10^9$/L ）

时间	治疗组		对照组	
	n/ 例	白细胞计数（ $\bar{x} \pm s$ ）	*n*/ 例	白细胞计数（ $\bar{x} \pm s$ ）
治疗前	11	12.92 ± 1.98	10	11.26 ± 0.78
治疗后	11	7.76 ± 1.61*	10	6.46 ± 0.77

注：*与治疗前比较，$P < 0.05$。

3.3 安全性评价

两组139例患儿在用药过程中，无不良事件发生。实验室安全性指标，血便常规、心电图及肝肾功能复查，均未发现与用药有关的异常改变。

4 讨论

中医学认为小儿形气未充，肌肤柔弱，具有"肺常不足"的生理特点，卫外功能较差，加之小儿寒暖不知自调，一旦调护失宜，或气候骤变，则外邪极易侵及于肺，致使宣降失常，发为咳嗽。临床多表现为风热犯肺证，相当于西医学的急性上呼吸道感染。小儿咳喘灵泡腾片是小儿咳喘灵口服液的改剂型中药新药，由麻黄、苦杏仁（炒）、石膏、甘草、金银花、板蓝根、瓜蒌7味中药制成，具有清热宣肺、止咳、祛痰、平喘之效，适用于本病证的治疗。

本项研究结果表明，小儿咳喘灵泡腾片对小儿咳嗽风热犯肺证（急性上呼吸道感染）的疾病疗效与对照组无显著性差别（$P > 0.05$），且非劣性检验示，治疗组疾病疗效不劣于对照组（$u=2.1557$，$P < 0.05$）；对中医证候的疗效，两组比较无显著性意义（$P > 0.05$）；对咳嗽、发热等症状的改善情况，两组比较无显著性意义（$P > 0.05$）；对外周血白细胞计数的改善，两组比较亦无显著性意义（$P > 0.05$）。

上述结果提示，小儿咳喘灵泡腾片对咳嗽等症状及异常舌脉、外周血白细胞计数异常均有一定改善作用，疾病总体疗效不劣于对照药小儿咳喘灵口服液，说明两药对小儿咳嗽风热犯肺证（急性上呼吸道感染）均有较好的治疗作用。研究中未发现不良反应，各项实验室安全性指标检测也未发现与药物有关的异常改变，初步显示出该药临床应用的安全性。而且，小儿咳喘灵泡腾片较之对照药，具有携带使用方便等优势，临床应用价值较好。

【评介】

小儿咳喘灵泡腾片是营口奥达制药有限公司的改剂型新药品种。本文为评价该药治疗小儿咳嗽风热犯肺证（急性上呼吸道感染）有效性与安全性的确证性Ⅲ期临床试验内容。

胡思源教授作为该项目的主要负责人，承担方案设计、临床操作、研究总结等工作，硕士研究生钟成梁负责执行统计分析。文章由硕士研究生郭小燕整理成文，发表于《中华中医药学刊》2006年6月第24卷第6期，研究结果提示，小儿咳喘灵泡腾片对疾病总体疗效不劣于对照药小儿咳喘灵口服液，且对咳嗽等症状及异常舌脉、外周血白细胞计数异常均有一定改善作用。

（牛丽青）

第二节　临证经验

一、"暑热宁"治疗小儿夏令感冒发热169例临床观察

【摘要】

目的：评价暑热宁治疗小儿夏令感冒发热（急性上呼吸道感染）的有效性。**方法**：采用随机分组、阳性药平行对照的试验设计方法。**结果**：治疗组的愈显率为80.47%，对照组为61.40%，治疗组疗效优于对照组，差异显著（$P < 0.01$）。治疗组退热起效时间明显优于对照组（$P < 0.01$），并且完全退热时间短于对照组（$P < 0.05$）。治疗组在改善咽红肿、扁桃体红肿、腹泻、头晕、困倦乏力、恶心呕吐及纳呆等临床症状方面亦优于对照组（$P < 0.05$）。**结论**：暑热宁治疗小儿夏令感冒发热（急性上呼吸道感染）临床疗效较好，优于小儿解热丸。

【正文】

"暑热宁"为天津中医药大学第一附属医院儿科开发研制的纯中药口服液制剂。于1991年和1992年夏季，应用此药治疗小儿感冒发热（急性上呼吸道感染）169例，并与小儿解热丸治疗者57例进行了疗效对照观察，现报告如下。

1 资料与方法

1.1 一般资料

选取1991年和1992年夏季符合纳入标准的感冒发热（急性上呼吸道感染）患儿226例，按3：1的比例随机分为暑热宁治疗组169例和小儿解热丸对照组57例。入选患儿男119例，女107例；患儿均发热，其中46例伴恶寒，152例伴口渴，174例伴汗出，鼻塞流涕169例，咽部红肿222例，扁桃体红肿171例，咳嗽136例，头晕103例，困倦乏力94例，恶心呕吐91例，纳呆163例，腹泻25例，便秘91例，尿短黄108例。治疗组：平均年龄（4.8 ± 3.6）岁，平均病程（40.29 ± 19.65）小时，平均体温（38.76 ± 0.48）℃，平均周围白细胞（8.5 ± 4.1）$\times 10^9$/L。对照组：平均年龄（4.6 ± 3.2）岁，平均病程（41.20 ± 18.02）小时，平均体温（38.81 ± 0.51）℃，平均周围白细胞（9.0 ± 4.4）$\times 10^9$/L。

1.2 受试者选择

将符合中医诊断（夏令感冒）与西医诊断（急性上呼吸道感染）、体温在 38℃ 以上、病程不超过 72 小时，无重度营养不良及严重全身性疾病的 6 个月 ~13 岁患儿，列为观察对象。

1.3 治疗方法

两组均采用口服给药，每日 3 次。暑热宁每次剂量：< 1 岁 5mL，1~3 岁 5~10mL，4~7 岁 10~15mL，> 7 岁 15~20mL；小儿解热丸每次剂量：< 3 岁 0.5~1 丸，4~7 岁 1.5~2 丸，> 7 岁 2 丸。

1.4 有效性评价

1.4.1 有效性指标

选取疾病疗效、退热起效时间、完全退热时间，主要临床症状改善情况为有效性指标。

1.4.2 指标观测方法

两组患儿观察时间不少于 72 小时。

首次服药后每 2 小时测体温 1 次，直至体温恢复正常。主要临床症状、体征均采用分度计分法，每项症状均分为重度、中度、轻度、无 4 级，分别计 3、2、1、0 分。

1.4.3 终点指标定义及疗效评定标准

（1）退热起效时间：指用药后体温下降 0.5℃ 以上所需要的时间。

（2）完全退热时间：指体温下降至 37℃ 以下且不再回升所需要的时间。

依据 1988 年卫生部药政局颁发的《新药（中药）治疗小儿外感发热（急性上呼吸道感染）临床研究指导原则》制定的标准。

2 结果与分析

2.1 临床疗效

治疗组 169 例，痊愈 58 例，显效 78 例，有效 23 例，无效 10 例，痊愈加显效率为 80.47%；对照组 57 例，痊愈 16 例，显效 19 例，有效 5 例，无效 17 例，痊愈加显效率为 61.40%。两组比较，差异显著（$P < 0.01$），治疗组高于对照组。

2.2 退热起效时间

治疗组平均起效时间为（7.66 ± 5.52）小时，对照组为（11.04 ± 8.57）小时，差异显著（$P < 0.01$）。治疗组退热效应优于对照组。

2.3 完全退热时间

治疗组平均为（24.96 ± 8.01）小时，对照组平均为（30.55 ± 14.09）小时，差异有统计学意义（$P < 0.01$）。治疗组完全退热时间短于对照组。

2.4 主要临床症状治疗前后积分差值

两组咽红肿、扁桃体红肿、腹泻、头晕、困倦乏力、恶心呕吐、纳果症状的治疗前后积分差值比较，差异有统计学意义（$P < 0.01~0.05$），治疗组对上述临床症状改善情况优于对照组。

3 讨论

一般认为，小儿夏令感冒发热系因外感风暑湿邪，客于肺卫，卫表失宣所致。我们发现，此病患儿临床表现除发热外，绝大多数并见诸如恶心呕吐、纳呆、腹泻、身体困倦等暑湿困郁胃肠之症，而兼有恶寒、无汗等风寒表证者较少。因此认为，暑湿之邪，经口鼻而入，侵犯并困郁于阳明胃肠，外蒸肌肤，造成卫表失和是其主要发病机理，这也符合叶天士关于"暑邪必夹湿"的说法。"暑热宁"是以清除胃肠湿热为基本治则的纯中药制剂，方以葛根芩连汤、藿连汤与新加香薷饮等化裁而成，切中此病的病因病机，故而疗效明显优于作为现今临床常用的治疗小儿四季感冒发热的中成药小儿解热丸。

【评介】

"暑热宁"为天津中医药大学第一附属医院儿科院制剂暑热宁合剂的简称，由陈宝义教授提供处方研制而成。本文为陈老师牵头的天津市教委重点课题内容，属于该药单中心随机对照临床试验总结，由胡思源教授整理成文，发表于《中国中医急症》1994年10月第3卷第5期。研究结果表明，该药可以有效改善小儿夏令感冒发热的临床症状，临床愈显率明显高于对照药小儿解热丸。

（白思远）

二、抗病毒合剂加通便合剂治疗小儿外感发热表里俱热证（急性上呼吸道感染）的临床观察

【摘要】

目的：以黄栀花口服液为对照，评价抗病毒合剂加通便合剂治疗小儿外感发热表里俱热证（急性上呼吸道感染）的有效性和安全性。**方法**：采用随机分组、阳性药平行对照的方法进行临床观察。**结果**：试验组证候疗效的愈显率为82.2%，对照组为74.0%，两组比较，差异无显著性意义（$P > 0.05$），非劣效检验结果显示，试验组疗效不劣于对照组（$P < 0.05$）；两药合用对发热、恶寒、鼻塞、流浊涕、咳嗽、咽红肿痛、口渴、烦躁、便秘等症状，以及异常舌脉等均有较高的治疗消失率，其中对发热、咽喉肿痛的治疗消失率，试验组明显高于对照组（$P < 0.05$），且完全退热时间也短于对照组（$P < 0.05$）。试验中，安全性观测未发现与试验药物有关的异常改变。**结论**：抗病毒合剂加通便合剂治疗小儿急性上呼吸道感染表里俱热证疗效较好，具有退热快的优势，临床应用安全性好。

【正文】

抗病毒合剂和通便合剂均为本院儿科研制的2种中成药制剂，笔者将两药治疗小儿急性上呼吸道感染表里俱热证与黄栀花口服液进行了随机对照临床观察，现报告结果如下。

1 资料与方法

1.1 试验设计

采用随机分组、阳性药平行对照的方法进行研究。以数字表法执行随机。目标病例为急性上呼吸道感染表里俱热证患儿，计划试验组与对照组按 1∶1 的比例各入选 48 例。非劣效检验采用单侧检验，设 α=0.05，β=0.2，δ=0.15。

1.2 诊断标准

小儿急性上呼吸道感染西医诊断标准，参照《中药新药临床研究指导原则》制定。小儿外感发热表里俱热证辨证标准，参照《中医病证诊断疗效标准》制定。1）主要症状：发热、便秘。2）次要症状：恶寒、鼻塞、涕浊、咽红肿痛、咳嗽、口渴、烦躁。3）舌质红、苔薄黄或黄，脉浮滑数或指纹紫。具备全部主症和次症中至少 3 项，参考舌脉，即可确立辨证。

1.3 中医证候分级量化标准

主症发热、便秘分（-）（+）（++）（+++）4 级，分赋 0、2、4、6 分。次症分（-）（+）（++）（+++）4 级，分赋 0、1、2、3 分。异常舌脉分（-）（+）（++）3 级，分赋 0、1、2 分。

1.4 病例选择

将符合小儿急性上呼吸道感染和外感发热表里俱热证诊断辨证标准、年龄在 6 个月~14 岁、病程不超过 48 小时、家长或监护人签署了知情同意书的患儿作为入选条件。同时注意排除化脓性扁桃体炎、支气管炎、毛细支气管炎、肺炎等易混淆的疾病，以及其他影响疗效和安全性判断情况者。

1.5 治疗方法

试验组给予抗病毒合剂［由野菊花、黄芩、大青叶、金银花、玄参、荆芥穗、柴胡、赤芍、射干组成，天津市杏林制药厂生产，津药制字（2001）Z 第 0244 号］，1~3 岁每次 10mL，3⁺~7 岁每次 15mL，7⁺~14 岁每次 20mL，每天 3 次，饭后口服。同时配合通便合剂［由当归、芦荟组成，天津市杏林制药厂生产，津药制字（2001）Z 第 0182 号］，1~3 岁每次 5mL，3~7 岁每次 10mL，7~14 岁每次 15mL，每天 1 次，饭后口服。对照组给予黄栀花口服液（吉林益草堂制药有限公司，国药准字 Z22025704，规格：每支 10mL，由黄芩、金银花、大黄、栀子组成），1~3 岁每次 5mL，3~7 岁每次 10mL，7~14 岁每次 15mL，每天 3 次，饭后口服。疗程为 3 天。试验期间，不得使用抗病毒西药、抗生素及同类中药。为保护受试者安全，受试者体温超过 38.5℃时，可加用解热药（选用泰诺林），也可以采用支持疗法。

1.6 疗效判定

参考《中药新药临床研究指导原则》。疾病疗效评定标准：1）临床痊愈：服药 24~48 小时内体温恢复正常（腋温低于 37℃，不再回升），上呼吸道感染症状、体征（恶寒、鼻塞、流涕浊、咽红肿痛、咳嗽、口渴、烦躁）基本消失，计分和减少≥90%，周围血白细胞计数恢复正常。2）显效：服药 24~48 小时内体温恢复正常，上呼吸道感染症状、体征明显好转，计分和减少≥70%。3）有效：服药 48~72 小时内体温恢复正常，上呼吸道感染症状、体征明显好转，计分和减少≥30%。4）无效：未达到以上标准者。

中医证候疗效评定标准：1）临床痊愈："证候计分和"减少≥95%。2）显效："证候计分和"减少≥70%。3）有效："证候计分和"减少≥30%。4）无效："证候计分和"减少＜30%。注：计分减少率＝（疗前计分和－疗后计分和）/疗前计分和×100%。

2　结果

2.1　病例入组情况

共入选96例。试验组、对照组各入组48例；试验组脱落1例，为首诊后失访，剔除2例，1例发热超过48小时，1例为化脓性扁桃体炎；对照组脱落1例，为首诊后失访，剔除1例，为气管炎。试验组45例、对照组46例进入符合方案数据集（PPS）；试验组46例、对照组47例进入全分析集（FAS）；试验组46例、对照组47例进入安全性数据集。

2.2　可比性分析

采用PPS。试验组：男21例，女24例；年龄＜3岁12例，3~7岁19例，7~14岁14例；病程≤1天27例，1~2天18例；疗前最高体温＞39℃10例，38.1~39.0℃18例，37.2~38.0℃17例。对照组：男27例，女19例；年龄1~3岁17例，3~7岁17例，7~14岁12例；病程≤1天29例，1~2天17例；疗前最高体温＞39.0℃9例，38.1~39.0℃22例，37.3~38.0℃15例。周围血白细胞（WBC）总数，试验组＜4.0×10^9/L 1例，正常44例；对照组均正常。两组临床资料比较，在性别、年龄、病程、体格检查以及证候表现、实验室检查等方面比较，差异均无统计学意义（$P > 0.05$），具有可比性。

2.3　疗效分析（PPS）

2.3.1　两组证候疗效的比较

试验组45例，痊愈11例，显效26例，有效6例，无效2例；对照组46例，痊愈9例，显效25例，有效9例，无效3例。两组比较经秩和检验，差异无统计学意义（$Z=-0.9444$，$P=0.3449$）。两组总有效率的非劣效检验（$u=2.685$，$P=0.004$），差异有统计学意义，即试验组总有效率不劣于对照组。

2.3.2　两组疾病疗效比较

试验组45例，痊愈15例，显效20例，有效6例，无效4例；对照组46例，痊愈14例，显效18例，有效8例，无效6例。两组比较经秩和检验，差异无统计学意义（$Z=-0.6942$，$P=0.4876$）。

2.3.3　两组症状、异常舌脉改善情况比较

见表1。

表1　两组症状、异常舌脉改善情况比较 [n(%)]

症状		试验组		对照组	
		n/例	消失	n/例	消失
主症	发热	45	41（91.1）*	46	34（73.9）
	便秘	45	34（75.6）	46	28（60.9）
次症	恶寒	23	20（87.0）	19	16（84.2）
	鼻塞	40	26（65.0）	38	25（65.8）
	流浊涕	41	26（63.4）	43	22（51.2）

症状		试验组		对照组	
		n/例	消失	n/例	消失
次症	咳嗽	43	13（30.2）	43	14（32.6）
	咽红肿痛	44	28（63.7）*	45	18（40.0）
	口渴	32	29（90.6）	38	29（76.3）
	烦躁	22	21（95.5）	28	26（92.9）
舌脉	舌质	44	28（63.6）	45	25（55.6）
	舌苔	45	30（66.7）	46	30（65.2）
	脉象或指纹	44	34（77.3）	44	34（77.3）

注：*与对照组比较，$P < 0.05$。

2.3.4 两组完全退热时间比较

见表2。

表2 发热病例体温恢复正常时间比较（$\bar{x} \pm s$）

组别	n/例	时间/h
试验组	41	29.76 ± 14.43
对照组	34	36.69 ± 14.17

注：两组比较，$t=-2.089$，$P=0.04$。

2.3.5 安全性分析

试验期间两组均未出现任何不良反应，安全性指标也未发现异常改变。

3 讨论

两组小儿外感发热表里俱热证临床常见。小儿发病容易，传变迅速，感染外邪后，常迅速入里化热，或素有里热，复感外邪，均可表现为表里俱热证候。抗病毒合剂具有清热透表、解毒利咽之功能，通便合剂具有泻热、通便之功能，两者配合，适用于治疗小儿外感发热表里俱热证。黄栀花口服液是临床常用、疗效可靠的市售中成药，功效主治同类可比，故选其为阳性对照药。研究结果表明，抗病毒合剂加通便合剂治疗小儿外感发热表里俱热证有较好的疗效，证候疗效不劣于对照药黄栀花口服液，各单项中医证候治疗前后均有明显改善，其中，主症发热、次症咽红肿痛消失率明显高于对照组，其完全退热时间也短于对照组，且未发现与药物有关的不良反应，各项实验室安全性指标检测也未发现与药物有关的异常改变。

临床证实，抗病毒合剂加通便合剂应用于小儿外感发热表里俱热的治疗有较好疗效，具有退热快的优点，且临床应用安全性好。

【评介】

抗病毒合剂和通便合剂均为天津中医药大学第一附属医院儿科中成药院制剂。前者清热透表、解毒利咽，后者泻热通便，两药临床经常合用，用以治疗小儿急性上呼吸道感染表里俱热证。本文为单中心随机对照临床试验总结，在胡思源、刘虹老师的指导下，由硕士研究生刘艳整理发表于《天津中医药》2009年10月第26卷第5期。研究结果表明，抗病毒合剂和通便合剂合用治疗外感发热表里俱热证患儿愈显率较高，不劣于阳性对照药，并且其退热效果明显优于对照组。

（白思远）

三、冬季小儿急性上呼吸道感染的家庭防治

【摘要】

急性上呼吸道感染在儿童人群中发病率较高，冬季尤甚，中医药对该疾病的预防与治疗均有一定优势。本文从一般措施和药物两方面提出对该疾病的家庭预防建议，并从对症和中医辨证两方面针对家庭治疗提出用药建议，以期为患儿及其家长提供参考。

【正文】

1 预防

1.1 一般措施

保持室内通风，让空气流动，以减少病毒传播的机会。注意为居住环境消毒。流行期间，尽可能减少去人群密集的公共场所活动。充分休息，保证睡眠充足，减少学习压力。保持儿童良好精神情绪，调整好心态。平时加强体育锻炼，提高儿童自身抵抗力。

1.2 药物预防

（1）重楼、苏叶、贯众、大青叶各6g

适用人群：正常体质儿童。

煎服方法：1剂/日，水煎150mL。每次50mL，每日2次口服，连续3~5天。或用板蓝根颗粒，每次5g，每日2次冲服。

（2）黄芪、白术、防风各6g

适用人群：气虚体质儿童。平素体弱易感，汗多，面色少华，食少，便溏。

煎服方法：1剂/日，水煎150mL。每次50mL，每日2次口服，连续5~7天。或用童康片，每次3片，每日2次。

（3）连翘、黄芩、薄荷、玄参各6g，大黄3g

适用人群：内热体质儿童。平素易"上火"者，大便干、咽红、口臭。

煎服方法：1剂/日，水煎150mL。每次50mL，每日2次口服，连续3天。或用黄栀花口服液，每次5mL，每日2次。

（4）藿香、苏叶、白豆蔻、莱菔子各6g

适用人群：痰湿体质儿童。形体偏胖、痰多、肌肉松软。

煎服方法：1剂/日，水煎150mL。3~7岁小儿每次50mL，每日2次口服，连续3~5天。

注意事项：1）上述药物，最好在医师的指导下服用；2）剂量适用于3~7岁小儿，其他年龄段酌情增减。

2 家庭治疗

2.1 对症治疗

退热、镇痛体温 ≥ 38.5℃，或精神稍弱，或头身疼痛者，可给予解热镇痛药。临床常用药为美林（布洛芬混悬液），用法：1~3 岁每次 4mL，4~6 岁每次 5mL，7~9 岁每次 8mL，10~12 岁每次 10mL，1 天内用药 ≤ 4 次。泰诺林（对乙酰氨基酚混悬液），用法：1~3 岁每次 3mL，4~6 岁每次 5mL，7~9 岁每次 8mL，10~12 岁每次 10mL。

体温 < 38.5℃者，可使用中药新雪片每次 0.54g，或羚羊角颗粒每次 2.5g，2~3 次／日。发热伴有流清涕者，可用小儿氨酚黄那敏颗粒。用法：1~3 岁每次 0.5~1 袋，4~6 岁每次 1~1.5 袋，7~9 岁每次 1.5~2 袋，10~12 岁每次 2~2.5 袋。3 次／日。

注意：1）由于阿司匹林制剂在病毒感染时应用有发生瑞氏综合征的可能，不建议使用。2）如热程较长，建议轮换应用美林、泰诺林。

止咳、化痰咳嗽剧烈者，建议使用复方甘草合剂，每次 1mL，3 次／日，口服。刺激性咳嗽或痰稠难咳者，可用沐舒坦（盐酸氨溴索口服液），用法：> 12 岁者每次口服 10mL（30mg），3 次／日；5~12 岁者每次 5mL（15mg），3 次／日；2~5 岁者每次 2.5mL（7.5mg），3 次／日；< 2 岁者每次 2.5mL（7.5mg），2 次／日。

2.2 中药辨证治疗

俗话说，"感冒为万病之源"。小儿一旦患了上感，最好到医院诊治，初步鉴别病因后，予以合理治疗，以免失治、误治，耽延病情。如患普通感冒，热势不高，精神尚好，病情不重，也可在密切观察病情变化的前提下，应用中药家庭治疗。

风热感冒发热恶风，咽喉疼痛，头痛。可用银翘解毒颗粒开水冲服，用法：每次 2.5~5g，3 次／日。

风热感冒夹滞发热恶风，有汗，咽红，脘腹胀满，纳差，便干。可选小儿豉翘清热颗粒。用法：开水冲服，0.5~1 岁每次 1~2g；1~3 岁每次 2~3g；4~6 岁每次 3~4g；7~9 岁每次 4~5g；> 10 岁每次 6g。3 次／日。

风热感冒夹痰发热，恶风，汗出，咳嗽，痰黄，或兼喘息，口干而渴。可用小儿肺热咳喘口服液。用法：1~3 岁每次 10mL，3 次／日；4~7 岁每次 10mL，4 次／日；8~12 岁每次 20mL，3 次／日。

感冒外寒内热发热，头身痛，鼻塞，流清涕，咽红，便干等。可选用小儿柴桂退热口服液。用法：< 1 岁每次 5mL，4 次／日；1~3 岁每次 10mL，4 次／日；4~6 岁每次 15mL，4 次／日；7~14 岁每次 20mL，4 次／日。

肺胃蕴热急性咽炎—扁桃体炎咽红肿痛，发热，烦躁，大便秘结。可选清降片。用法：口服，1 岁 1.5 片／次，2 次／日；3 岁 2 片／次，3 次／日；6 岁 3 片／次，3 次／日。

流行性感冒热毒袭肺发热或高热，恶寒，咽痛，咳嗽，鼻塞流涕，头痛，肌肉酸痛。可选连花清瘟胶囊口服。2~4 粒／次（每粒 0.35g），3 次／日。

注意事项：以下情况，不宜进行家庭治疗。1）高热，特别是热程 > 3 天者；2）< 3 岁婴幼儿；3）反复患支气管炎、肺炎者；4）有哮喘、先心病等基础性疾病者。

【评介】

规范的家庭防治可防止药物的滥用，减少就诊次数，节约医疗资源。胡思源教授依据多年临床经验，结合季节和疾病特点，对儿童急性上呼吸道感染的冬季预防与治疗提出了建议，并对相关注意事项进行了说明。本文由胡老师亲自执笔，发表于《中国社区医生》2013 年第 41 期第 29 卷。

（白思远）

第三节　方法学研究

一、论述中药新药治疗小儿急性上呼吸道感染临床研究的技术要点

【摘要】

近年来，儿童新药临床试验在全球逐渐开展。儿童中药新药研发在国内的起步较早，20 世纪 80 年代，卫生部中药临床药理基地所承担的任务中即包括儿科用药。然而，由于缺乏国内外先进经验，在研究方法上进展较慢。鉴于此，在导师胡思源教授多年儿科临床试验实践基础上及胡思源教授的指导下，就中药新药在治疗小儿急性上呼吸道感染开展了临床研究，通过文献检索提出了作者见解。包括试验目的与总体设计、诊断标准、中医诊断与辨证、受试者的选择、受试者的退出标准、对照药品的选择、疗程设计、有效性评价、安全性指标、合并用药及试验的质量控制等方面。

【正文】

急性上呼吸道感染，是小儿时期最常见的疾病。当感染涉及的部位比较局限时，往往以该部位的炎症命名，如鼻炎、鼻窦炎、咽炎等。当感染涉及的部位不十分明确时，一般通称急性上呼吸道感染。导致上呼吸道感染的外源性致病物质主要为病毒，继病毒感染后可引起细菌感染。

急性上呼吸道感染属于中医学"感冒"范畴，发病原因总以感受风邪为主，常兼杂寒、热、暑、湿、燥等，亦有感受时邪疫毒而致者。由于"肺脏娇弱，脾常不足，肝常有余"的生理特点，小儿外感六淫之邪后，易"夹痰、夹食、夹惊"。

1 试验目的与总体设计

针对小儿急性上呼吸道感染的临床特点，其治疗和用药目的主要有以下几方面：一是缩短病程；二是缓解全身感染中毒症状，主要是发热，具体目的有缩短热程、即时退热、减少解热药的使用剂量等；三是减轻呼吸道局部症状。此外，改善中医证候，减少并发症及抗生素使用，也可以作为试验目的之一。预期治疗小儿急性上呼吸道感染的中药、天然药物，大多同时具有解热、镇痛、消炎、抗病毒、抗菌等作用，通过多靶点形成综合优势

以缩短病程、缓解呼吸道症状。因此，建议将此类药物的临床定位，主要放在缩短病程、改善全身和／或呼吸道症状上，也可以定位在中医证候上。

2 诊断标准

目前临床试验项目多采用 2002 版《中药新药临床研究指导原则》中的诊断标准。

3 中医诊断与辨证

1994 年国家中医管理局发布的中医药行业标准《中医病证诊断疗效标准》、新世纪全国高等中医院校规划教材《中医儿科学》均有明确的诊断标准和辨证标准，大同小异，均可选用。也可以省略中医诊断，直接采用西医辨病、中医辨证。此外，适应证候也可以根据临床经验、药物及其适应证的特点自行制定，但应提供科学性、合理性依据，并有临床可操作性。

4 受试者的选择

由于 90% 以上的小儿急性上呼吸道感染为病毒感染，病程自限，其他病原微生物如细菌、支原体等感染已有特效治疗，因此，从中药、天然药物作用特点，临床实际情况，伦理学，疗效评价等多方面考虑，受试者的选择应尽可能排除细菌感染，使入选病例以病毒感染为主。

4.1 纳入标准

就本病而言，需注意以下几点：1）年龄：由于各年龄组均可罹患急性上呼吸道感染，同时也为观察不同年龄段的疗效和安全性，建议选择 1~14 岁儿童。2）体温（腋温）：以缓解发热症状为主要目的者，入组最低体温一般定在 37.5℃（发热标准一般为 > 37.2℃），为保护受试者安全（腋温 38.5℃以上需加用解热药），同时根据中药解热药理活性稍弱情况，一般将入组前 24 小时内最高体温限定在 38.5~39.0℃。由于本病患儿一般下午、晚上热势较重，清晨较轻，因此，入组时，往往需要记录过去 24 小时内的最高体温，有助于合理判断病情。3）病程：一般限定在不超过 48 小时。

4.2 排除标准

1）应排除危险度较高的上呼吸道疾病，如会厌炎、急性喉炎典型发作等，化脓性扁桃体炎、中耳炎、喉炎也不宜入选。2）应排除支气管炎、毛细支气管炎、肺炎等下呼吸道感染。3）要排除 EB 病毒感染、呼吸道传染病。此外，血白细胞总数（WBC）$>$ 10×10^9/L 或中性粒细胞（N）$> 75\%$ 或 C 反应蛋白（CRP）$> 10mg$/L（阳性），考虑细菌感染者应排除，有癫痫或高热惊厥病史者、严重营养不良、反复呼吸道感染患儿也应排除。

5 受试者退出标准

除以即时解热为目的者外，对于疗程超过 2 天，发热不退，或其他症状加重，或出现并发症，应及时检查血常规 +CRP，考虑合并细菌感染，应退出试验，加用抗生素治疗。

6 对照品的选择

急性上呼吸道感染主要为病毒感染所致，多为自限性病程，在保护受试者安全的前提下，可以选择安慰剂对照，如有公认安全有效、同类可比的药物，也可设计阳性药对照，或安慰剂和阳性药双对照。对于以抗病毒、即时解热或改善上呼吸道感染症状为主者，由于有公认的有效西药，可选用抗病毒药、解热药等作为阳性对照。

7　疗程和观察时点设计

疗程一般设为 3~7 天。根据临床可操作性、疗效评价需要，观察时点设置有所区别。缓解发热症状者，应观察首次服药后 8 小时内体温变化情况，且最初 4 小时每 30 分钟记录体温 1 次，连续 3 天，观察多次应用药物的有效性和安全性情况；至少应在治疗满 2~3 天时设一观察时点，以了解病情；疗程后体温恢复正常、但不再复升的时间不满 24 小时者继续随访观察至满 24 小时。改善鼻卡他症状者，应每天设观察时点。改善咽部症状者，疗程中至少设 1 次中间访问点。为增加临床可操作性，建议设立病人日志，根据需要，记录症状、体征、用药等情况。

8　合并用药

对于诊前合并用药，应适当限制。发病后应用过抗生素、抗病毒药、糖皮质激素、抗感冒缓释剂等严重影响病情药物者，一般不主张纳入观察。但限制不宜过严，否则临床难以操作。对于疗程中合并用药，除腋温升高超过 38.5℃，可临时加用解热镇痛药外，包括物理降温在内的各种针对性治疗均应禁用。疗程中，如病情明显加重，出现并发症，应退出试验，给予及时合理的治疗。

9　有效性评价

9.1　评价指标

主要评价指标包括疾病疗效、中医证候疗效、主要症状疗效等。次要疗效指标可以包括若干项，如即时退热作用、完全退热时间、全身症状和 / 或呼吸道局部症状或其历时性变化（严重度 – 时间的曲线下面积，AUC）、单项证候疗效、解热镇痛药合并数量、并发症发生率、加用抗生素的例数、白细胞总数及分类计数等，可以根据具体适应证和试验药物作用特点等，酌情选用。然而，根据试验的具体目的的不同，可以将上述某个指标作为主要观察指标，其他指标则为次要指标或不用。

9.2　关于急性上呼吸道感染病情严重程度评价量表

迄今为止，国内缺乏公认的急性上呼吸道感染病情严重程度评价量表。临床试验中，多以自拟的症状分级量化标准进行综合评价，并对单项症状进行独立评价。由于缺乏量表学研究，这些量化方法尚未得到公认。在国外的临床试验中，杰克逊量表（Jackson scale）是目前最常用于定义、评价感冒和流感的量表。

9.3　疗效评价标准

目前，对于小儿上呼吸道感染伴发热（小儿外感发热）的疾病评价标准，多采用 2002 版《中药新药临床研究指导原则》所列标准。疾病疗效评价及主要症状疗效评价均依赖于症状积分值，其分级量化标准也宜参照《中药新药临床研究指导原则》。

对于中医证候疗效评价，一般根据项目专家组自拟"症状体征分级量化标准"，按尼莫地平法分为痊愈（减少率 ≥ 95%）、显效（减少率 ≥ 70%）、有效（减少率 ≥ 30%）、无效（减少率＜30%）。以愈显率作为总有效率。

9.4 关于病原学检测

众所周知，导致急性上呼吸道感染的病原微生物主要是病毒，不同病毒所致者有着不同的自限病程（主要是热程）。如果基线的病原分布不均衡，势必会导致评价结论的失真，而且，部分以抗病毒为主要目的的研究，如流感的临床试验，病毒学检测还是主要的疗效评价指标。因此，进行病原学特别是病毒学检测，非常重要。病毒感染的确诊有赖于以下几种方式：一是病毒分离，二是血清学检测，三是聚合酶链反应（PCR）。虽病原学检查为诊断疾病的金指标，但在临床操作中易出现诸多问题。如需纳入规定数量的受试者，进入筛选的受试者至少应为受试者的 2 倍。这增大了临床研究的成本和难度，可操作性差。

10 安全性评价

除血、尿、便常规，肝、肾功能和心电图等安全性指标外，还应根据处方特点、临床前毒理试验结果、适应证特点等选择具有针对性的安全性评价指标。重点分析实验室理化检查指标及临床不良事件，特别是严重的不良事件和其他重要的不良事件（指需要采取临床处理，如停药、减少剂量和其他治疗手段的不良事件）。

11 试验的质量控制

急性上呼吸道感染疗程短，热退后病情锐减，加之小儿对取血的畏惧，脱落率高，因此，应采取适当措施，提高受试者依从性。若观察即时退热效果，应制定体温测量与记录的标准化操作流程（SOP），最好选择刻下发热的病儿，留院观察 4 小时，也可建立《受试者日志》，对患儿监护人进行培训后测量、记录。病原学检测是本病重要的诊断和评价指标，应尽可能明确导致感染的病原微生物。流行性感冒的病原学检测应采取公认的方法。

上述提出的关于小儿急性上呼吸道感染临床试验设计与评价的技术要点，是在导师胡思源教授多年儿科临床试验实践基础上及胡思源教授指导下完成的，尽管我们查阅了大量文献并进行了反复的修改，但是由于新药临床研究技术发展的日新月异和水平的限制，文章中仍存不足，恳请同道批评指正。

【评介】

急性上呼吸道感染为儿科常见疾病，中药治疗该病具有一定优势。为增强中药新药治疗小儿急性上呼吸道感染临床试验的科学性、规范性与可操作性，胡老师带领团队对相关文献进行归纳分析，并结合自身多年实践经验，总结了该病中药临床试验的技术要点。本研究受国家科技重大专项课题（2011ZX09302-006-03）资助，由硕士研究生王健撰写成文，发表于《中华中医药杂志》2014 年 4 月第 29 卷第 4 期。本文较为详细地介绍了中药新药治疗小儿急性上呼吸道感染临床试验设计与评价各方面技术要点。

（白思远）

二、基于 Cochrane 风险偏倚评估工具和 CONSORT 中药复方声明评价中成药治疗儿童急性上呼吸道感染的随机对照试验方法学质量与报告质量

【摘要】

目的：评价近 5 年口服中成药治疗儿童急性上呼吸道感染随机对照试验的方法学质量和报告质量，为日后开展相关儿童临床试验提供借鉴。**方法**：系统检索中国知网（CNKI）、万方数据库、维普数据库（VIP）、美国国立医学图书馆（PubMed）、Embase 数据库、Cochrane 图书馆。由两人独立参照 Cochrane 偏倚风险评估工具及中药复方临床试验报告统一标准（CONSORT–CHM Formulas）对文献进行筛选评价及结果统计。**结果**：纳入 43 篇文献，23 篇（53.5%）文献偏倚风险判断为不确定，20 篇（46.5%）文献偏倚风险判断为高风险，无低偏倚风险的文献。总体报告质量较低，样本量计算、期中分析、试验注册和获取试验方案的方法等报告率均为 0%，在产生随机分配序列的方法、随机方法细节描述、分配隐藏方法、盲法的实施、受试者筛选、基线情况的描述、结局和估计值及研究的局限性等方面报告率分别为 58.1%、4.7%、14.0%、20.9%、16.3%、23.3%、9.3%、16.3%，其他条目虽有涉及但内容不完整。试验方案设计在受试者选择、疗程设置和结局指标选择及评价等方面尚有不足之处。**结论**：目前中成药治疗儿童急性上呼吸道感染的临床试验方法学设计和报告质量不高，有较大提升空间。

【正文】

急性上呼吸道感染是指环状软骨以上包括鼻腔、咽或喉部急性炎症的总称，简称"上感"。由于儿童呼吸道的解剖特点及其免疫功能尚未发育完善，易被病原微生物侵袭，故儿童成为本病的高发人群，以幼儿期发病率最高，小于 6 岁的儿童人均每年发病 4~6 次，随年龄增长，免疫系统逐渐发育完善，解剖结构趋于成人，学龄期发病率逐渐降低。中药复方成分复杂，治疗本病具有多靶点优势，可明显缩短病程 / 热程、改善临床症状、缓解病情，且具有较高的安全性。

文章通过检索中成药治疗儿童急性上呼吸道感染的相关文献，提取关键信息，对临床试验的方法学质量及报告质量进行评价，并汇总试验设计关键因素，为日后中成药治疗儿童急性上呼吸道感染临床试验的设计、实施和结果发表提供参考。

1 资料和方法

1.1 纳入标准

1）随机对照试验。2）纳入受试者符合急性上呼吸道感染诊断。3）受试人群为儿童。4）干预措施为中成药（口服给药）。5）语种为中文或英文。

1.2 排除标准

1）重复发表的文献。2）动物实验、个案报道或单臂临床试验、综述类文献等。3）试

验组治疗措施为其他给药途径，如注射给药、皮肤或黏膜部位给药等。4）无法获取信息的文献。

1.3 文献检索

对中文数据库中国知网（CNKI）、万方数据库、维普数据库（VIP）及外文数据库 PubMed、Embase、Cochrane Library 等数据库进行系统检索，日期限定为 2014 年 1 月 1 日~2018 年 12 月 31 日。中英文检索词包括急性上呼吸道感染、上感、感冒、伤风、外感、acute upper respiratory infection、common cold、AURI；青少年、儿童、小儿、幼儿、婴幼儿、新生儿、infant、child、teenager；随机、random、随机对照试验（RCT）等。使用主题词和自由词综合检索的方法，根据每个数据库的具体情况选择主题词、关键词、摘要、全文等多种检索范围以保证检索的系统性。

1.4 文献筛选和资料提取

使用 NoteExpress 对检索到的引文信息进行管理，排除重复文献后阅读题目和摘要，排除不符合纳排标准的研究，剩余文章通读全文后进行筛选。由两人独立对纳入文献进行资料提取，由第三人确定信息的一致性。

1.5 质量评价及统计分析

由两人独立对纳入文献进行质量评价，包括偏倚风险的评价和文献报告质量的评价，前者参照《Cochrane 系统评价手册》（第 5 版）推荐的偏倚风险评估工具，后者参照中药复方临床试验报告统一标准（CONSORT–CHM Formulas）。对各项评价条目的关键信息进行整理并分析。

2 结果

共检索到 2925 篇中文文献，193 篇英文文献，因重复、重复发表或阅读标题、摘要后排除 2761 篇，浏览全文后根据纳排标准排除 314 篇，最终纳入 43 篇中文 RCT。

2.1 偏倚风险评估

参照《Cochrane 系统评价手册》推荐的偏倚风险评估工具对纳入的 43 篇 RCT 进行方法学质量评价。1）随机序列产生：16 篇（37.2%）文献未详细描述随机方法，评估为不确定；2 篇（4.7%）文献采用就诊号奇偶数进行随机，评估为高风险；6 篇采用区组随机，1 篇采用中央随机，18 篇采用简单随机，共 25 篇（58.1%）评估为低风险。2）随机分配方案隐藏：16 篇（37.2%）文献未详细描述分配隐藏方案，评估为不确定；20 篇（46.5%）文献中 18 篇采用开放性随机数字表法，2 篇依据就诊号奇偶数进行随机，两种方案均容易被人为破坏随机序列，评估为高风险；7 篇（16.3%）文献采用中心分配，随机结果采用密封不透光的信封包装或使用外形相同且有序的容器包装试验药物等方法，评估为低风险。3）受试者、研究者盲法：34 篇（79.1%）未描述方法的实施，风险偏倚评估为不确定；9 篇（20.9%）文献采用双盲设计，评估为低风险。4）结局评价盲法：37 篇（86.0%）未描述是否对结局评价者实施盲法，评估为不确定；6 篇（14.0%）采用双盲法，试验药物应用双模拟技术，评估为低风险。5）不完整结局报告：2 篇（4.7%）对于缺失数据进行了不恰当的删除，评估为高风险；41 篇（95.3%）文献中无缺失数据，或对缺失数据进行恰当处理，评估为低风险。6）选择性结局报告：纳入文献均未进行注册，无法获得试验方案，因此对选择性结局报告的风险偏倚无法评估。7）其他偏倚风险：2篇（4.7%）未对基线情况进行描述，评估为不确定；41篇（95.3%）文献通过表格或文字详细描述基线情况，提示两组具有可比性，评估为低风险。

综合各条目偏倚情况，23篇文献偏倚风险评估为不确定，其中4篇（9.3%）仅因无法获得试验注册信息，不确定是否存在选择性结局报告，评估为不确定；19篇（44.2%）文献不确定偏倚风险的条目比例较高，评估为不确定。20篇（46.5%）文献的高偏倚风险条目比例较高，评估为高偏倚风险。

2.2 文献报告质量评价

参照CONSORT CHM Formulas对纳入文献的报告质量进行评价。结果显示，目前国内临床试验结果发表时对试验的基本信息，如背景和目的、试验设计、纳排标准、结局指标、统计方法、结果、讨论等方面均有较详细的论述，但未对样本量计算方法、期中分析的定义及原因、试验注册信息和获取试验方案的途径等方面进行报告，不利于进行重复试验；在产生随机分配序列的方法、随机方法细节描述、分配隐藏方法、盲法的实施、受试者筛选、基线情况的描述、结果和估计值的描述及研究的局限性讨论等方面，报告比例偏低，分别为58.1%、4.7%、14.0%、20.9%、16.3%、23.3%、9.3%、16.3%；虽然纳入的文献对其他条目的描述都有涉及，但内容欠详尽，距报告要求尚有一定差距。

2.3 试验设计关键因素汇总与分析

临床试验质量的高低，不应仅由普适性方法学和文献报告质量两方面决定，试验设计是否契合疾病、受试人群以及研究药物的特点，同样是一项研究科学、合理、可操作的重要保障。文章排除高偏倚风险的文献后，对23项试验设计中的各关键因素进行汇总与分析，报告如下。

（1）受试者的选择：1）诊断标准，均参照教材、儿科专著或疾病诊疗指南制定。2）纳入标准，仅18篇明确规定了年龄及病程。年龄范围为6个月~14岁。病程≤48小时为14篇（60.9%），≤72小时有3篇（13.0%），≤24小时有2篇（8.7%），4篇（17.4%）病程超过72小时。3）排除标准，包括与疾病相关、与试验药物相关及一般的排除标准。本病幼儿期多见，发病率随年龄递增而减少，受试者的年龄应至少包含高发年龄段，而青春期患儿生理病理特点趋于成人，可不纳入。同时本病多以临床症状改善为评价指标，故不建议选择年龄小、不能准确描述不适症状的儿童。本病为自限性疾病，为真实评价药物的临床价值，纳入受试者病程的设置不宜过长，否则易出现天花板效应。

（2）疗程：10篇（43.5%）用药疗程为3天，5篇（21.7%）疗程为5天，7篇（30.4%）疗程为7天，1篇（4.3%）疗程为10天。建议设置疗程时，结合药物的临床定位和试验的主要评价指标综合判断，以对症治疗为目的，以缩短热程、改善病情、缓解症状为评价指标，疗程可设为3~5天；以对因治疗为目的，以病程为评价指标，疗程一般设为7天。

（3）有效性评价：结局指标包括疾病疗效、中医证候疗效、单项症状消失率/时间、并发症发生率及实验室指标改善率。中成药治疗本病的临床定位主要有缩短病程/热程、缓解症状、改善病情3个方面，可根据药物的组方原则、药理学试验和前期临床应用经验进行选择。以对因治疗，缩短病程为主要目的时，可选疾病痊愈时间/率、完全退热时间/率等；以对症治疗，缓解症状为主要目的时，可选退热起效时间、单项症状起效时

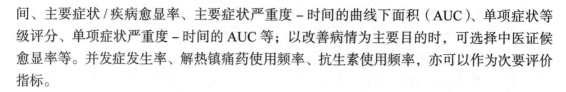

间、主要症状/疾病愈显率、主要症状严重度–时间的曲线下面积（AUC）、单项症状等级评分、单项症状严重度–时间的 AUC 等；以改善病情为主要目的时，可选择中医证候愈显率等。并发症发生率、解热镇痛药使用频率、抗生素使用频率，亦可以作为次要评价指标。

3 讨论

本研究提示，目前中成药治疗儿童急性上呼吸道感染的临床 RCT，主要存在以下问题。

部分试验采用简单或错误的随机方法，在样本量较小时，难以实现组间均衡，易产生选择性偏倚，难以保证试验结果的真实可靠，建议试验设计时采用科学的随机分组方法和恰当的分配隐藏方案，否则易夸大或缩小临床疗效。可重复性是临床试验设计的一项基本原则，故要求临床试验在报告结果时，应对产生随机序列的方法、分配隐藏机制及随机的实施过程进行详细、准确的描述，提高试验结果的可信度。

部分试验未详细描述盲法的实施过程，或未采用盲法设计。而在儿童临床试验中，实施盲法在一定程度上可能会降低监护人对临床试验的可接受性及受试者的依从性，影响试验的顺利开展。且中药模拟剂在色、气、味等方面较难与试验药物保持一致，易造成破盲，加大了中药临床试验盲法设计的难度。但盲法确可减少由于实施偏倚和测量偏倚所造成的数据失真，未实施盲法有夸大治疗效果的风险。结合儿童临床试验及中药临床试验的特点，综合伦理学因素、疾病特点和治疗方案，可灵活选择双盲、单盲或开放性试验设计。当不具备实施盲法的条件时，若评价指标主观性较强，可采用结局评价者盲法设计。若实施困难，可采用信度、效度较高的患者结局报告量表（PRO），并结合一定的客观指标同时进行评价，或对随机化部分进行良好设计，以保证治疗的分配阶段处于良好的盲态，避免受试者的选择偏倚，保障结果的可靠性。同时，亦要求在报告结果时对盲法的实施过程或未采用盲法设计的原因加以说明，以规范临床试验的报告内容。

纳入文献均未提供注册信息，亦未检索到相关方案设计及研究进程，这是目前国内临床试验较为突出的问题。文献报道，中国每年临床试验的注册率为 15% 左右，较国外注册比例偏低，相关信息透明化程度较低。对试验方案进行注册，使试验过程有迹可循，能敦促研究者高质量、如期完成研究，避免相似研究的重复实施，优化资源配置；符合《赫尔辛基宣言》的伦理要求；可提高临床试验的关注度，调动受试儿童及家长的积极性，保障试验顺利进行；为临床循证医学的开展提供直接证据，保证研究资料的准确性及完整性，减少各种偏倚。因此，应加强临床试验注册的正面引导，使研究者对其有较高的知晓率及正确的认识，并积极运用到实践中。

CONSORT-CHM Formulas 要求试验研究提供期中分析的相关信息，但中成药治疗本病的研究多纳入无并发症的患儿，且病程具有自限性，发生严重的安全问题、死亡风险和其他不良事件的风险较小，临床可操作性较强，试验周期较短，可不进行期中分析。

4 结论

目前虽有较多中成药治疗本病的文献发表，但总体质量参差不齐，方法学设计不够严谨，文献报告质量距 CONSORT-CHM Formulas 要求尚有较大差距，结果欠缺说服力，难以达到预期的循证价值，不能为相关诊疗指南的制定提供高质量循证证据，同时使得中成药在临床应用中存在一定争议，阻碍中医药临床实践的发展。试验方案设计的科学性及可操作性、试验实施过程的严谨度及试验数据报告的规范性决定了临床试验的总体质量。因此建议相关儿童临床试验开展前，严格遵循随机、对照、盲法、重复等原则细化方法学设计，指导临床试验正确实施；在实施过程中，严格执行随机及盲法设计，避免选择偏倚及信息偏倚的产生；试验结果的报告参照CONSORT-CHM Formula进行全面、客观的描述，避免报告偏倚的产生，全方位提高中医药治疗儿童疾病临床试验的质量。随着循证医学的蓬勃发展，临床医生越来越关注试验对医疗实践的重要性，重大医疗卫生决策的制定、诊疗方案的合理选择都更倾向于参考高质量的临床试验结果。为了每一项研究成果的价值都可得到充分利用，使现有医疗资源、科研资源可以得到最大限度的优化，研究者需要重视目前临床试验所暴露的问题，鼓励多学科共同参与，保障临床试验全过程的科学性、合理性及规范性。

研究尽管在文献筛选方面制定了严格的检索策略和纳排标准，但仍可能存在一定程度的漏检和选择性偏倚，且未能获取相关研究的全部细节，使得评价内容不够完整全面，期待更多专业团队对中医药临床试验进行系统回顾，客观评价中医药疗效，提供更多高质量循证证据。

【评介】

临床研究方法学质量评价和研究报告质量评价，均为判断一项临床研究循证价值的方法。本文为原天津市卫生和计划生育委员会科研课题的主要内容，由胡思源教授在读研究生许雅倩执笔，发表于《天津中医药》2020年3月第37卷第3期。本研究针对儿童急性上呼吸道感染，首次采用Cochrane风险偏倚评估和CONSORT-CHM Formula，对43项RCT文献进行了研究质量和报告质量评价。结果显示，研究方法学设计和报告质量不高，提示在今后的研究和报告中，研究者应参照相关标准进行严谨的试验设计，并规范研究实施和结果报告。

（许雅倩）

第四节　文献研究及其他

一、治疗小儿急性上呼吸道感染中成药的研究进展

【摘要】

小儿急性上呼吸道感染是小儿时期最常见的一种疾病，临床以鼻、咽部局部炎症和全身症状为特征，主要病原体是病毒，西医并无理想抗病毒药物。作为中医儿科优势品种，中成药在缩短本病的病程、降低并发症等方面具有优势。分别从不同中医辨证分型方面，总结了针对以病毒感染为主的小儿急性上呼吸道感染临床常用中成药情况，以期进一步指

导小儿急性上呼吸道感染中成药的临床应用。

【正文】

小儿急性上呼吸道感染是小儿时期最常见的一种疾病，临床以鼻、咽部局部炎症和全身症状为特征。本病作为一个统称，包括了以急性鼻咽炎为主的普通感冒、急性鼻窦炎、咽炎、扁桃体咽炎、喉炎、会厌炎等。小儿急性上呼吸道感染主要病原体是病毒（约占90%），疾病本身具有自限性等特点，但急性期的发热、咳嗽、流涕等症状给小儿的生活带来影响、给家长增加护理压力，迄今西医尚无理想抗病毒药物，以对症治疗为主。

中医疾病诊断的"小儿感冒"，即相当于西医的"急性上呼吸道感染"，病因以感受风邪为主，亦有感受时邪疫毒而致者，常兼杂寒、热、暑、湿、燥等，辨证分型包括风寒感冒证、风热感冒证、暑邪感冒证、时疫感冒，主要治则分别为辛温解表、辛凉解表、清暑化湿、清热解毒。对于儿童常见的兼症，如夹痰、夹滞、夹惊，则在疏风解表的基础上，分别佐以化痰、消导、镇惊之法。

作为中医的优势品种，中成药因其应用方便、疗效确切，报道日益增多。本文将归纳近年来治疗小儿急性上呼吸道感染的中成药，为中医药在本病的合理应用提供指导。

1 风寒感冒证

风寒感冒以恶寒、无汗、鼻流清涕、咽不红，脉浮紧或指纹浮红为特征，其主要治法为辛温解表。当素蕴内热、外受风寒，或外邪未解、寒热夹杂时，即成外寒里热证，同时伴有面赤唇红、口干渴、咽红等症状。里热又可分为肺热、痰热、肺胃蕴热等。

彭定华等用感冒清热颗粒、小儿氨酚黄那敏颗粒分别治疗小儿风寒感冒 32 例，治疗 5天，观察疾病疗效、中医证候积分、主要症状（发热、咳嗽、流涕）消退时间。感冒清热颗粒包括荆芥、防风、薄荷、葛根、柴胡、桔梗、白芷、芦根、紫苏叶、苦杏仁、苦地丁等，功效为疏风散寒、解表清热。结果表明感冒清热颗粒组的总有效率（93.8%）高于对照组（81.2%），中医证候积分低于对照组，主要症状消退时间低于对照组，两组比较差异均有统计学意义。

管志河等以小儿氨酚黄那敏颗粒治疗小儿风寒感冒 55 例为对照，以小儿柴桂退热颗粒治疗小儿风寒感冒 55 例，疗程 5 天，观察疾病疗效、疾病痊愈时间。其中，小儿柴桂退热颗粒组成为柴胡、桂枝、葛根、浮萍、黄芩、白芍、蝉蜕，功效为发汗解表、清里退热，用于小儿外感发热。结果表明小儿柴桂退热颗粒组总有效率（98.2%）高于对照组（87.3%），疾病痊愈时间短于对照组，两组比较差异均有统计学意义。

苏敏等用儿感清口服液治疗小儿感冒外寒内热证 60 例为对照，采用荆桔口服液治疗小儿感冒外寒内热证 90 例，疗程 5 天，观察退热起效时间、完全解热时间、疾病疗效等。荆桔口服液含有荆芥、桔梗、生石膏、焦山楂等 12 味中药，功效为解表清热、宣肺止咳。结果表明荆桔口服液组的退热起效时间、完全退热时间均短于对照组，总有效率（87.8%）高于对照组（61.7%），两组比较差异均有统计学意义。

陈昭定等用儿童清肺口服液治疗外感风寒、内兼痰热的小儿感冒 103 例，疗程 5 天，观察疾病综合疗效。儿童清肺口服液含有苏叶、薄荷、细辛、黄芩、桑皮、橘红等 22 味中药，具有祛风散寒、清肺止嗽之功效。结果表明其总有效率为94.2%。

马丙祥等采用小儿柴桂退热口服液治疗小儿感冒外寒里热证，以小儿感冒散为对照，分别治疗123例。疗程3天，观察疾病疗效、退热起效时间、体温复常时间等。小儿柴桂退热口服液由柴胡、桂枝、葛根、浮萍、黄芩等7味中药组成，具有发汗解表、清里退热的功效。结果表明小儿柴桂退热口服液组总有效率（95.12%）高于对照组（84.55%），退热起效时间、体温复常时间均短于对照组，各项指标差异均有统计学意义。

李燕宁等分别采用小儿感冒舒颗粒、小儿感冒散治疗小儿感冒（外寒里热证）各120例，疗程3天，观察疾病疗效、退热起效时间、完全退热时间等。小儿感冒舒颗粒由葛根、荆芥、牛蒡子、桔梗等8味药物组成，具有疏风解表、利咽退热的功效。结果表明小儿感冒舒颗粒总有效率（88.98%）高于对照组（78.69%），退热起效时间、完全退热时间均短于对照组，各项指标差异均有统计学意义。

风寒感冒的治疗，不仅仅单用辛温解表的药物，临床上常用的中成药内，同时也往往加有如黄芩、板蓝根、石膏等清里热的药物，主要是考虑到小儿"体禀少阳"，"六经之气皆从火化"，容易感受风寒之邪未解、里热已成，这与本病单纯外感风寒表证少且短暂、表里同病者居多的临床实践相一致，反映到治疗风寒感冒的中成药功效主治上，即多偏向于疏风散寒解表兼清里热的表里同治。

2 风热感冒证

风热感冒，证见发热重、鼻塞流浊涕、咳痰黏稠、咽红、舌质红、苔薄黄、脉浮数或指纹浮紫，主要治则为辛凉解表。

齐孟瑚将400例风热感冒受试者随机分为两组，对照组给予小儿伪麻美芬滴剂常规治疗，治疗组在对照组常规治疗的基础上给予小儿热速清颗粒，疗程3天，观察退热起效时间、体温复常时间、临床疗效。小儿热速清颗粒组方包括柴胡、黄芩、板蓝根、葛根、金银花、水牛角、连翘、大黄，功效为清热、解毒、利咽。结果表明退热起效时间、完全退热时间，治疗组分别为4.5、21.5小时，均短于对照组（8.6、31.8小时）；治疗组临床总有效率（92.8%）高于对照组（64.9%）。

范建卫将105名风热感冒患儿随机分为两组，治疗组给予小儿双金清热口服液，对照组给予银黄颗粒，疗程3天，观察临床症状总分、疾病疗效。小儿双金清热口服液组方包括金银花、蒲公英、大青叶、板蓝根、广藿香、郁金等16味药，功效为疏风化湿、解毒清热，用于小儿外感发热。结果表明，治疗前后临床症状总分，治疗组均值由5.51下降至0.45，总有效率（86.79%）高于对照组（61.54%）。

袁斌等随机纳入治疗组260例（小儿豉翘清热颗粒）、对照组126例（健儿清解液）感冒风热夹滞证患儿，疗程3天，观察疾病疗效、中医证候积分及主症积分、次症积分。小儿豉翘清热颗粒组方包括连翘、淡豆豉、薄荷、荆芥、炒栀子、大黄、青蒿、赤芍、槟榔、厚朴、黄芩、清半夏、北柴胡、甘草，功效为疏风解表、清热导滞，用于小儿风热感冒夹滞证。结果表明，治疗组总有效率（68.08%）高于对照组（51.59%），治疗组治疗后主要症状积分和较对照组明显降低，两组比较差异均有统计学意义。

申琳等将210例急性咽-气管炎（感冒风热夹痰证）患儿均分为治疗组（予小儿肺

热咳喘颗粒）、对照组（予急支糖浆），疗程5天，观察疾病疗效、中医证候疗效、单项症状（咽红肿或痛、咳嗽、咯痰、浊涕、发热）消失率等。小儿肺热咳喘颗粒由麻黄、苦杏仁、生石膏、甘草、金银花、连翘、知母、黄芩、板蓝根、麦冬、鱼腥草组成，具有清热解毒、宣肺止咳、化痰平喘之功效。结果表明治疗组、对照组总有效率分别为96.04%、96.08%，中医证候总有效率分别为97.03%、98.04%，两组比较差异均无统计学意义；治疗组单项症状"咽红肿或痛"症状消失率（57.43%）优于对照组（43.14%）。

杜春雁等选择上呼吸道感染发热患儿132例（均予西医常规治疗），随机均分为羚羊角颗粒组与对乙酰氨基酚缓释片组，疗程3天，观察疾病疗效、治疗前后平均体温、完全退热率。羚羊角颗粒主要组成为羚羊角，具有平肝息风、清肝明目、散血解毒的功效。结果表明羚羊角颗粒与对乙酰氨基酚缓释片治疗小儿发热的总有效率分别为92.06%、95.38%，平均体温下降分别为1.3℃、1.19℃，完全退热率分别为84.13%、83.08%，两者发热退热疗效相当。

选择治疗风热感冒的中成药时，由于小儿"肺脏娇嫩""脾常不足"的生理特点，（相对于风寒感冒而言）更应该考虑所选择药物的功能主治，能否涵盖风热感冒常见的兼夹证如夹痰、夹滞及（相对较少的）夹惊，而这往往直接影响到疾病的整个进程和症状的消失率，以及并发症的发生率。

3 暑邪感冒证

暑邪感冒发于夏季，临床表现发热、头痛、身重困倦、食欲不振、舌红、苔黄腻等，主要治则为清暑解表化湿。

袁斌等将180例受试者随机分为两组，治疗组给予银花清暑合剂，对照组给予香菊感冒颗粒，疗程3天，观察疾病疗效。银花清暑合剂组方包括金银花、藿香、佩兰、青蒿等，功效为清热解暑、解表化湿，主治夏日感冒。结果表明治疗组、对照组的痊愈率分别为69.9%、51.1%，总有效率分别为96.7%、81.1%，治疗组疗效优于对照组。

王益畅等将150例小儿暑湿感冒伴呕吐患儿，随机均分成治疗组和对照组。治疗组以直肠给药形式应用桑姜感冒注射液联合藿香正气口服液，对照组肌注盐酸甲氧氯普胺注射液，疗程2天，观察呕吐停止时间、疾病疗效。结果表明，治疗组总有效率90.7%、呕吐停止时间（16.4±9.6）小时，对照组总有效率72.0%、呕吐停止时间（23.6±12.8）小时，治疗组总有效率及呕吐停止时间均优于对照组。

刘娟将102名受试者随机分入祛暑化湿合剂组（直肠滴注）、四季抗病毒合剂组（口服），观察对于小儿暑湿感冒的临床疗效。疗程3天，观察疾病疗效、完全退热时间。祛暑化湿合剂组方包括香薷、藿香、佩兰、金银花、黄芩、薄荷、黄连、厚朴、陈皮、姜半夏、炒麦芽、炙甘草、车前草、滑石、茯苓，功效为清暑解表、化湿和中。结果表明，祛暑化湿合剂组总有效率96.15%，平均退热时间39.51小时，疗效优于对照组（总有效率84.00%，退热时间48.42小时），两组比较差异均有统计学意义。

席管劳以复方双花片治疗暑湿感冒150例，以藿香正气丸150例、速效伤风胶囊50例为对照。疗程3天，观察疾病疗效、平均退热时间。复方双花片由金银花、连翘、穿心莲、板蓝根等组成，功效为清热解毒、利咽消肿，用于风热外感、风热乳蛾。结果表明，复方双花片组总有效率（95.33%）高于藿香正气丸组（84%）、速效伤风胶囊组（74%），平均退热时间依次为复方双花片组 15.9 小时、藿香正气丸组 25.57 小时、速效伤风胶囊组 32.37 小时，各项指标差异均有统计学意义。

暑邪感冒往往兼夹湿，所以在中成药组方配伍上，往往也兼顾配伍香薷、藿香等药物，以应对感受外邪的不同，如暑邪感冒偏热、偏湿，伴有呕吐、泄泻等情况。但因为本病具有明确的季节性，市售中成药及其临床应用相对较少，尤其是在儿童中的应用如藿香正气水（散、软胶囊）、小儿暑感宁糖浆等。

4 时疫感冒证

时疫感冒又称时行感冒，以起病急骤，肺系症状轻、全身症状重为特征，临床常表现为发热恶寒、无汗或汗出而热解、目赤咽红、全身肌肉酸痛、舌红、苔黄等，清热解毒为主要治则，相当于西医的流行性感冒。

郑晓辉等将 128 例随机均分为治疗组（予连花清瘟胶囊）和对照组（予双黄连口服液治疗），治疗 7 天，观察感冒疗效、退热疗效、感冒痊愈时间等。连花清瘟胶囊包括连翘、金银花、炙麻黄、炒苦杏仁、石膏、红景天等，功效为清瘟解毒、宣肺泄热。结果表明治疗组感冒临床总有效率为 93.75%，高于对照组（90.63%），差异无统计学意义；治疗组患儿退热总有效率为 85.94%，高于对照组（62.50%），差异有统计学意义；治疗组患儿感冒痊愈平均时间为 49.38 小时，低于对照组（53.96 小时），差异有统计学意义。

刘菁将 60 例流行性感冒患儿随机均分为治疗组（奥司他韦联合抗病毒合剂）、对照组（奥司他韦），疗程 5 天，观察临床疗效、单项（体温复常、咽红肿痛等）症状消失时间。抗病毒合剂组方包括金银花、连翘、柴胡、葛根、羌活、黄芩、生石膏、熊胆粉、山羊角等，功效为疏风解表、清透泄热。结果表明，治疗组总有效率（93.3%）高于对照组（83.3%），单项症状消失时间均短于对照组，两组比较差异均有统计学意义。

钟秋颖将 118 例受试者随机均分为对照组（奥司他韦）、治疗组（奥司他韦联合痰热清注射液），治疗 5 天，观察临床疗效、发热消失时间等。痰热清注射液含有黄芩、熊胆粉、山羊角、金银花、连翘，功效为清热、化痰、解毒。结果表明治疗组总有效率（98.3%）高于对照组（89.8%），治疗组平均发热消失时间（47.5 小时）短于对照组（58.7 小时），各项指标差异有统计学意义。

时疫感冒，表证重者常高热，无汗或汗出热不解，是最常见的流感类型，中成药单用或联合使用（与疗效公认的奥司他韦），能缩短流感病程以及体温复常时间；里证重者则伴有腹痛或恶心呕吐，考虑胃肠型感冒者可予合并藿香正气水（液）。

5 结语

中成药治疗小儿急性上呼吸道感染总的原则是辨证论治。在此前提下，应根据临床治疗目的，并结合儿童的生理-病理特点，以中医辨证为主（也可同时结合西医的辨病），确立治则、合理选择使用中成药，尤其应该考虑不同证型可能合并的兼夹证（而这往往是影响临床疗效的重要因素）。

儿童使用中成药治疗上呼吸道感染，推荐选择单一品种（"小儿感冒与大人无异……治法与大人同，但小儿其分别，使药性少差耳"）；当病情复杂，需选择两种或两种以上中成药、中成药与西药联合应用时，也应遵循辨证论治的原则。

毫无疑问，对于缩短感冒病程、缩短热程（缩短体温复常时间）而言，（当不存在并发症时）可能单用中成药就能达到临床治疗的目的，而与西药联合治疗，也能发挥如缩短疾病进程、降低并发症发生率等治疗效果；但应该认识到，对于具体症状（尤其是发热）的即时改善，疗效指标具体如缩短退热起效时间，则可能并非发挥中药的多靶点、整体调节优势。

【评介】

小儿脏腑娇嫩、形气未充，脏气清灵、易趋康复，精准治疗与合理用药在儿科诊疗中尤为重要。以病毒感染为主的急性上呼吸道感染是中医儿科优势病种，中成药应用方便且具有较好疗效。本文由胡思源教授团队成员钟成梁老师及沈雯、蔡秋晗等撰写，发表于《现代药物与临床》2017 年 8 月第 32 卷第 8 期，期望为临床合理用药提供参考。

（白思远）

二、小儿豉翘清热颗粒对比利巴韦林治疗小儿急性上呼吸道感染的 Meta 分析

【摘要】

目的：系统评价小儿豉翘清热颗粒对比利巴韦林治疗小儿急性上呼吸道感染的有效性与安全性。**方法：**计算机检索 CNKI、Wanfang、VIP、CBM、PubMed、Embase、Cochrane Library 等数据库中关于小儿豉翘清热颗粒对比利巴韦林治疗小儿急性上呼吸道感染的随机对照试验，检索时间从 2009 年至 2019 年 7 月。2 名研究者采用 NoteExpress 独立筛选文献、提取资料，并应用 RevMan5.3 软件进行 Meta 分析。**结果：**共纳入 10 项研究，共计 1250 例患儿。Meta 分析结果显示，小儿豉翘清热颗粒在退热总有效率［RR=1.25，95%CI（1.18，1.32），$P < 0.00001$］、完全退热时间［MD=–19.58，95%CI（–20.6，–18.55），$P < 0.00001$］、咳嗽消失时间［MD=–27.36，95%CI（–34.49，–20.23）］、咽痛消失时间［MD=–29.24，95%CI（–33.39，–25.09），$P < 0.00001$］方面均优于对照组利巴韦林颗粒，差异有统计学意义。**结论：**基于该研究，小儿豉翘清热颗粒治疗小儿急性上呼吸道感染疗效优于利巴韦林颗粒，但受文献数量和质量影响，上述结论尚需更严谨的 RCT 论证。

【正文】

急性上呼吸道感染是鼻腔、咽或喉部急性炎症的总称，可发生在儿童的任何年龄段，年均感染 5~7 次，其中 90% 以上的感染源是病毒。临床医生对本病的认知程度存在不足，治疗上存在盲目用药、重复用药或过多使用抗菌药物和抗病毒药物等现象，滥用药物导致的危害甚于疾病本身。中医学将本病归属于"感冒"范畴，小儿豉翘清热颗粒为济川药业有限公司生产上市的一种治疗小儿风热感冒的中成药，大量文献报道本品对小儿急性上呼吸道感染具有较好疗效。本研究选择以利巴韦林颗粒为对照，系统评价小儿豉翘清热颗粒

退热的综合疗效和对症疗效，以期为临床实践提供一定依据。

1　资料与方法

1.1　纳入与排除标准

纳入标准：随机对照试验；诊断为急性上呼吸道感染患儿；仅限中文和英文文献；干预措施，试验组为小儿豉翘清热颗粒，对照组为利巴韦林颗粒；结局指标，3 天退热疗效的总有效率必备，可有完全退热时间、咳嗽消失时间、咽痛消失时间、不良反应发生情况等。

排除标准：重复发表文献；合并其他对疾病有治疗作用的药物；试验设计或统计有明显错误；非临床试验；无法提取资料的文献。

1.2　疗效标准

有效：治疗 3 天后患儿体温恢复正常，临床症状有所改善。

1.3　文献检索

中文检索词为"小儿豉翘清热颗粒""利巴韦林（病毒唑）""上呼吸道感染（普通感冒）""小儿（儿童）"，检索数据库为中国期刊全文数据库、万方数据库、维普数据库和中国生物医学文摘数据库；英文检索词为"Chiqiao Qingre""ribavirin""upper respiratory infection（AURI）""common cold""child""adolescent"，检索数据库为 PubMed、Embase、Cochrane Library。中文检索式：小儿豉翘清热颗粒 & 利巴韦林 & 上呼吸道感染（普通感冒）& 小儿（儿童）。英文检索式：ChiqiaoQingre&Ribavirin*acute upper respiratory infection（commoncold）&child（adolescent）。检索时间从 2009 年到 2019 年 7 月。

1.4　文献筛选、资料提取及偏倚风险评价

采用 NoteExpress 软件进行文献的查重和筛选，2 位评价员根据纳入、排除标准独立地筛选文献、交叉核对，对于分歧，由第三方参与讨论决定。提取的资料为第一作者、发表时间、样本数、干预措施（用法用量）、基线特征（病程、性别比例、年龄）、疗程、结局指标［退热疗效的总有效率、完全退热时间（小时）、咳嗽消失时间（小时）、咽痛消失时间（小时）、不良反应发生情况］。采用 Cochrane 手册推荐的偏倚风险评估标准，对纳入的 RCT 进行评价。

1.5　统计分析

采用 RevMan5.3 进行 Meta 分析。计数资料采用相对危险度（RR）及其 95% 可信区间（CI）为效应值，计量资料采用均数差（MD）及其 95%CI 为效应值。合并各项研究结果前，采用 χ^2 检验，进行异质性分析，若 $P \geq 0.1$ 且 $I^2 \leq 50\%$，认为研究结果间无统计学异质性，采用固定效应模型，反之采用随机效应模型，并进一步分析异质性来源，在排除明显临床异质性的影响后，采用随机效应模型进行合并分析。明显异质性的文献，采用亚组分析或敏感性分析，或仅描述性分析。Meta 分析检验水准为 0.05。

2　结果

2.1　检索结果

按检索策略收集资料，共获得文献 136 篇，其中中国期刊全文数据库（CNKI）检出 54 篇，万方数据库（WF）检出 40 篇，维普数据库（VIP）检出 19 篇，中国生物医学文

摘数据库（CBM）检出 23 篇，PubMed、Embase、Cochrane Library 均未检索出相关研究。最终纳入文献 10 篇，均为中文文献。

2.2 纳入研究的基本特征

见表 1。

表 1　纳入研究的基本特征

纳入研究	样本数（T/C）	年龄/岁	治疗组（说明书用法）	对照组（用法）	疗程/d	结局指标
石燕 2009	60/60	0.5~8	小儿豉翘清热颗粒	利巴韦林颗粒 [10~15mg/（kg·d）]	3~5	①
王丽青 2010	55/50	1~9	小儿豉翘清热颗粒	利巴韦林颗粒 [15mg/（kg·d）]	3~4	①②
李书桃 2010	46/46	0.5~6	小儿豉翘清热颗粒	利巴韦林颗粒 [15mg/（kg·d）]	3~4	①②
江儒文 2011	78/70	2~10	小儿豉翘清热颗粒	利巴韦林颗粒 [12mg/（kg·d）]	4	①②④⑤
丁樱 2014	153/87	0.5~7	小儿豉翘清热颗粒	利巴韦林颗粒 [10mg/（kg·d）]	3	①②
王伟峰 2015	50/50	8 个月 ~4	小儿豉翘清热颗粒	利巴韦林颗粒 [10mg/（kg·d）]	3	①②⑤
华陈 2016	106/106	0.5~9	小儿豉翘清热颗粒	利巴韦林颗粒 [12mg/（kg·d）]	3	①②③④⑤
查岭 2017	50/50	1~11	小儿豉翘清热颗粒	利巴韦林颗粒 [10mg/（kg·d）]	—	①②③④
徐旭 2017	43/43	0.5~7	小儿豉翘清热颗粒	利巴韦林颗粒 [10mg/（kg·d）]	—	①②⑤
王兰芳 2017	34/34	0.5~4	小儿豉翘清热颗粒	利巴韦林颗粒 [10mg/（kg·d）]	3	⑤

注：①总有效率；②完全退热时间；③咳嗽消失时间；④咽痛消失时间；⑤不良反应。

2.3 研究风险偏倚评价

见表 2。

表 2　纳入研究的风险偏倚评价

作者	随机方法	分配隐藏	盲法		结果数据的完整性	选择性报告	其他偏倚来源
			患者与研究者	结局测量者			
石燕 2009	不清楚	不清楚	不清楚	不清楚	低风险	高风险	不清楚
王丽青 2010	不清楚	不清楚	不清楚	不清楚	低风险	高风险	不清楚
李书桃 2010	不清楚	不清楚	不清楚	不清楚	低风险	高风险	不清楚
江儒文 2011	不清楚	不清楚	不清楚	不清楚	低风险	不清楚	不清楚
丁樱 2014	不清楚	不清楚	不清楚	不清楚	高风险	高风险	不清楚
王伟峰 2015	不清楚	不清楚	不清楚	不清楚	低风险	不清楚	不清楚
华陈 2016	不清楚	不清楚	不清楚	不清楚	低风险	不清楚	不清楚
查岭 2017	低风险	不清楚	不清楚	不清楚	低风险	高风险	不清楚
徐旭 2017	低风险	不清楚	不清楚	不清楚	低风险	不清楚	不清楚

续表

作者	随机方法	分配隐藏	盲法		结果数据的完整性	选择性报告	其他偏倚来源
			患者与研究者	结局测量者			
王兰芳 2017	不清楚	不清楚	不清楚	不清楚	低风险	不清楚	不清楚

2.4 Meta 分析

2.4.1 退热总有效率

共纳入 10 个 RCT，包括 1250 例患儿。固定效应模型的 Meta 分析结果显示，小儿豉翘清热颗粒组退热总有效率高于对照组利巴韦林颗粒［RR=1.25，95%CI（1.18，1.32），$P < 0.00001$］，其 RD 及其 95%CI 为 0.17（0.13，0.22）。

2.4.2 完全退热时间

共 8 项研究报告了完全退热时间，经异质性分析，研究间存在统计学异质性（$P < 0.00001$，I^2=97%），采用随机效应模型合并分析，其效应值 MD 及 95%CI 为 –15.90（–20.44，–11.37）；考虑存在高度异质性，采用逐一排除法，进行敏感性分析，在排除 2 篇文献后，Q 检验及 I^2 显示，研究间无异质性，固定效应模型的 Meta 分析结果显示，小儿豉翘清热颗粒的完全退热时间少于对照组利巴韦林颗粒［MD=–19.58，95%CI（–20.6，–18.55），$P < 0.00001$］。

2.4.3 咳嗽消失时间

纳入 2 项研究，共 312 例患儿，固定效应模型（P=1.0，I^2=0%）分析结果显示，小儿豉翘清热颗粒的咳嗽消失时间少于对照组利巴韦林颗粒［MD=–27.36，95%CI（–34.49，–20.23）］。

2.4.4 咽痛消失时间

纳入 3 项研究，研究间存在异质性（$P < 0.00001$，I^2=98%），采用随机效应模型分析，其 MD 及 95%CI 为 –20.79（–40.28，–1.29）；敏感性分析，排除 1 篇文献后，研究间无异质性，固定效应模型的 Meta 分析结果显示，小儿豉翘清热颗粒的咽痛消失时间少于对照组利巴韦林颗粒［MD=–29.24，95%CI（–33.39，–25.09），$P < 0.00001$］。

2.5 安全性评价

共有 5 项研究报告了不良反应的发生情况，纳入患儿 614 例。其中小儿豉翘清热颗粒组 6 例（1.9%），表现为胃肠不适、多汗；对照组 12 例（3.9%），表现为胃肠不适、皮疹、多汗。未报告严重不良反应。

2.6 发表偏倚

对退热总有效率绘制漏斗图，进行发表偏移分析。漏斗图显示分布不完全对称，提示可能存在发表偏倚。

3 讨论

小儿急性上呼吸道感染通常是一种急性、自限性的病毒性上呼吸道疾病，多有不同程度的发热、鼻塞流涕、咳嗽、咽喉肿痛、头痛等症状。婴幼儿中，普通感冒的症状通常在第 2~3 天达到高峰，然后在 10~14 天逐渐改善，儿童或青少年则 5~7 天内会得到改善，且发热往往是引起儿童不适和家长最为关心的主要症状，故选择 3 天退热总有效率为重要的结局指标。利巴韦林是一种广谱强效的抗病毒药物，主要由核苷转运，干扰病毒的 RNA 和 DNA 合成，国内用于治疗多种病毒感染。小儿豉翘清热颗粒处方来源于全国著名老中医、儿科专家李少川教授，本品由连翘、淡豆豉、薄荷、荆芥、栀子（炒）、大黄、青蒿、赤芍、槟榔、厚朴、黄芩、半夏、柴胡、甘草组成，具有疏风解表、清热导滞之功效。主要用于小儿风热感冒夹滞证，症见发热咳嗽，鼻塞流涕，咽红肿痛，纳呆口渴，脘腹胀满，便秘或大便酸臭，溲黄，临床应用广泛。前期药效学试验结果，对酵母引起的大鼠发热和消毒牛奶所引起的家兔非感染性发热，也均有解热作用，并能增加便秘小鼠的排便数量，降低醋酸引起的小鼠扭体次数，提高小鼠水浴甩尾的痛阈值。

本次 Meta 分析，纳入近 10 年关于小儿豉翘清热颗粒治疗小儿急性上呼吸道感染的 RCT，共 1250 例患儿，其 Meta 分析结果表明，小儿豉翘清热颗粒在退热综合总有效率、完全退热时间、咳嗽消失时间、咽痛消失时间方面均优于对照组利巴韦林颗粒。完全退热时间的 Meta 分析中，8 篇研究报告了结局指标，发现研究间具有较大异质性；敏感性分析，排除 2 篇文献后，研究间异质性可忽略。两个分析结果一致，均显示试验组优于对照组，且差异具有统计学意义。异质性可能来源于体温监测间隔的不同或纳入人群发热严重程度的不同，但文献中未详细报告设计时点。安全性分析结果显示，两组的不良反应有胃肠道不适、多汗、皮疹，但无严重不良反应，且对照组不良反应例数明显多于小儿豉翘清热颗粒组。

本次 Meta 分析的局限性：1）纳入的文献仅 10 篇，数量较少，所有文献均未报告样本量估算的方法；2）10 篇文献中仅 2 篇描述了随机产生的方法，其余仅提及随机，分配隐藏的方法、盲法实施均未具体描述，仅 1 篇文献描述了脱落情况，导致风险偏倚无法全面评估；3）全部研究均未描述体温监测时点以及疗程结束后的随访时点；4）多数文献基线情况描述不全，对普通感冒症状（如发热、咳嗽、咽痛、鼻塞流涕）严重程度的评价，未详细描述。

综上可以认为，小儿豉翘清热颗粒治疗小儿急性上呼吸道感染效果优于利巴韦林颗粒，且安全性良好，但仍需要高质量文献予以验证。

【评介】

小儿豉翘清热颗粒是根据津沽名老中医李少川教授临床验方而研制的中药新药，由银翘散以及达原饮加减化裁而成，对于儿童急性上呼吸道感染具有较好疗效。本文由胡思源教授博士研究生马延宁执笔，硕士研究生仇雅朋和张婵婵等参与工作，发表于《亚太传统医药》2020 年 3 月第 16 卷第 3 期。研究结果提示，小儿豉翘清热颗粒治疗小儿急性上呼吸道感染疗效优于利巴韦林颗粒，且安全性良好。

（白思远）

三、金莲清热泡腾片治疗小儿急性上呼吸道感染的 Meta 分析

【摘要】

目的：以利巴韦林为对照药，系统评价金莲清热泡腾片治疗小儿急性上呼吸道感染的有效性和安全性。**方法**：计算机检索中国期刊全文数据库（CNKI）、中国生物医学文献数据库（CBM）、万方数据库、中文科技期刊全文数据库（VIP）、PubMed、Embase、Cochrane Library 有关金莲清热泡腾片治疗小儿急性上呼吸道感染的随机对照试验和半随机对照试验，检索时限均为从建库至 2016 年 12 月，采用 RevMan5.3 软件进行 Meta 分析。**结果**：共纳入 7 项研究，入选 782 例患者，其中金莲清热泡腾片组 392 例，利巴韦林组 390 例。Meta 分析结果显示：金莲清热泡腾片在疾病总有效率 [RR=1.26，95%CI=（1.18，1.34），$P < 0.00001$]、缩短热程 [MD=−1.54，95%CI=（−1.79，−1.30），$P < 0.00001$]、咳嗽消失时间 [MD=−1.53，95%CI=（−1.79，−1.27），$P < 0.00001$]、咽痛消失时间 [MD=−1.29，95%CI=（−1.88，−0.70），$P < 0.0001$] 和咽充血消失时间 [MD=−2.80，95%CI=（−3.11，−2.49），$P < 0.00001$] 方面均优于利巴韦林组，差异有统计学意义。金莲清热泡腾片组有 3 例出现轻度腹泻。**结论**：金莲清热泡腾片治疗小儿急性上呼吸道感染临床应用安全，在疾病总有效率、缩短热程和单项症状消失时间等方面均较好于利巴韦林。但由于纳入研究的局限，上述结论仍需设计严谨、大样本的随机对照临床试验加以验证。

【正文】

小儿急性上呼吸道感染简称"上感"，是指喉部以上，上部呼吸道鼻和咽部的急性感染，是儿童常见的呼吸道疾病之一。其病因多为病毒感染，根据主要感染部位的不同可诊断为急性鼻炎、急性咽炎和急性扁桃体炎等，病程均呈自限性。本病可分为一般类型急性上呼吸道感染和特殊类型的急性上呼吸道感染（疱疹性咽峡炎和咽结合膜热），临床表现多为鼻塞、流涕、喷嚏、咽痛、咳嗽，甚至发热、头痛、结膜炎等。西医治疗本病多以对症处理为主，同时注意休息，适当补充水分、保持室内通风，可早期应用利巴韦林等抗病毒药。中医治疗上呼吸道感染主要根据不同证型的临床表现进行辨证论治。中药治疗本病具有改善患者全身症状、缩短病程和缩短热程等作用。金莲清热泡腾片由金莲花、大青叶、生石膏、知母、生地黄、玄参和苦杏仁组成，具有清热解毒、利咽生津、止咳祛痰的作用，已有临床研究显示该药治疗小儿急性上呼吸道感染的疗效显著。通过检索金莲清热泡腾片治疗小儿急性上呼吸道感染的临床试验，采用 Cochrane 系统评价的方法评价其相较于利巴韦林的有效性和安全性，为该药在儿科的临床应用提供循证医学证据。

1 资料与方法

1.1 纳入标准

研究类型：金莲清热泡腾片治疗小儿急性上呼吸道感染的临床随机对照试验或半随机

对照试验，无论是否采用盲法，其病例数至少每组 20 例，限中文或英文文献。

研究对象：符合《儿科学》或《诸福棠实用儿科学》关于急性上呼吸道感染或疱疹性咽峡炎的诊断标准。年龄＜16 岁，病程不限。

干预措施：一组为金莲清热泡腾片，另一组为利巴韦林。疗程不限。

结局指标：参照《中药新药临床研究指导原则（试行）》拟定，或符合《小儿急性上呼吸道感染中药新药临床试验设计与评价技术指南》所描述的相关疗效性和安全性指标，包含疾病有效率、中医证候有效率、缩短热程、单项症状（咳嗽、咽痛、疱疹、咽部充血和咽部疱疹等）消失时间和临床不良反应发生率等。

1.2 排除标准

1）重复发表的文献；2）综述、叙述性研究、动物实验及药理学、药动学等非临床试验；3）无本研究所拟定的结局指标；4）信息不完整，无法获取所需数据的文献；5）统计方法不恰当或数据有误的文献。

1.3 检索策略

文献来源：计算机检索中国期刊全文数据库（CNKI）、中国生物医学文献数据库（CBM）、万方数据库、中文科技期刊全文数据库（VIP）、PubMed、Embase、Cochrane Library。检索时间均为该数据库建库到 2016 年 12 月。

检索词：中文检索词为"金莲清热泡腾片""急性上呼吸道感染""感冒""疱疹性咽峡炎"；英文为"Jinlian Qingre effervescent tablet""acute upper respiratory tract infection""common cold""herpangina"。

以 CNKI 和 PubMed 为例，CNKI 检索策略：#1 金莲清热泡腾片；#2 急性上呼吸道感染或感冒或疱疹性咽峡炎；#3#1AND#2。PubMed 检索策略：#1jinlianqingre effervescent tablet；#2（acute upper respiratory tract infection）OR（common cold）OR（herpangina）；#3#1AND#2。

1.4 文献筛选、资料提取与质量评价

由两名研究者独立根据纳入和排除标准筛选文献，并交叉核对结果，如遇分歧，则与第三位研究者共同讨论决定。资料提取的内容主要有：1）纳入研究的基本信息，包括研究题目、第一作者、发表时间等；2）研究文献的特征，包括研究设计类型、样本量、各组例数、干预措施、疗程、疗效性和安全性评价指标等。缺乏的资料应尽量与作者联系予以补充。

纳入研究的方法学质量按改良的 Jadad 量表法进行评价，≥ 4 分视为高质量。质量评价由两位研究者独立进行，若遇分歧，则与第三位研究者共同讨论决定。

1.5 统计学处理与分析

采用 RevMan5.3 软件进行 Meta 分析。二分类变量采用相对危险度（risk ratio，RR），连续性变量采用加权均数差（mean difference，MD）。$P \leq 0.05$ 为差异有统计学意义。以上效应量均用 95% 可信区间（confidence interval，CI）表示。首先对纳入的各研究进行异质性分析，当研究结果之间无统计学异质性（$P > 0.1$，$I^2 \leq 50\%$）时，各结果之间的合并采用固定效应模型分析；反之则应分析异质性来源，在排除明显临床异质性的影响后，采用随机效应模型进行 Meta 分析。对于存在较高异质性的研究，可通过文献逐一排除法进行敏感性分析或亚组分析，以评价异质性来源。文章潜在的发表性偏倚采用"漏斗图"分析。

2　结果

2.1　文献检索结果

初检共获得相关文献 316 篇，各数据库的文献数量分别为：CNKI（n=206）、CBM（n=30）、万方数据库（n=40）、VIP（n=37）、PubMed（n=1）、Embase（n=1）、Cochrane Library（n=1）。通过阅读文献标题和摘要，剔重、筛除不符合标准的 300 篇，获得候选文献 16 篇，根据纳入和排除标准进行全文重筛后，最终纳入 7 篇文献。

2.2　纳入研究的基本特征和质量评价

共纳入 782 例患者，其中金莲清热泡腾片组 392 例，利巴韦林组 390 例，最小样本量为 80，最大样本量为 144。入选的 7 项随机对照临床试验改良 Jadad 评分均较低。纳入研究的基本特征见表 1，其中 T 为试验组、C 为对照组，有效性指标分为 4 个方面：疾病总有效率、缩短热程、单项症状（咳嗽或咽痛或咽充血或咽部疱疹）消失时间、白细胞（WBC）复常时间。纳入研究的质量评价结果见表 2。

表 1　纳入研究的基本特征

纳入研究	适应证	样本量（T/C）	试验用药	对照药	年龄/岁	疗程/d	有效性指标
张蓓 2014	疱疹性咽峡炎	80（40/40）	金莲清热泡腾片	利巴韦林颗粒	1~4	5	①
钟玉 2013	急性上呼吸道感染	120（60/60）	金莲清热泡腾片	利巴韦林	0.5~10	3~5	①②③④
瞿艳红 2013	急性上呼吸道感染	144（72/72）	金莲清热泡腾片	利巴韦林	T: 6.2 ± 0.51　C: 6.3 ± 0.44	5	①②③④
瞿艳红 2013	疱疹性咽峡炎	108（54/54）	金莲清热泡腾片	利巴韦林颗粒	0.58~6	5	①
于祥 2012	疱疹性咽峡炎	120（61/59）	金莲清热泡腾片	利巴韦林颗粒	不详	5	①
肖苗苗 2012	疱疹性咽峡炎	84（42/42）	金莲清热泡腾片	利巴韦林颗粒	0.67~6	3	①
李竹英 2011	急性上呼吸道感染	126（63/63）	金莲清热泡腾片	利巴韦林	0.5~8	3~5	①②③④

表 2　纳入研究的质量评价

纳入研究	样本量计算	随机方法	盲法	分配隐藏	剔除脱落	Jadad评分/分	意向性分析	基线是否可比
张蓓 2014	未描述	按就诊顺序	未描述	未描述	未描述	1	未描述	是
钟玉 2013	未描述	抽签	未描述	未描述	未描述	2	未描述	是
瞿艳红 2013	未描述	未描述	未描述	未描述	未描述	1	未描述	是
瞿艳红 2013	未描述	未描述	未描述	未描述	未描述	1	未描述	是

续表

纳入研究	样本量计算	随机方法	盲法	分配隐藏	剔除脱落	Jadad评分 / 分	意向性分析	基线是否可比
于祥2012	未描述	按就诊顺序	未描述	未描述	未描述	1	未描述	未描述
肖苗苗2012	未描述	未描述	未描述	未描述	未描述	1	未描述	是
李竹英2011	未描述	抽签	未描述	未描述	未描述	2	未描述	是

2.3 疗效分析

2.3.1 疾病总有效率

纳入研究均评价了疾病总有效率，由于各研究的疗效评定标准存在差异，因此在计算疾病总有效率时，将文中评估为治愈、显效和有效者均视为有效，无效者视为无效，从而转化为二分类变量。异质性检验显示总体研究间无统计学异质性（$P=0.73$，$I^2=0\%$），采用固定效应模型进行 Meta 分析。结果显示，两组间比较差异有统计学意义［RR=1.26，95%CI=（1.18，1.34），$P < 0.00001$］。以不同的适应证为因素，分为急性上呼吸道感染组和疱疹性咽峡炎组进行亚组分析，两亚组研究间均无统计学异质性。急性上呼吸道感染组的结果显示，两组比较差异有统计学意义［RR=1.25，95%CI=（1.15，1.37），$P < 0.00001$］；疱疹性咽峡炎组的结果显示，两组比较差异有统计学意义［RR=1.26，95%CI=（1.15，1.38），$P < 0.00001$］。表明金莲清热泡腾片在提高急性上呼吸道感染和疱疹性咽峡炎的疾病总有效率方面均较好于利巴韦林。

2.3.2 缩短热程

有 3 项研究评价了热程变化情况。异质性检验显示各研究间无统计学异质性（$P=0.76$，$I^2=0\%$），选用固定效应模型进行 Meta 分析。结果显示，两组间比较差异有统计学意义［MD=−1.54，95%CI=（−1.79，−1.30），$P < 0.00001$］，表明金莲清热泡腾片相比于利巴韦林，可缩短热程。

2.3.3 咳嗽消失时间

有 3 项研究评价了咳嗽消失时间。各研究间无统计学异质性（$P=0.79$，$I^2=0\%$），选用固定效应模型。Meta 分析结果显示，两组间比较差异有统计学意义［MD=−1.53，95%CI=（−1.79，−1.27），$P < 0.00001$］，表明金莲清热泡腾片相比于利巴韦林，可缩短咳嗽消失时间。

2.3.4 咽痛消失时间

有 3 项研究评价了咽痛消失时间。异质性检验显示各研究间有统计学异质性（$P=0.02$，$I^2=75\%$），采用随机效应模型进行 Meta 分析。结果显示，两组间比较差异有统计学意义［MD=−1.29，95%CI=（−1.88，−0.70），$P < 0.0001$］，表明金莲清热泡腾片相比于利巴韦林，可缩短咽痛消失时间。

2.3.5 咽充血消失时间

有 3 项研究评价了咽充血消失时间。异质性检验显示各研究间无统计学异质性（$P=0.67$，$I^2=0\%$），选用固定效应模型进行 Meta 分析。结果显示，两组间比较差异有统计学意义［MD=−2.80，95%CI=（−3.11，−2.49），$P < 0.00001$］，表明金莲清热泡腾片相比于利巴韦林，可缩短咽部充血消失时间。

2.4 不良反应分析

纳入研究中，有 5 项研究叙述了不良反应发生情况。其中 1 项表示未出现不良反应，2 项研究的金莲清热泡腾片组出现了 3 例轻度腹泻，4 项研究的利巴韦林组出现了 2 例皮疹、4 例纳差、2 例恶心呕吐和 3 例未描述具体临床表现的不良反应。

2.5 敏感性分析

对于异质性较大（$I^2 > 50\%$）者，进行敏感性分析。采用改变合并效应量统计分析模型、去除权重最大的研究和逐一排除纳入研究 3 种方法进行敏感性分析。

结果显示，疾病总有效率、缩短热程和咽痛消失时间等的统计结果并未发生改变，提示以上 Meta 分析结果相对稳定。其中，咽痛消失时间经排除钟玉的研究后，异质性检验显示各研究间无统计学异质性，经分析，其异质性来源于标准差相对其他 2 篇文献差异较大。

2.6 发表偏倚分析

对以疾病总有效率为结局的研究进行倒漏斗图分析结果显示，该图不呈标准倒漏斗型分布，提示可能存在一定的发表性偏倚。

3 讨论

急性上呼吸道感染属中医学"外感"范畴，运用中药治疗本病具有临床疗效好、起效时间快、服用方便和不良反应少等优势。金莲清热泡腾片主治外感热证，适用于流行性感冒，上呼吸道感染症见高热、口渴、咽干、咽痛、咳嗽、痰稠者。本研究共纳入 7 项随机对照研究，共 782 例患儿进行 Meta 分析，其中金莲清热泡腾片组 392 例，利巴韦林组 390 例。对于有效性的分析结果显示，在提高疾病总有效率、缩短热程和缩短单项症状（咳嗽、咽痛、咽充血）消失时间方面，两组间比较差异均有统计学意义，且金莲清热泡腾片组均较好于利巴韦林组。对于安全性分析结果显示，在临床不良反应方面，金莲清热泡腾片组出现了 3 例轻度腹泻，而利巴韦林组则报道了 2 例皮疹、4 例纳差、2 例恶心呕吐。另外，有研究显示应用利巴韦林治疗儿童呼吸道感染后的不良反应率为 7.87%~8.82%，其构成比依次为变态反应、血液系统及消化系统，与本研究中报道的不良反应相似。

由于纳入文献数量较少，且质量普遍偏低，本次研究尚有一定局限性：1）纳入研究均为中文文献，且未检索出待发表的文献和筛选出英文文献，提示可能存在一定的发表偏倚和语言偏倚，影响结果的外推性。2）多数作者未在文章中对随机方法进行具体描述，仅有 2 篇文献使用抽签方法进行随机分组。3）纳入文献均未提出如何实施盲法和分配隐藏。4）各项研究的疗程不同，纳入文献疗程设置波动在 3~5 天，其疗程的不同可能会对相关疗效结果的判定产生影响。5）4 篇研究治疗疱疹性咽峡炎的疾病疗效评价标准不统一。6）各项研究均未探索该药对中医证候的疗效。

为此，笔者对金莲清热泡腾片未来的临床研究提出以下建议：1）提高研究方法学质量，开展大样本、多中心的随机对照双盲临床试验。2）治疗小儿急性上呼吸道感染中药的临床定位可分为缩短热程、改善病情和缓解症状，开展临床使用前应明确该药的临床定位，合理制定疗程，具体可参照相关指南拟定。3）采用合理与权威的疗效判定标准和客观评价指标，并根据试验目的，选定主要和次要结局指标，对试验药物进行有效性和安全性判定。4）根据该药的功能主治和临床用药现状，突出相应的品种优势或适应证候，如在即时解热作用方面，能否广泛应用于治疗各种感冒的中医证候等。

综上所述，金莲清热泡腾片相较于利巴韦林治疗小儿急性上呼吸道感染具有较好疗效，且安全性较高。期望开展更多高质量的多中心、前瞻性、随机、双盲对照临床试验以进一步验证其有效性和安全性。

【评介】

金莲清热泡腾片是天津中盛海天制药有限公司生产的中成药，具有清热解毒、利咽生津、止咳祛痰之功效，主治外感热证。受生产企业委托，胡思源教授硕士研究生李井峰、武建婷、徐强等，对该药治疗小儿急性上呼吸道感染的 RCT 文献进行系统评价和分析，以形成更高级别证据。本文由团队成员钟成梁老师执笔，发表于《药物评价研究》2017 年 3 月第 40 卷第 3 期。研究结果提示，金莲清热泡腾片相较于利巴韦林治疗小儿急性上呼吸道感染具有较好疗效，且安全性较高。

（白思远）

四、健儿清解液治疗儿童上呼吸道感染的系统评价和 Meta 分析

【摘要】

目的： 系统评价健儿清解液治疗儿童上呼吸道感染的有效性、安全性和经济性。**方法：** 计算机检索中国期刊全文数据库（CNKI）、中文科技期刊全文数据库（VIP）、万方数据知识服务平台、中国生物医学文摘数据库（CBM）、PubMed、Embase 和 Cochrane library，检索时间均为建库至 2021 年 8 月。采用 Cochrane 风险偏倚评估工具评价纳入研究的质量，使用统计软件 Revman 5.4 进行 Meta 分析。**结果：** 共纳入 13 项 RCT，共计 1980 例患儿，其中健儿清解液组 977 例，其他药物治疗组 1003 例。Meta 分析结果显示：健儿清解液联合常规治疗可提高疾病总有效率［RR=1.19，95%CI（1.03，1.39），P=0.02］，且单用健儿清解液疗效均优于利巴韦林［RR=1.25，95%CI（1.15，1.36），$P < 0.00001$］和清热解毒类中成药［RR=1.20，95%CI（1.11，1.29），$P < 0.00001$］，但与清热导滞类中成药（豉翘清热颗粒）相比，后者治疗总有效率更高［RR=0.81，95%CI（0.73，0.89），$P < 0.0001$］。与常规治疗组和利巴韦林组相比，健儿清解液组能明显缩短退热时间［MD= −1.18，95%CI（−1.43，−0.92），$P < 0.00001$］。健儿清解液组与其他治疗组不良反应发生率差异无统计学意义［RR=0.33，95%CI（0.01，9.28），P=0.51］。**结论：** 健儿清解液治疗急性上呼吸道感染有较好疗效，受纳入研究的数量和质量限制，仍需开展更多高质量随机

对照临床试验以进一步验证。建议在有效性的基础上，开展更多关于经济性的研究。

【正文】

急性上呼吸道感染（acute upper respiratory infection，AURI）是以鼻腔、咽或喉部急性炎症为特征的常见呼吸系统疾病。病原体以病毒为主，儿童中，以幼儿期发病率为最高，到学龄期逐渐减少。由于年龄、病原体和机体抵抗力不同，本病症状轻重不一，临床可见发热、鼻塞、流涕、干咳、咽痒、咽痛等症状，婴幼儿起病急，全身症状较重，常伴有消化道症状，如呕吐和腹泻。目前尚无针对普通感冒的特异性抗病毒药物，西医治疗多以对症治疗为主。近年来，多项研究表明中成药治疗急性上呼吸道感染有效性和安全性较好，且便于携带，方便服用。

健儿清解液由银翘散、桑菊饮和保和丸加减化裁而来，包括金银花、菊花、连翘、山楂、苦杏仁和陈皮6味药，具有清热解毒、消滞和胃的功效，主要用于治疗儿童咳嗽咽痛、食欲不振、脘腹胀满等症。该药口感香甜微酸，易于被儿童接受，且临床应用20余年，积累了丰富经验。研究表明，健儿清解液治疗上呼吸道感染伴有消化道症状的患儿疗效显著，《中成药治疗优势病种临床应用指南》将其推荐用于小儿上感咳嗽伴呕吐。本研究采用系统评价和 Meta 分析方法，对健儿清解液治疗上呼吸道感染的有效性、安全性进行评价，以期为临床实践提供更加客观的证据。

1 资料与方法

本研究已在 PROSPERO 数据库中注册，注册号为 CRD42021274693。

1.1 纳入标准

1）研究类型：随机对照试验，语种为中文或英文文献。2）研究对象：诊断为儿童急性上呼吸道感染（包括特殊类型上感），年龄小于18岁，其病程、性别、地区不限。3）干预措施：一组采用健儿清解液治疗，另一组采用中成药或西药治疗；或一组采用健儿清解液联合常规治疗，一组采用常规治疗，其中常规治疗包括抗感染、退热等对症治疗。4）结局指标：主要结局指标为疾病总有效率，总有效率=（痊愈例数＋显效例数＋有效例数）/总人数×100%；次要结局指标为退热时间、疾病痊愈时间、单项症状消失时间、单项症状消失率、中医证候疗效等；安全性指标为不良反应发生率。

1.2 排除标准

1）重复发表（保留年份较早的一篇）、无法获取全文的文献；2）对照组为外用药物；3）临床观察、综述、动物实验及药理学、药动学类文献；4）试验设计或统计方法不恰当，或数据有误的文献。

1.3 文献来源及检索策略

计算机检索中国期刊全文数据库（CNKI）、中文科技期刊全文数据库（VIP）、万方数据知识服务平台、中国生物医学文摘数据库（CBM）、PubMed、Embase、Cochrane library，检索时间均为建库至2021年8月。中文检索词包括"健儿清解液""急性上呼吸道感染""感冒""疱疹性咽峡炎"等；英文检索词包括"Jianer Qingjie liquid""upper respiratory tract""common cold""herpetic angina"等。检索策略根据各数据库进行调整。

1.4 文献筛选与资料提取

两名研究者根据纳排标准对文献进行独立筛选和资料提取，并交叉核对。若存在分歧，则通过协商或由第三方裁定。资料提取表主要内容包括：1）纳入研究的基本信息，包括研究题目、第一作者、发表时间、发表期刊等；2）研究文献的特征，包括样本量、诊断标准、年龄、干预措施、用法用量、疗程等；3）评估偏倚风险的关键要素；4）结局指标。

1.5 纳入研究的偏倚风险评价

由两名研究者独立对纳入研究进行偏倚风险评估，采用 Cochrane 偏倚风险评估工具，包括以下 7 个条目：1）随机分配序列的生成；2）分配隐藏；3）对受试者、研究人员施盲；4）对结局评估员施盲；5）结果数据不完整；6）选择性报告结果；7）偏倚的其他来源。

1.6 统计学分析

采用 RevMan 5.4 软件进行 Meta 分析。二分类变量采用相对危险度（risk ratio，RR）作为效应指标，连续性变量采用均数差（mean difference，MD）作为效应指标。采用 95% 可信区间（confidence interval，CI）表示各效应量的区间估算，$P < 0.05$ 表示差异具有统计学意义。采用 χ^2 检验对纳入研究的异质性进行分析，结合 I^2 定量判断异质性大小。若研究结果间无统计学异质性（$P > 0.10$，$I^2 \leqslant 50\%$），采用固定效应模型进行 Meta 分析；若研究结果间存在统计学异质性（$P \leqslant 0.10$，$I^2 > 50\%$），则通过分析异质性来源，排除其影响后，采用随机效应模型进行 Meta 分析。对异质性高的研究采用敏感性分析或亚组分析等方法进行处理，或只采用描述性分析。若纳入文献数量大于 10 篇，则采用"漏斗图"进行发表偏倚分析，并使用 Stata 16.0 软件的 Egger's Test 进行定量分析。

2 结果

2.1 文献检索结果

初检共获得相关文献 69 篇，去重后获得文献 28 篇。根据纳入与排除标准，阅读题目和摘要后初筛获得文献 22 篇，阅读全文后复筛，最终纳入 13 项 RCT。

2.2 纳入研究的基本特征

纳入的 13 项研究中，共 1980 例患儿。其中健儿清解液组 977 例，其他药物治疗组 1003 例，最小样本量为 52 例，最大样本量为 386 例。纳入研究的基本特征见表 1。

2.3 纳入研究的偏倚风险评估

13 项研究中，1 项研究采用计算机产生的随机数字进行随机，1 项研究采用摸球法，均评价为低偏倚风险，其余仅提及随机，偏倚风险评估为不清楚。1 项研究采用中心分配，评价为低偏倚风险，其余研究均未描述分配隐藏。4 项研究剂型不同，2 项研究给药途径不同，3 项研究对照组为常规治疗，且未提及盲法，实施偏倚判定为高风险，其余为不清楚。所有研究均无充分信息判断是否对结局评估者实施盲法，判定为不清楚。13 项研究均无缺失数据，随访偏倚判定为低风险。所有研究均无足够的信息评价是否存在其他重要偏倚风险，判定为不清楚。

表1　纳入研究的基本特征

纳入研究	病例数（试验组/对照组）	干预措施	对照措施	年龄范围/岁	平均年龄/岁	病程范围/d	平均病程/d	疗程/d	结局指标
范玉金 2007	280（142/138）	健儿清解液	小儿速效感冒冲剂	0.5~11	NA	≤3d	NA	3	①⑤
周建 2003	52（26/26）	健儿清解液	抗病毒口服液	0.5~5	NA	≤3d	NA	3	①⑤
王平道 2001	140（74/66）	健儿清解液	板蓝根冲剂	0.42~14	NA	NA	NA	3	①⑤
时毓民 1998	151（107/44）	健儿清解液	复方大青叶口服液	0.5~12	NA	NA	NA	3	①
王宝力 1998	61（31/30）	健儿清解液	清热解毒口服液	0.5~3	1.93±1.11	NA	NA	3	①⑤
袁斌 2017	386（126/260）	健儿清解液	小儿豉翘清热颗粒	T: 1~13 C: 0~14	T: 3.94±2.65 C: 4.47±2.98	T: 0~2 C: 0~2	T: 1.33±0.58 C: 1.23±0.67	3	①
王巍 2019	160（80/80）	健儿清解液	小儿豉翘清热颗粒	T: 0.5~6 C: 0.58~6	T: 3.4±0.5 C: 3.3±0.6	T: 4~14 C: 3~14	T: 9.2±1.1 C: 9.3±1.2	4	①⑤
周丽芳 2016	92（45/47）	常规治疗＋健儿清解液	常规治疗	NA	T: 2.22±0.26 C: 2.20±0.24	NA	NA	3	⑥
刘红霞 2010	66（35/31）	常规治疗＋健儿清解液	常规治疗	0~6	2.5±1.4	≤3d	NA	3	①⑤
吴晔 2009	60（30/30）	常规治疗＋健儿清解液	常规治疗	NA	NA	NA	NA	NA	①②③⑤
厉敏香 2006	170（100/70）	健儿清解液	利巴韦林（肌内注射）	T: 0.67~13 C: 0.5~12	T: 6 C: 5	NA	NA	5~7	①②③
张霞 2008	170（85/85）	健儿清解液	利巴韦林（肌内注射）	0.25~6	3.0±1.6	NA	NA	3	①⑤
冯江生 2005	192（96/96）	健儿清解液	利巴韦林（肌内注射）	0.25~6	3.3±1.6	NA	NA	3	④⑤

注：T为试验（健儿清解液）组，C为对照组。NA表示未提及。结局指标：①疾病总有效率；②退热时间；③单项症状（咳嗽或咽痛或咽部血疱或咽部疱疹）消失时间；④单项症状消失率；⑤安全性；⑥经济性。

2.4 Meta 分析结果

2.4.1 疾病总有效率

12 项研究评价了疾病总有效率，共 1888 例患儿。各研究间疗效判定标准不同，故计算疾病总有效率时，将等级数据转化为二分类数据，即治愈、显效和有效都视为"有效"，无效视为"无效"。异质性检验结果示总体研究间统计学异质性较大（$P < 0.00001$，I^2=79%），采用随机效应模型进行 Meta 分析［RR=1.14，95%CI（1.02，1.26）］，两组间比较差异具有统计学意义（P=0.02）。因对照组干预措施不同，故采用亚组分析，分为中成药组、利巴韦林组和常规治疗组。利巴韦林组间无统计学异质性［RR=1.25，95%CI（1.15，1.36），P=0.84，I^2=0%］，结果显示使用健儿清解液的总有效率高于利巴韦林，差异有统计学意义（$P < 0.00001$）；常规治疗组间无统计学异质性［RR=1.19，95%CI（1.03，1.39），P=0.72，I^2=0%］，结果显示健儿清解液联合常规治疗的总有效率高于常规治疗，差异有统计学意义（P=0.02）；中成药组的结果显示，研究间统计学异质性较大［RR=1.07，95%CI（0.91，1.26），$P < 0.00001$，I^2=85%］，两组间比较差异没有统计学意义（P=0.40）。经分析发现，其中 2 项研究效应量与其他研究相差较大，对照组干预措施均为豉翘清热颗粒，可能是异质性来源，对中成药组进一步做亚组分析。结果显示，豉翘清热颗粒组间无统计学异质性［RR=0.81，95%CI（0.73，0.89），P=0.32，I^2=0%］，表明豉翘清热颗粒的总有效率高于健儿清解液，两组间比较差异有统计学意义（$P < 0.0001$）；其他中成药组间无统计学异质性［RR=1.20，95%CI（1.11，1.29），P=0.92，I^2=0%］，表明健儿清解液的总有效率高于其他中成药，差异有统计学意义（$P < 0.00001$）。

2.4.2 退热时间

2 项研究评价了退热时间，共 230 例患儿。异质性检验显示各研究间无统计学异质性（P=0.80，I^2=0%），选用固定效应模型进行 Meta 分析。结果显示［MD=-1.18，95%CI（-1.43，-0.92）］，差异具有统计学意义（$P < 0.00001$），表明健儿清解液能明显缩短退热时间。

2.4.3 单项症状消失时间

1 项研究报道了疱疹消失时间，共 60 例患儿，结果显示，健儿清解液联合常规治疗能有效缩短疱疹消失时间［MD=-1.70，95%CI（-2.10，-1.30），$P < 0.00001$］。1 项研究报道了咳嗽、咽痛、咽充血消失时间，共 170 例患儿。健儿清解液与利巴韦林相比较，结果显示健儿清解液能有效缩短咳嗽消失时间［MD=-1.30，95%CI（-1.78，-0.82），$P < 0.00001$］，有效缩短咽痛消失时间［MD=-1.27，95%CI（-1.64，-0.90），$P < 0.00001$］，还能有效缩短咽充血消失时间［MD=-1.02，95%CI（-1.50，-0.54），$P < 0.0001$］。健儿清解液在治疗咳嗽、咽痛、咽充血方面效果优于利巴韦林。

2.4.4 单项症状消失率

1 项研究报道了单项症状消失率，共 192 例患儿。结果显示，健儿清解液与利巴韦林相比，能明显改善发热症状［RR=1.44，95%CI（1.13，1.85），P=0.004］，改善咽喉肿痛症状［RR=1.11，95%CI（1.01，1.23），P=0.03］，显著改善呕吐、腹泻症状［RR=1.73，95%CI（1.33，2.24），$P < 0.0001$］，还能显著改善咳嗽咳痰症状［RR=1.60，95%CI（1.27，2.02），$P < 0.0001$］；对于口腔糜烂症状，两组差异无统计学意义［RR=1.33，

95%CI（0.74，2.39），*P*=0.34］。健儿清解液在治疗发热、咽喉肿痛、呕吐、腹泻、咳嗽、咯痰方面效果优于利巴韦林，对于口腔糜烂的疗效与利巴韦林没有差异。

2.4.5 安全性评价

9 项研究报道了不良反应发生情况，共 1181 例患儿。6 项研究均未出现不良反应。健儿清解液组有 1 项研究报道出现 15 例腹泻；对照组有 3 项研究报道了不良反应，其中，1 项研究显示豉翘清热颗粒出现 4 例腹泻，1 项研究显示小儿速效感冒冲剂出现 5 例嗜睡、3 例皮疹、2 例烦躁不安，1 项研究显示抗病毒口服液出现 4 例轻度腹泻。Meta 分析结果显示，两组不良反应发生率差异无统计学意义［RR=0.33，95%CI（0.01，9.28），*P*=0.51］。

2.4.6 经济性评价

1 项研究报道了住院天数及住院总费用，共 92 例患儿。结果显示，健儿清解液与常规治疗相比，能够缩短住院天数［MD=-1.6，95%CI（-2.5，-0.70），*P*=0.0005］，降低住院费用［MD=-937.50，95%CI（-1382.34，-492.66），*P* < 0.0001］。

2.5 敏感性分析

采用逐一排除纳入研究的方法进行敏感性分析，结果显示与未排除之前相比较，无明显差异，提示以上分析结果较稳定。

2.6 发表偏倚

对以疾病总有效率为结局指标的研究进行发表偏倚检验，采用倒漏斗图分析，Egger's Test 显示 *P*=0.4475 > 0.05，提示无发表偏倚。

3 讨论

西医学认为急性上呼吸道感染多因病毒所致，为自限性疾病，目前仍没有特异性抗病毒药物，故以对症治疗、缓解症状为主。感染后患儿因抵抗力降低，常合并细菌感染，使病情加重或出现并发症，故抗生素也被广泛应用于上呼吸道感染患儿中。但不合理使用和滥用抗生素，易产生耐药性和毒副作用等危害。与西医相比，中医药在治疗上呼吸道感染方面具有临床优势，通过抗病毒、抑菌、调节机体免疫功能等作用，能有效缓解症状、提高疗效、缩短病程、减少并发症发生率。其中，中成药因携带和服用简便、生产制作标准严格且具有一定疗效，临床应用更加广泛。但治疗儿童上呼吸道感染中成药品种繁多，功能相近，令人难以选择，需要更多高质量的 RCT 和系统评价提供证据，以支持临床决策。

本研究共纳入 13 个随机对照试验，共 1980 例患儿，其中健儿清解液组 977 例，其他药物治疗组 1003 例。有效性分析结果显示，在提高疾病总有效率、缩短热程方面，两组比较差异有统计学意义，且健儿清解液组均优于利巴韦林组和常规治疗组。与其他中成药相比，健儿清解液组总有效率高于清热解毒类中成药组，豉翘清热颗粒组总有效率高于健儿清解液组，差异有统计学意义。健儿清解液在治疗发热、咳嗽、咽喉肿痛、呕吐、腹泻、咳痰方面优于利巴韦林。安全性分析结果显示，两组不良反应发生率差异无统计学意义。经济性评价结果显示，相比于常规治疗，加用健儿清解液能减少住院天数和费用。

本研究中发现的问题：健儿清解液的用法用量不统一，可能是由于说明书用量不明确、临床应用以人用经验为主，建议今后开展相关研究进一步明确儿童用法用量。部分研究将对照组选择为利巴韦林，根据《中国儿童普通感冒规范诊治专家共识（2013 年）》相关内容，应谨慎选择抗病毒药物治疗儿童普通感冒。此外，利巴韦林更适合用于呼吸道合胞病毒引起的病毒性肺炎与支气管炎等，故将其作为对照组既不符合用药规范，也无法准确评估健儿清解液的疗效。大部分研究存在有效性观察指标单一、定义不明确等问题，建议参考相关评价指南，根据试验目的选择合适的主要观察指标，突出药物特点。

本研究的局限性：1）纳入研究样本量较小，大样本、多中心 RCT 试验较少，且研究质量不高；2）大部分研究未描述随机方法和分配隐藏；3）所有研究均未提出如何实施盲法，可能产生一定的偏倚，影响结果可靠性；4）各研究间的用法用量和疗程不同，疗效判定标准不统一，可能对疗效结果产生影响；5）大多数研究报道了疾病总有效率，但对于其他重要指标未予以详细报道。

对于临床的进一步研究，笔者提出以下建议：1）开展大样本、多中心、随机对照双盲试验，提高临床研究的质量，规范试验过程；2）明确临床定位，包括改善病情、缩短病程或热程、缓解症状，采用相对统一且权威的疗效判定标准，并根据试验目的选择合适的评价指标；3）开展关于药物经济学相关的研究，在有效性的基础上评估是否具有经济学优势。

综上所述，健儿清解液治疗小儿急性上呼吸道感染具有较好效果，且安全性较高。受纳入研究数量和质量的限制，期望开展更多高质量的前瞻性、大样本、多中心、双盲、随机对照临床试验以进一步验证。

【评介】

Meta 分析是用于比较和综合同一科学问题研究结果的统计方法，弥补了传统综述的不足。为系统评价健儿清解液的临床有效性和安全性，进行了本次文献研究。本文为胡思源教授牵头的横向课题内容之一，由在读博士研究生蔡莉莉、许雅倩实施研究并撰写成文，发表于《中国民族民间医药》2022 年 9 月第 31 卷第 18 期。研究结果提示，健儿清解液治疗急性上呼吸道感染有较好疗效，且安全性较高。

（蔡莉莉）

第二章
急性咽炎

第一节　循证研究

一、儿童清咽解热口服液治疗小儿急性咽炎肺胃实热证临床研究

【摘要】

目的： 评价儿童清咽解热口服液治疗小儿急性咽炎肺胃实热证的有效性和安全性。**方法：** 采用完全随机、双盲对照的研究方法。106 例受试者按 2：1 的比例随机分为试验组和对照组，分别服用儿童清咽解热口服液和复方双花口服液。疗程 5 天。观察发热、咽痛、咽充血疗效及其他症状体征消失率。**结果：** 试验组痊愈 45 例、显效 19 例、有效 4 例、无效 2 例；对照组痊愈 15 例、显效 13 例、有效 6 例、无效 2 例。两组比较，经 Ridit 分析，$u=2.416$，$P < 0.05$，差异有显著性意义，试验组疗效优于对照组。**结论：** 儿童清咽解热口服液对小儿急性咽炎肺胃实热证具有较好疗效，其显效率为 91.43%，高于对照药复方双花口服液，具有较好的临床应用前景。

【正文】

儿童清咽解热口服液是北京中医药大学药厂研制的治疗小儿急性咽炎肺胃实热证的三类中药新药。本院儿科于 1999 年 8 月 ~2000 年 6 月对该药进行了完全随机、双盲对照临床研究，现报告结果如下。

1 临床资料

1.1 一般资料

全部 106 例统计病例均来源于本院儿科，其中住院患儿 72 例，门诊患儿 34 例。试验组 70 例，男 40 例，女 30 例；对照组 36 例，男 17 例，女 19 例。年龄：在 1~14 岁间。试验组，1~3 岁 5 例，3~7 岁 24 例，7~14 岁 41 例；对照组，1~3 岁 7 例，3~7 岁 13 例，7~14

岁 16 例。病程：均在 3 日以内。试验组，≤ 1 日 31 例，1~2 日 30 例，2~3 日 9 例；对照组，≤ 1 日 16 例，1~2 日 10 例，2~3 日 10 例。病情：分轻度、中度、重度 3 级。试验组，轻度 36 例，中度 31 例，重度 3 例；对照组，轻度 15 例，中度 18 例，重度 3 例。

1.2 症状、体征与实验室检查

发热：> 39℃（口温）分别为 1 例、1 例（试验组、对照组，以下同此），38.4~39℃ 分别为 5 例、4 例，37.6~38.3℃ 分别为 17 例、8 例，≤ 37.5℃ 分别为 47 例、23 例。咽痛：剧痛、吞咽痛分别为 5 例、2 例，疼痛分别为 46 例、27 例，微痛分别为 18 例、6 例，干痒不适分别为 1 例、1 例。咽充血：后壁滤泡、侧索红肿分别为 17 例、10 例，显著红肿分别为 34 例、13 例，中度红肿分别为 15 例、12 例，轻度分别为 4 例、1 例。扁桃体肿大：Ⅱ度肿大分别为 37 例、20 例，Ⅰ度肿大分别为 25 例、14 例。咳嗽：较重分别为 3 例、1 例，阵作分别为 25 例、13 例，偶作分别为 27 例、17 例。颌下淋巴结肿大：肿大触痛分别为 2 例、0 例，肿大分别为 11 例、9 例。此外，两组分别有咯痰分别为 31 例、15 例，精神烦躁或倦怠分别为 17 例、9 例，头痛身痛分别为 23 例、10 例，口渴分别为 49 例、21 例，食欲不振分别为 39 例、26 例，大便干分别为 46 例、21 例，尿短黄分别为 34 例、16 例，舌质红苔黄分别为 68 例、35 例，指纹、脉象异常分别为 54 例、32 例。周围血白细胞计数：$WBC > 10 \times 10^9/L$ 分别为 11 例、5 例，$WBC（4~10）\times 10^9/L$ 分别为 57 例、27 例，$WBC < 4 \times 10^9/L$ 分别为 2 例、4 例。

试验前一般资料、症状体征与周围血白细胞计数情况的组间比较，差异均无显著性意义（P > 0.05），具有可比性。

2 方法

2.1 病证诊断标准

参照《中药新药临床研究指导原则·第一辑·中药新药治疗急性咽炎的临床研究指导原则》。

2.2 纳入病例标准

凡符合急性咽炎诊断、肺胃实热证辨证，年龄 1~14 岁，起病 3 天以内者，可纳入研究病例。

2.3 排除病例标准（包括剔除标准）

经检查证实由麻疹、流感等其他疾病引起者，化脓性扁桃体炎患者，对本药过敏者，合并心肝肾及造血系统等严重原发性疾病，精神病患者，不符合纳入标准、未按规定用药、无法判断疗效或资料不全影响疗效或安全性判断者。

2.4 观察方法

采用 2∶1 随机分组、双盲对照的原则进行。分组采用随机数字表法制定。研究中，按病例入选时间顺序和试验药物编码依次发放研究用药物。试验组给予儿童清咽解热口服液，对照组为复方双花口服液，规格均为每支 10mL。两药外包装一致，用法均为 1~3 岁每次 5mL，4~6 岁每次 10mL，7~14 岁每次 15mL，每日 3 次口服，疗程 5 天。另外，对体温在 39℃ 以上者，可采用物理降温、解热镇痛药临时处理，必要时还可使用支持疗法，如 10% 葡萄糖注射液加电解质静脉滴注等。但禁止使用抗生素等抗感染西药及清热利咽解毒的中药。

2.5 疗效判定标准

痊愈：用药3天内症状减轻，5天以内临床症状及体征消失，评分比值（治疗后分值/治疗前分值）≤0.2；显效：用药5天以内症状减轻，大部分体征消失，0.2<评分比值<0.5；有效：用药5天以内症状减轻，部分体征消失，0.5<评分比值≤0.8；无效：用药5天以内不能使临床症状及体征消失，评分比值>0.8。

3 结果

本次研究共入选病例110例，试验期间有4例病例剔除，余为统计病例106例。剔除病例包括试验组、对照组各2例，其原因有自动退出观察1例、因出现腹泻拒绝继续观察1例、门诊失访2例。

3.1 疗效分析

3.1.1 两组总疗效比较

试验组痊愈45例、显效19例、有效4例、无效2例；对照组痊愈15例、显效13例、有效6例、无效2例。两组比较，经Ridit分析，u=2.416，$P<0.05$，差异有显著性意义，试验组疗效优于对照组。

3.1.2 两组主要症状及体征复常情况比较

见表1。

表1　两组主要症状体征复常情况比较

症状、体征	组别	例数	恢复正常例数	恢复正常时间/h（$\bar{x}\pm s$）
发热	实验组	23	23	43.83±26.54
	对照组	13	12	52.67±25.06
咽痛	实验组	70	60**	65.87±22.87
	对照组	36	20	62.73±27.94
咽充血	实验组	70	32	74.73±20.54
	对照组	36	11	77.45±21.71

注：** 与对照组比较，$P<0.01$。

3.1.3 两组次要症状体征与异常舌脉（纹）消失情况比较

见表2。

表2　两组次要症状体征与异常舌脉（纹）消失情况比较［治后消失例数/治前异常例数（%）］

症状、舌脉	试验组	对照组
扁桃体肿大	7/62（11.29）	7/34（20.59）
咳嗽	30/55（54.55）	14/31（45.16）
咯痰	15/31（48.39）	8/15（53.33）
精神烦躁或倦怠	16/17（94.12）	8/9（88.89）
头痛身痛	23/23（100.00）	9/10（90.00）
口渴	45/49（91.84）	17/21（80.95）
食欲不振	25/39（64.10）	13/26（50.00）

症状、舌脉	试验组	对照组
大便干	35/46（76.09）	15/21（71.43）
小便短黄	29/34（85.29）	13/16（81.25）
颌下淋巴结肿大	3/13（23.08）	2/9（22.22）
舌象异常	49/68（72.06*）	16/35（45.71）
脉象指纹异常	39/54（72.22）	20/32（62.50）

注：*与对照组比较，$P < 0.05$。

3.1.4 两组周围血白细胞计数与分类异常改善情况比较

以白细胞总数与中性粒细胞分类两项指标中有一项异常者即列入异常统计：试验前，试验组检测 70 例，异常 22 例，异常率 31.43%；对照组检查 36 例，异常 15 例，异常率 41.67%，两组比较差异无显著性意义。试验后，试验组复测 69 例，异常 3 例，异常率 4.35%；对照组复测 36 例，异常 7 例，异常率 19.44%，两组比较，χ^2=6.257，$P < 0.05$，差异有显著性意义。

3.1.5 两组配合用药情况

试验组 70 例，配合使用静脉输液 50 例，解热镇痛药 1 例；对照组配合使用静脉输液 22 例，解热镇痛药 1 例，均符合试验计划要求，且两组比较差异无显著性意义。除此之外，未加用其他药物。

3.2 安全性评估

在本项研究中，试验组 72 例服用儿童清咽解热口服液，疗程为 5 天。在治疗过程中，1 例出现腹泻症状，停药后症状消失，视为药物的不良反应，不良反应发生率 1.38%。血常规、尿常规、便常规、肝、肾功能、心电图等实验室检查以及心肺听诊、肝脾触诊等体格检查均未发现与用药有关的异常改变，提示儿童清咽解热口服液对血液系统及心、肝、脾、肾等重要脏器均无明显毒副作用。

4 讨论

肺胃实热证是小儿急性咽炎临床常见的证候类型之一，多由外感邪毒化热入里，或胃腑素有郁热上攻咽喉所致。儿童清咽解热口服液系针对此病证而设立，由多味中药精制而成。其中柴胡和解透热，人工牛黄、紫花地丁、苣荬菜、鱼腥草清热解毒，芦根清热生津，赤小豆清热利尿、引热下行。诸药合用，共奏清热解毒、利咽消肿之功。

研究结果表明，该药对小儿急性咽炎肺胃实热证具有较好疗效，其显效率为 91.43%，高于对照药复方双花口服液，差异有显著性意义（$P < 0.05$）；对发热、咽痛、咽充血、咳嗽、咯痰、头痛身痛、口渴、大便干、尿短黄以及异常舌脉等均有较高的治疗消失率，其中对咽痛、异常舌象的治疗消失率明显高于对照药，差异有显著性意义（$P < 0.01~0.05$）；对血白细胞异常增高或降低的改善作用也优于对照药（$P < 0.05$）。此外，两药对扁桃体肿大、颌下淋巴结肿大的治疗消失率均偏低，这似与在本次试验规定的疗程内扁桃体、淋巴结不能全部回缩有关。安全性观测发现，72 例服药病例中仅 1 例出现轻度腹泻，但不影响继续治疗，除此之外未发现该药有其他毒副作用，初步提示其临床应用比较安全。因此认为，在小儿急性咽炎发病率较高的情况下，儿童清咽解热口服液具有较好的临床应用前

景。鉴于该药性偏寒凉，临床上对于脾胃素弱的患儿应慎用。

【评介】

本研究为临床随机对照试验，选择发热、咽痛、咽充血作为评价指标，研究评价儿童清咽解热口服液治疗小儿急性咽炎（肺胃实热证）的有效性及安全性。胡思源教授设计和组织实施了本试验，并整理成文，发表于《中国医药学报》2004 年 1 月第 19 卷第 1 期。研究结果表明，儿童清咽解热口服液对小儿急性咽炎肺胃实热证具有较好疗效和较好的临床应用前景。

（杨金玉）

二、儿童清咽解热口服液治疗小儿急性咽炎（肺胃实热证）有效性和安全性的多中心临床评价

【摘要】

目的： 评价儿童清咽解热口服液治疗小儿急性咽炎（肺胃实热证）的有效性和安全性。**方法：** 采用随机、双盲、阳性药对照、多中心临床试验。12 家研究中心共入选白细胞总数和中性粒细胞分类未超出参考值范围上限的本病证受试者 156 例，随机分为试验组（104 例）、对照组（52 例），分别服用儿童清咽解热口服液、蒲地蓝消炎口服液。疗程5 天。**结果：** 试验组和对照组的咽痛疗效（愈显率）分别为 90.29%、78.85%（FAS），咽红肿疗效（愈显率）分别为 64.08%、59.62%。前者组间差异有统计学意义，试验组优于对照组；后者组间差值的 95%CI 为 4.46%（−11.68%、20.60%），提示试验组在非劣界值为 −12% 时，疗效不劣于对照组。疾病疗效（愈显率）、中医证候疗效（愈显率）的组间比较，差异均无统计学意义；单项症状中大便干消失率的组间比较，差异均有统计学意义，且试验组高于对照组。试验组发生"尿蛋白阳性"的不良事件 1 例，经研究者判断，与试验药物无关。**结论：** 儿童清咽解热口服液对于小儿急性咽炎（肺胃实热证）的咽痛、大便干、咽红肿症状体征有效，且安全性较好，值得临床推广应用。

【正文】

急性咽炎（acute pharyngitis）是咽部黏膜、黏膜下组织的急性炎症，多累及咽部淋巴组织，可单独发生，也可伴发或继发于急性鼻炎、扁桃体炎。本病是小儿耳鼻咽喉科常见病，2016 年对南阳市 0~5 岁儿童耳鼻喉科体检调查情况显示，咽喉病在儿童耳鼻咽喉疾病中的发病率为 30.97%，主要为扁桃体炎（15.28%）及急性咽炎（14.1%）。急性咽炎以咽干、咽痛及咽黏膜充血等症状为主要临床表现，可并发急性中耳炎、鼻窦炎、喉炎等，严重的可致咽后壁脓肿、急性肾炎、风湿热等严重并发症，危害极大。西医治疗本病多以抗生素为主，但毒副作用明显；中医学认为本病属于"急喉痹"范畴，常采用多样化治疗方式缓解临床症状，疗效明确，且副作用小，近年来得到临床广泛认可。

儿童清咽解热口服液是亚宝北中大（北京）制药有限公司生产的用于治疗小儿急性咽

炎肺胃实热证的三类中药新药。2013年4月至2015年1月，以天津中医药大学第一附属医院为临床研究负责单位的12家医疗机构，选择周围血白细胞总数和中性粒细胞数在参考值上线内的小儿急性咽炎肺胃实热证患儿，通过评价儿童清咽解热口服液对于小儿急性咽炎（肺胃实热证）咽部症状体征的治疗有效性，以及观察儿童清咽解热口服液临床应用的安全性，对该药进行了上市后再评价临床研究。在临床研究开始之前，本试验方案获得了临床研究负责单位医学伦理委员会的批准。

1 资料与方法

1.1 试验设计

采用以中心分层的区组随机、双盲双模拟、阳性药平行对照、多中心临床试验的方法。计划纳入白细胞总数和中性粒细胞分类未超出参考值范围（ULN）上限、考虑非细菌感染的急性咽炎（肺胃实热证）156例患儿，其中试验组104例，对照组52例。全部病例均已签署知情同意书。

1.2 一般资料

2013年4月~2015年1月，以天津中医药大学第一附属医院为临床研究负责单位的12家医疗机构（中国医学科学院北京协和医院、河北省儿童医院、辽宁中医药大学附属医院、陕西中医学院第二附属医院、天津市南开医院、河南大学淮河医院、郑州市中医院、开封市中心医院、大庆市中医医院、绥化市第一医院、辽宁中医药大学附属第四医院）共入选受试者156例，用SAS软件生成随机数字表，按照2：1的比例分为试验组和阳性对照组。其中，试验组103例，男52例、女51例；年龄≤3岁20例、4≤年龄≤7岁40例、年龄≥8岁43例，平均年龄为（7.675±3.708）岁。阳性对照组52例，男32例、女20例，年龄≤3岁者7例、4≤年龄≤7岁者26例、年龄≥8岁者19例，平均年龄为（7.451±3.527）岁。两组人口学资料（性别、民族、年龄及其分段）的组间比较，差异均无统计学意义（$P > 0.05$），且FAS、PPS分析结论一致。

1.3 诊断标准

1.3.1 小儿急性咽炎的诊断

参照2002年版《中药新药临床研究指导原则》制定。

1.3.2 中医肺胃实热证辨证标准

参照徐荣谦《中医儿科学》、2002年版《中药新药临床研究指导原则》，包括主症咽痛、咽红肿，次症发热、咳嗽、口渴、口臭、小便黄、大便干、舌质红、苔黄、脉数有力或指纹紫现于风关。主症必备，兼次症中具备至少2项（口臭、大便干必备1项），参照舌脉即可诊断。

1.4 受试者选择与退出

参照2002年版《中药新药临床研究指导原则》制定。

1.4.1 纳入标准

1）符合上述中西医诊断与辨证标准者；2）年龄在3~14岁；3）病程≤48小时；4）体温≤38.5℃；5）已签署知情同意书。

1.4.2 排除标准

1）因麻疹、猩红热、流感及粒细胞缺乏症、传染性单核细胞增多症、白血病等引起的咽部症状或炎症者，化脓性扁桃体炎患者；2）合并心、肝、肾、内分泌、造血系统等严重原发性疾病者；3）对试验用药过敏，或过敏体质者（对两种及以上食物或药物过敏者）；4）白细胞总数和中性粒细胞分类超出参考值范围上限（ULN）；5）研究者认为不宜参加临床试验者。

1.4.3 脱落标准

1）出现过敏反应或严重不良事件，根据医生判断应停止试验者；2）试验过程中，患者继发感染，或发生其他疾病，影响疗效和安全性判断者；3）受试者依从性差（试验用药依从性＜80% 或＞120%），或自动中途换药；4）各种原因的中途破盲病例；5）无论何种原因，患者不愿意或不可能继续进行临床试验，向主管医生提出退出试验要求而中止试验者；6）受试者虽未明确提出退出试验，但不再接受用药及有关检测而失访者。

1.4.4 剔除标准

1）严重违反纳入或排除标准，本不应随机化者；2）纳入后未曾用药者。

1.5 给药方案

1.5.1 试验药品的名称及规格

儿童清咽解热口服液，由亚宝北中大（北京）制药有限公司生产，规格为每支 10mL，生产批号 38003B；蒲地蓝消炎口服液，由江苏济川制药有限公司生产，规格为每支 10mL，生产批号 1403423；儿童清咽解热口服液模拟剂，规格为每支 10mL；蒲地蓝消炎口服液模拟剂，规格为每支 10mL。以上药品均由亚宝北中大（北京）制药有限公司提供。

1.5.2 分组与治疗方法

1）试验组口服儿童清咽解热口服液和蒲地蓝消炎口服液模拟剂。2）对照组口服蒲地蓝消炎口服液和儿童清咽解热口服液模拟剂。儿童清咽解热口服液及其模拟剂的用法，1~3 岁、4~7 岁和 7 岁以上每次分别 1/2 支、1 支、1.5 支，3 次 / 天；蒲地蓝消炎口服液及其模拟剂的用法，1~3 岁、4~7 岁和 7~14 岁每次分别 1/3 支、1/2 支、1 支，3 次 / 天。疗程均 5 天。

1.6 评价指标

参照 2002 年版《中药新药临床研究指导原则》及相关文献制定。

1.6.1 有效性指标

1）咽痛、咽红肿疗效（愈显率）；2）疾病疗效（愈显率）；3）中医证候疗效（愈显率）；4）发热、咳嗽、口渴、口臭、小便黄、大便干的治疗消失率。均在基线、用药满 5 天时观测，并以咽痛、咽红肿疗效为主要评价指标。

愈显率 =（临床痊愈例数＋显效例数）/ 总例数 ×100%。

1.6.2 疗效评价标准

1）单项症状疗效评价标准。临床痊愈，症状消失，积分降至 0 分；显效，症状明显改善，积分降低 2 个等级；有效，症状有所改善，积分降低 1 个等级；无效，症状无改善或加重，积分未减少或有所增加。2）疾病疗效评价标准。临床痊愈，咽部症状、体征消失，无发热，积分减少 ≥ 95%；显效，咽部症状、体征明显改善，无发热，95% ＞积分减少≥70%；有效，咽部症状、体征改善，70%＞积分减少≥30%；无效，咽部症状、体征无明显改善，或积分减少不足30%。3）中医证候疗效评价标准。临床痊愈，中医临床症状、体征消失或基本消失，证候积分减少≥95%；显效，中医临床症状、体征明显改善，95%＞证候积分减少≥70%；有效，中医临床症状、体征均有好转，70%＞证候积分减少≥30%；无效，中医临床症状、体征无明显改善，甚或加重，证候积分减少不足30%。4）单项症状体征消失，疗后该项症状体征消失，评分为0。

1.6.3 症状分级量化标准

症状体征分为正常、轻、中、重4个等级。咽痛、咽红肿分别赋0、2、4、6分，发热、咳嗽、口臭、小便黄、大便干分别赋0、1、2、3分。正常为无临床表现（发热为诊前24小时最高腋温≤37.2℃）。分级表现：1）咽痛。轻，咽干或痛；中，咽痛，吞咽时明显；重，咽痛，吞咽困难。2）咽红肿。轻，咽黏膜稍充血；中，咽黏膜充血水肿，咽后壁淋巴滤泡增生；重，除有中度症状外，咽侧索、软腭红肿，或颌下淋巴结肿大。3）发热。轻，诊前24小时最高腋温37.3~37.9℃；中，诊前24小时最高腋温38~38.5℃；重，诊前24小时最高腋温＞38.5℃。4）咳嗽。轻，偶尔咳嗽；中，间断咳嗽，不影响休息和睡眠；重，昼夜频繁咳嗽，影响休息和睡眠。5）口渴。轻，口微渴；中，口渴；重，口渴欲饮。6）口臭。轻，轻微口臭；中，旁人可闻及明显口臭；重，明显口臭，令人难近。7）小便黄。轻，尿色偏黄；中，尿量或次数减少，色黄；重，尿量或次数明显减少，色深黄。8）大便干。轻，大便头干；中，大便干，条状；重，大便干如球状，数日1次。

1.6.4 安全性评价指标

1）不良事件和/或不良反应发生率，用药后随时观察。2）生命体征：体温、静息心率、呼吸、血压。3）血常规、尿常规、心电图和肝功能、肾功能。治疗前正常、治疗后异常者，应定期复查至随访终点。均在基线及疗后5天观测，其中血、尿常规及肝、肾功能由检验科协助完成。

1.7 统计学方法

采用SAS v9.3统计分析软件进行分析。对定量数据，两组间的比较，采用t检验。若考虑协变量的影响，根据数据类型的不同，采用ANCOVA。对定性数据，以各种类的例数及其所占百分比做描述性统计分析。计数资料两组间比较用χ^2检验/Fisher精确概率法；等级资料整体间采用Wilcoxon检验。若考虑到中心或其他因素的影响，采用CMH χ^2检验或Logistic分析。主要指标的非劣效检验采用可信区间法。除特别说明外，两组间整体比较检验水准，取双侧。

2 结果

2.1 入组情况

12家参试单位共入选受试者156例，试验组104例、阳性对照组52例。155例受试者进入全分析集（FAS）分析总体；150例受试者进入符合方案数据集（PPS）分析总体；155例受试者进入安全数据集（SS）分析总体。

2.2 咽痛疗效

疗后5天，两组咽痛愈显率的组间比较，差异有统计学意义，且试验组优于对照组。

FAS、PPS 分析结论一致，FAS 结果见表 1。

表 1　两组咽痛疗效比较

组别	n/例	临床痊愈/例	显效/例	有效/例	无效/例	愈显率/%	方法	统计量	P 值
对照	52	40	1	7	4	78.85	CMH χ^2	3.9866	0.0459
试验	103	91	2	5	5	90.29			

2.3 咽红肿疗效

疗后 5 天，两组咽红肿愈显率的组间比较，差异无统计学意义。其愈显率组间差值的 95%CI，试验组 – 对照组为 4.46%（–11.68%，20.60%），提示试验组在非劣界值为 –0.12 的情况下，疗效非劣于对照组。FAS、PPS 分析结论一致，FAS 结果见表 2。

表 2　两组咽红肿疗效比较

组别	n/例	临床痊愈/例	显效/例	有效/例	无效/例	愈显率/%	方法	统计量	P 值
对照	52	30	1	13	8	59.62	CMH χ^2	0.4009	0.5266
试验	103	66	0	20	17	64.08			

2.4 疾病疗效

经考虑中心效应的 CMH χ^2 检验，两组疾病等级疗效及其愈显率比较，差异均无统计学意义，FAS、PPS 分析结论一致。FAS 结果见表 3。

表 3　两组疾病疗效比较

组别	n/例	临床痊愈/例	显效/例	有效/例	无效/例	愈显率/%	方法	统计量	P 值
对照	52	25	14	10	3	67.00	CMH χ^2	0.0012	0.9728
试验	103	64	13	21	5	74.76			

2.5 中医证候疗效

经考虑中心效应的 CMH χ^2 检验，两组中医证候疗效的等级疗效及其愈显率比较，差异均无统计学意义，FAS、PPS 分析结论一致。FAS 结果见表 4。

表 4　两组中医证候疗效比较

组别	n/例	临床痊愈/例	显效/例	有效/例	无效/例	愈显率/%	方法	统计量	P 值
对照	52	10	31	5	6	78.85	CMH χ^2	0.0009	0.9756
试验	103	35	46	17	5	78.64			

2.6 单项症状消失率

治疗 5 天，大便干症状消失率的组间比较，差异有统计学意义，且试验组高于对照组；发热、咳嗽、口渴、口臭、小便黄症状消失率的组间比较，CMH χ^2 分析的差异均无统计学意义，FAS、PPS 分析结论一致。FAS 结果见表 5。

表5　两组单项症状消失率比较

组别	发热 / 例					咳嗽 / 例				
	n/ 例	消失	未消失	统计量	P 值	n/ 例	消失	未消失	统计量	P 值
对照	20	20	0	—	—	38	24	14	1.4101	0.2350
试验	32	32	0			68	49	19		

组别	口渴 / 例					口臭 / 例				
	n/ 例	消失	未消失	统计量	P 值	n/ 例	消失	未消失	统计量	P 值
对照	32	27	5	0.9037	0.3418	47	36	11	0.0600	0.8065
试验	69	56	13			92	71	21		

组别	小便黄 / 例					大便干 / 例				
	n/ 例	消失	未消失	统计量	P 值	n/ 例	消失	未消失	统计量	P 值
对照	48	39	9	3.7491	0.0528	50	23	27	4.9993	0.0254
试验	93	86	7			99	63	36		

2.7 安全性分析

1）本次试验中，研究者共报告不良事件1例，试验组的尿蛋白阳性（0.96%），研究者判断与试验药物无关。两组临床不良事件发生率比较，差异无统计学意义。2）各项实验室理化检查指标，除血常规（WBC）、肾功能（BUN）外，其他如血常规（RBC、HB、N、L、PLT）、肝功能（ALT、AST、TBIL、ALP、GGT）、肾功能（SCr）、尿常规（尿蛋白、尿糖、尿红细胞、尿白细胞）、心电图各检查项目异转率的组间比较，差异均无统计学意义。3）各访视点生命体征各项指标（体温、呼吸、心率、血压）测定值的组间比较，差异均无统计学意义。

3 讨论

急性咽炎以咽痛或者异物感不适，咽部红肿，或者喉底有颗粒状突起为主要特征。中医学认为，本病属于"急喉痹"范畴，多由外邪侵袭，上犯咽喉，或肺胃热盛，上攻咽喉而发，其病变脏腑主要在肺胃，临床以风热证、肺胃热盛证常见。

清咽解热口服液主要由柴胡、黄芩苷、紫花地丁、鱼腥草等中药组成，具有清热解毒、消肿利咽之效，现代药理研究表明，清热解毒类中药有很好的抗炎、抗菌、抗病毒、调节机体免疫功能等作用，采用中药或者中西药联合治疗本病，已经得到了越来越广泛的认同。蒲地蓝消炎口服液由蒲公英、板蓝根、苦地丁、黄芩组成，具有清热解毒、抗炎消肿的功效，适用于疖肿、腮腺炎、咽炎、扁桃体炎等，现已成为治疗小儿急性咽炎的临床常用药物，以之为阳性对照药，符合安全有效、同类可比的原则。

试验结果表明，在缓解小儿急性咽炎（肺胃实热证）的咽痛、大便干症状和咽红肿体征上，儿童清咽解热口服液分别优于、非劣于蒲地蓝消炎口服液。其疾病疗效、中医证候疗效，两组比较，差异也无统计学意义。试验中，试验组发生"尿蛋白阳性"的不良事件1例，经研究者判断，与试验药物无关。因此认为，儿童清咽解热口服液对于小儿急性咽炎（肺胃实热证）的咽痛、大便干、咽红肿症状体征有效，且安全性较好，值得临床推广应用。本试验属于上市后再评价探索性临床试验，根据我国《药品注册管理办法》，其目的是考察在广泛使用条件下的药物的疗效和不良反应，评价在普通或者特殊人群中使用的利益与风险关系以及改进给药剂量等。因此，在儿童专用药过少的现状下，对清咽解热口服液或其他药物在儿童群体中的上市后再评价，探索其使用量、适应证及安全性等内容具有临床实际意义。在考察安全性方面，本次试验存在样本量偏小的弊端；在有效性评价方面，样本量足以论证有效性评价结果，且无须严格遵守 1 : 1 的比例随机分配试验组与对照组。

【评介】

儿童清咽解热口服液是亚宝北中大（北京）制药有限公司生产的、用于治疗小儿急性咽炎肺胃实热证的二类中药新药。本研究采用以中心分层的区组随机、双盲双模拟、阳性药平行对照、多中心临床试验的设计，比较其与蒲地蓝消炎口服液治疗非细菌感染所致小儿急性咽炎肺胃实热证的疗效，并观察临床应用的安全性。由胡思源教授负责该研究的方案设计，硕士研究生武建婷整理成文，发表于《药物评价研究》2016 年 12 月第 39 卷第 6 期。研究结果表明，本品对咽痛、大便干症状的缓解优于对照组，对咽红肿体征的改善非劣于对照组，并具有整体改善病情作用，且临床应用安全性较好，值得推广。

（许玥）

三、儿童清咽解热口服液联合阿奇霉素颗粒治疗小儿急性咽炎肺胃实热证的临床效果

【摘要】

目的：评价儿童清咽解热口服液联合阿奇霉素颗粒治疗小儿急性咽炎肺胃实热证的有效性和安全性。方法：采用随机、双盲、阳性药和安慰剂平行对照、与阿奇霉素联合治疗、多中心临床研究的方法。计划纳入 240 例，考虑细菌感染的患儿，按照 2 : 1 : 1 的比例随机分至观察组、阳性对照组和安慰剂组，在服用阿奇霉素颗粒的基础上，分别服用儿童清咽解热口服液、蒲地蓝消炎口服液和两者的模拟剂。疗程为 5 天。观察咽痛疗效、疾病疗效、中医证候疗效及其他症状体征消失率。结果：观察组、阳性对照组和安慰剂组的咽痛疗效的愈显率分别为 90.27%、81.82%、60.71%，三组比较差异有统计学意义（$P < 0.05$），观察组优于安慰剂组，且非劣于阳性对照组。在疾病疗效愈显率和中医证候疗效愈显率方面，三组比较差异有统计学意义（$P < 0.05$），观察组优于安慰剂组，且非劣于阳性对照组。咳嗽、口臭、小便黄、大便干单项症状的消失率，三组比较差异均有统计学意义。其中，咳嗽、小便黄、大便干的消失率，观察组优于阳性对照组和安慰剂组。3 组均未报告不良反应，不良事件发生率的组间比较，差异无统计学意义（$P > 0.05$）。结论：儿童清咽解热口服液联合阿奇霉素颗粒在治疗小儿急性咽炎（肺胃实热证）咽痛症状方面，其疗效不劣于蒲地蓝消炎口服液联合阿奇霉素颗粒，且优于单用阿奇霉素颗粒，安全性良好。

【正文】

儿童清咽解热口服液是亚宝北中大（北京）制药有限公司开发的三类中药新药。既往临床试验结果表明，该药对小儿急性咽炎肺胃实热证具有较好疗效，对发热、咽痛、咽充血、咳嗽、咯痰、头痛身痛、口渴、大便干、尿短黄以及异常舌脉等均有较高的治疗消失率，尤其对咽痛的治疗消失率明显高于对照药复方双花口服液。为进一步评价该药的临床特点，评价儿童清咽解热口服液治疗小儿急性咽炎（肺胃实热证）对于咽痛症状的改善作用以及临床应用的安全性，以天津中医药大学第一附属医院为临床研究负责单位的12家医疗机构，于2013年4月至2015年1月进行了上市后再评价研究，现报道如下。

1 资料与方法

1.1 一般资料

共入选受试者225例，其中，观察组114例、阳性对照组55例、安慰剂组56例。205例进入PPS分析总体；224例进入FAS分析总体；221例进入SS分析总体。两组基线性别、民族、年龄、身高、体重、病程、中医证候积分和、主症咽痛和咽红肿症状体征评分比较，差异均无统计学意义（$P > 0.05$），且FAS、PPS分析结论一致。具有可比性。见表1。

表1 三组基线情况（FAS）

项目	观察组（113例）	阳性对照组（55例）	安慰剂组（56例）	P 值
性别 / 例（%） 男 女	58（51.33） 55（48.67）	31（56.36） 24（43.64）	30（53.57） 26（46.43）	0.8258
民族 / 例（%） 汉族 非汉族	110（97.35） 3（2.65）	53（96.36） 2（3.64）	55（98.21） 1（1.79）	0.7581
年龄 / 岁（$\bar{x} \pm s$）	6.763 ± 2.991	7.842 ± 3.394	7.494 ± 3.378	0.129
身高 /cm（$\bar{x} \pm s$）	119.903 ± 18.942	125.364 ± 20.175	122.268 ± 20.077	0.2434
体重 /kg（$\bar{x} \pm s$）	25.209 ± 9.300	27.660 ± 12.120	26.413 ± 10.300	0.6002
病程 /h（$\bar{x} \pm s$）	20.696 ± 10.722	19.636 ± 9.117	21.304 ± 8.940	0.5901
中医证候积分 / 分（$\bar{x} \pm s$）	14.336 ± 3.717	14.582 ± 3.414	13.554 ± 3.562	0.2778
咽痛 / 分（$\bar{x} \pm s$）	3.469 ± 1.036	3.636 ± 1.025	3.536 ± 1.008	0.6155
咽红肿 / 分（$\bar{x} \pm s$）	3.469 ± 1.036	3.491 ± 0.879	3.321 ± 1.029	0.5763

采用随机双盲、阳性药和安慰剂平行对照、与阿奇霉素联合治疗、多中心临床试验的方法。计划纳入考虑细菌感染的急性咽炎（肺胃实热证）病例240例，随机将受试者以2 : 1 : 1的比例分配至观察组、阳性药对照组、基础观察组。三组均以阿奇霉素为基础治疗，分别应用试验药、阳性对照药、安慰剂。

1.2 诊断标准

1.2.1 小儿急性咽炎的诊断

参照2002年版《中药新药临床研究指导原则》制定。

1.2.2 中医肺胃实热证辨证标准

参照徐荣谦《中医儿科学》及 2002 年版《中药新药临床研究指导原则》，包括主症咽痛、咽红肿，次症发热、咳嗽、口渴、口臭、小便黄、大便干，舌质红、苔黄、脉数有力或指纹紫在风关。主症必备，兼次症中具备至少 2 项（口臭、大便干必备 1 项），参照舌脉即可诊断。

1.3 纳入标准

1）符合小儿急性咽炎西医诊断标准；2）符合中医急喉痹肺胃实热证标准；3）年龄在 3~14 岁之间；4）病程 ≤ 48 小时；5）体温 ≤ 38.5℃；6）白细胞和中性粒细胞超过参考值范围上限（UNL）；7）知情同意，签署知情同意书。

1.4 排除标准

1）因麻疹、猩红热、流感及粒细胞缺乏症、传染性单核细胞增多症、白血病等引起的咽部症状或炎性反应者，化脓性扁桃体炎患者；2）合并心、肝、肾、内分泌、造血系统等严重原发性疾病者；3）对试验用药或阿奇霉素过敏，或过敏体质者（对 2 种及以上食物或药物过敏者）；4）研究者认为不宜参加临床试验者。

1.5 脱落与剔除标准

1.5.1 脱落与剔除标准

1）出现过敏反应或严重不良事件，根据医生判断应停止试验者；2）试验过程中，患者继发感染，或发生其他疾病，影响疗效和安全性判断者；3）受试者依从性差（试验用药依从性 < 80% 或 > 120%），或自动中途换药；4）各种原因的中途破盲病例；5）无论何种原因，患者不愿意或不可能继续进行临床试验，向主管医生提出退出试验要求而中止试验者；6）受试者虽未明确提出退出试验，但不再接受用药及检测而失访者。

1.5.2 剔除标准

1）严重违反纳入或排除标准，本不应随机化者；2）纳入后未曾用药者。

1.6 治疗方法

1.6.1 试验药品的名称及规格

儿童清咽解热口服液，规格为每支 10mL，生产批号 38003B，国药准字：Z20030057；儿童清咽解热口服液模拟剂，规格为每支 10mL，生产批号 45001B；蒲地蓝消炎口服液模拟剂，规格为每支 10mL，生产批号 1407046，均由亚宝北中大（北京）制药有限公司提供。蒲地蓝消炎口服液由江苏济川制药有限公司生产，规格为每支 10mL，生产批号 1403423，国药准字：Z20030095；阿奇霉素颗粒剂由湖北四环制药有限公司生产，每袋 100mg，生产批号 130301，国药准字：H20050142。

1.6.2 给药方案

三组均服用阿奇霉素颗粒剂，5~10mg/（kg·d），1 次 / 天。观察组同时服用儿童清咽解热口服液和蒲地蓝消炎口服液模拟剂；阳性对照组服用蒲地蓝消炎口服液和儿童清咽解热口服液模拟剂；安慰剂组服用儿童清咽解热口服液模拟剂和蒲地蓝消炎口服液模拟剂。均为 3 次 / 天，口服。儿童清咽解热口服液及其模拟剂的服用方法为：1~3 岁，0.5 支 / 次；4~7 岁，1 支 / 次；7 岁以上，1.5 支 / 次。蒲地蓝消炎口服液及其模拟剂的服用方法为：1~3 岁，1/3 支 / 次；4~6 岁，0.5 支 / 次；7~14 岁，1 支 / 次。疗程 5 天。若在治疗过程中，患者体温（腋温）＞38.5℃，研究者可根据情况加用美林（布洛芬混悬液）治疗。

1.7 观察指标

1.7.1 有效性评价

1）有效性指标：咽痛疗效愈显率（主要评价指标）；疾病疗效愈显率；中医证候疗效愈显率；其他单项症状体征消失率。服药满5天时观测。2）症状分级量化标准：症状体征分为正常、轻、中、重4个等级。咽痛、咽红肿分别赋0、2、4、6分，发热、咳嗽、口臭、小便黄、大便干分别赋0、1、2、3分。正常为无临床表现（发热为诊前24小时最高腋温≤37.2℃）。分级表现如下。

咽痛：轻，指咽干或痛；中，指咽痛，吞咽时明显；重，指咽痛，吞咽困难。咽红肿：轻，指咽黏膜稍充血；中，指咽黏膜充血水肿，咽后壁淋巴滤泡增生；重，指除有中度症状外，咽侧索、软腭红肿，或颌下淋巴结大。

发热：轻，指诊前24小时最高腋温37.3~37.9℃；中，指诊前24小时最高腋温38~38.5℃；重，指诊前24小时最高腋温＞38.5℃。

咳嗽：轻，指偶尔咳嗽；中，指间断咳嗽，不影响休息和睡眠；重，指昼夜频繁咳嗽，影响休息和睡眠。

口渴：轻，指口微渴；中，指口渴；重，指口渴欲饮。

口臭：轻，指轻微口臭；中，指旁人可闻及明显口臭；重，指明显口臭，令人难近。

小便黄：轻，指尿色偏黄；中，指尿量或次数减少，色黄；重，指尿量或次数明显减少，色深黄。

大便干：轻，指大便头干；中，指大便干，条状；重，指大便干如球状，数日1次。

1.7.2 安全性评价

1）安全性指标：不良事件和/或不良反应发生率，用药后随时观察；生命体征：体温、静息心率、呼吸、休息10分钟后的血压；血常规、尿常规、心电图和肝功能、肾功能。治疗前正常治疗后异常者，应定期复查至随访终点。基线及治疗后5天观测。2）不良事件与试验药物因果关系判断标准：采用我国原卫生部药物不良反应监察中心推荐的评分法（1994年版），将肯定、很可能、可能、可疑4项视为药物的不良反应。

1.8 疗效判定标准

1）单项症状疗效评价标准。临床痊愈：指症状消失，积分降至0分；显效：指症状明显改善，积分降低2个等级；有效：指症状有所改善，积分降低1个等级；无效：指症状无改善或加重，积分未减少或有所增加。2）疾病疗效评价标准。临床痊愈：指咽部症状、体征消失，无发热，积分减少≥95%；显效：指咽部症状、体征明显改善，无发热，95%＞积分减少≥70%；有效：指咽部症状、体征改善，70%＞积分减少≥30%；无效：指咽部症状、体征无明显改善，或积分减少不足30%。3）中医证候疗效标准。临床痊愈：指中医临床症状、体征消失或基本消失，证候积分减少≥95%；显效：指中医临床症状、体征明显改善，95%＞证候积分减少≥70%；有效：指中医临床症状、体征均有好转，70%＞证候积分减少≥30%；无效：指中医临床症状、体征无明显改善，甚或加重，证候积分减少不足30%。4）单项症状体征消失，指疗后该项症状体征消失，评分为0。积分减少率＝（疗前积分－疗后积分）/疗前积分×100%。

参考国内专家的建议，咽痛疗效、疾病疗效、中医证候疗效愈显率的非劣效界值均确定为 –0.10。

1.9 统计学方法

采用 SAS v9.3 统计分析软件进行数据处理。对定性数据，各组间比较，用 χ^2 检验 / Fisher 精确概率法、Wilcoxon 秩和检验；若考虑到中心或其他因素的影响，采用 CMH χ^2 检验、主要指标的非劣效检验与优效检验法。以 $P < 0.05$ 为差异有统计学意义。

2 结果

2.1 咽痛疗效

治疗后 5 天，三组咽痛总愈显率的组间比较，差异有统计学意义（$P < 0.05$）。其愈显率组间差值的 95%CI，观察组 – 安慰剂组为 29.56%（16.86%，42.26%），观察组 – 阳性对照组为 8.45%（–2.21%，19.11%），提示在治疗小儿急性咽炎（肺胃实热证）的咽痛症状方面，观察组优于安慰剂对照组，两组差值的 CI 下限在 0.15 以上；观察组非劣于阳性对照组，两组差值的 CI 下限在规定的非劣界值 –0.10 以上。PPS 与 FAS 结论一致。见表 2。

表 2　三组咽痛疗效愈显率比较（FAS）

组别	痊愈 / 例	显效 / 例	有效 / 例	无效 / 例	愈显率 /%	χ^2 值	P 值
观察组（n=113）	101	1	7	4	90.27		
阳性对照组（n=55）	45	0	6	4	81.82	25.5522	0.0001
安慰剂组（n=56）	34	0	10	12	60.71		

注：愈显率 =（痊愈例数 + 显效例数）/ 总例数 ×100%。

2.2 疾病疗效

治疗后 5 天，三组疾病疗效愈显率的组间比较，差异有统计学意义（$P < 0.05$）。其愈显率组间差值的 95%CI，观察组 – 安慰剂组为 16.28%（1.84%，30.72%），观察组 – 阳性对照组为 4.83%（–8.39%，18.05%），提示在治疗小儿急性咽炎（肺胃实热证）的疾病疗效方面，观察组优于安慰剂对照组；观察组非劣于阳性对照组，两组差值的 CI 下限在规定的非劣界值 –0.10 以上。PPS 与 FAS 结论一致。见表 3。

表 3　三组疾病疗效愈显率比较（FAS）

组别	痊愈 / 例	显效 / 例	有效 / 例	无效 / 例	愈显率 /%	χ^2 值	P 值
观察组（n=113）	67	20	18	8	76.99		
阳性对照组（n=55）	31	14	7	3	81.81	8.6252	0.0134
安慰剂组（n=56）	27	7	8	14	60.71		

注：愈显率 =（痊愈例数 + 显效例数）/ 总例数 ×100%。

2.3 中医证候疗效

治疗后 5 天，三组中医证候愈显率的组间比较，差异有统计学意义（$P < 0.05$）。其愈显率组间差值的 95%CI，观察组 – 安慰剂组为 31.34%（18.50%，44.18%），观察组 – 阳性对照组为 8.45%（–2.21%，19.11%），提示在治疗小儿急性咽炎（肺胃实热证）的疾病疗效方面，观察组优于安慰剂对照组，两组差值的 CI 下限在 0.15 以上；观察组非劣于阳性对照组，两组差值的 CI 下限在规定的非劣界值 –0.10 以上。PPS 与 FAS 结论一致。见表 4。

表 4　三组中医证候疗效愈显率比较（FAS）

组别	痊愈 / 例	显效 / 例	有效 / 例	无效 / 例	愈显率 /%	χ^2 值	P 值
观察组（n=113）	48	54	6	5	76.99		
阳性对照组（n=55）	20	25	7	3	81.81	24.3029	0.0001
安慰剂组（n=56）	16	17	8	15	60.71		

注：愈显率 ＝（痊愈例数 ＋ 显效例数）/ 总例数 ×100%。

2.4 三组的其他症状体征消失率

治疗后 5 天，咳嗽、口臭、小便黄、大便干差异有统计学意义（$P < 0.05$）。咳嗽、小便黄、大便干效果不仅优于安慰剂，且优于阳性对照组。见表 5。

表 5　三组其他症状体征消失率比较（FAS）[例（%）]

组别	消失	未消失	χ^2 值	P 值
咽红肿				
观察组（n=113）	70（61.95）	43（38.05）		
阳性对照组（n=55）	35（63.64）	20（36.36）	1.4423	0.4862
安慰剂组（n=56）	30（53.57）	26（46.43）		
发热				
观察组（n=82）	79（96.34）	3（3.66）		
阳性对照组（n=38）	37（97.37）	1（2.63）	2.3847	0.3035
安慰剂组（n=31）	28（90.32）	3（9.68）		
咳嗽				
观察组（n=85）	70（82.35）	15（17.65）		
阳性对照组（n=35）	23（65.71）	12（34.29）	9.7647	0.0076
安慰剂组（n=33）	19（57.58）	14（42.42）		
口渴				
观察组（n=84）	75（89.29）	9（10.71）		
阳性对照组（n=41）	36（87.80）	5（12.20）	3.6788	0.1589
安慰剂组（n=35）	27（77.14）	8（22.86）		
口臭				
观察组（n=92）	77（83.70）	15（16.30）		
阳性对照组（n=46）	40（86.96）	6（13.04）	8.8598	0.0119
安慰剂组（n=44）	29（65.91）	15（34.09）		
小便黄				
观察组（n=94）	87（92.55）	7（7.45）		
阳性对照组（n=45）	35（77.78）	10（22.22）	26.1333	0.0001
安慰剂组（n=43）	28（65.12）	15（34.88）		
大便干				
观察组（n=97）	78（80.41）	19（19.59）		
阳性对照组（n=48）	33（68.75）	15（31.25）	6.6086	0.0001
安慰剂组（n=45）	19（42.22）	26（57.78）		

2.5 安全性分析

本试验中，共报告不良事件 4 例，研究者均判断为与试验药不可能有关，不视为不良反应。其中，观察组 2 例（1.77%），1 例疗后血小板（PLT）升高（411×10^9/L）；1 例为疗后血清谷丙转氨酶（ALT）、谷草转氨酶（AST）升高，分别为 60U/L、47U/L，7 天后复查均恢复至正常水平。安慰剂组 2 例（3.64%），包括鼻衄 1 例，PLT 升高 1 例，其中，PLT

升高患者伴有淋巴细胞百分比升高，提示病毒感染，临床不良事件、不良反应发生率的组间比较，差异均无统计学意义。三组的生命体征（体温、呼吸、心率、血压）与实验室检查（血尿便常规、肝肾功能、心电图）治疗前后变化分析，未发现与儿童清咽解热口服液有关的异常临床改变。

3 讨论

小儿急性咽炎是儿科常见疾病，以咽痛或者异物感不适，咽部红肿，或者喉底有颗粒状突起为主要特征的咽部疾病，见于儿童各个年龄阶段。本病属中医学"急喉痹"范畴，多由外邪侵袭或肺胃热盛，上犯咽喉而致。肺胃实热证是小儿急性咽炎临床常见的证候之一，多由邪热壅肺，或胃腑素有郁热上攻咽喉所致。近10年的研究结果表明，中医药治疗急性咽炎方式多样，存在独特优势。

儿童清咽解热口服液由柴胡、黄芩、紫花地丁、人工牛黄、苣荬菜、鱼腥草、芦根、赤小豆精制而成，其中柴胡为君药，功能和解退热，疏肝解郁，对外感发热有透表泄热之功效。现代药理学研究发现，柴胡具有抗病毒作用，且柴胡皂苷对多种炎性反应过程包括炎性渗出、毛细血管通透性升高、炎性反应介质释放、白细胞游走和结缔组织增生等均具有抑制作用。黄芩、人工牛黄为臣药，以助君药清热解毒之功，并加强退热的功效。紫花地丁、苣荬菜为佐药，前者长于消散痈肿，后者长于泄热解毒，散结排脓，两者共同辅佐君药加强清热解毒，消肿散结之功。鱼腥草、芦根亦为佐药，辅君生津止渴。赤小豆功能利水消肿，解毒排脓，使邪热下行，为本方之使药。全方共奏清热解毒、消肿利咽之功。

蒲地蓝消炎口服液组方以蒲公英为主，辅以苦地丁、板蓝根、黄芩，全方以清热解毒、抗炎消肿为主。现代药理学研究表明，蒲地蓝消炎口服液具有很好的抗病毒、抗菌、消炎的作用。临床研究表明，蒲地蓝消炎口服液对于小儿急性咽炎中的咽痛、咽红肿以及发热均有较好的疗效。蒲地蓝消炎口服液作为阳性对照药安全有效，且同类可比。

本试验结果表明，儿童清咽解热口服液联合阿奇霉素颗粒治疗小儿急性咽炎（肺胃实热证），咽痛症状的改善方面不劣于蒲地蓝消炎口服液联合阿奇霉素颗粒；疾病疗效、中医证候疗效方面也不劣于蒲地蓝消炎口服液联合阿奇霉素，且均优于单用阿奇霉素颗粒；在单项症状的改善方面，对于部分症状（咳嗽、小便黄、大便干），儿童清咽解热口服液联合阿奇霉素颗粒的疗效不仅优于蒲地蓝消炎口服液联合阿奇霉素，也优于单用阿奇霉素。安全性评价中，1例观察组病例疗后ALT、AST轻度升高，虽研究者考虑与感染有关，判断为与试验用药无关，且既往临床研究未发现儿童清咽解热口服液有此不良反应，但阿奇霉素却可能导致转氨酶升高。因此，不能排除此例转氨酶升高与阿奇霉素或试验药和阿奇霉素联合应用导致的可能性，临床中应密切观察。

【评介】

儿童清咽解热口服液为用于治疗小儿急性咽炎肺胃实热证的三类中药新药。本文为中医药"十病十药"研发项目内容，发表于《世界中医药》2017年11月第12卷第11期。研究采用随机双盲、阳性药和安慰剂平行对照、与阿奇霉素联合治疗、多中心临床试验的设计，比较其与蒲地蓝消炎口服液及安慰剂治疗小儿急性咽炎肺胃实热证的有效性，并观察临床应用的安全性。由胡思源教授负责该研究的方案设计、主持实施、统计分析和研究总结。研究结果表明，本药联合阿奇霉素颗粒在治疗小儿急性咽炎（肺胃实热证）咽痛症状、疾病疗效和中医证候疗效方面，疗效不劣于蒲地蓝消炎口服液联合阿奇霉素颗粒，且优于单用阿奇霉素颗粒，对咳嗽、口臭、小便黄、大便干等单项症状治疗，疗效优于阳性对照组和安慰剂组，且安全性良好，值得推广。

（许玥）

四、儿童清咽解热口服液治疗小儿急性咽炎（肺胃实热证）的药物经济学评价

【摘要】

目的：通过成本－效果分析，评价儿童清咽解热口服液治疗小儿急性咽炎（肺胃实热证）的经济学优劣。**方法：**共纳入急性咽炎（肺胃实热证）患儿219例，以2∶1∶1的比例随机分为试验组、阳性药对照组、安慰剂对照组，在以抗生素为基础治疗的条件下，分别服用儿童清咽解热口服液、蒲地蓝消炎口服液（阳性对照药）、安慰剂，疗程为5天。选取咽痛疗效、疾病疗效和中医证候疗效作为评价指标，进行成本－效果分析。**结果：**在咽痛疗效方面，试验组每多获得1个单位的愈显率，比安慰剂组仅需多花费0.62元，比阳性对照组少花费0.54元；在疾病疗效方面，试验组每多获得1个单位的愈显率，比安慰剂组多花费0.57元，比阳性对照组少花费0.54元；在中医证候方面，试验组每多获得1个单位的愈显率，比安慰剂组多花费0.58元，比阳性对照组少花费0.54元。**结论：**儿童清咽解热口服液联合抗生素治疗小儿急性咽炎（肺胃实热证），在咽痛症状疗效、疾病疗效和中医证候疗效方面，较蒲地蓝消炎口服液及单独使用抗生素有较优的经济性，与蒲地蓝消炎口服液经济性相当，具有良好的临床应用前景。

【正文】

儿童清咽解热口服液是亚宝北中大（北京）制药有限公司生产的三类中药新药，于2003年上市。处方由柴胡、黄芩苷、紫花地丁、人工牛黄、芦根、鱼腥草等药物组成，具有清热解毒、消肿利咽之功效，临床主要用于治疗小儿急性咽炎（急喉痹）肺胃实热证。临床研究表明，该药治疗小儿急性咽炎疗效确切，在缓解肺胃实热证，减轻发热、咽痛、咽充血、头身痛、口渴等症状方面具有较好疗效，且临床使用安全。既往的上市后再评价旨在进一步验证和补充上市前临床试验的结果，仅对安全性和有效性进行评价。为了更好地体现中药上市后的临床和市场价值，进一步明确该药经济性优劣，为临床合理用药和国家相关医疗决策提供指导，现基于随机对照研究，从全社会角度出发，使用成本－效果分析评价儿童清咽解热口服液治疗小儿急性咽炎（肺胃实热证）的经济性优劣，即进行药物经济学评价。

1 资料与方法

1.1 试验总体设计

从全社会角度出发，采用前瞻性设计，在以蒲地蓝消炎口服液及安慰剂为对照评价儿童清咽解热口服液治疗小儿急性咽炎（肺胃实热证）的有效性与安全性的随机、双盲、双模拟、多中心临床研究的基础上进行。

1.2 一般资料

选择 2013 年 4 月~2015 年 1 月就诊于天津中医药大学第一附属医院、中国医学科学院北京协和医院、河北省儿童医院、辽宁中医药大学附属医院、陕西中医学院第二附属医院、天津市南开医院、河南大学淮河医院、郑州市中医院、开封市中心医院、大庆市中医医院、绥化市第一医院、辽宁中医药大学附属第四医院的急性咽炎患儿，共纳入符合诊断标准的受试者 219 例，以 2∶1∶1 的比例随机分为 3 组，其中试验组 113 例、阳性对照组 53 例、安慰剂对照组 53 例。试验组男 58 例、女 55 例，平均年龄（6.77±2.98）岁，平均病程（20.70±10.72）小时；阳性对照组男 30 例，女 23 例，平均年龄（7.83±3.43）岁，平均病程（19.64±9.25）小时；安慰剂对照组男 28 例、女 25 例，平均年龄（7.58±3.38）岁，平均病程（20.96±8.25）小时。三组患儿一般情况差异无统计学意义，有可比性。

1.3 诊断标准

小儿急性咽炎的诊断参照 2002 年版《中药新药临床研究指导原则》制定；中医肺胃实热证辨证标准参照徐荣谦《中医儿科学》及 2002 年版《中药新药临床研究指导原则》制定。

1.4 纳入及排除标准

纳入标准：1）符合小儿急性咽炎西医诊断；2）符合中医急喉痹肺胃实热证；3）年龄 3~14 岁；4）病程≤48 小时；5）体温≤38.5℃；6）白细胞或中性粒细胞超过参考值范围上限（UNL）；7）监护人知情同意，签署知情同意书。

排除标准：1）因麻疹、猩红热、流感及粒细胞缺乏症、传染性单核细胞增多症、白血病等引起的咽部症状或炎症者，化脓性扁桃体炎患者；2）合并心、肝、肾、内分泌、造血系统等严重原发性疾病者；3）对试验用药或阿奇霉素过敏，或过敏体质者（对两种及以上食物或药物过敏者）；4）研究者认为不宜参加临床试验者。

1.5 治疗方法

试验药品的名称及规格：儿童清咽解热口服液，规格为每支 10mL，生产批号 38003B，国药准字 Z20030057；儿童清咽解热口服液模拟剂，规格为每支 10mL，生产批号 45001B；蒲地蓝消炎口服液模拟剂，规格为每支 10mL，生产批号 1407046，均由亚宝北中大（北京）制药有限公司提供。蒲地蓝消炎口服液由江苏济川制药有限公司生产，规格为每支 10mL，生产批号 1403423，国药准字 Z20030095。阿奇霉素颗粒剂由湖北四环制药有限公司，每袋 100mg；生产批号 130301，国药准字 H20050142。三组均服用阿奇霉素颗粒剂，5~10mg/（kg·d），每天 1 次。试验组同时服用儿童清咽解热口服液和蒲地蓝消炎口服液模拟剂；阳性对照组服用蒲地蓝消炎口服液和儿童清咽解热口服液模拟剂；安慰剂组服用儿童清咽解热口服液模拟剂和蒲地蓝消炎口服液模拟剂。均为每天 3 次，口服。儿童清咽解热口服液及其模拟剂的服用方法为：1~3 岁，每次 0.5 支；4~7 岁，每次 1 支；7 岁以上，每次 1.5 支。蒲地蓝消炎口服液及其模拟剂的服用方法为：1~3 岁，每次 1/3 支；4~6 岁，每次 0.5 支；7~14 岁，每次 1 支。疗程 5 天。若在治疗过程中，患者体温（腋温）＞38.5℃，研究者可根据情况加用美林（布洛芬混悬液）治疗。

1.6 健康产出

1.6.1 评价指标

本研究基于儿童清咽解热口服液的随机对照试验（RCT），选取咽痛疗效、疾病疗效、中医证候疗效为效果指标。

1.6.2 疗效评价标准

咽痛疗效评价标准：1）临床痊愈：症状消失，积分降至 0 分；2）显效：症状明显改善，积分降低 2 个等级；3）有效：症状有所改善，积分降低 1 个等级；4）无效：症状无改善或加重，积分未减少或有所增加。疾病疗效评价标准：1）临床痊愈：用药 5 天内，咽部症状、体征消失，无发热，积分减少 ≥ 95%；2）显效：用药 5 天内，咽部症状、体征明显改善，无发热，95%＞积分减少 ≥ 70%；3）有效：用药 5d 内，咽部症状、体征改善，70%＞积分减少 ≥ 30%；4）无效：用药 5 天内，咽部症状、体征无明显改善，或积分减少不足 30%。中医证候疗效标准：1）临床痊愈：中医临床症状、体征消失或基本消失，证候积分减少 ≥ 95%；2）显效：中医临床症状、体征明显改善，95%＞证候积分减少 ≥ 70%；3）有效：中医临床症状、体征均有好转，70%＞证候积分减少 ≥ 30%；4）无效：中医临床症状、体征无明显改善，甚或加重，证候积分减少不足 30%。

总有效率 =（临床痊愈例数 + 显效例数 + 有效例数）/ 总例数 ×100%。

愈显率 =（临床痊愈例数 + 显效例数）/ 总例数 ×100%。

1.7 成本的选择与确定

本研究成本包括直接医疗成本、直接非医疗成本、间接成本。因隐性成本难以计算，且易造成偏差，故不将其计入总成本。由于试验周期相对较短，所以不考虑贴现。

1.7.1 直接医疗成本

是指试验过程中消耗的医疗资源，本研究主要包括挂号费、检查费、化验费、试验药物费用。通过调查参研中心实际价格、各地药品中标价格计算。

1.7.2 直接非医疗成本

是指病人因寻求医疗服务直接消耗的除直接医疗成本以外的资源，本研究主要包括交通费、食宿费、陪护费。通过问询患者家属获得。

1.7.3 间接成本

指由于疾病造成的患者和其家庭的劳动时间及生产率损失，本研究主要包括家属因小儿患病的休工所造成的工资损失。通过调查患儿家属的休工天数，根据人力资本法进行测算。

1.8 成本 - 效果分析方法

本研究采用成本 - 效果分析（CEA）对儿童清咽解热口服液进行药物经济学评价。以咽痛疗效、疾病疗效及中医证候疗效为健康产出指标，经济学评估结果使用增量成本 - 效果比（ICER）表示，并对研究中的不确定因素进行敏感性分析。

1.9 统计学方法

本研究数据的采集及管理使用ACCESS软件进行，通过SAS v9.1.3软件进行统计分析。计量资料比较使用 t 检验，计数资料比较使用 χ^2 检验。

2 结果

2.1 纳入与基线情况

采用全分析数据集（FAS）作为药物经济学统计分析数据集，参考经济学数据收集完整性，5例未纳入本次分析，纳入分析总病例数为219例，其中试验组113例、阳性对照组53例、安慰剂组53例。三组病例人口学资料（性别、年龄、民族）、疾病特征（病程、既往治疗史、药物过敏史、合并疾病或症状）、疗效相关指标（咽痛评分、中医证候评分）组间比较，差异无统计学意义，具有可比性。

2.2 健康产出情况

在咽痛疗效、疾病疗效及中医证候疗效方面，三组比较差异均具有统计学意义；两两比较，试验组与阳性对照组疗效相当，均优于安慰剂组，见表1、2、3。

表 1 咽痛疗效比较

组别	n/例	痊愈/例	显效/例	有效/例	无效/例	愈显率/%
阳性对照	53	45	0	6	2	84.91
安慰剂对照	53	33	0	10	10	62.26
试验	113	101	1	7	4	90.27[*]

注：[*]与安慰剂组比较，$P < 0.05$。

表 2 疾病疗效比较

组别	n/例	痊愈/例	显效/例	有效/例	无效/例	愈显率/%
阳性对照	53	20	25	7	1	84.91
安慰剂对照	53	16	15	8	13	59.62
试验	113	48	54	6	5	90.27[*]

注：[*]与安慰剂组比较，$P < 0.05$。

表 3 中医证候疗效比较

组别	n/例	痊愈/例	显效/例	有效/例	无效/例	愈显率/%
阳性对照	53	20	25	7	1	84.91
安慰剂对照	53	16	16	8	13	60.38
试验	113	48	54	6	5	90.27[*]

注：[*]与安慰剂组比较，$P < 0.05$。

2.3 成本结果

结果显示，阳性药对照组的成本（中位数）为808.88元、试验组805.98元、安慰剂组788.5元，三组比较，总成本差异无统计学意义，见表4。药物成本计算均使用该药物市场零售价，涉及药物市场零售价如下：儿童清咽解热口服液4.56元/支；蒲地蓝消炎口服液4.94元/支，阿奇霉素1.3元/袋；美林20.11元/100毫升；肾上腺素1元/毫升。因数据非正态分布，表4的成本均为中位数，而非平均数。

表 4　成本的中位数结果

组别	直接医疗成本 / 元			直接非医疗成本 / 元	间接成本 / 元	总成本 / 元
	试验药物成本	挂号、检查、化验费	合计			
阳性对照	60.06	454	536.16	100	200	808.88
安慰剂对照	81.40	454	473.50	100	200	788.50
试验	13.00	454	569.26	90	200	805.98

2.4 成本 – 效果分析结果

2.4.1 咽痛疗效愈显率

每获得 1 个单位治疗效果，试验组需花费 8.93 元，阳性对照组需花费 9.53 元，安慰剂组需花费 12.66 元。增量分析结果显示，相较于安慰剂组，每多获得 1 个单位的愈显率，试验组需要多花费 0.62 元，阳性对照组需要多花费 0.90 元；相较于阳性对照组，试验组每多获得 1 个有效率的指标，可少花费 0.54 元。

2.4.2 疾病疗效愈显率

每获得 1 个单位的治疗效果，试验组需花费 8.93 元，阳性对照组需花费 9.3 元，安慰剂组需花费 12.23 元。增量分析结果显示，相较于安慰剂组，每多获得 1 个单位的愈显率，试验组需要多花费 0.57 元，阳性对照组需要多花费 0.81 元；相较于阳性对照组，试验组每多获得 1 个有效率的指标，可少花费 0.54 元。

2.4.3 中医证候疗效愈显率

每获得 1 个单位治疗效果，试验组需花费 8.93 元，阳性对照组需花费 9.53 元，安慰剂组需花费 13.06 元。增量分析结果显示，相较于安慰剂组，每多获得 1 个单位的愈显率，试验组需要多花费 0.58 元，阳性对照组需要多花费 0.83 元；相较于阳性对照组，试验组每多获得 1 个有效率的指标，可少花费 0.54 元。

考虑到治疗成本三组间比较差异无统计学意义，故采用最优效果考察经济顺位，在咽痛单项症状疗效、疾病疗效以及中医证候疗效方面，试验组与阳性对照组在疗效和经济学方面相当，均优于安慰剂组。成本 – 效果分析结果见表 5。

表 5　成本 – 效果分析结果

评价指标	评价标准	组别	效果 E	成本 C	C/E	△ C/ △ E	经济顺位
咽痛疗效	愈显率 /%	试验	90.27	805.98	8.93	−0.54[a]	1
		阳性对照	84.91	808.88	9.53	0.90[b]	1
		安慰剂	62.26	788.50	12.66	0.62[c]	2
疾病疗效	愈显率 /%	试验	90.27	805.98	8.93	−0.54[a]	1
		阳性对照	84.91	808.88	9.53	0.81[b]	1
		安慰剂	59.62	788.5	13.23	0.57[c]	2
中医证候疗效	愈显率 /%	试验	90.27	805.98	8.93	−0.54[a]	1
		阳性对照	84.91	808.88	9.53	0.83[b]	1
		安慰剂	60.38	788.50	13.06	0.58[c]	2

注：[a] 与阳性对照组比较，[b] 与安慰剂比较，[c] 与试验组比较。

2.5 敏感性分析分析结果

对关键参数（成本、效果指标）进行敏感性分析，将这些参数上下浮动 20%，观察基线值在不同变量 95% 置信区间的 ICER 值，以旋风图表示。

2.5.1 咽痛疗效

试验组和阳性对照组相比，影响咽痛愈显率敏感度最大的为试验组非药物治疗成本；当试验组研究药物成本上调 20%、阳性对照组成本下调 20%，每多获得 1 个咽痛单项愈显率的效果，试验组患者比阳性对照组多花费 0.89 元。

试验组和安慰剂组相比，影响咽痛单项愈显率敏感度最大的是安慰剂组非药物治疗成本；当试验组研究药物成本上调 20%、安慰剂组成本下调 20%，每多获得 1 个咽痛单项愈显率的效果，试验组患者多花费 0.55 元。

2.5.2 疾病疗效

试验组和阳性对照组相比，影响疾病疗效愈显率敏感度最大的因素为试验组非药物治疗成本；当试验组研究药物成本上调 20%、阳性对照组成本下调 20%，每多获得 1 个疾病愈显率的效果，试验组患者比阳性对照组多花费 0.89 元。

试验组与安慰剂组相比，影响疾病愈显率敏感度最大的是安慰剂组非药物治疗成本；当试验组研究药物成本上调 20%、安慰剂组成本下调 20%，每多获得 1 个疾病愈显率的效果，试验组比安慰剂组多花费 0.55 元。

2.5.3 中医证候疗效

试验组和阳性对照组相比，影响中医证候疗效愈显率敏感度最大的也为试验组非药物治疗成本；当试验组研究药物成本上调 20%、阳性对照组成本下调 20%，每多获得 1 个中医证候愈显率的效果，试验组患者比阳性对照组多花费 0.89 元。

试验组和安慰剂组相比，影响中医证候愈显率敏感度最大的因素是安慰剂组非药物治疗成本；当试验组研究药物成本上调 20%、安慰剂组成本下调 20%，每多获得 1 个中医证候愈显率的效果，试验组患者比安慰剂组多花费 0.55 元。

3 讨论

3.1 阳性对照药的选择

小儿急性咽炎，即咽黏膜、黏膜下组织的急性炎症，常累及咽部淋巴组织，以咽痛或者异物感不适、咽部红肿或者喉底有颗粒状突起为主要特征，是儿科常见的疾病之一，可见于各个年龄段。若治疗不当，可并发鼻窦炎、中耳炎等疾病或转变为慢性咽炎。中医学在喉痹肺胃实热证的治疗上有着丰富的临床经验，认为胃火旺盛，易循食道上攻于咽喉；肺居胸中，肺脏热盛，常上熏咽喉使气血壅滞，因此，本病大多属于肺胃之热证，治疗宜清胃宣肺、解毒利咽。儿童清咽解热口服液由柴胡、黄芩苷、紫花地丁、人工牛黄、芦根、鱼腥草等药材组方，具有清热解毒、消肿止痛之功。蒲地蓝消炎口服液由蒲公英、苦地丁、板蓝根、黄芩组成，具有清热解毒、抗炎消肿的作用，多项临床研究表明其治疗急性咽炎效果良好，对咽痛、咽充血、咽肿胀、发热以及全身不适症状具有缓解作用。考虑到蒲地蓝消炎口服液的功效主治与儿童清咽解热口服液相似，临床疗效肯定，具有相似可比性，因此选为阳性对照药。

3.2 研究方法的选择

药物经济学评价的常用方法包括成本－效益分析、成本－效果分析、成本－效用分析。鉴于效益的测算尚存在较多的偏倚和较大的误差，故不采用；考虑到小儿急性咽炎病程短，病情较单纯，纳入患者均为儿童，难以准确测量其偏好，且目前尚无本病儿童患者适用的健康效用值测量量表，亦不适选用；成本－效果分析是常用的评价方法，可直接使用临床指标，其测量和评价方法较为成熟，易于被临床医务人员和公众所接受，是目前条件下最适用的评价方法。分析时，在 RCT 全分析数据集的前提下，参考经济学数据收集的完整性，建立新的经济学评价数据集。

3.3 本研究的局限

本研究与随机化临床试验平行进行，采用了随机、对照、双盲设计，具有较高的内部效度。本试验在 2016 年底结束，尽管距离发表时间较长，但近年来所研究药品的价格并未发生较大变动，非药物成本变化的组间也较为统一，且敏感性分析结果较为稳定，考虑到以上因素，间隔的时间可能对研究结果造成的影响不大。但是，本研究也存在一定局限性。首先，纳入病例过少，易造成偏倚，建议进一步扩大样本量；其次，本次经济学研究设计依附于 RCT 试验，设计较为严格，不能反映真实条件下的使用情况，外推性较差；最后，建议在本研究探索性结果的基础上，考虑进一步进行实际临床试验。

3.4 结论

本研究结果显示，儿童清咽解热口服液联合抗生素治疗小儿急性咽炎（肺胃实热证），在咽痛症状疗效、疾病疗效和中医证候疗效方面，较蒲地蓝消炎口服液及单独使用抗生素有较优的经济性，具有良好的临床应用前景。

【评介】

本研究基于随机对照试验，选择咽痛疗效、疾病疗效和中医证候疗效作为评价指标，研究成本包括直接医疗成本、直接非医疗成本、间接成本，通过成本－效果分析，评价儿童清咽解热口服液治疗小儿急性咽炎（肺胃实热证）的经济学优劣。胡思源教授设计和组织实施了本试验，由团队成员蔡秋晗博士整理成文，发表于《药物评价研究》2018 年 4 月第 41 卷第 4 期。研究结果表明，本品较蒲地蓝消炎口服液及单独使用抗生素有较优的经济性，与蒲地蓝消炎口服液经济性相当，具有良好的临床应用前景。

（杨金玉）

五、清降片治疗学龄前儿童急性咽炎肺胃蕴热证的临床研究

【摘要】

目的：评价清降片治疗 1~6 岁小儿急性咽炎肺胃蕴热证的有效性和安全性。**方法：**采用区组随机、阳性药平行对照的研究方法。**结果：**PP 分析中，疾病疗效的愈显率试验组为 77.88%，对照组为 66.22%；中医证候疗效的愈显率试验组为 83.19%，试验组为 68.92%。ITT 分析中，疾病疗效的愈显率试验组为 76.52%，对照组为 63.64%；中医证候疗效的愈

显率试验组为 81.74%，试验组为 66.23%。两组疾病疗效、中医证候疗效比较，差异均有显著性意义（$P < 0.05$），试验组优于对照组，且 PP 分析、ITT 分析的结论一致。试验中，未发现不良事件。**结论：**清降片对 1~6 岁小儿急性咽炎肺胃蕴热证的疗效优于小儿咽扁冲剂，且临床应用安全。

【正文】

清降片是天津同仁堂股份有限公司生产的中成药，为评价该药治疗 1~6 岁小儿急性咽炎肺胃蕴热证的有效性和安全性，我们以小儿咽扁冲剂为阳性对照进行了区组随机、平行对照临床研究，现报告研究结果如下。

1 资料与方法

1.1 试验设计

采用区组随机、阳性药平行对照临床研究的方法。所选病证为 1~6 岁小儿急性咽炎肺胃蕴热证，按 3∶1 比例分试验组和对照组。两组分别应用清降片和小儿咽扁冲剂，疗程均为 5 天。计划共纳入 320 例，其中，试验组 240 例，对照组 80 例。

1.2 诊断标准

急性咽炎西医诊断标准，参照《小儿耳鼻咽喉科学》。肺胃蕴热证辨证标准，参照《中医病证诊断疗效标准》。1）主症：咽喉红肿、疼痛；2）次症：发热、大便干、口渴、烦躁；3）舌质红、苔黄、脉滑数。具备主症和次症中的至少 2 项，参考舌脉，即可确立辨证。

1.3 中医证候分级量化标准

主症咽喉红肿、疼痛分无、轻、中、重四级，分赋 0、2、4、6 分；次症发热、大便干，分赋 0、1、2、3 分；次症：口渴、烦躁和异常舌脉分无、有两级，分赋 0、1 分。

1.4 纳入病例标准

1）符合小儿肺胃蕴热证中医病证诊断标准；2）符合小儿急性咽炎（轻型、一般型）西医诊断标准；3）年龄在 1~6 岁；4）病程不超过 48 小时；5）知情同意，签署知情同意书。

1.5 排除病例标准

1）属于其他中医证候者；2）小儿咽部普通感染性疾病中属于重型咽炎，及化脓性扁桃体炎者；3）咽白喉、猩红热、奋森咽峡炎、传染性单核细胞增多症咽炎型、扁桃体肿瘤等与本病类似者；4）合并肺炎、支气管炎、严重喉炎等呼吸道疾病者；5）不能用所试验病证病情解释的血肌酐（Cr）、尿素氮（BUN）和谷丙转氨酶（GPT 或 ALT）增高，尿蛋白＋以上和尿红细胞＋以上者；6）重度营养不良，或伴有其他心、肝、肾及造血等系统严重原发性疾病，精神病患者；7）对已知本制剂组成成分过敏者；8）根据医生判断，容易造成失访者。

1.6 用药方法

清降片（每片为 0.25g）：周岁一次 1.5 片，一日 2 次；3 岁一次 2 片，一日 3 次；6 岁一次 3 片，一日 3 次。嚼碎后吞服（或研末冲服）。小儿咽扁颗粒（每袋 8g）：1~2 岁一次

4g（半袋），一日2次；3~5岁一次4g（半袋），一日3次；6~14岁一次8g（1袋），一日2~3次。水冲服。疗程均为5天。试验期间，不得使用抗生素、抗病毒药及同类中药。

1.7 观测指标

1）人口学资料，包括性别、年龄、民族、身高、体重等；2）疗效性指标，分疾病疗效、证候疗效、单项证候；3）安全性评价指标，包括可能出现的不良反应症状、一般体检项目，血常规、尿常规、便常规、心电图和肝功能ALT、肾功能BUN和Cr等实验室指标。

1.8 不良事件观察

不良反应判断按肯定有关、可能有关、无法判定、可能无关、肯定无关五级，前3项视为药物的不良反应。

1.9 疗效判定

参照《中药新药临床研究指导原则（第三辑）》。疾病疗效标准：

1.9.1 疾病疗效评定标准

1）临床痊愈：体温正常，疾病计分和减少率100%。2）显效：体温正常，100%＞疾病计分和减少率≥70%。3）进步：70%＞疾病计分和减少率≥30%。4）无效：不符合以上标准者。

1.9.2 中医肺胃蕴热证疗效评定标准

1）临床痊愈：证候计分和（包括舌脉分值）减少率≥95%。2）显效：95%＞证候计分和减少率≥70%。3）进步：70%＞证候计分和减少率≥30%。4）无效：证候计分和减少率＜30%。

减少率＝（疗前总积分和－疗后总积分和）/疗前总积分和×100%。

1.10 统计分析方法

1）对定量数据，采用 t 检验、自身 t 检验、非参数方法或用方差分析、协方差分析。2）对定性数据，采用 χ^2 检验、Fisher精确概率法、Wilcoxon秩和检验。所有统计计算均用SAS v8.1统计分析软件进行，全部的假设检验均采用双侧检验，取 $\alpha=0.05$。

2 结果

2.1 病例分布

本次试验共入选患者312例，其中，试验组234例，对照组78例；脱落7例，剔除5例；300例患者进入符合方案数据集（PPS），307例患者至少用药一次并至少有一次有效性访视记录，进入全分析数据集（FAS）。307例患者至少服药一次并至少有一次安全性访视记录，进入安全性数据集（SS）。全部病例均签署知情同意书。

2.2 可比性分析

两组基线特征（人口学资料、疾病情况等）比较，差异均无显著性意义，具有可比性。PPS、FAS分析结论一致。

2.3 疗效分析（按中心分层）

2.3.1 两组疾病疗效比较

FAS 分析，试验组 230 例，临床痊愈 96 例（41.74%），显效 80 例（34.78%），进步 47 例（20.43%），无效 3 例（3.04%），愈显率 76.52%；对照组 77 例，临床痊愈 18 例（23.38%），显效 31 例（40.26%），进步 20 例（25.97%），无效 8 例（10.39%），愈显率 63.64%。两组比较，CMH χ^2=12.937，$P < 0.05$。PPS 分析与之结论一致。

2.3.2 两组证候疗效比较

FAS 分析，试验组 230 例，临床痊愈 76 例（33.04%），显效 112 例（48.7%），进步 34 例（14.78%），无效 8 例（3.48%），愈显率 81.74%；对照组 77 例，临床痊愈 17 例（22.08%），显效 34 例（44.16%），进步 18 例（23.38%），无效 8 例（10.39%），愈显率 66.23%。两组比较，CMH χ^2=11.786，P=0.001。PPS 分析与之结论一致。

2.3.3 咽痛消失时间

FAS 分析，试验组 200 例，平均咽痛消失时间为（52.64 ± 23.05）小时，对照组 63 例，平均咽痛消失时间为（56.43 ± 26.05）小时，两组比较，Z=1.055，P=0.291，差异无显著性意义。PPS 分析与之结论一致。

2.3.4 完全退热时间的比较

FAS 分析，试验组 142 例，平均完全退热时间为（31.42 ± 25.68）小时，对照组 48 例，平均完全退热时间为（38.71 ± 29.83）小时，两组比较，Z=1.566，P=0.117，差异无显著性意义。PPS 分析与之结论一致。

2.3.5 中医单项证候改善情况比较

见表 1。

表 1　两组治疗前后主症评分变化情况比较（FAS，例）

主症	组别	例数	6	4	2	0	−2	−4	−6	统计量	P 值
咽喉疼痛	试验组	230	3	47	153	25	2			−0.174	0.862
	对照组	77		15	54	8					
咽干灼热	试验组	230	6	45	120	57	1	1		−1.58	0.114
	对照组	77	1	10	41	25					

表 2　两组治疗前后次症评分变化情况比较（FAS，例）

次症	组别	例数	3	2	1	0	−1	−2	−3	统计量	P 值
咳嗽	试验组	230	3	18	88	109	10	2		−0.412	0.680
	对照组	77		4	31	39	3				
口渴	试验组	230	3	24	120	81	2			−0.869	0.385
	对照组	77	2	5	38	32					
发热	试验组	230	3	46	63	118	2			−0.262	0.793
	对照组	77	1	16	19	40	1				
大便干	试验组	230	9	60	123	34	3			−4.166	0
	对照组	77	1	14	27	34	1				
尿黄	试验组	230		28	145	55	2			−1.386	0.166
	对照组	77		7	45	24	1				

表3 两组治疗前后异常舌脉评分变化情况比较（FAS，例）

异常舌脉	组别	例数	3	2	1	0	-1	-2	-3	统计量	P值
舌质	试验组	230			163	66				-1.367	0.172
	对照组	77			48	29					
舌苔	试验组	230			141	89				-0.844	0.399
	对照组	77			43	34					
脉象	试验组	230			134	96				-0.370	0.711
	对照组	77			43	34					

上述结果显示，两组中医单项症状及舌脉改善情况的治疗前后自身比较，差异均有非常显著性意义（$P < 0.01$）；两组组间比较，在疗后5天的咽干灼热、便干尿黄及口渴等方面差异均无显著性意义，PP、ITT分析结论一致。说明清降片与小儿咽扁冲剂对小儿肺胃蕴热证的主症（咽喉红肿疼痛）、次症（发热、大便干、口渴、烦躁）及舌脉异常均有较好的治疗作用，且清降片优于小儿咽扁冲剂。

2.4 依从性分析（PPS）

采用药物计数法评价试验用药依从性。结果，两组用药依从性比较，差异无统计学意义（$Z=0.615$，$P=0.539$）。

2.5 安全性分析（SS）

本次试验无不良事件发生；两组用药前后生命体征变化及差值的组间比较，差异也均无统计学意义。

3 讨论

小儿急性咽炎是儿科常见病。中医学认为，外感风热邪毒，邪热壅盛，热毒蕴结于肺及胃，加之幼儿饮食不节，嗜食肥甘易使胃肠积热，热毒上壅咽喉，致气血郁结，乃为小儿易发急性咽炎的重要原因，其中肺胃蕴热证为其主要证型，主要表现为咽喉肿痛，咽干灼热，发热，口渴，大便干，尿黄。

清降片由蚕沙、大黄、青黛、玄参、皂角子、赤芍、板蓝根、麦冬、连翘、牡丹皮、地黄、甘草、白茅根、金银花、薄荷脑、川贝母等中药制成，具有清热解毒、利咽止痛之功，用于小儿急性咽炎、急性扁桃腺炎见以上证候者。对照药小儿咽扁冲剂由金银花、金果榄、牛黄、桔梗、玄参、麦冬、射干、冰片等组成，具有清热解毒、散结利咽之功。对肺实热引起的咽喉肿痛、口舌糜烂、咳嗽痰盛、咽炎喉炎、扁桃体炎效果较好。

本研究结果表明，FAS分析中，疾病疗效的愈显率试验组为76.52%，对照组为63.64%；中医证候疗效的愈显率试验组为81.74%，对照组为66.23%。两组疾病疗效和中医证候疗效比较，差异均有显著性意义（$P < 0.05$），试验组优于对照组，PPS分析与之结论一致。两组中医单项症状及舌脉改善情况的治疗前后自身比较，差异均有非常显著性意义（$P < 0.01$）；两组组间比较，在疗后5天的咽部肿胀、扁桃体肿大、咽干灼热、便干尿黄及咽黏膜充血、口渴比较，差异均有显著性意义，试验组优于对照组，PP、ITT分析结论一致。试验中未发现不良事件。

总之，清降片对1~6岁小儿急性咽炎肺胃蕴热证具有较好疗效，优于临床常用的小儿咽扁冲剂，且安全性较好。

【评介】

清降片是天津同仁堂股份有限公司生产的中成药，适用于治疗小儿急性咽炎肺胃蕴热证。本研究采用区组随机、双盲双模拟、阳性药平行对照临床试验的设计，比较其与小儿咽扁冲剂治疗 1~6 岁小儿急性咽炎肺胃蕴热证的疗效，并观察临床应用的安全性。由胡思源教授负责该研究的方案设计，贺爱燕总结发表于《内蒙古中医药》2010 年 7 月第 14 期。研究结果表明，该药治疗 1~6 岁小儿急性咽炎肺胃蕴热证的疗效优于小儿咽扁冲剂，安全性较好，值得临床推广。

（许玥）

六、清降片治疗小儿肺胃蕴热证咽喉肿痛的临床研究

【摘要】

目的： 评价清降片治疗 7~14 岁学龄儿童肺胃蕴热证咽喉肿痛的有效性和安全性。**方法：** 采用分层区组随机、双盲双模拟、阳性药平行对照、多中心临床研究，非劣效性检验的方法。选取 7~14 岁学龄儿童肺胃蕴热证 240 例，按 1：1 分为治疗组和对照组。两组分别给予清降片和小儿咽扁颗粒，疗程为 5 天。**结果：** PP 分析中，中医病证疗效的愈显率（即总有效率）对照组为 79.63%，治疗组为 81.82%，疾病疗效的愈显率对照组为 77.78%，治疗组为 77.27%。采用按中心分层的 CMH χ^2 法统计，两组在各访视点的中医病证疗效、疾病疗效比较，差异均无统计学意义，且 PP 分析、ITT 分析的结论一致。同时对于中医病证疗效的非劣效性检验结果显示，清降片组愈显率不低于小儿咽扁颗粒组（$P < 0.05$），且 PP 分析、ITT 分析的结论一致。**结论：** 清降片在治疗儿童肺胃蕴热证咽喉肿痛方面不仅适用于 1~6 岁儿童，同样适用于 7~14 岁学龄儿童；且具有较好的疗效性和安全性，其疗效不劣于对照药小儿咽扁颗粒。

【正文】

小儿肺胃蕴热证咽喉肿痛是儿科常见病证，属于西医的急性咽炎和扁桃体炎，主要表现为咽喉肿痛，发热烦躁，大便秘结，临床中常用清热解毒、利咽止痛之法。本试验应用清降片与小儿咽扁颗粒对照，采用分层区组随机、双盲双模拟、平行对照、多中心临床研究的方法，治疗 7~14 岁小儿肺胃蕴热证咽喉肿痛，评价其有效性和安全性。

1 资料和方法

1.1 一般资料

清降片治疗组和小儿咽扁颗粒对照组受试者均为 120 例，共 240 例。分别由天津中医药大学第一附属医院、南京中医药大学附属医院、山东中医药大学附属医院、新疆维吾尔自治区中医医院、中国中医科学院西苑医院共同承担。

1.2 诊断标准

中医诊断辨证标准（肺胃蕴热证咽喉肿痛）参照《中药新药临床研究指导原则（试行）》。西医诊断标准参照《小儿耳鼻咽喉科学》。

1.3 纳入病例标准

符合小儿肺胃蕴热证咽喉肿痛中医病证诊断标准；符合小儿急性咽炎（轻型、一般型）急性充血性扁桃体炎西医诊断标准；年龄在 7~14 岁；病程不超过 48 小时；首次就诊前 24 小时内体温 < 39℃；知情同意并签署知情同意书。

1.4 排除病例标准

咽喉肿痛属于其他中医证候者；小儿咽部普通感染性疾病中属于重型咽炎及化脓性扁桃体炎者；咽白喉、猩红热、奋森咽峡炎、传染性单核细胞增多症咽炎型、扁桃体肿瘤等与本病类似者；合并肺炎、支气管炎、严重喉炎等呼吸道疾病者；首次就诊前 24 小时内体温 ≥ 39℃；不能用所试验病证病情解释的血肌酐（Cr）、尿素氮（BUN）和谷丙转氨酶（GPT 或 ALT）增高，尿蛋白 "+" 以上和尿红细胞 "+" 以上者；重度营养不良，或伴有其他心、肝、肾及造血等系统严重原发性疾病，精神病患者；对已知本制剂组成成分过敏者；根据医生判断，容易造成失访者。

1.5 脱落病例标准

出现过敏反应、严重不良事件、并发症，根据医生判断应停止试验者；试验过程中，发生其他疾病，影响疗效和安全性判断者；受试者依从性差（试验用药依从性 < 80%），或自动中途换药或加用本方案禁止使用的中西药物者；各种原因的中途破盲病例；无论何种原因，患者不愿意或不可能继续进行临床试验，向主管医生提出退出试验要求而中止试验者；受试者虽未明确提出退出试验，但不再接受用药及检测而失访者均为脱落。

1.6 试验设计

本试验采用分层区组随机、双盲双模拟、阳性药平行对照、多中心临床研究，非劣效性检验的方法。所选病证为 7~14 岁学龄儿童肺胃蕴热证，按 1:1 分为治疗组和对照组。

治疗组服用清降片，每片 0.25g，天津同仁堂集团股份有限公司生产。服药方法：7~9 岁，6 片/次，3 次/天；10~14 岁，8 片/次，每天 3 次，温开水送服。5 天为一疗程。对照组服用小儿咽扁颗粒，每袋 8g，山东凤凰制药股份有限公司生产。服药方法：7~14 岁，1 袋/次，每天 3 次，温开水冲服。5 天为一疗程。模拟药组服用清降片、小儿咽扁颗粒模拟安慰剂，由天津同仁堂集团股份有限公司提供，规格同前，服药方法同前。

试验期间，不得使用抗生素、抗病毒药及同类中药。但必要时两组均可输液（葡萄糖、电解质）。腋温超过 38.5℃者，可加用解热药布洛芬混悬液。

1.7 观察指标

人口学资料：包括性别、年龄、身高、体质量、民族。只在基线诊查。

诊断性指标：咽拭子细菌培养。只在基线诊查。

疗效性指标：主要指标包括中医病证疗效、疾病疗效；次要指标包括症状、体征与舌脉单项计分，外周血白细胞总数及分类计数。

安全性指标：可能出现的不良反应症状。用药后随时观察。包括体温、安静时心率、呼吸、血压等；血常规、尿常规、便常规、心电图和肝功能 GPT、肾功能 BUN 和 Cr。治疗前正常治疗后异常者，应及时、定期复查至完全复常。以不良反应发生率为主要安全性评价指标。除注明者外，安全性指标，均在基线、疗程结束后诊查 2 次。

1.8 疗效评定标准

1.8.1 中医病证（小儿肺胃蕴热证咽喉肿痛）疗效评定标准

临床痊愈：证候计分和（包括舌脉分值）减少率 ≥ 95%；显效：证候计分和减少率 70%~95%；进步：证候计分和减少率 30%~70%；无效：证候计分和减少率 < 30%。

减少率 =（疗前总积分和 – 疗后总积分和）/ 疗前总积分和 × 100%。

1.8.2 疾病（小儿急性咽炎和 / 或扁桃体炎）疗效评定标准

临床痊愈：体温正常，主症计分和减少率 100%；显效：体温正常，主症计分和减少率 ≥ 70%~95%；进步：主症计分和减少率 ≥ 30%~70%；无效：不符合以上标准者。

1.9 统计学方法

所有统计计算均用 SAS v8.1 统计分析软件进行，对主要观察指标（中医病证愈显率）的统计处理，采用非劣检验。除此之外，全部的假设检验均采用双侧检验。

2 结果

2.1 可比性分析

试验共入选患者 238 例，其中对照组、治疗组均为 119 例。218 例患者进入 PP 分析总体，232 例患者至少用药 1 次并至少有 1 次有效性访视记录。234 例患者至少服药 1 次并至少有 1 次安全性访视记录，进入安全性分析总体。全部病例均签署知情同意书。全部进入 PP 分析总体的患者，其基线特征（人口学资料、病程、病情、合并疾病及用药、主症计分和、证候计分和单项症状评分、外周血白细胞及分类计数、咽拭子细菌培养）两组之间差异均无统计学意义，具有可比性。

2.2 临床疗效分析

2.2.1 两组中医病证疗效比较

两组中医病证疗效和愈显率比较，差异均无统计学意义，且 PP 分析、ITT 分析的结论一致；对中医病证疗效愈显率的非劣效性检验结果显示，治疗组疾病疗效不劣于对照组（$P < 0.05$）。提示清降片治疗 7~14 岁学龄儿童肺胃蕴热证咽喉肿痛的中医证候效果不劣于小儿咽扁颗粒。见表 1。

表 1　两组中医病证疗效比较（PP）

组别	n/ 例	临床痊愈 / 例	显效 / 例	进步 / 例	无效 / 例	愈显率 /%
对照	108	34	52	20	2	79.63
治疗	110	51	39	19	1	81.82*

注：* 与对照组比较，$P < 0.05$。

2.2.2 两组疾病疗效比较

两组在各访视点的总体疾病疗效和愈显率比较，差异均无统计学意义，提示清降片与小儿咽扁颗粒治疗 7~14 岁学龄儿童肺胃蕴热证咽喉肿痛的效果相近。见表 2。

表 2 两组治疗后疾病疗效评价比较（PP）

组别	n/例	临床痊愈/例	显效/例	进步/例	无效/例	愈显率/%
对照	108	48	36	21	3	70.00
治疗	110	60	25	23	2	77.27

2.2.3 两组中医单项症状评分、舌脉情况比较

两组中医单项症状、舌脉改善情况的治疗前后自身比较，差异均具有非常显著性意义（$P < 0.01$）；两组组间比较，差异均无统计学意义，提示清降片与小儿咽扁颗粒对于小儿肺胃蕴热证咽喉肿痛的主症（咽喉红肿疼痛）、次症（发热、大便干、口渴、烦躁）及舌脉异常均有较好的治疗作用，且两药效果相近。见表 3。

表 3 两组中医单项证候疗效比较（$\bar{x} \pm s$）

主症	组别	n/例	中医单项证候评分/分		
			治疗前	治疗后	差值
咽喉疼痛	对照	108	4.36 ± 1.55	$1.15 \pm 1.35^{**}$	3.21 ± 1.69
	治疗	110	4.41 ± 1.45	$1.27 \pm 1.46^{**}$	$3.14 \pm 1.81^{\triangle}$
咽喉红肿	对照	108	4.26 ± 1.12	$1.42 \pm 1.28^{**}$	2.84 ± 1.47
	治疗	110	4.45 ± 1.17	$1.63 \pm 1.39^{**}$	2.82 ± 1.61
发热	对照	108	2.12 ± 0.26	$0.02 \pm 0.21^{**}$	2.10 ± 0.33
	治疗	110	2.23 ± 0.42	$0.08 \pm 0.43^{**}$	2.15 ± 0.52
大便干	对照	108	1.89 ± 0.47	$0.22 \pm 0.16^{**}$	1.67 ± 0.49
	治疗	110	1.97 ± 0.47	$0.31 \pm 0.18^{**}$	1.66 ± 0.45
口渴	对照	108	0.68 ± 0.56	$0.11 \pm 0.27^{**}$	0.57 ± 0.51
	治疗	110	0.59 ± 0.49	$0.09 \pm 0.15^{**}$	0.50 ± 0.52
烦躁	对照	108	0.21 ± 0.32	$0.01 \pm 0.00^{**}$	0.20 ± 0.32
	治疗	110	0.23 ± 0.43	$0.02 \pm 0.11^{**}$	0.21 ± 0.37
舌质	对照	108	0.83 ± 0.36	$0.09 \pm 0.24^{**}$	0.74 ± 0.45
	治疗	110	0.79 ± 0.43	$0.11 \pm 0.31^{**}$	0.68 ± 0.49
舌苔	对照	108	0.81 ± 0.35	$0.05 \pm 0.21^{**}$	0.76 ± 0.42
	治疗	110	0.77 ± 0.43	$0.08 \pm 0.28^{**}$	$0.69 \pm 0.47^{\triangle}$
脉象	对照	108	0.95 ± 0.18	$0.41 \pm 0.48^{**}$	0.54 ± 0.51
	治疗	110	0.97 ± 0.00	$0.52 \pm 0.47^{**}$	0.45 ± 0.47

注：** 与同组治疗前比较，$P < 0.01$；$^{\triangle}$ 与对照组治疗后比较，$P < 0.05$。

2.3 安全性分析（SS）

2.3.1 不良事件发生情况和不良反应判定

两组不良事件比较差异无统计学意义。见表 4。

表 4 两组不良反应发生率比较（SS）

组别	n/例	无不良反应/例	不良反应/例
对照	118	115	3
治疗	116	116	0

2.3.2 安全性指标治疗前后变化情况

两组实验室安全性指标治疗前后异转率改善情况比较，差异无统计学意义。两组治疗前后的生命体征（体温、心率、呼吸、血压）及其差值的组间比较，差异均无统计学意义。两组治疗前后体温、心率、呼吸的比较，差异均具有显著性统计学意义（$P < 0.05$），这与所试验病证的病情有关；两组治疗前后血压（收缩压、舒张压）的比较，差异均无统计学意义。

3 讨论

小儿急性咽炎和扁桃体炎是儿科常见病，中医学认为本病的发生系外感风热邪毒，邪热蕴结于肺胃，加之患儿饮食不节，嗜食肥甘厚味，胃肠积热亦甚，热毒上攻于咽喉，致气血郁结所致。肺胃蕴热证为其主要证型，主要表现为咽喉肿痛、发热烦躁、大便秘结。清降片由蚕沙、大黄、青黛、玄参、皂角子、赤芍、板蓝根、麦冬、连翘、牡丹皮、地黄、甘草、白茅根、金银花、薄荷脑、川贝母等制成，具有清热解毒、利咽止痛之功能，用于小儿急性咽炎、急性扁桃腺炎见以上证候者。临床研究表明，其对1~6岁儿童具有较好的疗效性和安全性，但6岁以上学龄儿童的用量用法无相关指导资料，使其临床应用受到一定的限制。

小儿咽扁颗粒由金银花、金果榄、牛黄、桔梗、玄参、麦冬、射干、冰片等组成，具有清热解毒、散结利咽之功效，对肺实热引起的咽喉肿痛、口舌糜烂、咳嗽痰盛、咽炎、喉炎、扁桃体炎效果较好，因此采用此药作为对照药。

本研究结果表明，清降片与对照药小儿咽扁颗粒的中医病证疗效比较，差异无统计学意义，而且对中医病证疗效愈显率的非劣效性检验结果，治疗组不劣于对照组（$P < 0.05$）。但清降片对10~14岁和急性咽扁桃体炎患儿病证疗效均优于对照药小儿咽扁颗粒。

在药物的安全性分析方面，对照组有3例不良事件发生，为药物的不良反应。实验室检查安全性指标和生命体征治疗前后变化情况，未发现与试验药物有关的改变。

综上，清降片在治疗急性咽炎、扁桃体炎方面不仅适用于1~6岁儿童，同样适用于7~14岁学龄儿童；其治疗7~14岁儿童肺胃蕴热证咽喉肿痛（急性咽炎和扁桃体炎）具有较好的疗效性，且不劣于小儿咽扁颗粒，故临床可以推广使用。

【评介】

清降片由蚕沙、大黄、青黛、玄参、皂角子、赤芍、板蓝根、麦冬、连翘、牡丹皮、地黄、甘草、白茅根、金银花、薄荷脑、川贝母等制成，临床常用于小儿急性咽炎、急性扁桃腺炎见咽喉肿痛，发热烦躁，大便秘结者。本研究为国家重大新药创制——儿科中药新药临床评价研究技术平台规范化建设项目内容。研究采用分层区组随机、双盲双模拟、阳性药平行对照、多中心临床研究、非劣效性检验的设计，评价清降片治疗7~14岁儿童肺胃蕴热证咽喉肿痛的有效性和安全性。胡思源教授主持方案设计，并组织实施本研究，研究结果由杜春雁老师整理成文，发表于《现代药物与临床》2015年11月第30卷第11期。研究结果表明，清降片治疗7~14岁儿童肺胃蕴热证咽喉肿痛的疗效非劣于对照药小儿咽扁颗粒，且临床应用安全性较好，临床可以推广使用。

（杨金玉）

七、射干利咽口服液治疗小儿急性咽炎肺胃热盛证的多中心临床研究

【摘要】

目的：评价射干利咽口服液治疗小儿急性咽炎肺胃热盛证的有效性和安全性。**方法**：采用分层随机、双盲双模拟、阳性药平行对照、多中心临床研究的方法。480 例患者按 3：1 的比例分为试验组与对照组，分别服用射干利咽口服液和小儿咽扁颗粒，疗程为 4 天。以中医证候疗效为主要观察指标。**结果**：PPS、FAS 分析试验组中医证候疗效愈显率为 83.72%（83.04%），对照组为 71.05%（69.83%），试验组疾病疗效愈显率为 84.30%（83.62%），对照组为 70.17%（68.97%），两组比较，差异均有统计学意义（P=0.00），试验组优于对照组。试验组各单项中医症状有效率均明显高于对照组（$P < 0.05$）。试验中，试验组出现 1 例胃胀痛不良事件，两组均未发现有临床意义的实验室指标异常改变。**结论**：射干利咽口服液治疗小儿急性咽炎肺胃热盛证有效，优于对照药，且安全性较好。

【正文】

射干利咽口服液是通化东宝永健制药有限公司研制开发的中药制剂，国药准字为 Z10970126，属于国家中药保护品种。功效为降火解毒，利咽止痛。适用于小儿急性咽炎肺胃热盛证，症见咳嗽、痰黄稠，咽喉疼痛，痛连耳根及颌下，吞咽困难，有堵塞感，或有声嘶。天津中医药大学第一附属医院等 5 家临床机构对该药进行了研究，现将研究结果报告如下。

1 试验方法

1.1 试验设计

本项试验采用分层随机、阳性药平行对照、双盲双模拟、多中心临床研究的方法。所选病证为小儿急性咽炎肺胃热盛证，计划试验组入选 360 例受试者，对照组为 120 例。鉴于本病病情无须住院治疗，故全部选择门诊病例。

1.2 诊断标准

1.2.1 急性咽炎西医诊断标准

参照《中药新药临床研究指导原则》制定。

1）病史：病毒与细菌感染均可引起本病。常有受凉、受热、受湿、劳累、烟酒过度及各种物理或化学等刺激诱因。2）症状：①主症：咽痛或吞咽痛。②次症：咽部干燥、灼热、口渴。3）检查与体征：①咽黏膜充血，颜色鲜红。②咽后壁淋巴滤泡和咽侧索红肿或咽黏膜脓点散在分布。③悬雍垂、软腭红肿。④咽拭子培养有致病菌或阴性。诊断时，必须有急性发作，具备以上部分或全部症状，并有 1 项或 1 项以上检查所见阳性体征，即可诊断。

1.2.2 中医肺胃热盛证辨证标准

参照《中华人民共和国中医药行业标准·中医病证诊断疗效标准》《中医临床诊疗术

语》制定。

1）主症：①咽痛剧烈；②咽部干燥。2）检查：①咽黏膜红或鲜红，悬雍垂红肿，咽后壁淋巴滤泡增生。③颌下淋巴结肿痛。3）次症：发热，口渴，咳嗽，痰黏稠，头痛，便秘，尿黄。4）舌脉象：舌红，苔黄，脉数有力。具备主症①、检查①，以及主症、次症和舌脉中至少4项者，即可确立辨证。

1.3 中医证候分级量化标准

主症及理化检查结果分无、轻、中、重4级，分赋0、2、4、6分；次症也分4级，分赋0、1、2、3分；二便和异常舌脉分两级，分赋0、1分。

1.4 纳入病例标准

1）符合急性咽炎西医诊断和中医肺胃热盛证诊断。2）病程在48小时及以内。3）年龄2~14岁。4）12小时内未使用过抗菌药物及同类中药治疗者。5）患者知情同意，并签署知情同意书。

1.5 排除病例标准

1）由麻疹、猩红热、流感、传染性单核细胞增多症、粒细胞缺乏症、白血病等引起的咽部症状或炎症。2）伴发肺炎和支气管炎、化脓性扁桃体炎。3）体温＞38.5℃，或白细胞＞12×10^9/L，或N％＞75％者。4）有食物或药物过敏史者。5）合并心、肝、肾和造血系统等严重原发性疾病，糖尿病和精神病患者。6）怀疑或确有药物滥用病史者。7）根据研究者的判断、具有降低入组可能性或使入组复杂化的其他病变，如生活环境经常变动等易造成失访的情况。8）正在参加其他药物临床试验的患者。

1.6 脱落病例标准

1）出现过敏反应或严重不良事件，根据医生判断应停止试验者。2）试验过程中，患者继发感染，或发生其他疾病，影响疗效和安全性判断者。3）受试者依从性差（试验用药依从性＜80％），或自动中途换药或加用本方案禁止使用的中西药物者。4）各种原因的中途破盲病例。5）无论何种原因，患者不愿意或不可能继续进行临床试验，向主管医生提出退出试验要求而中止试验者。6）受试者虽未明确提出退出试验，但不再接受用药及检测而失访者。

1.7 剔除病例标准

1）严重违反纳入标准或排除标准者。2）随机化后未曾用药者。3）随机化后即自动脱落失访，无疗后访视记录者。4）其他。

1.8 治疗方法

试验组给予射干利咽口服液（每支10mL），口服，2~5岁，每次1支，每日3次；6~9岁，每次2支，每日2次；10~14岁，每次2支，每日3次。对照组予小儿咽扁颗粒（每袋8g），开水冲服，2⁺~5岁，每次4g，每日3次；6~9岁，每次8g，每日2次；10~14岁，每次8g，每日3次。为实现双盲，两组分别同时服用小儿咽扁颗粒模拟剂和射干利咽口服液模拟剂，用法同药物。

1.9 观察指标

1.9.1 疗效性指标

1）主要疗效指标：中医证候疗效。2）次要疗效指标：①疾病疗效；②单项症状、检查和舌脉；③白细胞计数＋分类；④咽喉疼痛消失时间、完全退热时间。

1.9.2 安全性指标

1）可能出现的不良反应症状，用药后随时观察。2）一般体检项目，如体温、心率、呼吸、血压等。3）血常规、尿常规、便常规＋潜血、心电图和肝功能［丙氨酸转氨酶（ALT）］、肾功能［尿素氮（BUN）和血肌酐（Cr）］。主要采用不良反应发生率作为安全性评价指标。

1.10 疗效评定标准

1.10.1 中医证候疗效评定标准

临床痊愈：中医证候积分减少≥95%。显效：中医证候积分减少≥70%。有效：中医证候积分减少≥30%。无效：中医证候积分减少不足30%。

1.10.2 疾病疗效评定标准

临床痊愈：用药4天以内症状体征消失，积分值减少≥95%。显效：用药4天以内症状、体征明显改善，积分值减少≥70%。有效：用药4天以内症状、体征改善，积分值减少≥30%。无效：用药4天以内症状、体征无明显改善，积分值减少不足30%。症状体征积分和＝咽痛积分＋咽部干燥积分＋咽黏膜充血水肿积分＋颌下淋巴结肿痛积分＋发热积分＋口渴积分＋咳嗽积分＋痰黏稠积分＋头痛积分。

1.10.3 单项症状、体征疗效判定标准

临床痊愈：单项症状或体征消失或基本消失，积分为0。显效：单项症状或体征明显改善，积分减少≥2/3。有效：单项症状或体征有好转，积分减少≥1/3。无效：单项症状或体征无明显改善，积分减少＜1/3。

1.11 统计学方法

所有统计计算均用 SAS v8.1 统计分析软件进行，对定性数据，以频数表、百分率或构成比做描述性统计性统计分析。两组间等级资料比较采用 Wilcoxon 秩和检验；两分类指标及等级指标的比较若考虑到中心或其他因素的影响采用 CMH χ^2 检验。全部的假设检验均采用双侧检验，取 α=0.05。

2 结果

2.1 病例分布

5家试验中心共入选患者464例，试验组入组348例，脱落6例；对照组入组116例，脱落2例。纳入符合方案数据集（PPS）分析458例（试验组344例，对照组114例）；纳入全分析数据集（FAS）、安全性数据集（SS）分析均为464例（试验组348例，对照组116例）。

2.2 可比性分析

试验组和对照组人口学资料、病情、病程、合并疾病、生命体征、体格检查、疗前症状体征计分和、中医证候计分和及中医证候单项评分等，两组之间差异均无显著性意义，具有可比性。

2.3 疗效分析

2.3.1 中医证候疗效

中医证候疗效的 PPS 分析中，试验组痊愈 135 例，显效 153 例，愈显率（痊愈率＋显效率）为 83.72%；对照组痊愈 27 例，显效 54 例，愈显率为 71.05%。中医证候疗效的 FAS 分析中，试验组痊愈 135 例，显效 154 例，愈显率为 83.04%，对照组痊愈 27 例，显效 54 例，愈显率为 69.83%。中医证候疗效愈显率组间比较，差异均有统计学意义（$P=0.0035$，$P=0.0021$），试验组优于对照组，FAS 与 PPS 结论一致。见表 1。

表 1 两组中医证候疗效比较［例（%）］

组别	例数	痊愈率	显效率	有效率	无效率	统计量	P 值
PPS 试验组	344	135（39.24）	153（44.48）	44（12.79）	12（3.49）	8.514	0.003
对照组	114	27（23.68）	54（47.37）	20（17.54）	13（11.40）		
FAS 试验组	348	135（38.79）	154（44.25）	44（12.64）	15（4.31）	9.454	0.001
对照组	116	27（23.28）	54（46.55）	20（17.24）	15（12.93）		

2.3.2 疾病疗效

两组疾病疗效的 PPS 分析，试验组痊愈 112 例，显效 178 例，有效 42 例，无效 12 例，愈显率（痊愈率＋显效率）为 84.30%；对照组痊愈 21 例，显效 59 例，有效 21 例，无效 13 例，愈显率为 70.17%。两组疾病疗效 FAS 分析，试验组痊愈 112 例，显效 179 例，愈显率为 83.62%，对照组痊愈 21 例，显效 59 例，愈显率为 68.97%。两组比较，差异有显著性统计学意义（$P=0.0011$，$P=0.0006$），试验组优于对照组，FAS 与 PPS 结论一致。

2.3.3 中医单项证候疗效与评分

采用按中心分层的 CMH χ^2 检验结果显示，经过 4 天治疗，咽痛、颌下淋巴结肿痛、发热、口渴、咳嗽、痰黏稠疗效的总有效率，组间比较差异均有统计学意义，试验组有效率均高于对照组。试验组对于咽部的症状体征及发热、咳嗽（痰）、尿黄等证候改善程度优于对照组。见表 2。

表 2 两组单项症状疗效评价（例）

组别	疗效	咽痛	咽部干燥	咽黏膜充血水肿	颌下淋巴结肿痛	发热	口渴	咳嗽	痰黏稠	头痛	便秘	尿黄
试验组	例数	348	335	348	145	237	316	281	207	187	182	241
	临床痊愈	286	270	212	126	222	246	163	177	180	0	0
	显效	2	3	20	0	0	4	3	2	0	0	0
	有效	43	27	74	0	7	20	68	6	1	167	214
	无效	17	35	42	19	8	46	47	22	6	15	27
对照组	例数	116	109	116	44	78	104	93	75	55	60	79
	临床痊愈	75	81	63	32	64	71	37	49	50	0	0
	显效	3	2	4	0	1	0	1	1	0	0	0
	有效	28	6	28	1	6	5	21	3	1	54	64

组别	疗效	咽痛	咽部干燥	咽黏膜充血水肿	颌下淋巴结肿痛	发热	口渴	咳嗽	痰黏稠	头痛	便秘	尿黄
	无效	10	20	21	11	7	28	34	22	4	6	15
两组疗效比较 P 值		0.0003	0.1043	0.0791	0.0425	0.0058	0.0111	0.0002	0.0001	0.1668	0.4315	0.0932

2.4 安全性分析

研究过程中，试验组发生不良事件"胃胀痛"1例（不良事件发生率为0.29%），经研究者判断与试验用药可能无关，不属于药物不良反应。试验中未发生与试验药物有关的实验室检查指标的异常改变，临床试验安全性指标治疗前后异转率组间比较，差异均无统计学意义。

3 讨论

急性咽炎在中医学属于"喉痹"的范畴，为临床常见的呼吸道疾病，分外感邪毒和肺胃实热两型。而幼儿饮食不节，嗜食肥甘，或因营养过度、衣被过暖、摄水不足等多种因素导致脏腑失调，气机怫郁，蕴积化热，内蕴脾胃，热毒上壅咽喉，发为喉痹，故中医辨证多属肺胃实热。临床主要表现为咽部红肿、疼痛、干痒不适及异物感，并伴发热，故治疗以清热解毒、消肿利咽为主。

射干利咽口服液源于古方"射干散"。射干性味苦寒，入肺胃二经，降火解毒，为治疗咽喉肿痛痰多咳喘之症的要药；桔梗宣肺祛痰，清热消肿；升麻尤善解肺热咽痛；芒硝可荡涤肠胃之实热；木通通利清降；百合润肺；甘草清热解毒，缓急止痛。小儿咽扁颗粒用金银花、金果榄、牛黄、冰片、桔梗、麦冬、玄参、射干共奏清热解毒、散结利咽之功，已有研究证实其治疗肺胃实热引起的咽炎、喉炎、扁桃体炎等疗效好、疗程短、安全性高。

研究结果表明，射干利咽口服液治疗小儿急性喉炎肺胃实热证有较好的疗效，在改善咽痛、颌下淋巴结肿痛、发热、咽部干燥、口渴、咳嗽、尿黄等症状方面均优于对照药小儿咽扁颗粒，且未出现与药物有关的不良反应。各项指标也未发现与药物有关的异常改变。证实该药具有降火解毒、利咽止痛的功效，适用于小儿急性咽炎肺胃热盛证，且安全性好。

【评介】

射干利咽口服液源于古方"射干散"，适用于小儿急性喉炎肺胃实热证。该药由天津药物研究院开发研制，李少川老师亲自改良处方并撰写方解。本研究采用分层随机、双盲双模拟、多中心临床研究设计，对比该药与小儿咽扁颗粒治疗小儿急性咽炎肺胃热盛证的疗效。胡思源教授负责该研究的方案设计，由天津中医药大学第一附属医院牵头联合辽宁中医药大学附属第二医院、山东中医药大学第二附属医院、荆州市中医医院、廊坊市中医医院、承德医学院附属医院共同实施。硕士研究生徐田华整理成文，发表于《天津中医药》2014 年 3 月第 31 卷第 3 期。该研究受国家科技重大专项"十二五""重大新药创制"课题（2011ZX09302-006-03）基金资助。研究结果表明，该药可有效缓解小儿急性咽炎肺胃热盛证的相关症状，临床有效率明显优于对照药小儿咽扁颗粒，且安全性较好。

（许玥）

八、蒲地蓝消炎口服液不同剂量治疗小儿急性咽-扁桃体炎肺胃实热证的多中心临床研究

【摘要】

目的： 评价不同剂量的蒲地蓝消炎口服液治疗小儿急性咽-扁桃体炎肺胃实热证的有效性和安全性。**方法：** 采用随机、双盲、阳性药与安慰剂平行对照、多中心临床研究的方法。7 家中心共入选本病证受试者 324 例，按照 2：2：1：1 的比例，随机分为蒲地蓝消炎口服液高剂量组 108 例（A 组）、低剂量组 108 例（B 组）、阳性药组 54 例（即小儿咽扁颗粒组，C 组）和安慰剂组 54 例（D 组）。疗程 5 天。观察咽痛、咽红肿疗效，以及咽痛起效和消失时间、中医证候疗效及其他单项症状体征疗效。**结果：** 1）进入全分析数据集（FAS）317 例，符合方案数据集（PPS）284 例，安全性分析集（SS）324 例。2）有效性评价：咽痛、咽红肿总有效率的组间比较，差异均有统计学意义（$P < 0.001$），A、B 组均优于 D 组，且 A、B 组均非劣于 C 组，B 组非劣于 A 组。中医证候总有效率的组间比较，差异有统计学意义（$P < 0.001$）。咽痛起效中位时间的组间比较，经 Log-rank 检验，差异有统计学意义（$P < 0.05$）；咽痛消失中位时间的组间比较，经 Log-rank 检验，差异有统计学意义（$P < 0.001$）。其他单项症状总有效率的组间比较，除发热外的口臭、咳嗽、口渴、小便黄、大便干诸症，差异均有统计学意义（$P < 0.05$）。PPS 分析与 FAS 分析，结论一致。3）安全性评价：未报告不良反应，不良事件发生率的组间比较，差异无统计学意义；理化检查未见具有临床意义的异常改变。**结论：** 蒲地蓝消炎口服液高、低剂量治疗小儿急性咽-扁桃体炎肺胃实热证，相对于安慰剂均显示出疗效优势，且非劣于阳性药小儿咽扁颗粒，其高剂量未显示出相对于低剂量组的疗效优势。试验中，各组均未发现不良反应。推荐临床应用低剂量方案治疗。

【正文】

蒲地蓝消炎口服液是济川药业集团股份有限公司生产的国药准字号药物，具有清热解毒、抗炎消肿之功，用于疖肿、腮腺炎、咽炎、扁桃体炎等，投放市场多年，目前在儿科使用广泛，但该药说明书中只以"儿童酌减"为标识，未提及儿童的具体用法用量，临床应用受到一定限制。为评价该药的适宜儿童剂量，天津中医药大学第一附属医院等 7 家医疗机构，进行了该药不同剂量治疗小儿急性咽-扁桃体炎的上市后再评价研究，以期为临床合理使用提供依据。

1 试验设计

1.1 总体设计

采用分层区组随机、双盲双模拟、阳性药与安慰剂平行对照、多中心临床研究的方法。用 SAS 软件生成随机数字表，计划按 2：2：1：1 比例随机纳入 324 例本病证受试儿童，分别为高剂量组 108 例（A 组）、低剂量组 108 例（B 组）、阳性药对照组 54 例（即小儿咽扁颗粒组，C 组）和安慰剂对照组 54 例（D 组），由天津中医药大学第一附属医院、广州中医药大学第一附属医院、上海中医药大学附属龙华医院、辽宁中医药大学附属第二医院、辽宁中医药大学附属医院、湖南中医药大学第一附属医院、长春中医药大学附属医院共 7 家中心共同承担。

1.2 诊断标准

西医诊断标准，参照阎承先《小儿耳鼻咽喉科学》中小儿急性咽炎、小儿急性扁桃体炎的诊断标准。中医咽痛肺胃实热证辨证标准，参照马融主编的《中医儿科学》及 2002 年版《中药新药临床研究指导原则》。主症：咽红肿、咽痛；次症：发热、咳嗽、口渴、口臭、小便黄、大便干；舌质红，苔黄，脉数有力。主症必备，次症中具备至少 2 项，参照舌脉即可辨证。

1.3 受试者选择与退出

1.3.1 纳入标准

1）符合小儿急性咽 – 扁桃体炎西医诊断标准；2）符合中医咽痛肺胃实热证辨证标准；3）年龄在 3~13 岁；4）病程 ≤ 48 小时；5）体温 ≤ 38.5 ℃；6）血白细胞总数 ≤ 1.3×10^9/L，且中性粒细胞 ≤ ULN（参考值范围上限）；7）血 C 反应蛋白（CRP）≤ 20mg/L；8）知情同意，签署知情同意书。

1.3.2 排除标准

1）合并脓毒症者；2）因麻疹、猩红热、流感及粒细胞缺乏症、传染性单核细胞增多症、白血病等引起的咽部症状或炎症者，急性化脓性扁桃体炎患者；3）合并心、肝、肾、内分泌、造血系统等严重原发性疾病者；4）对试验用药过敏，或过敏体质者（对 2 种及以上食物或药物过敏者）；5）研究者认为不宜参加临床试验者。

1.3.3 受试者退出标准

1）出现过敏反应或严重不良事件，根据医生判断应停止试验者；2）试验过程中，患者继发感染，或发生其他疾病，影响疗效和安全性判断者；3）受试者依从性差（试验用药依从性 < 80% 或 > 120%），或自动中途换药；4）各种原因的中途破盲病例；5）无论何种原因，患者不愿意或不可能继续进行临床试验，向主管医生提出退出试验要求而中止试验者；6）受试者虽未明确提出退出试验，但不再接受用药及检测而失访者。

1.4 治疗方案

1.4.1 试验用药品的名称、规格

1）蒲地蓝消炎口服液 1 及其模拟剂，规格为每支 10mL，批号分别为 1311061、131105。2）蒲地蓝消炎口服液 2 及其模拟剂，规格为每支 10mL，批号分别为 1311061、131105。3）小儿咽扁颗粒及其模拟剂，规格每袋 8g，批号分别为 13112043、131108。以

上药物均由济川药业集团股份有限公司提供。

1.4.2 用药方案

按双盲要求，各组均口服蒲地蓝消炎口服液 1 或其模拟剂、蒲地蓝消炎口服液 2 或其模拟剂及小儿咽扁颗粒或其模拟剂 3 种试验用药物。各试验用药物用法用量：1）蒲地蓝消炎口服液 1 或其模拟剂，3~5 岁，每次 5mL；6~9 岁，每次 7.5mL；10~13 岁，每次 10mL；每日 3 次。2）蒲地蓝消炎口服液 2 或其模拟剂，3~5 岁，每次 2.5mL；6~13 岁，每次 5mL；每日 3 次。3）小儿咽扁颗粒或其模拟剂，3~5 岁，每次 4g；6~13 岁，每次 8g；每日 3 次。各组实际用药情况：1）A 组，蒲地蓝消炎口服液高剂量，3~5 岁，每次 7.5mL；6~9 岁，每次 12.5mL；10~13 岁，每次 15mL；每日 3 次。2）B 组，蒲地蓝消炎口服液低剂量，3~5 岁，每次 5mL；6~9 岁，每次 7.5mL；10~13 岁，每次 10mL；每日 3 次。3）C 组，小儿咽扁颗粒，3~5 岁，每次 4g；6~13 岁，每次 8g；每日 3 次。4）D 组，未用药。疗程：各组均服药 5 天。5 天以内咽部肿痛消失者随时停药。合并用药若在治疗过程中，患者体温（腋温）> 38.5℃，研究者可根据情况加用美林（布洛芬混悬液）治疗。

1.5 有效性评价

1.5.1 有效性评价指标

1）咽痛、咽红肿的总有效率（消失率＋改善率）；2）中医证候疗效的总有效率（临床痊愈率＋显效率＋有效率）；3）咽痛起效时间和消失时间；4）单项次症（发热、咳嗽、口渴、口臭、小便黄、大便干）的总有效率（消失率＋改善率）。其中 1）2）4）项有 2 个评价点，用药满 3 天与用药满 5 天（或研究终点）；3）项只有 1 个评价点，即研究终点进行评价。以 1）为主要疗效指标。

1.5.2 症状分级量化标准

分为正常、轻、中、重 4 个等级。主症分别赋 0、2、4、6 分，次症分别赋 0、1、2、3 分。分级表现：1）咽痛。轻，指咽干或痛；中，指咽痛，吞咽时明显；重，指咽痛，吞咽困难。2）咽红肿。轻，指咽黏膜和 / 或扁桃体稍充血；中，指咽黏膜和 / 或扁桃体充血水肿，咽后壁淋巴滤泡增生；重，指除有中度症状外，咽侧索、软腭红肿，或颌下淋巴结肿大。3）发热。轻，指诊前 24 小时最高腋温 37.3~37.9℃；中，指诊前 24 小时最高腋温 38~38.5℃；重，指诊前 24 小时最高腋温 > 38.5℃。4）咳嗽。轻，指偶尔咳嗽；中，指间断咳嗽，不影响休息和睡眠；重，指昼夜频繁咳嗽，影响休息和睡眠。5）口渴。轻，指口微渴；中，指口渴；重，指口渴欲饮。6）口臭。轻，指轻微口臭；中，指旁人可闻及明显口臭；重，指明显口臭，令人难近。7）小便黄。轻，指尿色偏黄；中，指尿量或次数减少，色黄；重，指尿量或次数明显减少，色深黄。8）大便干。轻，指大便头干；中，指大便干，条状；重，指大便干如球状，数日 1 次。

1.5.3 疗效评定标准

1）单项症状疗效评价标准。消失，症状消失，积分降至 0 分；改善，症状明显改善，积分降低 2 或 1 个等级；无效，症状无改善或加重，积分未减少或有所增加。2）中医证候疗效标准。临床痊愈，中医临床症状、体征消失或基本消失，证候积分减少 ≥ 95%；显效，中医临床症状、体征明显改善，证候积分减少 ≥ 70% 且证候积分减少 < 95%；有效，中医临床症状、体征均有好转，证候积分减少 ≥ 30%，且证候积分减少 < 70%；无效，中

医临床症状、体征无明显改善，甚或加重，证候积分减少不足30%。3）咽痛起效时间指咽痛下降一个级别需要的天数；咽痛消失时间指咽痛完全消失需要的天数。

1.6 安全性评价

观察指标为临床不良事件/不良反应发生率，生命体征及相关理化检查。采用我国原卫生部药物不良反应监察中心推荐的评分法（1994年版），将肯定、很可能、可能、可疑4项视为药物的不良反应。

1.7 统计学方法

所有统计分析均用 SAS v9.3 软件进行。对定量数据，描述例数、均数、标准差。各组间比较，采用方差分析；若考虑协变量的影响，采用协方差分析。对生存数据，描述例数、中位时间，以及上 1/4 位、下 1/4 位时间；各组间比较，采用 Log-rank 检验。对定性数据，描述各分类例数及其所占百分比。各组间比较，采用 χ^2 检验/Fisher 精确概率法；若考虑到中心或其他因素的影响，采用 CMH χ^2 检验或 Logistic 分析。主要指标的两两比较，采用置信区间法（计算双侧95%CI）。除特殊说明外，全部假设检验均采用双侧检验（双侧 α=0.05）。

2 结果

2.1 入组情况

全部 4 组实际纳入 324 例，其中，317 例受试者进入全分析数据集（FAS），284 例受试者进入符合方案数据集（PPS），324 例受试者进入安全数据集（SS）。

2.2 基线可比性分析

A 组 106 例，男 52 例，女 54 例；平均年龄（7.4±3.4）岁；体质量（26.1±10.8）kg；身高（123.4±20.9）cm。B 组 107 例，男 53 例，女 54 例；平均年龄（8.2±3.5）岁；体质量（29.9±12.7）kg；身高（129.1±23.4）cm。C 组 52 例，男 26 例，女 26 例；平均年龄（8.0±3.8）岁；体质量（27.4±11.5）kg；身高（123.9±25.9）cm。D 组 52 例，男 22 例，女 30 例；平均年龄（7.5±3.4）岁；体质量（27.7±10.7）kg；身高（123.7±21.6）cm。各组人口学资料（性别、年龄、身高、体质量），各组中医证候计分和、单项症状评分、血常规（WBC、N、C 反应蛋白）及咽拭子细菌培养的组间比较，差异均无统计学意义，具有可比性（P＞0.05），且 FAS、PPS 分析结论一致。

2.3 疗效分析

2.3.1 咽痛疗效

治疗 5 天，各组间咽痛疗效的总体比较，经中心分层的 CMH χ^2 检验，差异有统计学意义。其中，A 组对 D 组的 95%CI 为（10.17%，34.39%），B 组对 D 组的 95%CI 为（11.43%，35.15%），A 组和 B 组均优于 D 组（在 10% 水平）；A 组对 C 组的 95%CI 为（-1.72%，19.36%），B 组对 C 组的 95%CI 为（-0.41%，20.07%），A 组和 B 组均非劣于 C 组（在 -5% 水平）；B 组对 A 组的 95%CI 为（-6.27%，8.29%），B 组非劣于 A 组（在 -10% 水平）。PPS 分析与 FAS 分析结论一致。见表 1。

表1 咽痛疗效总有效率的组间比较（FAS）

组别	例数	消失		显效		无效		总有效率/%
		例数	占比/%	例数	占比/%	例数	占比/%	
A（高剂量）	106	92	86.79	5	4.72	9	8.49	91.51
B（低剂量）	107	93	86.92	6	5.61	8	7.48	92.53
C（阳性药）	52	40	76.92	3	5.77	9	17.31	82.69
D（安慰剂）	52	27	51.92	9	17.31	16	30.77	69.23

注：总有效率＝消失率＋显效率，四组间比较，$P < 0.001$。

2.3.2 咽红肿疗效

治疗5天，各组间咽红肿疗效的总体比较，经中心分层的 CMH χ^2 检验，差异有统计学意义。其中，A组对D组的95%CI为（20.56%，49.18%），B组对D组的95%CI为（17.58%，46.80%），A组和B组均优于D组（在15%水平）；A组对C组的95%CI为（-0.70%，24.28%），B组对C组的95%CI为（-3.85%，22.07%），A组对B组均非劣于C组（在-5%水平）；B组对A组的95%CI为（-12.15%，6.79%），B组非劣于A组（在-15%水平）。PPS分析与FAS分析结论一致。见表2。

表2 咽红肿疗效总有效率的组间比较（FAS）

组别	例数	消失		显效		无效		总有效率/%
		例数	占比/%	例数	占比/%	例数	占比/%	
A（高剂量）	106	76	71.70	16	15.09	14	13.21	86.79
B（低剂量）	107	68	63.55	22	20.56	17	15.89	84.11
C（阳性药）	52	24	46.15	15	28.85	13	25.00	75.00
D（安慰剂）	52	12	23.08	15	28.85	25	48.08	51.93

注：总有效率＝消失率＋显效率，四组间比较，$P < 0.001$。

2.3.3 中医证候疗效

治疗5天，中医证候总有效率的组间比较，差异有统计学意义。PPS分析与FAS分析结论一致。见表3。

表3 中医证候疗效总有效率的组间比较（FAS）

组别	例数	临床痊愈		显效		有效		无效		总有效率/%
		例数	占比/%	例数	占比/%	例数	占比/%	例数	占比/%	
A（高剂量）	106	29	27.36	56	52.83	14	13.21	7	6.60	93.40
B（低剂量）	107	26	24.30	58	54.21	18	16.82	5	4.67	95.33
C（阳性药）	52	9	17.31	24	46.15	10	19.23	9	17.31	82.69
D（安慰剂）	52	1	1.92	12	23.08	19	36.54	20	38.46	61.54

注：总有效率＝临床痊愈率＋显效率＋有效率，四组间比较，$P < 0.001$。

2.3.4 咽痛起效时间

咽痛中位起效时间的组间比较，经 Log-rank 检验，差异有统计学意义。PPS分析与FAS分析结论一致。见表4。

表 4　各组受试者咽痛起效时间组间比较（FAS）

组别	起效总例数（删失率 /%）	起效时间 / 天（可信区间）		
		25%	50%	75%
A（高剂量）	100（5.00）	1.0（1.0~2.0）	2.0（0.0~0.0）	3.0（2.0~3.0）
B（低剂量）	101（2.97）	1.0（1.0~2.0）	2.0（0.0~0.0）	3.0（2.0~3.0）
C（阳性药）	48（8.33）	2.0（2.0~3.0）	2.0（0.0~0.0）	2.0（2.0~3.0）
D（安慰剂）	49（22.45）	1.0（1.0~2.0）	2.0（1.0~2.0）	4.0（3.0~0.0）

注：组间比较，$P < 0.05$。

2.3.5　咽痛消失时间

咽痛中位消失时间的组间比较，经 Log-rank 检验，差异有统计学意义。PPS 分析与 FAS 分析结论一致。见表 5。

表 5　各组受试者咽痛消失时间的组间比较（FAS）

组别	起效总例数（删失率 /%）	起效时间 /d（可信区间）		
		25%	50%	75%
A（高剂量）	100（10.00）	2.0（2.0~3.0）	3.0（0.0~0.0）	4.0（0.0~0.0）
B（低剂量）	101（5.94）	2.0（2.0~3.0）	3.0（3.0~4.0）	4.0（0.0~0.0）
C（阳性药）	48（16.67）	3.0（2.0~3.0）	4.0（3.0~4.0）	4.0（4.0~5.0）
D（安慰剂）	49（40.82）	4.0（2.0~4.0）	4.0（4.0~5.0）	5.0（5.0~0.0）

注：组间比较，$P < 0.001$。

2.3.6　其他单项症状疗效

治疗 5 天，其他单项症状总有效率的组间比较，除发热外的口臭、咳嗽、口渴、小便黄、大便干诸症，差异均有统计学意义（$P < 0.05$）。PPS 分析与 FAS 分析结论一致。见表6。

表 6　各组其他单项症状总有效率的组间比较（FAS）

症状	组别	例数	消失		改善		无效		总有效	
			例数	占比 /%	例数	占比 /%	例数	占比 /%	例数	占比 /%
发热	A（高剂量）	75	70	93.33	0	0.00	5	6.67	70	93.33
	B（低剂量）	71	69	97.18	0	0.00	2	2.82	69	97.18
	C（阳性药）	32	28	87.50	0	0.00	4	12.50	28	87.50
	D（安慰剂）	30	26	86.67	1	3.33	3	10.00	27	90.00
*咳嗽	A（高剂量）	76	49	64.47	6	7.89	21	27.63	54	72.36
	B（低剂量）	74	45	60.81	10	13.51	19	25.68	55	74.32
	C（阳性药）	33	19	57.58	4	12.12	10	30.30	23	69.70
	D（安慰剂）	33	8	24.24	7	21.21	18	54.55	15	45.45
***口渴	A（高剂量）	89	67	75.28	6	6.74	16	17.98	73	82.02
	B（低剂量）	95	77	81.05	4	4.21	14	14.74	81	85.26
	C（阳性药）	48	31	64.58	3	6.25	14	29.17	34	70.83
	D（安慰剂）	47	19	40.43	4	8.51	24	51.06	23	48.94
*口臭	A（高剂量）	71	60	84.51	2	2.82	9	12.68	62	87.33
	B（低剂量）	71	57	80.28	3	4.23	11	15.49	60	84.51
	C（阳性药）	35	23	65.71	1	2.86	11	31.43	24	68.57
	D（安慰剂）	30	17	56.67	1	3.33	12	40.00	18	60.00

症状	组别	例数	消失		改善		无效		总有效	
			例数	占比/%	例数	占比/%	例数	占比/%	例数	占比/%
***小便黄	A（高剂量）	98	68	69.39	3	3.06	27	27.55	71	72.45
	B（低剂量）	100	65	65.00	10	10.00	25	25.00	75	75.00
	C（阳性药）	48	19	39.58	7	14.58	22	45.83	26	54.16
	D（安慰剂）	45	12	26.67	5	11.11	28	62.22	17	37.78
*大便干	A（高剂量）	78	47	60.26	10	12.82	21	26.92	57	73.08
	B（低剂量）	80	55	68.75	6	7.50	19	23.75	61	76.25
	C（阳性药）	41	22	53.66	4	9.76	15	36.59	26	63.42
	D（安慰剂）	37	13	35.14	5	13.51	19	51.35	18	48.65

注：总有效率 = 消失率 + 改善率，经以中心分层的 CMH χ^2 检验，各项症状四组间比较，*$P < 0.05$，***$P < 0.001$。

2.4 安全性分析

试验中，研究者共报道不良事件 4 例，其中 A 组为 1 例气管炎（0.93%）、D 组为 1 例发热（1.85%）、C 组 2 例均为发热（3.70%），研究者均判断与试验药无关，不视为不良反应。临床不良事件 / 不良反应发生率的组间比较，差异均无统计学意义。各项实验室理化检查指标，检查项目异转率的组间比较，差异均无统计学意义。各访视点生命体征各项指标（体温、呼吸、心率、血压）测定值的组间比较，差异均无统计学意义。

3 讨论

小儿急性咽炎，即咽黏膜、黏膜下组织的急性炎症，常累及咽部淋巴组织，临床以咽痛、咽干、咽黏膜充血等症状为主要表现，是耳鼻咽喉科的常见疾病之一。扁桃体为咽淋巴组织中最大者，急性感染后可分为急性充血性扁桃体炎和化脓性扁桃体炎。其中，急性充血性扁桃体炎多由病毒感染引起，可归入急性咽炎。中医学认为，本病属于"急喉痹""乳蛾"范畴，系外邪侵袭，上犯咽喉，或肺胃热盛，上攻咽喉而发，以风热证、肺胃实热证多见。

蒲地蓝消炎口服液主要由蒲公英、苦地丁等组成，现代药理研究证明其具有良好的抗病毒、抑菌、镇痛、抗炎以及提高机体免疫作用，临床治疗小儿咽炎、扁桃体炎、手足口病有效。小儿咽扁颗粒主要由金银花、射干、金果榄等组成，有清热利咽、解毒止痛的功效，临床常用于肺实热引起的咽喉肿痛、咽炎，属于安全有效、同类可比之剂。本试验的目的，是通过随机对照试验研究，为蒲地蓝消炎口服液治疗以病毒感染为主的小儿急性咽 - 扁桃体炎肺胃实热证推荐临床使用剂量。试验结果表明，该药高、低剂量均显示出相对于安慰剂的疗效优势，且非劣于临床常用的小儿咽扁颗粒。但该药的高剂量与低剂量相比，未显示出疗效优势，且在咽痛、咽红肿主要指标的改善方面，低剂量非劣于高剂量组。试验中，该药高、低剂量组均未发现不良反应。因此，考虑到高剂量的用药成本，推荐临床上以蒲地蓝消炎口服液低剂量方案治疗小儿急性咽 - 扁桃体炎肺胃实热证。

【评介】

蒲地蓝消炎口服液主要由蒲公英、苦地丁、板蓝根、黄芩等组成，为济川药业集团的独家品牌，临床用于治疗小儿咽炎、扁桃体炎、手足口病等。本试验采用随机、双盲、阳性药与安慰剂平行对照、多中心临床试验设计，评价不同剂量的蒲地蓝消炎口服液治疗小儿急性咽-扁桃体炎肺胃实热证的有效性和安全性。胡思源教授负责本试验设计，并作为主要研究者，联合广州中医药大学第一附属医院、上海中医药大学附属龙华医院、辽宁中医药第二附属医院、辽宁中医药大学附属医院、湖南中医药大学第一附属医院、长春中医药大学附属医院等多家中心共同实施。本文由杜洪喆老师负责整理，发表于《中草药》2017年2月第48卷第4期。试验结果表明，本药治疗小儿急性咽-扁桃体炎肺胃实热证，高剂量优于低剂量，并均优于安慰剂，且非劣于阳性药小儿咽扁颗粒，高、低剂量组均未发现不良反应。考虑高剂量的用药成本，推荐临床采用低剂量方案。

（杨金玉）

第二节　方法学研究及其他

一、中药新药治疗小儿急性咽炎、扁桃体炎临床研究技术要点

【摘要】

通过文献检索对中药新药治疗小儿急性咽炎、扁桃体炎进行了研究，包括临床定位和试验目的、试验设计、诊断标准、中医辨证标准、纳入标准、排除标准、控制性脱落标准、对照药品的选择、疗程和观察时点设计、有效性评价、安全性评价、合并用药、试验的质量控制方面。

【正文】

小儿急性咽炎即咽黏膜、黏膜下组织的急性炎症，常累及咽部淋巴组织，临床以咽痛、咽干、咽黏膜充血等症状为主要表现。急性扁桃体炎，一般认为是急性咽炎的一部分。因其病程和并发症与急性咽炎不尽相同，因此既可以单独作为一个病，也可并入咽炎。急性咽炎和急性扁桃体炎均属于急性上呼吸道感染的范畴，是儿科常见疾病。

从临床角度分析，小儿急性咽炎可分为重型咽炎、一般型咽炎和轻型咽炎3种类型；急性扁桃体炎可分为急性充血性扁桃体炎和化脓性扁桃体炎两种，其中，急性充血性扁桃体炎常为急性咽炎的一部分。从病因角度分析，急性咽炎又可分为病毒感染、细菌感染和环境因素。

中医学认为，急性咽炎属于急喉痹范畴。化脓性扁桃体炎属于乳蛾、烂喉蛾、喉蛾范畴。急喉痹、乳蛾多由外邪侵袭，上犯咽喉，或肺胃热盛，上攻咽喉而发，其病变脏腑主要在肺胃，临床以风热证、肺胃热盛证常见，治疗上基本相同。

急性咽炎和/或扁桃体炎的治疗用药不外乎局部外用和全身用药两类。前者如咽喷雾剂、含片，后者主要为口服制剂。以下将重点介绍前者。

1 临床定位和试验目的

中药、新药治疗急性咽炎、扁桃体炎的临床定位相对单纯。其主要试验目的是缓解咽部的症状和体征。再者是预期治疗或辅助治疗急性化脓性扁桃体炎的药物，临床治疗目的是解决咽局部与全身症状，或缩短病程。

2 试验设计

试验设计应遵循临床科研的一般原则，即采用随机双盲、平行对照、多中心研究的方法。根据试验药物的作用特点和适应证特点选择合适的对照品。如适应证以病毒感染所致咽炎为主，则至少在Ⅱ期临床试验中，应考虑采用安慰剂对照，以评价被试药物改善咽局部症状体征的绝对有效性。如以急性化脓性扁桃体炎为适应证，根据中药的作用特点，一般在治疗基础上采用安慰剂对照。

为保证盲法的实施，对于咽喉局部用药，一般选择被试药物5%~10%的极低剂量代替安慰剂作对照品。

3 诊断标准

小儿急性咽炎和急性扁桃体炎的诊断多无困难，根据病史、症状和局部检查即可做出初步诊断，但应注意与某些急性传染病（如麻疹、猩红热、水痘、风疹、百日咳等）的前驱症状相鉴别。目前，关于小儿急性咽炎与急性扁桃体炎的具体分类和诊断标准，临床上大多学者参照闫承先主编的《小儿耳鼻咽喉科学》。

4 中医辨证标准

中医证候的选择应符合方证合一、权威公认的原则。目前，急喉痹的中医辨证，一般可采用国家中医药管理局颁布的《中医病证诊断疗效标准》和新世纪全国高等中医药院校规划教材《中医耳鼻咽喉科学》。两种标准大同小异，将急喉痹分为风寒外袭、风热外侵、肺胃实热三证。

此外，适应证候也可以根据临床经验、药物及其适应证的特点，依据中医理论自行制定，但应提供科学性、合理性依据，并有临床可操作性。

5 受试者的选择

5.1 纳入标准

根据试验目的、试验药物处方特点及临床前试验结果，选择合适的纳入病例标准，包括疾病的分类诊断、中医证候。病例选择应符合伦理学要求。入选患者年龄段应符合急性咽炎的好发年龄范围，由于临床操作、评价等方面的原因，1周岁以下婴儿一般不作为受试对象，12~14岁以后的青春期少年咽炎病情与成人相近，一般也不纳入。小儿急性咽炎大多由病毒感染，其病程短，一般选择不超过48小时的患儿。

5.2 排除标准

排除标准需根据药物的特点、适应证及其鉴别诊断情况，考虑有效性、安全性、依从性及伦理学等因素的合理制定。就一般情况而言，重型咽炎、化脓性扁桃体炎，除特定治疗药物试验外，一般要排除。为保证入组患者以病毒感染为主，诊前外周血白细胞总数＞（10~12）×10^9/L、中性粒细胞比例升高、C反应蛋白（CRP）阳性者，应作为排除病例。发热是小儿咽炎的常见全身症状，为避免影响发热以至于证候的疗效评价并保护受试者安全，一般将就诊前24小时内体温超过38.5℃者排除。合并严重的呼吸道疾病者（如肺炎、支气管炎、严重喉炎、中耳炎等），也应予以排除。

6 控制性脱落标准

对于试验中病情加重，或出现并发症等，研究者应决定患儿控制性脱落。非化脓性扁桃体炎患儿合并细菌感染，方案中可以规定其属于控制性脱落，或将之列为疗效评价的辅助指标。

7 对照药品的选择

小儿急性咽炎、扁桃体炎的临床试验设计多采用安慰剂、极低剂量被试药、阳性药对照。根据耳鼻喉科用药的特点，临床上有口服类、含化类、雾化吸入类、气雾类等中成药剂型。如采用阳性对照，可在国家标准所收载的同类病证药物中择优选用，但建议选择经过严格临床试验验证，具有明确安全性、有效性研究数据的药物。如采用阴性对照，推荐采用极低剂量被试药作对照品，以利于双盲操作。对于化脓性扁桃体炎辅助治疗药物可参照执行。

8 疗程和观察时点设计

应根据试验目的、观测需要和试验药物（包括对照药）的作用特点等，合理设定疗程。大多学者将含化类和口服类试验药物设置在5~7天，雾化吸入类和气雾类试验药物的疗程设置在3~6天。

为评价疗效需要，考虑临床可操作性，治疗观察期可每1~3天设一个观察时点，对于观察症状（如咽痛）起效和完全消失时间、采用鉴权中心（AUC）评价症状疗效是必需的。

9 有效性评价

9.1 评价指标

急性咽炎的疗效评价，目前多主张对咽痛、咽部红肿/扁桃体红肿化脓等主要症状进行重点评价，同时也需要对疾病和证候进行综合评价。血白细胞总数和分类、CRP和咽拭子细菌培养，既是诊断性指标，又可以作为疗效评价指标。咽痛等主要症状体征的起效时间和消失时间，一般也列为重要疗效评价指标。

9.2 疗效评价标准

小儿急性咽炎的综合疗效评定标准，临床上多采用1991年5月杭州会议修订的《中医耳鼻咽喉口腔科疾病诊断和疗效标准》以及《中药新药临床研究指导原则》。试验涉及的单项症状体征评价，可以按等级资料处理，或以下降等级程度为标准分痊愈、显效、有效、无效统计，也可以采用AUC评价。

10　安全性评价

除一般体检项目（体温、静息心率、呼吸、血压等），血、尿、便常规，肝、肾功能和心电图等安全性指标外，还应根据处方特点、临床前毒理试验结果、适应证特点等选择具有针对性的安全性评价指标。

试验过程中出现不良事件和实验室指标的异常后，及时观察患者伴随症状，并及时复查、跟踪，分析原因，以不良反应发生率为主要安全性评价指标。对于严重不良事件，应按药物临床试验管理规范（GCP）规定，及时报告。

11　合并用药

根据目标适应证和临床试验设计特点，可以规定，试验期间不得使用抗生素、抗病毒药及同类中药。必要时，试验组和对照组均可输液（葡萄糖、电解质）。腋温超过38.5℃者，可加用解热药，如布洛芬、对乙酰氨基酚。

12　试验的质量控制

试验的质量控制，应遵循GCP的有关规定。对参加临床试验的研究者进行资格审查，对研究人员进行临床试验开始前培训，经一致性检验合格后，方可进入临床试验。研究期间可设立《服药记录卡》和《体温记录卡》，每日由受试者家长填写服药和体温情况。

【评介】

本研究为儿科中药新药临床评价研究技术平台规范化建设项目内容。在胡思源教授指导下，由刘虹老师硕士研究生齐金娜执笔，发表于《天津中医药大学学报》2011年12月第4期。本文基于已发表中药治疗儿童急性咽炎、扁桃体炎文献研究结果，采用文献研究法，总结中药新药治疗小儿急性咽炎、扁桃体炎的临床试验的设计与评价技术要点，包括临床定位和试验目的、试验设计、诊断标准、中医辨证标准、纳入标准、排除标准、控制性脱落标准、对照药品的选择、疗程和观察时点设计、有效性评价、安全性评价、合并用药、试验的质量控制等内容，期望为申办者与研究者在临床试验方案设计中提供指导。

（许雅倩）

二、中药治疗儿童急性咽炎和扁桃体炎临床试验设计的新认识

【摘要】

在本团队前期发表的《中药新药治疗小儿急性咽炎、扁桃体炎临床研究技术要点》基础上，依据国内外相关研究进展，结合本团队的实践经验，从临床定位、试验总体设计、诊断标准、受试人群和入选标准、治疗方案、有效性评价等6个方面，对中药治疗儿童急性咽炎和扁桃体炎临床试验设计要点提出新认识，供同道借鉴和参考。

【正文】

急性咽炎和急性扁桃体炎是儿科的常见病和多发病，均以咽部不适／疼痛、咽后壁淋巴滤泡充血肿胀和／或腭扁桃体充血为主要临床表现，分属中医急喉痹、急乳蛾范畴。中药具有镇痛、抗病毒、抗菌、抗炎、调节免疫等多靶点作用，能够即时缓解咽痛症状、改善病情、减少并发症发生、提高患儿生活质量，在两病治疗中具有一定临床优势。

2011 年，作者所在团队在本刊发表了《中药新药治疗小儿急性咽炎、扁桃体炎临床研究技术要点》，距今已 10 年之久。随着对两病认识的不断深入，评价方法的逐渐完善，该文内容已经不能满足临床试验设计与评价的现实需要。为此，作者系统研究了国内外相关诊疗指南、临床试验技术指导原则、临床试验方案或报告，结合本团队的实践经验，从临床定位、试验总体设计、诊断标准、受试人群和入选标准、治疗方案、有效性评价等 6 个方面，提出了新的认识和见解，供同道在两病的中药临床试验设计中借鉴和参考。同时，也为中华中医药学会标准化项目《儿童急性咽炎和扁桃体炎中药临床试验设计与评价技术指南》的制定，提供依据。

1 临床定位

临床定位包括适应证定位及研究目标定位。急性咽炎和急性扁桃体炎，作为均以咽局部症状为主要表现的两个病种，应针对咽局部症状，根据研究目标明确或限定中药的适应证范围。以改善咽局部症状体征为目标的临床试验，多限定在病毒感染所致者，也可以明确为细菌感染（如化脓性扁桃体炎），常用于系统用中药的评价；以即时缓解咽痛症状为目标者，一般不限定病因，多用于咽局部用中药的评价。

2 试验总体设计

仍建议采用随机双盲、安慰剂平行对照、优效性检验、多中心的研究方法。对照的选择，因急性咽炎和扁桃体炎具有自限性，常选择安慰剂对照，但因其增加了试验难度，建议选择同类已上市中成药或低剂量（如 30% 剂量）、极低剂量（如 5% 剂量）试验药作对照，并采用优效设计。若以化脓性扁桃体炎为适应证，仍建议选择加载设计。根据适应证范围和研究需要，可以采用以年龄、是否细菌感染（可能）或病种等为因素的分层随机设计，但不宜同时选择多种因素。

3 诊断标准

急性咽炎和扁桃体炎均可由病毒、细菌及其他病原体引起，其临床诊断主要依据症状体征。急性咽炎的诊断，建议参照《实用小儿耳鼻咽喉科学》（2011 年）；急性扁桃体炎按病理，分为急性卡他性扁桃体炎、急性滤泡性扁桃体炎和急性隐窝性扁桃体炎，后两者统称为急性化脓性扁桃体炎，其诊断建议参照中国医师协会儿科医师分会儿童耳鼻咽喉专业委员会制定的《儿童急性扁桃体炎诊疗·临床实践指南》（2016 年）。

4 受试人群和入选标准

改善咽局部症状体征的试验，其受试人群多限定在由病毒感染所致的急性咽炎和／或扁桃体炎。病毒感染常引起咽和扁桃体同时受侵发病，临床表现为急性咽炎和／或扁桃体炎，且治疗和预后基本相同，故可考虑以一组急性咽炎和/或扁桃体炎儿童，进行两个病种的临床评价。即时缓解咽痛症状的试验，其受试人群可以涵盖细菌、病毒或其他病原体感染所致者，可将咽痛（吞咽痛）达到一定严重程度的急性咽炎和/或扁桃体炎，作为受试人群。

关于纳入标准。1）疱疹性咽峡炎、咽结合膜热分别为肠道病毒、腺病毒感染，咽局部症状和全身感染中毒症状均较重。预期改善咽局部症状体征的试验，应斟酌是否纳入这些病种；即时缓解咽痛症状的试验，则应考虑纳入这些病种，甚至纳入细菌感染（如化脓性扁桃体炎）所致的咽痛较重者。2）两病均以评价咽痛缓解/改善为主，由于无法准确理解和使用疼痛评估工具，一般不纳入3周岁以下婴幼儿。而14岁及以上的青少年生理上与成人相近，一般也不纳入。3）即时缓解咽痛症状的试验，应适当限定咽痛（吞咽痛）的严重程度，如 Wong-Backer 面部表情疼痛评定量表（Wong-Baker FACES Pain Rating Scale，WBS）≥ 4 分，或视觉模拟量表（Visual Analogue Scale/Score，VAS）≥ 40mm，或儿童咽痛评分（Children's Sore Throat Pain Thermometer，CSTPT）> 120mm 者，前两者应用较多。

关于排除标准。1）改善咽局部症状体征的试验，为体现中医药的特色优势，一般以病毒感染所致者为适应证。可以采用适当的工具排除细菌感染可能性较大的患儿，如 Mclsaac 改良的 Centor 评分 ≥ 3 分或 FeverPain 评分 ≥ 2 分者，并结合血常规、C反应蛋白等炎性指标做出综合判断。2）清热解毒类中成药处方中，常含有金银花、薄荷、牛黄、熊胆等，对乙酰氨基酚等解热镇痛药常作为合并用药，此类药物均可诱发葡萄糖-6-磷酸脱氢酶缺乏症患儿发生急性发作性溶血，在受试者筛选阶段，应注意相关家族史和/或既往病史的询问，排除此类患儿。

5 治疗方案

对于全身系统用药，儿童中药几乎均按年龄段确定使用剂量，其临床评价也多主张评价分年龄段用药方案的有效性和安全性。应根据既往儿童人用经验或药学研究，制订合理的用药方案。对于即时缓解咽痛症状的咽局部用药，一般仅需粗略划分甚至无须划分儿童用药年龄段。疗程一般设计5~7天。

若以病毒感所致者为目标适应证，不建议合并使用抗病毒药、抗生素及同类中药。若适应证包括细菌感染所致者，应合理选择抗生素作为基础治疗。若腋温超过38.5℃，可加用解热药，但即时缓解咽痛症状的试验，应考虑解热镇痛药对疼痛评价的影响，可在首次使用试验药后的4~6小时内禁用解热镇痛药。

6 有效性评价

两病的有效性评价，均以咽局部症状为主。咽局部症状，包括吞咽痛和咽干不适（含灼热、疼痛），分别反映咽局部症状的动态和静态严重程度。定位于改善咽局部症状体征的试验，建议选择吞咽痛的 WBS 或 VAS 评分/疗效，作为主要评价指标；定位于即时缓解咽痛症状的试验，建议将吞咽痛起效时间/比例，作为主要评价指标。其他指标，如吞咽痛和咽干不适消失时间/比例、吞咽痛起效时间/比例、吞咽痛起效持续时间，以及中医证候计分/疗效、单项症状消失时间/消失率、并发症发生率、旷课比例、合并使用抗生素情况及咽拭子细菌培养变化等，均可作为次要评价指标。

即时缓解咽痛症状的试验，建议主要观测时点定在首次用药后 30 分钟，为观察疗效持续时间，可继续观察 3~4 小时；为观察药物反复应用的安全性，其观测时间可延长至整个治疗结束。此外，应据受试人群年龄，合理选择咽痛评估工具，如 WBS 适用于 3 岁以上儿童，VAS 适用于 8 岁以上年长患儿，CSTPT 的适用年龄为 3~12 岁，其中前两者应用最为普遍。

7 小结

本文更新了儿童急性咽炎和扁桃体炎中药临床试验的主要技术要点。一是临床定位，增加了即时缓解咽痛症状方向，主要适用于咽局部用中药。二是总体设计，为增强临床可操作性和解决安慰剂制作的困难，建议采用低剂量或极低剂量对照，也可以选择上市中药对照，但应做优效设计。三是诊断和辨证标准推荐，也做了即时更新。四是受试人群，根据改善咽部症状体征和即时缓解咽痛症状两个临床定位，建议分别选择以病毒感染为主、不限制感染病原的策略。并提出以一组患儿同时进行急性咽炎和扁桃体炎两种疾病的临床研究，以节约儿童临床试验资源。五是咽局部症状的评价，建议同时评价静态的咽干不适和动态的吞咽痛。采用 WBS 或 VAS 评分的方法，评价常作为主要指标的吞咽痛。

本次更新尚存在如下局限性，建议今后加强研究。一是对于咽部体征的评价，仍采用既往的分级量化半定量方法，不十分精准。二是 WBS 为自评量表，是否可以用于婴幼儿咽痛严重程度评价，以及观测结果的准确性，尚未得到公认。

【评介】

本文基于既往发表的《中药新药治疗小儿急性咽炎、扁桃体炎临床研究技术要点》，依据国内外最新研究成果和团队设计实践经验，对该技术要点进行了更新，增加了"即时缓解咽痛症状"的咽局部用中药临床定位，更新了疾病诊断标准，丰富了受试人群的筛选标准，完善了用药方案及合并用药限制，扩充了有效性评价指标及评价方法，以供同道借鉴。在胡思源教授指导下，文章由博士研究生许雅倩执笔完成，2023 年发表于《天津中医药大学学报》，为国家"十三五"重大新药创制及中华中医药学会标准化项目《儿科系列常见病中药临床试验设计与评价技术指南》的制定，提供了文献依据。

（许雅倩）

三、Evaluation on immediate analgesic efficacy and safety of Kai–Hou–Jian spray (children's type) in treating sore throat caused by acute pharyngitis and tonsillitis in children: study protocol for a randomized controlled trial

【摘要】

Background: Acute pharyngitis and tonsillitis are common respiratory diseases for which children seek medical care. Their main clinical manifestation is sore throat which interferes with patients' quality of life. However, there is no proven effective or safe method to treat it. It is necessary to find an excellent strategy to reduce sore throat and reduce the burden of acute illness. We designed the randomized controlled trial with the characteristics of traditional Chinese medicine (TCM) to determine the clinical positioning of Kai–Hou–Jian spray (children's type) (KHJS) through evidence–based research. This trial aims to evaluate the immediate analgesic efficacy of KHJS on sore throat caused by acute pharyngitis and tonsillitis (wind–heat syndrome/ heat exuberance in lung and stomach syndrome) in children and to observe its safety.

Methods/design: This is a prospective, multicenter, randomized, double–blind, parallel– group, placebo–controlled trial. It will include 240 children with acute pharyngitis/tonsillitis from 7 study sites across China. All participants are randomly assigned to two parallel treatment groups, one with KHJS and the other with placebo sprays, for 5 consecutive days. The primary outcome is the time of analgesic onset. Secondary outcomes include duration of analgesic effect, area under time curve of 0–3 h Wong–Baker FACES Pain Rating Scale (WBS) score (AUC 0–3 h), rate of analgesic onset, rate of disappearance of sore throat, changes of WBS score (in days), effective rate of pharyngeal signs, and effective rate of TCM syndrome. The incidence of adverse events during the trial is the primary safety outcome. In addition, vital signs and laboratory tests before and after medication are monitored.

Discussion: To our knowledge, this will be the first clinical trial to explore the immediate analgesic efficacy of a Chinese patent medicine spray for acute pharyngitis/tonsillitis induced sore throat in children in a multicenter, randomized, double–blinded, parallel–group, placebo– controlled manner. Not only might it prove the efficacy and safety of KHJS in the treatment of sore throat caused by acute pharyngitis/tonsillitis in children, but it might also provide evidence for the treatment of acute sore throat with Chinese herbal medicine.

Trial registration: A multicenter, randomized, double–blind, very low–dose, parallel controlled trial for the immediate analgesic effect and safety of Kai–Hou– Jian spray (children's type) in the treatment of sore throat caused by acute pharyngitis and tonsillitis in children. Chinese Clinical Trial Registry ChiCTR2000031599. Registered on 5 April 2020.

Keywords: Acute pharyngitis/tonsillitis, Kai–Hou–Jian spray, Randomized controlled trial, Sore throat, Traditional Chinese medicine

【正文】

1 Background

Acute pharyngitis and tonsillitis are common respiratory diseases for which children seek medical care and they are sometimes referred to together as acute sore throat. Seventy to 95% of children with acute sore throat are caused by virus, mainly respiratory virus, while 15%–30% are caused by bacterial, such as β hemolytic group A *Streptococcus*. Systemic analgesia or soothing measures such as gargling with warm salt water are often used to treat sore throat caused by acute pharyngitis/tonsillitis, but the relief is short and some systemic analgesic agents have been shown to have some adverse effects. For children with bacterial pharyngitis/tonsillitis, antibiotic therapy should be added to prevent complications and the spread of infection, but antibiotics are less effective in reducing pain. Sore throat seriously affects the life quality of children and their families, so it is necessary to find an excellent strategy to reduce symptoms and reduce the burden of acute illness.

Kai–Hou–Jian spray (children's type) (KHJS), which has been on the market for more than 10 years, is a Chinese patent medicine produced by Guizhou Sanli Pharmaceutical Co., Ltd. (Guizhou, China). It has been authorized by the China State Food and Drug Administration (Drug Approval number 20025142) and is commonly used in the clinical treatment of pharyngitis, tonsillitis, sore throat, stomatitis, and so on. The prescription of KHJS comes from Miao medicine experience in Guizhou. It is mainly composed of *Ba Zhao Jin Long* [*Ardisia crispa (Thunb.) A.DC.*] , *Shan Dou Gen* [*sophorae tonkinensis radix etrhizoma*] , *Chan Tui* [*cicadaeperiostracum*] , *Bo He Nao* [*l-menthol*] . In the theory of traditional Chinese medicine (TCM), KHJS have the functions of clearing heat and removing toxicity and relieving swelling and pain. The pharmacodynamic test showed that KHJS could inhibit the auricular inflammation of mice caused by xylene, relieve the fever of rats caused by typhoid and paratyphoid triple vaccine, and reduce the number of writhing of mice caused by acetic acid. In vitro antiviral and bacteriostatic tests showed that KHJS has a wide range of inhibitory effects on influenza A virus, Gram–positive bacteria, and Gram–negative bacteria. According to the data, the incidence of adverse reactions of KHJS from 2017 to 2019 is < 0.01%, which belongs to the "very rare" category.

There have been previous studies in humans on the use of KHJS in the treatment of acute pharyngitis/tonsillitis, but there are some problems, such as too small sample size and not using double–blind methods. Moreover, these studies take the overall improvement of several TCM symptoms as the primary outcome, which is lack of objectivity and science to a certain extent. We designed this prospective, multicenter, randomized, double–blind, parallel–group, placebo–controlled trial to seek a proven effective and safe way to reduce the pain caused by acute pharyngitis/tonsillitis. The objective of this trial is to evaluate the immediate analgesic efficacy of KHJS on sore throat caused by acute pharyngitis/tonsillitis (wind–heat syndrome/heat exuberance in lung and stomach syndrome) in children, and to observe its clinical safety.

2 Methods/design

This is a prospective, multicenter, randomized, double–blinded, parallel–group, placebo–controlled trial of KHJS versus placebo spray for acute pharyngitis/tonsillitis in children. Supported by 'Evidence–based study on the clinical location of KHJS' (NO.2018YFC1708106), Major Project 'Modernization of TCM' of Ministry of Science and Technology of the People's Republic of China. In addition, it has been registered on the Chinese Clinical Trial Registry (ChiCTR2000031599). The study protocol is conducted in accordance with the Declaration of Helsinki, the code of Good Clinical Practice, and the guidelines of the International Conference on Harmonisation. Recruitment is scheduled to occur from June 2020 until December 2020. Figure 1 shows the flow chart of the trial.

2.1 Patient population and setting

The diagnosis of acute pharyngitis/tonsillitis is made by a qualified pediatrician with reference to *Practical pediatric otolaryngology, Clinical pediatrics,* and *Zhufutang practical pediatrics*. It is mainly summarized as the onset of urgent, first dry pharynx, and thenpharynx pain, pharynx or tonsil congestion, swelling or even suppuration, or accompanied by cervical lymph node enlargement, tenderness, as well as also accompanied by fever, headache, poor appetite, and other systemic symptoms. Syndrome differentiation standard of wind- heat syndrome/heat exuberance in lung and stomach syndrome of pharyngitis/tonsillitis is formulated according to the *Guidelines for the diagnosis and treatment of common diseases in traditional Chinese otorhinolaryngology* and *Guidelines for the diagnosis and treatment of common diseases in pediatrics of traditional Chinese medicine.*

A total of 240 children of either sex, aged 4–12 years, will be enrolled from 7 study sites across China: 1) the First Teaching Hospital of Tianjin University of TCM,2) Dongzhimen Hospital, Beijing University of Chinese Medicine, 3) Xiangya Hospital, Central South University, 4) Nanjing Children's Hospital, 5) Tianjin Medical University General Hospital, 6) the First Affiliated Hospital of Hunan University of Traditional Chinese Medicine, and 7) Children's Hospital of Chongqing Medical University.

2.1.1 Inclusion criteria

1) Clinical diagnosis of acute pharyngitis/acute tonsillitis.

2) Wind–heat syndrome or heat exuberance in lung and stomach syndrome in TCM.

3) Wong–Baker FACES Pain Rating Scale (WBS) score of sore throat with swallowing ≥ 4, body temperature $< 38.5°C$.

4) Aged 4 to 12 years, can use WBS correctly.

5) All patients (≥ 8 years old) and their guardians should sign the informed consent before

entering the study, and children under 8 years old should sign the informed consent by their guardians.

2.1.2 Exclusion criteria

1) At the first diagnosis, the child's condition is more serious, and he/she suffers from poor mental state, irritability, headache, or limb muscle pain, and needs antipyretic analgesics.

2) Children or their parents/caregivers have difficulty understanding or cooperating with the use of WBS.

3) Children with peritonsillar or retropharyngeal abscesses, infectious mononucleosis, measles, or scarlet fever.

4) Children with severe primary diseases of heart, lung, liver, kidney, metabolism, hematopoietic, immune, nervous, and spiritual systems.

5) Children with acute laryngitis, otitis media, bronchitis, pneumonia, and other complications.

6) Allergic to components of KHJS, or antipyretic analgesics.

7) Those who had taken acetaminophen, ibuprofen, or other antipyretic analgesic within 6h before enrollment.

8) Unfixed residence, children's apparent inability to cooperate with the study, and other conditions deemed inappropriate by the researchers.

2.1.3 Withdrawal criteria

1) Children with severe complications.

2) Children with no improvement or aggravation after 3 days of treatment.

3) Children with anaphylaxis or serious adverse events who are judged by the physician to be discontinued.

4) Children with poor medication compliance.

5) Children who break blind procedure for a variety of reasons.

6) Children participating in the randomization who have seriously violated the inclusion or exclusion criteria.

7) Children who are unwilling or unable to continue the trial for a variety of reasons and request to withdraw from the trial.

8) Lost to follow-up children who are not explicitly asked to withdraw from the trial but are no longer receiving experimental drug or testing.

2.1.4 Termination criteria

1) When a serious safety event occurs in the clinical trial.

2) When it is found that there is a major error in the clinical trial protocol, or there is a serious deviation in the implementation of the protocol.

3) In the course of the experiment, it is found that the experimental drug has poor therapeutic effect and no clinical application value.

4) The ethics committee called for the trial to be suspended or terminated.

5) The competent administrative department canceled this trial.

2.2 Randomization, concealment, and masking

Randomization (1:1) will be stratified by study site, and the randomization list is generated by an independent statistician using SAS v9.2. Two hundred forty children are divided into 40 blocks with the block size as 6. The documents of random process and randomization list will be enclosed in an opaque envelop. Participants, researchers, and coordinators together with statisticians were not aware of the allocation of the patient and remained unaware until trial completion. All study sites will also receive opaque envelopes containing the experimental drug's website, login ID, password, instructions, security information, and treatment recommendations, which the researchers should open in an emergency.

In this trial, we use a very low dose (5%) of KHJS solution as a placebo spray. It contains 0.525g/15mL of crude herbs, while KHJS contains 10.05g/15mL crude herbs. Both the KHJSs and placebo sprays are manufactured by Guizhou Sanli Pharmaceutical Co., Ltd. with the same specification, appearance and flavor. These sprays are coded, packed, and labeled based on randomization list. Each center has an independent drug administrator responsible for the storage, distribution, recovery, and documentation of all experimental drugs.

2.3 Interventions

All participants are randomly allocated to one of the two parallel treatment groups. Spray the pharyngeal region with KHJS or placebo spray in a dose of 5 sprays for ages 4 to 6 and 7 sprays for ages 7 to 12. Depending on the condition of the sore throat, the spray can be reused every 3 to 6h, but not more than 8 times every 24h. Treatment is planned for 5 consecutive days, but patients whose sore throat disappears may terminate treatment early.

2.4 Concomitant treatments and forbidden medication

Children with indications of bacterial infection should be treated with antibiotics. Antiviral chemicals are allowed if a child is infected with virus. Children with fever can adopt physical cooling measures such as cooling paste and warm water bath. Antipyretic analgesic should not be used until 3h after the first dose. Other pharyngeal local medications or system medications with antipyretic detoxification effect are prohibited. All concomitant treatments or medication administered must be recorded carefully in case report form (CRF) and subject medical record, including the name, duration of administration, dosage, and cause of administration. It is also necessary to determine whether concomitant medication affects the efficacy of experimental drug.

2.5 Outcome measures

2.5.1 Primary outcome

The primary outcome is the time of analgesic onset. Analgesic onset is based on WBS score of sore throat (swallowing pain, same below) intensity, and defined as the reduction of WBS score ≥ 1 grade after the first dose. The WBS uses 6 different faces from smile to crying to describe the pain intensity of children aged 3 and above, from no hurt (0 point) to hurts worst (10 point), with a 2-point interval. It does not need specific cultural background, is easy to grasp, and has a good correlation with other commonly used scales. Children will be asked to swallow and to choose an expression to show how much their throat hurts now. In order to obtain the data of primary outcome, the children will be evaluated 12 times for WBS score (baseline and 5,10,20,30, 40,50,60,90,120,150,and 180 mins after the first dose) by researchers in the hospital.

2.5.2 Secondary outcome

We will also collect data for the following additional outcomes: duration of analgesic effect, area under time curve of 0–3 h WBS score (AUC 0–3 h), rate of analgesic onset, rate of disappearance of sore throat, changes of WBS score (in days), effective rate of pharyngeal signs, and effective rate of TCM syndrome.

The duration of analgesic effect, AUC 0–3 h, and the rate of analgesic onset are all obtained from the WBS scores in first 3h. The rate of analgesic onset will be evaluated at 30 and 60 min after the first dose. Rate of disappearance of sore throat will be evaluated at full 3 and 5 days. Disappearance of sore throat is defined as a reduction in WBS score to 0. Changes of WBS score will be evaluated at full 1,2,3,4, and 5 days conducted at home by the child's parents/caregiver.

The data of effective rate of pharyngeal signs and effective rate of TCM syndrome are collected by the symptoms and signs scale based on TCM syndromes (Table 1) compiled according to some guidelines. Both of the effective rate of pharyngeal signs and effective rate of TCM syndrome will be evaluated at baseline and full 5 days. Effectiveness of pharyngeal signs means the reduction of total score range from baseline to finish ≥ 50%. The effectiveness of TCM syndrome is defined as the decline rate of TCM syndrome score ≥ 50% after medication.

Table 1　Symptoms and signs scale based on TCM syndromes

TCM main syndrome		Score Grading					
		0	1	2	3	4	5
Sore throat		WBS 0	WBS 2	WBS 4	WBS 6	WBS 8	WBS 10
Wind–heat syndrome	Fever	No	37.3–38℃	38.1–38.9℃	≥ 39℃		
	Headache	No	Yes				
	Afraid of the wind	No	Yes				
	Dryness and heat of pharyngeal	No	Yes				
	Cough or with yellow sputum	No	Yes				
Heat exuberance in lung and stomach syndrome	Fever	No	37.3–38℃	38.1–38.9℃	≥ 39℃		
	Cough or with yellow sputum	No	Yes				
	Thirst	No	Yes				
	Bad breath	No	Yes				
	Abdominal distension	No	Yes				
	Dry stool	No	Yes				

TCM main syndrome		Score Grading					
		0	1	2	3	4	5
	Yellow–colored urine	No	Yes				

Pharyngeal signs		Score Grading					
		0	1	2	3	4	5
Wind–heat syndrome	The pharyngeal mucosa is bright red and swollen	No	Yes				
	Tonsil is red and swollen, without pus	No	Yes				
	The lymph nodes are swollen and painful under the jaw	No	Yes				
Heat exuberance in lung and stomach syndrome	The pharyngeal mucosa is red and swollen	No	Yes				
	Tonsil is red and swollen, or companion pus point	No	Yes				
	The lymph nodes are swollen and painful under the jaw	No	Yes				

2.6 Safety outcome measures

The incidence of adverse events (AEs) during the trial is the primary safety outcome measure. In addition, vital signs and laboratory tests before and after medication are monitored. Vital signs refer to temperature, heart rate, respiration, and blood pressure. Laboratory tests include blood, urine, hepatic and renal functions, electrocardiography, and C–reactive protein (inspect only at pre–medication). If the child is unable to cooperate or strongly disagree with the test for non–clinical need, such as hepatic and renal functions, the researcher must respect the patient's wishes and record the reason for missing safety data on subject medical record with parents' signature. All abnormal safety measure should be followed up until recover or return to pre–medication levels.

Record, assessment, management, and report of AE:

The researcher should truthfully record all AEs related to children in subject medical record and CRF, including occurrence time, end time, duration, severity, therapeutic measures, outcome, and relationship with experimental drug.

The severity of AE can be graded according to the National Cancer Institute Common

Terminology Criteria for Adverse Events (NGI–GTCAE) V.5.0. If it does not apply to certain specific AEs, the researchers will use the 5–level criteria from mild to death. Relation–ships between AE and experimental drug can be divided into definitely related, probably related, possibly related, probably not related, need further evaluated, and un– known. The first 4 cases will be considered as adverse drug reactions according to *adverse drug reactions report and monitoring manual.*

When AEs occur, researchers should make timely response measures, if necessary, can break blind procedure, and report to the sponsor and the clinical research associate. The sponsor is responsible for monitoring and reporting safety information and shall promptly report serious adverse events to all researchers, clinical trial institutions, ethics committees, and adverse reaction monitoring agency. Report of AEs shall be in accordance with the *Rapid reporting standards and procedures for safety data during drug ClinicalTrials* issued by China's Center for Drug Evaluation, National Medical Products Administration (NMPA).

2.7 Schedule of study procedures

Figure 2 is the schedule of screening, enrollment, intervention, assessments, and data collection.

Table 2 Schedule of study procedures

Visit	Study period									
	Screening	Intervention period								
	Visit0	Visit 1							Visit2	
Timepoint	Baseline day 0	First use of spray	5 min–3h after the first spray	Full 1 day	Full 2 day	Full 3 day	Full 4 day	Full 5 day	Safety follow–up	
Enrollment										
Informed consent	√									
Demographics	√									
Medical history, treatment history	√									
Physical exam and vital signs	√							√	√*	
Random allocation	√									
Interventions										
KHJS		←						→		
Placebo spray		←						→		
Assessments										
Sore throat WBS score	√		√°		√△					
Pharyngeal signs score	√							√	√*	
TCM syndrome Score	√							√	√*	

Continued

Timepoint	Screening	Intervention period								
Visit	Visit0	Visit 1						Visit2	
	Baseline day 0	First use of spray	5 min–3h after the first spray	Full 1 day	Full 2 day	Full 3 day	Full 4 day	Full 5 day	Safety follow–up
AEs	◄———————————————————————►								√ *
Vital signs	√							√	√ *
Blood and urine routine	√								√ *
C–reactive protein	√								
Hepatic and renal function	√								√ *
Electrocardiography	√								√ *
Data collection									
Hand over/reception of subject diary	√							√	
Drug combination	√		√	√	√	√	√	√	
Drug adherence			√	√	√	√	√	√	

√°, children will be evaluated for WBS score (5,10,20,30,40,50,60,90,120,150, and 180 min after the first dose) by researchers in the hospital; √△, children will be evaluated for WBS score (full 1, 2, 3, 4, 5 days) by the child's parents/caregiver at home; √ *, if there is an AE, the patient needs to be followed up for safety information till reach the endpoint of event

2.8 Sample size calculation

Based on the primary outcome, the software PASS15.0 is used to calculate the sample size. According to relevant literature and previous studies, the median time of producing analgesic effect in the experimental group is 10 min, and that in the control group is 20 min. Set α as 0.025, β as 0.2, and the optimal bound value as 0. Taking into account the 10% loss to follow–up rate, the final estimated sample size is 105 cases per group. After com– prehensive consideration, the final decision of each group of 120 cases, a total of 240 cases.

2.9 Data collection, management, monitoring, and auditing

Before the start of the trial, each study site should hold the project kick–off meeting respectively to strengthen the researchers and quality control personnel to master the trial plan and the operation technology of the key nodes. In addition, researchers should be trained specifically in the methodology of indicator evaluation.

In this study, we designed subject medical record and subject diary to record the first–hand clinical trial data of children. Researchers or clinical research coordinator (CRC) should collect relevant information and record it on the subject medical record timely, completely, and accurately. The subject diary is used to record the WBS score and the experimental drug use of the children. In order to improve compliance of the children until completion of the trial, we will strengthen patient management by assigning investigators one–on–one follow–up.

The data manager will design electronic CRF according to the trial plan and provide an input guidance. The trained CRC shall enter information from the subject medical record and subject diary into the electronic CRF within 3 days of each visit. This trial is designed to encode AEs and concomitant medication on electronic CRF. Medical coders coded the AEs according to MedDRA 22.0, and the concomitant medication code was classified by WHO ATC (World Health Organization, Anatomical Therapeutic Chemical classification). The database setup follows CDISC standard, linked with electronic CRF and relying on electronic data capture system which has logic verification and data capture function. Data manager will clean and verify the database according to the data verification plan previously written after finishing data collection and suspicious data to researchers circularly till all questions are answered. After that, researchers, data managers, and statisticians will hold a data verification meeting under the blind state for discussing data process and the partition of data sets. Once the agreement is reached, the database is locked and no modifications are allowed thereafter. After the completion of the trial, the documents involved in the whole trial shall be kept until at least 2 years after the termination of the clinical trial.

Since KHJS has more than 10 years of good clinical experience, and considering the funding and time constraints of the project, there will be no interim analysis. To ensure the quality of the clinical trial, an independent expert committee consisting of clinical experts, statisticians, pharmaceutical experts, pharmacology, and toxicology experts will be established to monitor and evaluate patient safety and efficacy data in a blind manner. It will also assess whether participants received good clinical care and safety issues explained and properly resolved, as well as recommendations for protocol modifications or even recommendations and decisions to terminate the study based on efficacy and safety.

Auditors independent of the researchers and sponsors will conduct monthly reviews to systematically review the activities and documents related to the study to evaluate whether the study was conducted in accordance with the study protocol, GCP, and relevant regulatory requirements and whether the trial data is recorded in a timely, true, accurate, and complete manner.

2.10 Statistical analysis

In this experiment, the superiority trial design is adopted. Full analysis set (FAS) included all children who were randomized, received at least one spray of medication, and had at least one visit record. Per-protocol set (PPS) includes only patients who fulfill the protocol. All subjects who have taken the experimental drug will have their data covered by the safety set (SS) if the safety results are recorded. FAS and PPS are selected for effectiveness evaluation, and SS is selected for safety evaluation. If there are missing values in the primary outcome, the method of carrying forward the last observation data to the final results of the trial is adopted. An independent statistician will use SAS v9.2 for statistical analysis. All hypothesis tests are conducted by two-sided test, and the overall comparison inspection level is 0.05 of α.

Survival data will be statistically described by median, upper quartile, lower quartile survival time, and 95% confidence interval (95% CI), and survival curve will be made. The comparison between groups is checked by Log-rank test. If the influence of baseline factors is considered, Cox regression analysis is adopted. For quantitative data, the number of cases, mean, standard deviation, minimum, median, maximum, upper quartile, lower quartile, and 95% CI are used to describe the data. T test or paired t test is used for statistical analysis of data before and after treatment in two groups or within groups. If the influence of center or other confounding factors are considered, analysis of covariance is used.

For qualitative data, frequency table, percentage, or composition ratio is used to describe the data. For statis-tical analysis of data before and after treatment in two groups or within groups, χ^2 test, Fisher's exact probability method, Wilcoxon rank sum test, or Wilcoxon's sign rank sum test is used. For the comparison of two categories and ranked data, if the influence of center or other factors are considered, CMH χ^2 test is adopted. If the influence of confounding factors is considered, logistic regression analysis is adopted.

2.11 Ethical requirement

This study protocol has been submitted to the ethics committee of First Teaching Hospital of Tianjin University of TCM, the unit of clinical trial leader to get approval. It will also be submitted to other centers to get consensus. If there is any significant modification of the study protocol, the revised protocol, and the informed consent, CRF, researcher manual and other relevant documents involved in the modification should be resubmitted to the ethics committee for approval. The researcher conducting the study should be a senior attending physician or above and have received training in the relevant experimental techniques. In the event of injury or death related to the trial, the sponsor will be responsible for the treatment costs and financial compensation. Children who have not been cured after the end of the trial may continue to be treated by other medical methods at the expense of themselves. If the adverse reaction caused by the experimental drug occurs in patients during the trial, and the adverse reaction remains uncured after the end of the administration cycle, the sponsor shall bear the cost of treatment. Only the researchers and monitors involved in this trial have access to subject medical records, and the subjects' data will not be used in other ancillary studies. The ethics committee and the pharmaceuticals supervisory and administrative departments shall have the right to consult the relevant research records of this project. In order to protect the privacy of the children during data processing, their identity information will be omitted. Both during and after the study, the subject medical records will be kept under strict security. Before screening, the researcher should explain the details of the project to the guardian and the child in plain language, so that they can fully understand and have enough time to consider. According to Article 20 of the *General Rules of the Civil Law of the People's Republic of China*, "A minor who has not reached the age of eight yet is a person having no capacity for civil conduct and shall be represented in the performance of civil juristic acts by his or her agent ad litem". All patients ($\geq$ 8 years old) and their guardians should sign the informed consent before entering the study, and children under 8 years old should sign the informed consent by their guardians. Researchers should make children aware that participation is entirely voluntary and that they have the right to withdraw from the study at any time. The study protocol is based on the SPIRIT checklist. The results of this study will be submitted to peer-reviewed journals.

3 Discussion

TCM has a long history and has advantages in the treatment of many diseases, but it is not recommended by the international medical community due to the lack of evidence in related fields. After literature search and analysis, we found that the previous randomized controlled trials of Chinese patent medicine sprays used in children with acute pharyngitis/tonsillitis had poor methodological quality. KHJS has been on the market in China for more than a decade and has been widely used in the treatment of clinical throat diseases. We designed the prospective, multicenter, randomized, double-blind, parallel-group, placebo-controlled trial with the characteristics of TCM to determine the clinical positioning of KHJS through evidence-based research. After the high-level design meeting and feasibility study meeting held by multidisciplinary experts including pediatricians, statisticians, and methodology experts, the trial plan was finally formulated.

To our knowledge, this will be the first clinical trial to explore the immediate analgesic efficacy of a Chinese patent medicine spray for acute pharyngitis/tonsillitis induced sore throat in children in a multicenter, randomized, double-blinded, parallel-group, placebo-controlled manner. This study can not only prove the efficacy and safety of KHJS in the treatment of sore throat caused by acute pharyngitis/tonsillitis in children, but also provide evidence for the treatment of acute sore throat with Chinese herbal medicine.

Considering that throat sample culture is not routinely used in outpatient practice and may increase barriers to study entry, we did not take this method in this trial plan. Compared with using positive drug as control, choosing placebo as control can better test the absolute efficacy and safety of experimental drug in a randomized controlled trial. However, in ClinicalTrials of Chinese patent medicines, especially liquid compounds, it is difficult to develop placebos that match the color, smell and taste of the experimental drugs. In order to better implement the blind method, we refer to relevant research data and finally use 5% of the total dose of KHJS solution as placebo, but this method may interfere with the safety evaluation to some extent.

【评介】

开喉剑喷雾剂（儿童型）是贵州三力药业有限公司生产的独家中药大品种，广泛用于咽炎、扁桃体炎、口腔炎等儿童常见病的治疗。本课题为国家重点研发计划"苗药大品种开喉剑喷雾剂、金骨莲胶囊的关键技术提升与应用示范"的中药现代化研究，采用分层区组随机、双盲、极低剂量平行对照、多中心临床试验、优效性检验设计，首次以即时咽痛缓解作用为评价指标，在同一批受试人群中，评价本药对儿童急性咽炎或急性扁桃体炎所致咽痛的缓解作用。本试验方案由胡思源教授负责总体设计，马延宁、钟成梁翻译，并发表于 *Trials* 2021 年第 22 卷第 1 期，以期明确开喉剑喷雾剂（儿童型）的临床定位，并为其临床应用提供高质量循证证据。

（许玥）

四、喷雾剂类中成药治疗常见病所致急性咽痛的临床研究进展

【摘要】

急性咽痛是门诊常见病，中医药治疗该病临床疗效较好，且方法多样。为了解喷雾剂类中成药在常见病所致急性咽痛中的应用情况，检索了多个数据平台的相关临床随机对照试验，总结出喷雾剂类中成药治疗常见病所致急性咽痛具有确切的疗效，且中药喷雾剂具有使用方便、起效快、易携带、不易耐药等优势，具有重要的临床价值。但同时，已上市的喷雾剂类中成药也存在一些局限和不足，需进一步提升生产工艺技术水平，强化中药复方的作用机制研究，并提高临床试验设计的科学性，进一步开展临床试验，为中药喷雾剂的临床应用提供高质量证据。

【正文】

咽痛是指位于咽部或其周围解剖结构的疼痛感觉，作为咽喉部疾病的常见症状，病因较为复杂。一般而言，由咽、扁桃体或鼻咽部炎症引起的急性咽痛最为多见，常见于急性咽炎，急性扁桃体炎，疱疹性咽峡炎，流感等疾病。其病原体主要为呼吸道病毒，包括腺病毒、鼻病毒、冠状病毒、肠病毒、流感病毒、副流感病毒等，其次为 A 组链球菌。

治疗咽痛的药物，根据其用药方式可分为咽局部用药和全身用药。其中，中药喷雾剂将传统医药和现代制剂工艺技术相结合，直接作用于患者口腔咽喉，达到缓解局部症状、治疗疾病等作用。目前临床常用的治疗咽痛的中成药喷雾剂有西瓜霜喷剂、开喉剑喷雾剂、七味清咽气雾剂、金喉健喷雾剂、口腔炎喷雾剂等，种类繁多，且疾病应用范围广泛。

通过查阅中外文文献数据库中已发表的喷雾剂类中成药治疗急性咽炎、急性扁桃体炎、急性化脓性扁桃体炎、疱疹性咽峡炎、流感的临床随机对照试验，总结其疗效，并分析其优势和不足，为中药喷雾剂的临床应用提供高质量证据。

1　急性咽炎、扁桃体炎所致咽痛

急性咽炎、扁桃体炎是指咽部黏膜、黏膜下，腭扁桃体及淋巴组织的急性炎症，临床主要表现为咽痛。该病多由病毒感染所致，也可由细菌感染或病毒、细菌混合感染所致，可导致化脓性病变，如化脓性扁桃体炎。急性咽炎归属于中医学的"急喉痹"范畴，急性扁桃体炎归属于"急乳蛾"范畴，临床常见外感风热、外感风寒、肺胃热盛等证候。

陈建军等进行了冰连清咽喷雾剂治疗急性咽炎及慢性咽炎急性发作的多中心随机对照试验，将 360 例患者随机分到试验组（冰连清咽喷雾剂）、对照组 1（金喉健喷雾剂）、对

照组 2（金嗓子喉片）。疗程为 5 天，观察指标为咽痛等症状消失情况。冰连清咽喷雾剂由冰硼散、冰麝散、锡类散、珠黄散和如意金黄散诸名方为基础化裁而成，具有清热解毒、消肿止痛之功。结果与对照组比较，冰连清咽喷雾剂能改善急性咽炎或慢性咽炎急性发作患者的咽痛、咽黏膜及悬雍垂红肿等症状，差异有统计学意义。

袁捷等进行了清咽喷雾剂治疗急性咽炎肺胃实热证的Ⅲ期临床研究，将 440 例急性咽炎肺胃实热证患者随机分为试验组和对照组，分别给予清咽喷雾剂、开喉剑喷雾剂。疗程为 5 天，观察两组咽痛等症状体征消失情况。清咽喷雾剂由大黄、硼砂、冰片、青黛等 10 味药物组成，具有清热解毒、消肿止痛之功效，适用于急性咽炎和慢性咽炎的急性发作等症。结果显示试验组在改善咽痛症状方面疗效优于对照组，差异有统计学意义。

王明方等将 207 例急、慢性咽炎患者随机分为治疗组（清咽灵喷雾剂）和对照组（清凉喉片）。急性咽炎连续用药 5 天，慢性咽炎连续用药 15 天，比较两组疾病疗效和症状体征缓解情况。清咽灵喷雾剂是由冰片、丁香油、薄荷脑等组成，具有清咽止痛润喉等作用。结果显示治疗组中急性咽炎患者的总有效率为 94.8%，高于对照组（59.3%），且咽痛等症状缓解情况优于对照组，差异有统计学意义。

唐卫红等将 60 例急性扁桃体炎患者随机分为治疗组（西瓜霜喷剂 + 常规治疗）和对照组（常规治疗），治疗终点比较两组疾病疗效。西瓜霜喷剂由西瓜霜、煅硼砂、黄柏、黄连等组成，具有清热解毒、消肿止痛的作用，临床广泛应用于急慢性咽喉炎、扁桃体炎、口腔炎、口腔溃疡、牙龈炎等。结果显示治疗组治愈率为 93.3%，高于对照组（40%），差异有统计学意义。

关晓娟等将 110 例急性扁桃体炎肺胃热盛证患儿随机分为观察组（开喉剑喷雾剂 + 克感利咽口服液）和对照组（利巴韦林喷雾剂 + 头孢克肟颗粒），两组均连续治疗 5 天。开喉剑喷雾剂由八爪金龙、山豆根、蝉蜕、薄荷脑等组成，具有清热解毒、消肿止痛之功效，用于小儿急、慢性咽喉炎，扁桃体炎，咽喉肿痛等。结果显示观察组总有效率为 96.36%，优于对照组（81.82%），且体温升高、咽部充血及咽痛等症状好转时间均短于对照组，差异有统计学意义。

林全纲将 100 例急性化脓性扁桃体炎患儿随机分为试验组（西瓜霜喷剂 + 注射用盐酸克林霉素）和对照组（注射用盐酸克林霉素），两组均连续用药 7 天。结果与对照组相比，治疗组退热、咽痛、扁桃体充血肿大改善时间及血白细胞总数恢复正常时间缩短，血清中炎性因子白介素 –6（IL-6）、白介素 –8（IL-8）及肿瘤坏死因子 –α（TNF-α）表达水平显著降低，差异有统计学意义。

路鸣等将 120 例急性化脓性扁桃体炎患儿随机分为观察组（开喉剑喷雾剂 + 常规西医疗法）和对照组（常规西医疗法）。疗程为 9 天，治疗终点比较两组临床症状改善情况。结果显示观察组咽痛、扁桃体肿大消失时间等均短于对照组，差异有统计学意义。

李涤静等将 86 例急性化脓性扁桃体炎患儿随机分为观察组（基础西药 + 开喉剑喷雾剂）和对照组（基础西药）。疗程为 9d，治疗终点比较两组疾病疗效和症状改善情况。结果显示观察组扁桃体脓点消失时间、热退时间等均短于对照组，主症、次症等症状积分均低于对照组，总有效率为 97.67%，高于对照组（79.07%），差异有统计学意义。

赵俊杰将 86 例急性咽炎及急性化脓性扁桃体炎患儿随机分为治疗组（开喉剑喷雾剂）

和对照组（新达罗冲剂）。疗程 9 天，治疗终点比较两组临床疗效。结果显示治疗组中急性咽炎患儿的总有效率为 90.1%，高于对照组（63.6%），急性化脓性扁桃体炎患儿的总有效率为 90.4%，高于对照组（61.9%），差异有统计学意义。

2 疱疹性咽峡炎所致咽痛

疱疹性咽峡炎由肠道病毒感染引起，多见于 6 岁以下儿童，临床症见发热、咽痛、咽峡部疱疹等。中医学将本病归属于"喉痹"范畴，亦有医家因其流行性而归属于"疫疠"范畴。目前临床上无针对该病的特效药，既往常用广谱抗病毒药物利巴韦林，但因其具有生殖毒性，故不常规推荐使用。本次检索发现，喷雾剂类中成药多作为联合治疗策略应用于该病的治疗。

胡定国等将 60 例疱疹性咽峡炎患儿随机分为试验组（开喉剑喷雾剂＋单磷酸阿糖腺苷针）和对照组（单磷酸阿糖腺苷针）。两组均持续治疗 7 天，比较治疗前、后两组间 T 淋巴细胞亚群及炎性因子的变化，并观察临床症状消除时间。结果显示试验组疱疹等症状消退时间短于对照组，T 淋巴细胞亚群 $CD4^+$、$CD4^+/CD8^+$、白介素 –10（IL–10）升高，γ 干扰素（IFN–γ）降低，免疫球蛋白 IgG、IgA、IgM 含量均高于对照组，差异有统计学意义。

李红等将 132 例疱疹性咽峡炎患儿随机分为治疗组（喜炎平注射液＋开喉剑喷雾剂）和对照组（注射用更昔洛韦）。疗程为 5 天，治疗终点比较两组疗效。结果显示治疗组总有效率为 91%，高于对照组（77%），且发热、疱疹消退时间等均短于对照组，差异有统计学意义。

陈书琴等将 102 例疱疹性咽峡炎患儿随机分成治疗组和对照组，在基础治疗的前提下，分别给予七味清咽气雾剂、西瓜霜喷雾剂。七味清咽气雾剂的主要成分为蟾酥、冰片、山豆根、射干等，具有清泄肺胃、消肿利咽的功效，适用于咽痛、口腔溃疡等。结果显示治疗组的总有效率为 91.18%，高于对照组（76.67%），且退热、流涎、疱疹消退时间均短于对照组，差异有统计学意义。

邹慧承等将 68 例疱疹性咽峡炎患儿随机分为治疗组（抗感利咽喷雾剂）和对照组（由庆大霉素、地塞米松、生理盐水组成）。两组均用统一的雾化机雾化吸入，保持一致的流量、雾粒浓度。疗程为 3 天，治疗终点观察两组主要症状体征缓解时间。抗感利咽喷雾剂是由银翘散加减，经现代工艺提取制成的喷雾剂，具有清热解毒、消肿止痛、利咽散结的功效。结果显示治疗组的总有效率和痊愈率（92.86%、45.24%）均优于对照组（73.08%、19.23%），且退热时间和咽痛、疱疹消失时间均短于对照组，差异有统计学意义。

3 流行性感冒所致咽痛

流行性感冒，是由流感病毒引起的一种急性呼吸道传染病。该病发病快、传播力强，临床主要表现为发热、头痛、咽痛等。针对该病的预防和治疗，临床常推荐使用奥司他韦，但其耐药现象不断增多。中医学认为流感属于"瘟疫"范畴。近年来中药喷雾剂也被应用于流感的预防和治疗。

钟燕春等将 162 例自愿受试者随机分为两组，分别给予苍果喷雾剂和生理盐水口腔喷雾剂。两组均连续用药 14 天，比较流感季两组流感的发病率和发病后症状。苍果喷雾剂由苍果挥发油的有效成分制成，具有疏风解表、清热解毒的功效，临床前研究提示该药对流感病毒、柯萨奇病毒、鼻病毒、金黄色葡萄球菌等有抑制和杀灭效果。结果显示试验组流感发病率为 5.83%，低于对照组（27.03%），且能改善流感发病后咽痛和咽干的症状，差异有统计学意义。

刘福英等将 100 例甲型 H1N1 流行性感冒患者随机分为治疗组（贯众清热灵喷雾剂）和对照组（磷酸奥司他韦胶囊）。治疗终点比较两组患者的退热时间、临床痊愈时间等。贯众清热灵喷雾剂源于原华佗消毒液，由紫萁贯众、白花蛇舌草、菊花、山楂等组成。结果显示两组患者经治疗后均达到临床痊愈，临床痊愈时间比较，差异无统计学意义；两组退热时间比较，对照组优于治疗组，差异有统计学意义。

苏显红等将 30 例邪在肺卫证流感患者随机分为试验组（保元菌毒清喷雾剂）和对照组（抗感解毒颗粒）。疗程为 4 天，比较两组疾病疗效和 2 天内体温恢复情况等指标。保元菌毒清喷雾剂由苍术、川芎、乳香、甘草等组成，具有疏散风邪等功能。结果显示两组疾病疗效有效率和 2 天内体温恢复情况相当，差异无统计学意义。

此外，鱼腥草挥发油压微型乳口腔喷雾剂、莪术油喷雾剂、防感喷雾剂、龙芩草喷雾剂等中成药喷雾剂的基础研究，均提示了对流感病毒的抑制作用。

4 结语

4.1 中药喷雾剂治疗常见病所致急性咽痛的优势

4.1.1 喷雾剂剂型自身的优势

吴尚先在《理瀹骈文》中开明宗义，"外治之理即内治之理，外用之药即内治之药，所异者，法耳"，喷雾剂作用于局部同样可以发挥治病的目的。咽喉乃肺之门户，风邪疫毒侵袭，则咽喉首当其冲。喷雾剂的使用，使高浓度的药物直接作用于咽喉局部，避免了药物的首过效应，提高了生物利用率。咽部喷入药物后，血管通透性增高，局部组织抵抗力增强、抗体增加，使炎症病灶迅速局限化。早期使用还可使炎症加速消失在上呼吸道感染阶段，防止病邪传入下呼吸道，显著地减少下呼吸道感染的发生。且喷雾剂使用方便、起效快、容易携带，相比传统的汤剂、散剂等更能适应现如今快节奏的生活方式。此外，喷雾剂的用药量小，远低于常规口服给药量，既节省了药量，又降低了药物使用的安全性风险。

4.1.2 中医药的优势

近年来，中医药在防治急性咽炎、扁桃体炎等方面彰显出独特优势。大量的药理研究和临床实践证实，许多中药具有抗病毒、抗菌、抗炎等作用。在抗病毒方面，许多清热解毒类中药，除能直接杀灭病毒、抑制病毒复制外，还可有效阻止病毒感染，并能双向调节人体免疫系统，发挥间接抗病毒作用。在抗菌方面，许多中药在杀菌的同时还能保持人体内环境平衡和菌群平衡，且不易耐药，可作为"广谱抗生素"。针对常见病所致急性咽痛，局部喷洒具有抗病毒、抗菌、抗炎等作用的中药，可及时发挥其药理作用，且不易耐药。此外，有临床证据表明，中药喷雾剂在治疗慢性咽炎、癌症术后消肿、带状疱疹等方面仍然具有突出疗效。

4.2 不足和展望

4.2.1 中药喷雾剂剂型的不足之处

1）中药喷雾制剂产品种类繁多，但整体技术水平不够高，处方配比、质量评价等方面存在诸多问题。例如，中药喷雾剂研究应首先解决原料药的提取和纯化等问题，并根据主药的性质选择适宜的辅料；目前治疗咽喉部疾病的中药喷雾剂成分多为清热解毒药，口感较苦，较难适应儿童等特殊人群的需要。针对这些问题，应进一步提升整体技术水平。2）喷雾剂咽喉局部给药，在节省药量、降低药物使用安全性风险的同时，也限制了其对于疾病的系统治疗作用。例如在退热方面，临床上治疗疱疹性咽峡炎等伴有高热的咽痛病时，很少单独使用喷雾剂。

4.2.2 已上市中成药喷雾剂的不足之处

1）中药复方制剂的成分复杂，作用机制研究多停留在单味药上，这是中医药一直面对的难题，需进一步强化作用机制研究。2）已上市中药喷雾剂的成分大多为清热解毒类中药，临床应用时不排除有增加腹痛、腹泻等不适症状的可能性，应有更进一步的关注和应对措施。3）已发表的临床随机对照试验，存在样本量少、未采用盲法、观察指标不恰当、评价方法不客观等问题。建议提高总体设计的科学性，如扩大样本量；采用盲法；在评价方法的选择方面，还可采用基于患者报告的临床结局（patient-reported outcome，PRO）为切入点，设计 PRO 量表反映患者"咽痛"等主观自觉症状的改善，提升循证证据的质量。4）经过文献检索，发现许多临床常用的中药喷雾剂缺乏相关的临床应用证据，应补充相关基础研究并进一步开展临床试验，为其临床应用提供充分的证据。

【评介】

本文为国家中医药现代化研究重点专项课题内容之一，由胡思源教授指导，博士研究生马延宁主笔，发表于《药物评价研究》2020 年 9 月第 43 卷第 9 期。本文检索了国内外发表的喷雾剂类中成药治疗急性咽炎、急性扁桃体炎、疱疹性咽峡炎、流感等所致咽痛的随机对照试验，总结了当前喷雾剂类中成药在此类疾病中的优势与不足，为喷雾剂的基础研究和临床研究发展提出展望。

（杨金玉）

第三章
急性支气管炎

第一节　循证研究与经验

一、小儿肺热清颗粒治疗小儿急性支气管炎痰热咳嗽证的有效性与安全性评价

【摘要】

目的：评价小儿肺热清颗粒治疗小儿急性支气管炎痰热咳嗽证的有效性与安全性。**方法**：采用区组随机、双盲、阳性药平行对照、多中心临床研究的方法。所选病证为小儿急性支气管炎（痰热咳嗽证），计划纳入受试者 400 例，按 3∶1 比例随机分为试验组和对照组，分别服用小儿肺热清颗粒和急支颗粒，疗程均为 5 天。**结果**：疾病疗效愈显率，试验组为 85.21%，对照组 76.64%，组间比较差异有统计学意义；中医证候疗效愈显率，试验组为 84.24%，对照组 76.64%，组间比较差异无统计学意义；各项症状体征的单项计分组内前后对比，除对照组气息粗促外，差异均有统计学意义，组间治疗前后差值比较，差异无统计学意义；对于疗前白细胞计数水平异常升高、胸部 X 线异常、咽拭子细菌培养及鼻咽部分泌物病毒检测阳性患者，其复常率及转阴率的组间比较均差异无统计学意义。试验组不良反应发生率为 0.31%，组间比较差异无统计学意义。实验室安全性指标及生命体征方面，未发现具有临床意义的改变。**结论**：小儿肺热清颗粒治疗小儿急性支气管炎（痰热咳嗽证）效果好，且临床使用较为安全，临床应用前景可期。

【正文】

小儿肺热清颗粒具有清肺化痰、止咳平喘的作用，主要治疗小儿急性支气管炎（痰热咳嗽证）。既往临床试验结果表明：小儿肺热清颗粒治疗小儿支气管炎痰热咳嗽证在疾病疗效、咳嗽症状改善以及中医证候总积分减少方面，均优于急支颗粒，且试验过程未见明

显不良反应。本试验对小儿肺热清颗粒进行了扩大样本量的临床试验，以评价其治疗小儿急性支气管炎痰热咳嗽证的有效性与安全性。

1 对象与方法

1.1 病例选择

1.1.1 纳入标准

符合小儿急性支气管炎西医诊断标准；符合痰热咳嗽证辨证标准；年龄 1~14 岁；病程 ≤ 48 小时；发病后未使用过抗生素等抗感染西药或同类中药；症状体征总积分 ≥ 9 分；签署知情同意书。

1.1.2 排除标准

合并化脓性扁桃体炎、喉炎及其他感染性疾病者；体温超过 39.5℃，或出现惊厥等严重并发症者；伴有心、肝、肾及造血等系统严重原发性疾病者，以及精神病患者；不能用所试验病证病情解释的血肌酐、尿素氮和谷丙转氨酶增高，尿蛋白 "++" 以上和尿红细胞 "++" 以上者；对本制剂原料药过敏者；根据医生判断，容易造成失访者。

1.1.3 剔除标准

不符合纳入标准或符合排除病例标准者；入选后未曾服药者。

1.1.4 脱落标准

出现过敏反应或严重不良反应，根据医生判断应退出临床试验者；试验期间患者病情持续恶化，有可能发生危险事件，或出现本方案排除标准中所列的并发症，或服药后持续高热不退，根据医生判断应中止试验者；受试者依从性差（用药不规则，试验用药依从性 < 80%），或自动中途换药或加用本方案禁止使用的中西药物者；患者不愿意继续进行临床试验，向主管医生提出中止临床试验的要求，或自动脱落失访者；因故不能完成全部检验观察项目，影响疗效和安全性判断者。对中途退出试验患者的退出原因、退出时有效性及安全性评价等情况均应明确记录。

本研究为区组随机、双盲、阳性药平行对照、多中心临床试验。根据国家药品监督管理局《药品注册管理办法》的要求，共纳入受试者 400 例，按 3∶1 比例随机分至试验组和对照组。所有病例来自天津中医药大学第一附属医院、南京中医药大学附属医院、河南中医药大学第一附属医院、辽宁中医药大学附属医院及山东中医药大学附属医院 5 家。共418 例受试者完成试验（试验组 311 例、对照组 107 例），脱落 12 例（试验组 10 例、对照组 2 例），剔除 1 例（试验组）。纳入受试者基线的人口学资料（性别、年龄、身高、体重），疾病情况（病情、病程、生命体征、体格检查），中医证候评分及肺部体征组间比较，差异均无统计学意义，具有可比性。

1.2 试验药品

试验药：小儿肺热清颗粒（大连美罗中药厂有限公司，批号：20010502，规格：每瓶 40g）；急支颗粒（太极集团重庆涪陵制药厂有限公司，批号：000708005，规格：每瓶13.33g）。

1.3 治疗方案

试验组口服小儿肺热清颗粒，对照组口服急支颗粒。服用剂量均为：1~3 岁每次

10mL；3~6 岁每次 15mL；7~11 岁每次 20mL，12~14 岁每次 30mL，每天 3 次，均以 100mL 温开水溶解后分次服用。疗程：5 天，痊愈病例在停药后 3~7 天进行随访。

对腋温在 38.5℃以上者，可采用物理降温，必要时使用解热镇痛药临时处理。对观察病例必要时可使用支持疗法，如 10% 葡萄糖液加电解质静脉滴注等，但不可加用维生素 C。对所加用的治疗方法均需详细记录。

1.4 疗效判定标准

1.4.1 观察指标

疾病疗效、症状体征改善情况、中医证候疗效、实验室指标（血白细胞、胸部 X 线、鼻咽部病毒检测和咽拭子细菌培养）改变情况。其中，鼻咽部病毒检测仅由南京中医药大学附属医院进行检测。以疾病疗效为主要观察指标。

1.4.2 分级量化标准

主要症状（咳嗽、有痰）及肺部体征，按正常、轻、中、重度分别赋值 0、2、4 和 6 分；发热症状，按正常、轻、中、重度分别赋值 0、1、2 和 3 分；次要症状（气息粗促、口渴、烦躁、大便干、小便黄），按症状无、有，舌脉按正常、异常表现分别赋值 0 和 1 分。分级表现：1）咳嗽。轻度指偶咳；中度指咳嗽阵作；重度指咳嗽频繁、影响睡眠。2）有痰。轻度指少痰，偶及喉间痰鸣；中度指有痰，时有喉间痰鸣；重度指痰多、痰黄或黏、喉间痰声辘辘。3）发热。轻度指 37.3~38℃；中度指 38.1~39℃；重度指 > 39℃。4）肺部体征。轻度指呼吸音粗糙；中度指偶及干啰音或粗湿啰音；重度指闻及干啰音或中湿啰音。

1.4.3 疾病疗效判定标准

临床痊愈：指咳嗽、咯痰及肺部体征消失，体温恢复正常，其他临床症状消失或明显好转，以及评分比值 < 0.2（疗后值 / 疗前值，下同）。显效：指咳嗽、咯痰及肺部体征明显好转，体温恢复正常，其他临床症状消失或好转，以及评分比值 ≥ 0.2 且 < 0.5。进步：指咳嗽、咯痰及肺部体征好转，其他临床症状消失或好转，以及评分比值 ≥ 0.5 且 < 0.8。无效：指咳嗽、咯痰及肺部体征无明显变化或加重，其他临床症状也多无改善或加重，以及评分比值 ≥ 0.8。

1.4.4 中医证候疗效标准

根据各项症状（不包括肺部体征）的评分标准，先计算出各项指标观察前后的分值，然后算出治疗后与治疗前的分值比以确定证候疗效。痊愈：指症状与舌脉评分比值为 0。显效：指症状与舌脉评分比值 < 0.5。进步：指症状与舌脉评分比值 ≥ 0.5 且 < 0.8。无效：指症状与舌脉评分比值 ≥ 0.8。愈显率 = 痊愈率 + 显效率。证候积分和，指各单项症状（咳嗽、有痰、发热、气息粗促、口渴、烦躁、大便干、小便黄）及舌脉（舌质、舌苔、脉象）的评分；总积分和，指证候积分与肺部体征评分之和。

1.5 安全性评价

以可能出现的临床不良事件 / 不良反应、实验室检查（血、尿、便常规、肝肾功能）、心电图、生命体征（心率、呼吸、血压、体温）为安全性指标。

1.6 统计分析

对于定量数据，以 $\bar{x} \pm s$ 表示，必要时加用中位数或百分位数、最小值和最大值表示。

对变量分布进行正态检验，服从正态分布时，用 t 检验，方差不齐者，用 t' 检验；非正态分布，用秩和检验等非参数统计方法。对于定性数据，二分类资料使用 χ^2 检验，考虑多中心使用 CMH χ^2 分析。$P < 0.05$ 为差异有统计学意义。

2 结果

2.1 疗效比较

2.1.1 疾病疗效

组间疾病疗效等级，差异有统计学意义（$P < 0.05$）。试验组愈显率85.21%，对照组76.64%，组间比较差异有统计学意义（$P < 0.05$），见表1。

表 1　疾病疗效比较

组别	例数	痊愈	显效	进步	无效	愈显率 /%	等级比较		愈显率比较	
							统计量	P 值	统计量	P 值
试验组	311	105	160	35	11	85.21	5.096	0.024	4.036	0.0445
对照组	107	25	57	21	4	76.64				

2.1.2 中医证候疗效

组间疾病疗效等级，差异有统计学意义（$P < 0.05$）。试验组愈显率85.21%，对照组76.64%，组间比较差异有统计学意义（$P < 0.05$），见表2。

表 2　中医证候疗效比较

组别	例数	痊愈	显效	进步	无效	愈显率 /%	等级比较		愈显率比较	
							统计量	P 值	统计量	P 值
试验组	311	68	194	38	11	84.24	4.0514	0.0441	3.8631	0.0079
对照组	107	14	68	22	3	76.64				

2.1.3 症状体征改善情况

两组各症状（咳嗽、有痰、发热、气息粗促、口渴、烦躁、大便干、小便黄），舌脉（舌质、舌苔、脉象）及肺部体征各单项计分的组内前后对比，差异均有统计学意义（$P < 0.05$）；组间治疗前后差值比较，差异无统计学意义，见表3。

表 3　症状体征及肺部体征改善情况

症状	组别	例数	基线		用药5天		差值		组内前后比较		组间差值比较	
			均值	标准差	均值	标准差	均值	标准差	统计量	P 值	统计量	P 值
咳嗽	试验组	311	4.44	0.89	1.49	1.34	2.95	1.51	32.34	0	1.202	0.23
	对照组	107	4.45	0.96	1.7	1.16	2.75	1.41	18.892	0		
有痰	试验组	311	3.7	1.3	0.82	1.2	2.88	1.59	28.708	0	1.579	0.115
	对照组	107	3.55	1.14	0.95	1.27	2.6	1.56	15.759	0		
发热	试验组	311	0.57	0.75	0.01	0.13	0.56	0.75	12.974	0	0.358	0.72
	对照组	107	0.55	0.76	0.02	0.14	0.53	0.74	7.094	0		
气息粗促	试验组	311	0.43	0.5	0.01	0.1	0.42	0.49	14.526	0	0.728	0.467
	对照组	107	0.41	0.49	0.03	0.17	0.38	0.49	7.579	0		

续表

症状	组别	例数	基线		用药5天		差值		组内前后比较		组间差值比较	
			均值	标准差	均值	标准差	均值	标准差	统计量	P值	统计量	P值
口渴	试验组	311	0.55	0.5	0.03	0.16	0.53	0.5	17.468	0	0.178	0.858
	对照组	107	0.58	0.5	0.06	0.23	0.52	0.5	9.773	0		
烦躁	试验组	311	0.29	0.45	0.01	0.1	0.28	0.46	10.712	0	0	1
	对照组	107	0.31	0.46	0.03	0.17	0.28	0.45	5.906	0		
大便干	试验组	311	0.75	0.43	0.14	0.34	0.61	0.52	19.624	0	1.04	0.299
	对照组	107	0.82	0.38	0.27	0.45	0.55	0.5	9.659	0		
小便黄	试验组	311	0.83	0.38	0.15	0.36	0.67	0.48	22.909	0	0.552	0.581
	对照组	107	0.89	0.32	0.19	0.39	0.7	0.46	14.353	0		
舌质	试验组	311	0.97	0.16	0.51	0.5	0.47	0.51	15.452	0	1.4	0.162
	对照组	107	0.99	0.1	0.6	0.49	0.39	0.51	8.067	0		
舌苔	试验组	311	0.95	0.23	0.24	0.43	0.7	0.46	25.676	0	0.772	0.441
	对照组	107	0.98	0.14	0.32	0.47	0.66	0.47	13.921	0		
脉象	试验组	311	0.9	0.3	0.23	0.42	0.67	0.48	21.191	0	0.185	0.853
	对照组	107	0.93	0.26	0.26	0.44	0.66	0.49	13.561	0		
肺部体征	试验组	311	3.35	1.3	0.89	1.13	2.46	1.55	25.186	0	1.675	0.095
	对照组	107	3.16	1.13	0.99	1.24	2.17	1.53	13.38	0		

2.1.4 实验室检查指标

1）白细胞计数。两组白细胞计数水平疗后较疗前在正常值范围内略有降低，自身前后对比，差异有统计学意义（$P < 0.05$），组间比较差异无统计学意义；疗前白细胞异常率、疗后复常率组间比较，差异无统计学意义。2）胸部 X 线：异常率、疗后复常率比较，差异无统计学意义。3）两组咽拭子细菌培养和鼻咽部分泌物病毒检测，两组转阴率均为100%。

2.1.5 痊愈病例随访情况

试验组共随访 102 例，试验组随访 24 例，均未见反复。

2.2 安全性分析

共发生 9 例临床不良事件，均为胃肠道反应（呕吐、腹痛、腹泻、恶心）。试验组 7 例，其中 6 例被判定为可能与药物无关，1 例被判定为极可能与药物有关并视为不良反应（0.31%）。对照组 2 例，其中 1 例被判定为可能与药物无关，1 例被判定为极可能有关并视为不良反应（0.92%）。不良反应发生率组间比较，差异无统计学意义。试验组与对照组实验室指标及生命体征均未发现有临床意义的异常改变，异转率组间比较差异无统计学意义。

3 讨论

小儿急性支气管炎是儿童常见疾病，多发于婴幼儿，常并发或继发于呼吸道其他部位的感染。主要因感染引起，病原多为病毒、肺炎支原体、细菌或混合感染。环境污染、空气污浊或经常接触有毒气体亦可刺激支气管黏膜引发炎症。中药、天然药物治疗本病多具有消炎、抗菌、抗病毒、止咳平喘、退热等功效，可从多靶点改善疾病症状，促进疾病痊愈，具有一定优势。

小儿肺热清颗粒原处方以张仲景的"麻杏甘石汤"为基础方，结合临床经验，加桑白皮、葶苈子、当归、丹参、僵蚕、地龙等组成，具有清肺化痰、止咳平喘之功效。现代研究发现，麻黄碱可促进去甲肾上腺素和肾上腺素的释放，且能直接兴奋支气管平滑肌细胞膜上的 β- 肾上腺素受体，从而激活腺苷酸环化酶，使 ATP 转换为 cAMP，对平滑肌收缩起到抑制作用；杏仁中的苦杏仁苷在下消化道分解后可产生少量氢氰酸，能抑制呼吸中枢，起到平喘作用；石膏中钙盐、锌、镉、钴、铅等成分有退热作用。急支颗粒由麻黄、鱼腥草、金荞麦、四季青、紫菀、前胡、枳壳、甘草组成，具有清热化痰、宣肺止咳的功效，可用于治疗小儿急性支气管炎。急支颗粒是上市中成药，且有相关研究证明其治疗支气管炎有效。根据成分分析，本品与急支颗粒相似，均以清热、化痰、止咳为组方目的，根据同类可比原则，本研究选取急支颗粒作为阳性对照药。

本研究结果表明，小儿肺热清颗粒按试验剂量、5 天疗程临床应用，在治疗小儿急性支气管炎方面，较急支颗粒具有较优的临床疗效。本品可改善痰热咳嗽证，缓解咳嗽、有痰、发热、口渴、烦躁、大便干、小便黄的症状，改善舌象、脉象及肺部体征，且疗效与急支颗粒相似。对于疗前白细胞计数水平异常升高、胸部 X 线异常、咽拭子细菌培养及鼻咽部分泌物病毒检测阳性者，其复常及转阴效果与急支颗粒相似。本品不良反应发生率为0.31%，主要表现为轻度的胃肠道症状，如恶心、呕吐、腹泻等，临床使用时应注意。实验室安全性指标及生命体征方面，未发现具有临床意义的改变，提示本品临床应用安全性较好。

综上所述，小儿肺热清颗粒治疗小儿支气管炎（痰热咳嗽证）疗效较好，且临床使用较为安全，具有临床应用前景。

【评介】

小儿肺热清颗粒为大连美罗中药厂有限公司生产的三类中药新药，由麻杏石甘汤为基础方加减化裁而来，具有清肺化痰、止咳平喘之功效，适用于治疗小儿急性支气管炎痰热壅肺证。本文为该药的 III 期临床试验结果。研究采用随机、双盲、阳性药平行对照、多中心临床试验的方法，由天津中医药大学第一附属医院牵头，联合国内 5 家中心共同完成。胡思源教授作为主要研究人员，组织设计和协调实施了本研究，并亲自负责数据管理与统计分析。研究结果显示，小儿肺热清颗粒治疗小儿急性气管炎（痰热咳嗽证）具有较高的疾病愈显率，可改善痰热咳嗽证，缓解咳嗽、有痰、发热等症状。本文由团队成员蔡秋晗博士整理，发表于《中国新药杂志》2018 年第 27 卷第 12 期。

（蔡秋晗）

二、头孢呋辛酯干混悬剂加用止咳橘红颗粒治疗小儿急性支气管炎（痰热壅肺证）的随机双盲、阳性药平行对照、多中心临床评价

【摘要】

目的： 评价在头孢呋辛酯干混悬剂基础上应用止咳橘红颗粒治疗小儿急性支气管炎（痰热壅肺证）的病情改善作用，探索其止咳对症治疗作用，同时观察临床应用的安全性。**方法：** 采用随机、双盲双模拟、阳性药平行对照、多中心、非劣效检验的方法。将 236 例受试者，按照 1∶1 的比例随机分为试验组和对照组。在两组均服用头孢呋辛酯干混悬剂的基础上，其中试验组服用止咳橘红颗粒和金振口服液模拟剂，对照组服用金振口服液和止咳橘红颗粒模拟剂。疗程 5 天。以疾病疗效的总有效率为主要评价指标，以咳嗽起效时间、中医证候疗效、单项症状及体征消失率为次要评价指标。以临床不良反应发生率为安全性评价指标。**结果：** 疾病疗效总有效率，试验组 96.40%，对照组 94.55%，经非劣效检验，试验组不劣于对照组。次要指标，除咳嗽起效时间外，中医证候疗效、单项症状及体征消失率的组间比较，差异均无统计学意义。符合方案数据集（PPS）与全分析数据集（FAS）分析结论一致。本次试验发现仅对照组报道 7 例次不良事件（5.98%），其中 1 例经过研究者判断，与药物的关系为"可疑"，视为不良反应（0.85%）。**结论：** 在头孢呋辛酯干混悬剂基础上，应用止咳橘红颗粒对小儿急性支气管炎（痰热壅肺证）的病情改善作用不劣于金振口服液，且具有更好的止咳对症治疗作用，临床应用的安全性较好。

【正文】

急性支气管炎是成人儿童共患疾病，在儿童中发病率较高。流行病学调查显示，1 年中约有 6.2% 的儿童不止一次罹患此病，危害小儿身心健康。止咳橘红颗粒为康芝药业股份有限公司研制的一种既可用于成人又可用于儿童的中药改剂型品种，组方来源于宋代《太平惠民和剂局方》二陈汤和明代《医学统旨》清金化痰汤化裁，对幼儿急性气管炎取到比较好的疗效。为评价在头孢呋辛酯干混悬剂基础上应用止咳橘红颗粒对小儿急性支气管炎（痰热壅肺证）病情改善作用，探索其止咳对症治疗作用，并观察其临床应用的安全，由天津中医药大学第一附属医院牵头的 10 家医院于 2016 年 4 月至 2017 年 6 月，开展了随机双盲、阳性药平行对照、多中心临床研究，现将结果报告如下。试验前，该项目已经得到天津中医药大学第一附属医院医学伦理委员会审查批准（TYLL2015［Y］字 018）。

1 资料与方法

1.1 基本资料

采用分层随机、双盲双模拟、阳性药平行对照、多中心、非劣效检验的方法。药物分 2 级设盲，以中心为分层因素，采用区组随机的方法，按照 1∶1 比例分为试验组和对照组，运用 SAS 软件，生成随机数字表。参考相关文献，对照药金振口服液治疗小儿急性支气管炎 5 天的总有效率为 90%。设 α=0.05，β=0.2，非劣界值 0.12，根据非劣效检验估算

公式，计算其样本量为每组 78 例。考虑脱落剔除因素和安全性评价的需要，本次临床试验计划入组 240 例受试者，试验组和对照组各 120 例，分别由长治市妇幼保健院、佳木斯市中医院、哈尔滨市中医医院、河南中医学院第一附属医院、湖北省中医院、牡丹江市中医医院、钦州市妇幼保健院、长治市人民医院、上海交通大学医学院附属上海儿童医学 10 家医疗机构承担。

1.2 诊断标准

小儿急性支气管炎西医诊断标准参照《诸福棠实用儿科学》（第 8 版）制定。小儿咳嗽痰热壅肺证参照中华中医药学会《中医儿科常见病诊疗指南》（2012）制定。

1.3 受试者选择与退出

1.3.1 纳入标准

1）符合小儿急性支气管炎西医诊断标准者；2）符合痰热壅肺证中医辨证诊断标准者；3）2~13 岁（< 14 岁）的患儿；4）就诊前最高体温 < 38℃，基线咳嗽积分 ≥ 3 分者；5）知情同意过程符合规定，法定代理人或与受试儿童（≥ 10 岁）共同签署知情同意书。

1.3.2 排除标准

1）重症支气管炎与肺炎早期难以鉴别者；2）麻疹、百日咳、流行性感冒等急性传染病；3）急性上呼吸道感染、支气管哮喘、毛细支气管炎、支气管肺炎等其他呼吸道疾病应排除；4）营养不良、免疫缺陷患儿；5）合并严重心、肝、肾、消化及造血系统等严重原发病；6）对试验用药物（包括对照药或基础用药）或其成分过敏者；7）研究者认为不宜入组者。

1.3.3 脱落标准

1）出现过敏反应或严重不良事件，根据医生判断应停止试验者；2）试验过程中，患者发生其他疾病，影响疗效和安全性判断者；3）受试者依从性差（试验用药依从性 < 80% 或 > 120%），或自动中途换药或加用本方案禁止使用的中西药物者；4）各种原因的中途破盲病例；5）用药后，患儿病情加重，腋温 > 38.5℃ 或发展为支气管肺炎，应停止用药，采取有效治疗措施，该患儿完成各项实验室检查，退出试验，按治疗无效病例处理；6）入组后发现严重违反纳入或排除标准者；7）无论何种原因，患者及其监护人不愿意或不可能继续进行临床试验，向主管医生提出退出试验要求而中止试验者；8）虽未明确提出退出试验，但不再接受用药及检测而失访者。

1.4 治疗方案

1.4.1 试验用药

止咳橘红颗粒，每袋 6g，生产批号 151101；试验药模拟剂，每袋 6g，生产批号 160101；金振口服液，每支 10mL，生产批号 151017；对照药模拟剂，每支 10mL，生产批号 160101；头孢呋辛酯干混悬剂，每袋 0.125g，生产批号 150803。以上药物均由康芝药业股份有限公司提供。

1.4.2 分组与治疗方法

在口服头孢干混悬剂的基础上，其中试验组口服止咳橘红颗粒及金振口服液的模拟剂；对照组口服金振口服液及止咳橘红颗粒的模拟剂。止咳橘红颗粒及其模拟剂的用法：2~3 岁，每次 3g，每天 3 次；4~7 岁，每次 6g，每天 2 次；8 岁以上，每次 6g，每天 3 次。

金振口服液及其模拟剂的用法：2~3岁，每次10mL，每天2次；4~7岁，每次10mL，每天3次；8岁以上，每次15mL，每天3次。头孢呋辛酯干混悬剂的用法：2~12岁，每次0.125g，每天2次；13岁，每次0.25g，每天2次。疗程5天。试验期间，不得使用止咳、化痰、平喘类西药，其他抗生素，抗病毒药及同类中药。疗程中，腋温超过38.5℃者，可配合使用物理降温或解热镇痛药（如布洛芬混悬液）。

1.5 评价指标

1.5.1 有效性评价指标

1）疾病疗效总有效率。2）咳嗽起效时间。3）中医证候疗效，基线、治疗5天记录证候积分。4）单项症状及体征消失率。均治疗5天评价。以疾病疗效总有效率为主要疗效评价指标。

1.5.2 证候分级量化标准

1）主症为咳嗽（日间咳嗽+夜间咳嗽）、咳痰（黏稠+难咯），共4项，分为正常、轻、中、重4个等级，赋0、1、2、3分。2）次症为发热，分为正常、轻、中、重4个等级，赋0、1、2、3分。口渴、面赤、心烦、小便短赤、大便干结分为无、有2个等级，赋0、1分。3）体征为肺部啰音，分为正常、轻、中、重4个等级，赋0、1、2、3分。中医证候评分不包括肺部啰音。

1.5.3 疗效评价标准

1）疾病疗效评价标准，临床痊愈：症状体征（咳嗽、咯痰、发热、肺部啰音）基本消失，疗效指数≥95%；显效：症状体征明显改善，95%＞疗效指数≥70%；有效：症状体征有所改善，70%＞疗效指数≥30%；无效：症状体征无改善或加重，疗效指数＜30%。疾病总有效率=（临床痊愈例数+显效例数+有效例数）/总例数×100%。2）咳嗽的起效时间：指服药后咳嗽评分下降1分所需要的天数（每24小时评价）。3）中医证候疗效评定标准，采用尼莫地平法。痊显率=（痊愈例数+显效例数）/总例数×100%。

1.5.4 安全性评价安全性指标

1）不良事件/反应发生率，用药后随时观察。2）一般体检项目，包括体温、心率、呼吸、血压等。3）血常规、尿常规、心电图和肝功能、肾功能。以临床不良反应发生率为主要安全性评价指标。药物的临床不良事件与试验药物因果关系判断采用原卫生部1994年标准。

1.6 统计学方法

用SAS v9.2软件进行统计分析。定量数据的组间比较采用t检验或Wilcoxon秩和检验，并描述其例数、均值、标准差等。定性数据的组间比较采用χ^2检验、Fisher精确概率法；若考虑到中心或其他因素的影响，采用CHM χ^2检验。时序资料的组间比较采用Log-rank检验。组间整体比较检验水准为0.05。

2 结果

2.1 入组情况及基线可比性分析

本次共入选受试者236例，其中试验组脱落9例、对照组脱落6例。最终208例患者进入符合方案数据集（PPS），221例患者进入全分析数据集（FAS），231例患者进入安全性数据集（SS）。全部病例均签署知情同意书。

全部进入 FAS 总体的患者，其人口学资料（年龄、身高、体质量、年龄段、性别）、疾病相关情况（病程、家族史、既往病史、药物过敏史、合并疾病、诊前合并用药情况）与体格检查及其他阳性体征的组间比较差异均无统计学意义。基线疗效相关性指标的组间比较差异均无统计学意义。FAS、PPS 分析结论一致。两组基线数据结果差异无统计学意义，显示基线均衡具可比性。FAS 分析结论见表 1。

表 1　基线资料比较（FAS）

组别	性别 / 例（男 / 女）	年龄段 / 例			平均年龄 / 岁	体重 /kg	身高 /cm	病程 /h
		2~3 岁	4~7 岁	8~13 岁				
对照	58/52	35	58	17	4.87 ± 2.30	21.17 ± 7.80	111.96 ± 18.24	46.76 ± 21.21
试验	62/49	38	53	20	5.13 ± 2.56	22.61 ± 10.09	113.98 ± 19.60	44.87 ± 21.32
统计量	$\chi^2=0.218$	$Z=0.04$			$t=0.772$	$t=1.186$	$t=0.793$	$t=0.661$
P 值	0.641	0.967			0.440	0.239	0.429	0.510

2.2 疾病疗效的总有效率

疗后疾病疗效的 FAS 分析中，试验组总有效率为 96.40%，对照组为 94.55%，经校正中心效应的 CMH χ^2 检验，组间差异无统计学意义（CMH $\chi^2=0.423$，$P=0.512$）。但以对照组为参比组，进行单侧非劣效性检验（$\alpha=0.025$），试验组 – 阳性对照组总有效率差值的 95% 可信区间（95%CI），FAS 分析为 1.85%（–3.63%，7.33%），在非劣界值 $\delta=12\%$ 情况下，非劣检验成立，说明试验组疾病疗效不劣于对照组，PPS 和 FAS 分析结论一致，FAS 结果见表 2。

表 2　疾病疗效的组间比较（FAS）

组别	n/ 例	临床痊愈 / 例	显效 / 例	有效 / 例	无效 / 例	总有效率 /%
对照	110	32	56	16	6	94.55
试验	111	32	59	16	4	96.40

2.3 治疗咳嗽的起效时间

疗后两组咳嗽起效时间的 FAS 分析，试验组中位时间为 2 天、对照组为 3 天，试验组 < 对照组，经 Log-rank 检验，组间比较差异有统计学意义（Log-rank $\chi^2=5.415$，$P=0.020$），且 FAS、PPS 分析结论一致。

2.4 中医证候疗效

疗后中医证候疗效的 FAS 分析中，试验组的愈显率为 81.08%，对照组的愈显率为 79.09%。两组差异无统计学意义（CMH $\chi^2=0.152$，$P=0.696$），且 FAS、PPS 分析结论一致。FAS 结果见表 3。

表 3　中医证候疗效的组间比较（FAS）

组别	n/ 例	痊愈 / 例	显效 / 例	有效 / 例	无效 / 例	愈显率 /%
对照	110	42	45	18	5	79.09
试验	111	54	36	17	4	81.08

2.5 单项症状及体征的消失率

疗后单项症状咳嗽、痰黏稠、痰难咯、发热、口渴、面赤、心烦、小便短赤、大便干结及肺部啰音的组间比较，差异均无统计学意义，且 FAS、PPS 分析结论一致。FAS 结果见表 4。

表 4　单项症状及体征消失率的组间比较（FAS）

组别	咳嗽					痰黏稠				
	n/例	消失/例	未消失/例	统计量	P值	n/例	消失/例	未消失/例	统计量	P值
对照	110	78	77	χ^2=0.002	0.965	110	88	22	χ^2=0.862	0.353
试验	111	33	33			111	83	28		

组别	痰难咯					发热				
	n/例	消失/例	未消失/例	统计量	P值	n/例	消失/例	未消失/例	统计量	P值
对照	103	80	23	χ^2=0.302	0.583	25	25	0	Fisher	1.000
试验	104	84	20			32	31	1		

组别	口渴					面赤				
	n/例	消失/例	未消失/例	统计量	P值	n/例	消失/例	未消失/例	统计量	P值
对照	94	81	13	χ^2=0.585	0.445	61	58	3	Fisher	1.000
试验	95	78	17			74	70	4		

组别	心烦					小便短赤				
	n/例	消失/例	未消失/例	统计量	P值	n/例	消失/例	未消失/例	统计量	P值
对照	79	69	10	χ^2=0.025	0.875	84	71	13	χ^2=1.12	0.290
试验	74	64	10			89	80	9		

组别	大便干结					肺部啰音				
	n/例	消失/例	未消失/例	统计量	P值	n/例	消失/例	未消失/例	统计量	P值
对照	80	58	22	χ^2=1.810	0.179	110	90	20	χ^2=0.292	0.589
试验	76	62	14			110	93	17		

2.6 安全性评价

本次临床试验仅报告 7 例不良事件，均为对照组（发生率为 5.98%）。其中 3 例患儿表现为尿红细胞异常，2 例患儿表现为上感，1 例白细胞升高，1 例心电图异常。心电图异常的发生率为 0.85%，经研究者判断，与药物的关系为可疑，视为不良反应。

生命体征（体温、心率、呼吸、血压）及实验室检查（血常规、尿常规、肝肾功能及心电图）的组间比较，差异均无统计学意义，实验室相关异转率的组间比较，差异均无统计学意义。

3 讨论

急性支气管炎是儿科常见的呼吸道疾病，咳嗽为其主要临床表现，病初以干咳为主，细菌感染者常咳吐黄色黏液脓性痰。病变多为自限性，全身症状 3~5 天消退，咳嗽延续 7~10 天，有时迁延 2~3 周，部分患儿护理不当或治疗不及时，易并发肺炎、中耳炎、喉炎等。对于咳黄脓痰的急性支气管炎患者，推荐给予抗生素治疗。因此本次临床试验，选择具有广谱抗菌作用的头孢呋辛酯干混悬剂为基础用药，既符合临床用药实际，也可避免受试儿童在临床试验过程中承担过高的风险。

止咳橘红颗粒由化橘红、陈皮、法半夏、茯苓、甘草、麦冬、知母、款冬花、瓜蒌皮、紫菀、桔梗、地黄、石膏、苦杏仁、紫苏子组成。方中化橘红、陈皮、半夏燥湿化痰为君；桔梗、苦杏仁、紫菀、苏子、款冬宣肺理气为臣以止咳；瓜蒌皮、茯苓利水以增强化痰之力；佐以生石膏、知母、麦冬、生地、甘草辛凉甘润，清热生津，使热清而不伤阴，滋阴而不生痰。全方具有清肺、化痰、止咳之功效，临床可用于痰热阻肺引起的咳嗽痰多，胸满气短，咽干喉痒者。药效学结果表明，该药具有较强的止咳、祛痰作用，较弱的抗炎作用。急性毒性和长期毒性实验，均未见明显异常改变。Ⅲ期临床试验显示，其在治疗成人急性支气管炎、慢性支气管炎急性发作（痰热阻肺证）中取得了较好的疗效。其口服液制剂在小儿急性支气管炎的临床试验中，也显示出较好疗效。以上结果均为其开展小儿急性支气管炎（痰热壅肺证）的临床试验，提供了充分依据。

金振口服液为国家中药保护品种，其由山羊角、黄芩、青礞石、石膏、平贝母、大黄、人工牛黄、甘草等组成，具有清热解毒、祛痰止咳之功，临床上用于治疗小儿急性支气管炎所致发热、咳嗽、咳吐黄痰、咳吐不爽、舌质红、苔黄腻，符合本次临床试验的适应证，相关临床研究表明，其对小儿急性支气管炎痰热壅肺具有很好的疗效，作为阳性药，同类可比，安全有效。

本次研究结果显示，疾病疗效的总有效率，试验组为96.40%，对照组为94.55%，非劣效检验成立，试验组不劣于对照组。咳嗽起效时间的组间比较，差异有统计学意义（试验组＜对照组），提示试验组较对照组能缩短咳嗽起效时间。两组中医证候疗效、单项症状及体征的消失率的组间比较，差异均无统计学意义。试验期间，试验组未发生不良事件。综上可认为，在头孢呋辛酯干混悬剂基础上，应用止咳橘红颗粒对小儿急性支气管炎（痰热壅肺证）的病情改善作用不劣于金振口服液，且具有更好的止咳对症治疗作用，临床应用的安全性较好。

【评介】

止咳橘红颗粒是康芝药业股份有限公司生产的中药复方制剂，具有清肺、止咳、化痰的功效，适用于痰热阻肺引起的咳嗽痰多，胸满气短，咽干喉痒等。该药是国家医保目录乙类用药和国家中药二级保护品种。为支持在儿童人群中的应用，以天津中医药大学第一附属医院为临床研究负责单位，开展了以小儿急性支气管炎（痰热壅肺证）为适应证的临床研究工作。胡思源教授主持了试验方案设计和统计分析、试验总结，并协调实施。本文为该研究的结果，由郭圣璇博士整理成文，发表于《药物评价研究》2018年12月第41卷第12期。研究结果表明，止咳橘红颗粒不仅在改善疾病疗效的总有效率上不劣于金振口服液，而且可以显著缩短治疗咳嗽的起效时间，安全性良好，为该药用于儿童提供了安全有效的证据。

（牛丽青）

三、清肺消炎丸治疗小儿急性支气管炎（痰热壅肺证）的临床观察

【摘要】

目的：评价清肺消炎丸治疗小儿急性支气管炎（痰热壅肺证）的有效性和安全性。**方法**：采用随机、开放、平行对照、多中心临床研究的方法，将 96 例小儿急性支气管炎患者按 2∶1 比例随机分为试验组和对照组。试验组用清肺消炎丸，对照组用小儿肺热咳喘口服液，疗程 5 天。**结果**：试验组与对照组的疾病有效率分别为 76.92% 和 50.00%，证候疗效的总有效率分别为 78.85% 和 60.76%，差异显著（$P > 0.05$），单项症状消失率的组间比较，咳痰黏稠，差异显著（$P > 0.05$）。**结论**：清肺消炎丸治疗小儿急性支气管炎（痰热壅肺证）安全有效，疗效优于小儿肺热咳喘口服液。

【正文】

急性支气管炎是指由于各种致病原引起的支气管黏膜感染，以咳嗽为主要表现，常伴有咳痰、发热等症状，病程一般持续 7~10 天。本病儿童发病率高，可占儿科门急诊呼吸系统疾病的 30.5%，轻者影响小儿的生活和学习，重者可能发展为重症肺炎、急性呼吸衰竭等，严重危害小儿的健康。清肺消炎丸为成人、儿童通用类药品。有研究表明，该药对于成人急性支气管炎具有较好疗效。本研究旨在观察清肺消炎丸治疗小儿急性支气管炎（痰热壅肺证）的有效性及安全性。

1 临床资料

入选病例均为 2015 年 11 月 ~2015 年 12 月在天津中医药大学第一附属医院、天津中医药大学第二附属医院、天津医科大学总医院、天津市儿童医院、天津市第一中心医院、天津市黄河医院门诊部就诊的急性支气管炎患儿。获得所有入组患儿家长知情同意，本临床试验已经各临床研究单位医学伦理委员会的批准。

1.1 试验设计

本试验采用分层随机、开放、平行对照、多中心临床研究的方法。所选病证为小儿急性支气管炎痰热壅肺证。由 6 家中心共同完成，将中医院与西医院分层。96 例患者按 2∶1 比例随机分为试验组和对照组。

1.2 诊断标准

小儿急性支气管炎的诊断参照《诸福棠实用儿科学》制定。痰热壅肺证辨证标准参照《中医儿科常见病诊疗指南》（2012）制定。

1.3 纳入标准

1）符合小儿急性支气管炎西医诊断标准；2）符合痰热壅肺证中医辨证标准；3）年龄在 1~13 岁；4）病程在 72 小时及以内，且就诊前未曾使用抗生素、止咳化痰药等对咳嗽有影响的中药和化学药物；5）入组前 24 小时的最高体温 ≤ 38.5℃。

1.4 排除标准

1）单纯上呼吸道感染、化脓性扁桃腺炎、支气管哮喘、毛细支气管炎、肺炎、肺脓

肿以及重症支气管炎与肺炎早期难以鉴别者。2）麻疹、百日咳、流行性感冒等急性传染病。3）营养不良、免疫缺陷患儿。4）血中性粒细胞超出绝对值上限，怀疑细菌感染患儿。5）合并心、脑、肝、肾及造血等系统原发性疾病，以及严重营养不良、严重佝偻病、精神病患者。6）对试验药物或其成分过敏。7）根据医生判断，容易造成失访者。

1.5 脱落标准

1）出现过敏反应或严重不良事件，根据医生判断应停止试验者。2）试验过程中（疗程 > 2 天），患者病情加重，或罹患其他疾病，影响疗效和安全性判断者。3）受试者依从性差（试验用药依从性 < 80%，或 > 120%），或自动中途换药或加用本方案禁止使用的中药和化学药物者。4）无论何种原因，患者不愿意或不可能继续进行临床试验，向主管医生提出退出试验要求而中止试验者。5）受试者虽未明确提出退出试验，但不再接受用药及检测而失访者。

1.6 用药方法

试验组：口服清肺消炎丸（天津中新药业集团股份有限公司达仁堂制药厂，批号9210053），每袋 60 丸（8g）。< 1 岁患儿 1 次服用 10 丸，1~2 岁患儿 1 次服用 20 丸，3~6 岁患儿 1 次服用 30 丸，7~10 岁患儿 1 次服用 40 丸，10~14 岁患儿 1 次服用 60 丸，1 日 3 次。用药 5 天为 1 个疗程，共治疗 1 个疗程。

对照组：口服小儿肺热咳喘口服液（黑龙江葵花药业股份有限公司，批号201303031），每支 10mL。1~3 岁患儿 1 次 1 支，1 日 3 次，4~7 岁患儿 1 次 1 支，1 日 4 次，8~12 岁患儿 1 次 2 支，1 日 3 次。用药 5 天为 1 个疗程，共治疗 1 个疗程。

1.7 观察指标及时点

1）人口学资料，在基线点进行观察。2）疗效性指标，包括疾病有效率、证候疗效和单项症状消失率，在基线、治疗 5d 后观察。3）安全性评价指标，包括可能出现的不良反应症状、一般体检项目、血常规等，在基线点和试验终点观察。对于发生不良事件应追踪观察，直至得到妥善解决或病情稳定。

1.8 疗效判定标准

疾病有效：指治疗后，咳嗽、咯痰、肺部体征总评分减少 ≥ 50%。

中医证候分级量化标准分为：主症咳嗽日间、咳嗽夜间、咳痰黏稠、咳痰难咳，肺部体征分别记 0、1、2、3 分；次症发热记 0、1、2、3 分；口渴、面赤、心烦、小便短赤、大便干结及舌脉，分为无、有 2 级，分别记 0、1 分。疗效标准：1）临床痊愈：证候计分和减少 > 95%。2）显效：70% < 证候计分和减少 ≤ 95%。3）有效：30% < 证候计分和减少 ≤ 70%。4）无效：证候计分和减少 ≤ 30%。

证候计分减少率 =（治疗前总积分和 – 治疗后总积分和）/ 治疗前总积分和 × 100%。

1.9 统计学分析

采用 SAS v9.1.3 统计分析软件进行数据处理。对定量数据，以均数、标准差、例数、最小值和最大值，或加用中位数、上四分位数（Q_1）、下四分位数（Q_3）、95% 可信区间做描述性统计分析。两组组间或组内治疗前后对比分析，先对变量分布进行正态检验。服从正态分布时，用 t 检验或配对 t 检验；非正态分布，用非参数统计方法。若考虑到基线、中心或其他因素的影响，用协方差分析。对定性数据，以频数表、百分率或构成比做描述性统计分析。两组组间或组内治疗前后对比分析，用 χ^2 检验、Fisher 精确概率法、

Wilcoxon 秩和检验或 Wilcoxon 符号秩和检验；两分类指标及有序指标的比较，若考虑到中心或其他因素的影响，采用 CMH χ^2 检验。

2 结果

2.1 进入各数据集情况

本试验计划入组 96 例，实际完成 90 例（试验组 59 例、对照组 31 例），脱落 10 例（试验组 7 例、对照组 3 例），80 例进入符合方案数据集（PPS），90 例患者进入全分析数据集（FAS），86 例患者进入安全性数据集（SS）。

2.2 可比性分析

全部进入 FAS、PPS 分析总体的患者，其人口学资料、病程的组间比较，差异均无显著性意义。疗效相关指标，如疾病计分和、中医证候计分和、单项症状评分组间比较，差异均无显著性意义，具有可比性，且 FAS、PPS 分析结论一致。

2.3 疗效分析

2.3.1 两组疾病疗效比较（PPS）

试验组 52 例，有效 40 例，疾病有效率为 76.92%；对照组 28 例，有效 14 例，疾病有效率为 50.00%。采用按中心分层的 CMH χ^2 统计法，两组疾病疗效差异均有统计学意义（CMH χ^2=6.5126，P=0.0107），试验组疾病有效率高于对照组，且 PPS 和 FAS 分析的结论一致。

2.3.2 两组证候疗效比较（PPS）

试验组 52 例，临床痊愈 4 例，显效 18 例，有效 19 例，总有效率 78.85%；对照组 28 例，显效 5 例，有效 11 例，总有效率 60.76%。采用按中心分层的 CMH χ^2 统计法，两组证候疗效差异均有统计学意义（$P < 0.05$），且 PPS 和 FAS 分析的结论一致。

2.3.3 两组单项症状疗效比较（PPS）

如表 1 所示，采用按中心分层的 CMH χ^2 统计法，治疗后两组单项症状的消失率情况的组间比较，咳痰黏稠、肺部啰音，差异具有统计学意义，且 FAS、PPS 分析结论一致。自身前后比较，两组治疗后的改善值差异均有统计学意义（$P < 0.05$）。

表 1　两组症状改善情况比较

组别	症状消失率 /%（消失例数 / 总例数）					
	咳嗽日间	咳嗽夜间	咳痰黏稠	咳痰难咯	发热	口渴
试验	23.08（12/52）	59.62（31/52）	50.00（24/48）*	47.06（24/51）	100.0（19/19）	83.87（26/31）
对照	14.29（4/28）	53.57（15/28）	22.73（5/22）	26.92（7/26）	100.0（10/10）	88.24（15/17）

组别	症状消失率 /%（消失例数 / 总例数）				
	面赤	心烦	小便短赤	大便干结	肺部啰音
试验	100.0（26/26）	87.50（14/16）	85.71（30/35）	56.76（21/37）	74.00（37/50）*
对照	100.0（13/13）	100.0（8/8）	86.96（20/23）	54.17（13/24）	50.00（13/26）

注：* 与对照组比较，$P > 0.05$。

2.3.4 试验影响因素比较

采用药物计数法评价试验用药依从性。除脱落病例外，80 例受试者的试验用药依从性均在 80%~120%，依从性良好。试验组合并用药 2 例，对照组 1 例。

2.4 安全性分析（SS）

两组均未发现临床不良事件 / 不良反应。部分病例治疗前后检测血常规、肝肾功能，也未发现与试验用药有关的异常改变。

3 讨论

小儿急性支气管炎属于中医"咳嗽"病证范畴，主要是外感六淫之邪，侵犯于肺，致肺失宣肃，升降功能失调所致。风为阳邪，化热最速，小儿为纯阳之体，脏腑娇嫩，感邪之后，易于从阳化热，即使初感风寒，也易传里化热，故小儿咳嗽以痰热壅肺证为临床最常见。

清肺消炎丸由汉代张仲景《伤寒论》记载的麻杏石甘汤加减化裁而成，主要中药包括麻黄、石膏、杏仁、牛蒡子、人工牛黄、葶苈子、地龙和羚羊角等组成。麻黄辛温，宣肺解表而平喘，石膏辛甘大寒，清泻肺火，与麻黄相制为用，使宣肺而不助热、清肺而不留邪；杏仁降肺气，止咳平喘；地龙清热平喘；葶苈子化痰止咳，泄肺平喘；羚羊角、牛黄清热解毒；牛蒡子清热解毒，兼治咽喉肿痛。全方共奏清肺化痰，止咳平喘之功，主治痰热壅肺之咳喘。现代药理学研究显示其可明显延长氨水诱导致咳模型小鼠的咳嗽潜伏期和减少咳嗽次数；能促进酚红法致痰模型小鼠的痰排泄；可抑制二甲苯致耳壳肿胀模型小鼠的耳壳炎症；能够明显延长组胺引喘模型豚鼠的引喘潜伏期，并且能明显减少组胺引起的四级反应发作动物数。此外，体外抑菌和网络药理学实验亦从不同层面揭示了此药的抗炎机制。以上表明清肺消炎丸具有较强的止咳、祛痰、抗炎和平喘作用。急性毒性试验和长期毒性试验，未见明显毒副作用，亦无动物死亡。经国内外相关文献检索，未发现清肺消炎丸应用后致不良反应报告。

小儿肺热咳喘口服液由麻黄、石膏、苦杏仁、甘草、黄芩、金银花、鱼腥草、连翘、板蓝根、麦冬、知母等中药组成，功能清热解毒、宣肺化痰，为临床治疗小儿急性支气管炎公认有效的药物，与清肺消炎丸同类可比，故选为阳性对照药。

本研究将小儿急性支气管炎痰热壅肺证候分为主次症状，主症包括咳嗽日间、咳嗽夜间、咳痰黏稠、咳痰难咯；次症包括发热、口渴、面赤、心烦、小便短赤、大便干结及舌脉等。两类指标分别予以量化形成评分标准，鉴于主症与次症在疗效评价上的贡献率（反映病情的轻重或临床意义的大小）有大小之分，因而被赋予的分值也有差别。细分证候指标、量化评分的方法是中医证候定性指标的一种半定量化方法，目前多数临床研究均采用此种方法。本项研究以疾病疗效（咳嗽日间、咳嗽夜间、咳痰黏稠、咳痰难咯、体征）作为主要疗效指标，能够对患者的病情改善情况做出综合评价。

结果显示，其疾病疗效和证候疗效均优于小儿肺热咳喘口服液，咳痰黏和肺部体征消失率亦优于对照药，且咳嗽消失率高于对照药。综上可见清肺消炎丸治疗小儿急性支气管炎痰热壅肺证临床疗效肯定，优于小儿肺热咳喘口服液，能够有效改善病情，缓解咳嗽、有痰等症状，尤其在化痰方面疗效优于对照药。本研究过程中未发现临床不良事件，说明本药具有良好的安全性。但本研究样本量偏少，有待于扩大样本量进行深入研究，同时对其机制研究进一步完善。

【评介】

清肺消炎丸由经方麻杏石甘汤加减化裁而成，具有清肺化痰、止咳平喘的功效，适用于成人急性支气管炎痰热壅肺证。本研究采用分层随机、开放平行对照、多中心临床研究的方法，由天津中医药大学第一附属医院牵头，全国 6 家临床机构共同实施，旨在评价清肺消炎丸治疗小儿痰热咳嗽的有效性和安全性。胡思源教授作为研究负责人，主持了试验设计、数据统计和临床总结。其研究结果，发表于《中草药》2016 年 5 月第 47 卷第 17 期。研究结果表明，该药治疗小儿痰热咳嗽疗效明显，尤其化痰效果优于对照药，且安全性良好。

（蔡芸）

四、小儿白贝止咳糖浆治疗小儿急性支气管炎痰火壅肺证的临床研究

【摘要】

目的：评价小儿白贝止咳糖浆（白屈菜、瓜蒌、半夏、平贝母）治疗小儿急性支气管炎痰火壅肺证的有效性与安全性。**方法**：采用阳性药平行对照、分层区组随机、双盲、多中心临床研究的方法。进入全分析数据集和安全性数据集的试验组 339 例、对照 113 例。**结果**：小儿白贝止咳糖浆对小儿急性支气管炎痰火壅肺证试验组的总有效率为 93.22%，对照组为 82.30%，经 CMH χ^2 检验，试验组疗效优于对照组；对中医证候的总有效率为 95.58%，对照组为 84.07%，试验组也优于对照组。两组咳嗽、肺部体征、烦躁不安等单项症状与异常舌脉、指纹的改善情况比较，经秩和检验或 χ^2 检验，差异均有显著性意义。试验中未发现临床不良事件。**结论**：小儿白贝止咳糖浆对小儿急性支气管炎痰火壅肺证的治疗效果优于对照药金振口服液，且临床应用安全性良好。

【正文】

小儿白贝止咳糖浆是吉林草还丹药业有限公司生产的中药复方制剂，具有清热解毒、化痰止咳的功效。用于痰火壅肺，咳痰黄稠或痰中带血，胸胁胀痛，以及火热灼肺，痰阻气道所致咳嗽者。为确切评价该药的有效性和安全性，天津中医药大学第一附属医院等 4 家参试单位以临床常用的金振口服液为对照，对该药进行了临床研究，现报告研究结果。

1 方法

1.1 设计

本试验采用阳性药平行对照、分层区组随机、双盲、多中心临床研究的方法。选择的病症为小儿急性支气管炎痰火壅肺证，试验组为 360 例，对照组为 120 例。病例来源为住院病例和门诊病例。

1.2 诊断标准

小儿急性支气管炎西医诊断标准，参照《诸福棠实用儿科学》和《儿科学》制定，临床表现先有上呼吸道感染症状，之后以咳嗽为主要症状。

痰火壅肺证辨证标准，参照《中华人民共和国中医药行业标准·中医病证诊断疗效标准》和《中医儿科学》制定。1）主要症状：咳嗽，痰多色黄或白、黏稠难咯，或喉中痰鸣，气息粗促。2）次要症状：发热，口渴，烦躁不宁，小便短赤，大便干结。3）舌脉：舌质红，苔黄或腻，脉滑或数，或指纹紫。具备主症中前2项，和次症、舌脉中2项，即可确诊。

1.3 中医证候分级量化标准

主症（咳嗽、痰），次要指标（肺部体征和次症）均分无、轻、中、重四级，主症分别记0、2、4、6分；次要指标分别记0、1、2、3分；舌脉及指纹分无、有两级，分别记0、1分。

1.4 纳入病例标准

1）符合小儿急性支气管炎西医诊断标准；2）符合中医痰火壅肺证辨证标准；3）年龄在3个月~14周岁；4）支气管炎病程在72小时及以内者（注意排除上感病程）；5）发病后无抗感染西药或同类中药的服药记录；6）家长或法定监护人已知情同意并签署知情同意书。

1.5 排除病例标准

1）合并化脓性扁桃体炎、喉炎，以及其他感染性疾病者；2）诊前24小时腋温超过39℃，或出现惊厥等严重并发症者；3）合并脑、心、肝、肾及造血等系统严重原发性疾病患儿，以及精神病患儿；4）不能用所选病证病情解释的相关指标异常（血肌酐、血尿素氮和谷丙转氨酶增高，尿蛋白+以上和尿红细胞+以上）者；5）对两类以上物质过敏及对已知试验药物过敏者；6）根据医生判断，容易造成失访者。

1.6 用药方法

试验组应用小儿白贝止咳糖浆（每支10mL），每日3次，6个月以内每次5mL；7~12个月每次15mL；1~3岁每次20mL；3~6岁每次25mL；6~9岁每次30mL；9岁以上每次50mL。对照组应用金振口服液（每支10mL），每日3次，6个月~1岁每次5mL；2~3岁每次7mL；4~7岁每次10mL；8~14岁每次15mL。为实现双盲，采用双模拟的方法，两组分别同时口服金振口服液模拟剂或小儿白贝止咳糖浆模拟剂，服用方法同药物。疗程均为1周。另外，试验期间，对腋温在38.5℃以上者，可采用物理降温，必要时使用解热镇痛药临时处理。对住院病例必要时可加用支持疗法，对所使用的合并治疗方法均需清楚地记录在观察表上。

1.7 观测指标与时点

1）人口学资料；2）疗效性指标，包括疾病疗效、中医证候疗效、单项症状、肺部体征与舌脉，以及周围血白细胞计数与分类；3）安全性评价指标，包括可能出现的不良反应症状、一般体检项目，血常规、尿常规、便常规、心电图和肝功能丙氨酸转氨酶（ALT）、肾功能血尿素氮（BUN）和肌酐（Cr）等实验室测定指标；4）诊断性指标，X线胸片或胸透。疗效指标，在用药满3天、满5天访问点和实验终点诊查；实验室安全性指标，在筛选期、试验终点检查，复查疗后异常或加重的实验室测定指标至正常。

1.8 不良事件观察

不良反应判断按肯定、很可能、可能、可疑、不可能五级，前4项视为药物的不良反应。

1.9 疗效判定

参照《中药新药临床研究指导原则》制定。

1.9.1 疾病疗效根据积分法判定

1）临床痊愈即治疗后体温正常，咳、痰及肺部啰音积分减少≥95%；2）显效即治疗后体温正常，95%＞咳、痰及肺部啰音积分的减少≥70%；3）有效即治疗后体温正常，70%＞咳、痰及肺部啰音积分的减少≥30%；4）无效即治疗前发热者，治疗后体温未恢复到正常，咳、痰及肺部啰音积分的减少＜30%。减少率=（治疗前主症积分和－治疗后主症积分和）/治疗前主症积分和×100%。

1.9.2 中医证候疗效标准

1）临床痊愈即证候总积分减少≥90%；2）显效即证候总积分减少≥70%；3）有效即证候总积分减少≥30%；4）无效即证候总积分减少不足30%。减少率=（治疗前证候总积分和－治疗后证候总积分和）/治疗前证候总积分和×100%。

1.9.3 单项症状疗效评定标准

1）消失即治疗后症状消失；2）好转即治疗后症状较治疗前减轻；3）无效即治疗后症状无改善。

1.10 统计分析方法

根据资料性质的不同，采用 χ^2 检验，Fisher 精确概率法、秩和检验、t 检验、协方差分析等。主要疗效指标的比较，考虑中心效应，采用 CMH χ^2 检验。假设检验统一使用双侧检验，取 α=0.05。

2 结果

2.1 病例分布

4家参试医院共入选患者452例，其中，试验组为339例、对照组为113例；试验组脱落6例，对照组脱落9例，两组均无剔除病例。进入符合方案数据集（per protocol set，PPS）者，试验组333例，对照组104例；进入全分析数据集（full analysis set，FAS）者，试验组339例，对照组113例。进入安全性数据集（safety set，SS）者，同FAS。

2.2 可比性分析

两组病例基线情况（人口学资料、疾病情况、实验室检查等），组间差异均无统计学意义，PPS与FAS分析的结论一致，具有可比性。

2.3 疗效分析

2.3.1 两组疾病疗效比较

两组比较，经CMH χ^2 检验，差异有统计学意义，试验组优于对照组，PPS与FAS分析的结论一致。见表1。

表 1　两组疾病疗效比较（FAS）

组别	总例数	临床痊愈/例	显效/例	有效/例	无效/例	总有效率/%	统计量 （CMH χ^2 值）	P 值
试验组	339	103	118	95	23	93.22	6.50	0.0108
对照组	113	26	39	28	20	82.30		

注：总有效率 =（临床痊愈例数 + 显效例数 + 有效例数）/ 总例数 × 100%。

2.3.2　两组中医证候疗效比较

两组比较，经 CMH χ^2 检验，差异有统计学意义，试验组优于对照组，PPS 分析与 FAS 分析的结论一致。见表 2。

表 2　两组中医证候疗效比较（FAS）

组别	总例数	临床痊愈/例	显效/例	有效/例	无效/例	总有效率/%	统计量 （CMH χ^2 值）	P 值
试验组	339	85	154	85	15	95.58	12.00	0.0001
对照组	113	23	38	34	18	84.07		

注：总有效率 =（临床痊愈例数 + 显效例数 + 有效例数）/ 总例数 × 100%。

2.3.3　两组单项症状变化情况比较

两组受试者在咳嗽、肺部体征、烦躁不安及脉滑数或指纹青紫改善情况比较，差异有显著性意义。PPS 分析与 FAS 分析结果一致。见表 3。

表 3　两组单项症状疗效比较（FAS）

项目	试验组/例				对照组/例				两组疗效比较	
	例数	消失	好转	无效	例数	消失	好转	无效	统计量	P 值
咳嗽	339	148	169	22	113	35	62	16	Z=2.88	0.0040
痰	337	199	97	41	113	63	30	20	Z=0.93	0.3517
肺部体征	329	235	43	51	111	66	19	26	Z=2.38	0.0173
发热	33	33	0	0	11	10	0	1	Z=1.68	0.0930
大便干燥	222	171	12	39	62	45	5	12	Z=0.66	0.5106
烦躁不安	174	171	—	3	64	55		9	Fisher	0.0005
小便黄少	238	177	—	61	77	49	—	28	χ^2=3.31	0.0690
舌质红	310	214	—	96	105	65	—	40	χ^2=1.81	0.1787
苔黄或腻	239	184	—	55	78	50	—	28	χ^2=5.05	0.0246
脉滑数或 指纹青紫	220	189	—	31	75	54	—	21	χ^2=7.45	0.0063

2.3.4　两组白细胞总数及分类情况比较

试验组 329 例，用药前后白细胞总数（$\times 10^9$/L）差值为 0.10 ± 1.72，中性粒细胞比例（%）差值为 1.24 ± 9.25；对照组 105 例，白细胞总数差值为 0.23 ± 1.63，中性粒细胞比例差值为 0.18 ± 9.20。两组比较，白细胞总数，Z=0.61，P=0.539，中性粒细胞比例，Z=−0.57，P=0.5656，差异均无统计学意义。PPS 分析结论与 FAS 一致。

2.3.5 依从性分析

试验组 339 例，有 333 例依从性好；对照组 113 例，有 104 例依从性好。两组比较，差异有统计学意义（$P=0.0036$）。

2.3.6 合并用药

本次试验有 3 例合并用药，均发生于试验组，因试验初期体温大于 38.5℃，使用退热药，且仅使用 1 次，对本试验药物的疗效评价影响有限。

2.4 安全性分析

本试验（试验组 339 例、对照组 113 例）中，未发现临床不良事件。两组用药前后生命体征变化情况比较，血尿便常规、肝肾功能、心电图等检查的异转（正常 – 异常和异常 – 异常加重）情况比较，差异均无统计学意义。实验室检测人体指标检查中，试验组出现 2 例血小板异常（1 例升高、1 例降低）、2 例白细胞计数升高、6 例中性粒细胞比例异常（1 例降低、5 例升高）、2 例血红蛋白升高、2 例肌酐降低；对照组出现 1 例白细胞计数升高、3 例血小板异常（1 例降低、2 例升高）、1 例血红蛋白升高、1 例肌酐升高，经研究医生判断，均为异常无临床意义且与试验用药无关，均不认为是药物的不良反应。

3 讨论

小儿急性支气管炎为小儿常见的呼吸道疾病，临床最主要表现为咳嗽，病程一般延续 7~10 天，有时迁延 2~3 周，或反复发作。该病属于中医咳嗽范畴，小儿肺生长不足，卫外功能差，加之寒暖不知自调，易于感受外邪，侵袭于肺，化热酿痰，致肺失宣肃而发病。小儿白贝止咳糖浆由白屈菜、瓜蒌、半夏（矾制）、平贝母组成，具有清热解毒、化痰止咳的功效，适用于痰火壅肺证。方中白屈菜清热解毒、止咳止痛；瓜蒌润肺祛痰、利气宽胸；半夏燥湿化痰；平贝母清热润肺，止咳化痰。药理研究证实，白屈菜中的白屈菜碱和原鸦片碱有抑制支气管等平滑肌痉挛，有明显的解痉作用，另外还有抗菌、抗病毒和抗炎作用；瓜蒌皮所含的氨基酸有良好的祛痰作用；半夏有祛痰、镇咳作用；贝母总生物碱、平贝碱甲均有明显的镇咳、祛痰、平喘的作用。

本项研究结果表明，小儿白贝止咳糖浆对于小儿急性支气管炎痰火壅肺证的疾病疗效、中医证候疗效及咳嗽、肺部体征、烦躁不安等单项症状的改善情况两组比较，试验组优于对照组（$P < 0.05$）。上述结果说明，小儿白贝止咳糖浆对小儿急性支气管炎、痰火壅肺证以及咳嗽、肺部体征、烦躁不安症状均有良好的治疗作用，疗效优于临床常用的金振口服液。

此外，研究过程中，两组均未发现临床不良事件，实验室测定人体指标的异常改变，经研究者判断，也均与试验用药无关。

【评介】

小儿白贝止咳糖浆是吉林草还丹药业有限公司生产的中药复方制剂，用于痰火壅肺，咳痰黄稠或痰中带血，胸胁胀痛，以及火热灼肺，痰阻气道所致咳嗽。该品种为国家中药保护品种。本文为该药申请延长保护期开展的临床试验的总结，由硕士研究生李梅芳整理，发表于《中成药》2014 年 1 月第 36 卷第 1 期。胡思源教授主持试验方案设计、数据统计和临床总结。研究结果表明，小儿白贝止咳糖浆对小儿急性支气管炎、痰火壅肺证以及咳嗽、肺部体征、烦躁不安症状均有良好的治疗作用，疗效优于临床常用的金振口服液，且安全性较好。

（李梅芳）

五、小儿咳喘灵泡腾片治疗小儿咳嗽风热犯肺证（急性支气管炎）临床研究

【摘要】

目的：验证小儿咳喘灵泡腾片治疗小儿咳嗽风热犯肺证（急性支气管炎）的有效性与安全性。**方法**：采用随机分组、双盲双模拟、平行对照的方法进行临床对照研究。**结果**：试验组愈显率为 85.71%，中医证候愈显率为 71.43%，两组比较差异无显著性意义（$P > 0.05$）；对咳嗽、发热等症状的改善情况，两组比较差异无显著性意义（$P > 0.05$）；对周围血白细胞计数异常及胸部 X 线检查改善情况，两组比较差异均无显著性意义（$P > 0.05$）。试验组安全性指标观测未发现与试验药物有关的异常改变。**结论**：小儿咳喘灵泡腾片对小儿咳嗽风热犯肺证（急性支气管炎）治疗效果与对照药小儿咳喘灵口服液无明显差异，且临床用药较安全。

【正文】

小儿咳喘灵泡腾片是由营口奥达制药有限公司申办的中药新药。为验证该药治疗小儿咳嗽风热犯肺证（急性支气管炎）的有效性与安全性，我们以原剂型小儿咳喘灵口服液作为对照，对该药进行了系统观察，临床疗效满意，现报道观察结果。

1 临床资料

1.1 一般资料

本试验共入选病例 46 例，均符合纳入标准，其中脱落病例 2 例，余 44 例均为符合方案病例，其中试验组 21 例，男 13 例，女 8 例；年龄 1~3 岁 7 例，> 3~7 岁 14 例；病情轻型 11 例，中型 10 例。对照组 23 例，男 11 例，女 12 例；年龄 1~3 岁 11 例，> 3~7 岁 12 例；病情轻型 16 例，中型 7 例。试验组与对照组病程均 ≤ 48 小时。

1.2 中医证候及肺部体征

44 例患儿均有咳嗽症状。其他症状、异常舌脉及肺部体征的出现频数，试验组与对照组分别为：发热恶风 13、10 例；咽红肿 21、23 例；痰黄 19、22 例；鼻塞流浊涕 21、23例；烦热口渴 9、15 例；舌质红 21、23 例；苔薄黄 20、22 例；脉浮数或指纹浮露、色紫20、21 例；双肺呼吸音粗 10、13 例；双肺可及干啰音或粗、中湿啰音 10、5 例。

1.3 实验室检查

外周血白细胞计数：试验组检测 21 例，有 6 例升高；对照组检测 23 例，有 6 例升高。

1.4 胸部 X 线检查

试验组检查 21 例，对照组检查 23 例，两组均有肺纹理增多。

上述临床资料显示，试验组与对照组在性别、年龄、病程、病情及中医证候、实验室检查等方面，差异均无显著性意义，具有可比性。

2 研究方法

小儿咳嗽风热犯肺证的中医诊断、辨证标准参照《中医儿科学》；小儿急性支气管炎诊断参照《儿科学》；病情分级按以加权法拟定的证候评分标准，其中，证候积分 ≤ 12 分为轻型；13~21 分为中型；≥ 22 分为重型。将符合中、西医诊断标准和中医辨证，且年龄 1~7 岁者列为入选病例。

本研究遵循随机分组、双盲双模拟、平行对照的原则进行。试验组予小儿咳喘灵泡腾片（每片 1.5g）及口服液模拟药；对照组予小儿咳喘灵口服液（每支 10mL，北京第六制药厂生产）及泡腾片模拟药。服法：小儿咳喘灵泡腾片及其模拟药，1~3 岁每次 1 片，＞ 3~5 岁每次 1.5 片，＞ 5~7 岁每次 2 片，分别用温开水 30、60、100mL 泡腾溶解口服，每日 3 次。小儿咳喘灵口服液及其模拟药，1~3 岁每次 5mL，＞ 3~5 岁每次 7.5mL，＞ 5~7 岁每次 10mL，口服，每日 3 次，用时摇匀。全部病例均同时服用泡腾片、口服液。另外，两组患儿在试验期间均不使用止咳、化痰、平喘类西药、抗生素、抗病毒药及同类中药。但必要时两组均可配合吸氧、输液（葡萄糖液或电解质液）。腋温超过 38.5℃者，可配合使用物理降温或解热镇痛药。疗程 6 天。

3 试验结果

3.1 疗效标准

参照《中药新药临床研究指导原则》拟定。

3.2 结果与分析

3.2.1 两组疾病疗效比较

试验组 21 例，痊愈 1 例，显效 17 例，进步 7 例，无效 0 例；对照组 23 例，痊愈 3 例，显效 12 例，进步 8 例，无效 0 例。两组疗效差异无显著性意义（Wilcoxon 检验，$P > 0.05$）。

3.2.2 两组中医证候疗效比较

试验组 21 例，痊愈 1 例，显效 14 例，进步 6 例，无效 0 例；对照组 23 例，痊愈 3 例，显效 13 例，进步 7 例，无效 0 例。两组疗效差异无显著性意义（Wilcoxon 检验，$P > 0.05$）。

3.2.3 两组症状改善情况比较

试验组治疗前后症状积分总值差值为 7.19 ± 2.14，对照组为 6.74 ± 2.78，两组比较，$P > 0.05$。见表 1。

表 1　两组症状改善情况比较［例（%）］

症状	试验组		对照组	
	n	消失	n	消失
咳嗽	21	7（33.33）	23	5（21.74）
发热恶风	13	13（100）	9	9（100）
咽红肿	20	11（55.0）	23	14（60.86）

症状	试验组		对照组	
	n	消失	n	消失
痰黄	18	9（50.0）	22	7（31.82）
鼻塞流浊涕	20	14（70.0）	23	19（82.60）
烦热口渴	11	11（100）	15	15（100）

3.2.4　两组异常舌脉改善情况比较

见表 2。

表 2　两组异常舌脉改善情况比较 [例（%）]

舌脉	试验组		对照组	
	n	消失	n	消失
异常舌质	20	14（70.00）$^{\triangle}$	23	16（69.57）
异常舌苔	20	15（75.00）$^{\triangle}$	22	20（90.90）
异常脉纹	21	21（100）$^{\triangle}$	22	21（95.45）

注：$^{\triangle}$与对照组比较，$P > 0.05$。

3.2.5　两组治疗前后周围血白细胞异常情况比较

见表 3。

表 3　两组治疗前后周围血白细胞异常情况比较（例）

时间	组别	n	正常	异常	P 值
疗前	试验组	21	15	6	0.8534$^{\triangle}$
	对照组	23	17	6	
疗后	试验组	21	18	3	0.6575$^{\triangle}$
	对照组	23	21	2	

注：$^{\triangle}$与对照组比较，$P > 0.05$。

3.2.6　两组胸部 X 线检查改善情况

试验组 21 例，治疗前 X 线检查 21 例均异常，治疗后有 10 例异常，与治疗前比较，$P > 0.05$，有显著性差异；对照组 23 例，治疗前 X 线检查 21 例异常，治疗后有 9 例异常，与治疗前比较，$P > 0.05$，有显著性差异。两组比较，差异无显著性意义，$P > 0.05$（Wilcoxon 检验）。

3.3　安全性评价

两组 44 例患儿在用药过程中未发现不良反应。实验室安全性指标（血便常规、心电图及肝肾功能复查）均未发现与用药有关的异常改变。

4　讨论

中医学认为，小儿形气未充，肌肤柔弱，具有"肺常不足"的生理特点，卫外功能较差，加之小儿寒暖不知自调，一旦调护失宜，或气候骤变，则外邪极易侵及于肺，致使宣降失常，发为咳嗽。临床多表现为风热犯肺证，相当于西医学的急性支气管炎。小儿咳喘灵泡腾片是小儿咳喘灵口服液的改剂型中药新药，由麻黄、苦杏仁（炒）、石膏、甘草、金银花、板蓝根、瓜蒌共 7 味中药制成，具有清热宣肺、止咳、祛痰、平喘之效，适用于本病证的治疗。

本项研究结果表明，试验组愈显率为85.71%，中医证候愈显率为71.43%，两组比较差异无显著性意义（$P > 0.05$）；对咳嗽、发热等症状的改善情况，两组比较差异无显著性意义（$P > 0.05$）；对周围血白细胞计数异常及胸部 X 线检查改善情况，两组比较差异均无显著性意义（$P > 0.05$）。

上述结果提示，小儿咳喘灵泡腾片对咳嗽等症状及异常舌脉、外周血白细胞计数异常均有一定改善作用，疾病总体疗效与对照药小儿咳喘灵口服液无明显差异，说明两药对小儿咳嗽风热犯肺证（急性支气管炎）均有较好的治疗作用。研究中未发现不良反应，各项实验室安全性指标检测也未发现与药物有关的异常改变，初步显示出该药临床应用的安全性。而且，小儿咳喘灵泡腾片较之对照药，具有携带使用方便等优势。

【评介】

小儿咳喘灵泡腾片是由营口奥达制药有限公司申办的改剂型中药新药，由麻黄、苦杏仁（炒）、石膏、甘草、金银花、板蓝根、瓜蒌共 7 味中药制成，适用于风热犯肺、宣降失常所致咳嗽。本研究采用了随机平行对照、双盲双模拟的研究方法，旨在验证该药的有效性与安全性。胡思源教授负责试验方案设计、数据统计和临床总结。本文由硕士研究生郭小燕整理，发表于《中国中医药信息杂志》2006 年 6 月第 13 卷第 6 期。研究结果表明，咳喘灵泡腾片治疗小儿急性支气管炎安全性高且疗效显著，可明显改善临床症状，且具有携带使用方便的优势。

（蔡芸）

六、小儿消积止咳颗粒治疗小儿痰热咳嗽兼食积证（急性支气管炎）的多中心临床研究

【摘要】

目的：评价小儿消积止咳颗粒治疗小儿痰热咳嗽兼食积证（急性支气管炎）的有效性，观察小儿消积止咳颗粒临床应用的安全性。**方法**：采用分层区组随机、阳性药平行对照、多中心临床研究的方法。448 例受试者按 3∶1 的比例分为试验组与对照组，分别服用小儿消积止咳颗粒和儿童清肺口服液，疗程 5 天。**结果**：小儿消积止咳颗粒治疗小儿痰热咳嗽兼食积证的证候疗效总有效率为82.87%，对照组为55.96%，优效性检验，试验组优于对照组。疗后试验组与对照组中医证候积分、主症积分、次症积分的组间比较，差异均有显著性统计学意义，试验组均优于对照组（$P < 0.05$）。治疗前后差值的组间比较，协方差分析，试验组中医证候积分、主症积分、次症积分的改善情况均优于对照组（$P < 0.05$）。**结论**：小儿消积止咳颗粒治疗小儿痰热咳嗽兼食积证（急性支气管炎），疗效优于儿童清肺口服液，且无药物不良反应。

【正文】

小儿消积止咳颗粒是鲁南厚普制药有限公司生产的中药复方制剂，国药准字 Z10970022，属于中药保护品种。功效为清热疏肺、消积止咳，适用证是小儿食积咳嗽痰热证，症见咳嗽，夜间加重，喉间痰鸣，腹胀，口臭等。天津中医药大学第一附属医院等 8 家临床试验机构于 2009 年 12 月 ~2010 年 4 月对该药进行了中药保护续保的临床试验，现将试验结果报道如下。

1 资料与方法

1.1 试验设计

本项试验采用分层区组随机、阳性药平行对照、多中心临床研究的方法。所选病证为小儿痰热咳嗽兼食积证（急性支气管炎），按 3∶1 比例分为试验组和对照组。计划试验组 336 例，对照组 112 例，共 448 例。

1.2 诊断标准

1.2.1 中医诊断辨证标准

痰热咳嗽兼食积证的中医诊断辨证标准参考《中医儿科病证诊断疗效标准》制定。主症：1）咳嗽，夜间或黎明为甚；2）咯痰黄稠，或喉间痰鸣。次症：1）面赤唇红；2）脘腹胀满；3）纳差；4）口臭；5）大便秘结。舌脉指纹：1）舌质红；2）苔厚腻；3）脉滑或滑数，或指纹紫滞。具备主症 1）＋2）和次症中至少 2 项，参考舌脉指纹，即可确立诊断。

1.2.2 西医诊断标准

急性支气管炎的诊断标准参考《儿科疾病诊断与疗效标准》制定。1）发病大多先有上呼吸道感染症状。2）频繁较重的干咳或有痰咳，婴幼儿常因剧烈咳嗽而致呕吐，咳嗽严重时可影响睡眠。3）肺部听诊可闻及干湿啰音，以不固定大中水泡音为主。重者中等度发热或高热，有疲劳、纳差、呕吐、腹泻等症状。4）病程一般 7~10 天，可延长至 2~3 周。5）血象：细菌感染者白细胞增高。6）胸部 X 线检查：多可见肺纹理粗重，轻症患儿可无特殊改变。

1.3 纳入排除标准

1.3.1 纳入病例标准

纳入病例标准：1）符合中医小儿痰热咳嗽兼食积证诊断辨证标准；2）符合小儿急性支气管炎西医诊断标准；3）年龄在 6 个月 ~7 岁；4）支气管炎病程不超过 48 小时；5）家长或监护人签署知情同意书。

1.3.2 排除病例标准

排除病例标准：1）诊断为流行性感冒、化脓性扁桃体炎、哮喘、肺脓肿、肺炎等其他疾病；2）体温升高超过 37.2℃；3）血常规白细胞计数高于 12×10^9/L，或中性粒细胞比例超过 75%；4）合并心、脑、肝、肾及造血等系统原发性疾病，以及严重营养不良、严重佝偻病、精神病患者；5）对已知本制剂组成成分过敏者；6）根据医生判断，容易造成失访者。

1.4 治疗方法

试验组：小儿消积止咳颗粒，每袋 3g。1~3 岁每次 6g；3⁺~5 岁每次 9g；5⁺~7 岁每次 12g，口服，每日 3 次。疗程：5 天。对照组：儿童清肺口服液，每支 10mL。1~3 岁每次 5mL，3⁺~6 岁每次 10mL，6⁺~7 岁每次 20mL，口服，每日 3 次。疗程：5 天。合并用药规定：试验期间，不得使用止咳、化痰、平喘类西药、抗生素、抗病毒药及同类中药。

1.5 观察指标

1.5.1 疗效性指标

疗效性指标：1）证候疗效；2）中医证候积分、主症积分（痰热积分：咳嗽、咯痰黄稠），次症积分（食积积分：面赤唇红、脘腹胀满、纳差、口臭、大便秘结）；3）疾病疗效；4）症状体征积分（主症＋体征）；5）单项中医证候疗效；6）肺部体征疗效；7）血白细胞总数及分类计数。其中以证候疗效为主要疗效性评价指标。

1.5.2 安全性指标

安全性指标：1）可能出现的不良反应症状，用药后随时观察；2）一般体检项目：体温、安静时心率、呼吸、血压等；3）血常规、尿常规、便常规、心电图和肝功能（ALT）、肾功能（BUN 和 Cr）。以不良反应发生率为主要安全性评价指标。

1.6 统计学方法

根据研究目的和资料的性质选用适合的统计方法，如 χ^2 检验、t 检验、方差分析、符号秩和检验等。应用 CMH χ^2 检验，比较两组的有效率以控制各中心混杂因素的影响。所有统计计算均用 SAS v9.13 统计分析软件进行，对主要观察指标（证候疗效的总有效率）采用优效性检验（δ=0.15）。全部的假设检验均采用双侧检验取 α=0.05。

2 结果

2.1 疗效评定标准

2.1.1 中医证候疗效评定标准

中医证候疗效评定标准：1）临床痊愈：证候积分值减少≥95%；2）显效：95%＞证候积分值减少≥70%；3）进步：70%＞证候积分值减少≥30%；4）无效：证候积分值减少＜30%。

2.1.2 疾病疗效评定标准

疾病疗效评定标准：1）临床痊愈：咳嗽、咳痰症状消失，体温正常，听诊双肺呼吸音粗糙及干、湿性啰音消失；2）显效：咳嗽、咳痰症状明显减轻，体温正常，听诊双肺干、湿性啰音消失，症状、体征积分下降≥70%；3）进步：咳嗽、咳痰症状有所减轻，体温正常，听诊干湿性啰音好转，症状、体征积分下降 30%~70%；4）无效：不符合以上标准者。

2.1.3 单项证候疗效评定标准

单项证候疗效评定标准：1）痊愈：疗后单项证候消失；2）显效：疗后单项证候明显好转，评分减少 2 级；3）有效：疗后单项证候好转，评分减少 1 级；4）无效：疗后单项证候无改善或加重。

2.2 病例分布

本次试验八家参试单位共入选患者 437 例，其中，试验组为 328 例，对照组为 109 例；

剔除 8 例，脱落 12 例。417 例患者进入 PPS 分析总体；436 例患者至少用药一次并至少有一次有效性访视记录，进入 FAS 分析总体；436 例患者至少服药一次并至少有一次安全性访视记录，进入安全性分析总体。全部病例均签署知情同意书。两组各中心脱落、剔除（未入 PPS）情况比较，差异无统计学意义。

2.3　基线可比性分析

全部进入 FAS、PPS 分析总体的患者，除性别外，其基线特征（人口学资料、家族史、疾病情况、中医证候积分、中医单项证候评分、肺部体征、血白细胞及分类计数）两组之间差异均无显著性意义，具有可比性。

2.4　疗效分析

2.4.1　两组证候疗效比较

证候疗效的 PPS 分析中，试验组痊愈 161 例，显效 101 例，进步 46 例，无效 4 例，总有效率（痊愈率+显效率）为 83.97%；对照组痊愈 27 例，显效 33 例，进步 35 例，无效 10 例，总有效率（痊愈率+显效率）为 57.14%。采用按中心分层的 CMH χ^2 法统计结果显示，试验组与对照组证候疗效的等级疗效、总有效率的组间比较，差异均有非常显著性统计学意义（$P < 0.001$）。对于证候疗效总有效率的优效性检验，$\delta=0.15$，试验组与对照组总有效率差值的 97.5% 可信区间为（0.1756，$+\infty$），试验组与对照组的组间差异有显著性统计学意义（$u=2.5$，$P=0.006$），即优效性检验成立。在校正性别、年龄分层的影响后，试验组与对照组证候疗效总有效率的组间比较，差异有显著性统计学意义（$P < 0.01$），且 FAS 分析、PPS 分析的结论一致，见表 1。

表 1　证候疗效的两组总有效率的比较（PPS）[例（%）]

组别	例数	临床痊愈	显效	进步	无效	总有效（痊愈+显效）
试验组	312	161（51.60）	101（32.37）	46（14.74）	4（1.28）	83.97**
对照组	105	27（25.71）	33（31.43）	35（33.33）	10（9.52）	57.14

注：**$P < 0.01$。

2.4.2　中医证候积分的变化

疗后试验组与对照组中医证候积分（主症+次症）、主症积分（咳嗽、咯痰黄稠）、次症积分（面赤唇红、脘腹胀满、纳差、口臭、大便秘结）的组间比较，差异均有显著性统计学意义。以基线为协变量，排除中心与组别的交互作用后，试验组与对照组治疗前后差值的组间比较，差异均有显著性统计学意义，试验组证候积分、主症积分、次症积分的改善情况均优于对照组（$P < 0.01$），且 FAS 分析、PPS 分析的结论一致，见表 2~3。

表 2　两组疗后主、次症积分及中医证候积分比较（PPS）

组别	例数	Mean	Std	95%CI
主症积分				
试验组	312	1.128***	1.525	1.297~0.959
对照组	105	2.171	2.203	2.593~1.750
次症积分				
试验组	312	0.567***	1.089	0.688~0.447
对照组	105	1.705	1.818	2.053~1.357

续表

组别	例数	Mean	Std	95%CI
中医证候积分				
试验组	312	2.163***	2.896	2.485~1.842
对照组	105	4.705	4.427	5.551~3.858

注：***$P < 0.001$。

表3　校正后的两组主、次症积分及中医证候积分治疗前后差值的比较（PPS）

组别	证候积分 Lsmean	主症积分 Lsmean	次证积分 Lsmean
试验组	13.7544**	5.7104**	5.4508**
对照组	11.0122	4.7152	4.1730

注：Lsmean 最小二乘均数。**$P < 0.01$。

2.4.3 疾病疗效比较

疾病疗效的 PPS 分析中，试验组痊愈 174 例，显效 18 例，进步 5 例，无效 115 例，总有效率（痊愈＋显效）为 61.54%；对照组痊愈 36 例，显效 6 例，进步 6 例，无效 57 例，总有效率为 40%。采用按中心分层的 CMH χ^2 法统计结果显示，试验组与对照组证候疗效的等级疗效、总有效率的组间比较，差异均有非常显著性统计学意义（$P < 0.001$），且 FAS 与 PPS 分析的结论一致。

2.4.4 症状体征积分

疗后 3 天、5 天试验组与对照组症状体征积分的组间比较，差异有显著性统计学意义。以基线为协变量，排除中心与组别的交互作用后，两组治疗前后差值的组间比较，差异有显著性统计学意义，试验组症状体征积分改善情况优于对照组，且 FAS 与 PPS 分析的结论一致。

2.4.5 中医单项证候疗效与评分

采用按中心分层的 CMH χ^2 法统计结果显示，试验组与对照组各单项证候评分疗效的组间比较，差异均有显著性统计学意义，试验组的有效率均高于对照组。中医证候单项评分中，各访视点中医证候单项评分试验组与对照组的组间差异均有显著性统计学意义，且 FAS 与 PPS 分析的结论一致。

2.4.6 肺部体征

采用按中心分层的 CMH χ^2 法统计结果显示，试验组与对照组肺部体征疗效的组间比较，差异有显著性统计学意义，试验组的有效率高于对照组，且 FAS 与 PPS 分析的结论一致。

2.4.7 血白细胞及分类计数

两组血白细胞及分类计数疗后 5 天的组间比较及其与基线差值的组间比较，差异均无显著性统计学意义，两组治疗前后的自身前后对比，差异均无显著性统计学意义，且 FAS 与 PPS 分析的结论一致。

2.5 试验影响因素分析

两组合并用药、用药依从性比较，差异均无显著性意义。分别采用按性别、年龄分层的 CMH χ^2 法统计结果显示，试验组与对照组的等级疗效、总有效率的组间比较，差异均有显著性统计学意义，且 FAS 与 PPS 分析的结论一致。

2.6 安全性分析

本次试验中，无不良事件发生。试验组与对照组的实验室各安全性指标异转率的比较，差异无显著性统计学意义。疗后5天及与基线差值的生命体征两组比较，差异均无显著性统计学意义。

3 讨论

早在《黄帝内经》中就有"食于胃，关于肺"的相关内容记载，近年来，随着饮食物质的不断丰富，小儿喜肉食者居多，且自制能力较差，不知饥饱，故咳嗽兼食积每每多见。饮食不节，日久生积，由积生热，积热成痰，无形之邪渐成有形之变。痰热久郁于内，一遇外感，痰热上蒸于肺，肺气失宣，发为咳嗽。故食积化热致咳的特点一为痰盛，且痰多黄稠，如《幼幼集成》所云："因宿食而得者，必痰涎壅盛"；二为夜间咳甚，多为后夜或黎明时；三多为顽固性咳嗽，每因感冒或多食，咳嗽必发作或加重，反反复复，不易痊愈。临床见症以咳嗽为主，若治疗以单纯止咳化痰，疗效欠佳，且易反复。适宜的治法当是肺脾同治，应用消食导滞，清热化痰止咳之法，才能达到标本同治的目的。另外，临床除服用中药治疗外，尚需依靠饮食调理，首先要控制饮食，在治疗期间禁食咸、酸、辣、冷等味道厚重、刺激性的食物，应以清淡为主，多食含有丰富维生素、蛋白质且容易消化食物，避免高糖、高脂肪饮食。

小儿消积止咳颗粒是根据中医对小儿食积咳嗽发病机制的认识和古医籍治疗食积咳嗽的名方，结合多年的临床经验研制而成。由炒山楂、槟榔、枳实、瓜蒌、炙杷叶、炒莱菔子、炒葶苈子、桔梗、连翘、蝉蜕组成，具有消食导滞，清热化痰止咳之功效，适用于症见咳嗽，以夜重，喉间痰鸣，腹胀，口臭等之小儿痰热咳嗽兼食积证。

本项研究表明，小儿消积止咳颗粒治疗小儿痰热咳嗽兼食积证疗效优于阳性对照药儿童清肺口服液，除治疗主症咳嗽、咯痰疗效较好外，对于面赤唇红、脘腹胀满、纳差、口臭、大便秘结等食积症状也有很好的疗效，安全性良好。

【评介】

小儿消积止咳颗粒系小儿消积止咳口服液的改变剂型品种。本研究为该品种中药保护续保的临床研究，由胡思源教授主持方案设计、数据统计和临床总结，魏剑平老师参与实施，并整理成文，发表于《辽宁中医杂志》2012年第39卷第6期。本文以证候疗效作为主要疗效指标。研究结果表明，小儿消积止咳颗粒治疗小儿痰热咳嗽兼食积证（急性支气管炎），疗效优于儿童清肺口服液，且安全性良好。

（李梅芳）

七、小儿消积止咳口服液治疗痰热咳嗽兼食积证的多中心临床研究

【摘要】

目的：评价小儿消积止咳口服液治疗小儿痰热咳嗽兼食积证（急性支气管炎）的有效性，并观察其安全性。**方法：**采用分层区组随机、阳性药平行对照、多中心临床研究的方

法，将 438 例受试者分为试验组与对照组，分别服用小儿消积止咳口服液和儿童清肺口服液，疗程 5 天。**结果：**小儿消积止咳口服液治疗小儿痰热咳嗽兼食积证的证候疗效总有效率为 84.71%、对照组为 55.96%，试验组的优效性检验优于对照组。疗后试验组与对照组中医证候积分（主症积分＋次症积分）、主症（痰热）积分、次症（食积）积分的组间比较，试验组均优于对照组，差异显著（$P < 0.05$）。治疗前后差值的组间比较、协方差分析显示，试验组 3 种积分的改善情况均优于对照组（$P < 0.05$）。**结论：**小儿消积止咳口服液治疗小儿痰热咳嗽兼食积证（急性支气管炎），疗效优于儿童清肺口服液，且无药物不良反应。

【正文】

小儿消积止咳口服液是鲁南厚普制药有限公司生产的中药复方制剂，为中药保护品种，国药准字 Z10970022。该药具有清热疏肺、消积止咳之功效，适用于小儿食积咳嗽属痰热证，症见咳嗽夜重、喉间痰鸣、腹胀、口臭等。该药治疗小儿痰热咳嗽兼食积证有较好疗效。天津中医药大学第一附属医院等 8 家临床试验机构于 2009 年 12 月~2010 年 4 月，以证候疗效为主要疗效指标，采用分层区组随机、阳性药平行对照、多中心临床研究的方法，对该药进行了中药保护临床试验，现将试验结果报告如下。

1 资料与方法

1.1 一般资料

本试验的 438 名受试者均来源于天津中医药大学第一附属医院、长春中医药大学附属医院、湖北省中医院、黑龙江中医药大学附属第一医院、湖南中医药大学第一附属医院、辽宁中医药大学第二附属医院、山东中医药大学附属医院、天津市南开医院 8 家参试单位的儿科门诊。

1.2 试验设计

本试验采用分层区组随机、阳性药平行对照、多中心临床研究的方法。所选病证为小儿痰热咳嗽兼食积证（急性支气管炎），按 3∶1 比例随机分为试验组和对照组。计划试验组 330 例，对照组 110 例，共 440 例。

1.3 诊断标准

中医诊断辨证标准（痰热咳嗽兼食积证）参考《中医儿科病证诊断疗效标准》制定。主症：1）咳嗽，夜间或黎明为甚；2）咯痰黄稠，或喉间痰鸣。次症：1）面赤唇红；2）脘腹胀满；3）纳差；4）口臭；5）大便秘结。舌脉指纹：1）舌质红；2）苔厚腻；3）脉滑或滑数，或指纹紫滞。具备主症和次症中至少 2 项，参考舌脉指纹，即可确立辨证。

西医诊断标准（急性支气管炎）参考《儿科疾病诊断与疗效标准》制定。1）多有上呼吸道感染症状。2）频繁较重的干咳或有痰咳，婴幼儿常因剧烈咳嗽而致呕吐，咳嗽严重时可影响睡眠。3）肺部听诊可闻及干湿啰音，以不固定大中水泡音为主；重者有中等程度发热或高热，有疲劳、纳差、呕吐、腹泻等症状。4）病程一般 7~10 天，有的延长至2~3 周。5）血常规：细菌感染者白细胞增高。6）胸部 X 线检查：多可见肺纹理粗重，轻症患儿可无特殊改变。

1.4 纳排标准

病例纳入标准：1）符合中医小儿食积咳嗽属痰热证诊断辨证标准；2）符合小儿急性支气管炎西医诊断标准；3）年龄在6个月~7岁；4）支气管炎病程不超过48小时；5）家长或监护人签署知情同意书。

病例排除标准：1）诊断为流感、化脓性扁桃体炎、哮喘、肺脓肿、肺炎等其他疾病；2）体温升高超过37.2℃者；3）白细胞升高超过12×10^9/L，或中性粒细胞超过75%者；4）合并心、脑、肝、肾及造血等系统原发性疾病，以及严重营养不良、严重佝偻病、精神病患者；5）已知对本制剂组分过敏者；6）根据医生判断，容易造成失访者。

1.5 治疗方法

试验组：小儿消积止咳口服液，每支10mL，均每日3次口服，用时摇匀，疗程5天。1岁≤年龄≤3岁，每次10mL；3岁＜年龄≤5岁，每次15mL；5岁＜年龄≤7岁，每次20mL。

对照组：儿童清肺口服液，每支10mL，均每日3次，用时摇匀，疗程5天。1岁≤年龄≤3岁，每次5mL；3岁＜年龄≤6岁，每次10mL；6岁＜年龄≤7岁，每次20mL。

合并用药规定：试验期间不得使用止咳、化痰、平喘类化学药、抗生素、抗病毒药及同类中药。

1.6 观察指标

1.6.1 疗效性指标

1）证候疗效；2）中医证候积分、主症积分（痰热积分：咳嗽、咯痰黄稠）、次症积分（食积积分：面赤唇红、脘腹胀满、纳差、口臭、大便秘结）；3）疾病疗效；4）症状体征积分（主症＋体征）；5）单项中医证候疗效；6）肺部体征疗效；7）血白细胞总数及分类计数。以证候疗效为主要疗效性评价指标。

1.6.2 安全性指标

1）可能出现的不良反应症状，用药后随时观察。2）一般体检项目：体温、安静时心率、呼吸、血压等。3）血常规、尿常规、便常规、心电图和肝功能（ALT）、肾功能（BUN和Cr）。以不良反应发生率为主要安全性评价指标。

1.7 病证疗效评定标准

1.7.1 中医证候疗效评定标准

1）临床痊愈：证候计分值减少率≥95%。2）显效：95%＞证候计分值减少率≥70%。3）进步：70%＞证候计分值减少率≥30%。4）无效：证候计分值减少率＜30%。

1.7.2 疾病疗效评定标准

1）临床痊愈：咳嗽、咳痰症状消失，体温正常，听诊双肺呼吸音粗糙及干、湿性啰音消失。2）显效：咳嗽、咳痰症状明显减轻，体温正常，听诊双肺干、湿性啰音消失，症状、体征积分下降≥70%。3）进步：咳嗽、咳痰症状有所减轻，体温正常，听诊干湿性啰音好转，症状、体征积分下降＜70%且≥30%者。4）无效：不符合以上标准者。

1.7.3 单项证候疗效评定标准

1）痊愈：疗后单项证候消失，评分为0。2）显效：疗后单项证候明显好转，评分减少2级。3）有效：疗后单项证候好转，评分减少1级。4）无效：疗后单项证候无改善或加重，评分未减少或增加。

1.8 统计学方法

根据研究目的和资料的性质选用适合的统计方法，如 χ^2 检验、t 检验、方差分析、符号秩和检验等。应用 CMH χ^2 检验比较两组的有效率以控制各中心混杂因素的影响；应用协方差分析，比较两组治疗前后中医证候积分的变化情况。所有统计计算均用 SAS v9.13 统计分析软件进行，对主要观察指标（证候疗效的总有效率）采用优效性检验（δ=0.15）。全部的假设检验均采用双侧检验，取 α=0.05。

2 结果

2.1 病例分布

本次试验 8 家参试单位共入选患者 438 例，其中试验组 329 例、对照组 109 例；剔除 5 例，脱落 15 例。418 例患者进入 PPS 分析总体，试验组 313 例，对照组 105 例；436 例患者至少用药 1 次并至少有 1 次有效性访视记录，进入 FAS 分析总体，试验组 327 例，对照组 109 例；333 例患者至少服药 1 次并至少有 1 次安全性访视记录，进入安全性分析总体，试验组 324 例，对照组 109 例。全部病例均签署知情同意书。两组各中心脱落、剔除（未入 PPS）情况比较，差异无统计学意义。

2.2 基线可比性分析

PPS 分析中，试验组男 175 例、女 138 例，年龄（3.966±1.724）岁，体质量（18.196±10.707）kg，中医证候积分（15.645±3.591）分，主症（痰热）积分（6.805±1.872）分，次症（食积）积分（5.808±2.347）分；对照组，男 45 例、女 60 例，年龄（4.405±1.593）岁，体质量（18.294±4.187）kg，中医证候积分（16.057±3.715）分，主症（痰热）积分（7.143±2.073）分，次症（食积）积分（5.981±2.308）分。全部进入 FAS、PPS 分析总体的患者，除性别外，其基线特征（人口学资料、家族史、疾病情况、中医证候积分、中医单项证候评分、肺部体征、血白细胞及分类计数）两组之间均无显著差异，具有可比性。

2.3 疗效分析

2.3.1 两组证候疗效比较

证候疗效的 PPS 分析结果见表 1，试验组痊愈 162 例、显效 110 例、进步 35 例、无效 6 例，总有效率（痊愈＋显效）为 86.9%；对照组痊愈 27 例、显效 33 例、进步 35 例、无效 10 例，总有效率为 57.14%。采用按中心分层的 CMH χ^2 法统计结果显示，试验组与对照组证候疗效的等级疗效、总有效率的组间比较，差异均非常显著（$P < 0.001$）。对于证候疗效总有效率的优效性检验，δ=0.15，试验组与对照组总有效率差值的 97.5% 可信区间为（0.2082，＋∞），试验组与对照组的组间差异显著（u=3.237，P=0.001），即优效性检验成立。在校正性别、年龄分层的影响后，试验组与对照组证候疗效总有效率的组间比较，差异非常显著（$P < 0.001$），且 FAS 分析、PPS 分析的结论一致。

表 1　证候疗效的两组总有效率的比较（PPS）

组别	病例	痊愈 / 例	痊愈率 /%	显效 / 例	显效率 /%	进步 / 例	进步率 /%	无效 / 例	无效率 /%	总有效率 /%
试验	313	162	51.76	110	35.14	35	11.18	6	1.92	86.9**
对照	105	27	25.71	33	31.43	35	33.33	10	9.52	57.14

注：** 与对照组比较，$P < 0.01$。

2.3.2 中医证候积分的变化情况

疗后试验组与对照组中医证候积分（主症积分＋次症积分）、主症积分（痰热积分）、次症积分（食积积分）的组间比较，差异均有显著性统计学意义，见表2。以基线为协变量，排除中心与组别的交互作用后，试验组与对照组治疗前后差值的组间比较，差异均有显著性统计学意义，试验组证候积分、主症积分、次症积分的改善情况均优于对照组（$P < 0.01$），且FAS分析、PPS分析的结论一致。治疗前后各积分差值校正后的最小二乘均数（Lsmean）差值的比较（PPS）见表3。

表2 治疗后两组主、次症积分及中医证候积分比较（PPS）

观察指标	组别	病例	$\bar{x}$	s	95%CI
主症（痰热）积分	试验	313	1.042***	1.451	1.202~0.881
	对照	105	2.171	2.203	2.593~1.750
次症（食积）积分	试验	313	0.569***	1.131	0.694~0.443
	对照	105	1.705	1.818	2.053~1.357
中医证候积分	试验	313	2.032***	2.859	2.349~1.715
	对照	105	4.705	4.427	5.551~3.858

注：*** 与对照组比较，$P < 0.001$。

表3 校正后的主、次症积分及中医证候积分治疗前后差值的比较（PPS）

组别	证候积分	主症积分	次证积分
试验	13.5313**	5.6889**	5.2828**
对照	11.0122	4.7152	4.1730

注：** 与对照组比较，$P < 0.01$。

2.3.3 疾病疗效比较

疾病疗效的PPS分析中，试验组痊愈182例、显效12例、进步7例、无效112例，总有效率为61.98%；对照组痊愈36例、显效6例、进步6例、无效57例，总有效率为40%。采用按中心分层的CMH χ^2 法统计结果显示，试验组与对照组证候疗效的等级疗效、总有效率的组间比较，差异均非常显著（$P < 0.001$）且FAS分析、PPS分析的结论一致。

2.3.4 症状体征积分

疗后3天、5天试验组与对照组症状体征积分（主症＋体征）的组间比较，差异有显著性统计学意义。以基线为协变量，排除中心与组别的交互作用后，两组治疗前后差值的组间比较，差异有显著性统计学意义，试验组症状体征积分改善情况优于对照组，且FAS分析、PPS分析的结论一致。

2.3.5 中医单项证候疗效与评分

采用按中心分层的CMH χ^2 法统计结果显示，试验组与对照组各单项证候评分疗效的组间比较，差异均有显著性统计学意义，试验组的有效率均高于对照组。中医证候单项评分中，各访视点中医证候单项评分试验组与对照组的组间差异均有显著性统计学意义，且FAS分析、PPS分析的结论一致。

2.3.6 肺部体征

采用按中心分层的CMH χ^2 法统计结果显示，试验组与对照组肺部体征疗效的组间比较，差异有显著性统计学意义，试验组的有效率高于对照组，且 FAS 分析、PPS 分析的结论一致。

2.3.7 血白细胞及分类计数

疗后 5 天两组血白细胞及分类计数的组间比较及其与基线差值的组间比较，差异均无显著性统计学意义；两组治疗前后的自身对比，差异均无显著性统计学意义，且 FAS 分析、PPS 分析的结论一致。

2.4 试验影响因素分析

两组合并用药、用药依从性比较，差异均无显著性意义。分别采用按性别、年龄分层的 CMH χ^2 法统计结果显示，试验组与对照组的等级疗效、总有效率的组间比较，差异均有显著性统计学意义，且 FAS 分析、PPS 分析的结论一致。

2.5 安全性分析

本试验无不良反应事件发生。试验组与对照组的实验室各安全性指标异转率的比较，差异无显著性统计学意义。疗后 5 天及与基线差值的生命体征两组比较，差异均无显著性统计学意义。

3 讨论

"食咳"一词，早在《内经》就有"食于胃，关于肺"的相关内容记载。近年来，随着饮食物质的不断丰富，小儿喜肉食者居多，且自制能力较差、不知饥饱，所以食积咳嗽多有发病。中医理论认为饮食不节日久生积，由积生热，由热生痰。因痰热久郁于内，一遇外感，极易诱发。痰热上蒸于肺，肺失宣降而咳。故食积化热致咳的特点有三：一为痰盛，且多黄痰，如《幼幼集成》云："因宿食而得者，必痰涎壅盛"；二为夜间咳甚，多为后夜或黎明时；三多为顽固性咳嗽，每因感冒或多食，咳嗽必发作或加重，反反复复，不易痊愈。本证就诊以咳嗽为主，而治疗若单纯止咳化痰，疗效欠佳，而且容易反复。适宜的治法当是肺脾同治，应用消食导滞，清热化痰止咳之法，才能达到标本同治的目的。另外，治疗食积咳嗽除服用中药外，尚需依靠饮食调理。首先要控制饮食，在治疗期间应禁食咸、酸、辣等味道较重食物，而以清淡为主；多食含有丰富维生素及蛋白质且易消化的食品，避免高糖、高脂肪的食物。

小儿消积止咳口服液是根据中医对小儿食积咳嗽发病机制的认识和古医籍治疗食积咳嗽的有名方药，并结合多年的临床经验研制而成。由山楂（炒）、槟榔、枳实、瓜蒌、枇杷叶（蜜炙）、莱菔子（炒）、葶苈子（炒）、桔梗、连翘、蝉蜕组成，具有消食导滞、清热化痰止咳之功效，适用于小儿食积咳嗽，属痰热证。小儿消积止咳口服液组方配伍的独到之处在于既有消食化积之功，又有化痰止咳之效。方中重用消食化积、化痰除痞、散结消痞、宽胸散结的药材，促进胃肠蠕动以达到消食化积的目的。辅以宣散肺气、清肺化痰、疏表镇咳、消肿散结的药材使肺气肃降功能正常，改善肺部微循环，肺气宣通则咳嗽自愈。以上健脾消痞、清肺化痰之药物合用，使腑气通、气机畅，咳嗽、食滞自愈。经临床验证，小儿消积止咳口服液治疗小儿痰热咳嗽兼食积证有较好疗效。

本研究表明，小儿消积止咳口服液治疗小儿食积咳嗽属痰热证（急性支气管炎）有效，其疗效优于阳性对照药儿童清肺口服液；除治疗主症咳嗽、咯痰疗效较好外，对于面赤唇红、脘腹胀满、纳差、口臭、大便秘结等食积症状也有很好的疗效，且安全性好。充分证实了该药消食导滞、清热化痰止咳之功效，可以在临床上推广应用。

【评介】

小儿消积止咳口服液的组方来源于山东中医药大学附属医院儿科名老中医毕可恩的临床经验方，填补了国内中成药治疗小儿食积咳嗽的空白。该品种为国家中药保护品种，适用于治疗小儿食积咳嗽属痰热证，具有清热疏肺、消积止咳的功效。本研究为中药保护续保的临床研究，由胡思源教授主持方案设计、数据统计和临床总结。其研究结果由王卉老师整理，发表于《现代药物与临床》2010年第25卷第5期。本文以证候疗效作为主要疗效指标。研究结果表明，小儿消积止咳口服液治疗小儿食积咳嗽属痰热证（急性支气管炎）有效，其疗效优于儿童清肺口服液，且安全性好，充分证实了该药消食导滞、清热化痰止咳之功效。

（李梅芳）

八、金草口服液治疗小儿急性支气管炎痰热壅肺证的多中心临床研究

【摘要】

目的：评价金草口服液治疗小儿急性支气管炎痰热壅肺证的有效性与安全性。**方法**：采用分层区组随机、双盲、阳性药平行对照、多中心临床研究的方法。试验组与对照组患者分别服用金草口服液和急支糖浆，两药的用量均为1~2岁每次5mL；3~6岁每次10mL；7~14岁每次15mL。每日3次，疗程均为5天。**结果**：金草口服液对轻、中度小儿急性支气管炎痰热壅肺证之咳嗽、咯痰、肺部体征疗效分别达到87.20%、81.71%、80.375%（全分析数据集），与对照组相当，且全分析数据集和符合方案数据集分析结论一致。两组患儿主要症状疗效、次要症状疗效、疾病疗效、证候疗效、胸部X线检查比较无显著性差异（$P > 0.05$）。试验组未见与用药相关的不良事件。**结论**：金草口服液对轻、中度小儿急性支气管炎痰热壅肺证之咳嗽、咯痰、肺部体征等具有一定改善作用，疗效与临床常用药急支糖浆相当。

【正文】

金草口服液是北京万业工贸发展有限公司申办的第6类中药新药（批准文号：国家药品监督管理局2001ZL076号），由天津中医药大学第一附属医院等5家临床试验机构进行Ⅲ期临床试验，现将试验结果报告如下。

1 资料与方法

1.1 一般资料

患儿均来自天津中医药大学第一附属医院、北京儿童医院、湖北省中医院、天津市儿童医院、中国中医科学院西苑医院的住院部和门诊部。

1.2 试验设计

本项试验采用分层区组随机、双盲、阳性药平行对照、多中心临床研究的方法。所选病证为小儿急性支气管炎，属痰热壅肺证，按人数 3∶1 比例分为试验组和对照组。计划入组病例：试验组 360 例，对照组 120 例，共 480 例。

1.3 诊断标准

小儿急性支气管炎的诊断，参考《儿科学》与《实用儿科学》制定。痰热壅肺证的中医辨证标准，参照《中医病证诊断疗效标准》与《中医儿科学》制定。

症状分级量化标准：主症咳嗽、咯痰、肺部体征，分别赋 0、2、4、6 分；次症发热赋 0、1、2、3 分；气息粗促、口渴、咽痛、烦躁、大便干、尿黄分别赋 0、1 分；舌质红、苔黄或腻、脉象分别赋 0、1 分。病情分级按症状体征计分总值分为三级：轻型，8~16 分；中型，17~23 分；重型，24~32 分。

1.4 纳入、排除、脱落、剔除病例标准

1.4.1 纳入病例标准

符合上述中、西医诊断与辨证标准者；年龄在 1~14 岁间者；支气管炎病程在 72h 及以内者（注意排除上呼吸道感染病程）；发病后未使用过抗生素等抗感染西药或同类中药者；签署知情同意书者。

1.4.2 排除病例标准

不符合小儿急性支气管炎诊断标准者，与本病类似的急性上呼吸道感染、肺炎、百日咳等疾病者；不符合中医痰热壅肺辨证标准者；合并化脓性扁桃体炎、喉炎，以及其他感染性疾病者；腋温超过 39.5℃，或出现惊厥等严重并发症者；伴有心、肝、肾与造血等系统严重原发性疾病者，以及精神病者；不能用所试验病症病情解释的血肌酐（Cr）、血尿素氮（BUN）和谷氨酸氨基转移酶或丙氨酸氨基转移酶（GPT 或 ALT）增高，尿蛋白"++"以上和尿红细胞"++"以上者；过敏性体质（对两类以上物质过敏）或对已知试验药物或组成成分过敏者；根据医师判断，容易造成失访者。

1.4.3 脱落病例标准

出现过敏反应或严重不良事件，根据医师判断应停止试验者；试验过程中病情恶化，发展为肺炎，或出现超高热、惊厥等严重并发症，或发生其他疾病，影响疗效和安全性判断者；受试者依从性差，或自动中途换药或加用本方案禁止使用的中西药物者；各种原因的中途破盲病例；无论何种原因，患者不愿意或不可能继续进行临床试验；向主管医师提出退出试验要求而中止试验者；受试者虽未明确提出退出试验，但不再接受用药及检测而失访者。

1.4.4 剔除病例标准

病例入选后，发现不符合纳入标准或符合排除病例标准者；病例入选后未曾用药者。

1.5 治疗方法

金草口服液（试验组）、急支糖浆（对照组）均口服应用。两药的用量均为：1~2 岁每次 5mL；3~6 岁每次 10mL；7~14 岁每次 15mL。每日 3 次，疗程均为 5 天。

合并用药规定：对腋温在 38.5℃ 以上者，可采用物理降温，必要时使用解热镇痛药（扑热静）临时处理。对住院病例必要时可使用支持疗法，如 10% 葡萄糖液加电解质静脉

滴注等，但不加维生素 C。

1.6 观察指标

1.6.1 疗效性指标

主要指标：1）咳嗽；2）咯痰；3）肺部体征。次要指标：1）发热、气息粗促、烦躁、咽痛、口渴、大便干、尿黄；2）胸部 X 线检查。综合疗效指标：1）疾病疗效；2）证候疗效。

1.6.2 安全性指标

1）可能出现的不良反应症状；2）一般体检项目；3）血尿便常规、心电图和肝肾功能。治疗前正常但治疗后异常者，应定期复查至随访终点。以不良反应发生率为主要评价指标。

1.7 疗效与安全性评价标准

1.7.1 主要指标疗效评定标准

临床痊愈：单项症状或体征消失，计为 0 分；有效：单项症状或体征好转，计减少 1 个或 2 个等级分，但不为 0；无效：单项症状或体征无好转或加重，计增加 1 个或 2 个等级分。

1.7.2 疾病疗效评定标准

临床痊愈：主要指标消失，体温恢复正常，白细胞计数恢复正常；显效：主要指标消失或明显好转，积分减少 > 60%，体温恢复正常，白细胞计数恢复正常或明显改善；有效：主要指标好转，积分减少 30%~60%，体温恢复正常或明显下降，白细胞计数有所改善；无效：主要指标和体温无明显变化或加重，积分减少 < 30%，白细胞计数无明显改善。

1.7.3 中医证候疗效评定标准

痊愈：症状与异常舌脉积分减少 > 95%；显效：症状与异常舌脉积分减少 > 60%~95%；有效：症状与异常舌脉积分减少 > 30%~60%；无效：症状与异常舌脉积分减少 ≤ 30%。

1.8 统计学方法

根据资料性质的不同，采用 χ^2 检验、Fisher 精确概率法、Wilcoxon 秩和检验或符号秩和检验、t 检验、协方差分析等。主要疗效指标的比较，考虑中心效应，采用 CMH χ^2 检验。主要指标的非劣效性检验，设 α=0.05，β=0.2，非劣界值 Δ=0.15。此外，全部的假设检验均采用双侧检验，取 α=0.05。

2 结果

2.1 数据集划分

实际入组患儿 459 例，其中试验组 343 例，对照组 116 例；脱落 25 例，共剔除 31 例。最终，403 例患儿进入符合方案数据集分析，其中试验组为 304 例，对照组为 99 例；439 例患儿进入全分析数据集分析总体，其中试验组 328 例，对照组 111 例。病例来源，门诊 423 例，住院 16 例。全部病例均签署知情同意书。两组各中心脱落、剔除（未入符合方案数据集）情况比较，差异无统计学意义。

2.2 基线可比性分析

全部进入全分析数据集、符合方案数据集分析总体的患儿，其基线特征，包括人口学资料、病程、病史、病情、合并疾病、疗前合并用药、生命体征、体格检查、中医证候、鼻咽病毒检测情况等，除性别外组间差异均无显著性意义，具有可比性。全分析数据集、符合方案数据集病例中，试验组重型2例，对照组重型1例。

2.3 疗效分析

2.3.1 咳嗽、咯痰、肺部体征疗效

咳嗽、咯痰、肺部体征总有效率的CMH χ^2 法统计结果显示，两组差异均无统计学意义；采用考虑年龄、病情分层、急支病程影响的Logistic分析结果显示，差异也均无统计学意义。两组咳嗽、咯痰、肺部体征总有效率的非劣效检验结果，试验组总有效率均不劣于对照组，且与方案数据集分析和全分析数据集分析结论一致。两组患儿主要症状体征总有效率的非劣效检验见表1。

表1 两组患儿主要症状体征总有效率的非劣效检验

症状体征	组别	n	临床痊愈/例	有效/例	无效/例	总有效率/%	97.5%CI（T-C）
咳嗽	试验组	328	81	205	42	87.20	−0.0799，+∞
	对照组	111	27	70	14	87.39	
咳痰	试验组	328	178	90	60	81.71	−0.1273，+∞
	对照组	111	58	37	16	85.59	
肺部体征	试验组	326	206	56	64	80.37	−0.1169，+∞
	对照组	111	78	14	19	82.88	

2.3.2 次要症状疗效

采用按中心分层的CMH χ^2 法统计结果显示，两组患儿发热、气息粗促、烦躁、咽痛、口渴、大便干、尿黄的总有效率比较，差异均无统计学意义。两组患儿单项次要症状疗效比较见表2。

表2 两组患儿单项次要症状疗效比较

症状体征	组别	n	临床痊愈/例	有效/例	无效/例	总有效率/%	统计量（CMH χ^2 值）	P值
发热	试验组	161	152	4	5	96.89	0.219	0.64
	对照组	61	57	1	3	95.08		
气息粗促	试验组	59	54	0	5	91.53	0.679	0.41
	对照组	26	25	0	1	96.15		
烦躁	试验组	143	128	0	15	89.51	0.021	0.885
	对照组	57	52	0	5	91.23		
咽痛	试验组	210	187	0	23	89.05	0.087	0.768
	对照组	73	64	0	9	87.67		
口渴	试验组	73	66	0	7	90.41	0.267	0.605
	对照组	29	25	0	4	86.21		
大便干	试验组	254	186	0	68	73.23	1.337	0.248
	对照组	86	58	0	28	67.44		

症状体征	组别	n	临床痊愈 / 例	有效 / 例	无效 / 例	总有效率 /%	统计量（CMH χ^2 值）	P 值
尿黄	试验组	212	171	0	41	80.66	0.406	0.524
	对照组	81	63	0	18	77.78		

2.3.3 胸部 X 线检查情况

两组患儿治疗前比较，差异有统计学意义，试验组异常情况重于对照组；治疗后比较，差异无统计学意义。两组患儿治疗前后胸部 X 线检查情况比较见表 3。

表 3　两组患儿治疗前后胸部 X 线检查情况比较（全分析数据集）[例（%）]

项目	组别	n	肺纹理正常	肺纹理增多	肺纹理粗重	统计方法	P 值
治疗前	试验组	314	94（29.94）	173（55.10）	47（14.97）	Chi-sq	0.0421
	对照组	106	37（34.91）	63（59.43）	6（5.66）		
治疗后	试验组	179	97（54.19）	80（44.69）	2（1.12）	Wilcoxon	0.3043
	对照组	55	26（47.27）	27（49.09）	2（3.64）		

2.3.4 疾病疗效、中医证候疗效

疾病疗效的全分析数据集结果中，试验组临床痊愈 60 例、显效 167 例、有效 55 例、无效 46 例，总有效率 85.98%，对照组临床痊愈 24 例、显效 52 例、有效 23 例、无效 12 例，总有效率 89.19%。证候疗效的全分析数据集结果中，试验组临床痊愈 51 例、显效 184 例、有效 59 例、无效 34 例，总有效率 89.63%，对照组临床痊愈 16 例、显效 66 例、有效 17 例、无效 12 例，总有效率 89.19%。采用按中心分层的 CMH χ^2 法统计结果显示，两组患者疾病疗效、证候疗效总有效率的组间比较，差异无统计学意义。

2.4 试验影响因素分析

两组患儿合并用药、用药依从性比较，差异均无统计学意义。分别采用按性别、年龄分层的 CMH χ^2 法统计结果显示，两组患儿疾病疗效的组间比较，差异均无统计学意义。

2.5 安全性分析

本试验未发生与试验药物有关的不良事件。两组患儿安全性指标异转率的比较，差异均无统计学意义。两组患儿生命体征治疗前后差值的组间比较，除治疗后 5 天呼吸外，差异均无统计学意义。

3 讨论

中医学认为，急性支气管炎属"咳嗽"范畴，主要是外感六淫之邪，侵犯于肺，致肺失宣肃，升降功能失调所致。风为阳邪，化热最速，感邪之后，易于从阳化热，即使初感风寒，也易传里化热，因而小儿咳嗽以痰热壅肺证居多。

金草口服液是方鹤松教授积累多年临床经验研制而成的有效验方。方中炙麻黄、苦杏仁、生石膏宣降肺气以平喘，清泻肺热以生津；金银花、鱼腥草、紫苏子疏散风热，清热解毒；紫菀、百部、制款冬花性温而不热，润而不腻，止咳化痰；葶苈子泻肺平喘止咳。全方共奏清热宣肺、祛痰止咳之功，主治小儿急性支气管炎痰热壅肺证之咳嗽、咯痰等症状。

方中炙麻黄所含的麻黄碱具有发汗、平喘、抗过敏的作用；苦杏仁所含的苦杏仁苷在消化道内经胃酸的作用，逐渐产生微量的氢氰酸，对呼吸中枢呈镇静作用，使呼吸运动趋于安静而达止咳平喘之效；生石膏具有显著的降温作用；金银花对多种致病菌均有一定的抑制效果；鱼腥草具有抗病毒作用，并能明显促进白细胞和巨噬细胞的吞噬功能，增强机体免疫力，而且鱼腥草油能明显拮抗慢反应物质，对抗组胺，表现为良好的抗过敏作用，还能明显拮抗乙酰胆碱对呼吸道平滑肌的作用，对多种致炎剂引起的炎症渗出和组织水肿均有明显抑制功能；紫苏子水提物、醇提物、醚提物有不同程度的镇咳、祛痰、平喘作用；紫菀有显著的气管解痉作用；百部煎剂具有抗菌作用，而且百部生物碱能降低呼吸中枢的兴奋性，抑制咳嗽反射，因而具有镇咳作用；款冬花对咳嗽有明显抑制作用；葶苈子中芥子苷成分能有效止咳。综上所述，金草口服液可以止咳化痰、退热、抗菌、抗病毒，有效治疗急性支气管炎咳嗽、咯痰症状。

本研究结果表明，金草口服液对咳嗽、咯痰、肺部体征的疗效均不劣于对照药急支糖浆；两组患儿疾病疗效、证候疗效、次要症状及舌脉疗效、白细胞计数及分类、X线胸片的改善情况，差异均无统计学意义。鉴于受试病例仅有3例重度患儿，本品尚缺乏对重度患儿的有效性证据。

本研究根据公认有效、同类可比的原则，采用急支糖浆作为阳性对照药物，主要疗效指标采用非劣效性检验方法，得出本试验药物疗效不劣于对照药物，从而验证其临床疗效。

金草口服液对轻、中度小儿急性支气管炎痰热壅肺证之咳嗽、咯痰、肺部体征等具有明显的改善作用，疗效不劣于临床常用的急支糖浆。试验中未发现该药有不良反应。

【评介】

金草口服液是根据方鹤松教授临床经验方开发研制的第6类中药新药，适用于小儿急性支气管炎痰热壅肺证之咳嗽、咯痰等，具有清热宣肺、祛痰止咳的功效。本研究为该药Ⅲ期临床试验，由胡思源教授负责组织方案设计、数据统计、临床总结和本中心的临床实施。其研究结果，由硕士研究生陈曦整理，发表于《中国药房》2013年第24卷第15期。研究结果表明，金草口服液对轻、中度小儿急性支气管炎痰热壅肺证之咳嗽、咯痰、肺部体征等具有明显的改善作用，疗效不劣于临床常用的急支糖浆。试验中未发现该药有不良反应。

（李梅芳）

九、咳清灵治疗小儿急性支气管炎痰热壅肺证的临床研究

【摘要】

目的：验证咳清灵治疗小儿急性支气管炎痰热壅肺证的有效性和安全性。**方法：**采用随机分组、双盲双模拟、平行对照的方法进行临床对照研究。**结果：**试验组的愈显率为85%，中医证候愈显率为90%，均明显高于对照组（$P < 0.01$）。试验组对咳嗽、咯痰、症

状积分，以及脉纹的改善作用，均明显优于对照组（$P < 0.05$ 或 $P < 0.01$）。两组患儿血白细胞计数和 X 线胸片异常均有明显改善（$P < 0.05$ 或 $P < 0.01$）。安全性指标观测未发现异常改变。**结论**：咳清灵对小儿急性支气管炎痰热壅肺证有较好的治疗作用，且临床应用比较安全。

【正文】

咳清灵是哈尔滨儿童制药厂生产的中药颗粒剂，主治小儿急性支气管炎痰热壅肺证。笔者以咳喘灵口服液作对照，对该药进行了系统的临床研究，现将研究结果报告如下。

1 临床资料

1.1 一般资料

遵照随机、对照的原则，共收集病例 82 例，其中 2 例脱落，余 80 例为合格病例，分为试验组和对照组。试验组 40 例，男 16 例，女 24 例；年龄 0.5^+~1 岁 10 例，1^+~4 岁 15 例，4^+~7 岁 15 例；病程 ≤ 1 天 4 例，1^+~2 天 21 例，2^+~3 天 15 例；病情轻型 16 例，中型 24 例。对照组 40 例，男 19 例，女 21 例；年龄 0.5^+~1 岁 10 例，1^+~4 岁 15 例，4^+~7 岁 15 例；病程 ≤ 1 天 4 例，1^+~2 天 21 例，2^+~3 天 15 例；病情轻型 19 例，中型 21 例。

1.2 中医证候

全部 80 例患儿均有咳嗽、咯痰症状。其他症状的出现频数，试验组与对照组分别为：发热 15、14 例，口渴 27、32 例，大便干 3、30 例。其中，试验组积分值为 14.03 ± 2.38，对照组为 14.00 ± 2.35。

1.3 舌象、脉象情况

异常舌脉的出现频数，试验组与对照组分别为：舌质红 39、38 例，苔黄腻 35、34 例，脉滑数 28、26 例，指纹紫 9、9 例。

1.4 实验室检查

外周血白细胞计数：试验组检测 40 例，有 9 例升高；对照组检测 40 例，有 5 例升高。

1.5 胸部 X 线检查

试验组检查 40 例，有 25 例异常；对照组检查 40 例，有 23 例异常。

上述临床资料，在性别、年龄、病程、病情、中医症状、舌象脉纹、血白细胞计数以及 X 线胸片异常情况等方面，差异均无显著性意义，具有可比性。

2 研究方法

小儿急性支气管炎及痰热壅肺证的诊断参照《中医儿科学》《中药新药临床研究指导原则》（第 3 辑）所列标准。病情分级按以加权法拟订的证候评分标准。其中证候计分总和 8~13 分为轻型；14~19 分为中型；20~25 分为重型。将符合中、西医诊断标准和中医辨证标准，发病在 3 天之内，且年龄在 6 个月 ~7 岁之间者列为入选病例。

本研究遵循随机分组、双盲双模拟、平行对照的原则进行。试验组予咳清灵及模拟安慰剂，对照组予咳喘灵口服液及模拟安慰剂。服法：咳清灵（每袋 2g）及模拟安慰剂，0.5^+~1 岁每次 2g；1^+~4 岁每次 4g；4^+~7 岁每次 6g，每天 3 次，开水冲服；咳喘灵口服液（每袋 2g）及模拟安慰剂 0.5^+~2 岁每次 5mL，2^+~4 岁每次 7.5mL，4^+~7 岁每次 10mL，每天 3 次。试验期间不得使用治疗小儿急性支气管炎的任何药物或疗法。6 天为 1 个疗程。

3 试验结果

3.1 疗效评定标准

参照《中药新药临床研究指导原则》（第 3 辑）而拟订。

3.2 结果与分析

3.2.1 两组总疗效比较

试验组 40 例，痊愈 19 例，显效 15 例，有效 4 例，无效 2 例；对照组 40 例，痊愈 3 例，显效 17 例，有效 18 例，无效 2 例。两组比较，经 Ridit 分析，$u=4.163$，$P<0.01$，差异有显著性意义，试验组疗效明显优于对照组。

3.2.2 两组中医证候疗效比较

试验组 40 例，痊愈 19 例，显效 17 例，有效 2 例，无效 2 例；对照组 40 例，痊愈 5 例，显效 15 例，有效 19 例，无效 1 例。两组比较，经 Ridit 分析，$u=3.650$，$P<0.01$，差异有显著性意义，试验组疗效明显优于对照组。

3.2.3 两组症状改善情况比较

见表 1。

表 1　两组症状改善情况比较［例（%）］

症状	试验组		对照组	
	n	消失	n	消失
咳嗽	40	26（65.00）▲	40	14（35.00）
咯痰	40	14（35.00）▲▲	40	13（32.50）
发热	15	14（93.33）	14	14（100.00）
口渴	27	23（85.19）	32	29（90.63）
大便干	33	29（87.88）	30	25（83.33）
积分总值差值（$\bar{x}\pm s$）	40	11.93±4.50▲	40	10.10±2.92

注：与对照组比较，▲$P<0.05$，▲▲$P<0.01$。

3.2.4 两组异常舌象脉纹改善情况比较

见表 2。

表 2　两组异常舌象脉纹改善情况比较［例（%）］

舌苔、脉象	试验组		对照组	
	n	消失	n	消失
异常舌质	39	28（71.79）	39	19（48.72）
异常舌苔	39	32（82.05）	40	29（72.50）
异常脉纹	39	29（74.36）▲	38	16（42.11）

注：与对照组比较，▲$P<0.05$。

3.2.5 两组白细胞计数改善情况比较

见表 3。

表3　两组白细胞计数改善情况比较（×10⁹/L）

白细胞计数	试验组		对照组	
	n	$\bar{x} \pm s$	n	$\bar{x} \pm s$
治疗前	9	16.29 ± 4.55	5	12.08 ± 0.84
治疗后	9	8.87 ± 2.54▲	5	8.14 ± 3.02▲

注：与对照组比较，▲$P < 0.05$。

3.2.6 两组胸部X线改善情况

试验组40例，治疗前X线检查有25例异常，治疗后有5例异常，与治疗前比较，$P < 0.01$，有非常显著性差异。对照组40例，治疗前X线检查有23例异常，治疗后有7例异常，与治疗前比较，$P < 0.05$，有显著性差异。

3.2.7 两组咽拭子培养改善情况

试验组治疗前有17例做咽拭子细菌培养，均未发现致病菌生长，治疗后有4例复查，也均未发现有致病菌生长；对照组疗前有21例做培养，除1例示皮氏罗尔斯顿菌外，余20例均未见致病菌生长，治疗后有3例复查（包括1例异常者），均未见致病菌生长。

3.2.8 两组咳嗽起效时间比较

见表4。

表4　两组咳嗽起效时间比较（$\bar{x} \pm s$，d）

组别	n	起效时间
试验组	40	2.78 ± 1.03
对照组	40	2.87 ± 1.03

由表4可见，试验组与对照组咳嗽起效时间比较，虽试验组略短于对照组，但经统计学处理（t检验），无显著性差异（$P > 0.05$）。

3.2.9 两组体温改善情况

见表5。

表5　两组体温改善情况（℃）

体温	试验组		对照组	
	n	$\bar{x} \pm s$	n	$\bar{x} \pm s$
治疗前	15	38.08 ± 0.55	14	37.86 ± 0.53
治疗后	15	36.68 ± 0.76	14	36.37 ± 0.20

由表5可见，两组患者的体温，治疗前、治疗后和治疗前后差值的均值比较，经统计学处理（t检验），无显著性差异（$P > 0.05$）。治疗后，两组患者的体温改善情况相当。

3.3 安全性评估

两组80例患儿均未发现不良反应，血尿便常规、肝肾功能、心电图等实验室指标也未发现与试验药物有关的异常改变。

4 讨论

急性支气管炎是小儿常见的肺系疾病，属于中医"咳嗽"范畴。中医学认为，小儿肺脾虚弱，气不化津，痰易滋生，若素有食积内热，或心肝火热，或外感邪热稽留，炼液成痰，痰热互结，阻于气道，肺失清肃，而致咳嗽，临床多表现为痰热壅肺证。咳清灵由金银花、连翘、黄芩、川贝母、枇杷叶等组成，具有清热宣肺、止咳化痰的功效，主要适用于本病证的治疗。

研究结果表明，咳清灵对小儿急性支气管炎痰热壅肺证的愈显率为85%，总有效率为90%，均明显高于对照组（$P < 0.01$）；对中医证候的愈显率为90%，总有效率为95%，均明显高于对照组（$P < 0.01$）。对咳嗽、咯痰、症状积分以及脉纹的改善作用，均明显优于对照组（$P < 0.05$ 或 $P < 0.01$）。说明咳清灵对小儿急性支气管炎痰热壅肺证具有明显改善作用，证实了该药清热宣肺、止咳化痰的功效。

各项指标情况的统计分析结果表明，咳清灵对咳嗽、咯痰、症状积分以及脉纹的改善作用，均明显优于对照组（$P < 0.05$ 或 $P < 0.01$），但咳嗽起效时间及对体温的改善作用，与对照组比较无显著性差异。治疗后，两组血白细胞计数和X线胸片异常均有明显改善（$P < 0.05$ 或 $P < 0.01$），但试验组与对照组组间比较，差异均无显著性意义。说明两药对血白细胞计数增高和X线胸片肺纹理粗糙的改善作用相近。治疗前，两组共有38例患儿进行了咽拭子细菌培养，仅有1例发现致病菌，治疗后复查恢复正常。提示本组病例可能以非细菌感染居多。此外，年龄、性别、病程、病情，对咳清灵颗粒的疗效均无明显影响。

上述结果提示咳清灵对小儿急性支气管炎痰热壅肺证具有较好的治疗作用，优于对照药小儿咳喘灵口服液。研究中未发现咳清灵有毒副作用，各项实验室安全性指标检测也未发现与药物有关的异常改变，初步显示出该药临床应用的安全性。

【评介】

咳清灵是哈尔滨儿童制药厂生产的、1996年上市的中药颗粒剂，具有清热解毒、抗菌、抗病毒、止咳、祛痰的功效，适用于上呼吸道感染、支气管炎、肺炎。本研究为该药的随机对照临床试验，由胡思源教授负责组织方案设计、数据统计和临床总结。其研究结果，由硕士研究生刘海沛整理，发表于《天津中医药》2004年10月第21卷第5期。研究结果表明，咳清灵对小儿急性支气管炎痰热壅肺证有较好的治疗作用，优于对照药小儿咳喘灵口服液，且临床应用比较安全。

（李梅芳）

十、理肺固表、调脾除痰法治疗小儿喘息样支气管炎临床疗效观察

【摘要】

目的：评价理肺固表、调脾除痰法治疗小儿喘息样支气管炎的有效性。方法：采用理肺固表、调脾除痰法对喘息样支气管炎缓解期的患儿进行长期观察，给予中药防喘合剂治疗并观察临床发病次数及唾液sIgA含量的变化。结果：该治法能有效地预防喘息样支气管炎的再发病，且好转率及临床痊愈率高于对照组。观察组与对照组的总好转率分别为87.88% 和 59.52%（$P < 0.001$），初发患儿的临床痊愈率明显高于复发组（$P < 0.001$），观

察组患儿唾液 sIgA 含量的降低例数均明显少于对照组（$P < 0.001$）。**结论**：理肺固表、调脾除痰法治疗小儿喘息样支气管炎可以预防再发病，降低唾液 sIgA 含量，临床应用有效。

【正文】

喘息样支气管炎是发病于婴儿时期的临床常见疾病。我院儿科哮喘专病组从 1992 年开始，采用理肺固表、调脾除痰法，于缓解期治本，对本病患儿进行了长期的治疗观察，并与仅在发作期治疗的患儿进行疗效对比，显示了明显的优越性。现将资料完整的 216 例总结报告如下。

1 临床资料

1.1 一般资料

全部患儿均按《儿科治疗学》中的诊断要点确诊。观察组（132 例）：男性 79 例，女性 53 例；就诊年龄在 4 个月 ~3 岁 8 个月之间，其中 < 1 岁 35 例，1~2 岁 57 例，2^{+}~3 岁 31 例，> 3 岁 9 例，平均为 1.69 ± 0.63 岁；病程 < 1 个月 12 例，1~6 个月 29 例，6 个月$^{+}$~1 年 46 例，1 年$^{+}$~2 年 37 例，> 2 年 18 例；发病情况属初发者 36 例，复发者 96 例，其平均发作频度为 ≤ 1 个月 1 次 6 例，1~3 个月 1 次 33 例，> 3 个月 1 次 57 例。对照组（84 例）：男性 47 例，女性 37 例；就诊年龄在 6 个月 ~4 岁之间，其中 < 1 岁 16 例，1~2 岁 36 例，2^{+}~3 岁 25 例，> 3 岁 7 例，平均为 1.85 ± 0.75 岁；病程 < 1 个月 7 例，1~6 个月 19 例，6 个月$^{+}$~1 年 22 例，1 年$^{+}$~2 年 20 例，复发者 61 例，其平均发病频度为 ≤ 1 个月 1 次 3 例，1~3 个月 1 次 21 例，> 3 个月 1 次 37 例。两组在性别、年龄、病程、发病情况等方面相近，经 X^2 检验，差异无显著性意义。此外，两组中，97 例患儿有湿疹病史，36 例患儿有哮喘家族史。

1.2 临床表现与实验检查

两组全部患儿初诊时均在发病期，临床见有咳嗽、喘息、哮鸣音等。其血常规有如下异常改变。观察组：白细胞总数增高（$> 10 \times 10^9/L$）73 例，占检查例数的 85.4%，嗜酸性粒细胞计数增高（$> 0.3 \times 10^9/L$）69 例，占 55.2%；对照组白细胞总数增高 49 例，占检查例数的 64.5%，嗜酸性粒细胞计数增高 42 例，占 55.3%。两组患儿在缓解期多有自汗易感、食欲不振、面黄少华或面色㿠白、不愿活动、大便不调或干或稀等症状表现。检查唾液 sIgA，观察组有 68 例降低（$< 4.45mg/L$），占检查例数的 78.2%，对照组 41 例降低，占 73.2%。

2 治疗观察方法

以理肺固表、调脾除痰为基本治则，给予中药防喘合剂。该药由黄芪 15g、白术 10g、清半夏 10g、陈皮 10g、柴胡 5g、炙麻黄 5g、防风 10g、桔梗 5g、枳壳 10g、前胡 10g、杏仁 10g、连翘 10g、白花蛇舌草 10g 组成，每毫升含生药 0.3g，< 1 岁每次 5mL，1~2 岁每次 7.5mL，2~3 岁每次 10mL，> 3 岁每次 15mL，均为每日 2 次口服。疗程为每次发病控制后服药 2 个月，疗程频繁者持续服药至不再发作之后的 2 个月。并于每年一九、二九、三九、初伏、中伏、末伏的第一天，采用双侧肺俞穴，以防喘膏（由白芥子等组成）做穴位敷贴，共 6 次。两组患儿在发病期，按中医辨证用药。以寒证为主者，用小儿温肺定喘合剂（由炙麻黄、细辛、黄芩、半夏、当归等组成，功擅温肺定喘，通络化痰，并有抗过敏之效），以热证为主者，用小儿清肺定喘合剂（由炙麻黄、生石膏、桃杏仁、白花蛇舌草、苏子、射干等组成，功在清热宣肺，化痰定喘）。病情严重患儿，配合抗菌、抗病毒、平喘、抗组胺等西医疗法。以临床发病次数及唾液 sIgA 含量为主要观察指标。将治疗至少 1 年，观察或随访 3~5 年以上，复查记录完整者列为总结病例。

3 结果与分析

3.1 观察结果

观察组 132 例，临床痊愈（观察 3 年以上未再发病）73 例，明显好转（发病次数减少 2/3 及其以上）18 例，好转（次数减少 1/3 及其以上）25 例，无变化（未达到以上标准）16 例，总好转率为 87.88%；对照组 84 例，临床痊愈 21 例，明显好转 14 例，好转 15 例，无变化 34 例，总好转率为 59.52%。两组比较，经 χ^2 检验，差异有非常显著性意义，$P < 0.001$。

3.2 疗程与疗效的关系

见表 1。

表 1　观察组中不同疗程的疗效比较（例）

疗程	例数	痊愈	明显好转	好转	无变化	好转率 /%	痊愈率 /%
1 年	35	12	5	11	7	80.00°	34.29**
2 年	26	12	6	5	3	88.46°	46.15°
3 年	31	22	3	2	4	87.10	70.97
4 年	25	15	4	4	2	92.00°	60.00°
≥ 5 年	15	12	0	3	0	100.00°	80.00°

注：与 3 年组比较，**$P < 0.001$，°$P > 0.05$。

3.3 发病情况与疗效的关系

见表 2。

表 2　观察组中初发病例与复发病例的疗效比较（例）

发病情况	例数	痊愈	明显好转	好转	无变化	好转率 /%	痊愈率 /%
初发	36	31	2	1	2	94.44°	86.11***
复发	96	42	16	21	14	85.42°	43.75

注：与复发组比较，°$P > 0.05$，***$P < 0.001$。

3.4 两组治疗前后唾液 SIgA 含量降低情况

见表 3。

表 3　两组治疗前后唾液 sIgA 含量降低情况比较（例）

组别	治疗前		治疗后	
	检测例数	降低例数	复查例数	降低例数
观察组	87	68	68	7***
治疗组	56	41	38	21°°°

注：与治疗前比较，***$P < 0.001$，与观察组比较，°°°$P < 0.001$。

4 讨论

喘息样支气管炎隶属于中医学"咳喘""哮喘"等病证范畴，是一种易于反复发生的疾病。有学者认为，本病与婴幼儿哮喘是同一种疾病，部分患儿可发展成为支气管哮喘。根据多年的临床观察，我们发现本病易于反复发作的原因在于机体肺脾失调，生痰内蕴，卫表不固，每因复感外邪，触动伏痰，致使痰阻气道，妨碍肺气宣降发病。因此，在疾病缓解期调治其本，采用理肺固表、调脾除痰法，使脾功能恢复正常，一可杜绝其生痰之源，二能使卫表得固，便可防止患儿反复发病。防喘合剂是在多年临床筛选药物的基础上组方的院制剂，充分体现了这一治疗法则；防喘膏功擅除痰理肺，敷贴肺俞穴可以通过经络直达病所而发挥其疗效。本项研究结果表明，该治法能有效地预防喘息样支气管炎的再发病，与对照组比较，差异有非常显著性意义（$P < 0.001$），这对于减少支气管哮喘的发病具有较大的临床意义。从疗效分析中可以看出，该治法应用 1 年，即显示出其防治作用，其好转率及临床痊愈率高于对照组；应用 1 年、2 年、3 年组的临床痊愈率均逐渐提高，其中，3 年组与 1 年组比较，差异有非常显著性意义（$P < 0.01$）；而应用 4 年、5 年组与 3 年组比较，则差异均无显著性意义（$P > 0.05$）。这提示该治法以应用 2~3 年最为适宜。初发患儿的临床痊愈率明显高于复发组（$P < 0.001$），提示对初发患儿唾液 sIgA 含量的降低例数均明显少于治疗前和对照组（$P < 0.001$），说明该法具有一定的调节机体免疫功能的作用，这种作用有利于增强机体抗病原微生物的能力，是其可能的疗效作用机理之一。

【评介】

小儿喘息样支气管炎是婴儿时期的常见疾病，易反复发病，部分患儿可发展为支气管哮喘。本研究以理肺固表、调脾除痰法为治病原则，给予观察组患儿口服防喘合剂并辅以穴位敷贴治疗，观察其临床发病次数及唾液 SIgA 含量的变化。研究结果表明，采用理肺固表、调脾除痰法治疗喘息样支气管炎缓解期的患儿，可降低复发次数，且临床痊愈率较高，可在临床应用推广。胡思源教授作为本研究的主要负责人，主持了方案设计、临床实施和数据总结工作，结果发表于《天津中医学院学报》1999 年 12 月第 18 卷第 4 期。

（蔡芸）

十一、清肺合剂治疗小儿急性支气管炎痰热壅肺证的临床研究

【摘要】

目的：验证清肺合剂治疗小儿急性支气管炎痰热壅肺证的有效性与安全性。**方法：**采用随机分组、平行对照的方法进行临床对照研究。**结果：**疾病疗效，两组比较无显著性差别（$P > 0.05$），且非劣性检验显示试验组疾病疗效不劣于对照组（$u=4.5055$，$P > 0.05$）；中医证候疗效，两组比较无显著性意义（$P > 0.05$）；对咳嗽、有痰等症状的改善情况，两组比较无显著性意义（$P > 0.05$）；此外周围血白细胞计数改善，两组比较亦无显著性差异

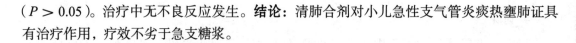

（$P > 0.05$）。治疗中无不良反应发生。**结论：**清肺合剂对小儿急性支气管炎痰热壅肺证具有治疗作用，疗效不劣于急支糖浆。

【正文】

清肺合剂是天津中医药大学第一附属医院儿科的传统中成药院内制剂，主要治疗小儿急性支气管炎痰热壅肺证，我们以急支糖浆作为对照，对该药进行了系统观察，临床疗效满意。

1 临床资料

1.1 一般资料

遵照随机、对照的原则，共收集符合诊断标准的患者 214 例，脱落 9 例、剔除 4 例。余 201 例均为符合方案病例，进入 PP 分析总体，其中试验组 101 例，男性 60 例，女性 41 例；年龄 1~3 岁 17 例，3~7 岁 54 例，7~14 岁 30 例；病程 1 天 13 例，2 天 63 例，3 天 25 例；病情轻型 20 例，中型 60 例，重型 21 例。对照组 100 例，男性 45 例，女性 55 例；年龄 1~3 岁 11 例，3~7 岁 65 例，7~14 岁 24 例；病程 1 天 17 例，2 天 54 例，3 天 29 例；病情轻型 31 例，中型 58 例，重型 11 例。

1.2 中医证候

全部 201 例患儿均有咳嗽，其他症状的出现情况，试验组与对照组分别为：有痰 101、98 例，肺部体征 101、97 例，发热 44、55 例，气息粗促 5、26 例，口渴 50、53 例，咽痛 74、69 例，烦躁 11、27 例，大便干 92、81 例，尿黄 76、69 例。

1.3 舌质、舌苔、脉象的情况

异常舌脉出现的情况，试验组与对照组分别为：舌质异常 98、99 例，舌苔异常 95、85 例，脉象异常 92、83 例。

上述两组患者治疗前的临床资料，在性别、年龄、病程、病情及中医症状、舌象脉象的情况等方面，差异均无显著性（$P > 0.05$），具有可比性。

2 研究方法

小儿急性支气管炎痰热壅肺证的诊断标准依据《中医儿科学》《实用儿科学》等要求制订。病情分级按以加权法拟订的证候评分标准。其中主要指标积分和 4~8 分为轻型；9~13 分为中型；14~18 分为重型。将符合中、西医诊断标准和中医辨证标准，年龄 1~14 岁的患者列为入选病例。

本研究采用 1 ∶ 1 随机分组，平行对照的原则进行。分组采用随机数字表法制定，并按入选时间顺序依次发药。试验组予清肺合剂（每瓶 100mL），口服，1~3 岁每次 10mL；3⁺~7 岁每次 20mL；7⁺~14 岁每次 30mL，每天 3 次。对照组予急支糖浆（每支 10mL），口服，1~3 岁每次 5mL；3~7 岁每次 10mL；7~14 岁每次 15mL，每天 3 次。疗程均为 5 天。

3 结果与分析

3.1 疗效评定标准

参照《中药新药临床研究指导原则》（第 3 辑）而拟定。

3.2 结果与分析

3.2.1 两组总疗效的比较

实验组：临床痊愈 9 例，显效 64 例，进步 22 例，无效 6 例。对照组：临床痊愈 26 例，显效 49 例，进步 19 例，无效 6 例。两组的疗效差异无显著性意义（Wilcoxon 检验，$P > 0.05$）。

3.2.2 两组中医证候疗效的比较

试验组：临床痊愈 7 例，显效 75 例，进步 15 例，无效 4 例。对照组：临床痊愈 16 例，显效 66 例，进步 12 例，无效 6 例。两组的疗效差异无显著性意义（Wilcoxon 检验，$P > 0.05$）。

3.2.3 两组症状改善情况比较

结果见表 1。

表 1　两组症状改善情况比较

症状	试验组			对照组		
	n	消失 / 例	消失率 /%	n	消失 / 例	消失率 /%
发热	101	18	17.82	100	29	29.00
有痰	101	53	52.48	98	57	58.16
肺部体征	101	63	62.38	97	76	78.35
发热	44	44	100	55	53	96.36
气息喘促	5	5	100	26	25	96.15
口渴	50	47	94	53	50	94.34
咽痛	74	69	93.24	69	63	91.30
烦躁	11	10	90.91	27	24	88.89
便干	92	72	78.26	81	59	72.84
尿黄	76	66	86.84	69	54	78.26

3.2.4 两组异常舌脉改善情况比较

结果见表 2。

表 2　两组异常舌脉改善情况比较

舌脉	试验组			对照组		
	n	消失 / 例	消失率 /%	n	消失 / 例	消失率 /%
舌质	98	43	43.88	99	44	44.44
舌苔	95	71	74.74	85	55	64.71
脉象	92	76	82.61	83	65	78.31

3.2.5 两组实验室指标改善情况比较

结果见表 3。

表 3　两组实验室指标改善情况比较（$\bar{x} \pm s$）

组别	n	血白细胞 /$10^9 \cdot L^{-1}$	
		治疗前	治疗后
试验	101	7.852 ± 2.789	7.49 ± 2.042
对照	100	7.673 ± 2.438	6.96 ± 1.895

3.2.6 安全性比较

两组 201 例患儿在用药过程中，无不良事件发生，试验组未发生不良事件。实验室安全性指标、血尿便常规、心电图及肝肾功能复查，均未发现与用药有关的异常改变。

4 讨论

小儿急性支气管炎属于中医学"咳嗽"范畴。小儿肺脏娇嫩，正气不足，若感受外邪，邪气痹阻于肺，肺络失宣，水液输化无权，留滞肺络，凝而为痰，则见咳嗽、有痰、发热，临床多表现为痰热壅肺证。清肺合剂由炙麻黄、炙胆草、桔梗、杏仁、前胡、瓜蒌、葶苈子、射干、枳壳、青黛、甘草等组成，具有清热宣肺、祛痰止咳的功效，主治小儿急性支气管炎痰热壅肺证。研究结果表明，清肺合剂对小儿急性支气管炎痰热壅肺证的疾病疗效，两组比较无显著性差别（$P > 0.05$），且非劣性检验显示试验组疾病疗效不劣于对照组（$u=4.5055$，$P > 0.05$）；中医证候疗效，两组比较无显著性意义（$P > 0.05$）；对咳嗽、有痰等症状的改善情况，两组比较无显著性意义（$P > 0.05$）；此外周围血白细胞计数改善，两组比较亦无显著性差异（$P > 0.05$）。治疗中无不良反应发生。

研究结果提示，清肺合剂对咳嗽等症状及异常舌脉、周围血白细胞计数异常均有一定的改善作用，疾病总体疗效不劣于对照药急支糖浆，说明两药对小儿急性支气管炎痰热壅肺证均有较好的治疗作用。研究中未发现清肺合剂的不良反应，各项实验室安全性指标检测也未发现与药物有关的异常改变，初步显示出该药临床应用的安全性。

【评介】

清肺合剂是天津中医药大学第一附属医院儿科的中成药院制剂，具有清热宣肺、祛痰止咳的功效，主要用于治疗小儿痰热咳嗽。本研究以急支糖浆为对照，评价了该药治疗小儿急性支气管炎痰热壅肺证的有效性与安全性。其研究结果由胡思源教授硕士研究生张华静整理，发表于《时珍国医国药》2007 年 4 月第 18 卷第 3 期。研究结果表明，该药对小儿急性支气管炎痰热壅肺证具有治疗作用，疾病疗效不劣于急支糖浆，且安全性良好。

（蔡芸）

第二节　方法学研究

一、小儿咳嗽临床研究设计思路与方法

【摘要】

临床试验探索和确证对目标适应病证咳嗽患儿的治疗及辅助治疗作用。试验设计采用随机、双盲、对照、多中心的方法明确小儿咳嗽诊断并严格纳入排除标准。以改善咳嗽、咯痰症状及缩短病程等为主要试验目的进行有效性评价并观察试验用药的安全性规范试验用药与质量控制。

【正文】

咳嗽是机体的一种保护性反射，对于肃清呼吸道分泌物和无害因子有积极作用，是儿童时期呼吸道疾病的最常见症状。目前，国内外仅对儿童慢性咳嗽出台了指南性文件，如美国胸科医师协会（The American College of Chest Physicians，ACCP）《儿童慢性咳嗽临床循证实践指南》（2006）、中华医学会儿科学分会呼吸学组《儿童慢性咳嗽诊断治疗指南》（2007）等。两者均定义咳嗽症状持续大于4周称为慢性咳嗽。可见，目前定义的儿童慢性咳嗽实际上包括了大部分成人所谓亚急性（迁延性）咳嗽在内，而急性咳嗽在儿童时期通常还是按普通感冒、急性气管—支气管炎疾病诊断。

导致小儿咳嗽的最常见原因是普通感冒、急性气管—支气管炎等呼吸道感染性疾病。儿童慢性咳嗽《指南》中将咳嗽伴有能够提示特异性病因的其他症状或体征，即咳嗽是这些诊断明确的疾病的症状之一者，称为特异性咳嗽（specific cough），而将咳嗽为主要或唯一表现、胸X线片未见异常的慢性咳嗽称为非特异性咳嗽（non-specific cough）。目前临床上的慢性咳嗽主要就是指非特异性咳嗽，又称"狭义的慢性咳嗽"。对于儿童来说，百日咳、肺结核等传染病，也是咳嗽的发生原因。近年来，西医学对咳嗽的认识越来越与中医观念接近。中医学认为，咳嗽的发病原因总以感受风邪为主，常兼杂寒、热、暑、湿、燥等，亦有感受时邪疫毒，而致肺失宣肃。临床辨证一般分为风寒袭肺证、风热犯肺证、痰热壅肺证、痰湿蕴肺证、肺气亏虚证与肺阴亏虚证等。

1 适应证定位和试验目的

根据中医药特点，治疗小儿咳嗽的中药、天然药物的开发一般侧重在止咳、化痰以及对相关疾病具有综合治疗效应的药物。其适应证主要定位在小儿普通感冒（急性上呼吸道感染）咳嗽、急性气管—支气管炎以及狭义的慢性咳嗽如PIC、CVA等。其有效性评价均应以止咳为主要试验目的。对于咳嗽不是唯一主要表现的疾病，试验目的也可以是评价疾病或证候疗效。对于化痰中药、天然药，应将痰的质、量和咳嗽症状改善作为主要试验目的，适应证可以是多种疾病所致的痰黏难咯。为发挥中药多靶点作用的优势，也可以将缩短病程、降低疾病的复发率，减少并发症及减少抗生素使用作为试验目的。同时，安全性评价也是试验的主要目的之一。

2 试验总体设计

小儿咳嗽的临床试验设计首先应符合临床科研的基本要求，即随机、双盲、对照、多中心研究。针对引起咳嗽的疾病，试验设计各有不同。

急性上呼吸道感染、急性气管—支气管炎及其引起的咳嗽，大多为病毒感染，病程自限，在严格病例纳排标准、制定控制性脱落标准和规定合并治疗的前提下，建议采用安慰剂对照。对于咳嗽是主要或唯一表现者的PIC，由于延迟治疗不至于产生严重后果，也可以安慰剂对照。CVA因有支气管扩张剂的疗效确切的药物，可用阳性药对照。对于慢性支气管炎的咳嗽、咯痰，可以选择单一抗生素基础上的加载试验，进行安慰剂对照。对于以化痰作用为主的中药、天然药，应以化痰西药作对照。

3 诊断标准

3.1 西医诊断标准

对于以咳嗽、咯痰为主要症状所涉及的具体疾病诊断，如急性上呼吸道感染、急慢性支气管炎、慢性咳嗽［包括呼吸道感染与感染后咳嗽（PIC）、咳嗽变异性哮喘（CVA）、上气道咳嗽综合征（UACS）、胃食管反流性咳嗽（GERC）、嗜酸粒细胞性支气管炎（EB）］等可参照《诸福棠实用儿科学》（第 7 版）、《儿科疾病诊断标准》（第 2 版）、《儿童慢性咳嗽诊断治疗指南》（2007 版）。CVA 的诊断可参照 2008 年修订的《儿童支气管哮喘诊断与防治指南》。

3.2 中医诊断标准

目前各家采用辨证标准不尽相同。常见的参考标准 1994 年国家中医管理局发布的中医药行业标准《中医病证诊断疗效标准》、新世纪全国高等中医院校规划教材《中医儿科学》及中华中医药学会儿科分会组织专家制定的《小儿支气管炎中医诊疗指南》。

4 受试者的选择

4.1 纳入标准

根据不同适应证选择合适的纳入病例标准。病例纳入应当符合伦理学要求。对于诊前用药可能干扰疗效评价者，应给予一定的限制。病程自限性咳嗽，以缩短病程为目的或以严重度—时间曲线下面积（area under the curve，AUC）评价咳嗽症状，最好限定入组时病程。一般上感不超过 24 小时，急性支气管炎不超过 72 小时。对于急性支气管炎发热者，如以改善中医证候为主，为不干扰证候评价，入组前 24 小时的最高体温应不超过 38.5℃。

急性上呼吸道感染或普通感冒引起咳嗽，如以止咳为目的，应限定入组时的咳嗽严重程度。一般选择中重度咳嗽且在入选前 36 小时内咳嗽未出现好转者。对于慢性咳嗽如感染后咳嗽、咳嗽变异性哮喘，入组时一般不限制病程。对于化痰药均以痰稠难咯为入选条件，症状分级量化在中重度者，入选时应限制所涉及的病种范围。

4.2 排除标准

排除标准根据适应证特点及其鉴别诊断情况，考虑有效性、安全性、依从性及伦理学等因素合理制定。首先，应该排除以咳嗽为主要表现但非目标适应证的疾病；其次，咳嗽多为感染性疾病，有癫痫或高热惊厥病史、严重营养不良、反复呼吸道感染患儿也应排除；最后，对于以病毒感染为主的急性上呼吸道感染、气管—支气管炎，因病程自限，往往以安慰剂对照。此时应限定白细胞计数与分类等，尽可能除外细菌感染。

4.3 受试者退出标准

安慰剂对照时，适当缩短观察时间是可以接受的。试验过程中受试者原有病情加重，超出了入选病情，如急性气管—支气管炎症状加重，或出现并发症、咳嗽变异性哮喘，肺部听诊出现阳性体征，试验中出现了其他影响试验观察的病征，根据医生判断该病例应该停止临床试验，并作无效病例处理。

5 对照药品的选择

对照药品应根据适应证病情轻重、有无特效治疗及临床试验目的、药物作用特点等合理选择。对于以止咳为主要目的者，推荐使用单纯的或加载的安慰剂对照。选取现有经过严格临床试验证明其有效性和安全性且适应证相同的药物进行阳性药对照。此外，对于有痰者，采用中枢性镇咳药作对照时应给予充分注意，2 岁以内小儿，一般禁用异丙嗪（非那根）。

6　疗程与观察时点设计

应根据适应证自然病程、试验目的等情况确定疗程。无论止咳、化痰药，疗程一般均设为 3~7 天。急性上呼吸道感染宜稍短，最短可为 3 天；急性气管—支气管炎 5~7 天；慢性咳嗽宜稍长，最短 7 天。

观察时点的设置应依据评价的需要。一般情况下，至少应在疗程中设一个中间访问点，以了解病情，决定是否脱落。如采用 AUC 评价，应每天均设观察时点。为方便临床操作，可设立患者日志，使来院复诊次数减少，或根据实际情况设立随访。

7　有效性评价

7.1　评价指标

根据试验目的，确定主、次疗效评价指标。无论何种疾病引起小儿咳嗽，若以止咳为主要目的，均应以咳嗽症状（包括日间咳嗽、夜间咳嗽）为主要疗效指标；若以化痰为主要目的，则以痰、咳嗽为主要指标；若以改善整体病情、缩短病程，或改善中医证候为目的，则应选择相应的指标为主。次要疗效指标可以包括若干项，如咯痰、发热、烦躁、喘息等单项症状、中医证候疗效、并发症发生率、加用抗生素的例数、白细胞总数及分类计数、肺功能等。此外，如选择以病毒感染为主所致的咳嗽，因其病程自限，可以采用咳嗽严重度—时间的曲线下面积（AUC）为主要观察指标。

7.2　咳嗽、咯痰症状的评估

小儿咳嗽均以咳嗽、咯痰为主症。咳嗽的评价方法，包括咳嗽症状评估、生活质量测评、咳嗽频率监测及咳嗽音分析等。目前，国内咳嗽频率监测、咳嗽音分析尚未开展、临床试验中，常采用咳嗽症状积分表法和 / 或视觉模拟评分（Visual Analog Scale，VAS）法。有作者制定并采用更加细化的症状积分表法，也取得了实际效果。

对于咯痰的评价，成人一般针对痰液性质和痰量两方面设计量表，均分为 4 级。痰量不太适合于急性上呼吸道感染、急性支气管炎所致的咳嗽，仅适用于慢性支气管炎急性发作、支气管扩张等，有待于根据病种重新制定。由于儿童咯痰困难，为便于临床操作，可以考虑结合肺部听诊进行评价。

7.3　疗效评价标准

小儿咳嗽及其涉及疾病、中医证候的疗效评价实际上均以咳嗽为核心内容。传统治疗认为，急性上呼吸道感染、气管—支气管炎，均以疾病疗效为主要疗效评价指标，并用之计算例数。相应的疗效评价标准也很多，如《中医儿科病证诊断疗效标准·咳嗽》《儿科疾病诊断与疗效标准》中所列标准。也有以单项症状体征计分相加，再按尼莫地平法分级者。对于中医证候的综合疗效及单项证候，一般仍沿用传统的尼莫地平法进行评价。

8 安全性评价

除血、尿、便常规，肝、肾功能和心电图等安全性指标外，还应根据处方特点、临床前毒理试验结果、适应证特点等选择具有针对性的安全性评价指标。

中药止咳化痰药，如杏仁、百部、枇杷叶、前胡、桔梗、白前、半夏、胆南星、贝母、瓜蒌、天竺黄、紫菀、款冬花、葶苈子、旋覆花/金沸草等，若常规剂量应用，不良反应发生率很低。

咳嗽的临床试验中，一般不主张采用西药镇咳药作对照或合并治疗药，恶心性和刺激性祛痰药目前临床少用。临床常用的痰黏溶解药如羧甲司坦（强利痰灵）、盐酸氨溴索、N-乙酰半胱氨酸等，前二者比较安全，后者常见呛咳、呕吐、流涕、支气管痉挛等不良反应。如作为对照药，应密切观察。

9 合并用药

应根据试验设计、伦理要求、治疗或辅助治疗药物的不同，合理设计合并用药。试验期间有症状时可按需使用解热镇痛药等以缓解突发症状，禁止使用抗生素、黏痰溶解剂、镇咳药物及止咳平喘中药。如果患儿接受了方案规定以外的可能对疗效评价产生影响的伴随治疗或与研究药物同类型的药物等，则应退出研究。慢性咳嗽尤其在未明确病因前不主张使用镇咳药。美国儿科学会警示：可待因禁用于治疗各种类型的咳嗽。世界卫生组织（WHO）警告：异丙嗪禁用于2岁以下儿童，禁止作为镇咳药物。要详细记录合并用药情况。在统计分析时，应对上述药物的使用情况进行比较，确保试验组和对照组伴随治疗的可比性。

10 试验的质量控制

咳嗽是多种疾病的主要症状，试验前应进行咳嗽症状评估、生活质量测评的一致性培训。一些急性上呼吸道感染的质控措施也同样适用于咳嗽的临床评价。

【评介】

胡思源教授从事中药临床评价方法学研究20余年，擅长儿童中药的临床评价。本文从适应证定位和试验目的、总体设计及试验的质量控制等方面对小儿咳嗽中药临床研究设计思路和方法进行归纳和分析，为临床医师、科研工作者及学者提供思路和参考。本文由胡思源教授指导、硕士研究生王楠执笔，受国家"十二五"重大新药创制项目资助，发表于《吉林中医药》2013年9月第33卷第9期。

（蔡芸）

二、小儿急性支气管炎临床随机对照试验设计要素的文献研究

【摘要】

目的： 研究小儿急性支气管炎临床随机对照试验的设计要素，为病证结合类临床

试验的标准化设计提供借鉴和指导，提高不同试验结果比较的可行性。同时，也为中华中医药学会标准化项目《儿科系列常见病中药临床试验设计与评价技术指南·急性支气管炎》的制定提供文献依据。**方法：**通过文献研究，系统检索中文学术期刊全文数据库（CNKI）、维普中文科技期刊数据库（VIP）、中国生物医学文献数据库（CMB）、万方数据库（Wanfang Data）、中国临床试验注册中心、PubMed、Embase、Cochrane Library、ClinicalTrials 数据库中 1999~2020 年关于小儿急性支气管炎随机对照临床试验（RCT）中英文文献，对符合纳入标准的文献进行资料提取、分析、归纳，提炼小儿急性支气管炎临床试验设计与评价的主要技术要素。**结果：**检索出 1542 篇文献，最终纳入 19 篇 RCTs，包括中文 17 篇、英文 2 篇。目标定位，17 项（89.47%）研究的主要目的为改善病情 / 症状，1 项（5.26%）为缩短病程，1 项（5.26%）以改善中医证候为主要目的；试验总体设计均采用随机方法，以双盲为主的研究 14 项（73.68%），仅提及使用盲法 1 项（5.26%），其余 4 项未提及盲法设计（21.05%）；采用阳性药对照 14 项（73.68%），安慰剂对照 5 项（26.32%）；多中心研究 17 项（89.47%）；估算样本量 4 项（21.05%）；差异性检验设计 15 项（78.95%），非劣效检验设计 3 项（15.79%），优效性检验 1 项（5.26%）；全部研究中，具有明确的西医诊断标准 16 项（84.21%），有明确中医诊断与辨证标准者 16 项（84.21%）；受试者的选择与退出，全部研究均有纳入标准设计，而有排除标准描述者 16 项（84.21%）；干预措施，纳入的 19 项研究中，干预措施为中成药的 16 项（84.21%）、中西药联合应用 1 项（5.26%）和植物药 2 项（10.53%），有基础治疗设计的 1 项（5.26%）；试验流程，19 项研究均未设置导入期，设计随访研究 1 项（5.26%），随访时间为 3~7 天；疗程 5~7 天，以 5 天为主；有效性评价，19 项研究，以疾病有效率 / 愈显率、BSS 或 BSS-ped 为主要评价指标的有 13 项（68.42%），以咳嗽、咳痰、气促 / 喘息或肺部体征评分为主要评价指标的有 3 项（15.79%），以咳嗽症状积分与时间（天）的曲线下面积（AUC）为主要评价指标的有 1 项（5.26%），以中医证候有效率为主要评价指标 1 项（5.26%），以主要症状（咳嗽、咳痰）基本消失时间为主要评价指标 1 项（5.26%）；安全性评价，19 项研究均有安全性指标设计；有 2 项（10.53%）研究提到试验质量控制；全部研究中，有伦理批件号说明的仅 2 项（10.53%）。**结论：**纳入本研究的文献质量高，信息完善，严格遵守循证医学原则，贴近临床实际，突出中药特色，研究结果涵盖了小儿急性支气管炎临床试验设计与评价的主要技术要素，对中成药治疗小儿急性支气管炎试验设计关键环节和常见问题进行了分析总结，具有较高的借鉴价值，为不同文献之间的结果比较和系统评价，提供了可行性。

【正文】

小儿急性支气管炎（acute bronchitis in children）指的是非特异性支气管炎症，炎症主要累及支气管，为小儿常见的呼吸道疾病，发病率高，以冬春季最为多见，婴幼儿期发病较多。临床上主要表现为咳嗽、咳痰，肺部可闻及不固定的干湿啰音。疾病常呈自限性，全身症状可在数天内消失，但咳嗽、咳痰一般持续 2~3 周。初始病原以病毒为主，主要有呼吸道合胞病毒、柯萨奇病毒、流感病毒、副流感病毒、埃可病毒或腺病毒等，在病毒感染的基础上，致病细菌可引起继发感染，或为其合并感染。本病隶属于中医儿科学的"咳嗽"范畴，常见证候包括风寒袭肺证、风热犯肺证、燥邪犯肺证、痰热壅肺证、痰湿阻肺证等。

本病可伴有喘息症状，也称喘息性支气管炎（asthmatic bronchitis），是一种与过敏相关的、常与呼吸道感染有关的呼吸系统疾病，肺实质很少受累，但部分患儿可发展为支气管哮喘。患者多以婴幼儿为主，该病在各个时间段均可发生，但好发于春冬季，以咳嗽、发热、喘息为主要临床症状。在很多呼吸系统疾病中均可伴随出现喘息性支气管炎，且病程极易迁延。有文献指出，约34%的儿童在3周岁之前出现至少1次喘息，有近50%的儿童在6岁前会出现至少1次喘息的发作。

近年来，国内外小儿急性支气管炎的临床研究文献逐渐增多，但水平参差不齐，试验设计差异较大。传统中医药在此病种上积累了丰富的临床经验，具有显著的治疗优势与特色。为了科学地证明中医药的疗效，中医药治疗小儿急性支气管炎的临床研究层出不穷。然而仔细评价这些研究，不难发现其方案设计中的诸多问题，例如，研究设计类型不合适、排除标准和纳入标准不科学、对照组措施选择不当、缺乏症状量化分级、结局指标选择不当、合并/禁止用药设定不明确等，这些问题都对临床试验结果的真实准确产生了巨大影响。遂本课题组系统检索1999~2020年国内外期刊中急性支气管炎文献，以改良 Jadad 量表评分为主要入选标准，分析、归纳、整理小儿急性支气管炎临床试验设计与评价的主要技术要素，以期为小儿急性支气管炎中药临床试验的标准化设计提供借鉴和指导。

1 资料与方法

1.1 纳入标准

1）研究适应证：小儿急性支气管炎；2）研究类型：临床随机对照试验（randomized controlled trial，RCT）；3）受试人群：儿童群体，年龄 < 18 岁；4）干预措施：口服药物（中药、植物药或化学药物）或药物外治法（穴位贴敷治疗）；5）纳入年限：1999~2020年；6）改良 Jadad 量表，国内外文献 ≥ 3 分；7）发表语种：中文或英文。

1.2 排除标准

1）适应证有合并病（支气管哮喘、肺炎或慢性阻塞性肺疾病等）；2）重复发表的文献；3）非临床 RCT（综述、会议、观察性研究、动物实验或半随机对照试验等）；4）试验设计有明显错误或无法获取有效信息的文献。

1.3 检索策略

检索中文学术期刊全文数据库（CNKI）、维普中文科技期刊数据库（VIP）、中国生物医学文献数据库（CMB）、万方数据库（Wanfang Data）、中国临床试验注册中心、PubMed、Embase、Cochrane Library 和 ClinicalTrials 等数据库中的临床研究文献，由于1999 年是全国文献量剧增的一个年份，自此以后文献量逐年增多，为了保证文献检索的全面性，所以检索时间 1999 年 1 月 1 日~2020 年 12 月 31 日。中文检索词包括：急性支气管炎、喘息性支气管炎；儿童、小儿、幼儿、青少年；临床试验、临床疗效、随机、随机对照试验；英文检索词包括：acute tracheobronchitis、acute bronchitis、asthmatic bronchitis、a kind of bronchitis that wheeze、infant*、chlid*、adolesen*、pediatric、juvenil*、preschool、schoolage*、RCT、randmoized controlled trial、random* 等。

1.4 文献筛选、质量评价和资料提取

1.4.1 文献筛选

参考 Cochrane 协作网系统评价员手册制定文献纳入方法：1）将所有文献导入 NoteExpress 3.2.0.7629 文献管理软件中并查重，剔除重复文献；2）阅读剩余文献题目和摘要，排除不符合要求的文献；3）下载相关文献全文并阅读，剔除不符合纳入标准的文献。

1.4.2 质量评价

1）改良 Jadad 量表 ≥ 4 分的文献视为高质量文献；2）Cochrane 偏倚风险评价，对纳入文献随机序列生成、是否有分配隐藏、受试者及研究人员盲法、结局评价者盲法、结局数据完整性、选择性报告及其他偏倚 7 个条目进行评价。

1.4.3 资料提取

由两位研究者分别提取纳入文献的信息并整理到 Excel 表中，对存在有争议的文献由第 3 位评价者核对。提取内容主要有题目、作者、年份、目标定位、试验设计（随机、对照、盲法、检验类型、多中心、样本量等）、诊断标准、纳入标准、排除标准、退出（脱落）标准、干预措施、疗程、合并治疗与用药、有效性评价指标及安全性评价指标（观察指标、评价时点、评估工具、指标测量方法及定义）、导入期及随访、质量控制及伦理学要求等。

2 结果

2.1 检索结果

共检索文献 1542 篇，其中 CNKI 521 篇、CBM 386 篇、万方数据库 309 篇、VIP 181 篇、中国临床试验注册中心 2 篇、PubMed 41 篇、Embase 59 篇、Cochrane Library 41 篇、ClinicalTrials 2 篇。筛除重复文献 352 篇；阅读题目、摘要筛除与本研究明显不相关的文献 659 篇（如非随机对照试验、综述、Meta 分析、系统评价、临床护理类、非中药或非药物治疗等）；阅读全文筛除文献 208 篇（如试验设计错误、无法下载全文、纳入人群年龄 > 18 岁，有合并症等）；筛除改良 Jadad 量表评分 < 3 分的文献 304 篇，最终纳入 19 篇 RCTs。19 项研究中，共纳入 5548 例受试者，年龄 3 个月 ~18 岁，其中试验组 3581 例、对照组 1967 例，样本量最大 480 例、最小 44 例（其中 1 项研究采用 4 个平行治疗组）。

2.2 纳入研究的质量评价

纳入研究的 19 项 RCTs 总体偏倚风险较低，文献质量较高。9 项研究详细描述了随机的产生方法，主要为分层区组随机，其次是计算机生成的随机数字；2 项研究使用了分配隐藏，为密闭信封法；15 项研究提到了双盲设计，1 项研究通过第三方评价的方式实现了结局评价者盲；全部文献结局数据完整；所有研究均未发现有选择性报告的风险，也没有足够信息评估是否存在其他重要的偏倚风险。

3 结果分析

3.1 研究目的

纳入的 19 项研究中，国内研究 17 项（89.47%），国外研究 2 项（10.53%）。17 项研究以改善症状 / 病情为主（89.47%），1 项以缩短病程为主（5.26%），还有 1 项研究则以改善中医证候为主要目的。

3.2 研究总体设计

19 项研究均采用随机设计，其中 14 项研究为双盲法（73.68%），1 项仅提及使用盲法（5.26%），4 项未提及盲法设计（21.05%）；4 项样本量估算（21.05%）；5 项为安慰剂对照（26.32%），14 项采用阳性药对照（急支糖浆/颗粒、金振口服液、小儿肺热咳喘口服液、射麻口服液、氨溴索口服液、儿童清肺口服液和小儿化痰止咳颗粒）（73.68%）；17 项为多中心研究（89.47%）；15 项差异性检验设计（78.95%），3 项非劣效检验设计（15.79%），1 项优效性检验（5.26%）。

3.3 诊断标准与辨证标准

19 项研究的西医诊断标准中，具有明确来源者 16 项（84.21%），其中以参照各版《诸福棠实用儿科学》为主；中医诊断标准，17 项国内研究中有明确中医诊断标准的 16 项，并以参考《中医病证诊断疗效标准》为主（94.12%）。

3.4 受试者的选择与退出

19 项研究均设计了病例纳入标准，主要包括 6 个方面。1）适应证：19 项研究均符合急性支气管炎的诊断标准。其中，17 项研究明确表明符合西医诊断标准（89.47%），2 项未说明（10.53%）；16 项研究明确要求符合中医诊断标准或中医辨证标准，占中药参与治疗文献的 94.12%。2）年龄：对受试者年龄范围进行限定的研究 18 项（94.74%），涉及的年龄范围为 3 个月 ~18 岁。全部研究纳入患儿的年龄下限为 3 个月 ~6 岁，上限为 7~18 岁。3）病程：15 项研究对入选病程做出限定（78.95%），其中，病程 ≤ 48 小时的 9 项（60%），≤ 72 小时的 6 项（40%）。4）病情严重程度：有 10 项对病情进行了限定（52.63%），其中限定体温或体温加基线咳嗽积分 ≥ 3 分的有 5 项（50%），限定中度以上咳嗽的 2 项（20%），症状体征总积分 ≥ 9 分的 1 项（10%），支气管炎特异性症状（BSS）总分 ≥ 5 分的 2 项（20%）。5）入选前的治疗情况：有诊前治疗规定 8 项（42.10%），其中发病后未使用过抗生素等抗感染化学药或同类中药 7 项（87.50%），就诊前未曾使用抗生素、止咳化痰药等对咳嗽有影响的中药和化学药物 1 项（12.50%）。6）知情同意情况：仅 12 项研究签署了知情同意书（63.16%）。

16 项研究设计了明确的病例排除标准。1）与病种特点有关的排除标准：排除内伤咳嗽和年龄 6 个月以下，14 岁以上者各 1 项（6.25%），与本病难以鉴别的疾病 11 项（68.75%），如毛细支气管炎、肺炎、肺脓肿以及重症支气管炎与肺炎早期等，排除有合并感染的疾病、体温超上限、高热惊厥和实验室指标异常的各 12 项（75%），排除急性传染病 2 项（12.50%），排除不符合中医辨证的 3 项（18.75%）。2）与试验用药相关排除标准：主要是应用禁用药物 3 项（18.75%），包括可能影响疗效或安全性评估的药物，特别是同类药、对主要疗效指标有影响的药物，如止咳化痰药、抗生素、支气管扩张剂、糖皮质激素等。3）设计了通用排除标准：16 项研究（84.21%），包括合并严重的心、肝、肺、血液疾病，或影响其生存的严重疾病 16 项（100%），免疫缺陷、营养不良患儿 4 项（25%），过敏体质 3 项（18.75%），对试验药物过敏 15 项（93.75%），根据医生判断，容易造成失访者或不宜入组 11 项（68.75%）。

19 项研究中，设计退出（脱落）标准的有 7 项研究，9 项研究有退出/脱落病例的表达；研究者决定退出的有 5 项。

3.5　干预措施

纳入的 19 项研究中，干预措施为中医药 16 项（84.21%）、中药化药联合应用 1 项（5.26%）和植物药 2 项（10.53%）。中医药干预的 16 项中，颗粒剂 6 项（37.50%）、口服液 3 项（18.75%）、中药贴敷 3 项（18.75%）、糖浆 2 项（12.50%）、片剂和丸剂各 1 项（6.25%）；植物药 2 项，均为植物药天竺葵制剂；中药联合化药治疗中，为颗粒剂联合头孢干混悬剂。

3.6　疗程

纳入的 19 项研究疗程均在 5~7 天，以 5 天为主。其中，以改善症状 / 病情者疗程多为 5~7 天，全部研究中仅 1 项以缩短病程为干预措施，疗程为 5 天。19 项研究的疗程分别为 5 天的 12 项（63.16%），6 天的 3 项（15.79%），1 周的 4 项（21.05%）。

3.7　导入期与随访

设立导入期的目的一般有 2 个，一则清洗既往治疗用药，二则收集或稳定基线数据。全部纳入的 19 项研究中，均未设计导入期；设计随访研究 1 项（5.26%），随访时间为 3~7 天，目的为观察小儿急性支气管炎的复发情况。

3.8　有效性评价

全部研究中，若以改善病情 / 症状体征为主要目的，评价指标可以选择疾病有效率 / 愈显率、BSS/ BSS-ped 或者咳嗽、咳痰、气促 / 喘息或肺部体征评分，还可以选择咳嗽症状积分与时间（天）的曲线下面积（AUC）；若以改善中医证候为主要目的，可以选择中医证候临床有效率作为主要评价指标；若以缩短疾病病程为主要目的，则可以选择主要症状（咳嗽、咳痰等）定义的疾病临床痊愈时间为主要评价指标。19 项研究中，以疾病有效率 / 愈显率为主要评价指标的有 11 项（57.89%），以咳嗽、咳痰、气促 / 喘息或肺部体征评分为主要评价指标的有 3 项（15.79%），以咳嗽症状积分与时间（天）的 AUC 为主要评价指标的有 1 项（5.26%），以中医证候有效率为主要评价指标 1 项（5.26%），以主要症状（咳嗽、咳痰）基本消失时间为主要评价指标 1 项（5.26%），以支气管炎特异性症状体征积分 BSS 或 BSS-ped 为主要评价指标的 2 项（10.53%）。

次要指标，包括中医证候疗效 / 积分 9 项（47.37%），咳嗽起效时间 4 项（21.05%），单个症状疗效 5 项（26.32%），症状体征与舌脉积分的变化情况 10 项（52.63%），理化检查指标 7 项（36.84%），IMOS 量表和 IMPSS 量表各 2 项（10.53%），FGK 问卷、咳嗽消失率以及完全退热时间 1 项（5.26%）。

3.9　安全性评价

纳入的全部研究中，19 项研究（100%）均对不良事件 / 不良反应进行了详细描述，15 项研究（78.95%）对实验室常规检查进行描述，6 项研究（31.58%）对生命体征进行描述。

4　讨论

系统检索 CNKI、VIP、CMB、万方数据库、中国临床试验注册中心、PubMed、Embase、Cochrane Library、ClinicalTrials 数据库中的小儿急性支气管炎临床 RCT 中英文文献，从 1999 年至 2020 年间临床随机对照试验文献，应用改良 Jadad 量表评分评估，最终纳入 19 篇文献。

归纳分析小儿急性支气管炎临床试验的设计要素，主要包括以下 9 点。1）目标定位：小儿急性支气管炎的目标定位一个是改善症状／病情，一个是缩短病程，还有一个是改善中医证候。由于多数国内外研究均把改善患儿症状／病情作为出发点，遂建议将改善症状／病情作为药物治疗的主要研究目标，最终应是通过症状的缓解，达到改善患儿病情，促进痊愈的目的。2）试验总体设计：试验总体设计应采取随机、对照、双盲法、多中心的方法。对照药可选择阳性药，也可选择安慰剂。3）诊断与辨证标准：小儿急性支气管炎西医诊断标准建议采用《诸福棠实用儿科学》，中医辨证标准建议参照国内权威著作或教科书。4）纳入标准：入选儿童要符合小儿急性支气管炎的中西医诊断标准；年龄 1~18 岁，建议急性支气管炎必须涵盖 6 岁以下年龄段。若以喘息性支气管炎为适应证，则主要考虑选择 3 岁以下婴幼儿；病程不超过 72 小时；入选病情或入选前的治疗情况做适当的限制，如诊前 24 小时体温 ≤ 38.5℃，BSS 评分 ≥ 5 分，基线咳嗽积分 ≥ 3 分，中度以上咳嗽、咳痰或诊前用药等；签署知情同意书。5）排除标准：与目标适应证相关的疾病（如内伤咳嗽、毛细支气管炎、肺炎、肺脓肿以及重症支气管炎与肺炎早期等），与试验用药相关的应排除（如影响疗效或安全性评估的药物，特别是同类药、对主要疗效指标有影响的止咳化痰药、抗生素、支气管扩张剂、糖皮质激素等），通用的排除标准（如合并严重的心、肝、肺、血液，或影响其生存的严重疾病、免疫缺陷、营养不良患儿。过敏体质、对试验药物过敏和根据医生判断，容易造成失访或不宜入组者）应排除。6）脱落标准：包括研究者决定退出、受试儿童自愿退出及受试儿童虽未明确提出退出试验，但不再接受用药及检测而失访。7）试验流程：本病自然病程短，不适宜设置导入期；根据观察指标不同，设计 3~7 天，甚至更长时间的随访。疗程设为 5~7 天，也可根据研究目的设计更长的疗程。对照药阳性药及安慰剂所占比例较大，试验药物国内多选用中成药，国外均为植物药。8）疗效评价：目标主要为改善病情／症状，观察主要指标建议选择支气管炎特异性症状体征积分（BSS 或 BSS-ped），疾病有效率／愈显率，咳嗽、咳痰、气促／喘息或肺部体征评分；根据适应证及试验设计，将咳嗽起效时间、单项症状消失率和症状体征积分变化及消失率作为次要指标进行观察。酌情选用其中的 1~2 个，对观察指标进行评价。9）安全性评价：一般选择临床不良事件／不良反应、实验室理化检查等常规指标，重点观察试验用药相关的不良反应。以临床不良事件／不良反应发生率为主要评价指标。

随着国家药品监督管理部门对于药物临床试验的日益重视，提高临床试验设计、凸显中医药特色评价方法体系成为每一个研究者的必修课。本研究本着循证医学原则，病证结合，符合临床实际，突出中医药优势治疗，阐述了中医药治疗小儿急性支气管炎试验设计要点。

综上，纳入本研究的文献质量较高，信息完善，研究结果涵盖了小儿急性支气管炎病证结合类中药临床试验设计与评价的主要技术要素，虽难免失于全面，但对中成药治疗小儿急性支气管炎试验设计关键环节和常见问题进行了分析，为临床研究提供建议，具有一定的借鉴价值。

【评介】

近年来，中药治疗小儿急性支气管炎的随机对照试验不断增加，但研究质量良莠不齐，难以为临床提供高质量证据。为此，胡思源教授带领团队牵头制定了《儿科系列常见病中药临床试验设计与评价技术指南·急性支气管炎》。本文通过对国内外小儿急性支气管炎随机对照试验的设计要素进行归纳总结、探索该病目前的临床研究进展情况，为指南制定提供了文献依据。本文由硕士研究生成天萌整理成文，发表于《药物评价研究》2022年1月第45卷第1期，并受国家"十三五"重大新药创制项目"儿童中药新药临床评价技术示范性平台建设"课题（2020ZX09201-008）资助。

（蔡芸）

第四章

反复呼吸道感染

第一节　循证研究

一、龙牡壮骨颗粒治疗小儿反复呼吸道感染肺脾气虚证多中心随机对照临床观察

【摘要】

目的：评价龙牡壮骨颗粒治疗小儿反复呼吸道感染（肺脾气虚证）的临床疗效及安全性。方法：本研究采用分层区组随机、双盲双模拟、阳性药（匹多莫德颗粒）平行对照、非劣效性检验、多中心临床研究的方法，计划纳入 240 例患儿，以 1：1 比例分为观察组和对照组。疗程 8 周，随访 12 个月。观察指标为疾病痊愈率、呼吸道感染次数、平均病程、中医证候疗效、单项症状疗效、免疫指标疗效及安全性指标。结果：本次试验 10 家研究中心共入选受试者 237 例，其中，观察组 118 例，对照组 119 例。236 例进入全分析集（FAS），210 例进入符合方案数据集（PPS），236 例进入安全性数据集（SS）。两组基线资料差异均无统计学意义，具有可比性。观察组疾病痊愈率为 75.21%（88/117），对照组为 73.95%（88/119），两组差值的 95% 置信区间（CI），FAS 为 1.26%（-9.85%，12.37%），PPS 为 3.81%（-6.28%，13.90%），在非劣界值为 10% 的条件下，治疗终点疾病痊愈率的非劣效检验成立，FAS，PPS 分析结论一致。上呼吸道感染、支气管炎、肺炎次数及病程的组间比较，差异均无统计学意义。中医证候等级疗效，治疗 4 周两组间比较，差异无统计学意义，治疗 8 周两组间比较，差异有统计学意义（$P < 0.01$）。单项症状消失率，治疗 4 周，各单项症状消失率（面色少华、形体消瘦、少气懒言、气短、食少、纳呆、多汗、大便稀溏）的组间比较，差异均无统计学意义；治疗 8 周，仅少气懒言、纳呆、多汗的消失率的组间比较，差异均有统计学意义（$P < 0.05$）；免疫指标基线及治疗后 8 周的组间比较，差异均无统计学意义；除观察组的 CD8 外（$P < 0.05$），其余免疫指标，治疗前后的

自身比较，差异均无统计学意义。两组不良反应发生率的组间比较，差异无统计学意义。
结论：龙牡壮骨颗粒治疗小儿反复呼吸道感染（肺脾气虚证）改善疾病痊愈率非劣于匹多莫德颗粒，且药物安全性良好，具有临床推广价值。

【正文】

小儿反复呼吸道感染（RRTI）是以上呼吸道感染、支气管炎及肺炎在一段时间内反复发生、超过一定的范围为主要临床特征的小儿肺系疾病，是儿科常见病。本病多见于幼儿及学龄前期儿童，近年来发病率日趋升高，儿科门诊发病率可达30%，以6岁以下为高发年龄段，发病率在9.0%~13.3%。RRTI与多种因素有关，如免疫力、喂养方式、居住环境及遗传等，其中导致RRTI的重要因素为免疫力低下。呼吸道感染反复发作容易导致多种系统疾病，如呼吸系统的哮喘、心血管系统的心肌炎、泌尿系统的肾炎等，若久病不愈，患儿抵抗力更加下降，不仅直接影响小儿的健康，还可变生他病，消耗其他器官及免疫系统功能，使病情日趋复杂，严重影响患儿的生长发育。

龙牡壮骨颗粒是已上市中成药，功效为强筋壮骨、和胃健脾，用于小儿佝偻病，软骨病；对小儿多汗、消化不良、发育迟缓等症也有治疗作用。小儿RRTI肺脾气虚证主要矛盾为正气虚弱，治疗上应偏重扶正固本，以提高抗病能力，在临床中治疗小儿RRTI肺脾气虚证时诸多医家使用龙牡壮骨颗粒，皆可取得理想的疗效。前期查阅文献，孙晓明采用龙牡壮骨颗粒联合健脾益肺口服液治疗RRTI疗效较好，但其治疗为健脾益肺口服液联合龙牡壮骨冲剂使用，未单独使用龙牡壮骨颗粒。现为评价单独使用本品对于小儿RRTI（肺脾气虚证）是否具有较好的临床疗效及安全性，课题组开展了本次研究。

1 资料与方法

1.1 一般资料

本次临床试验计划纳入240例受试儿童，采用以中心为分层因素的区组随机，由SAS v9.2生成随机分配表，按1∶1比例随机分为观察组和对照组。采用双盲的研究方法，通过双模拟的形式完成，分二级设盲；由与本次临床试验无关的人员按照随机分配表完成试验药物的包装和编盲，并将随机表密封保存，由专人保管；为保障受试者权益，设立应急信件用于紧急揭盲。选择匹多莫德颗粒作为阳性药进行平行对照，采用非劣效性检验的方法。本研究于2016年6月至2021年3月开展，由天津中医药大学第一附属医院、贵州医科大学第二附属医院、吉林大学第二医院、迁安市中医医院、大庆市人民医院、黔东南苗族侗族自治州中医医院、河南中医药大学第一附属医院、安阳市中医院、武汉科技大学附属天佑医院等单位共同完成。本研究经天津中医药大学第一附属医院医学伦理委员会审查批准（TYLL2015［Y］字030），全部受试者均签署知情同意书。

1.2 西医诊断标准

根据中华医学会儿科学分会呼吸学组及中华儿科杂志编辑委员会修订的《反复呼吸道感染的临床概念和处理原则》，鉴于呼吸道感染发病具有明显的季节性，明确提出诊断所需的时间段应为1年，并将下呼吸道感染单独计算次数用于诊断。见表1。

表 1　RRTI 西医诊断标准

年龄 / 岁	反复上呼吸道感染 / 次·年$^{-1}$	反复下呼吸道感染 / 次·年$^{-1}$	
		反复气管支气管炎	反复肺炎
≤ 2	7	3	2
> 2，≤ 5	6	2	2
> 5，≤ 14	5	2	2

注：1）2 次感染间隔时间至少 > 7 天。2）若上呼吸道感染次数不够，可以将上、下呼吸道感染次数相加，反之则不能；但若反复感染以下呼吸道为主，则应定义为下呼吸道感染。3）确定次数需连续观察1 年。4）反复肺炎指 1 年内反复患肺炎 2 次，肺炎须由肺部体征和影像学证实，2 次肺炎诊断间肺炎体征和影像学的改变应完全消失。

1.3　中医诊断标准

参照《中医儿科常见病诊疗指南》（2012）制订。主症：反复外感。兼次症：1）面黄少华；2）形体消瘦；3）肌肉松软；4）少气懒言；5）气短；6）食少纳呆；7）口不渴；8）多汗，动则易汗；9）大便溏薄。舌脉指纹：1）舌质淡；2）苔薄白；3）脉无力，指纹淡。主症必备，兼具兼次症 3 项，参考舌脉指纹，即可辨证诊断。

1.4　纳入标准

1）符合小儿反复上呼吸道感染西医诊断；2）中医辨证为肺脾气虚证；3）年龄 3~5岁，性别不限；4）病程 ≥ 1 年；5）非急性感染期患儿，或急性感染期恢复后至少 1 周；6）家长或监护人签署知情同意书。

1.5　排除标准

1）患有严重的原发病的呼吸道感染儿童如原发性免疫缺陷病、获得性免疫缺陷综合征、先天性心脏病等；2）既往 1 年中以反复下呼吸道感染为主者；3）近 1 年内系统使用免疫抑制剂者或免疫增强剂进行治疗的患儿，或服用其他治疗 RRTI 药物者；4）对试验用药品过敏或既往有过敏性疾病（如过敏性鼻炎、过敏性哮喘等）的患儿；5）近 3 个月内参加过其他药物临床试验的患儿；6）研究者认为不适合入选本试验的患儿。

1.6　治疗方法

1.6.1　试验药物

观察组予龙牡壮骨颗粒（国药准字 Z42021662，批号 1608856，每袋 5g），匹多莫德颗粒模拟剂（批号 160101，每袋 0.4g），阳性药组予匹多莫德颗粒（国药准字 H20030325，批号 151030A，每袋 0.4g），龙牡壮骨颗粒模拟剂（批号 160201，每袋 5g），均由健民药业集团股份有限公司提供。

龙牡壮骨颗粒制备方法：龟板、龙骨、牡蛎 3 味药材加水煎煮 4 次，每次 2 小时，煎煮完成后将 4 次药液合并，其他 9 味药材加水煎煮 3 次，每次 2 小时，煎煮完成后将 3 次药液合并；合并全部药液后将其滤过，浓缩至相对密度为 1.32（20℃）的清膏。取清膏，将其与糖粉、鸡内金粉、乳酸钙、葡萄糖酸钙及维生素 D 混匀后制成颗粒，干燥，即得。制剂使用的中药饮片均由健民药业集团股份有限公司统一采购，按照中国药典及相关内控标准由其质量中心完成质量检验后用于临床研究。

1.6.2 服用方法

龙牡壮骨颗粒及其模拟剂，开水冲服，< 2 岁每次 5g，2~7 岁每次 7g，> 7 岁每次 10g，每日 3 次。匹多莫德颗粒及其模拟剂，口服，每次 1 袋，每日 1 次（早餐前）。疗程 8 周，随访 12 个月。试验过程中，若出现急性感染，可停止用药。

1.6.3 合并用药规定

试验过程中，若发生急性感染，可针对不同病情如支气管炎、肺炎、上呼吸道感染给予相应治疗，直至病情痊愈。不得合并使用其他治疗小儿 RRTI 的中药、西药及免疫力调节剂等；受试者的所有合并用药均应详细记录在病例报告表及原始病历中，记录药物的详细使用情况，并判定合并用药是否影响试验用药的疗效。

1.7 有效性观察指标及观测时点

1）疾病痊愈率，随访 12 个月评估；2）呼吸道感染次数、平均病程，随访 12 个月计算；3）中医证候疗效、单项症状疗效，治疗 4、8 周评价；4）免疫指标［血清免疫球蛋白（IgA，IgG，IgM）和 T 淋巴细胞亚群（$CD4^+$，$CD8^+$，$CD4^+/CD8^+$）］，基线、治疗 8 周检测，治疗 8 周评价。以疾病痊愈率作为主要评价指标。

1.8 疗效评价标准

1.8.1 疾病痊愈

临床痊愈指随访 12 个月内呼吸道感染次数和病情符合同年龄组正常标准（按入组时年龄计）。

1.8.2 中医证候疗效

参考《中药新药临床研究指导原则（试行）》制订中医证候分级量化标准，包括面色少华、形体消瘦、少气懒言、气短、食少、纳呆、多汗、大便稀溏症状，根据症状严重程度分为 4 个等级，分别赋 0、1、2、3 分。临床痊愈，证候计分和减少 ≥ 90%；显效，60% ≤ 证候计分和减少 < 90%；有效，30% ≤ 证候计分和减少 < 60%；无效，证候计分和减少 < 30%。证候积分和减少率 ＝（疗前总积分和 – 疗后总积分和）/ 疗前总积分和 × 100%。

1.9 安全性评价指标

以临床不良反应发生率为主要安全性评价指标。1）临床不良事件 / 反应发生率，随时观察；2）生命体征，基线，用药满 4、8 周测量；3）血常规、尿常规、心电图和肝肾功能，基线、治疗 8 周检测。

1.10 统计学方法

采用 SAS v9.2 统计分析软件进行数据分析。定量数据，描述其例数、均数、标准差。组间比较，采用 t 检验或 Wilcoxon 秩和检验，自身前后的比较采用配对 t 或符号秩和检验。定性数据，描述各种类的例数及其所占百分比。组间的比较，用 χ^2 检验，或 Fisher 精确概率法；等级资料的组间比较，采用 Wilcoxon 秩和检验或 CMH χ^2 检验。假设检验均采用双侧检验，检验水准 α=0.05。有效性结论基于全分析集（FAS），符合方案数据集（PPS）的分析结果，安全性结论基于安全性数据集（SS）。

2 结果

2.1 入组病例分布与数据集划分

本次试验 10 家研究中心共入组受试者 237 例（对照组 119 例，观察组 118 例），其中，236 例进入 FAS（对照组 119 例，观察组 117 例），210 例进入 PPS（对照组 108 例，观察组 102 例），236 例进入 SS（对照组 119 例，观察组 117 例）。

观察组 1 例受试者因自行退出，且无用药记录，未进入 FAS；观察组 8 例受试者失访，对照组 8 例受试者失访，观察组 3 例受试者合并其他用药，观察组 2 例受试者自愿退出，对照组 1 例受试者自愿退出，观察组 1 例出现 AE，对照组 1 例出现 AE，对照组 1 例依从性差，观察组 1 例不符合纳入标准，未进入 PPS。

2.2 一般资料比较

全部进入 FAS、PPS 分析总体患者，其人口学资料（年龄、身高、体质量，民族、性别），疾病相关情况（上感次数、支气管炎次数、肺炎次数、既往病史、药物过敏史、家族史），合并疾病情况（诊前合并疾病、诊前合并用药）差异均无统计学意义，具有可比性，且 FAS、PPS 分析结论一致。见表 2。

2.3 疾病痊愈率比较

疾病痊愈率组间比较差异无统计学意义；校正中心后，差异无统计学意义，且 FAS、PPS 分析结论一致。观察组 – 对照组差值的 95% 置信区间（CI），FAS 为 1.26%（–9.85%，12.37%），PPS 为 3.81%（–6.28%，13.90%），在非劣界值 10% 的条件下，治疗终点疾病痊愈率的非劣效检验成立，FAS、PPS 分析结论一致。见表 3。

2.4 呼吸道感染次数、平均病程比较

上呼吸道感染、支气管炎、肺炎感染次数及病程，组间比较差异均无统计学意义。FAS、PPS 分析结论一致。见表 4。

2.5 中医证候疗效比较

治疗 4 周，两组中医证候疗效的 FAS（PPS）分析显示，两组组间比较，差异无统计学意义，且 FAS、PPS 分析结论一致。见表 5。治疗 8 周，两组中医证候疗效的 FAS（PPS）分析显示，中医证候等级疗效的组间比较，差异有统计学意义（Z=–3.26，$P < 0.01$），且 FAS、PPS 分析结论一致。见表 6。

2.6 单项症状消失率比较

治疗 4 周后，面色少华、形体消瘦、少气懒言、气短、食少、纳呆、多汗、大便稀溏消失率，组间比较差异无统计学意义。FAS、PPS 分析结论一致。治疗 8 周后，面色少华、形体消瘦、气短、食少、大便稀溏消失率，组间比较差异无统计学意义，少气懒言消失率（χ^2=6.47，$P < 0.05$）；纳呆率消失率（χ^2=7.48，$P < 0.01$）；多汗消失率（χ^2=6.21，$P < 0.05$），组间比较差异有统计学意义，FAS、PPS 分析结论一致。见表 7。

2.7 免疫指标比较

治疗 8 周后，IgA，IgG，IgM，$CD4^+$，$CD8^+$，$CD4^+/CD8^+$ 组间比较，差异均无统计学意义。FAS、PPS 分析结论一致。

治疗 8 周后，除观察组的 $CD8^+$ 外（$P < 0.05$），其余免疫指标，治疗前后的自身对比，差异均无统计学意义，且 FAS、PPS 分析结论一致。

表 2 FAS 分析集人口学资料一般资料

组别	年龄/年 ($\bar{x}\pm s$)		身高/cm ($\bar{x}\pm s$)		体质量/kg ($\bar{x}\pm s$)		性别/例		民族/例		家族史/例		药物过敏史/例	
	n	结果	n	结果	n	结果	n	男/女	n	汉族/非汉	n	无/有	n	无/有
观察	117	4.235±0.908	107	105.265±9.199	116	17.437±3.365	117	68/49	117	101/16	117	116/1	117	113/4
对照	119	4.142±0.863	118	104.407±8.540	119	17.416±3.382	119	68/51	119	101/18	119	119/0	119	113/6

组别	上呼吸道感染/次 ($\bar{x}\pm s$)		支气管炎/次 ($\bar{x}\pm s$)		肺炎/次 ($\bar{x}\pm s$)		既往病史/例		其他过敏史/例		合并疾病/例		合并用药/例	
	n	结果	n	结果	n	结果	n	无/有	n	无/有	n	无/有	n	无/有
观察	117	6.795±2.087	117	1.222±1.068	117	0.590±0.745	117	115/2	117	117/0	117	107/10	117	99/18
对照	119	7.084±2.153	119	1.084±0.777	119	0.555±0.647	119	115/4	119	117/2	119	112/7	119	103/16

表 3　FAS 分析集随访 12 个月疾病痊愈率比较

组别	n	痊愈 / 例	未痊愈 / 例	痊愈率 /%
观察	117	88	29	75.21
对照	119	88	31	73.95

表 4　FAS 分析集随访 12 个月呼吸道感染次数、平均病程比较

项目	上呼吸道感染 / 次		急性支气管炎 / 次		肺炎 / 次	
	n	结果	n	结果	n	结果
观察	117	2.359 ± 2.554	117	0.658 ± 1.226	117	0.111 ± 0.342
对照	119	2.555 ± 2.869	119	0.479 ± 0.711	119	0.109 ± 0.447

项目	上感病程 /d		急支病程 /d		肺炎病程 /d	
	n	结果	n	结果	n	结果
观察	106	3.008 ± 2.634	109	2.541 ± 4.788	112	0.433 ± 1.985
对照	108	2.989 ± 2.305	112	1.932 ± 2.996	117	0.363 ± 1.626

表 5　FAS 分析集治疗 4 周中医证候疗效组间比较 [例（%）]

组别	n	显效	有效	无效
观察	117	13（11.11）	62（52.99）	42（35.90）
对照	119	9（7.56）	60（50.42）	50（42.02）

表 6　FAS 分析集治疗 8 周中医证候疗效组间比较 [例（%）]

组别	n	痊愈	显效	有效	无效
观察	117	20（17.09）	55（47.01）	24（20.51）	18（15.38）
对照	119	9（7.56）	41（34.45）	43（36.13）	26（21.85）

表 7　FAS 分析集治疗 8 周单项症状消失率组间比较 [例（%）]

组别	面色少华			形体消瘦		
	n	消失	未消失	n	消失	未消失
观察	113	45（39.82）	68（60.18）	34	21（61.76）	13（38.24）
对照	117	38（32.48）	79（67.52）	39	16（41.03）	23（58.97）

组别	少气懒言			气短		
	n	消失	未消失	n	消失	未消失
观察	80	54（67.50）	26（32.50）	81	53（65.43）	28（34.57）
对照	76	36（47.37）	40（52.63）	82	51（62.20）	31（37.80）

组别	食少			纳呆		
	n	消失	未消失	n	消失	未消失
观察	89	62（69.66）	27（30.34）	72	54（75.00）	18（25.00）
对照	97	54（55.67）	43（44.33）	75	40（53.33）	35（46.67）

组别	多汗			大便稀溏		
	n	消失	未消失	n	消失	未消失
观察	110	60（54.55）	50（45.45）	10	6（60.00）	4（40.00）
对照	111	42（37.84）	69（62.16）	14	13（92.86）	1（7.14）

2.8 安全性指标结果分析

试验期间，发生不良事件 17 例（19 例次），其中，观察组 10 例（12 例次），发生率 8.55%，对照组 7 例（7 例次），发生率 5.88%。组间比较，差异无统计学意义。其中，严重不良事件 2 例（3 例次），观察组为 1 例（2 例次），发生率 0.85%，对照组 1 例（1 例次），发生率 0.84%，组间比较，差异无统计学意义。仅对照组发生的 3 例（3 例次）不良事件，经研究者判断为不良反应，分别表现为肝功能异常、皮疹、呕吐，发生率为 2.52%，组间比较，差异无统计学意义。

生命体征各项指标（体温、心率、呼吸、收缩压、舒张压）基线、疗后 4 周、疗后 8 周的组间比较，差异均无统计学意义。各项实验室理化检查指标，包括血常规、尿常规、心电图、肝功能、肾功能，异转率的组间比较，差异均无统计学意义。

3 讨论

对于小儿 RRTI 的研究多集中在不同药物防治及易感因素的研究方面。RRTI 易感因素包括遗传免疫缺陷因素、各类病毒反复感染因素、细菌的耐药性增加因素等。治疗方面，急性期针对基础疾病积极对症治疗，缓解期应用免疫调节剂或者补充微量元素及多种维生素预防其再发。相关 Meta 分析发现免疫调节剂匹多莫德、细菌溶解产物胶囊、脾氨肽口服冻干粉等均能通过调控免疫功能降低 RRTI 患儿发病率。匹多莫德主要作用于非特异性免疫功能的调节，来提升 RRTI 患儿免疫水平和抵抗力，使得其可以更好地抵抗细菌或者病毒。

小儿 RRTI 在中医治疗方面，具有相对较大的优势。急性感染期偏重祛邪治标。非急性感染期应偏重扶正固本，以提高抗病能力。宋辰斐等认为"本虚"贯穿疾病始末，为本病发病的重要因素。虞坚尔提出本病多由于患儿禀赋不足、体质柔弱或喂养不当、脾胃受损，肺气虚弱、宗气不足而致卫表不能固摄，容易为外邪所侵袭，久病不愈，正气愈损，患儿抵抗力更加下降，故迁延不愈。部分学者认为本病的发病分为内外两因，提出内因为正气不足、卫外的阳气虚弱，失去外固的能力，外因为外邪太盛，小儿脏腑娇嫩，形气未充，故易屡感外邪。可以看出各医家均认为正气虚弱是 RRTI 缓解期的主要矛盾。故复感时，须祛邪务尽，并及时扶助正气。

龙牡壮骨颗粒根据小儿发育规律及肺脾肾三本通补理论，由经典名方四君子汤、生脉散、玉屏风散、龙骨汤化裁而来。由党参、黄芪、麦冬、龟板（醋制）、白术（炒）、山药、五味子（醋制）、龙骨、牡蛎（煅）、茯苓、大枣、甘草、乳酸钙、鸡内金（炒）、维生素 D 和葡萄糖酸钙组成。方中由党参代人参益气健脾，白术、茯苓健脾燥湿、渗湿，麦冬养阴清热、润肺生津，五味子敛阴止汗、生津止咳，黄芪大补肺脾之气，固表升阳，山药、大枣益气健脾补血，炒鸡内金健脾消食，龙骨、牡蛎收敛固涩，龟甲滋阴潜阳、益肾强骨，辅以甘草调和诸药。全方合用，肺脾肾三焦兼补，敛上安下，共奏健脾补肺，兼补肾阴之功。

本研究采用病证结合，治疗小儿 RRTI 的临床试验，当以减少呼吸道感染的发作次数，甚至恢复到同龄正常儿童之常态为目标。故本研究将疾病痊愈率作为主要评价指标。在中医证候方面采用中医证候标准，从整体评价中医证候的改善情况，从单项症状评价消失率，本病的发病与多种因素有关，主要受免疫力等多种因素的影响，其中免疫力低下是导致 RRTI 的重要因素，故选取免疫学指标，作为评价指标之一。

本研究以匹多莫德为对照，龙牡壮骨颗粒治疗小儿 RRTI（肺脾气虚证），疾病疗效痊愈率非劣于匹多莫德颗粒，能够有效改善呼吸道感染次数和平均病程，在中医证候疗效及单项症状消失率方面显示出较好的疗效；此外，试验过程中龙牡壮骨颗粒未出现不良反应，与匹多莫德颗粒相比安全性较好。综上，龙牡壮骨颗粒治疗小儿 RRTI 有效且安全，具有临床推广价值。

【评介】

龙牡壮骨颗粒是已上市儿童中成药，适应证为小儿佝偻病、软骨病、多汗、消化不良、发育迟缓等。该药在治疗小儿反复呼吸道感染肺脾气虚证方面，虽有较多的人用经验，但尚缺乏高级别证据支持。作为原国家卫计委"儿童用药相关政策建议"研究课题示范项目，受中国中药协会和申办者武汉健民药业集团的委托，胡思源教授及团队设计、牵头组织了本项临床研究，并负责了数据管理与统计分析工作。研究结果提示，该药在疾病疗效方面非劣于匹多莫德颗粒，可减少呼吸道感染次数和平均病程，并在缓解中医单项症状方面有较好的疗效。本文由硕士研究生祝新璐整理，发表在《中国实验方剂学杂志》2021 年第 27 卷第 23 期。

（蔡秋晗）

二、玉屏风胶囊与童康片对照治疗小儿反复呼吸道感染肺脾气虚证临床研究

【摘要】

目的：评价玉屏风胶囊治疗小儿反复呼吸道感染肺脾气虚证的有效性，以及临床应用的安全性。**方法**：采用分层区组随机、双盲双模拟、阳性药平行对照、多中心临床研究、双侧差异性检验的方法。**结果**：玉屏风胶囊治疗小儿反复呼吸道感染肺脾气虚证的疾病总有效率试验组 70.77%，对照组 40.91%，双侧差异性检验结果，试验组疗效优于对照组；对中医证候疗效的总有效率 93.85%，对照组 86.36%，两组比较，差异无显著性意义。两组呼吸道感染平均病程、肺脾气虚证的纳呆食少、少气懒言、便溏的总消失率等单项症状与异常舌脉的治疗前后组内比较，差异均有显著性统计学意义。本试验未见不良反应。**结论**：玉屏风胶囊治疗小儿反复呼吸道感染的疾病总有效率明显优于童康片对照组，在减少发病次数、减轻急性感染期病情、缩短病程方面具有一定优势，且临床应用较为安全。

【正文】

玉屏风胶囊是由江苏吉贝尔药业有限公司研制开发的国药准字号药物（国药准字 Z12020023），经原国家食品药品监督管理局有关规定进行国家中药保护品种临床试验。为

评价该药的有效性和安全性，天津中医药大学第一附属医院等4家参试单位于2011年12月~2012年4月，对该药进行了中药保护品种临床试验，现报道研究结果。

1　试验方法

1.1　试验设计

本项试验采用区组随机、双盲双模拟、阳性药平行对照、多中心临床研究、双侧差异性检验的方法。所选病证为小儿反复呼吸道感染肺脾气虚证，按3∶1比例分为试验组和对照组。两组分别使用玉屏风胶囊、童康片及其模拟剂，疗程为12周。试验组为66例，对照组为22例，共计88例。

1.2　诊断标准

小儿反复呼吸道感染西医诊断标准，参照采用2007年12月中华医学会修订的《反复呼吸道感染的临床概念和处理原则》进行诊断和临床分类，指1年以内发生上、下呼吸道感染的次数频繁，超出正常范围。

根据年龄、潜在的原因及部位不同，将反复呼吸道感染分为反复上呼吸道感染和反复下呼吸道感染，后者又可分为反复气管支气管炎和反复肺炎。1）两次感染间隔时间至少7天；2）若上呼吸道感染次数不够，可以将上、下呼吸道感染次数相加，反之则不能，但若反复感染是以下呼吸道为主，则应定义为反复下呼吸道感染；3）确定次数需连续观察1年；4）反复肺炎是指1年内反复患肺炎2次，肺炎需由肺部体征和影像学证实，两次肺炎诊断期间肺炎体征和影像学改变应完全消失，见表1。

表1　反复呼吸道感染判断条件

年龄/岁	反复上呼吸道感染/次·年$^{-1}$	反复下呼吸道感染/次·年$^{-1}$	
		反复气管支气管炎	反复肺炎
0~2	7	3	2
2$^+$~5	6	2	2
5$^+$~14	5	2	2

肺脾气虚证中医辨证标准，参考普通高等教育"十一五"国家级规划教材《中医儿科学·反复呼吸道感染》及《中华人民共和国国家标准·中医临床诊疗术语·证候部分》制定。症状：1）自汗易感；2）恶风；3）面色少华；4）纳呆食少；5）少气懒言；6）便溏；7）舌淡；8）脉弱或指纹淡。其中自汗易感必备，同时至少具备其余7项中的3项即可诊断。

1.3　中医证候分级量化标准

症状自汗易感、恶风、面色少华、纳呆食少、少气懒言、便溏分别赋0、1、2、3分；异常舌脉分无、有两级，分别赋0、1分。

1.4　纳入病例标准

1）符合西医小儿反复呼吸道感染诊断标准及中医肺脾气虚证辨证标准；2）年龄1~5岁；3）病程≥1年；4）入组时应选择非急性感染期患儿，且急性感染期恢复后至少1周；5）家长或受试者监护人签署知情同意书者。

1.5 排除病例标准

1）患有原发性免疫缺陷病、获得性免疫缺陷综合征、先天性呼吸道畸形、先天性心脏病、先天纤毛不动综合征、胃食管反流症等严重的原发病的呼吸道感染儿童；2）近1年内用过免疫抑制剂者或免疫增强剂患儿，以及服用其他治疗反复呼吸道感染药物者；3）对试验药品及其成分过敏者；4）合并有心、肝、肾和造血等系统严重原发性疾病者。

1.6 脱落病例标准

1）出现过敏反应或严重不良事件，根据医生判断应停止试验者；2）试验过程中，患儿发生其他疾病，影响疗效和安全性判断者；3）受试者依从性差（试验用药依从性＜80%或＞120%），或自动中途换药；4）无论何种原因，患者不愿意或不可能继续进行临床试验，向主管医生提出退出试验要求而中止试验者；5）受试者虽未明确提出退出试验，但不再接受用药及检测而失访者。

1.7 剔除病例标准

1）严重违反纳入或排除标准，本不应随机化者；2）纳入后未曾用药者；3）其他。病例的最终剔除与否，由盲态核查会议确定。

1.8 用药方法

试验组应用玉屏风胶囊＋童康片模拟剂；对照组使用玉屏风胶囊模拟剂＋童康片。玉屏风胶囊/玉屏风胶囊模拟剂：1~2岁，每次1粒，每日2次；3~5岁，每次1粒，每日3次，口服。童康片/童康片模拟剂：1~2岁，每次3片；3~5岁，每次4片；每日4次嚼碎后吞服（或研末冲服）。疗程均为12周。另外，试验期间，服药过程中，患儿复发上呼吸道感染，仍可继续使用药物。但非感染期不得使用其他治疗小儿反复呼吸道感染的中、西药及与本病治疗相关的其他治疗。

1.9 观测指标及时点

1）人口学资料，包括性别、年龄、民族、身高、体重等；2）疗效性指标，分疾病疗效、呼吸道感染次数及平均病程、中医证候疗效、免疫指标及单项证候等；3）安全性评价指标，一般体检项目、血尿便常规、心电图和肝肾功能等实验室指标，不良反应发生率。疗效指标在基线点、4周、8周访问点和试验终点诊查；实验室安全性指标在基线点、试验终点检查，疗后异常或加重者随访至正常。

1.10 不良事件观察

不良事件判断分为肯定有关、可能有关、可能无关、肯定无关、无法判定5级，前3项视为药物的不良反应。

1.11 统计分析方法

1）对定量数据，以例数、均数、标准差、最小值、中位数、最大值、上四分位数（Q_1）、下四分位数（Q_3）、95%置信区间（95%CI）描述数据。两组组间或组内治疗前后数据的统计分析，采用t检验或配对t检验。若考虑中心或其他混杂因素的影响，用协方差分析。2）对定性数据，以频数表、百分率或构成比描述数据。两组组间或组内治疗前后数据的统计分析，用χ^2检验、Fisher精确概率法、Wilcoxon秩和检验或Wilcoxon符号秩和检验；两分类指标及等级指标的比较，若考虑到中心或其他因素的影响，采用CMH χ^2检验。若考虑混杂因素对于主要观察指标（疾病疗效的总有效率）的影响，采用Logistic

回归分析。3）对主要观察指标（疾病疗效总有效率）的统计处理，采用双侧差异性检验。4）全部的假设检验均采用双侧检验，取 α=0.05。采用 SAS v9.13 统计分析软件进行计算。

2　试验结果

2.1　病例分布

4 家参试单位共入选受试者 88 例，其中，试验组纳入 66 例、对照组纳入 22 例；剔除 0 例，脱落 1 例（试验组）。87 例患者进入 PPS 分析总体；88 例患者至少用药 1 次并至少有 1 次有效性访视记录，进入 FAS 分析集；88 例患者至少服药 1 次并至少有 1 次安全性访视记录，进入 SS 分析总体。全部病例均签署知情同意书。

2.2　可比性分析

试验组和对照组基线特征（人口学资料、既往史、过敏史、疾病情况、证候积分和、单项症状评分、呼吸道感染次数、呼吸道感染平均病程、血清免疫球蛋白及 T 淋巴细胞亚群测定值等）组间比较，差异均无显著性意义，PPS 分析、FAS 分析的结论一致具有可比性（$P > 0.05$）。

2.3　疗效判定

疾病疗效根据积分法判定。1）有效：治疗过程中，患儿呼吸道感染次数 <（既往 12 月呼吸道感染次数）/4；2）无效：未达到有效标准。中医证候疗效标准：1）临床痊愈：治疗后证候计分较治疗前证候计分减少 ≥ 90%；2）显效：90% > 治疗后证候计分较治疗前证候计分减少 ≥ 60%；3）有效：60% > 治疗后证候计分较治疗前证候计分减少 ≥ 30%；4）无效：治疗后证候计分较治疗前证候计分减少 < 30%。

中医单项症状疗效：1）消失：疗后该项症状消失；2）未消失：疗后该项症状未消失。基线及疗后各访视点均未诉该项症状者不评价该项疗效。

2.4　疗效分析

2.4.1　两组疾病疗效比较

试验组总有效率 70.77%，对照组 40.91%，两组比较，经 CMH χ^2 检验，差异有统计学意义。见表 2。

表 2　两组疾病疗效评价（PPS）[例（%）]

组别	例数	有效	无效	两组总有效率比较	
				统计量 χ^2 值	P 值
试验组	65	46（70.77）	19（29.23）	6.6828	0.0097
对照组	22	9（40.91）	13（59.09）		

2.4.2　两组治疗后呼吸道感染次数及平均病程比较

两组呼吸道感染平均病程（12 周）比较，差异有显著统计学意义（$P < 0.05$），考虑基线因素影响，分别以基线呼吸道感染次数、呼吸道感染平均病程为协变量，排除中心与组别的交互作用后，两组基线与疗后的差值，试验组均大于对照组，经组间比较，呼吸道感染次数治疗前后差值的 Lsmean 有显著性统计学意义。见表 3~4。

表 3　两组治疗后呼吸道感染平均病程（PPS）

组别	例数	均数	最小值	25%	50%	75%	最大值	标准差	95%CI	P 值
试验组	65	2.031	0.000	0.000	0.000	4.000	14.000	2.979	2.755–1.307	0.0413
对照组	22	3.909	0.000	0.000	3.500	6.000	12.000	4.058	5.606–2.213	

表 4　两组治疗后呼吸道感染次数的变化（PPS）

类别	变异来源	PPS		FAS	
		F 值	P 值	F 值	P 值
组间比较	基线	575.13	0.0001	582.66	0.0001
	中心	13.66	0.0001	13.84	0.0001
	组别	5.98	0.0167	6.07	0.0159
差值的 Lsmean	试验组	12.3501	0.0167	12.3071	0.0159
	对照组	11.5207		11.4781	

2.4.3 中医证候疗效、中医单项症状消失率

两组中医证候疗效比较差异无显著统计学意义。两组单项症状消失率比较，两组主症消失率比较未见明显统计学差异，对脾虚症状如纳呆食少、少气懒言、便溏等的消失率比较差异显著（$P < 0.05$），试验组优于对照组。见表 5。

表 5　两组单项症状消失率比较（PPS）[例（%）]

项目	组别	例数	消失	未消失	两组消失率比较	
					统计量 χ^2 值	P 值
自汗	试验组	65	30（46.15）	35（53.85）	0.8902	0.3454
	对照组	33	8（36.36）	14（63.64）		
恶风	试验组	62	39（62.9）	23（37.1）	1.1382	0.286
	对照组	22	11（50）	11（50.0）		
面色少华	试验组	65	36（55.38）	29（44.62）	1.4944	0.2215
	对照组	22	9（40.91）	13（59.09）		
纳呆食少	试验组	61	36（59.02）	25（40.98）	4.4181	0.0356
	对照组	21	7（33.33）	14（66.67）		
少气懒言	试验组	48	38（79.17）	10（20.83）	6.1207	0.0134
	对照组	17	8（47.06）	9（52.94）		
便溏	试验组	49	35（71.43）	14（28.57）	5.7102	0.0169
	对照组	18	8（44.44）	10（55.56）		

2.4.4 治疗后血清免疫指标测定值情况分析

两组的血清免疫球蛋白测定值自身前后比较均有明显统计学意义，但组间比较差异不大，说明治疗后两组血清免疫球蛋白均能得到改善。

2.5 安全性分析

本次试验过程中两组均未出现不良事件。两组用药前后生命体征变化及差值的组间比较，差异均无显著性统计学意义。

3 讨论

反复呼吸道感染是儿科临床常见病，高发于幼儿和学龄前儿童。免疫功能低下是反复呼吸道感染的主要病因，中医药治疗目的主要是减少发病次数、减轻急性感染期病情、缩短病程，以及改善非急性感染期中医证候等。玉屏风散出自元代名医朱震亨所著《丹溪心法》，由防风、黄芪、白术三味中药组成，具有益气、固表、止汗之功效。现代药理学认为玉屏风散中的多糖成分可显著提高小鼠免疫功能。

本项研究结果表明，玉屏风胶囊治疗小儿反复呼吸道感染肺脾气虚证的总有效率为70.77%，对照组40.91%，双侧差异性检验结果，试验组疗效优于对照组；两组呼吸道感染平均病程、肺脾气虚证的纳呆食少、少气懒言、便溏的总消失率等单项症状与异常舌脉的治疗前后组内比较，差异均有统计学意义。本次试验未见不良反应。

可见，玉屏风胶囊治疗小儿反复呼吸道感染的疾病总有效率明显优于童康片对照组，且在减少发病次数、减轻急性感染期病情、缩短病程方面具有优势，临床应用较为安全。

【评介】

玉屏风胶囊为江苏吉贝尔药业有限公司生产的已上市中成药，其组方来源于元代医家危亦林所著的《世医得效方》，由黄芪、防风、炒白术组成，具有益气、固表、止汗之功效。为申请中药品种保护，开展了本品治疗小儿反复呼吸道感染肺脾气虚证的随机、双盲双模拟、阳性药平行对照、多中心临床研究。本研究由天津中医药大学第一附属医院牵头，联合3家中心共同完成。胡思源教授及团队作为主要负责人，承担了方案设计、组织实施、数据管理与统计分析等工作。本文为研究结果报告，由杨娜博士整理，发表于《辽宁中医杂志》2013年第40卷第7期。结果表明，与童康片对比，本品在提高疾病疗效、减少发病次数、减轻感染期病情及缩短病程方面具有疗效优势。

（蔡秋晗）

第二节　方法学与文献研究

一、中药及天然药物治疗小儿反复呼吸道感染临床研究技术要点

【摘要】

通过文献检索，提出了中药及天然药物新药治疗儿童反复呼吸道感染临床研究上的见解，包括试验目的与设计、诊断标准、中医辨证、受试者的选择、退出标准、对照药品的选择、试验流程、有效性评价、安全性评价、合并用药、试验的质量控制方面。

【正文】

反复呼吸道感染（RRTI）是指1年以内发生上、下呼吸道感染的次数频繁（7~10次以

上），超出正常范围。临床常表现为反复不断地发生感冒、扁桃体炎、支气管炎、肺炎等。本病多发生于学龄前儿童，随着年龄的增长，发病率呈逐年降低趋势。RRTI 的发病特点，一是病程较长；二是呼吸道感染反复发作；三是经治疗后，有的临床症状虽好转，但肺部病灶很难消失。病因复杂，除与小儿呼吸道本身解剖特点有关外，还与屏障破坏、环境和抚育因素、营养因素、感染因素和免疫因素等有关，有时是多因素综合的结果。现代中医学认为，反复呼吸道感染形成的原因主要有以下几个方面：先天不足、喂养不当、病后失调、邪潜体内，以上诸种因素造成脾胃虚弱，气血不足，无力抗邪，若有外邪所感时，即易邪中肺卫，表现为反复感冒。本文通过文献检索，从试验目的与设计、诊断标准、中医辨证、受试者的选择、退出标准、对照药品的选择、试验流程、有效性评价、安全性评价、合并用药、试验的质量控制等方面综述了中药及天然药物新药在治疗儿童 RRTI 上的临床研究概况，为其进一步研究提供参考。

1 试验目的与设计

小儿反复呼吸道感染的临床定位单纯。临床试验目的主要是减少发病次数、减轻急性感染期病情、缩短病程，以及改善非急性感染期中医证候等，同时评价临床用药的安全性。

试验设计应遵循随机、盲法、对照、多中心的原则。本病一般病情不重，非感染期不治疗或延迟治疗不至于产生不良后果，急性感染期可规范治疗，建议 Ⅱ 期、Ⅲ 期临床试验采用安慰剂对照。本病为综合征，发病往往有多种病因参与，如何处理这些基线因素，也是试验设计中必须认真考虑的问题，处理不好可能严重影响药品的有效性评价。

2 诊断标准

RRTI 的诊断始终依据呼吸道感染的次数和病情。按一段时间内呼吸道感染的次数，或按照半年内呼吸道感染的次数诊断，2007 年 12 月，中华医学会儿科学分会呼吸组及《中华儿科杂志》编辑委员会修订的《反复呼吸道感染的临床概念和处理原则》，鉴于呼吸道感染发病具有明显的季节性，明确提出观察的时间应为 1 年，并将肺炎和气管支气管炎单独计算次数用于诊断。临床试验中，建议采用《反复呼吸道感染的临床概念和处理原则》中定义的小儿 RRTI 诊断标准。

3 中医辨证标准

本病的证候类型可分为肺脾气虚、营卫失调、脾肾两虚、肺脾气阴两虚和脾胃伏火 5 种。临床上根据药物的功效主治、适应证候酌情应用，并选用现有评价量表或由项目专家组制定分级量化标准做证候疗效评价。

4 受试者的选择

4.1 纳入标准

要符合小儿 RRTI 诊断条件及中医证候标准。RRTI 高发于幼儿和学龄前儿童，入选年龄可限定在 2~6 岁，也可以扩展至 1.5~12 岁。因诊断和评价的需要，病程至少 1 年。为稳定基线指标，入组时应选择非急性感染期患儿，且急性感染期恢复后至少 1 周；受试者的选择和入组过程应符合伦理学要求。

4.2 排除标准

患有原发性免疫缺陷病、获得性免疫缺陷综合征（AIDS）、先天性呼吸道畸形、先天性心脏病、先天纤毛不动综合征、胃食管反流症（GERD）等严重原发病的呼吸道感染儿童应予以排除。近1年内用过免疫抑制剂者或免疫增强剂患儿，以及服用其他治疗反复呼吸道感染药物者，应评估这些药物对呼吸道感染发病和病情的影响，一般也应排除。自愿接受治疗观察和随访，对于RRTI药物研究至关重要，有不遵守承诺倾向者，研究者应决定其不入组。此外，对试验药品及其成分过敏者，合并有心、肝、肾和造血等系统严重原发性疾病者，也属于排除病例之列。

5 受试者退出标准

退出标准包括受试者自行退出和研究者决定退出两方面。主要包括治疗期间患儿或其监护人不合作，未按规定用药者；观察中失访者；发生严重不良事件或并发症，不宜继续接受研究者；药物治疗期间，发生急性呼吸道感染，时间超过疗程的50%以上者。

6 对照药的选择

根据小儿RRTI临床特点和中医药多靶点的作用特点，建议选择安慰剂对照（Ⅱ、Ⅲ期临床试验）。立足于有关"免疫功能低下是RRTI主要病因的认识"，在症状缓解期应用免疫调节剂及补充微量元素，仍是目前西医治疗本病的主要方法。必要时可以选择这些药物作为阳性对照药。至于中药制剂，目前尚缺乏经过随机双盲、安慰剂对照临床试验证实有效的药物，即便选用也应进行优效设计。目前治疗RRTI的上市药物主要有以下几类：一是非特异性免疫调节剂，二是生物制剂，三是中药制剂，四是化学性免疫调节剂。

7 试验流程

RRTI临床试验无需设置专门的导入期。其疗程的长短，一般依据试验药物（包括对照药）的作用特点而定。多数专家认为，至少需要2~3个月，甚至更长时间。鉴于呼吸道感染发病的季节性，随访期应设1年。

观察时点的设计，要考虑疾病和症状缓解期中医证候的观察和评价需要。针对本病，主要观察治疗或停药后12个月内呼吸道感染的次数、病情和急性感染持续时间，进行组间对比，因此做好受试者日志非常重要，建议用药期间至少1个月设一个观察时点，随访期间至少3个月设一个随访时点。针对中医证候，一般主要在用药前后观察证候的变化情况，可每15天或30天设一个观察时点。

8 有效性评价

8.1 评价指标

中药新药防治RRTI的观察指标主要有两类。一类是评价疾病有效性的指标，临床可操作性最强的是疾病痊愈率，即随访1年中发生呼吸道感染病情和次数达到该年龄段正常范围例数占总例数的百分率。笔者主张将其作为主要疗效指标。也有人将疾病按照发病次数、病情（上感、支气管炎、肺炎）和病程分别赋分，予以综合评价或单独评价，如疾病计分和，疗效，上感、支气管炎或肺炎的发病次数，以及平均病程等，一般可作为次要疗效指标。另一类是评价中医证候疗效的指标，包括证候计分和、证候疗效、单项症状疗效等，一般在治疗结束和随访结束时评价。还可以将上述各项积分及中医证候疗效评价指标按照一定的判定条件来评价疗效。

实验室检查指标，如免疫球蛋白（尤其是分泌型 IgA）、T 淋巴细胞亚群等，也常作为客观的疗效评价指标。由于 RRTI 致病因素众多，细胞与免疫失调只是其中之一，除非试验药物以免疫失调为目标适应证，否则试验结果不作为主要的疗效评价指标。

8.2 疗效评价标准

对于疾病疗效的评价，应按痊愈和未痊愈进行两类评价。或者按照判定条件将疾病的疗效分为临床痊愈、显效、进步、无效四级。根据疾病计分和，疾病疗效还可以采用尼莫地平法，分为临床痊愈、显效、进步、无效。由于疾病计分量表尚缺少相应的信度和效度研究，一般不主张采用。

如以证候改善为主要目的者，则必须应用相应的证候量表。尽可能选择经过信度、效度验证的中医证候评价量表。一般采用尼莫地平法将量表计分和划分为痊愈、显效、有效和无效 4 个等级予以评价。

9 安全性评价

RRTI 的治疗时间至少 2~3 个月，对于小儿来说相对较长，应合理选择安全性指标，密切注意药物的安全性。除选择常规的安全性评价指标外，必要时可以增加反映生长发育的指标，如身高、X 线骨龄等，密切注意药物的可能影响。

10 合并用药

急性感染期可针对上呼吸道感染、支气管炎、肺炎等不同病情给予抗感染、对症、支持等相应治疗，直至病情痊愈；除规定用药外，观察期间禁止使用其他影响试验药物疗效的中药和各种免疫增强剂。

11 试验的质量控制和保证

由于小儿反复呼吸道感染病因复杂、病程较长，且试验及随访时间较长，操作者在试验开始之前要对家长进行培训；要制定合理且易于操作的观察及随访时点、病人日志等；在试验及随访过程中，试验人员和受试者家属双方要积极配合，严格执行操作流程，认真填写病例，坚持服药，嘱咐患儿用药期间多饮水、注意休息、避免复感。如果出现复感急性期症状，尽可能采取不影响试验结果的治疗措施，以保证试验质量。

【评介】

小儿反复呼吸道感染临床研究技术要点的提炼，是胡思源教授主持的国家"十二五"重大新药创制项目主要技术内容之一《小儿反复呼吸道感染中药新药临床试验设计与评价技术指南》的前期工作。在胡老师指导下，由团队成员杨娜、王健合作完成，发表于《药物评价研究》2012 年第 35 卷第 4 期。本文基于对国内外文献的系统归纳和总结，从 11 个方面整理和讨论了小儿反复呼吸道感染临床试验的设计要点。

（蔡秋晗）

二、中成药治疗小儿反复呼吸道感染临床应用指南（2021 年）

【摘要】

为规范和指导中成药治疗小儿反复呼吸道感染，由天津中医药大学第一附属医院胡思源教授团队牵头，在循证指南制定规范基础上，结合中医药特色制定本指南。指南从非感染期和感染期两方面分别论述，共形成 5 条推荐意见，并从使用条件、建议用法、安全性、证据描述、专家经验等维度对推荐的中成药品种做出详细描述。

【正文】

1 背景、目的及意义

小儿反复呼吸道感染（recurrent respiratory tract infections，RRTIs）指 1 年以内发生上、下呼吸道感染的次数频繁，超出正常范围，是临床常见儿科疾病，发病率约 20%，发病高峰年龄集中于 2~6 岁，患儿每年呼吸道感染发病次数约为健康儿童的 4.5 倍。其病因复杂，现认为免疫功能紊乱或低下为主要致病因素。本病预防以主动免疫为主，但病毒种类繁多且频繁突变，使得疫苗并不能发挥其功效。免疫调节剂能够引发针对呼吸道病原体的免疫反应，是目前最常用的治疗药物。然而其临床应用，特别是在免疫功能正常的患儿群体中，存在一定争议。其他治疗方法，如补充微量元素和维生素等，目前尚缺乏高质量的证据支持。近年来，中成药治疗本病的临床证据不断增多，在减少复感儿呼吸道感染次数，增强患儿免疫功能，缩短呼吸道感染病程方面疗效较好，且具有较好的安全性和经济性。为此，国家中医药管理局立项《中成药治疗优势病种临床应用指南》标准化项目，由中国中药协会负责实施，由天津中医药大学第一附属医院和首都医科大学附属北京友谊医院牵头，组织行业内中西医临床专家、指南研究方法学等专家，在"循证为主、共识为辅、经验为鉴"的原则下，制定了《中成药治疗小儿反复呼吸道感染临床应用指南》，以规范并推广中成药在小儿 RRTIs 中的应用。

本指南用于指导综合医院的西医专科医生、全科医生使用中成药治疗 12 周岁以下被确诊为反复呼吸道感染的患儿。

2 指南制定方法

2.1 临床问题构建

通过共识会议的方法，向 24 位中、西医儿科临床专家咨询了中成药治疗小儿 RRTIs 的临床问题。通过问卷形式，由咨询小组确定结局指标的重要程度，结局指标分值为 1~9 分，7~9 分表示结局指标对决策和推荐至关重要，为关键结局指标，4~6 分表示结局指标对决策和推荐重要，为重要结局指标，1~3 分表示对决策和推荐不重要。

综上，形成"非感染期使用中成药，是否可以减少呼吸道感染次数、改善缓解期症状、提高免疫水平？长期使用安全性如何？""感染期（开始）使用中成药，是否可以缩短呼吸道感染病程、减少呼吸道感染次数、改善免疫球蛋白水平？临床应用安全性如何？"

两个临床问题，构建要素均包括：1）对象（population/patient）为小儿 RRTIs；2）干预措施（intervention）为中成药单独使用或联合西药使用，使用条件包括非感染期、感染期；3）对照措施（control）为安慰剂、空白对照或西药（细菌溶解产物、匹多莫德）；4）结局指标（outcome）包括呼吸道感染次数/基于感染次数定义的疾病疗效、中医证候疗效或症状疗效（关键结局指标），呼吸道感染病程、免疫功能（重要结局指标），不良事件/不良反应（重要结局指标）等。

2.2 中成药遴选

在常用中外文献数据库（中国知网、万方数据库、维普期刊数据库、中国生物医学文献数据库、PubMed、Embase、Cochrane Library）、临床试验注册网（ClinicalTrials、中国临床试验注册中心）、中国药典、药智数据、专著、教材、指南等范围，以"反复呼吸道感染、反复上呼吸道感染、反复咽-扁桃体炎、反复中耳炎、反复鼻-鼻窦炎、反复下呼吸道感染、反复气管支气管炎，复感儿、易感儿、体虚易感"等关键词广泛、系统检索中成药品种。中成药品种的纳入标准：1）已上市中成药；2）说明书功能主治为反复呼吸道感染或包括相关字样；3）具有较高级别的循证证据支持。剔除标准：1）已停产或未在中国大陆合法销售的品种；2）含有西药成分的中成药；3）考虑到中药注射剂长期使用的安全性、病种的适用性和儿童的依从性，不将其纳入本指南。

本指南最终纳入的中成药品种为玉屏风颗粒/口服液、童康片、槐杞黄颗粒、黄芪颗粒、馥感啉口服液。针对纳入品种进行证据检索和筛选，最终纳入研究32项，其中玉屏风颗粒/口服液14项、童康片6项、槐杞黄颗粒6项、黄芪颗粒3项、馥感啉口服液3项。

2.3 检索策略

针对指南纳入的中成药品种进行文献检索。检索数据库包括中国知网、万方数据库、维普期刊数据库、中国生物医学文献数据库、PubMed、Embase、Cochrane Library。采用主题词和自由词结合的检索方式。检索时间为建库至 2021 年 6 月。中文检索词包括疾病名称（反复呼吸道感染、反复上呼吸道感染、反复咽-扁桃体炎、反复中耳炎、反复鼻-鼻窦炎、反复下呼吸道感染、反复气管支气管炎，复感儿、易感儿、体虚易感等）及纳入指南的中成药品种名称。英文检索词包括 recurrent respiratory tract infection, recurrent respiratory infection, recurrent pharyngotonsillitis, recurrent otitis media, recurrent rhinosinusitis, recurrent bronchitis, recurrent pneumonia 等和每个中成药品种名称。

2.4 文献的纳入及排除标准和资料提取

2.4.1 纳入标准

1）研究类型，随机对照试验（randomized controlled trial，RCT）、系统评价 /Meta 分析。其中，Meta 分析选择 AMSTAR 量表评分 ≥ 5 分的近 2 年发表或发表年限虽超过 2 年但近期无新研究更新者，质量较低或发表年限较长的 Meta 分析需进一步整合更新，不能直接作为证据体进行使用（安全性资料检索不限定研究类型）。2）研究人群，诊断为 RRTIs 的患者，年龄 12 周岁以下，研究个体的性别、地域、种族、来源、病程等不限（安全性资料检索不限定病种）。3）干预措施，试验组干预措施为中成药或中成药联合西药（指南推荐用药，如细菌溶解产物、匹多莫德），对照组干预措施可为安慰剂或空白对照、西药，呼吸道感染期可加用常规治疗。4）有效性结局指标，有效性结局指标至少包括下列指标的一项，呼吸道感染次数、基于感染次数定义的疾病疗效、中医证候疗效或症状疗效、呼吸道感染病程、免疫功能。5）安全性研究、经济学评价文献，不限定研究类型和结局指标。6）语种为中文或英文。

2.4.2 排除标准

1）纳入研究对象有其他合并疾病，可能对结果导致干扰者；2）干预措施为两种中成药联合使用者，或对照组干预措施为中成药、中草药或非药物疗法（如针灸、推拿等）者；3）同一研究重复发表者，保留发表年份较早的文献；4）试验设计、统计方法存在明显错误，导致无法采用的研究；5）随访时间 < 6 个月；6）试验组样本量小于 20 例的临床研究。

2.4.3 资料提取

使用 NoteExpress 软件对检索到的文献进行管理。由 2 人同时、独立进行证据筛选，并对纳入研究进行信息提取，提取结果进行交叉核对，对有分歧难以确定的情况，由第 3 位研究者协助决定。对纳入文献提取的数据包括：第一作者、发表时间、杂志期刊、研究对象的人口学特征、研究总体设计、干预措施、对照、疗程、观察指标及其评价标准等。

2.5 纳入文献的方法学质量评价

对纳入研究进行质量评价。其中，RCT 使用偏倚风险评估工具（Riskofbias，ROB），通过 Revman5.3 软件，对随机序列产生、分配隐藏、研究者和患者设盲、结局评价者设盲、结果数据完整性、选择性报告和其他偏倚共 7 个方面进行质量评价，将偏倚风险分为低风险、高风险、不确定三种类型，产生 ROB 偏倚风险评估表、ROB 偏倚风险总结图。Meta 分析使用 AMSTAR2 量表。证据的质量评价均由 2 位研究者独立完成，产生分歧时通过咨询第 3 名研究者讨论解决。

2.6 证据综合分析

应用 Revman5.3 软件对研究类型相同、结局指标相同、数据类别相同的 RCT 数据进行整合分析。根据数据类型的不同选择对应的效应指标，二分类资料采用相对危险度（risk ratio，RR）及 95% 置信区间（confidence interval，CI）表示，连续性变量采用均数差（mean difference，MD）及 95% 置信区间表示，产生森林图、漏斗图。对于证据过少、研究间异质性过大而无法实现合并的（$I^2 > 75\%$，或 $P < 0.05$），或涵盖了不同类型的干预措施而不适合做 Meta 分析的证据，使用系统文献综述方法对证据进行总结。

2.7 证据体质量评价及推荐标准

采用 GRADE 标准将证据体分为高级、中级、低级、极低级四个等级（表 1）。随机对照试验默认为高级证据，观察性试验初始默认为低级证据。根据研究局限性、结果一致性、结局的直接性、结果精确性、报告偏倚五个方面决定是否降级；根据剂量 - 反应关系、混杂因素可能降低了疗效、效应量大三个方面，决定是否升级。使用 Gradepro 产生证据概要表和结果总结表，对每个结局指标的评级结果以及每个因素的评判细节全面展现。采用 GRADE 推荐强度分级，分为强推荐、弱推荐、暂不推荐、反对和不建议五种情况（表2、3）。

表 1　GRADE 证据质量等级和定义

证据质量分级	具体描述
高级（A）	非常确信估计的效应值接近真实值，进一步研究也不可能改变该估计效应值的可信度。
中级（B）	对估计的效应值确信程度中等，估计值有可能接近真实值，但仍存在二者不相同的可能性，进一步研究可能发生改变。
低级（C）	对估计的效应值的确信程度有限：估计值与真实值可能大不相同。进一步研究极有可能发生改变。
极低级（D）	对估计的效应值几乎没有信心：估计值与真实值很可能完全不同。对效应值的任何估计都很不确定。

表 2　GRADE 推荐强度分级与表达

推荐等级	本指南推荐用语
支持使用某种疗法的强推荐	强推荐
支持使用某种疗法的弱推荐	弱推荐
不能确定	暂不推荐
反对使用某种疗法的弱推荐	不建议
反对使用某种疗法的强推荐	反对

表 3　GRADE 推荐强度分级的定义

定义	强推荐	弱推荐
对患者	几乎所有患者均会接受所推荐的方案；此时若未接受推荐，则应说明	多数患者会采纳推荐方案，但仍有不少患者可能因不同偏好与价值观而不采用
对临床医生	应对几乎所有患者都推荐该方案；此时若未给予推荐，则应说明	应该认识到不同患者有各自合适的选择，帮助每个患者做出体现他（她）偏好与价值的决定
对政策制定者	该推荐方案一般会被直接采纳到政策制定中去	制定政策时需要充分讨论，并需要众多利益相关者参与

2.8　推荐意见形成

采用德尔菲法，邀请临床、方法学专家填写问卷，通过 GRADE 网格法，对各中成药品种的临床使用形成推荐意见，并达成共识。共识达成的标准为："强推荐"选项票数≥70%，达成强推荐共识；"强推荐"+"弱推荐"≥70%，"强推荐"票数未达到共识标准，视为达成"弱推荐"共识；其余情况视为未达成共识。

3　推荐意见及证据描述

3.1　临床问题 1

非感染期使用中成药，是否可以减少呼吸道感染次数、改善缓解期症状、提高免疫水平？长期使用安全性如何？

3.1.1　推荐意见 1

单独使用玉屏风颗粒/口服液，治疗 1~3 个月，可减少呼吸道感染次数（1B），与细菌溶解产物或匹多莫德联合使用，治疗 1~3 个月，可减少呼吸道感染次数（2C）。单独使用玉屏风颗粒，治疗 1~3 个月，可提高免疫球蛋白水平（1B），长期应用耐受性良好。

使用条件：症见自汗（日间多汗出、活动后尤甚），面色欠光泽，或伴大便不成形。（专家共识）

建议用法：颗粒：开水冲服，1~3岁，每次2.5g，每日2次；4~6岁，每次5g，每日2次；6岁以上，每次7.5g，每日2次；口服液：口服，1~3岁，每次5mL，每日2次；4~6岁，每次10mL，每日2次；6岁以上，每次10mL，每日3次。单独使用，疗程1~3个月；与细菌溶解产物或匹多莫德联合使用，疗程1~3个月。（专家共识）

安全性：11项研究（n=648）观察了玉屏风颗粒/口服液的安全性。用药1~4个月，共出现14例不良反应，表现为腹泻、便秘、皮疹、过敏反应、呕吐。

证据描述：

（1）呼吸道感染次数及其定义的疾病疗效。11项研究（n=1316）比较了玉屏风颗粒/口服液与空白对照的总有效率（基于呼吸道感染发病次数减少定义），治疗1~4个月，结果均提示：玉屏风颗粒/口服液有较好的临床疗效［RR=1.30，95%CI（1.20，1.41），P＜0.00001］。3项研究（n=482）比较了玉屏风颗粒与空白对照的呼吸道感染次数，疗程1个月，6个月~1年后随访，结果均提示：玉屏风颗粒可以减少呼吸道感染次数（P＜0.05）。由于随访时长差异导致研究间异质性较大，未合并分析。2项研究（n=234例）比较了玉屏风颗粒/口服液联合西药（细菌溶解产物或匹多莫德）与西药对照的总有效率，治疗3个月，6个月~1年后随访，结果提示：玉屏风颗粒/口服液联合西药有更优的疾病疗效［RR=1.4，95%CI（1.03，1.90），P=0.03］。

（2）免疫球蛋白水平。5项研究（n=582例）比较了玉屏风颗粒与空白对照的免疫球蛋白水平，治疗1~3个月，结果提示：玉屏风颗粒可提高血清免疫球蛋白A（Immunoglobulin A，IgA）、免疫球蛋白G（Immunoglobulin G，IgG）、免疫球蛋白M（Immunoglobulin M，IgM）水平（P＜0.00001）。

专家经验：1）呼吸道感染期不推荐使用；2）有咽红肿痛、发热，口臭、便秘等症状，舌质红，苔黄厚腻或无苔患儿忌用；3）忌食生冷、辛辣、油腻等不易消化食物；4）其他注意事项，请参考药物说明书。（专家共识）

3.1.2　推荐意见2

单独使用童康片，治疗2~3个月，可减少呼吸道感染次数（2C），改善非感染期症状（2B），长期应用耐受性良好。与匹多莫德联合使用，治疗1~3个月，可减少呼吸道感染次数（2C）。

使用条件：症见自汗（日间多汗出、活动后尤甚），面色欠光泽，或伴大便不成形。（专家共识）

建议用法：4岁以下儿童，6片/次，每日2次；或3片/次，每日4次。4岁以上儿童，8片/次，每日2次；或每次4片，每天4次。用药一般连续3个月，并可根据医生指导继续服食。口嚼服食，不易咬碎的小儿可研成粉状后水送服。单独使用，疗程2~3个月，与匹多莫德联合使用，疗程1~3个月。（专家共识）

安全性：10项研究（544例）观察了服用童康片的安全性。单独使用童康片未报告不良反应；童康片联合细菌溶解产物治疗1个月，发生4例不良反应，表现为腹泻、恶心。

证据描述：

（1）呼吸道感染次数及其定义的疾病疗效。2项研究（n=191）比较了童康片与安慰剂的疾病痊愈率（基于感染次数恢复至正常范围定义），治疗2个月，1年后随访，结果提示：

童康片有较高的痊愈率［RR=2.56，95%CI（1.52，4.63），P=0.0006］。1 项研究（n=95）比较了童康片与安慰剂的总有效率（基于呼吸道感染次数减少定义），治疗 2 个月，1 年后随访，结果提示：童康片有较高的临床疗效［RR=1.48，95%CI（1.1，1.98），P=0.009］。1 项研究（n=95）比较了童康片与安慰剂的呼吸道感染次数，治疗 2 个月，1 年后随访，结果提示：童康片可减少反复呼吸道感染次数［MD=–3.37，95%CI（–4.35，–2.39），P＜0.00001］。

（2）中医证候疗效。4 项研究（n=254）比较了童康片联合匹多莫德与匹多莫德对照的总有效率，治疗 2~3 个月，1 年后随访。结果提示：童康片联合匹多莫德有较高的临床疗效［RR=1.31，95%CI（1.15，1.49），P＜0.0001］。1 项研究（n=249）比较了童康片与安慰剂的中医证候疗效（基于非感染期症状的改善定义），治疗 2 个月，结果提示：童康片有较高的中医证候疗效（有效率）［RR=1.6，95%CI（1.35，1.91），P＜0.00001］。

（3）免疫球蛋白水平。1 项研究（n=58）比较了童康片联合匹多莫德与匹多莫德对照的免疫球蛋白水平，治疗 3 个月，结果提示：童康片可提高 IgA 水平（P＜0.00001），但 IgM 和 IgG 的组间差异无统计学意义（P=0.26 和 P=0.12）。

专家经验：1）呼吸道感染期不推荐使用；2）该药为片剂，应注意避免服药时气道异物吸入，4 岁以下不能熟练吞服的儿童，建议研成粉状后水送服；3）有咽红肿痛、发热、口臭、便秘等症状，舌质红，苔黄厚腻或无苔患儿忌用；4）忌食生冷、辛辣、油腻等不易消化食物；5）其他注意事项，请参考药物说明书。（专家共识）

3.1.3 推荐意见 3

单独使用黄芪颗粒，治疗 2~3 个月，可减少呼吸道感染次数（2C），改善免疫球蛋白与 T 淋巴细胞水平（2D），长期应用耐受性良好。与匹多莫德联合使用，治疗 1~3 个月，可减少呼吸道感染次数（2C）。

使用条件：症见自汗（日间多汗出、活动后尤甚），面色欠光泽，或伴大便不成形。（专家共识）

建议用法：开水冲服，1~3 岁，每次 2g，每日 2 次；4~6 岁，每次 2g，每日 3 次；7 岁及以上，每次 4g，每日 2 次。单独使用，疗程 2~3 个月，与匹多莫德联合使用，疗程 1~3 个月。（专家共识）

安全性：12 项研究（706 例）观察了服用黄芪颗粒的安全性。用药 7 天~3 个月，共发生 9 例不良反应，表现为嗜睡、恶心、呕吐、咽部不适、胸闷。

证据描述：

（1）呼吸道感染次数及其定义的疾病疗效。2 项研究（n=373）比较了黄芪颗粒与空白对照的呼吸道感染次数，治疗 3 个月，1 年后随访，结果均提示：黄芪颗粒可减少感染次数（P＜0.05）。因研究间异质性大，来源不明确，未合并分析。1 项研究（n=170）比较了黄芪颗粒联合匹多莫德与匹多莫德治疗的总有效率，治疗 2 个月，6 个月后随访，结果提示：黄芪颗粒联合匹多莫德有较高的总有效率［RR 1.17，95%CI（1.06，1.29），P=0.0002］。

（2）免疫球蛋白与 T 淋巴细胞亚群。1 项研究（n=285）比较了黄芪颗粒与空白对照的免疫球蛋白水平，治疗 3 个月，结果提示，黄芪颗粒可提高 IgG、IgA、IgM 水平

（$P < 0.05$）。1 项研究（$n=125$）比较了黄芪颗粒与空白对照的 T 淋巴细胞水平，治疗 3 个月，结果提示：黄芪颗粒可提高 CD3$^+$、CD4$^+$、CD4$^+$/CD8$^+$ 水平（$P < 0.05$）。

专家经验：1）呼吸道感染期不推荐使用；2）有咽红肿痛、发热，口臭、便秘等症状，舌质红，苔黄厚腻或无苔患儿忌用；3）忌食生冷、辛辣、油腻等不易消化食物；4）其他注意事项，请参考药物说明书。（专家共识）

3.1.4 推荐意见 4

单独使用槐杞黄颗粒，治疗 2~3 个月，可减少呼吸道感染次数（1C），改善免疫球蛋白与 T 淋巴细胞水平（2D），长期应用耐受性良好。

使用条件：症见盗汗（睡则汗出，醒则汗止）、手足心热、口干、食少、大便偏干，苔少或者地图舌。（专家共识）

建议用法：开水冲服。1~3 岁，每次 5g，每日 2 次，3~12 岁，每次 10g，每日 2 次。单独使用，疗程 2~3 个月。（专家共识）

安全性：21 项研究（1525 例）观察了单独使用槐杞黄颗粒的安全性，用药 1~6 个月，共出现 58 例不良反应，主要表现为腹泻、恶心。

证据描述：

（1）呼吸道感染次数及其定义的疾病疗效。1 项研究（$n=153$）比较了槐杞黄颗粒与安慰剂组的疾病痊愈率（基于感染次数恢复至正常范围定义），治疗 2 个月，1 年后随访，结果提示：槐杞黄颗粒组有较高的疾病痊愈率（$P < 0.05$）。3 项研究（$n=326$）比较了槐杞黄颗粒与空白 / 安慰剂的疾病总有效率（基于呼吸道感染次数减少定义），治疗 2~3 个月，6 个月 ~1 年后随访，结果提示：槐杞黄颗粒组有较高的疾病总有效率［RR=1.38，95%CI（1.24，1.53），$P < 0.00001$］。1 项研究（$n=102$）与匹多莫德比较，治疗 3 个月，6 个月后随访，结果提示：槐杞黄颗粒组有较高的疾病总有效率（$P < 0.05$）。1 项（$n=80$）比较了槐杞黄颗粒与空白对照的呼吸道感染次数，治疗 2 个月，6 个月后随访，结果提示：槐杞黄颗粒可减少发作次数（$P < 0.05$）。

（2）免疫球蛋白与 T 淋巴细胞亚群。3 项研究（$n=240$）比较了槐杞黄颗粒与空白对照的免疫球蛋白水平，1 项研究（$n=102$）与匹多莫德对照，治疗 2~3 个月，结果均提示：槐杞黄颗粒可提高 IgA、IgG 水平（$P < 0.05$）。研究间异质性较大，来源不明确，未合并分析。1 项研究（$n=100$）与空白对照，治疗 3 个月，结果显示：槐杞黄颗粒可提高 CD3$^+$，CD4$^+$，CD4$^+$/CD8$^+$ 水平（$P < 0.05$）。

专家经验：1）呼吸道感染期不推荐使用；2）有发热、腹泻、性早熟症状，苔黄厚腻患儿忌用；3）忌食生冷、辛辣、油腻等不易消化食物；4）其他注意事项，请参考药物说明书。（专家共识）

3.2 临床问题 2

感染期（开始）使用中成药，是否可以缩短呼吸道感染病程、减少呼吸道感染次数、改善免疫球蛋白水平？临床应用安全性如何？

3.2.1 推荐意见 1

在呼吸道感染初期，单独使用馥感啉口服液，服药 2 周，停用 2 周，连续 3 个月，可缩短感染期病程（2C），减少呼吸道感染次数（2C），改善免疫球蛋白水平（2C），且具有经济优势，耐受性良好。

使用条件：平素自汗易感，面色欠光泽，或伴大便不成形，呼吸道感染期症见鼻塞流涕、咽痛、咳嗽。（专家共识）

建议用法：口服。1岁以内，每次5mL，每日3次；1~3岁，每次10mL，每日3次；4~6岁，每次10mL，每日4次；7~12岁，每次10mL，每日5次。服药2周，停用2周，连续3个月。或每次感染期符合使用条件时应用。（专家共识）

安全性：观察18项单独使用馥感啉口服液的临床研究（2896例），共37例发生不良反应，表现为恶心、呕吐、皮疹、腹泻、尿常规异常、食欲差、纳食减少、胃肠道不适、腹部不适、过敏性皮疹。

经济性：1项研究进行成本－结果分析，比较RRTIs患儿接受馥感啉口服液联合常规治疗与仅接受常规治疗的经济性，结果提示，馥感啉口服液随访3个月和12个月后可分别避免3.86次和2.94次呼吸道感染，节省费用2424.79元、1445.85元，具有一定经济优势。

证据描述：

（1）感染期病程。2项研究（$n=160$）使用馥感啉口服液治疗RRTIs，与空白对照，治疗3个月，随访1年，结果提示：馥感啉口服液可缩短感染期病程［MD=–1.76，95%CI（–2.27，–1.24），$P < 0.00001$］。

（2）基于症状消失时间定义的疾病疗效。1项研究（$n=100$）使用馥感啉口服液治疗气虚感冒，与空白对照，比较疾病疗效（基于临床症状消失时间定义），治疗3天，结果提示：馥感啉口服液有较高的疾病疗效［RR=1.17，95%CI（1.02，1.35），$P=0.03$］。

（3）呼吸道感染次数及其定义的疾病疗效。2项研究（$n=160$）比较了馥感啉口服液治疗与空白对照的呼吸道感染次数，感染期开始用药，服药2周，停用2周，治疗3个月，1年后随访，结果均提示：馥感啉口服液可减少呼吸道感染次数（$P < 0.05$）。因研究间异质性较大，来源不明确，未合并分析。

1项研究（$n=100$）比较了馥感啉口服液与空白对照的疾病总有效率（基于呼吸道感染次数减少定义），感染期开始用药，服药2周，停用2周，治疗3个月，1年后随访，结果提示：馥感啉口服液有更优的疾病疗效［RR=1.17，95%CI（0.79，1.74），$P=0.03$］。

（4）免疫球蛋白水平。1项研究（$n=60$）比较了馥感啉口服液与空白对照的免疫球蛋白水平，感染期开始用药，服药2周，停用2周，治疗3个月，结果提示：馥感啉口服液可提高血清IgA、IgG水平（$P < 0.05$）。

专家经验：1）上呼吸道感染期使用；2）高热、咽喉肿痛明显者不宜服用；3）忌食生冷、辛辣、油腻等不易消化食物；4）其他注意事项，请参考药物说明书。（专家共识）

4 中成药治疗 RRTIs 推荐流程（图 1）

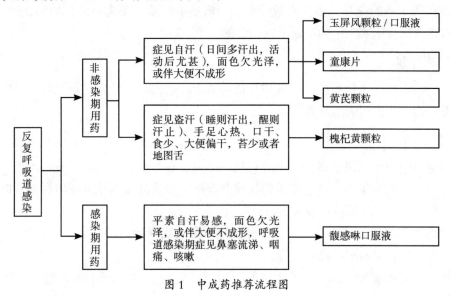

图 1　中成药推荐流程图

5 本指南的局限和不足之处

本指南为循证实践指南，遵循"循证为主、共识为辅、经验为鉴"的制定原则。循证证据是指导临床决策的重要依据，本指南在充分证据支撑的前提下，结合专家共识的方法，综合考虑临床实际应用情况和药物组方特点，针对 RRTIs 的非感染期、感染期两个阶段，分别对玉屏风颗粒/口服液、童康片、黄芪颗粒、槐杞黄颗粒，馥感啉口服液做出推荐。

本指南有以下几点说明；

（1）虽目前临床仍有其他中成药品种用于 RRTIs 的治疗，但因缺乏循证证据，本版指南暂未纳入。与非感染期相比，感染期使用中成药的证据相对不足，基于现有证据，仅对一个品种做出了推荐，尚不能涵盖所有感染期证型。该问题将随研究的更新与进展，在指南更新时重新考量。

（2）现有研究设计、研究报告欠规范，指南高质量证据相对不足。文献遴选时，以设计合理、报告规范的大样本研究为主，尽可能减少对荟萃分析结果可靠性的影响。考虑到仅细菌溶解产物和匹多莫德在治疗 RRTIs 方面具有相对充分的证据，而被国内外诊疗指南推荐使用，文献筛选时，将对照药物和合并用药品种进行了限定，以保证研究结果的可靠性。

（3）所纳中成药品种的说明书仍存在儿童用法用量、疗程、用药注意事项及安全性信息不明确等问题。相关内容通过德尔菲问卷的方法，邀请专家基于现有文献的使用情况，综合实践经验给出建议并达成共识。

（4）大部分研究观察了中成药对免疫水平的影响，但该指标特别是免疫球蛋白，易受个体差异、年龄、感染期炎症状态、检测方法、仪器设备等因素影响，可能是研究异质性高、证据质量偏低的原因。

受儿童专用药物品种少、研究设计和报告欠规范、说明书标识不明确、研究结局指标较单一等因素影响，本指南仍存在支撑证据质量偏低、重要实践信息循证证据缺如等不足。随着科研水平的提升，将会有数量更多、质量更规范、角度更多样的循证医学证据，支持指南在未来临床实践中的不断更新和完善。

6 更新计划

本指南拟定每 3~5 年根据研究进展和新的临床问题的出现予以更新，着重解决药物经济性、安全性、儿童用法用量等问题。

7 利益冲突

本指南由中国中药协会资助，无潜在利益冲突。参与本指南制定的所有成员，在参与工作前均声明：无与本指南主题相关的任何商业的、专业的或其他方面的利益，以及有可能对本指南结果造成影响的利益冲突。

指南标准化项目组核心成员：张伯礼、陈可冀、高学敏、田金洲、李幼平、陈香美、张俊华、房书亭、王桂华、孙媛媛等

执笔人：胡思源（天津中医药大学第一附属医院）、辛德莉（首都医科大学附属北京友谊医院）

主审：马融（天津中医药大学第一附属医院）、申昆玲（首都医科大学附属北京儿童医院）

工作组（按姓氏笔画排序）：王力宁（广西中医药大学第一附属医院）、王俊宏（北京中医药大学东直门医院）、王雪峰（辽宁中医药大学附属医院）、史大伟（首都医科大学附属北京友谊医院）、冯晓纯（长春中医药大学附属医院）、闫永彬（河南中医药大学第一附属医院）、孙建宁（北京中医药大学）、张喜莲（天津中医药大学第一附属医院）、陈强（江西省儿童医院）、徐保平（首都医科大学附属北京儿童医院）、蔡秋晗（天津中医药大学第一附属医院）、薛征（上海市中医医院）

共识小组（按姓氏笔画排序）：王孟清（湖南中医药大学第一附属医院）、王绍洁（大连市儿童医院）、王素梅（北京中医药大学东方医院）、邓雪梅（广东省妇幼保健院）、卢根（广州市妇女儿童医疗中心）、白晓红（辽宁中医药大学附属医院）、任献青（河南中医药大学第一附属医院）、向希雄（湖北省中医院）、孙丽平（长春中医药大学附属医院）、阴怀清（山西医科大学第一医院）、杜洪喆（天津中医药大学第一附属医院）、李新民（天津中医药大学第一附属医院）、李燕宁（山东省中医院）、杨一民（厦门市中医院）、杨京华（广东省中医院）、吴振起（辽宁中医药大学附属医院）、何丽（上海市儿童医院）、宋桂华（河南中医药大学第一附属医院）、张伟（黑龙江中医药大学附属第一医院）、张华静（天津市武清区中医医院）、陈永辉（首都儿科研究所附属儿童医院）、周盈（新疆维吾尔自治区中医医院）、周高俊（北京市顺义区妇幼保健院）、赵鋆（上海中医药大学附属曙光医院）、郝瑞芳（天津中医药大学第一附属医院）、胡次浪（江西省儿童医院）、柳静（北京儿童医院）、姜永红（上海中医药大学附属龙华医院）、秦选光（首都医科大学附属北京朝阳医院）、袁斌（江苏省中医院）、贾春梅（包头市第四医院）、徐勇胜（天津市儿童医院）、崔霞（北京中医药大学第三附属医院）、韩新民（江苏省中医院）、程燕（天津中医药大学第二附属医院）、翟文生（河南中医药大学第一附属医院）、冀晓华（中国中医科学

院西苑医院）

咨询小组（按姓氏笔画排序）：

中医临床专家：丁樱（河南中医药大学第一附属医院）、闫慧敏（首都医科大学附属北京儿童医院）、戎萍（天津中医药大学第一附属医院）、吴力群（北京中医药大学东方医院）、吴敏（上海交通大学医学院附属新华医院）、汪受传（南京中医药大学）、张葆青（山东省中医院）、胡镜清（中国中医科学院）、虞坚尔（上海市中医医院）、熊磊（云南中医药大学）

西医临床专家：丁圣刚（安徽医科大学第一附属医院）、王红（民航总医院）、叶乐平（北京大学第一医院）、刘传合（首都儿科研究所）、安淑华（河北省儿童医院）、周薇（北京大学第三医院）、郑跃杰（深圳市儿童医院）、黄燕（中国科学院大学）、曹玲（首都儿科研究所）、韩晓华（中国医科大学附属第二临床学院）

循证方法学专家：虞舜（南京中医药大学）、钟成梁（天津中医药大学第一附属医院）

【评介】

《中成药治疗小儿反复呼吸道感染临床应用指南》是国家中医药管理局立项的第二批《中成药治疗优势病种临床应用指南》标准化项目之一，由胡思源教授和首都医科大学附属北京友谊医院辛德莉教授共同牵头，组织全国 40 余家单位的 64 位中、西医儿科专家制定。本指南于 2021 年 10 月在北京发布，并由蔡秋晗博士等整理，发表于《中国中西医结合杂志》2022 年第 42 卷第 2 期。该指南的制定，遵循"循证为主、共识为辅、经验为鉴"的原则，在循证指南制定规范的基础上，广泛采纳业内专家的共识建议，对中成药治疗小儿反复呼吸道感染由"临床选药"向"循证用药"的转化具有促进作用，对提升西医对中医药的认知，改善中成药不规范使用现状，促进中西医融合有积极意义。

（蔡秋晗）

三、儿童反复呼吸道感染药物随机对照试验设计要素的文献研究

【摘要】

目的：分析、提炼儿童反复呼吸道感染药物临床试验的主要设计要素，为该病临床试验的标准化设计提供借鉴与参考。方法：检索 PubMed、Cochrane、Embase、ClinicalTrials 和 CNKI、CBM、VIP、WF 数据库，纳入 2000~2020 年的随机对照试验，病种为儿童反复呼吸道感染或反复中耳炎、反复鼻窦炎、反复扁桃体炎，干预措施为药物，语种为中英文。对纳入文献从试验目的、研究设计等十个方面进行归纳分析。结果：共检索出文献 2322 篇，最终纳入中文 8 篇，英文 12 篇，计 20 篇。1）试验目的：20 项研究均以减少呼吸道感染次数为主要试验目的。2）总体设计：20 项研究均采用随机对照设计，其中安慰剂对照 15 项（75%），空白对照 3 项（15%），阳性药对照 2 项（10%）；双盲 15 项（75%），单盲 5 项（25%）。3）受试者的选择：设计纳入标准、排除标准、脱落或剔除标准，分别为 20 项（100%）、19 项（95%）、4 项（20%）。4）干预措施：包括西药 15 项（75%），

中药 5 项（25%）。5）疗程：多采用 2~3 个月（10 项，50%）或 4~6 个月（6 项，30%）。6）导入期与随访；所有研究均未设计导入期；随访期多以 6~12 个月（14 项，70%）为主。7）有效性评价：20 项研究均以感染次数或以其定义的治疗成功 / 应答 / 痊愈 / 有效，或达到某次数标准的例数占比，为主要有效性指标。8）安全性评价：17 项（85%）以不良事件为主要观察指标。9）质量控制：9 项（45%）设计受试者日志。10）伦理审查：14 项（70%）进行相关描述。**结论：**纳入该研究的文献信息完善、质量较高，结果涵盖了儿童反复呼吸道感染临床试验设计的基本要素，具有较好的借鉴价值。

【正文】

反复呼吸道感染（recurrent respiratory tract infection，RRTIS）是儿童常见的一种临床现象。在发达国家，其发病率高达 25%（1 岁以下）及 18%（1~4 岁）。本病既往的临床随机对照试验文献因试验设计差异较大，给试验结果评估和二次文献研究增加难度。为此，本课题组借鉴了国外学者的研究方法，系统检索 2000~2020 年发表的中英文相关文献，对其中设计质量较高的 20 项研究中的试验设计要素进行归纳、整理与分析，以期为本病药物随机对照临床试验的标准化设计提供借鉴与参考，增强未来的不同试验结果之间系统评价和比较的可行性。同时，也为中华中医药学会标准化项目《小儿反复呼吸道感染中药临床试验设计与评价技术指南》的制定提供文献依据。

1 资料与方法

1.1 文献纳入标准

1）诊断为反复呼吸道感染，或反复中耳炎、反复鼻窦炎、反复扁桃体炎；2）受试人群年龄 6 个月 ~18 岁；3）干预措施为口服药物或中药敷贴；4）研究类型为随机对照试验；5）Jadad 评分 ≥ 4 分；6）中、英文文献。

1.2 文献排除标准

1）重复发表的文献，选择高质量文献或发表时间较早的文献；2）试验设计有明显错误或无法提取信息的文献；3）合并脑瘫、过敏性疾病、急性感染（非反复发作型）、哮喘及肺炎等随机对照试验文献。

1.3 检索策略

检索时间限定为 2000 年 1 月 ~2021 年 1 月。英文数据库包括 PubMed、Cochrane、Embase、ClinicalTrials，检索词为 "recurrent respiratory tract infection""re-current respiratory infection""recurrent otitis media""recurrent sinusitis""recurrent tonsillitis""RRTI""RRI""randomized controlled trial""RCT""child"；中文数据库，包括知网、万方、维普、生物医学文献数据库，检索词为 "反复呼吸道感染""反复上呼吸道感染""反复中耳炎""反复鼻窦炎""反复扁桃体炎""儿童""婴幼儿""学龄儿童""随机对照""疗效""临床试验"。

1.4 文献筛选、质量评价和资料提取

文献筛选使用 NoteExpress 文献管理软件对检索到的文献进行梳理，Excel 软件统计文献数据。由 2 位研究者独立阅读所获取文献题目和摘要，排除明显不符合纳入标准的研究，对可能符合纳入标准的研究阅读全文，以确定是否真正符合纳入标准；2 位研究者交叉核

对，对有分歧由第 3 位研究者协助决定其是否纳入。

质量评价筛选出主题不符合的文献后，先使用 JADAD 评分量表进行初步评分，对
≥ 4 分的文献再采用 Cochrane 系统评价员手册提供的偏倚评价量表进行质量评价，包括 7
个方面：1）随机序列的产生；2）分配隐藏；3）受试者及研究者盲法；4）评价者盲法；
5）结局数据的完整性；6）选择性报告；7）其他偏倚。

由 2 位研究者对纳入的研究进行独立的数据提取。提取内容包括作者、题目、试验
设计（随机、对照、盲法等）、样本量、诊断标准、纳入标准、排除标准、干预措施、合
并用药、疗程、疗效指标（主要指标、次要指标、主要指标评价方法）、安全性评价指标、
导入期及随访等信息，并由第 3 位评价人员核对数据的一致性。

2 结果

2.1 检索结果

共搜集文献 2322 篇，英文 648 篇，中文 1674 篇。筛除重复文献 600 篇；研究者阅读
题目及摘要，剔除 801 篇；剩余的文献中，中药、化药、生物制剂各 492、302、127 篇，
阅读全文做进一步筛选，剔除 18 篇，根据 Jadad 评分 ≥ 4 分，排除 883 篇，最终纳入文献
20 篇，中药、化药、生物制剂各纳入 5、6、9 篇。20 项研究中，目标适应证为反复呼吸
道感染次数 13 项（65%）、反复中耳炎 3 项（15%）、反复鼻窦炎 1 项（5%）、反复扁桃体
1 项（5%），共纳入 3871 例受试者（每个研究 40~885 例），年龄 10 个月 ~15 岁。

2.2 纳入研究的质量评价

纳入研究的 20 项研究，总体偏倚风险较低，文献质量较高。17 项（85%）详细描述
了随机的产生方法；13 项（65%）使用了分配隐藏；15 项（75%）使用了双盲设计，5 项
（25%）使用单盲设计。20 项研究中报道高风险 1 项（5%），可能存在其他偏倚。

3 结果分析

3.1 临床定位

全部 20 项研究均以减少呼吸道感染次数为主要试验目的。适应证为反复呼吸道感染
15 项（75%），反复中耳炎、鼻窦炎或扁桃体炎 5 项（25%）。

3.2 总体设计

主要包括随机、盲法、对照、检验类型、样本量估算及参研中心等内容。20 项研究
中，17 项（85%）详细描述了随机的产生方法，具体包括区组随机 5 项（25%）、计算机随
机 5 项（25%）、随机数字表法 6 项（30%）、完全随机法 1 项（5%），3 项（15%）仅提及
随机；盲法设计中双盲 15 项（75%），单盲 5 项（25%），5 项单盲明确表示 1 项（5%）研
究者盲法、2 项（10%）结局评价者盲法、2 项（10%）受试者盲法；采用安慰剂对照 15
项（75%），空白对照 3 项（15%），优效性检验 18 项（90%）。阳性药对照 2 项（10%），
主要为玉屏风散、童康片，差异性检验 2 项（10%）；有样本量估算 8 项（40%），提及重
复测量 1 项（5%）；多中心研究 7 项（35%）。20 项研究，均对入组前资料进行统计分析，
各水平组之间在非处理因素方面达到均衡一致。

3.3 受试者的选择与退出

3.3.1 纳入标准

1）诊断标准：12 项英文研究中诊断标准无统一来源的参考文献，诊断标准参考其他文献 5 项（41.67%），由作者自行定义者 7 项（58.33%）；反复呼吸道感染：①就诊前 6 个月≥3 次、4 次感染。②前 12 个月≥3 次、6 次感染。③＜3 岁，1 年≥8 次感染；≥3 岁，1 年≥6 次感染。④2~5 岁，＞5 次感染；6~10 岁，＞3 次感染。反复中耳炎为前 6 个月内≥3 次或 12 个月内≥4 次急性中耳炎。反复鼻窦炎为 12 个月内出现 3 次及以上鼻窦炎。反复扁桃体炎为 12 个月内出现 3 次及以上扁桃体炎。

8 项中文研究来源 2007 年《反复呼吸道感染的临床概念和处理原则》6 项（75%），采用 1987 年《反复呼吸道感染儿诊断标准》2 项（25%）；中医辨证标准参考《中医儿科学》与《中华人民共和国国家标准·中医临床诊疗术语·证候部分》2 项。

2）受试者年龄：纳入年龄范围较广，最小 10 个月，最大 14 岁，其中 1~5 岁 4 项（20%）。

3）知情同意：19 项（95%）研究明确要求知情同意或签署知情同意书。

3.3.2 排除标准

1）与病种相关：①免疫缺陷类相关疾病 14 项（70%）；②呼吸道慢性疾病 11 项（55%）；③呼吸道的解剖性病变 10 项（50%）；④合并急性感染及其他类疾病 10 项（50%）。

2）与药物相关：①诊前应用免疫调节剂、免疫抑制剂、类固醇激素、抗惊厥药物、抗生素等 17 项（85%）；②对试验药物成分过敏者或有过敏家族史 10 项（50%）。

3）通用标准：①合并消化性基础疾病或严重的其他如心、脑、肝、肾、血管系统疾病等 18 项（90%）；②近 6 个月内实施手术或参与其他试验者 7 项（35%）；③规定失访类 3 项（15%）。

3.3.3 退出标准

设计退出标准包括脱落或剔除标准 4 项（20%），主要为受试者自动退出与研究者判断退出。

1）受试者自动退出：在试验过程中发生不良反应、过敏反应或其他疾病，自动脱落失访、依从性差或不遵循用药方案。

2）研究者判断退出：停止试验者、严重违反纳排标准者、无疗后访视记录者。

3.4 干预措施

西药包括细菌溶解物 5 项（25%），益生菌、匹多莫德、阿奇霉素各 2 项（各占 10%），β−葡聚糖、核糖体、蜂胶和锌溶液、维生素 D 各 1 项（各占 5%）。中药包括中成药 3 项（15%），药物为玉屏风散、童康片与槐杞黄；中药敷贴药 2 项（10%）。

4 项（20%）研究提及了合并用药，合并药物种类涉及对乙酰氨基酚或布洛芬、阿莫西林克拉维酸钾、鼻内皮质类固醇、口服抗组胺药、口服白三烯受体拮抗剂和口服减充血剂。

纳入研究的疗程跨度较大，最短 3 周，最长 3 年。其中，疗程 3 周 1 项（5%），2 个月 3 项（15%），3 个月 7 项（35%），4 个月 2 项（10%），6 个月 4 项（20%），12 个月 1

项（5%），三伏贴疗程 1 年、3 年各 1 项（各占 5%）。

3.5 导入期与随访

20 项研究均未设计导入期。随访期最短 2 个月，最长 1 年。其中 2 个月、3 个月各 2 项（各占 10%），4 个月 1 项（5%），6 个月 5 项（25%），12 个月 6 项（30%）。4 项设置中间访视点（20%），即治疗观察与随访同时结束。试验终点时长 3 个月 1 项（5%），6 个月 2 项（10%），12 个月 1 项（5%）。

3.6 有效性评价

每项研究有效性指标的制定均围绕反复感染次数，包括直接以感染次数定义痊愈率、有效率、显效，及定义有效次数计算所占例数百分比等。其中，主要指标以随访期间感染次数或频率者 11 项（55%），以定义的有效次数计算所占例数百分率 4 项（20%），以定义的治疗成功/应答/痊愈/有效率 5 项（25%）。此外，次要指标还有抗生素处方或疗程 8 项（40%）、孩子缺勤或家长旷工天数 5 项（25%），中医疾病疗效判定 4 项（20%），中医证候疗效判定 2 项（10%）。

3.7 安全性评价

以不良事件为观察指标 17 项（85%），涉及的不良反应包括恶心、呕吐、腹痛、腹泻、皮疹；3 项未提及安全性评价（15%）。

3.8 质量控制

9 项设计受试者日志（45%），受试者日志涉及内容包括感染数量、类型、症状、病程、用药记录、不良事件。

3.9 伦理学要求

纳入的 20 项研究中，19 项签署知情同意书（95%）。通过伦理委员会审查 14 项（70%），未提及伦理审查 6 项（30%）。

4 讨论

目前儿童的药物研发存在一定滞后性，导致临床上大量成人药物用于儿童。而成人药物的说明书里缺乏儿童用药信息，在临床治疗中，医师通常只能推测儿童用药剂量，这就导致多数儿童用药存在疗效无依据，且有安全性隐患。因此，儿童专用药物的研发是极其必要的，而高质量的临床试验是儿童药物研发的重要环节，标准化的临床试验设计是临床试验质量的保证。

儿童反复呼吸道感染现代药物主要以对症治疗，再配合免疫调节剂或补充微量元素等。这种方式在短期内有一定疗效，存在易复发的弊端。中医药常运用益气、健脾、补肾等方法，兼顾患儿的个体差异，以改善体质为基础，同时增强机体免疫能力与抗病能力，在有效性与安全性上具有独特优势。目前，中药治疗反复呼吸道感染随机对照试验，多数存在设计方法上的不全面，甚至部分文章存在明显错误，影响文章结果的可靠性，不利于中药疗效的评价，也对具有普适性、便捷性的中成药的研发与推广造成一定困难。因此，急需规范化的指南来指导中药治疗儿童反复呼吸道感染临床试验的设计。本课题组前期针对儿童功能性腹痛等相关疾病发表了中药设计与评价技术指南，拥有丰富的经验与基础，因此，本研究在前期指南的基础上，系统性检索儿童反复呼吸道感染相关随机对照文献，采用改良 Jadad 量表评分对其文献质量进行初步评价，筛选出高质量 R CT 文献，剔除存在随机方法错误或未涉及盲法、无失访描述的低质量文献，继而采用 Cochrane 评价者手册验证其文献质量，最后归纳、总结其基本设计要素，为《小儿反复呼吸道感染中药临床试验设计与评价技术指南》提供文献基础。

本研究入选的 20 篇文章，涉及范围较广，中药、化药、生物制剂分别为 5、6、9 篇。根据纳入的文献，可以归纳出反复呼吸道感染药物的临床随机对照试验主要设计内容，在此进行予以总结及分析。1）临床定位：明确的研究目的是保证临床试验成功的根本，建议应以减少感染反复发作次数为主要目的。2）试验总体设计：推荐随机、安慰剂对照、盲法、多中心、优效性检验的方法。3）中医诊断标准：建议采用 2007 年中华医学会《反复呼吸道感染的临床概念和处理原则》；中医辨证标准可参考《中医儿科常见病诊疗指南》《中医儿科学》教材。4）受试者的选择：因 2 岁与 5 岁为诊断标准的界定年龄，建议纳入年龄需包括 2~5 岁。建议纳入符合标准的 1~5 岁儿童，可对病程进行限定，至少 1 年；《药品临床试验管理规范》指出，知情同意和知情同意书是保护受试者合法权益的重要措施之一。本试验根据《中华人民共和国民法典》，8 周岁以上儿童应和监护人一起签署知情同意书。在排除标准中应包括与病种相关、与受试药物相关、通用标准三个方面。5）试验流程，疗程根据药物前期药理毒理数据，一般设为 1~3 个月。因本病病史长，基线不易确定，且不存在长期服用药物的特点，在临床上设计导入期难以操作，本病可不设计导入期。根据研究目标可设计 6~12 个月的随访期，病毒引起的感染具有季节性，随访期应设计 1 年以上以观察疗效，而细菌引起的感染随访期可缩短至 3~6 个月，以便降低临床的操作难度。6）有效性评价：应建立针对试验目标的指标体系，可以选择感染发作次数作为主要指标，感染发作天数、抗生素处方、缺勤或旷工天数等指标中的 1~2 个，作为次要评价指标；对于中成药，可以增加中医症状/证候类指标。7）安全性评价：重点观察试验用药相关的不良反应。8）质量控制：应设计受试者日志以保证数据完整性及合理性。9）伦理学要求：任何试验启动前，均应获得伦理委员会的批准，包括试验目的、性质、风险—受益评估、医疗保护、知情同意书的签署。

本项研究创新点在于：国内没有反复中耳炎、反复鼻窦炎、反复扁桃体炎等病名，纳入这类以细菌感染为主的具体病种研究，可为单独研究鼻窦炎、中耳炎、扁桃体炎的反复发作提供参考方向，对细菌感染引起的反复发作可以适当缩短临床评价的随访时长提供一定参考。但本研究仍存在一定的局限性，如：1）本研究检索的国外相关文献中，有部分文献以反复中耳炎、反复鼻窦炎及反复扁桃体炎作为适应证，但国内没有上述疾病的独立诊断，可能存在争议；2）纳入的研究中，8 项中文研究，12 项英文研究，整体研究质量较高，但仍有部分文献在随机方法（如未详细描述具体随机方法）、盲法设计（如单盲设计）、失访描述方面有所欠缺，存在差异性。

【评介】

2015 年，胡思源教授牵头完成了第一版《小儿反复呼吸道感染中药新药临床试验设计与评价技术指南》的制定，用于指导中药新药治疗小儿反复呼吸道感染临床研究方案设计，取得了良好反响。2020 年，在"十三五"重大新药创制项目"儿童中药新药临床评价技术示范性平台建设"课题的支持下，胡老师带领团队开展了指南的更新工作。本文是由硕士研究生尹俊力与蔡秋晗博士等广泛收集文献，合作完成，发表于《辽宁中医杂志》2022 年第 49 卷第 6 期。本次技术要点研究，丰富了反复中耳炎、鼻窦炎和扁桃体炎细菌感染病种，为中华中医药学会标准化项目《系列儿科疾病中药临床试验设计与评价技术指南·小儿反复呼吸道感染》的更新制定，提供了前期基础。

（蔡秋晗）

第五章
厌食

第一节　循证研究

一、小儿芪楂口服液治疗小儿厌食症脾胃气虚证的临床研究

【摘要】

目的： 观察小儿芪楂口服液治疗小儿厌食症脾胃气虚证的临床疗效及安全性。**方法：** 采用平行对照设计、分层区组随机、双盲试验、多中心临床研究的方法，将 240 例厌食症脾胃气虚证患儿按照 1 ：1 比例分为两组，治疗组口服小儿芪楂口服液，对照组口服健儿消食口服液，两组均治疗 28 天后，比较两组的临床疗效、中医证候疗效、单项证候指标、实验室指标（体质量、血红蛋白、尿 D- 木糖排泄率、血锌含量）的改善情况，并对其安全性进行评价。**结果：** 对照组临床总有效率为 93.7%，治疗组为 97.3%，两组比较，差异无统计学意义（$P > 0.05$）。非劣效性检验提示，治疗组疗效不低于对照组。两组的证候疗效、中医证候单项指标、血红蛋白以及血锌组间比较，差异均无统计学意义（$P > 0.05$）。试验中，未发现小儿芪楂口服液的不良反应。**结论：** 小儿芪楂口服液与健儿消食口服液在治疗小儿厌食症脾胃气虚证方面疗效相当，且试验中未发现小儿芪楂口服液的不良反应，具有较高的安全性。

【正文】

小儿芪楂口服液由吉林敖东延边药业股份有限公司提供，主要用于治疗小儿厌食症脾胃气虚证。我们对该药进行了平行对照、随机双盲、多中心临床研究，以探索其临床应用的有效性和安全性，现将结果报道如下。

1 资料与方法

1.1 一般资料

本项试验采用平行对照设计、分层区组随机、双盲试验、多中心临床研究的方法，分层因素是中心（4个中心），由天津中医药大学第一附属医院、成都中医药大学附属医院、河南中医药大学第一附属医院、天津儿童医院4家中心共同承担。240例厌食症脾胃气虚证患儿均为门诊病例，按1∶1比例分为治疗组和对照组，各120例，每家参试单位承担60例。最终脱落13例、剔除3例。最终224例患儿进入符合方案分析数据集（PPS），237例患儿进入全分析数据集（FAS），237例患儿进入安全性数据集（SS）。治疗组113例中男62例，女51例；平均年龄（6.09±2.90）岁；平均身高（112.72±18.70）cm；平均体质量（19.29±6.54）kg；平均病程（1.76±1.97）年；病情分级中轻度53例，中度54例，重度6例。对照组111例中男67例，女44例；平均年龄（6.34±3.19）岁；平均身高（113.23±20.72）cm；平均体质量（19.82±7.47）kg；平均病程（1.90±2.17）年；病情分级中轻度56例，中度52例，重度3例。两组的一般资料经统计学分析，差异均无统计学意义（$P > 0.05$），具有可比性。本研究经天津中医药大学第一附属医院医学伦理委员会批准（批件文号 TYLL2015［Y］字016）。

1.2 诊断标准

1.2.1 西医诊断标准

参照《诸福棠实用儿科学》：1）长期食欲不振，见食不贪，入量较病前减少1/3~1/2以上，发病最短时间为2周，排除其他系统疾病；2）体质量增长停滞或减轻，有不良饮食习惯或喂养不当史。

1.2.2 中医辨证标准

参照《中医病证诊断疗效标准》：1）主症：食欲不振、食量减少。2）次症：面黄少华、神疲乏力、形体消瘦、大便不调、脘腹胀满、毛发枯黄、汗多。3）舌质淡、苔白或白腻、脉无力或指纹色淡。具备全部主症和次症中至少2项，参考舌脉，即可确诊。

1.3 中医证候分级量化标准

主症食欲不振、食量减少分4个等级，分别记0、2、4、6分。次症大便不调分4个等级，分别记0、1、2、3分；面黄少华、形体消瘦、神疲乏力、脘腹胀满、毛发枯黄、汗多、舌脉分2个等级，分别记0、1分。中医证候分级量化以小儿厌食症脾胃气虚证候记分评定：≤14分为轻度，15~19分为中度，≥20分为重度。详见表1和表2。

表1 小儿厌食脾胃气虚证主症分级量化评分表

主症	0分	2分	4分	6分
食欲不振	正常	见食不贪	厌食	拒食
食量减少	无	较病前减少1/4	较病前减少1/3	较病前减少1/2

表2 小儿厌食脾胃气虚证次症分级量化评分表

次症	0分	1分	2分	3分
大便不调	无	初干后溏	时干时溏	便溏，可见不消化食物
面黄少华	无	有		

次症	0分	1分	2分	3分
形体消瘦	无	有		
神疲乏力	无	有		
脘腹胀满	无	有		
毛发枯黄	无	有		
汗多	无	有		
舌质	正常	舌质淡		
舌苔	正常	苔白或白腻		
脉或指纹	正常	脉无力，纹色淡		

注：形体消瘦为体质量低于平均值，但不超过2个标准差。

1.4 纳入标准

1）符合上述小儿厌食症西医诊断标准和中医辨证标准；2）年龄1~14岁；3）病程≥8周；4）患儿家长或监护人均知情并签署了知情同意书。

1.5 排除标准

1）不符合上述西医诊断标准及中医辨证标准者；2）属于神经性厌食，或由其他疾病所致的厌食者；3）合并心、脑、肺、肝、肾及造血等系统严重原发性疾病以及严重佝偻病、精神病患者；4）中度及重度营养不良者；5）不能用所试验病证或可合并疾病病情解释的血肌酐（Cr）、尿素氮（BUN）和谷丙转氨酶（ALT）增高以及尿蛋白、尿红细胞"+"以上者；6）过敏性体质（对两类以上物质过敏者），或对本制剂组成成分、对照药物过敏者；7）根据医生主观判断，容易造成失访者。

1.6 治疗方法

1.6.1 对照组

予健儿消食口服液（江中药业股份有限公司，国药准字Z20063702，每支10mL）口服，1~3岁，每次5mL；3⁺~6岁，每次10mL；6⁺~14岁，每次15mL，均每日2次。

1.6.2 治疗组

予小儿芪楂口服液（吉林敖东延边药业股份有限公司，国药准字Z20133035，规格每支10mL）口服，服用剂量和方法同对照组。

两组均治疗28天后统计疗效。

1.7 观察指标

1）临床疗效。2）中医证候疗效。3）主次症证候（食欲不振、食量减少、面黄少华、神疲乏力、形体消瘦、大便不调、脘腹胀满、毛发枯黄、汗多、舌象及脉象）改善情况。4）实验室指标（血红蛋白、尿D-木糖排泄率、体质量及血锌）的变化情况。5）安全性分析。

1.8 疗效标准

1.8.1 临床疗效标准

参照2002年《中药新药临床研究指导原则（试行）》中小儿厌食症的疗效判定标准。临床痊愈：主症积分和减少≥90%。显效：90%＞主症积分和减少≥60%。有效：60%＞主症积分和减少≥30%。无效：主症积分和减少＜30%。

1.8.2 中医证候疗效标准

参照 2002 年《中药新药临床研究指导原则（试行）》中小儿厌食症的疗效判定标准。痊愈：食欲与食量均恢复正常，中医临床症状、体征消失或基本消失，证候积分和减少≥ 90%。显效：中医临床症状、体征明显改善，90% ＞证候积分和减少≥ 60%。有效：中医临床症状、体征均有好转，60% ＞证候积分和减少≥ 30%。无效：中医临床症状、体征均无明显改善，甚或加重，证候积分和减少＜ 30%。积分和减少率＝（治疗前积分和 – 治疗后积分和）/ 治疗前积分和 ×100%。

1.9 统计学方法

采用 SAS 8.1 软件进行数据处理。计量资料以 $\bar{x} \pm s$ 表示，采用 t 检验，若考虑协变量的影响，则用协方差分析，自身前后比较采用配对 t 检验。计数资料以百分率表示，采用 χ^2 检验、Fisher 精确概率法或 Wilcoxon 秩和检验，自身前后比较采用 Wilcoxon 符号秩和检验，考虑到中心或其他因素的影响，采用中心分层、病情分层（CMH）的 χ^2 检验。除特殊说明外，取双侧 α=0.05。在统计过程中，先做非劣效性统计，再做优效性统计。

2 结果

2.1 两组临床疗效比较

对照组总有效率为 93.7%，治疗组为 97.3%，两组总有效率经 CMH χ^2 检验，差异无统计学意义（$P ＞ 0.05$）。两组临床疗效经非劣效性检验，u=4.264，$P ＜ 0.05$ 的非劣效检验成立，说明治疗组的疗效不低于对照组。PPS 与 ITT 分析结论一致。详见表 3。

表 3　两组临床疗效比较［例 (%)］

组别	例数	临床痊愈	显效	有效	无效	总有效
对照组	111	55（49.6）	29（26.1）	20（18.0）	7（6.3）	104（93.7）
治疗组	113	58（51.3）	35（31.0）	17（15.0）	3（2.7）	110（97.3）

2.2 两组主症、证候积分和变化情况比较

两组治疗前后主症积分和用 Wilcoxon 秩和检验，证候积分和用 t 检验，组间比较差异均无统计学意义，PPS 与 ITT 分析结论一致。详见表 4。

表 4　两组主症、证候积分和比较（$\bar{x} \pm s$，分）

组别	例数	主症积分和			证候积分和		
		治疗前	治疗后	治疗前 – 治疗后	治疗前	治疗后	治疗前 – 治疗后
对照组	111	7.550 ± 1.431	1.900 ± 2.182	5.650 ± 2.386	14.773 ± 2.703	4.433 ± 3.274	10.300 ± 4.001
治疗组	113	7.950 ± 1.786	1.846 ± 2.231	6.120 ± 2.294	15.128 ± 2.815	4.197 ± 3.637	10.932 ± 3.825

2.3 两组主、次症证候积分比较

两组治疗前后主、次症证候积分变化比较，差异均无统计学意义（$P ＞ 0.05$）。详见表 5、表 6、表 7。

表5 主症证候积分比较（分）

主症	组别	例数	治疗前积分 - 治疗后积分					
			−4	−2	0	2	4	6
食欲不振	对照组	111	0	1	16	65	27	2
	治疗组	113	0	0	10	65	35	3
食量减少	对照组	111	0	0	5	28	66	12
	治疗组	113	0	0	1	28	70	14

表6 次症证候积分比较（分）

次症	治疗组（例数 =113）			对照组（例数 =111）		
	治疗前积分 - 治疗后积分			治疗前积分 - 治疗后积分		
	−1	0	1	−1	0	1
面黄少华	0	58	55	0	51	60
形体消瘦	0	98	15	0	101	10
神疲乏力	4	61	48	3	58	50
脘腹胀满	0	42	71	1	47	63
毛发枯黄	3	86	24	0	88	23
汗多	5	47	61	2	56	53
舌质	0	60	53	2	58	51
舌苔	1	43	69	7	46	58
脉象	0	67	46	2	57	52

表7 次症证候积分比较（分）

次症	组别	例数	治疗前积分 - 治疗后积分					
			−2	−1	0	1	2	3
大便不调	对照组	111	2	2	26	39	32	10
	治疗组	113	0	1	34	33	36	0

2.4 两组治疗前后实验室指标变化比较

治疗后两组体质量、尿 D- 木糖排泄率组内比较，差异均有统计学意义（$P > 0.05$）；血红蛋白、血锌组内比较，差异均无统计学意义（$P > 0.05$）；对照组治疗前后尿 D- 木糖排泄率差值比较的 PPS 分析，差异有统计学意义（$P < 0.05$）。说明治疗组高于对照组。详见表8。

表8 两组治疗前后实验室指标变化比较（$\bar{x} \pm s$）

组别	例数	时间	体质量 /kg	尿 D- 木糖排泄率 /%	血红蛋白 /g·L^{-1}	血锌 /μmol·L^{-1}
对照组	111	治疗前	20.064 ± 6.567	17.334 ± 7.721	128.928 ± 9.540	90.130 ± 32.130
		治疗后	20.807 ± 7.594*	21.309 ± 8.149*	129.128 ± 10.110	84.110 ± 25.670
		治疗前后差值	−0.743 ± 1.159	−3.996 ± 7.170△	−0.174 ± 10.460	13.094 ± 33.206
治疗组	113	治疗前	19.225 ± 6.567	15.752 ± 7.718	128.204 ± 9.650	90.690 ± 34.020
		治疗后	19.987 ± 6.624*	18.467 ± 8.332*	129.514 ± 9.340	83.110 ± 24.440
		治疗前后差值	−0.762 ± 0.863	−2.045 ± 7.048	−1.152 ± 9.460	8.123 ± 37.051

注：与同组治疗前比较，*$P < 0.05$；组间前后差值比较，△$P < 0.05$。

2.5 安全性分析

本次试验共有 7 例不良事件发生，治疗组 3 例中，上呼吸道感染 1 例，化脓性扁桃体炎 1 例和胰腺炎 1 例；对照组 4 例中皮疹 2 例，上呼吸道感染 2 例。经研究者判断，对照组 2 例皮疹均视为试验用药物的不良反应，另外 5 例均与试验用药物无关，且 2 组比较，差异均无统计学意义（$P > 0.05$）。

3 讨论

厌食症是小儿时期常见的一种脾胃病，临床以较长时间食欲不振，见食不贪，食量减少，但精神尚好为主要表现。《杂病广要》记载："脾不和则食不化，胃不和则不思食，脾胃不和则不思而且不化。"小儿脏腑娇嫩，脾常不足，兼之喂养不当、他病及脾等均可影响脾胃的纳运功能，形成厌食症。因此脾胃运化失健是本病的基本病机，证候类型包括脾胃湿热证、脾失健运证、脾胃气虚证、脾胃阴虚证、肝旺脾虚证，其中脾胃气虚证是最常见的证型。

脾胃同居中焦，是人体气机升降之枢纽，脾升胃降，共同完成水谷受纳、精微运化及糟粕排泄的功能。小儿脏腑娇嫩，形气未充，发育迅速，亟须大量饮食水谷及营养物质，这与其脾胃功能的薄弱形成矛盾，稍有饮食不慎则形成积滞，进而伤其脾胃。《冯氏锦囊秘录》云："伤食必因于脾弱，治者必以助脾顺气，俟其腐熟而去之，滞去之后，尤当补养脾胃，庶不再伤。"故治法常以补气健脾、消食和胃为主，这与汪受传教授"补中寓消，消中有补，补不碍滞，消不伤正"的"运脾"理论殊途同归。

小儿芪楂口服液由黄芪、山楂、白术等中药组成，具有补益脾胃、消食和中的功效。试验结果证实，小儿芪楂口服液治疗小儿厌食症脾胃气虚证的总有效率为 97.3%，对患儿主次症积分、体质量、尿 D- 木糖排泄率及血锌等均有明显改善作用。对照药选用的健儿消食口服液具有健脾益胃、理气消食的功效，是临床常用的治疗小儿厌食症的中成药。本次临床试验结果表明，小儿芪楂口服液与对照药健儿消食口服液在治疗小儿厌食症脾胃气虚证方面疗效相当，且试验中未发现小儿芪楂口服液的不良反应，具有较高的安全性。

【评介】

小儿芪楂口服液由吉林敖东延边药业股份有限公司生产，具有补益脾胃、消食和中的功效，用于治疗小儿厌食症脾胃气虚证。本文为该药上市注册前的Ⅲ期临床试验结果报告，该项试验由天津中医药大学第一附属医院牵头，与成都中医药大学附属医院、河南中医药大学第一附属医院、天津儿童医院、天津中医药大学第二附属医院共同完成。胡思源教授作为该研究的主要研究者，设计和组织实施了本次试验，钟成梁博士负责数据管理和统计分析。本文由博士研究生郭素香整理，发表于《中医儿科杂志》2020 年 1 月第 16 卷第 1 期。试验结果表明，该药治疗小儿厌食症脾胃气虚证非劣于对照药健儿消食口服液，并且能有效改善患儿的主次症积分、体质量、尿 D- 木糖排泄率及血锌等，且具有较高的安全性。

（仇雅朋）

二、健儿厌食康颗粒治疗小儿厌食脾虚食滞证的临床研究

【摘要】

目的：验证健儿厌食康颗粒治疗小儿厌食脾虚食滞证的有效性与安全性。**方法**：采用随机分组、双盲试验、平行对照的方法进行临床对照研究。**结果**：试验组的愈显率为90.86%，对照组为78.45%，两组之间的差异有显著性意义（$P < 0.05$）。对食欲不振、神疲乏力、形体消瘦等中医证候的治疗消失率，两组比较差异有显著性意义（$P < 0.05$），且食欲不振治疗前后积分差值的组间比较，差异有显著性意义（$P < 0.05$）。试验组安全性指标观测未发现与试验药物有关的异常改变。**结论**：健儿厌食康颗粒对小儿厌食脾虚食滞证的治疗效果优于对照药适贝高儿宝颗粒且临床应用具有较好的安全性。

【正文】

珠海市健雄医药有限公司申办的健儿厌食康颗粒主要治疗小儿厌食脾虚食滞证。2003年起，笔者以适贝高儿宝颗粒作为对照，对该药进行了双盲对照研究，现报告结果如下。

1 临床资料

1.1 一般资料

遵照随机、对照的原则，共收集符合诊断标准的厌食症患者240例，脱落、剔除病例各3例，剩余234例合格病例进入符合方案数据PP集（PPS）。其中试验组118例，男性71例，女性47例；年龄1~3岁21例，3^+~7岁45例，7^+~14岁52例；病程平均（9.085 ± 11.633）个月；病情轻型为31例，中型81例，重型6例。对照组116例，男性72例，女性44例；年龄1~3岁14例，3^+~7岁47例，7^+~14岁55例；病程平均（10.718 ± 17.460）个月；病情轻型为23例，中型79例，重型14例。

1.2 中医证候

全部234例患儿均有食欲不振、食量减少的症状。其他症状的出现情况，试验组与对照组分别为：面黄无华118、116例，神疲乏力91、96例，形体消瘦96、101例，大便溏薄110、104例，腹胀108、108例。其中试验组的证候积分总值为（15.31 ± 3.65）分，对照组为（16.12 ± 3.91）分。

1.3 舌质、舌苔、脉象的情况

异常舌脉出现的情况，试验组与对照组分别为：舌质淡104、105例，苔白腻113、105例，脉缓无力87、89例。

上述两组患者治疗前的临床资料。在性别、年龄、病程、病情及中医症状、舌象脉象的情况等方面，差异均无显著性（$P > 0.05$），具有可比性。

2 研究方法

小儿厌食脾虚食滞证的诊断标准依据《中医儿科学》《实用儿科学》等要求制订。病情分级按以加权法拟订的证候评分标准。其中证候积分总和5~12分为轻型；13~21分为中

型；22~30分为重型。将符合中、西医诊断标准和中医辨证标准，签署知情同意书，年龄1~14岁的患者列为入选病例。

本研究遵循分层区组随机，双盲双模拟，平行对照，多中心试验的原则进行。将健儿厌食康颗粒每袋5g包装不动，另做空白颗粒每袋5g；将对照药适贝高儿宝颗粒每袋10g，改包装为每袋5g，健儿厌食康颗粒和50%适贝高儿宝颗粒，空白颗粒和另50%适贝高儿宝颗粒，分别标识为"健儿厌食康颗粒1号""健儿厌食康颗粒2号"字样。服法：健儿厌食康颗粒1号、2号。每次剂量：1~3岁各1/2袋，3$^+$~7岁各3/4袋，7$^+$~14岁各1袋。每日2次口服。疗程：4周。试验期间，不得使用助消化、止泻类西药及同类中药。

3 结果

3.1 疗效判定标准

参照《中药新药临床研究指导原则》（第3辑）而拟定。

3.1.1 厌食证疗效判定标准

1）临床痊愈：食欲与食量均恢复到正常水平。2）显效：食欲明显恢复，食量恢复到原有水平的3/4。3）有效：食欲有改善，食量有所恢复，但未达到原有水平的3/4。4）无效：食欲与食量均无改善。

3.1.2 证候疗效判定标准

1）临床痊愈：证候记分值减少率≥95%。2）显效：95%＞证候记分值减少率≥70%。3）进步：70%＞证候记分值减少率≥30%。4）无效：证候记分值减少率＜30%。

3.2 结果与分析

3.2.1 两组总疗效的比较

试验组：痊愈71例，显效36例，有效10例，无效1例。对照组：痊愈55例，显效36例，有效25例，无效0例。两组的疗效差异有显著性意义（$P < 0.05$）。

3.2.2 两组中医证候疗效的比较

试验组：痊愈39例，显效63例，有效16例，无效0例。对照组：痊愈24例，显效55例，有效34例，无效3例。两组的疗效差异有非常显著性意义（CMH χ^2 检验，$P < 0.01$）。

3.2.3 两组中医单项证候改善情况比较

见表1。

表1 中医单项证候治疗前后评分变化（疗前 – 疗后）比较（$\bar{x} \pm s$）

单项症状	n	试验组	单项症状	n	对照组
食欲不振	118	$2.89 \pm 1.12^{*\triangle}$	食欲不振	116	$2.67 \pm 1.17^*$
食量减少	118	$2.54 \pm 1.29^{*\triangle}$	食量减少	116	$2.48 \pm 1.41^*$
面黄无华	118	$1.16 \pm 0.77^{*\triangle}$	面黄无华	116	$1.41 \pm 0.76^*$
神疲乏力	118	$0.89 \pm 0.61^{*\triangle}$	神疲乏力	116	$0.94 \pm 0.67^*$
形体消瘦	118	$0.68 \pm 0.63^{*\triangle}$	形体消瘦	116	$0.55 \pm 0.62^*$
大便溏薄	118	$1.27 \pm 0.63^{*\triangle}$	大便溏薄	116	$1.14 \pm 0.66^*$
腹胀	118	$1.20 \pm 0.63^{*\triangle}$	腹胀	116	$1.13 \pm 0.63^*$
舌质	118	$0.77 \pm 0.42^{*\triangle}$	舌质	116	$0.69 \pm 0.47^*$
舌苔	118	$0.93 \pm 0.25^{*\triangle}$	舌苔	116	$0.85 \pm 0.35^*$

单项症状	n	试验组	单项症状	n	对照组
脉纹	118	$0.70 \pm 0.45^{*\triangle}$	脉纹	116	$0.65 \pm 0.47^{*}$
证候合计	118	$13.06 \pm 3.34^{*\triangle}$	证候合计	116	$12.29 \pm 3.81^{*}$

注：治疗前后自身比较，$^{*}P=0.000$；与对照组比较，$^{*\triangle}P < 0.05$。

3.2.4 两组实验室指标改善情况比较

见表 2。

表 2　两组实验室指标改善情况比较

指标	组别	n	$\bar{x} \pm s$		
			疗前	疗后	疗前 - 疗后
尿 D- 木糖排泄率 （5%）	试验组	108	17.80 ± 7.25	20.50 ± 6.28	$-2.69 \pm 6.40^{*\triangle}$
	对照组	103	16.74 ± 7.12	19.73 ± 6.24	$-2.98 \pm 5.68^{*}$
发锌（μg/g）	试验组	52	82.61 ± 36.80	96.20 ± 34.20	$-12.90 \pm 18.00^{*\triangle}$
	对照组	49	83.96 ± 34.34	96.70 ± 27.63	$-13.58 \pm 15.04^{*}$
血红蛋白（g/L）	试验组	118	131.38 ± 14.86	134.15 ± 14.22	$-2.77 \pm 16.87^{*\triangle}$
	对照组	116	132.04 ± 13.88	134.56 ± 13.01	-2.51 ± 18.86

注：治疗前后自身比较，$^{*}P=0.000$；与对照组比较，$^{*\triangle}P < 0.05$。

3.2.5 安全性评价

对照组发生 3 例不良事件，均为服药后恶心、呕吐，其中 1 例由研究者判定为可疑药物不良反应、2 例判为与试验药物无关。4 例患者疗后 4 周出现血常规（RBC、HB、WBC）异常，经研究者判断均无临床意义。其余未发现不良反应，血尿便常规、肝肾功能、心电图等实验室指标也未发现与试验药物有关的异常改变。

4 讨论

小儿厌食症是临床常见的儿科疾病，若耽延治疗，常可影响小儿的正常生长发育，甚至导致疳证（营养不良）。中医学认为，本病多由饮食不节、喂养不当，损伤脾胃引起。脾胃虚弱纳化失职，乳食停滞，则造成厌食，并表现为脾虚食滞证。健儿厌食康颗粒由山药、鸡内金、薏苡仁、莲子、茯苓、大枣等 10 味药食两用之中药制成，具有补脾益气、消食健胃、增进乳食之功能，补则不滞，消不伐脾，适用于本证的治疗。

研究结果表明健儿厌食康颗粒对小儿厌食脾虚食滞证试验组的愈显率为 90.68%，总有效率为 99.15%，对照组的愈显率为 78.45%，总有效率为 100%，两组之间的差异有显著性意义（$P < 0.05$）；对中医证候的愈显率为 86.44%，总有效率为 100%，对照组的愈显率为 68.10%，总有效率为 97.41%，两组之间的差异有显著性意义（$P < 0.05$）；治疗 4 周后，两组食欲不振、食量减少、神疲乏力、形体消瘦、大便溏薄、腹胀和异常舌脉指纹均有改善（$P < 0.001$），但组间比较差异无显著性意义。且食欲不振治疗前后积分差值的组间比较，差异有显著性意义（$P < 0.05$）。两组患儿尿 D- 木糖排泄率、发锌含量治疗 4 周后也均有改善（$P < 0.001$），但组间比较差异无显著性意义。只周围血红蛋白含量两组均无明显改善（$P < 0.05$）。

研究结果提示，健儿厌食康颗粒对小儿厌食脾虚食滞证具有较好疗效，优于对照药适贝高儿宝颗粒，而且临床应用具有较好的安全性。

【评介】

　　健儿厌食康颗粒是由珠海市健雄医药有限公司申办的三类中药新药，具有补脾益气、消食和胃、增进乳食的功效，用于治疗小儿厌食脾虚食滞证。本研究以适贝高儿宝颗粒作为对照药，采用分层区组随机、双盲双模拟、多中心临床试验设计，评价该药治疗小儿厌食脾虚食滞证的有效性与安全性。胡思源教授作为主要研究者，设计和组织实施本试验，并将研究结果整理成文，发表于《中华中医药杂志》（原中国医药学报）2007 年·增刊。研究结果表明，该药治疗小儿厌食脾虚食滞证疗效优于对照药适贝高儿宝颗粒，且有较好的安全性。

（仇雅朋）

三、金橘开胃颗粒剂治疗小儿厌食脾失健运证临床研究

【摘要】

　　目的：验证金橘开胃颗粒剂治疗小儿厌食脾失健运证的有效性与安全性。**方法**：采用随机分组、平行对照的方法进行临床对照研究。**结果**：试验组的愈显率为 76.86%，明显高于对照组（$P < 0.001$）。试验组食欲不振食量减少、异常舌脉的消失率，以及治疗前后证候积分总值差值，均明显高或大于对照组（$P < 0.001~0.01$）。治疗后，两组周围血 HB 含量和 RBC 数均较治疗前明显升高（$P < 0.001~0.05$），且试验组 HB 的治疗前后差值明显大于对照组（$P < 0.05$）；两组患儿尿 D– 木糖排泄率均值与治疗前比较均有明显提高（$P < 0.001$ 和 $P < 0.05$）。安全性指标观测未发现除轻度腹泻外的其他毒副反应。**结论**：金橘开胃颗粒剂对小儿脾失健运型厌食症有较好的治疗作用，且临床应用比较安全。

【正文】

　　金橘开胃颗粒剂是江苏扬子江药业集团公司研制的三类中药新药，适用于小儿厌食脾失健运证。1998 年 6 月 ~1999 年 2 月，我们对该药进行了完全随机、平行对照、多中心临床研究，现将结果报道如下。

1 临床资料

1.1 一般资料

　　遵照随机、对照的原则，本项研究共入选病例 258 例，其中 15 例脱落或剔除，余 243 例为合格病例，分为试验组和对照组。试验组 121 例，男 61 例，女 60 例；年龄 1~4 岁 44 例，4~7 岁 37 例，7~12 岁 40 例；病程 2~6 个月 61 例，6 个月 ~1 年 27 例，1~12 年 33 例；病情轻型 32 例，中型 76 例，重型 13 例。对照组 122 例，男 69 例，女 53 例；年龄 1~4 岁 51 例，4~7 岁 38 例，7~12 岁 33 例；病程 2~6 个月 50 例，6 个月 ~1 年 44 例，1~12 年 28 例；病情轻型 48 例，中型 65 例，重型 9 例。

1.2 中医证候

全部 243 例患儿均有食欲不振、食欲减少症状。其他症状与异常舌脉的出现频数，试验组与对照组分别为：形体略瘦 75、75 例，嗳气、恶心干呕 81、71 例，大便不调 111、112 例，面色少华 114、110 例，舌质淡或红 116、102 例，苔白或薄腻 117、112 例，脉细尚有力 85、72 例，指纹色淡或滞 21、22 例。其中，试验组积分总值为（14.88 ± 1.82）分，对照组为（13.93 ± 2.02）分。

1.3 实验室检查

外周血血红蛋白含量与红细胞总数：试验组检测 119 例，分别有 50、14 例降低；对照组检测 119 例，分别有 45、11 例降低。唾液淀粉酶：试验组检测 38 例，对照组检测 14 例，其均值分别为 6.82 ± 3.57、6.97 ± 4.00，均较正常组降低（检测 29 例，均值为 10.87 ± 5.49）。尿 D - 木糖试验：试验组检测 67 例，对照组检测 32 例，其均值分别为 20.54 ± 7.17、21.62 ± 7.45，均较正常组降低（检测 34 例，均值为 26.98 ± 6.39）。

上述临床资料，除积分总值试验组大于对照组外，在性别、年龄、病程、病情、病因以及实验室检查等方面，差异均无显著性意义，具有可比性。

2 研究方法

小儿厌食症及其脾失健运证的诊断参照《中药新药临床研究指导原则》（第三辑）所列标准。病情分级按以加权法拟定的证候评分标准。其中，证候积分值总和 < 14 分为轻型；14~18 分为中型；> 18 分为重型。将符合中、西医诊断标准和中医辨证标准，且年龄在 1~12 岁之间者列为入选病例。本研究遵循随机分组、平行对照的原则进行。分组采用随机数字表法，并按入选时间顺序依次发药。试验组予金橘开胃 I 号（即观察药金橘开胃颗粒剂），对照组予金橘开胃 II 号（为改包装后的对照药香砂平胃冲剂）。服法：< 2 岁者每次 1/3 袋；2~6 岁者每次 1/2 袋；> 6 岁者每次 1 袋，每日 3 次，口服。另外，两组患儿在试验期间均不得应用其他任何药物及外治法。疗程 2 周。

3 实验结果

3.1 疗效评定标准

参照《中药新药临床研究指导原则》（第三辑）、《中医儿科学》和《实用儿科学》而拟定。

3.2 结果与分析

3.2.1 两组总疗效比较

试验组 121 例，痊愈 53 例，显效 40 例，有效 25 例，无效 3 例；对照组 122 例，痊愈 25 例，显效 42 例，有效 35 例，无效 20 例。两组比较，经 Ridit 分析，u=4.535，$P < 0.001$，差异有显著性意义，试验组疗效优于对照组。

3.2.2 两组症状、异常舌苔脉象改善情况比较（表 1）

表 1　两组症状、异常舌苔脉象改善情况比较 [例（%）]

症状体征	试验组		对照组	
	n	消失	n	消失
食欲不振	121	68（56.20）**	122	48（39.34）
食量减少	121	55（45.45）**	122	29（23.77）
形体略瘦	75	14（18.67）	75	13（17.33）
嗳气恶心	81	80（98.77）	70	65（92.86）
大便不调	111	91（81.98）	112	86（76.79）
面色少华	114	65（57.02）	110	54（49.09）
异常舌质	116	96（82.76）**	102	69（67.65）
异常舌苔	117	108（92.31）**	112	84（75.00）
异常脉纹	107	91（85.05）	94	71（75.53）
积分总值差值（$\bar{x} \pm s$）	121	11.63 ± 2.08***	122	9.16 ± 2.93

注：与对照组比较，**$P < 0.01$，***$P < 0.001$。

3.2.3 两组实验室检查项目改善情况比较（表 2）

表 2　两组实验室指标改善情况比较

组别		血红蛋白 /g·L⁻¹		红细胞总数 /×10¹²·L⁻¹		唾液淀粉酶 / 万 U		尿木糖排泄率 /%	
		n	$\bar{x} \pm s$	n	$\bar{x} \pm s$	n	$\bar{x} \pm s$	n	$\bar{x} \pm s$
试验组	疗前	119	118.88 ± 12.34	119	4.09 ± 0.33	38	6.82 ± 3.57	67	20.54 ± 7.17
	疗后	118	125.53 ± 9.93***	118	4.25 ± 0.27***	31	7.38 ± 3.88	61	26.61 ± 8.40***
	差值	118	−6.41 ± 7.34▲▲	118	0.16 ± 0.21	31	−0.58 ± 2.72	61	−6.13 ± 5.84
对照组	疗前	119	121.18 ± 10.12	117	4.05 ± 0.33	14	6.97 ± 4.00	32	21.62 ± 7.45
	疗后	116	124.03 ± 8.79*	115	4.17 ± 0.31**	11	7.45 ± 4.18	31	25.27 ± 6.28*
	差值	116	−2.73 ± 6.92	115	0.13 ± 0.25	11	0.17 ± 4.89	31	−3.64 ± 385

注：与治疗前比较，*$P < 0.05$，**$P < 0.01$，***$P < 0.001$；与对照组比较，▲▲$P < 0.01$。

3.3 安全性评估

两组 243 例患儿在用药过程中，仅有 3 例出现轻度腹泻，但不影响继续治疗。此外，未发现其他不良反应。血尿便常规、心电图及肝肾功能等实验室检查指标复测，也未发现与用药有关的异常改变。

4 讨论

中医学认为，小儿脾常不足，乳食不知自节，若喂养不当、恣食肥甘厚味、强迫进食或纵食生冷，均可损伤脾胃，造成脾失健运、食滞湿阴，影响胃腑受纳，而致厌食，临床多表现为脾失健运证。金橘开胃颗粒剂为著名老中医路志正的经验方，由厚朴、苍术、枳实、陈皮、鸡内金、熟大黄等组成，具有调脾助运、导滞和中之功效，主要适用于本病的治疗。

研究结果表明，金橘开胃颗粒剂对小儿厌食脾失健运证的愈显率为 76.86%，总有效率为 97.52%，均明显高于对照组（$P < 0.001$）；对食欲不振、食量减少及异常舌脉的治疗消失率均明显高于对照组（$P < 0.01$）；治疗前后证候积分总值差值明显大于对照组

（$P < 0.001$）。说明金橘开胃颗粒剂对小儿厌食脾失健运证候具有明显的改善治疗作用，证实了该药调脾助运、导滞和中的功效。

实验室指标的疗效对比结果显示，两组治疗后周围血 HB 含量和 RBC 数均较治疗前明显升高（$P < 0.001\sim0.05$），且试验组 HB 的治疗前后差值明显大于对照组（$P < 0.05$）；两组患儿尿 D-木糖排泄率均值与治疗前比较均有明显提高（$P < 0.001$ 和 $P < 0.05$），但两组提高幅度比较，差异无显著性意义。说明两药均能提高厌食症患儿的吸收功能，且对小儿厌食症经常伴发的轻度贫血具有一定的改善作用。

上述结果提示金橘开胃颗粒剂对小儿脾失健运型厌食症具有较好的治疗作用，从总疗效、症状和异常舌脉以及实验室检查指标改善情况来看，多优于对照药香砂平胃冲剂，此外，研究中未发现金橘开胃颗粒剂有除轻度腹泻外的其他毒副作用，各项实验室安全性指标检测也未发现与药物有关的异常改变，初步显示出该药临床应用的安全性。

【评介】

金橘开胃颗粒剂是根据著名老中医路志正的经验方，由江苏扬子江药业集团有限公司研制的三类中药新药，具有调脾助运、导滞和中之效，主要用于治疗小儿厌食脾失健运证。本研究以香砂平胃冲剂作为对照药，评价该药治疗小儿厌食脾失健运证的有效性和安全性。本研究由马融老师指导，胡思源教授具体负责，主持了研究设计、临床实施和数据统计、临床总结。本文由硕士研究生刘海沛整理，发表于《中国中医药信息杂志》2003 年 7 月第 10 卷第 7 期。研究结果表明，该药对小儿厌食脾失健运证具有较好的治疗作用，总体优于香砂平胃冲剂，在安全性方面除会导致轻度腹泻外，临床应用较安全。

（仇雅朋）

四、小儿开胃增食颗粒治疗小儿厌食脾失健运证的Ⅲ期临床试验

【摘要】

目的：以健身消导颗粒为对照，进一步验证小儿开胃增食颗粒治疗小儿厌食脾失健运证的有效性。**方法：**分层区组随机、双盲双模拟、阳性药平行对照、多中心的临床研究的方法，将入选 451 例患者分为 2 组，试验组 338 例，脱落 16 例，剔除 4 例；对照组 113 例，脱落 2 例，剔除 1 例。两组分别应用小儿开胃增食颗粒和健身消导颗粒，疗程均为 14 天。**结果：**小儿开胃增食颗粒治疗小儿厌食脾失健运证疾病疗效的总有效率为 95.28%，对照组为 92.73%，两组比较，差异无统计学意义（$P > 0.05$）。非劣效检验结果显示，试验组疗效非劣于对照组。两组证候疗效的总有效率，试验组 98.43%，对照组为 97.27%，两组比较，差异无统计学意义（$P > 0.05$）。**结论：**小儿开胃增食颗粒治疗小儿厌食脾失健运证安全、有效。

【正文】

小儿厌食症是指较长时间见食不贪，食欲不振，甚则拒食的一种常见病症，临床上以

较长时间厌恶进食、食量减少等为特征。本病多见于 1~6 岁小儿，近年来，发病率显著增高。若厌食迁延日久，可导致小儿营养不良、体质量减轻、贫血、佝偻病以及免疫力下降，出现反复呼吸道感染，长期厌食可以影响小儿的生长发育。小儿开胃增食颗粒是安徽名老中医张琼林主任的临床经验方，具有醒脾健中、开胃进食之功效，适用于治疗小儿厌食脾失健运证。为确证评价其有效性及安全性，笔者对该药进行了Ⅲ期临床研究，现报告结果。

1 资料与方法

1.1 一般资料

本项试验入选患者 451 例，由天津中医药大学第一附属医院、黑龙江中医药大学附属第一医院、河南中医学院第一附属医院、新疆维吾尔自治区中医医院、云南省中医院等 5 家中心共同承担。鉴于本病症病情相对较轻，无需住院治疗，故全部选择门诊病例。

1.2 试验设计

本项试验采用分层区组随机、双盲双模拟、阳性药平行对照、多中心临床研究、非劣效检验的方法。所选病证为小儿厌食脾失健运证，按 3∶1 比例分为试验组和对照组。两组分别应用小儿开胃增食颗粒和健身消导颗粒，疗程为 14 天。

1.3 诊断标准

小儿厌食西医诊断标准，参照《实用儿科学》制定。1）长期食欲不振，见食不贪，入量较病前减少 1/3~1/2，发病最短时间为 2 周以上，排除其他系统疾病。2）体质量增长停滞或减轻，有不良饮食习惯或喂养不当史。

中医脾失健运证辨证标准参照《中医儿科学》。1）主要症状：食欲不振、食量减少。2）次要症状：嗳气泛恶、脘腹饱胀、大便不调。3）舌质淡红，苔薄白或薄腻，脉尚有力。本证为厌食初期表现，除厌恶进食外，其他症状不明显，精神、形体如常为其特征。

1.4 中医证候分级量化标准

主症食欲不振、食量减少分（－）（＋）（＋＋）（＋＋＋）四级，分赋 0、2、4、6 分；次症、舌苔分（－）（＋）两级，分赋 0、1 分。

1.5 纳入病例标准

1）符合小儿厌食症西医诊断标准；中医脾失健运证辨证标准。2）年龄在 1~14 岁。3）病程在 4 周以上。4）家长或监护人签署知情同意书。

1.6 排除病例标准

1）感染性疾病患者。2）属于神经性厌食，或由其他疾病所致的厌食患者。3）合并心、脑、肺、肝、肾及造血等系统严重原发性疾病，以及严重佝偻病、精神病患者。4）中度及重度营养不良患者。5）不能用所试验病证或可合并疾病病情解释的血肌酐（Cr）、尿素氮（BUN）和谷丙转氨酶（ALT）增高，以及尿蛋白、尿红细胞"＋"以上者。6）过敏性体质（对两类以上物质过敏者），或对本制剂组成分、对照药过敏者。7）根据医生判断，容易造成失访者。

1.7 脱落病例标准

1）出现过敏反应或严重不良事件，根据医生判断应停止试验者。2）试验过程中，患者继发感染，或发生其他疾病，影响疗效和安全性判断者。3）受试者依从性差（试验用药依从性＜80%或＞120%），或自动中途换药。4）各种原因的中途破盲病例。5）无论何种原因，患者不愿意或不可能继续进行临床试验，向主管医生提出退出试验要求而中止试验者。6）受试者虽未明确提出退出试验，但不再接受用药及检测而失访者。

1.8 剔除病例标准

1）严重违反纳入或排除标准，本不应随机化者。2）纳入后未曾用药者。3）自动脱落失访，无疗后访视记录者。4）其他。

1.9 给药方案

试验组：小儿开胃增食颗粒，1~3岁每次各1/2袋，3+~14岁每次各1袋，每日3次；同时服用空白健身消导颗粒模拟药，1~3岁每次各1/2袋，3+~14岁每次各1袋，每日2次，均为开水冲服。疗程为14天。

对照组：健身消导颗粒，1~3岁每次1/2袋，3+~14岁每次1袋，每日2次；同时服用空白小儿开胃增食颗粒模拟药，1~3岁每次1/2袋，3+~14岁每次1袋，每日3次，均为开水冲服。疗程为14天。

1.10 统计学方法

采用SAS v8.1软件分析，计数资料采用χ^2检验，假设检验统一使用双侧检验，取$\alpha=0.05$。

1.11 病证疗效评定标准

1.11.1 疾病疗效评定标准

1）临床痊愈："主症计分和"减少≥90%。2）显效：90%＞"主症计分和"减少≥60%。3）有效：60%＞"主症计分和"减少≥30%。4）无效："主症计分和"减少＜30%。

1.11.2 中医证候疗效评定标准

1）临床痊愈："证候计分和"减少≥90%。2）显效：90%＞"证候计分和"减少≥60%。3）有效：60%＞"证候计分和"减少≥30%。4）无效："证候计分和"减少＜30%。

2 结果

2.1 病例分布

5家试验中心共入选患者451例，试验组338例，对照组113例。试验组完成318例，脱落16例，剔除4例。对照组完成110例，脱落2例，剔除1例。

2.2 疗效分析

2.2.1 两组疾病疗效的比较

试验组的总有效率为95.28%，对照组的总有效率为92.73%，两组比较，差异无统计学意义（$P＞0.05$），见表1。两组疾病疗效的非劣效检验成立，见表2，试验组非劣于对照组。

表1 两组疗后疾病疗效评价［例（%）］

组别	例数	临床痊愈	显效	有效	无效
试验组	318	103（32.39）	120（37.74）	80（25.16）	15（4.72）
对照组	110	26（23.64）	40（36.36）	36（32.73）	8（7.27）

表2 两组疾病疗效的非劣效性检验评价（例）

组别	例数	临床痊愈	显效	有效	无效	愈显率（%）
试验组	318	103	120	80	15	70.13
对照组	110	26	40	36	8	60.00

2.2.2 两组证候疗效的比较

试验组的总有效率为98.43%，对照组的总有效率为97.27%，两组比较，差异无统计学意义（$P > 0.05$），见表3。

表3 两组疗后证候疗效评价［例（%）］

组别	例数	临床痊愈	显效	有效	无效
试验组	318	96（30.19）	166（52.20）	51（16.04）	5（1.57）
对照组	110	25（22.73）	59（53.64）	23（20.91）	3（2.73）

2.3 安全性分析

本次试验有12例不良事件发生，10例发生于试验组，2例发生于对照组。试验组不良反应发生率为0.60%，对照组不良反应发生率为0.88%，不良反应发生率的组间比较差异无统计学意义（$P > 0.05$）。生命体征各访视点及其与基线差值的组间比较、自身前后对照比较，差异均无统计学意义（$P > 0.05$）。

3 讨论

小儿厌食症是儿童常见病，多因饮食不节、喂养不当、长期偏食等引起。小儿脏腑娇嫩，脾常不足，易为饮食所伤，加之后天饮食不节，伤及脾胃，致脾失健运，胃纳失司，发为厌食。小儿开胃增食颗粒由山药、鸡内金、豆蔻、大黄、麦芽等中药组成，方中山药味甘性平，可补气，亦养阴，且补而不滞，养而不腻，为益胃运脾常用之品，适用于脾运失健，食少体倦等症，故为君药。鸡内金味甘补脾，有健脾益胃、消食化石之功效，善治脾胃虚弱，食积不化诸症。白豆蔻仁辛温芳香，温通香窜，能行三焦之滞气而宽中快胃，且可温中化湿而醒脾开胃，故治湿浊中阻，胃肠气郁，脘腹胀满或宿食不化，脘痞食少之症，与鸡内金两药共助君药运脾健中，亦能消食除胀开胃，而为臣药。大黄沉降，能消胃肠积滞，泄满除胀，为佐药。麦芽甘平，能生发脾胃之气而消化食积，并可调和诸药之性，故为使。全方共奏建中醒脾，开胃进食之效。

健身消导颗粒为临床上常用于治疗小儿厌食脾失健运证的药物，临床疗效确切，所以选其作为阳性对照药。本试验研究表明，小儿开胃增食颗粒对于小儿厌食脾失健运证的疾病疗效比较，与健身消导颗粒差异有统计学意义，且非劣效检验，试验组不劣于对照组，证候疗效比较与健身消导颗粒差异无统计学意义，各单项中医症状治疗前后均有明显改善，表明小儿开胃增食颗粒治疗小儿厌食脾失健运证具有较好疗效，使用安全。

【评介】

小儿开胃增食颗粒是由安徽名老中医张琼林主任的经验方研制的三类中药新药，由山药、鸡内金、豆蔻、大黄、麦芽等中药组成，具有醒脾健中、开胃进食的功效，适用于治疗小儿厌食脾失健运证。本研究以健身消导颗粒作为阳性对照药，采用非劣效检验的方法，以改善厌食症状及小儿厌食脾失健运证候为研究目的，评价其有效性与安全性。在马融教授的指导下，由胡思源教授主持方案设计、临床实施和数据统计、研究总结。本研究是该药的Ⅲ期临床试验结果，由硕士研究生赵越郡整理，发表于《天津中医药》2012 年 2 月第 29 卷第 1 期。研究结果表明，小儿开胃增食颗粒治疗小儿厌食脾失健运证的疗效非劣于健身消导颗粒，能有效改善厌食症状及中医证候，且不良反应发生率低，安全性良好。

（张旭）

五、小儿脾胃乐颗粒（原小儿开胃增食颗粒）补充临床试验

【摘要】

目的： 在Ⅱ、Ⅲ期临床试验的基础上，对小儿脾胃乐颗粒治疗小儿厌食脾失健运证的有效性做进一步评价并进行安全性观察。**方法：** 采用安慰剂对照设计、分层区组随机、随机双盲试验、多中心临床研究、优效性检验的方法，入选 144 例患者，试验组 72 例，剔除 2 例，脱落 7 例，对照组 72 例，剔除 5 例，脱落 3 例。**结果：** 小儿脾胃乐治疗小儿厌食脾失健运证食欲不振疗效的总有效率为 92.86%，对照组为 56.72%，两组比较，差异有统计学意义（$P < 0.05$）。两组食量减少疗效的总有效率，试验组为 90.00%，对照组为 67.16%，两组比较，差异有统计学意义（$P < 0.05$）。优效性检验结果显示，试验组疗效优于对照组。**结论：** 小儿脾胃乐颗粒治疗小儿厌食脾失健运证有效并且安全。

【正文】

厌食是小儿时期常见的一种脾胃病证，本病可发生于任何季节，但夏季暑湿当令时，可使症状加重。各年龄儿童皆有发病，城市儿童发病率较高，以 1~6 岁的小儿为多见。目前常用的治疗小儿厌食药物有助胃动力药、补锌剂、助消化剂、调节肠道微生态制剂，以及中药制剂等。中药制剂往往被认为是治疗小儿厌食的最佳选择之一。小儿脾胃乐颗粒与健身消导颗粒对照治疗小儿厌食脾失健运证的Ⅱ期、Ⅲ期临床研究结果表明，小儿脾胃乐颗粒治疗小儿厌食脾失健运证具有较好疗效，使用安全。遂在Ⅱ、Ⅲ期临床试验的基础上，采用安慰剂对照，对小儿脾胃乐颗粒治疗小儿厌食脾失健运证的有效性做进一步评价并进行安全性观察。

1 资料与方法

1.1 试验总体设计

本试验采用安慰剂对照设计、分层区组随机、随机双盲试验、多中心临床研究、优效

性检验的方法。选择的病证为小儿厌食脾失健运证，按照 1：1 的比例分为试验组和对照组。两组分别应用小儿脾胃乐颗粒和安慰剂颗粒，疗程均为 4 周。试验组和对照组各 72 例受试者，共 144 例。

1.2 诊断标准

小儿厌食西医诊断标准，参照《实用儿科学》制定。1）长期食欲不振，见食不贪，入量较病前减少 1/3~1/2 以上，发病最短时间为 2 周以上，排除其他系统疾病。2）体质量增长停滞或减轻，有不良饮食习惯或喂养不当史。中医脾失健运证辨证标准参照《中医儿科学》制定：1）主症：①食欲不振，②食量减少；2）次症：①腹痛，②腹胀，③恶心呕吐和/或嗳气，④面色少华，⑤大便不调，⑥舌质淡红苔腻，⑦脉滑，或指纹青紫或淡红。主症必备，兼有次症两项或两项以上，参考舌脉即可诊断。本证为厌食初期表现，除厌恶进食外，其他症状不明显，精神、形体如常为其特征。

1.3 中医证候分级量化标准

主症食欲不振、食量减少分为正常、轻、中、重症状四级，分别记 0、2、4、6 分；腹痛、腹胀分为无、轻、中、重症状四级，分别记 0、1、2、3 分；恶心呕吐和/或嗳气次症、面色少华、大便不调和异常舌脉分为无、有两级，分别记 0、1 分。

1.4 纳入病例标准

1）符合小儿厌食西医诊断标准；2）符合中医脾失健运证辨证标准；3）年龄在 1~7 岁；4）病程在 4 周以上；5）近 2 周内未使用过健脾开胃中药及助消化药；6）家长或监护人签署了知情同意书。

1.5 排除病例标准

1）由于疾病影响所造成的厌食排除在外，如胃肠炎、呼吸道感染、肝炎、神经性厌食及某些药物引起的厌食；2）合并心、脑、肺、肝、肾及造血等系统严重原发性疾病，以及严重佝偻病、精神病患者；3）应用了某些干扰疗效评估的药物，如各种中、西药助消化剂、颠茄、654-2 等解痉止痛药；4）中度及重度营养不良患者；5）不能用所试验病证或可合并疾病病情解释的血肌酐（Cr）和谷丙转氨酶（ALT）增高，以及尿蛋白、尿红细胞"＋"及以上者；6）过敏性体质（对两类以上物质过敏者），或对本制剂组成成分过敏者；7）根据医生判断，容易造成失访者。

1.6 脱落病例标准

1）出现过敏反应或严重不良事件，根据医生判断应停止试验者；2）试验过程中，患者继发感染，或发生其他疾病，影响疗效和安全性判断者；3）受试者依从性差（试验用药依从性＜80% 或＞120%），或自动中途换药；4）各种原因的中途破盲病例；5）无论何种原因，患者不愿意或不可能继续进行临床试验，向主管医生提出退出试验要求而中止试验者；6）受试者虽未明确提出退出试验，但不再接受用药及检测而失访者。

1.7 剔除病例标准

1）严重违反纳入或排除标准，本不应随机化者；2）纳入后未曾用药者；3）其他。

1.8 给药方案

小儿脾胃乐颗粒或其模拟药：1~3 岁每次 0.5 袋，3~7 岁每次 1 袋，每日 3 次，开水冲服。疗程：4 周。

1.9 观测指标及观察时点

1）人口学资料；2）疗效性评价指标：食欲不振疗效、食量减少疗效、单项证候疗效、疾病疗效、中医证候疗效；3）安全性评价指标：可能出现的不良反应症状，一般体检项目，血、尿、便常规，心电图，肝、肾功能等试验室指标。治疗后异常或加重者应定期复查至随访终点。

1.10 不良反应

不良反应判断分为肯定有关、可能有关、无法判定、可能无关、肯定无关共 5 级。前 3 项视为药物不良反应。

1.11 疗效判定

1.11.1 疾病疗效评定标准

参照《中药新药临床研究指导原则》制定。痊愈：食欲与食量恢复到正常水平；显效：食欲明显恢复，食量显著增加，主症计分和减少 ≥ 2/3 者；有效：食欲有改善，食量有所恢复，2/3 ＞主症计分和减少 ≥ 1/3 者；无效：食欲、食量基本无改善，主症计分和减少 ＜ 1/3 者。

1.11.2 中医证候疗效评定标准

参照《中药新药临床研究指导原则》制定。痊愈：证候计分和减少 ≥ 95%；显效：95% ＞证候计分和减少 ≥ 70%；有效：70% ＞证候计分和减少 ≥ 30%；无效：证候计分和减少 ＜ 30%。

1.11.3 食欲不振、食量减少疗效评定标准

痊愈：治疗后单项证候消失，计分为 0；显效：治疗后单项证候计分与疗前差值为 4，且计分不为 0；有效：治疗后单项证候计分与疗前差值为 2，且计分不为 0；无效：治疗后单项证候计分未减少。

1.11.4 单项证候（除食欲不振、食量减少外）疗效评定标准

消失：治疗后单项证候消失，计分为 0；未消失：治疗后单项证候计分不为 0。（注：基线及疗后各访视点该项评分均为 0 者不评价该单项证候疗效。）

1.12 数据管理与统计分析

利用 Access 2003 软件进行数据二次录入方式，运用 SAS v9.13 统计软件进行统计处理与分析。根据研究目的和资料的性质选用适合的统计方法，如 χ^2 检验、t 检验、方差分析、Wilcoxon 符号秩和检验等。应用 CMH χ^2 检验比较两组的有效率以控制各中心混杂因素的影响。除特别说明外，假设检验均采用双侧检验。各组间整体比较检验水准 α= 0.05。

2 结果

2.1 病例入选情况

本次试验共入选患者 144 例，试验组和对照组各 72 例；试验组完成 63 例，剔除 2 例，脱落 7 例；对照组完成 64 例，剔除 5 例，脱落 3 例。试验组 63 例、对照组 64 例进入 PPS 分析总体，试验组 70 例、对照组 67 例进入 FAS 分析总体，试验组 70 例、对照组 69 例患者至少服药一次以上并至少有一次安全性访视记录，进入 SS 分析总体。剔除、脱落情况的组间比较，差异无显著性统计学意义（$P > 0.05$）。

2.2 可比性分析

除了基线证候计分和的 PPS 分析和腹胀的 FAS 分析，其基线特征（人口学资料、疗前合并疾病及既往用药史、病程、主症计分和、证候计分和及单项症状评分、尿 D– 木糖排泄率等）两组之间差异均无显著性统计学意义，具有可比性。FAS、PPS 分析结论一致。

2.3 疗效分析

2.3.1 两组食欲不振疗效的比较

FAS 分析中，试验组 70 例中，临床痊愈 41 例，显效 4 例，有效 20 例，无效 5 例，愈显率 64.29%，总有效率 92.86%；在对照组 67 例中，临床痊愈 10 例，显效 5 例，有效 23 例，无效 29 例，愈显率 22.39%，总有效率 56.72%，两组比较，CMH χ^2 = 24.9200，P= 0.0001，差异有统计学意义（$P < 0.05$）。两组优效性检验成立，即试验组的总愈显率高于对照组 25% 及以上。FAS、PPS 分析结论一致。

2.3.2 两组食量减少疗效的比较

FAS 分析中，试验组 70 例中，临床痊愈 44 例，显效 3 例，有效 16 例，无效 7 例，愈显率 67.15%，总有效率 90.00%；在对照组 67 例中，临床痊愈 15 例，显效 1 例，有效 29 例，无效 22 例，愈显率 23.88%，总有效率 67.16%，两组比较，CMH χ^2 = 26.0155，P= 0.0001，差异有统计学意义（$P < 0.05$）。两组优效性检验成立，即试验组的总愈显率高于对照组 25% 及以上。FAS、PPS 分析结论一致。

2.3.3 两组疾病疗效的比较

FAS 分析中，试验组 70 例中，临床痊愈 31 例，显效 23 例，有效 10 例，无效 6 例，愈显率 77.15%，总有效率 91.43%；在对照组 67 例中，临床痊愈 4 例，显效 17 例，有效 18 例，无效 28 例，愈显率 31.34%，总有效率 58.21%，两组比较，CMH χ^2 = 29.0462，P=0.0001，差异有统计学意义（$P < 0.05$），总愈显率、有效率试验组高于对照组。FAS、PPS 分析结论一致。

2.3.4 两组证候疗效的比较

FAS 分析中，试验组 70 例中，临床痊愈 23 例，显效 29 例，有效 12 例，无效 6 例，愈显率 74.29%，总有效率 91.43%；在对照组 67 例中，临床痊愈 3 例，显效 12 例，有效 27 例，无效 25 例，愈显率 22.39%，总有效率 62.69%，两组比较，CMH χ^2 = 36.6073，P=0.0001，差异有统计学意义（$P < 0.05$），总愈显率、有效率试验组高于对照组。FAS、PPS 分析结论一致。

2.3.5 两组单项证候疗效的比较

单项证候治疗前后（除腹痛、恶心呕吐外）也均有明显改善，差异有统计学意义（$P < 0.05$）。见表 1。FAS、PPS 分析结论一致。

表 1 两组单项证候疗效的比较（FAS）［例（%）］

症状	试验组			对照组		
	例数	消失	未消失	例数	消失	未消失
腹痛	47	37（78.72）	10（21.28）*	46	32（69.57）	14（30.43）
腹胀	60	48（80.00）	12（20.00）	50	22（44.00）	28（56.00）
恶心呕吐	36	28（77.78）	8（22.22）*	36	21（58.33）	15（41.67）

续表

症状	试验组			对照组		
	例数	消失	未消失	例数	消失	未消失
面色少华	70	47（67.14）	23（32.86）	66	23（34.85）	43（65.15）
大便不调	60	46（76.67）	14（23.33）	59	35（59.32）	24（40.68）

注：与对照组比较，$^*P > 0.05$。

2.4 安全性分析

本次试验共有 15 例（共 17 人次）发生不良事件，试验组发生 6 例，发生率为 8.57%，对照组发生 9 例，发生率 13.04%。不良事件发生率的组间比较，差异无显著性统计学意义（$P > 0.05$）。本次试验共有 2 例（共 3 人次）发生不良反应，其中试验组发生不良反应 2 例（共 3 人次），发生率 2.90%，对照组未发生不良反应。两组不良反应发生率的组间比较，差异无显著性统计学意义（$P > 0.05$）。生命体征各访视点及治疗前后差值的组间比较，差异均无显著性统计学意义；除呼吸外，生命体征基线与疗后 2 周、4 周治疗前后的自身对比，差异均无显著性统计学意义（$P > 0.05$）。

3 讨论

小儿厌食症是儿童常见病，多因喂养不当、他病伤脾、先天不足、情志失调引起。小儿脏腑娇嫩，脾常不足，易为饮食所伤，加之后天饮食不节，伤及脾胃，致脾失健运，胃纳失司，发为厌食。小儿脾胃乐颗粒（原小儿开胃增食颗粒）是安徽省名老中医张琼林主任的临床经验方，由山药、鸡内金、豆蔻、大黄、麦芽等中药制成，具有振中醒脾、开胃进食之功效，适用于治疗小儿厌食脾失健运证。研究结果显示，小儿脾胃乐颗粒对于小儿厌食脾失健运证的食欲不振疗效、食量减少疗效，与对照组比较差异有统计学意义，且优效性检验成立，试验组优于对照组。两组疾病疗效、证候疗效比较，差异有统计学意义。各单项证候治疗前后（除腹痛、恶心呕吐外）也均有明显改善，表明小儿脾胃乐颗粒治疗小儿厌食脾失健运证具有较好疗效，使用安全。

【评介】

本文为三类中药新药－小儿脾胃乐颗粒（即小儿开胃增食颗粒）的安慰剂对照、补充临床试验结果。该研究是根据国家药监局补充文件要求，在小儿开胃增食颗粒Ⅱ、Ⅲ期临床试验的基础上，为确切评价该药的"绝对疗效"而设计实施的。在马融老师指导下，胡思源教授主持了方案设计、临床实施和数据统计、研究总结。本文由硕士研究生赵越郡整理，发表于《中华中医药学刊》2012 年 7 月第 30 卷第 7 期。研究结果表明，小儿脾胃乐颗粒治疗小儿厌食脾失健运证有效且安全。

（张旭）

第二节 疾病认识、方法学与量表研究

一、小儿厌食病的中西医病名与诊断辨识

【摘要】

通过对国内外文献调查，对小儿厌食病的中西医病名、定义、分类与诊断进行了细致的比较和分析，在病名与诊断方面提出了作者的建议，以期对小儿厌食病的临床诊断与治疗研究提供参考。

【正文】

厌食既是许多儿科疾病中伴随的症状，也是一种儿科疾病。近几年来，国内外中西医学者对小儿厌食病的诊断与临床研究报道越来越多，但其对小儿厌食病的病名、定义、疾病分类、诊断标准等都不尽一致，现将小儿厌食病的中西医病名与诊断辨别如下。

1 中医学对小儿厌食的认识

1.1 厌食病名溯源

古代医籍中无"厌食"病名，对其记载甚少，多数作为症状存在，归为"脾胃病""疳证""积滞""阳明病"等病证之中。宋代开始，才有与厌食类似的病名记载，如"不思食""不嗜食"等，也有"不能食""食不下""不化""恶食""不能食证"等症状或证候记载。1982年，张奇文编撰的《幼科条辨》首次将"厌食"作为病名描述。1984年，王伯岳、江育仁主编的《中医儿科学》则正式将"厌食"作为一种疾病予以辨证论治。此后的历版《中医儿科学》都将厌食列为一种重要的脾系疾病加以论述。目前，《中医儿科学》各版教材对小儿厌食的定义大同小异，一般指小儿较长时期见食不贪，食欲不振，厌恶进食的病症，而较长时期，参考中华中医药学会编写的《中医儿科常见病诊疗指南》，是指2个月以上。

1.2 诊断标准

小儿厌食病的诊断，一般均具备几方面条件。一是具备厌食症状，通常描述为食欲不振、纳呆、不思食、不嗜食、拒食等；二是伴有形体偏瘦，面色少华，但精神尚好，达不到疳证标准；三是病程要求1~2个月以上；四是排除因各种疾病、药物引起的食欲低下。有人认为，由于是脾胃疾病，应当将喂养不当，饮食失节史作为诊断标准之一。也有指南将食量减少作为诊断标准。此外，中医儿科学定义的厌食病，应排除积滞（食积）和疳证。

2 西医学对小儿厌食的认识

2.1 以厌食为主的疾病分类

以厌食为主的疾病，《疾病和有关健康问题的国际统计分类》（ICD-10）中有厌食症、

神经性厌食、婴儿和儿童期（婴幼儿）的喂养障碍。《诸福棠实用儿科学》和《尼尔森儿科学》均将厌食作为一个症状（厌食症），列于"消化功能紊乱"或"消化道疾病的主要症状和体征"章节中描述，实际包含了各种原因引起的厌食症状，而不是一种疾病。神经性厌食则归于儿童和青少年期心理障碍，特点突出，为一种独立的疾病。只有婴幼儿喂养障碍，作为一种疾病分类，与中医学的小儿厌食和偏食接近。

2.2 婴幼儿喂养障碍的定义、诊断和分类

ICD-10 中，婴幼儿喂养障碍的定义是特发于婴幼儿和童年早期、具有不同表现的喂食障碍。在食物供应充分、养育者能够胜任、患儿又不存在器质性疾病的情况下，通常存在拒食和极端追求新奇，可伴有或不伴有反刍（无恶心或胃肠疾病而重复反胃）。

从广义上讲，任何不符合婴幼儿期进食能力和进食需要的行为都属于喂养困难的范畴。但在具体实践过程中，儿科工作者基于各自不同的角度对喂养困难进行了多样的分类和诊断，迄今尚未统一。常用的婴幼儿喂养障碍诊断，有《精神疾病诊断与统计手册（第四版）》（DSM-Ⅳ）、Chatoor 提出的诊断标准和 Wolfson 诊断标准。DSM-Ⅳ标准简单适用，比较贴近于中医小儿厌食病的诊断标准；Chatoor 的标准比较繁琐，包括 6 个不同分型，涵盖了中医小儿厌食和偏食，其中的小儿厌食症分类诊断也与中医小儿厌食病接近；Wolfson 诊断标准是基于拒食而诊断，适用于重症小儿厌食病的诊断。DSM-Ⅳ诊断标准，包括 4 个条件：1）持续性进食不足，体质量无明显增加或明显体质量减轻至少 1 个月为主要特征；2）这种困扰并非由消化道相关疾病或其他躯体疾病所致；3）这种困扰并不比其他精神疾病更好解释；4）发病于 6 岁以前。Chatoor 诊断标准：1）状态调节障碍所导致的喂养障碍：①婴儿对于达到并维持平静状态存在困难，或者太瞌睡，或者太激惹和 / 或悲伤以致无法进食；②婴儿的喂养困难从新生儿期开始；③婴儿体质量增加不理想或体质量减轻。2）由于忽视所导致的喂养障碍：①主要养护人在喂养婴儿时，婴儿缺乏与发育相适应的社交性信号，例如，缺少视接触、微笑和咿呀学语等；②婴儿有明显的生长发育迟滞；③生长发育迟滞和社交问题不能单纯用躯体疾病或广泛性发育障碍来解释。3）小儿厌食症：①拒绝摄入足够的食物至少持续 1 个月；②拒食通常发生在开始使用勺子喂食或自己进食时，通常是在 6 个月至 3 岁；③几乎从不表示饥饿，对食物和进食不感兴趣，但对玩耍、探索和 / 或与养护人互动有强烈的兴趣；④有明显的生长发育迟滞；⑤拒食不是发生在创伤性事件之后；⑥拒食不是由于潜在的躯体疾病所导致。4）感觉性拒食：①孩子拒绝吃有特定味道、性状、气味和 / 或外观的食物；②拒食发生在转换一种新的类型或味道的食物时；③当给予喜欢的食物时食欲很好。孩子会出现特定营养素缺乏，和 / 或表现出口腔运动延迟。5）由于躯体疾病所导致的喂养障碍：①平时孩子容易喂养，在喂养过程中突然变得痛苦并拒食；②孩子并发疾病且疾病是导致孩子进食痛苦的原因；③疾病得到治疗，但进食问题未完全缓解；④孩子体质量不能正常增加，甚至反而下降。6）创伤后喂养障碍：①拒食发生在创伤性事件后，或反复口咽部或胃肠道的创伤导致儿童的痛苦（如窒息、严重呕吐、插入鼻胃管或气管插管、吸痰），急性起病。②以下列一种方式持续拒绝进食：能接受勺子喂食，但拒绝奶瓶喂食（虽然清醒时一直拒绝奶瓶喂食，但困时或睡着了可以用奶瓶喂食）；或拒绝固体食物，但接受奶瓶；或拒绝所有经口喂养。③与创伤事件相关的事物会导致痛苦，表现为下列一种或多种情况：当被安置到喂养位置

时，表现出痛苦；当接触到奶瓶或食物时，表现出强烈的反抗和／或把食物放进口腔时，强烈反抗不愿意吞咽。拒食会对这类患儿的健康、营养和生长发育造成急性或长期的威胁。Wolfson 诊断标准包括：1）持续性拒食＞1个月；2）拒食不是由明显的器质性病变或器质性病变缺乏治疗导致的；3）发病时间＜2年，发病年龄＜6岁；4）至少符合以下一项：喂养不当或见食呕吐。

3 讨论

中医儿科学中的小儿厌食是一种独立的脾系病证，非指其他急、慢性疾病出现的食欲不振症状，其内涵与 DSM- Ⅳ 中的婴幼儿喂养障碍和 Chatoor 分类诊断中的小儿厌食症相近，属于精神障碍类疾病。其诊断，由于体质量增长停滞或减轻更具临床治疗价值，笔者认为，该临床表现与食欲不振症状、排除躯体疾病和至少1个月病程一起，是中西医小儿厌食病诊断的共同要素。

【评介】

本文由胡思源教授硕士研究生徐田华撰写成文，发表于《中国中西医结合儿科学》2014年2月第6卷第1期。文章通过对国内外文献的研究，对小儿厌食有了进一步的认识，首次提出中医儿科学的"厌食"与 DSM- Ⅳ 中的婴幼儿喂养障碍和 Chatoor 分类诊断中的小儿厌食症相近，均是以食欲不振、体质量不增或减轻为主要症状的摄食行为异常的表现的观点，并指出其诊断需要排除其他急、慢性疾病导致的食欲不振症状，病程至少1个月。

（仇雅朋）

二、中药新药治疗小儿厌食临床研究设计技术要点

【摘要】

本文立足国内研究进展和实践经验，对中药新药治疗小儿厌食临床研究方案设计过程中的关键问题，从试验目的与总体设计、诊断标准、中医辨证标准、受试者的选择、对照药的选择、导入期、疗程及随访、有效性评价、安全性评价、合并用药、质量控制等各个方面，阐述了作者的认识，为中药新药治疗小儿厌食的临床研究设计提出了具体的思路，也为中药新药的临床研究设计与评价方法提供了借鉴。

【正文】

小儿厌食是指小儿脾胃失调，不欲进食，甚至拒食的疾病。西医归为消化功能紊乱症下的一种疾病。本病各年龄儿童皆有发病，城市儿童发病率较高，以1~6岁的小儿为多见。国外流行病学调查显示，婴儿和学龄前儿童厌恶进食的发生率为12%~34%。近年来，中医药治疗小儿厌食的临床研究逐渐增多，本文参考国内临床研究文献和实践经验，对中药治疗小儿厌食的临床研究设计的若干问题进行探讨。

1 试验目的与总体设计

1.1 试验目的

小儿厌食的临床定位相对单纯，试验目的主要是改善食欲，提高食量、增加体重。同时观察试验药物临床应用的安全性。

1.2 总体设计

厌食作为小儿常见病，其所用药物大多为药食两用，临床应用比较安全，其制剂多属于中药、天然药的注册分类的第 6、7、8 类，在新药临床研究中，一般不需要进行 I 期临床研究。如属 5 类新药，也应选择成人健康受试者进行初始的安全性和耐受性 I 期临床研究。

厌食症的试验设计应遵循临床科研的一般情况，采用随机、双盲、平行对照、多中心临床研究的方法。建议在 II 期临床试验中，根据处方药物的作用特点，选择不同年龄段的患儿，设置合理的疗程，并考虑采用安慰剂对照，以评价其绝对有效性。也可以设计 II a、II b 期等，分别采用按年龄段分层，探索不同年龄段的用药方法，及设计不同剂量组，进行剂量探索等。III 期临床试验可根据 II 期试验的结果，采用合理的年龄段进行试验。采用安慰剂和 / 或阳性药对照，确证评价其绝对有效性和 / 或相对有效性。

2 诊断标准

诊断标准推荐采用中国中医药高等教育学会全国临床教育研究会儿科分会 1999 年制定的小儿厌食症诊疗标准：1）以纳呆甚则拒食为主症；2）面色少华，形体偏瘦，但精神尚好，活动如常；3）病程在 1 个月以上；4）有喂养不当，饮食失节，或病后失调史；5）排除因各种疾病、药物引起的食欲低下；6）D–木糖吸收试验阳性。胃动力实验时间延缓。

小儿厌食的诊断以临床症状诊断为主。临床试验中常用的客观指标有尿 D–木糖排泄率、胃动力实验等，但上述指标均非特异性指标，只能作为辅助诊断依据。

3 中医辨证标准

小儿厌食的中医辨证，新世纪全国高等中医院校规划教材《中医儿科学》、江育仁主编的《现代中医儿科学》及中国中医药高等教育学会全国临床教育研究会儿科分会 1999 年制定的小儿厌食症诊疗标准，将本病分脾失健运（脾胃不和）、脾胃气虚、脾胃阴虚三证。中医病证诊断疗效标准及《中药新药临床研究指导原则（试行）》（2002）将本病分为脾胃不和、脾胃气虚、脾胃阴虚、肝旺脾虚四证。可根据不同的药物组成及其功效，选择合适的辨证诊断标准。

此外，适应证候也可以根据临床经验、药物及其适应证的特点，依据中医理论自行制定，但应提供科学性、合理性依据，并有临床可操作性。

4 受试者的选择

纳入标准。根据试验目的、处方特点及临床前试验结果选择合适的纳入病例标准，包括疾病的西医诊断、中医证候辨证。病例选择应符合伦理学要求。入选患者年龄段应符合小儿厌食的好发年龄范围，一般选择 1~6 岁，也可扩大至 14 岁。小儿厌食症病程较长者居多，据文献，纳入病程标准最短设在 2 周以上，最长为 2 个月以上。一般选择病程在 4 周以上病例作为入组条件，这也与多数学者认识及其发表文献吻合。

排除标准。需根据药物的特点、适应证及其鉴别诊断情况，考虑有效性、安全性、依从性及伦理学等因素的合理制定。除一般情况外，应注意排除由于疾病影响所造成的厌食，如急慢性胃肠炎、消化性溃疡、呼吸道感染、急慢性肝炎、神经性厌食及某些药物引起的厌食等。中度及重度营养不良患儿，属于中医疳证，应予以排除。

5　对照药的选择

鉴于小儿厌食延迟治疗不至于产生严重后果，为证实药物的绝对有效性，因此建议至少在 Ⅱ 期临床试验阶段，采用安慰剂对照。如选择阳性对照药，建议首选中成药，可在国家标准所收载的同类病证药物中选择经过严格临床试验验证，具有明确的安全性、有效性研究数据的药物。

目前常用的治疗小儿厌食的西药有助胃动力药如吗丁啉，补锌剂如葡萄糖酸锌，助消化剂如胃蛋白酶合剂，调节肠道微生态制剂如金双歧、培菲康等，必要时也可选用。如选吗丁啉，建议使用多潘立酮混悬液。

6　导入期、疗程及随访

因本病与不良饮食习惯有关，应规定治疗期间饮食规律，不能过食冷饮，高蛋白、高糖饮食，不吃零食，如第一次就诊时患儿的饮食仍不规律，建议设计导入期，时间一般为 2 周。应要求家长在 2 周内为患儿建立良好的饮食习惯，按时按点吃饭，并停止使用治疗小儿厌食的相关药物。如导入期结束后仍有厌食症状的方可入组。入组后至疗程结束期间，均应保持一致的饮食习惯，以免影响疗效判定。

应根据试验目的、观测需要和试验药物（包括对照药）的作用特点等，合理设定疗程。小儿厌食为慢性病程，往往需要长期用药，参考中西医治疗文献，其疗程一般在 2~8 周，推荐疗程在 4 周及以上。

为评价疗效需要，考虑临床可操作性，治疗观察期宜 2 周设一个观察时点。为观察药物的远期疗效，可设 4~8 周的随访期。

7　有效性评价

7.1　疗效评价指标

小儿厌食的主症为食欲不振和食量减少，因食量减少的评价操作难度大，建议采用食欲不振疗效作为主要疗效评价指标。体重指标作为小儿厌食改善程度的客观指标，近年来的研究，多数学者也将体重作为小儿厌食的主要疗效评价指标之一。次要疗效指标可设若干项，包括食量减少疗效、进食时间、厌食疾病疗效、主症计分和、中医证候疗效、证候计分和等。方案设计时，也应参考新药的组方特点，临床经验及临床前研究数据选择合适的指标（包括中医单项证候和理化检测指标）作为次要疗效评价指标。

关于主要症状的分级量化标准，可参照以下标准制定：1）食欲不振，临床上区分容易，多数学者将食欲不振按照见食不贪、厌恶进食、抗拒进食分为三级。2）食量减少，2002 版《指导原则》按照食量较正常量减少 1/4、食量较正常量减少 1/3、食量较正常量减少 1/2 分为三级。食量，应指每日主食进量，即主要供能食物总量，而正常量标准却定义困难，由于多数厌食患儿病程很长，体格又在生长，难以准确得到自身患病前的食量，故多与"同龄正常儿童"比较。如果单独评价食量减少，可以将基线标准和疗效评价标准分开设计。如疗效评价也可以采用进食量较疗前增加比例来分级。3）体重，体重指标可按计量资料处理，也可按标准差划分等级，后者常用于综合评价。

7.2 理化检查指标

包括胃动力实验、D–木糖吸收／排泄试验、唾液淀粉酶、血红蛋白、微量元素等。其中，理化检查指标可根据试验药物作用特点选用，在疗程设计上也应酌情考虑。尿 D–木糖排泄率作为脾虚证诊断的客观指标已为国内许多学者所认可，尤其是小儿厌食症的研究中，应用更为广泛，常用作小儿厌食疗效评价的次要指标。胃运动功能异常是小儿厌食的发病机制之一，胃动力实验也作为小儿厌食的诊断指标之一，但由于小儿做胃动力实验很难配合，目前国内尚较少采用。而唾液淀粉酶、血红蛋白、微量元素等指标在小儿厌食方面特异性不高，一般只作为参考指标。

7.3 疗效评价标准

食欲不振的疗效评价标准，一般按照症状的改善程度划分为消失（疗后食欲不振症状评分下降为"0"）、有效（评分较疗前下降但不为"0"）、无效（评分较疗前未下降或加重）三级。

关于食量减少的评价，由于"正常量"难以界定，建议采用治疗后较疗前的增加量来评价疗效。

厌食的疾病疗效判定标准，中国中医药高等教育学会儿科分会 1999 年制定的《小儿厌食症的诊疗标准》和《中药新药临床研究指导原则（试行）》《中医病证诊断疗效标准》，以及许多临床论著中均有涉及，主要是采用食欲、食量改善或与体重、进食时间相结合的评价标准。疾病疗效标准，多由主症（食欲不振、食量减少）计分和用尼莫地平分级形成，由于量表权重迄今多缺乏效度、信度的评价，以及食量减少分级评价存在困难，因此目前有相当一部分学者不主张采用。体重、进食时间，可直接采用计量数据的评价方法，从儿科专业角度确定具有临床意义的优效或等效、非劣界值。

关于中医证候疗效评价，目前多采用症状体征或与舌脉计分的方式进行，也可根据证候总积分的减分率，划分为临床痊愈（证候积分减少率 ≥ 95%）、显效（95% ＞证候积分减少率 ≥ 70%）、有效（70% ＞证候积分减少率 ≥ 30%）、无效（证候积分减少率＜ 30%）四级。

8 安全性评价

除血、尿、便常规，肝、肾功能和心电图等安全性指标外，还应根据处方特点、临床前毒理试验结果、适应证特点等选择具有针对性的安全性评价指标。

试验过程中出现不良事件和实验室指标的异常后，应及时观察患者伴随症状，并及时复查、跟踪，分析原因。对于严重不良事件，应按 GCP 规定，及时报告。选择对照药时要注意对照药的安全性问题。1）吗丁啉，偶见轻度腹部疼挛、口干、皮疹、头痛、腹泻、神经过敏、倦怠、嗜睡、头晕等。极罕见情况下出现锥体外系副作用（如流涎、手颤抖等），这些症状在停药后即可自行完全恢复。婴幼儿神经方面的副作用罕见，但由于婴幼儿代谢和血－脑屏障的功能尚未发育完全，对该药代谢不完全，其神经方面副作用的发生率比小儿高，故服用此药可能会引起中枢神经系统，尤其是锥体外系症状。因此，建议对新生儿、婴幼儿和小儿应准确制定用药剂量，并严格遵循药物过量可能会导致神经方面的副作用，但也应考虑其他诱因。建议儿童使用多潘立酮混悬液。2）葡萄糖酸锌制剂，可见胃部不适，恶心或呕吐等消化道刺激症状。一般宜餐后服用以减少胃肠道刺激。3）目前未检索到胃酶合剂、多酶片、金双歧、培菲康等药物的不良反应。

9 合并用药

除加载试验外，禁用助胃动力药、补锌剂、助消化剂、调节肠道微生态制剂等治疗小儿厌食的药物及具有与试验药物适应证功效相同的中药。

常用的治疗小儿厌食的治疗手段包括中医的推拿捏脊、针刺四缝、针灸疗法及耳穴贴压疗法，西医的行为疗法等。这些治疗手段对小儿厌食的治疗均有一定的疗效，故在临床试验中均应明确禁止合并使用。

10 质量控制

体重为小儿厌食疗效评价的主要客观指标，其测量易受到测量工具、测量方法、测量时间、受试者着装等多方面因素的影响，因此临床试验设计时，应参照《诸福棠实用儿科学》，制定统一的体重测量的 SOP。并在临床试验开始前，应对研究者加强培训，做好体重测定的规范操作。

11 伦理原则

关于未成年人参与药物临床试验，英国、德国、美国、澳大利亚等西方发达国家的药事法律、法规都相应做出了特别规定。我国《药物临床试验质量管理规范》（Good Clinical Practice，GCP）也规定儿童作为受试者，必须征得其法定代理人的知情同意并签署知情同意书，当儿童能做出同意参加研究的决定时，还必须征得其本人同意。目前，对于未成年人参与药物临床试验是否必须由本人签署知情同意书，国际上及我国均无明确的年龄规定，建议学龄期以上儿童在参与临床试验前应在其法定代理人签署知情同意书的同时，征得患儿本人的知情同意。

【评介】

针对中医药治疗小儿厌食的临床研究逐渐增加，但试验设计各有不同、质量良莠不齐的现状，在胡思源教授指导下，团队成员王卉老师等，对小儿厌食国内临床研究文献进行整理，并结合团队的实践经验，将小儿厌食临床研究设计的技术要点进行归纳总结并撰写成文，发表于《中国临床药理学与治疗学》2012 年 10 月第 7 卷第 10 期。文章通过对 11 项技术要点的深入探讨，为中药新药治疗小儿厌食的临床研究设计提供了借鉴与参考。

（仇雅朋）

三、中药治疗小儿厌食临床试验设计与评价概要

【摘要】

小儿厌食是学龄前儿童常见疾病，也是中医治疗的优势病种之一。参考国内外最新诊疗与评价方法、专业内权威著作、最新学术研究进展的基础上，结合本机构多年的临床试验设计与实践经验，本文重点介绍中药治疗小儿厌食临床研究设计技术要点，以期为临床试验设计提供方法学参考。

【正文】

小儿厌食为中医学病名，指小儿较长时间（一般指 1~2 个月以上）见食不贪，食欲不振，厌恶进食的独立的脾系病证，而非其他急、慢性疾病过程中出现的食欲不振症状。与西医学中，厌食症、婴儿和儿童期（婴幼儿）的喂养障碍、回避性/限制性摄食障碍等疾病的内涵相近，均以缺乏进食兴趣甚至拒食、食物摄入不足为主要特征，多伴有生长不足或营养缺乏。不过，厌食病情相对较轻，一旦合并了营养不良或发育迟滞者，则应归属于中医学"疳证"范畴。

流行病学研究显示，有 10%~25% 的健康婴幼儿存在喂养问题，但其中仅 1%~5% 的婴幼儿出现生长迟缓。以 1~6 岁的儿童多见，城市发病率高于农村。长期厌食，对儿童的营养状况、生长发育、智力发育和心理社交功能的发展均有一定影响，临床可出现贫血、营养不良、免疫功能低下引起的反复感染等并发症。

中医学认为，厌食病位在脾胃，病机关键是脾失健运，临床常见证候包括脾失健运、脾虚、气阴亏虚等，以及其证候要素之间的各种组合，治疗总以健脾和胃为基本法则。西医学目前缺乏公认的治疗药物，而有研究表明中医药在改善增进食欲、改善摄食行为等方面疗效显著，且不良反应较少。为此，我们在收集国内外资料的基础上，结合临床科研设计实践，总结了中药治疗小儿厌食临床设计要点，以期为中药临床试验提供方法学参考。

1 临床定位

厌食的药物治疗目标主要是增进食欲，改善摄食行为，满足营养需求，促进小儿的生长发育。其临床有效性评价，常以食欲不振疗效，或儿童喂养/摄食行为评估量表评分为主要评价指标；以体质量、身长/高、体质量指数（BMI）等，为次要评价指标。其安全性评价，应结合品种的前期安全性研究数据、本病高发于幼儿和学龄前儿童的特点，合理选择观察指标。

2 试验总体设计

一般采用随机双盲、平行对照、多中心临床研究的方法。小儿厌食的有效性评价以主观的食欲不振症状为主，延迟治疗不至于产生严重不良后果，建议采用安慰剂对照，以评价其绝对有效性。厌食为中医优势治疗病种，且缺乏对症治疗化学药，如选择阳性对照药，建议首选中成药，采用优效性检验。

3 诊断标准与中医辨证标准

小儿厌食，可参照 DSM-V 的"回避型/限制性摄食障碍"以及 Chatoor "婴幼儿喂养障碍分类诊断"中的"婴儿厌食症"诊断标准。

中医辨证标准，建议参考《中医儿科常见病诊疗指南》（2012）中脾胃湿热、脾失健运、脾胃气虚、脾胃阴虚、肝旺脾虚的证候分类自拟。

4 受试者的选择

根据试验目的、处方特点及临床前研究结果，选择合适的纳入标准。建议包括符合小儿厌食诊断标准和适用的中医证候标准的患者；入选年龄段应符合小儿厌食的好发年龄范围，一般选择 1~6 岁（< 7 岁）；小儿厌食病程较长者居多，纳入病程至少 4 周。此外，知情同意过程应符合规定，法定代理人或与受试儿童共同签署知情同意书。

排除标准应考虑鉴别诊断、有效性评价、受试者安全、用药依从性等情况合理制定。首先，建议排除以下疾病或原因所致的厌食：1）躯体疾病，如系统性疾病（如炎症、肿瘤），消化系统疾病（如急慢性胃肠炎、消化性溃疡、胃食管反流），心肺疾病，急、慢性肝炎，口腔运动障碍（唇腭裂、颌面部畸形、颌面部手术史）等；2）精神疾病，如神经性厌食、孤独症、广泛性发育障碍等；3）感觉性因素（如基于食物感官特征或与担心进食不良后果有关的 AFRID），状态调节因素（如过于瞌睡、激惹或悲伤），急性创伤因素（如严重的恶心、窒息、呕吐、插胃管及强行喂养），精神刺激因素（如惊吓、环境改变），以及某些医源性药物治疗因素引起的厌食。其次，厌食属于一种独立的疾病，常合并营养不良、贫血和生长发育迟滞，应考虑对这些并发症的病情是否给予适当的限制。1）中、重度营养不良者，应给予饮食指导和标准化营养支持或营养补充剂，且属于中医的"疳证"范畴，应考虑是否排除；2）中、重度营养性贫血的纠正会使食欲随之改善，应考虑排除或进行亚组分析；3）严重生长发育迟滞者，尤其自婴儿期即存在显著线性生长落后（身长低于参考值第 5 百分位）者，应注意对生长激素缺乏或遗传因素影响所致者的排除，或直接排除单纯矮身材者。最后，由于儿童的进食状态一定程度上受家长喂养行为的影响，故应考虑排除主要抚养者存在抑郁症、焦虑症等精神疾病的患儿。此外，合并严重心、肝、肾、消化及造血系统等严重原发病患儿，对试验药物或其成分过敏的患儿，以及根据研究者的判断容易造成失访的患儿等，也应排除。

5 基础治疗与合并用药

因本病与儿童不良饮食习惯和抚育者不当的喂养行为有关，应在治疗期间给予有针对性的指导。建议参照《中国居民膳食指南（2016）》制定标准化指导方案。试验期间应禁用赛庚啶、激素，助胃动力药、补锌剂、助消化剂、调节肠道微生态制剂，以及具有理气、健脾、消食等功效的中药。中医临床常用的推拿捏脊、针刺四缝、针灸及耳穴贴压等疗法，也应考虑限制使用。

6 试验流程

因本病设计导入期，一般为 2 周。导入期内，为患儿建立良好的饮食习惯，纠正家长不良的喂养行为，饮食规律，不过食冷饮、高脂、高糖食物，不吃零食，并停止使用治疗小儿厌食的相关药物。入选后至疗程结束期间，均应保持一致的饮食 / 喂养习惯。

应根据试验目的、观测需要及试验药物（包括对照药）的作用特点，合理设定疗程。如观察对症治疗效果，疗程一般设计 2~8 周。改善食欲不振症状的药物，一般无需设计随访期。

7 有效性评价

7.1 指标评价体系

小儿厌食的治疗中药，主要是增进食欲，改善摄食行为，满足营养需求，促进小儿的生长发育。建议选择一直沿用的食欲不振疗效，或儿童喂养 / 摄食行为评估量表评分为主要评价指标。小儿生长和营养状况指标，如体质量、身长 / 高（3 岁以内测身长）、BMI（kg/m^2）、皮肤皱褶厚度等，一般以其治疗前后实测值变化及其年龄别、身高别等的 Z 评分变化作为次要指标。根据中药特点和研究目的，也可以选择中医证候疗效，作为主要或次要评价指标。一般在基线、中间访视点和治疗结束记录，治疗结束评价。

7.2 指标测量方法与疗效评价标准

食欲不振的疗效评价标准，建议参考《中医病证诊断疗效标准》《小儿厌食症的诊疗标准》《中药新药临床研究指导原则（试行）》等制定。分为消失、明显好转、好转、无变化四级，分别代表食欲不振症状消失；食欲不振症状由重度减为轻度；食欲不振症状由重度减为中度，或由中度减为轻度；食欲不振症状无变化。

儿童喂养 / 摄食行为评估的量表，建议优选适用年龄范围广、样本代表性佳且信度、效度和反应度良好的量表作为临床疗效评价的辅助工具，如儿科喂养行为评估量表（Behavioural Pediatrics Feeding Assessment Scale，BPFAS）或进餐时间行为问卷（Mealtime Behavior Questionnaire，MBQ）。前者普适于 7 个月 ~13 岁儿童，包含口腔运动 / 吞咽困难、基于食物类型选择、基于食物质地选择和拒食 4 个维度；后者适用于 2~6 岁儿童，内容涉及拒食 / 回避性进食、操纵食物行为、进餐时间攻击行为 / 痛苦、哽噎 / 恶心 / 呕吐共 4 个重要因素。

小儿生长和营养状况的评价，建议参照 2006 年 WHO 发布的儿童生长参考标准，或参照基于国内人口研制的生长发育标准，如"中国 7 岁以下儿童生长发育参照标准""上海市区 0~18 岁年龄别身高及体重标准"。

中医证候疗效评价标准，建议参照《小儿厌食（喂养障碍）中医证候评价量表》制定，采用尼莫地平法，分为临床痊愈、显效、有效、无效四级。

8 安全性评价

治疗小儿厌食的中药组成多为药食两用药物，安全性评价可选用常规性观察指标，包括临床不良事件（症状、体征、疾病、综合征），实验室检验（血、尿、便常规，肝肾功能，心电图），生命体征（体温、心率、呼吸、脉搏）。也可根据处方特点、临床前毒性试验结果、前期临床研究结果等，针对性地选择安全性指标。

9 结语

本文适用于中药新药 Ⅱ、Ⅲ 期试验，以及上市中药品种临床再评价研究。阐述了小儿厌食的最新认识和中药临床应用与研究的价值,从临床定位、试验总体设计、诊断标准、受试者的选择、试验流程、有效性评价、安全性评价等方面进行了归纳与总结,针对儿童、疾病、中医药特色提出了试验设计关键问题,以期丰富小儿厌食临床研究方法学内容,为从事儿童疾病临床试验的研究者和设计者以启发。

【评介】

小儿厌食是儿科的常见多发病,胡思源教授及团队多年来一直致力于该病的临床及评价方法学研究。本文为中华中医药学会标准化项目《系列儿科疾病中药临床试验设计与评价技术指南·小儿厌食》的基础性工作。本文由胡思源教授博士生李晓璇等共同收集、归纳国内外文献,结合自身临床试验设计实践,总结了中药治疗小儿厌食临床设计要点,并撰写成文,发表于《药物评价研究》2015 年 6 月 38 卷 3 期。文章阐述了国内外小儿厌食的最新认识及进展,并总结 8 项小儿厌食临床试验设计要点,以期为中药临床试验设计提供借鉴与参考。

(仇雅朋)

四、小儿厌食症临床试验设计与评价技术要点的文献研究

【摘要】

目的: 系统评估、提炼小儿厌食症临床试验设计与评价技术要点,为试验设计的标准化和试验结果的相互比较提供可行性。**方法:** 检索国内外权威数据库中的小儿厌食症/厌食及其相关疾病随机对照临床试验(RCT)文献,纳入文献要求符合厌食症及其相关疾病诊断标准,干预措施为中医药、化学药、行为疗法,语种为中英文。**结果:** 共检索出文献 1321 篇,最终纳入 21 篇。其临床定位,14 项国内研究中,均以改善食欲不振症状或/和增加食量为主,同时探讨改善生长和营养状况 3 项;7 项国外研究中,以改善摄食行为、食欲不振症状、摄食量、小儿生长和营养状况为主,分别为 4、1、1、1 项。试验总体设计,选择阳性药、安慰剂、行为疗法和空白对照,分别为 14、4、1、2 项;采用双盲法 10 项,多中心试验 9 项,有样本量估算 1 项;采用差异性检验 19 项,非劣效检验、优效性检验各 1 项。中、西医诊断标准,主要参考或符合世界卫生组织(WHO)国际疾病分类、国内外专业学会或权威书籍,以及中国高等院校统编教材标准。受试者选择,具有纳入标准、排除标准、脱落剔除标准设计,分别为 21、18、7 项。干预措施,采用中医药、化学药、行为干预治疗分别为 11、4、3 项,联合治疗 3 项;疗程在 10 天~8 周,以 2~4 周居多。有效性评价,14 项国内研究中,以食欲食量症状改善综合评价为主 8 项,以中医症状整体评价为主 6 项;7 项国外研究中,以摄食行为量表评价为主 4 项,食欲不振改善、管饲喂养与口服卡路里的比例、体质量为主要指标各 1 项。安全性观察,有明确指标设计 12 项。此外,全部 21 项研究中,有伦理审批表达仅 1 项。**结论:** 文章纳入的 RCT 文献信息完善、质量较高,研究结果涵盖了小儿厌食症中药临床试验设计的基本要素,具有一定的借鉴和参考价值。

【正文】

厌食症是国内中、西医儿科共用的病名。《诸福棠实用儿科学》认为，本病首先是一种摄食行为异常的表现，临床可伴或不伴胃肠道功能的异常。近年来，国外对于本病的分类诊断认识逐步深化，如 Chatoor 的"婴儿和儿童早期喂养障碍"中的"婴幼儿厌食症"，《精神障碍诊断与统计手册（第五版）》（DSM-Ⅴ）的"回避性/限制性摄食障碍"，《疾病和有关健康问题的国际统计分类》（第十次修订本）（ICD-Ⅹ）的"婴儿和儿童期喂养障碍"，以及以色列 Edith Wolfson 医疗中心的"婴幼儿喂养障碍"等，均以缺乏进食兴趣/甚至拒食、食物摄入不足为主要临床特征，近似或涵盖本病。

近年来，有关小儿厌食症及其相关疾病的临床研究文献虽逐渐增多，但试验设计差异较大，文献质量大多不高，影响了试验结果评估及二次文献研究。文章通过文献检索，选择 2000~2019 年国内外、中英文的高质量随机对照临床试验（RCT）文献，分析、归纳、提炼小儿厌食症临床试验设计与评价的技术要点，期望能为本病的临床试验设计提供借鉴与参考。

1 资料与方法

1.1 文献的纳入标准与排除标准

1.1.1 纳入标准

1）2000~2019 年的中、英文文献。2）研究类型为临床 RCT。3）具有/符合小儿厌食症及其相关疾病（喂养障碍、回避性/限制性摄食障碍）的诊断标准。4）干预措施为中医药、化学药或行为治疗。5）改良 Jadad 量表评分 ≥ 4 分。

1.1.2 排除标准

1）半随机对照试验。2）会议文献、综述、文摘及无法获取全文信息的文献。3）神经性厌食。4）重复发表的文献。5）内容有明显错误的文献。

1.2 文献的检索方法及策略

检索的数据库，包括中国知网数据库（CNKI）、中国生物医学文献数据库（CBM）、维普中文科技期刊数据库（VIP）及万方数据库（WF）、中国临床试验注册中心、PubMed、Embase、Cochrane Library 及 ClinicalTrials。检索年限为 2000~2019 年。中文检索词包括小儿、儿童、幼儿、学龄前；厌食、厌食症；喂养障碍；摄食障碍；临床试验、临床疗效、随机。英文检索词包括 infantile、child*、teen*、pedia*；anorexia；feeding disorders；avoidant/restrictive food intake disorder；intake disorder；RCT、random。根据每个数据库的具体情况选择主题词、关键词、摘要、全文等多种检索方式以保证检索的系统性。

1.3 文献筛选及资料提取

1.3.1 文献筛选

参考 Cochrane 协作网系统评价员手册制定研究入选方法：1）将不同数据库的检索结果分别导入文献管理软件 NoteExpress 中。2）对文献进行查重。3）对查重后的文献逐篇阅读题目与摘要，剔除明显不相关的文献。4）获取相关文献的全文。5）逐篇阅读全文剔除不符合纳入标准的文献。6）对阅读全文剩余的文献运用改良 Jadad 量表评分，剔除评分 ≤ 3 分的文献。

1.3.2 资料提取

应用 Excel 制作信息提取表，由两位研究者独立提取纳入文献的主要信息。对于存在分歧的资料，两名研究者可讨论协商解决，或咨询第三方评价者帮助解决。主要提取内容包括：题目、作者、试验设计（随机、对照、盲法、样本量估算、检验类型、多中心等）、诊断标准、纳入标准、排除标准、干预措施、合并治疗与用药、疗程、有效性指标及评价方法、安全性指标及评价方法、导入期及随访等。

1.3.3 文献质量评价

参考 Cochrane 协作网系统评价员手册 RCT 的偏倚风险评估工具，对纳入研究的文献进行严格的偏倚风险评估。评价偏倚风险的具体内容包括 6 个方面 7 个条目：1）选择性偏倚（随机序列的生成、分配方法隐匿）。2）对受试者和研究人员实施盲法（实施偏倚）。3）结局评价者盲法（测量性偏倚）。4）结果数据不完整（随访偏倚）。5）选择性报告（报告偏倚）。6）其他潜在来源的偏倚。

2 结果

2.1 检索结果

共检索文献 1321 篇，排除重复或重复发表的文献 458 篇，阅读题目、摘要排除文献 203 篇，阅读全文排除文献 174 篇，以改良 Jadad 量表评分 < 4 分排除文献 465 篇，最终共纳入 14 篇中文文献和 7 篇英文文献。

21 项研究中，共纳入 2708 例受试者，试验组 1356 例，对照组 1132 例，样本量最大 451 例，最小 16 例（其中 3 项研究未明确试验组与对照组）。

2.2 纳入研究的质量评价

采用 Cochrane 协作网提供的偏倚风险评估工具，对纳入研究的 21 篇文献进行偏倚风险分析，其总体偏倚风险较低，纳入文献质量较高。

3 结果分析

3.1 临床定位

纳入的全部 21 项研究中，国内研究 14 项（66.67%），国外研究 7 项（33.33%）。14 项国内研究中，均以改善食欲不振症状或 / 和增加食量为主要目的，同时探讨改善生长和营养状况 3 项（21.43%）；7 项国外研究中，以改善摄食行为、食欲不振症状、摄食量、小儿生长和营养状况为主要目的，分别为 4 项（57.14%）、1 项（14.29%）、1 项（14.29%）、1 项（14.29%）。

3.2 研究总体设计

主要包括随机、对照、盲法、样本量估算、检验类型等内容。21 项研究中，选择阳性药、安慰剂、行为治疗和空白对照，分别为 14 项（66.67%）、4 项（19.05%）、1 项（4.76%）、2 项（9.52%）；采用双盲法设计 10 项（47.62%），未设计盲法 11 项（52.38%）；多中心研究 9 项（42.86%），单中心研究 12 项（57.14%）；有样本量进行估算研究 1 项（4.76%）；选择差异性检验设计 19 项（90.48%），非劣效检验、优效性检验设计各 1 项

（4.76%）。

3.3 诊断标准及辨证标准

21 项研究的西医诊断标准中，具有明确来源者 16 项（76.19%），符合者 5 项（23.81%）。有明确来源的 16 项研究，包括各版《诸福棠实用儿科学》"厌食症" 9 项（56.25%），DSM-Ⅴ "回避性 / 限制性摄食障碍" 3 项（18.75%），《中药新药临床研究指导原则（试行）》2 项（12.5%），以色列 EdithWolfson 医疗中心 "婴幼儿喂养障碍"、Chatoor "婴幼儿厌食症" 各 1 项（6.25%）。14 项国内中医药研究中，有明确的中医诊断标准 5 项（35.71%），其中，《中医病证诊断疗效标准》4 项（80%），参考《中药新药临床研究指导原则》1 项（20%）。有明确的中医辨证标准的研究 11 项（78.57%），其中，各版《中医儿科学》7 项（63.64%），《中医儿科常见病诊疗指南》《中药新药临床研究指导原则（试行）》各 2 项（18.18%），《中医病证诊断疗效标准》1 项（9.09%）。

3.4 受试者的选择与退出

3.4.1 纳入标准

21 项研究均设计了纳入标准。1）全部研究均符合厌食症及其相关疾病（喂养障碍、回避性 / 限制性摄食障碍）诊断标准。2）限定年龄范围 19 项（90.48%），下限为 9 个月 ~5 岁，上限为 5.5~14 岁。3）进一步限定病程 10 项（47.62%），其中，≥ 1 个月和 ≥ 2 个月各 4 项（40%），≥ 3 个月 2 项（20%）。4）有诊前治疗规定 7 项（33.33%），其中，近期未服用药物或未接受其他治疗者 6 项，近期未使用任何补充剂 1 项（14.29%）。5）明确规定签署知情同意书者 9 项（42.86%）。

3.4.2 排除标准

21 项研究中，设计了排除标准 18 项（85.71%）。1）与病种有关的排除标准 12 项（57.14%），包括消化系统疾病（如急慢性胃肠炎、消化性溃疡、肝炎）、精神性疾病（如神经性厌食）、呼吸道感染、肿瘤等。2）与干预措施相关排除标准 8 项（38.1%），包括过敏体质患儿及对试验用药或其成分过敏者。3）设计了通用排除标准 14 项（66.66%），包括合并其他系统严重疾病（如心肌炎、肾病综合征、胆囊炎），中、重度营养不良，近期服用过药物或接受过其他治疗，以及实验室指标异常者。

3.4.3 退出（脱落）标准

21 项研究中，其中设计退出（脱落）标准 7 项（33.33%），但 15 项（71.43%）有退出 / 脱落病例的表达。1）研究者决定退出 7 项（100%），包括失访或者资料不全，对试验药物过敏或出现不良事件，试验过程中罹患其他疾病，依从性差，各种原因的中途破盲病例，病例入选后违反纳排标准等。2）受试儿童自行退出 7 项（100%），包括不再接受用药及检测而失访者，不愿意或不可能继续进行临床试验者。

3.5 干预措施

纳入的 21 项研究中，干预措施为中医药者 11 项（52.38%）、化学药 4 项（19.05%）、行为治疗 3 项（14.28%）/ 中药化药联合应用 2 项（9.52%）、行为治疗联合化药 1 项（4.76%）。中医药干预的 11 项中，中成药 8 项（72.73%），推拿、针灸、中药敷贴各 1 项（9.09%）。疗程 4 周 8 项（38.10%），2 周 6 项（28.57%），1 周、8 周各 2 项（9.52%），10 天、3 周、6 个月各 1 项（4.76%）。有基础治疗设计 3 项（14.29%），均要求改变不良饮食习惯及制定合理的喂养计划；有合并用药设计 1 项（4.76%）。

3.6 导入期与随访

21 项研究中，均未设计导入期；有随访设计了 1 项（4.76%），随访时间为 6 个月，目的为观察小儿厌食的复发情况。

3.7 有效性评价

3.7.1 有效性指标

纳入的 21 项研究均设计了 2~4 项有效性指标。14 项国内研究中，以食欲食量改善综合评价（以厌食疾病疗效为主要指标）为主 8 项（57.14%）；以中医症状整体评价（以中医症状 / 证候疗效为主要指标）为主 6 项（42.86%）；其中含有体质量、身高指标评价 3 项（21.43%）。7 项国外研究中，以喂养 / 摄食行为评价（以量表评分为主要指标）为主要指标 4 项（57.14%）；以食欲不振改善、管饲喂养与口服卡路里的比例、体质量为主要指标各 1 项（14.29%），其中以营养状况改善为次要指标 2 项（28.57%），如身高、体质量及其 Z 评分，以及体重指数（BMI）、皮肤皱褶厚度等。

3.7.2 评价标准

1）食欲食量改善综合评价标准，主要参考《中药新药临床研究指导原则（试行）》制定。采用尼莫地平法，将疗效分为痊愈、显效、有效、无效 4 级。2）中医症状 / 证候整体改善评价标准，主要参考《中药新药临床研究指导原则》及《中医病证诊断疗效标准》制定。在中医症状体征积分分级量化的基础上，采用尼莫地平法，按中医症状 / 证候积分减少 ≥ 95%、70%~ < 95%、30%~ < 70%、< 30%，将疗效分为痊愈、显效、有效、无效 4 级。3）喂养 / 摄食行为改善情况评价标准，主要通过 Likert 量表评分对进餐时间、症状严重程度进行评价。主要量表包括进餐时间行为问卷（MBQ）、儿童饮食行为量表（CEBQ）及儿童饮食态度测验量表（ChEAT）等。4）小儿生长和营养状况评价，参照美国疾病控制中心（Centerfor Disease Control Metrics）绘制的增长图表标准。

3.8 安全性评价

主要包括选择不良事件 / 不良反应、实验室检查等。21 项研究中，有不良事件 / 不良反应观察设计 12 项（57.14%），实验室安全性指标检查设计 7 项（33.33%）。

3.9 伦理学要求

纳入的 21 项研究中，有伦理批件号说明者仅 1 项（4.76%）。

4 讨论

本研究系统收集了近 20 年来中、西医治疗小儿厌食症临床随机对照试验的中、英文文献，所纳入的 21 篇文献，质量较好。通过归纳和提炼，分析出临床试验设计与评价相关的技术要点，主要包括：1）临床定位，应以改善食欲症状或 / 和增加进食量为主要目的，而最终目标应是改善患儿生长和营养状况，保证小儿正常的生长发育。2）试验总体设计，应采用随机、对照、盲法、多中心的方法，推荐采用安慰剂对照，但也可选择阳性药对照。3）西医诊断标准，建议采用 Chatoor《婴儿及年幼儿童喂养障碍的诊断与治疗》中的"婴幼儿厌食症"、DSM–5"回避性 / 限制性摄食障碍"等诊断标准；中医诊断和辨证标准，可参考《中医儿科常见病诊疗指南》、各版《中医儿科学》教材。4）受试者的选择，建议在纳入标准中对病程进行限定，至少 1 个月；在排除标准中将神经性厌食，中、重度营养不良患儿予以排除。5）试验流程，疗程一般应设为 4~8 周，以体质量为重要有效性指标者，应考虑设计更长的疗程；可不设导入期，但根据研究目的，可设计 4 周或更长时间的随访。6）有效性评价，应建立针对试验目标的指标体系，可以选择食欲症状或 / 和摄入量、喂养 / 摄食行为量表评分、体质量等儿童生长发育指标中的 1~2 个，作为主要评价指标；对于中药，可以增加中医症状 / 证候类指标。7）安全性评价，主要选择临床不良事件 / 不良反应、实验室检查等常规指标，重点观察试验用药相关的不良反应。8）伦理学要求，任何试验启动前，均应获得伦理委员会的批准。这些技术要点，基本包括了小儿厌食症 RCT 设计的核心内容，具有较高的借鉴价值。

研究纳入的 21 篇文献，时间跨度长达 20 年，没能全部涵盖儿童临床试验的新要求，小儿厌食症及其相关疾病的最新研究进展也不突出。因此，在未来小儿厌食症临床 RCT 设计中，临床诊断应参照疾病的新分类和新标准；重要评价量表，试验前应进研究者判断的一致性培训；测量体质量，也要制定标准操作规程等。此外，还应充分重视儿童临床试验的伦理学新要求，年满 8 岁儿童应同时签署知情同意书，发表论文应突出表达伦理审批的过程和结果。

【评介】

本文为中华中医药学会标准化项目《儿科系列常见病中药临床试验设计与评价技术指南·小儿厌食》制定的基础性工作。由胡思源教授及团队共同完成，硕士研究生仇雅朋执笔，发表于《天津中医药》2020 年 5 月 37 卷第 5 期。文章系统检索了 2000~2019 年的小儿厌食及其相关病种的中、英文 RCT 文献，定量统计了小儿厌食临床试验设计与评价的主要技术要素，为本病中药临床试验的标准化设计、提高不同试验结果比较的可行性，提供技术借鉴与参考指导。

（仇雅朋）

五、基于 Delphi 法的小儿厌食中医证候疗效评价量表的条目筛选

【摘要】

目的：为研制《小儿厌食（喂养障碍）中医证候疗效评价量表》，采用 Delphi 法进行条目筛选及优化，形成临床调查量表，用于下一步的临床调查。**方法：**在前期形成条目池的基础上编制小儿厌食（喂养障碍）中医证候疗效评价专家调查表，先后进行两轮专家重要性评分，并对其结果进行统计分析，采用均数＞4、变异系数＜0.4 的双重指标的标准进行条目筛选。**结果：**两轮调查的专家积极系数均为 100%、意见集中程度和协调程度均较好，专家权威程度高，按照筛选标准第一轮删除 35 个条目，第二轮删除 10 个条目，最终形成一个 30 条目的临床调查量表。**结论：**专家代表性强，积极性及权威性高，意见集中程度和协调程度好，应用 Delphi 法对条目筛选结果可取。

【正文】

Delphi 法，又称专家调查法，中文译为德尔菲法，是利用专家的知识、经验、智慧等无法量化的带有很大模糊性的信息，通过通信或其他匿名的方式进行信息交换，逐步取得比较一致的意见，是一种预测、评价和收集意见的方法。Delphi 法具有定量和定性的特点，采用科学有效问卷法进行中医学相关理论研究是中医证候理论现代化研究的有效手段之一。为客观评价临床疗效，本研究采用 Delphi 法，对《小儿厌食（喂养障碍）中医证候疗效评价量表》进行条目筛选和优化。现将两轮专家调查结果报告如下。

1 资料及方法

1.1 成立课题小组及专家工作组

课题小组由 6 人组成，其中教授 2 名，研究生 4 名，其主要任务为编制专家咨询问卷，确定入选专家条件及选择专家，对专家的评分结果进行一系列的整理、统计和分析工作。专家工作组由 6 名专家组成，包括 3 名中医儿科主任医师、2 名西医儿科主任医师、1 名临床流行病学专家，其主要任务为对最初形成的条目池以及专家调查问卷进行质量把关，并对专家问卷的统计分析结果进行研究探讨。

1.2 确定调查内容

课题小组成员明确所测概念，即研究对象为中医的小儿厌食症，即西医的婴儿或儿童早期喂养障碍，研究目的是研制可用于中医临床疗效评价的《小儿厌食（喂养障碍）中医证候临床疗效评价量表》。条目池的构建主要应用文献分析的方法，收集中文科技期刊数据库（维普资讯）及中国学术期刊全文数据库（CNKI）2003 年 1 月~2013 年 1 月所有有关小儿厌食的临床研究的文献，并参照数部中医儿科专著，结合头脑风暴法、专家咨询法构建小儿厌食（喂养障碍）中医证候疗效评价的条目池。将筛选好的条目，根据中医理论，结合小儿厌食（喂养障碍）临床特征，参照全国科学技术名词审定委员会公布的《中医药学名词》中的儿科学、诊断学等内容，对疾病临床症状及体征进行规范整理，形成该量表的专家调查表。初步形成的条目池有 60 个中医症状条目和 25 个舌脉指纹条目，经专家工作组评议，删除儿科不适用及语义重复的条目，最终形成 48 个中医症状条目和 24 个舌脉指纹条目的第一轮专家调查问卷。专家调查问卷的评分标准：按照重要性程度从 1→2→3→4→5→6→7→8→9 打分。重要性分级：不重要指标，是指对中医证候疗效评价影响不大的指标，填"1~3"；重要但不是关键指标，填"4~6"；重要且是关键指标，填"7~9"。

1.3 选择调查专家

挑选专家是 Delphi 法预测成败的一个重要问题，调查专家组结构对问卷的实施以及是否能达成最终目的至关重要。本课题根据研究目的，遵循权威性、代表性与广泛性的原则，充分考虑到专家的地区代表性以及学科代表性，根据专家的专业水平、知识结构、职称、学历等方面进行遴选。所选专家符合以下要求：1）均为临床医疗方面的专家，参加临床工作 8 年以上，且熟悉小儿厌食的临床特点及其诊断治疗。2）职称为高年资（3 年以上）主治医师及以上。3）了解或熟悉量表学研究的相关内容。

1.4 统计学方法

采用 Epdata3.1 软件双人双录入法建立专家调查问卷数据库，校对后，计算其均值、标准差以及变异系数，并对其结果进行分析处理，保留同时满足均数＞4、变异系数＜0.4的条目。根据统计结果，结合专家组意见，集体讨论，经课题小组评议后进行条目筛选。并对专家积极系数、专家对各条目的意见集中程度和协调程度进行统计分析。

2 调查结果与分析

2.1 专家的基本情况

第一轮专家调查从天津、北京、上海、辽宁、江苏、成都、山东、浙江、云南、福建、河南、广东、黑龙江、湖北、长春、新疆 16 个省市 30 家大型医院遴选长期从事中医儿科临床及科研的 113 名专家。以地区划分，分别以东北地区（吉林、辽宁、黑龙江）、华北地区（天津、北京）、华东地区（上海、山东、江苏、浙江、福建）、西南地区（成都、云南）、中南地区（广东、湖北、河南）、西北地区（新疆）为主，具有地区广泛代表性。其中主任医师 59 人、副主任医师 24 人、高年资主治医师 30 人；博士 30 人、硕士 39 人、本科 32 人、其他 3 人。第二轮选取天津、长春、辽宁、河南 4 省市的 5 家三甲医院的 105 名儿科领域的专家再次调查。其中主任医师 45 人、副主任医师 24 人、高年资主治医师 35 人；博士 3 人、硕士 27 人、本科 54 人、其他 21 人。

2.2 专家的积极程度

本研究调查表的发放与回收情况为：第一轮发放 113 份，回收 113 份；第二轮发放 105 份，回收 105 份。回收率均为 100%，且均为有效调查表，即专家积极系数为 100%，专家的积极程度高。

2.3 专家意见集中与协调程度

专家意见集中程度以专家对量表条目的重要性评分的均值表示，均数是最常用也是最重要的评价指标，均数越大，表明专家的意见越集中。协调性以专家对量表条目的重要性评分的变异系数表示，变异系数说明专家对某一条目重要性的波动程度，越小说明专家协调程度越高。第一轮专家调查各条目的均数范围在 3.74~8.58，其中 ≤ 4 的条目有 2 个；变异系数范围在 0.13~0.57，其中 ≥ 0.4 的条目有 28 个。第二轮专家调查各条目的均数范围在 3.63~8.62 之间，其中 ≤ 4 的条目有 1 个；变异系数范围在 0.08~0.52，其中 ≥ 0.4 的条目有 8 个。由上述统计结果可见，专家意见的集中与协调程度均较好，且两轮调查的变异系数范围明显缩小，大于 0.4 的条目明显减少，专家意见的协调程度明显增加。

2.4 专家的权威性

本调查所遴选的均为从事临床一线工作 8 年以上的具有高年资主治医师以上职称的专家，儿科临床及科研领域的权威，具有很强的专业性，能够确保专家的权威性，故未设专家权威系数测评的选项。

2.5 调查条目的筛选与分析

2.5.1 第一轮专家调查

根据专家对第一轮专家调查表的评分结果，计算各条目的均数、标准差和变异系数（表 1），删除均数 ≤ 4、变异系数 ≥ 0.4 的 26 个条目，经专家工作组及课题小组成员讨论，认同上述条目删除，并对剩余44个条目进行逐条分析讨论，结果如下：1）舌质淡红，苔薄白是正常舌象，对于疗效评价无临床意义，故予以删除。2）容易感冒不是中医术语，故予以删除。3）四肢乏力、倦怠、神疲所表述的是类似的概念，故合并为倦怠乏力。4）苔白腻、苔黄腻、苔厚腻合并为苔腻。5）口淡乏味与食而无味表述的为类似的概念，故予以删除口淡乏味。6）食后作泻改为食后则泻。最终剩余37个条目，准备进行第二轮专家调查。

表1　第一轮专家调查各条目的统计结果

条目	均数	标准差	变异系数	条目	均数	标准差	变异系数
1. 食欲不振	8.58	1.108	0.13	37. 睡时露睛	5.32	2.063	0.39
2. 食量减少	8.36	1.389	0.17	38. 苔黄	5.32	2.193	0.41
3. 食而无味	6.96	1.875	0.27	39. 指纹淡紫	5.29	2.212	0.42
4. 形体偏瘦	6.88	1.560	0.23	40. 恶心	5.26	2.008	0.38
5. 面色少华	6.77	1.783	0.26	41. 脉滑数	5.25	2.296	0.44
6. 脘腹胀满	6.36	1.895	0.30	42. 精神不振	5.25	1.953	0.37
7. 苔花剥	6.31	2.062	0.33	43. 指纹紫滞	5.24	2.348	0.45
8. 大便失调	6.20	1.942	0.31	44. 多汗	5.21	1.943	0.37
9. 苔白腻	6.18	1.842	0.30	45. 嗳气	5.20	1.978	0.38
10. 舌淡胖嫩	6.17	2.091	0.34	46. 咬牙磨齿	5.17	1.991	0.39
11. 边有齿痕	6.15	1.988	0.32	47. 呕吐	5.16	2.157	0.42
12. 苔厚腻	6.12	2.143	0.35	48. 脉细数	5.14	2.213	0.43
13. 舌红少津	6.09	1.845	0.30	49. 腹痛喜按	5.11	2.226	0.44
14. 肌肉松软	5.99	2.002	0.33	50. 呃逆	5.08	1.928	0.38
15. 毛发不泽	5.98	2.022	0.34	51. 脉缓弱	5.07	2.311	0.46
16. 舌质淡红	5.96	2.150	0.36	52. 夜寐不安	5.06	1.988	0.39
17. 少苔	5.96	2.119	0.36	53. 少气懒言	5.04	1.950	0.39
18. 食少便多	5.96	1.915	0.32	54. 四肢乏力	5.00	1.880	0.38
19. 大便干结	5.92	1.969	0.33	55. 倦怠	4.94	1.789	0.36
20. 食后作泻	5.88	1.862	0.32	56. 神疲	4.94	1.853	0.38
21. 口臭	5.86	1.990	0.34	57. 急躁易怒	4.88	1.893	0.39
22. 大便稀溏	5.84	1.874	0.32	58. 两肋胀满	4.81	2.232	0.46
23. 皮肤干燥少泽	5.81	1.899	0.33	59. 好动多啼	4.76	1.824	0.38
24. 苔薄白	5.78	2.129	0.37	60. 唇色淡	4.66	2.094	0.45
25. 苔黄腻	5.78	2.196	0.38	61. 脉濡	4.59	2.193	0.48
26. 大便臭秽	5.62	2.072	0.37	62. 口苦泛酸	4.58	2.125	0.46
27. 指纹淡	5.61	2.252	0.40	63. 口干	4.58	2.162	0.47
28. 口淡乏味	5.58	2.158	0.39	64. 脉细小弦	4.55	2.139	0.47
29. 手足心热	5.57	1.908	0.34	65. 唇红	4.40	2.206	0.50
30. 容易感冒	5.57	2.008	0.36	66. 流涎	4.40	2.274	0.52
31. 完谷不化	5.52	2.248	0.41	67. 脉弦	4.39	2.085	0.48
32. 苔薄黄	5.48	2.009	0.37	68. 语声低怯	4.37	1.860	0.43
33. 脉细弱	5.46	2.130	0.39	69. 潮热	4.27	1.866	0.44

续表

条目	均数	标准差	变异系数	条目	均数	标准差	变异系数
34. 无苔	5.38	2.392	0.44	70. 小便黄少	4.16	2.128	0.51
35. 指纹淡红	5.33	2.236	0.42	71. 抑郁不欢	3.93	2.021	0.51
36. 食少饮多	5.33	2.332	0.44	72. 小便清长	3.74	2.125	0.57

2.5.2 第二轮专家调查

在"第一轮调查表"总结分析的基础上，整理形成了含有 37 个条目的第二轮专家调查表。本轮问卷整体设计沿用第一轮调查问卷的风格，总体问卷结构未作改动。重新聘请专家对第二轮调查表进行重要性评分。根据删除均数 ≤ 4、变异系数 ≥ 0.4 的原则，应予以删除的条目有睡时露睛、咬牙磨齿、多汗、舌淡胖嫩、边有齿痕、苔薄黄、脉细弱，最终保留 30 个条目，拟用于小儿厌食（喂养障碍）常见证候的疗效评价。专家工作组和课题小组成员表示认同此条目初筛的结果，且此结果符合临床实际。第二轮专家调查各条目的统计结果，见表 2。

表 2　第二轮专家调查各条目的统计结果

条目	均数	标准差	变异系数	条目	均数	标准差	变异系数
1. 食欲不振	8.62	0.825	0.10	20. 口臭	5.17	1.958	0.38
2. 食量减少	8.62	0.671	0.08	21. 呃逆	4.02	1.837	0.46
3. 食而无味	7.33	1.349	0.18	22. 脘腹胀满	5.51	1.982	0.36
4. 形体偏瘦	7.02	1.623	0.23	23. 夜寐不安	5.88	1.738	0.30
5. 精神不振	5.50	1.693	0.31	24. 睡时露睛	4.20	1.833	0.44
6. 毛发不泽	5.87	1.507	0.26	25. 咬牙磨齿	4.75	2.065	0.43
7. 皮肤干燥少泽	5.61	1.678	0.30	26. 大便臭秽	6.09	1.762	0.29
8. 肌肉松软	5.45	1.599	0.29	27. 手足心热	5.27	1.765	0.34
9. 少气懒言	5.53	1.594	0.29	28. 多汗	4.29	2.062	0.48
10. 倦怠乏力	5.52	1.682	0.30	29. 食少便多	5.23	2.072	0.40
11. 面色少华	6.82	1.651	0.24	30. 食后则泻	5.22	2.085	0.40
12. 嗳气	5.13	1.647	0.32	31. 大便失调	5.60	1.741	0.31
13. 恶心	4.88	1.780	0.36	32. 大便稀溏	5.07	1.980	0.39
14. 大便干结	5.53	1.732	0.31	33. 舌淡胖嫩	4.80	2.060	0.43
15. 好动多啼	5.50	1.705	0.31	34. 边有齿痕	4.74	2.176	0.46
16. 急躁易怒	5.37	1.777	0.33	35. 舌红少津	4.88	1.763	0.36
17. 少苔	5.90	1.746	0.30	36. 苔薄黄	3.63	1.902	0.52
18. 苔花剥	6.04	1.775	0.29	37. 脉细弱	4.38	2.105	0.48
19. 苔腻	6.04	1.698	0.28				

3 讨论

Delphi 法是一种匿名的专家问卷调查方法，简便易行，具有一定科学性和实用性，突破传统数量分析的限制，同时可以很好地避免采用共识会议法时经常出现的权威人士观点影响他人的意见，能够反映专家的真实想法，是更合理地制定决策标准的有效方法，因其匿名性、信息反馈性和对结果进行统计分析三大特性在很多领域得到广泛应用。但该方法也存在一些缺点，缺少思想沟通交流、易忽视少数人的意见、存在组织者主观影响，花费时间较长等。因此在操作过程中，严格控制 Delphi 法各个环节的质量，避免本研究人员及咨询专家为了达到预测一致性的主观趋向，使结果更真实可靠。本课题组采用 Delphi 法对小儿厌食（喂养障碍）的条目池进行筛选，旨在最终达成对小儿厌食（喂养障碍）中医证候评价量表的专家共识，为其提供科学的参考依据。本研究所选择的专家都是儿科领域的权威代表，从事儿科临床工作年限长，且完成调查的积极性、意见集中程度和协调程度均较高，可以充分肯定本研究结果的可靠性。采用均数 > 4、变异系数 < 0.4 的双重指标作为条目筛选的标准进行筛选，最终形成了一个 30 条目的临床调查量表，用于下一步的临床调查。

正是由于 Delphi 法的专家观点的主观性，所以存在对其做出的评价缺乏严格考证的不足，这对量表指标筛选有一定的不利影响。条目的筛选是量表是否切实可用的关键，本课题组将采用基础研究与临床研究相结合，即 Delphi 法与临床调查相结合的方法。下一步将进行《小儿厌食（喂养障碍）中医证候疗效评价量表》的临床病例调查表的采集工作，进一步筛选和优化条目，并进行量表的信度、效度及反应度测评。

【评介】

厌食是中医儿科独立的脾系疾病，为中医药治疗的优势病种，但尚缺乏科学、实用的有效性测量工具。为更准确、稳定和敏感地评价中药治疗小儿厌食的中医证候疗效，在国家科技重大专项课题（2011ZX09302-006-03）资助下，胡思源教授带领团队开展了《小儿厌食（喂养障碍）中医证候疗效评价量表》的制定研究。本文为该量表制定的第一步 – 量表条目的筛选，通过 Delphi 法确定了 30 个量表条目。研究过程中，天津中医药大学王泓午教授在技术方面给予了专业指导，硕士研究生孔秀路、徐田华等参与实施。本文发表于《天津中医药》2014 年 9 月第 31 卷第 9 期。

（张旭）

六、小儿厌食（喂养障碍）中医证候疗效评价量表的信度、效度和反应度测评

【摘要】

目的：评价"小儿厌食（喂养障碍）中医证候疗效评价量表"的质量。**方法**：应用"小儿厌食（喂养障碍）中医证候疗效评价量表"的临床调查表采集 253 例厌食患儿及 27 例健康儿童，用主成分分析法进行探索性因子分析，用于评价其结构效度；计算量表总分与各维度、条目与各自维度的相关系数，用于评价其内容效度；计算两次测量的量表总分及各维度的相关系数，用于评价其重测信度；计算奇偶条目的 Cronbach's α 系数及两者的相关系数，用于评价其分半信度；计算量表总分及各维度的 Cronbach's α 系数，用于评价其内部一致性；计算健康儿童与厌食患儿治疗前后中医证候总积分和各维度积分，用于评价其反应度。**结果**：所提取的 10 个公因子所包含的条目存在试验前所预想的逻辑关系；

除阴虚维度外，其他维度与量表总分相关系数均＞ 0.4（0.42~0.63），除形体偏瘦外，其余条目与本维度的相关系数均＞ 0.4（0.50~0.83）；两次测量的量表总分相关系数为 0.66，各维度相关系数均＞ 0.4（0.43~1.00）；奇、偶数条目的 Cronbach's α 系数分别为 0.58、0.55，两者的相关系数为 0.64；总量表的 Cronbach's α 系数为 0.74，各维度的 Cronbach's α 系数均＞ 0.4（0.47~0.72）；健康儿童与厌食患儿各个维度中医证候积分及总分比较、厌食患儿中医证候总积分和各维度积分的治疗前后比较，差异均有统计学意义（$P < 0.01$）。**结论：**"小儿厌食（喂养障碍）中医证候评价量表"具有良好的信度、效度及反应度，可用于本病各种常见中医证候疗效评价。

【正文】

小儿厌食是儿科的常见病、多发病，中药对于小儿厌食的疗效显著。中医证候疗效评价为中药临床疗效评价的特色，而用量表法来评价中医证候的疗效，更适合以证候表现的软指标为主要证据的中医诊疗过程。目前小儿厌食中药临床研究的观察指标缺乏统一且有数据理论支撑的量化标准，因此，研制符合中药特点的中医证候疗效评价量表具有重要意义。本课题组前期应用 Delphi 法进行条目筛选，最终形成含有 30 个条目的该量表的临床调查表。为保证该量表的准确性、统计分析结论的科学性以及研究成果的质量，需对测定量表得到的软数据进行信度、效度及反应度分析，以提高量表的质量，进而提高整个研究的价值。

1 资料及方法

1.1 研究对象

1.1.1 小儿厌食（喂养障碍）的定义与诊断

中医对小儿厌食的定义：以长期厌恶进食，食量减少为主症。婴儿或儿童早期喂养障碍诊断按照 DSM- Ⅳ标准：1）持续不能摄入足够的食物并伴有明显的体重不增或体重减轻至少 1 个月。2）不是由于相关的躯体疾病所致。3）不是由于缺少食物所致。4）在 6 岁以前出现症状。婴儿或儿童早期喂养障碍分类：1）状态调节障碍所导致的喂养障碍。2）由于忽视所导致的喂养障碍。3）婴儿厌食症：拒绝摄入足够的食物至少持续 1 个月；拒食通常发生在开始使用勺子喂食或自己进食时，特别是在 6 个月至 3 岁；几乎从不表示饥饿，对食物和进食不感兴趣，但对玩耍、探索和 / 或与养护人互动有强烈的兴趣；有明显的生长发育迟滞；拒食不是发生在经历口咽部的创伤性事件之后；拒食不是由于潜在的躯体疾病所导致。4）创伤后喂养障碍。

1.1.2 纳入标准

符合上述诊断标准；患儿体重小于同月 / 龄正常儿童体重的均数；年龄 1~14 岁；家长或监护人签署知情同意书。

1.2 病例来源

研究病例来自天津中医药大学第一附属医院、天津中医药大学第二附属医院、河南中医药大学第一附属医院、长春中医药大学附属医院、辽宁中医药大学附属医院 5 家三级甲等医院 2013 年 9 月至 12 月的门诊厌食患儿。按照研究任务的计划，各中心要分别收 60

例厌食病例和 20 例复诊病例，另外天津中医药大学第一附属医院要从其单位体检中心收集 30 例健康对照病例。

共收集病例 337 例，其中小儿厌食（喂养障碍）306 例，健康对照 31 例。排除体重不符合要求的 54 例，年龄不达标的 2 例，严重逻辑错误的 1 例，最终有效病例 280 例，即厌食患儿 253 例，健康儿童 27 例，其中复诊病例为 147 例。

1.3 调查方法

采用医师主导，经专业培训的调查员协助医师和厌食患儿家属完成问卷的方式进行临床调查。临床信息采集表分两部分，包括基本信息和中医症状信息，调查员需在纳入厌食患儿填写知情同意书后，填写厌食患儿的基本信息和中医症状信息。经过一段时间的治疗和随访后，调查员需要再一次配合医师及厌食患儿完成中医症状信息的二次采集。在中医症状信息采集时，调查员需根据逐条目询问厌食患儿的信息，根据厌食患儿描述的信息，对照课题组制定的小儿厌食（喂养障碍）症状分级量化表，选定与其描述相符合的级别，填写到条目后面的相关位置。条目赋分：症状条目按无计 0 分、轻计 1 分、中计 2 分、重计 3 分赋分；舌脉条目按照无计 0 分、有计 1 分赋分。

1.4 干预措施

采用中医药辨证治疗的方法进行干预。参照《中医病证诊断疗效标准·厌食》，常见证型有脾胃不和证、脾胃气虚证、脾胃阴虚证和脾虚肝旺证，选择中药汤剂、中成药，联合小儿推拿按摩或针刺四缝等疗法，疗程 2~4 周。

1.5 统计学方法

采用 Access 2007 进行数据录入，由专人对数据进行双次录入并核对保存；采用统计软件 SPSS 21.0 进行数据分析；采用探索性因子分析测评其结构效度，相关系数分析测评其内容效度、重测信度、分半信度，克朗巴赫系数测评其内部一致性；t 检验和配对 t 检验测评其反应度。

2 结果

2.1 一般情况

253 例小儿厌食（喂养障碍）患儿中男 137 例（54.15%），女 116（45.85%）；年龄 1.04~13.70 岁，平均（4.79±2.88）岁；病程 0.10~13.20 年，平均（1.99±2.30）年；民族以汉族为主（246 例，97.23%）；身高 70~170cm，平均（103.28±19.40）cm；体重 7.50~62.00kg，平均（15.94±5.91）kg；按照婴儿或儿童早期喂养障碍分类标准，其中由于状态调节障碍所导致的喂养障碍 106 例（41.90%）、由于忽视所导致的喂养障碍 73 例（28.85%）、婴儿厌食症 66 例（26.09%）、创伤后喂养障碍的病例 8 例（3.16%）。

2.2 效度分析

2.2.1 结构效度

对 30 条量表，采用主成分的方法进行探索性因子分析，并进行方差最大旋转，提取特征根大于 1 的 10 个公因子，累积贡献率为 59.97%。苔腻、手足心热 2 个条目，载荷小于 0.4。将结果提交课题小组及专家组，集体讨论决定删除苔腻、手足心热 2 个条目。对剩余的 28 个条目量表，重新进行因子分析，结果，Kaiser Meyer Olkin（KMO）值 0.66，

Bartlett's 球形检验近似卡方值为 1438.77（$P < 0.01$），适合做因子分析。根据特征根大于 1 提取 10 个公因子，累积贡献率为 62.11%，经方差正交旋转后各条目的因子载荷值，见表 1。结果显示，所提取的 10 个公因子所包含的条目存在试验前所预想的逻辑关系，提示量表具有较好的结构效度。每个公因子各自代表了一个维度，不同公因子的组合能体现小儿厌食（喂养障碍）的不同证型。专家组建议，根据各个公因子所代表的临床意义，部分公因子可以合并，即公因子 4 和公因子 9 合并，公因子 5 和公因子 10 合并，最终确定为 8 个公因子，即 8 个维度。各因子代表的维度如下：因子 1 为血虚，因子 2 为气虚，因子 3 为肝旺，因子 4 为脾失健运，因子 5 为主症，因子 6 为阴虚，因子 7 为脾虚，因子 8 为湿热食滞。

表 1　经方差正交旋转后小儿厌食（喂养障碍）中医证候疗效评价量表各条目的因子载荷值

条目	成分									
	1	2	3	4	5	6	7	8	9	10
皮肤干燥少泽	0.72									
毛发不泽	0.72									
肌肉松软	0.71									
面色少华	0.61									
少气懒言		0.80								
倦怠乏力		0.76								
精神不振		0.73								
好动多啼			0.79							
急躁易怒			0.78							
夜寐不安			0.53							
呃逆				0.84						
嗳气				0.82						
恶心				0.54						
食量减少					0.78					
食欲不振					0.71					
食而无味					0.59					
少苔						0.82				
舌红少津						0.75				
苔花剥						0.60				
食后则泻							0.74			
大便稀溏							0.68			
食少便多							0.56			
口臭								0.68		
脘腹胀满								0.67		
大便臭秽								0.65		
大便失调									0.82	
大便干结									0.53	
形体偏瘦										0.81

2.2.2 内容效度

表 2 示，28 条目量表的内容效度，除阴虚维度与量表总分的相关系数（相关系数 = 0.18，$P < 0.01$）偏低外，其余维度与量表总分相关系数均 > 0.4（0.42~0.63），相关性较好。表 3 示，条目与各自维度的相关系数，除形体偏瘦（相关系数 =0.39，$P < 0.01$）外，其余条目与本维度的相关系数均 > 0.4（0.50~0.83），具有较强的相关性，提示量表具有较好的内容效度。

表 2　小儿厌食（喂养障碍）中医证候疗效评价量表总分与各维度的相关系数

维度	相关系数	维度	相关系数
血虚	0.63*	阴虚	0.18*
气虚	0.45*	主症	0.55*
肝旺	0.55*	脾虚	0.42*
脾失健运	0.61*	湿热食滞	0.51*

注：*$P < 0.01$。

表 3　小儿厌食（喂养障碍）中医证候疗效评价量表条目与各自维度的相关系数

条目简称	相关系数	条目简称	相关系数
食欲不振	0.67*	好动多啼	0.78*
食量减少	0.74*	急躁易怒	0.78*
食而无味	0.70*	少苔	0.81*
形体偏瘦	0.39*	苔花剥	0.61*
精神不振	0.78*	口臭	0.67*
毛发不泽	0.74*	呃逆	0.62*
皮肤干燥少泽	0.77*	脘腹胀满	0.71*
肌肉松软	0.73*	夜寐不安	0.69*
少气懒言	0.83*	大便臭秽	0.72*
倦怠乏力	0.77*	食少便多	0.83*
面色少华	0.70*	食后则泻	0.78*
嗳气	0.63*	大便失调	0.60*
恶心	0.52*	大便稀溏	0.53*
大便干结	0.50*	舌红少津	0.79*

注：*$P < 0.01$。

2.3 信度分析

2.3.1 重测信度

选取 44 例复诊间隔在 7~10 天的测评对象，计算量表总分两次测量的相关系数。结果显示，两次测量总分的相关系数为 0.66（$P < 0.01$），各维度的相关系数均有统计学意义，提示量表的重测信度较好。见表 4。

表4 小儿厌食（喂养障碍）中医证候疗效评价量表重测信度各维度相关系数

维度	相关系数	维度	相关系数
血虚	0.87*	阴虚	0.84*
气虚	0.70*	主症	0.60*
肝旺	1.00*	脾虚	0.58*
脾失健运	0.43*	湿热食滞	0.68*

注：*$P < 0.01$。

2.3.2 分半信度

按奇数指标为一组，偶数指标为一组，计算两组的相关性。表5示，奇、偶数条目的 Cronbach's α 系数分别为 0.58、0.55，两者的相关系数为 0.64（$P < 0.01$），Spearman-Brown 系数与 Guttman Split-Half 系数均为 0.78，提示量表具有较好的分半信度。

表5 小儿厌食（喂养障碍）中医证候疗效评价量表分半信度结果

指标	Cronbach's α 系数	相关系数	Spearman-Brown 系数	Guttman Split-Half 系数
奇数条目	0.58	0.64*	0.78	0.78
偶数条目	0.55			

注：*$P < 0.01$。

2.3.3 内部一致性

表6示，总量表的 Cronbach's α 系数为 0.74。各维度的 Cronbach's α 系数为 0.47~0.72，均 > 0.4，说明本量表及其各维度的内部一致性较好。

表6 小儿厌食（喂养障碍）中医证候疗效评价量表总表以及各维度的 Cronbach's α 系数

维度	Cronbach's α 系数	维度	Cronbach's α 系数
总表	0.74	阴虚	0.59
血虚	0.72	主症	0.49
气虚	0.71	脾虚	0.53
肝旺	0.60	湿热食滞	0.48
脾失健运	0.47		

2.4 反应度

2.4.1 与健康儿童比较

27 例健康儿童和 253 例厌食患儿，分别计算两类人群 8 个维度得分和量表总分，进行 t 检验。表7示，统计量 t 值为 2.77~15.81，均 $P < 0.01$，差异具有统计学意义，说明本量表能够区别健康儿童和厌食患儿。

表7 厌食患儿与健康儿童中医证候疗效评价量表反应度分析

维度	调查对象	例数	计分 / 分（$\bar{x} \pm s$）	t 值
血虚	厌食患儿	253	2.96 ± 2.02	6.94*
	健康儿童	27	0.26 ± 0.45	
气虚	厌食患儿	253	1.26 ± 1.47	4.34*
	健康儿童	27	0.04 ± 0.19	

维度	调查对象	例数	计分 / 分（$\bar{x} \pm s$）	t 值
肝旺	厌食患儿	253	2.63 ± 1.86	3.82*
	健康儿童	27	1.19 ± 1.96	
脾失健运	厌食患儿	253	3.40 ± 2.34	5.05*
	健康儿童	27	1.07 ± 1.47	
阴虚	厌食患儿	253	0.82 ± 0.97	2.77*
	健康儿童	27	0.30 ± 0.54	
主症	厌食患儿	253	5.65 ± 1.68	15.81*
	健康儿童	27	0.44 ± 0.89	
脾虚	厌食患儿	253	0.78 ± 1.26	3.07*
	健康儿童	27	0.04 ± 0.19	
湿热食滞	厌食患儿	253	2.48 ± 1.62	5.09*
	健康儿童	27	0.85 ± 1.13	
总分	厌食患儿	253	19.99 ± 6.85	11.84*
	健康儿童	27	4.19 ± 3.20	

注：*$P < 0.01$。

2.4.2 厌食患儿治疗前后中医证候积分比较

表 8 示，147 例厌食患儿在治疗 2~4 周后复诊，其中医证候总积分和各维度积分的治疗前后自身比较，t 值为 3.73~22.11，均 $P < 0.01$，差异具有统计学意义，说明本量表能够反应厌食患儿经治疗后的证候积分变化。

表 8 厌食患儿治疗前后中医证候疗效评价量表反应度分析

维度	时间	例数	计分 / 分（$\bar{x} \pm s$）	t 值
血虚	治疗前	147	3.38 ± 2.07	9.78*
	治疗后	147	2.33 ± 1.84	
气虚	治疗前	147	1.67 ± 1.60	9.47*
	治疗后	147	0.86 ± 1.44	
肝旺	治疗前	147	2.71 ± 1.83	11.01*
	治疗后	147	1.62 ± 1.31	
脾失健运	治疗前	147	3.74 ± 2.37	12.76*
	治疗后	147	1.48 ± 1.67	
阴虚	治疗前	147	0.95 ± 0.99	3.73*
	治疗后	147	0.66 ± 0.86	
主症	治疗前	147	5.81 ± 1.74	21.93*
	治疗后	147	2.66 ± 1.74	
脾虚	治疗前	147	0.93 ± 1.36	6.37*
	治疗后	147	0.39 ± 0.92	
湿热食滞	治疗前	147	2.58 ± 1.76	13.27*
	治疗后	147	1.24 ± 1.27	
总分	治疗前	147	22.33 ± 7.27	22.11*
	治疗后	147	11.67 ± 6.29	

注：*$P < 0.01$。

3 讨论

3.1 条目优化和效度分析

效度主要评价量表的准确度、有效性和正确性，反映一个测量工具是否有效地测量了它所要测量的内容，或测量工具的测量结果与预想结果的符合程度。评价结构效度常用的统计方法是探索性因子分析，其目的是了解属于相同概念的不同问卷项目是否如理论预测那样集中在同一公共因子里，所得公共因子的意义类似于组成"结构"的领域，即维度。本量表在研制之初没有设计相关维度，目的是要通过数据分析得到试验前所预想的连带关系或逻辑关系。因子分析法，也可以从代表性角度进行条目筛选。因子负荷反映了条目对领域的贡献，因子负荷值越大说明与领域的关系越密切，负荷值 < 0.4 的条目和在 2 个或 2 个以上因子负荷系数相近而无特异性的条目考虑删除。根据探索性因子分析结果，删除苔腻、手足心热 2 个条目。对剩余的 28 个条目量表，重新进行因子分析，结果显示，所提取的 10 个公因子所包含的条目存在连带关系或逻辑关系，且每个因子各自代表了一个维度，不同因子的组合能体现小儿厌食（喂养障碍）的不同证型，符合临床实际。量表具有较好的结构效度。内容效度主要衡量量表语言表达的准确性，通常以专家评议为依据。本量表在条目筛选阶段先后进行两轮专家调查，能够保证量表有较好的内容效度，且内容效度与结构效度有相关性，通常是通过结构效度的量化指标间接反映的，所以具有较好的结构效度的本量表也具有较好的内容效度。各维度与量表总分及各条目与各自维度的相关系数均较高，提示量表具有较好的内容效度。阴虚维度的相关系数偏低，其原因可能与其条目少苔、舌红少津、苔花剥的评分为两级（0、1），与其余条目的评分标准（0~3）不一致有关。形体偏瘦条目与本维度的相关性偏低，可能与其评分是等级数值量化有关。

3.2 信度分析

信度是指量表测量结果的精密度、稳定性和一致性的程度，即测量过程中随机误差造成测定值的变异程度的大小。通常对信度的分析采用重测信度、分半信度和 Cronbach's α 系数。重测信度主要考察量表跨时间的稳定性，即两次测量结果有无变动。需要注意的是两次测量的间隔时间不宜太长或太短，多数学者认为一般以 1~4 周为宜。结果显示，两次量表总分测量的相关系数为 0.66，提示量表具有较好的重测信度。分半信度指两个半量表得分间的稳定性。本量表按奇、偶分半，奇、偶数条目的 Cronbach' s α 系数分别为 0.58 和 0.55，两者的相关系数为 0.64，Spearman-Brown 系数与 Guttman Split-Half 系数均为 0.78，说明该量表具有较好的分半信度。内部一致性信度，指量表跨条目的稳定性，各维度及总量表的 Cronbach's α 系数在 0.47~0.74，说明该量表具有较好的内部一致性。

3.3 反应度分析

反应度也称敏感性，指一份量表具有检测厌食患儿病情细微的、有临床意义的、随时间改变的能力。一份量表经评价后有一定的信度和效度，但没有检测出反应度，还不能算有效的测定工具。通常从以下 2 个领域考察量表的反应度：1）量表区分两类不同人群生存质量的能力；2）量表区分同一个体（或群体）生存质量随时间变化的能力。结果显示，健康儿童与厌食患儿各个维度及总分的评分差异及厌食患儿中医证候总积分和各因子积分治疗前后的变化均具有统计学意义，提示量表具有较高的反应度。

总之，含有 28 个条目的《小儿厌食（喂养障碍）中医证候评价量表》具有良好的信度、效度及反应度，可用于本病的各种常见中医证候疗效评价。但由于时间、条件的限制，样本量仍然相对不足，尤其是健康儿童的样本量偏小；虽然已是多中心合作完成，但样本的代表性仍受到局限。由于量表的研究工作是一个需要长期不断完善的过程，因此今后需应用于临床实际工作中以进行大样本的测试以及不断完善分析，进一步深入研究本量表的性能，为小儿厌食（喂养障碍）患者的康复情况提供一种客观、全面、简便的评价工具。

【评介】

本文为《小儿厌食（喂养障碍）中医证候疗效评价量表》制定的第二步 – 量表的效能检验。胡思源教授带领团队实施临床调查，分别对量表的信度、效度和反应度进行了评价，并依此对条目进行了完善和调试，保证了量表的准确性、稳定性和敏感性。研究中，刘虹老师硕士研究生孔秀路和硕士研究生徐田华等完成了数据统计与结果整理工作，结果发表于《中医杂志》2015 年 5 月第 56 卷第 9 期。

（张旭）

七、《小儿厌食（喂养障碍）中医证候评价量表》权重系数的确定和应用形式

【摘要】

目的：为了《小儿厌食（喂养障碍）中医证候评价量表》能够真正应用于临床，对量表各条目赋权，并确定量表的应用形式。**方法**：应用主客观综合赋权的方法确定本量表各条目的权重值，并参照探索性因子分析的结果确定量表维度，并进行组合得到临床常见证候，进而确定量表的应用形式。**结果**：先利用 Delphi 法确定主观权重系数，再利用因子分析确定客观权重系数，然后将两种赋权方法得出的某一指标的权数值相乘，最后进行归一化处理，得到目标组合权数值。经探索性因子分析得出 8 个公因子，且每个因子各自代表了一个维度，不同因子的组合能体现小儿厌食症的不同证候，该量表可以拆分成评价小儿厌食不同证候的若干子量表。**结论**：综合赋权的方法严谨、科学，能反映临床实际，应用此方法对本量表各条目所赋的权重值可取。本量表通过不同因子的组合进行拆分，所形成的若干子量表可用于小儿厌食（喂养障碍）的常见证候的疗效评价。

【正文】

权重是综合评价中的一个重要的指标体系，权重的确定是否合理是量化评估的关键，直接影响到评估的科学性和决策的可靠性与有效性。本课题组在前期工作的基础上，已完成构建《小儿厌食（喂养障碍）中医证候评价量表》，并经综合测评证明该量表具有较好的信度、效度及反应度。在制定证候疗效评价标准的时候不仅要探讨哪些症状与疗效评价有关，还必须要考虑各指标重要性大小不同的问题。所谓重要性大小，也就是指标的权

重系数。量表由 28 个条目组成，经探索性因子分析得出 8 个公因子，且每个因子各自代表了一个维度，不同因子的组合能体现小儿厌食症的不同证型，因此本量表可以拆分成评价小儿厌食不同证型的若干子量表。现就该量表的权重系数的确定和应用形式问题详述如下。

1 权重系数的确定

按照计算权数时原始数据的来源不同，确定权重的方法可大致分为两类：一类属主观赋权法，其原始数据由专家根据经验主观判断而得到，如 Delphi 法、AHP 法等；另一类属客观赋权法，其原始数据由各指标在被评价单位中的实际数值形成，如主成分分析法、熵值法等。由于主观赋权法与客观赋权法各有优缺点，于是人们提出了综合主、客观赋权结果的第三类赋权方法，既综合赋权法。本研究采用主客观综合赋权法，先利用 Delphi 法确定主观权重系数，再利用因子分析确定客观权重系数，然后将两种赋权方法得出的某一指标的权数值相乘，最后进行归一化处理，得到目标组合权数值。

本课题在量表研制之初编制《小儿厌食（喂养障碍）中医证候疗效专家调查问卷》，完成两轮专家调查，即应用 Delphi 法进行条目筛选。各位专家按照在中医证候疗效评价中的重要性程度从 $1 \rightarrow 2 \rightarrow 3 \rightarrow 4 \rightarrow 5 \rightarrow 6 \rightarrow 7 \rightarrow 8 \rightarrow 9$ 对各个条目进行评分，现利用这个评分计算量表的主观权重值。以两轮专家调查专家对各个条目的评分的均值与专家对所有条目的评分总分的均值的比作为权重系数，并作归一化处理，即把总权值视为 1，各条目在总权值中所占的比例即为归一化权重值。

探索性因子分析是一种多元统计分析方法，在证候研究中有多种用途。在前期本量表构建过程中曾用来筛选条目和测评量表的结构效度，现试图借用此种统计方法确定客观权重系数。Kaiser–Meyer–Olkin（KMO）检验方法和 Bartlett's 球形检验用于测定因子分析的可行性，本量表进行主成分分析的 KMO 值 0.656，Bartlett's 球形检验近似卡方值为 1438.756，P=0.000，适合做因子分析。利用主成分的方法进行因子分析，并进行方差最大旋转，根据特征根大于 1 提取 10 个公因子，累积贡献率为 62.113%。方差贡献率的大小反映了公因子对总变异的解释能力；因子分析中旋转矩阵的因子载荷系数则反映了该条目对该因子的贡献度大小，系数越大，说明该条目对该公因子的解释能力越强。各条目的权重系数即为各条目在各自公因子上的载荷系数，然后作归一化处理。

若主观赋权法确定第 j 个指标的权重系数为 α_j，客观赋权法确定的权重系数为 β_j，则综合权重系数 $W_j = \alpha_j\beta_j / \sum_{j=1}^{n}\alpha_j\beta_j$。用主观权重系数乘以客观权重系数，然后再做归一化处理，即单个指标的综合权重系数值除以所有指标综合权重系数值之总和。最后为便于临床应用，对综合权重系数进行整数化处理。见表 1。

表 1　综合权重值计算表

条目	主观权值	客观权值	主观权值 × 客观权值	归一化	整数化
1. 食欲不振	0.051957	0.036039	0.001872	0.052843	5
2. 食量减少	0.051293	0.039612	0.002032	0.057340	6
3. 食而无味	0.043167	0.030066	0.001298	0.036627	4

条目	主观权值	客观权值	主观权值 × 客观权值	归一化	整数化
4. 形体偏瘦	0.041989	0.041297	0.001734	0.048935	5
5. 精神不振	0.032473	0.037060	0.001203	0.033963	3
6. 毛发不泽	0.035796	0.036702	0.001314	0.037077	4
7. 皮肤干燥少泽	0.034497	0.036753	0.001268	0.035781	4
8. 肌肉松软	0.034558	0.036090	0.001247	0.035197	4
9. 少气懒言	0.031930	0.036702	0.001172	0.033072	3
10. 倦怠乏力	0.031658	0.038591	0.001222	0.034478	3
11. 面色少华	0.041052	0.031036	0.001274	0.035957	4
12. 嗳气	0.031205	0.041603	0.001298	0.036637	4
13. 恶心	0.030631	0.027667	0.000847	0.023916	2
14. 大便干结	0.034588	0.026799	0.000927	0.026159	3
15. 好动多啼	0.030993	0.039714	0.001231	0.034736	3
16. 急躁易怒	0.030963	0.039765	0.001231	0.034747	3
17. 少苔	0.035826	0.041654	0.001492	0.042115	4
18. 苔花剥	0.037307	0.030679	0.001145	0.032300	3
19. 口臭	0.033319	0.034048	0.001134	0.032015	3
20. 呃逆	0.029664	0.042726	0.001267	0.035768	4
21. 脘腹胀满	0.035857	0.034048	0.001221	0.034454	3
22. 夜寐不安	0.033047	0.026901	0.000889	0.025089	3
23. 大便臭秽	0.035373	0.033027	0.001168	0.032970	3
24. 食少便多	0.034769	0.028586	0.000994	0.028049	3
25. 食后则泻	0.034618	0.037774	0.001308	0.036904	4
26. 大便失调	0.035645	0.041909	0.001494	0.042158	4
27. 大便稀溏	0.032957	0.034814	0.001147	0.032379	3
28. 舌红少津	0.033138	0.038336	0.001270	0.035851	4

2 量表的应用形式

本量表拟用于小儿厌食（喂养障碍）常见证候的疗效评价，经探索性因子分析得出 8 个公因子，且每个公因子各自代表了一个维度，不同公因子的组合能体现小儿厌食（喂养障碍）的不同证候。本量表可以拆分成评价小儿厌食不同证候的若干子量表，这正是本量表的应用形式。见表 2。

表2 小儿厌食（喂养障碍）中医证候疗效评价量表

维度	条目	权重系数	正常（0分）	轻（1分）	中（2分）	重（3分）
主症	食欲不振	5	无	不思进食	厌恶进食	拒食
	食量减少	6	无	食量较正常量减少1/3	食量较正常量减少1/2	食量较正常量减少2/3
	食而无味	4	无	口淡	口淡，饮食乏味	口淡，食不知味
	形体偏瘦*	5	无	体质量在同龄儿童均数以下	体质量在同龄儿童均数 –1 个标准差以下	体质量在同龄儿童均数 –2 个标准差以下
血虚	皮肤干燥少泽	4	无	皮肤欠泽	皮肤干燥少泽	皮肤干燥无泽
	肌肉松软	4	无	肌肉弹性欠佳	肌肉松弛	肌肉松弛而瘠
	毛发不泽	4	无	毛发欠泽	毛发无光泽	毛发枯槁
	面色少华	4	无	面色欠润	面色无华	面色萎黄无华
气虚	少气懒言	3	无	不喜多言	懒于言语	不欲语言
	倦怠乏力	3	无	活动后乏力	不活动乏力，不愿活动，喜抱	明显乏力，嗜卧
	精神不振	3	无	精神不振，可坚持学习、生活	精神疲乏，勉强支持学习、生活	精神萎靡，难以坚持学习、生活
肝旺	急躁易怒	3	无	偶尔哭闹，发脾气	时有无故哭闹，发脾气	经常烦躁哭闹，发脾气
	好动多啼	3	无	偶有好动喜哭	常有无故哭闹	经常无故哭闹，夜寐反复哭闹
	夜寐不安	3	无	夜间偶有辗转反侧	夜间时有辗转反侧	夜间频繁辗转反侧
脾失健运	嗳气	4	无	偶有	时有	经常
	呃逆	4	无	偶有	时有	经常
	恶心	2	无	偶有	时有	经常
	大便失调	4	无	大便头干后稀	大便时干时稀	大便持续偏干或偏稀
	大便干结	3	无	大便头干	大便干，条状	大便干如球状，数日1次
脾虚	食后则泻	4	无	偶有	时有	经常
	大便稀溏	3	无	溏便	稀水便	水样便
	食少便多	3	无	偶有	时有	经常
食滞	口臭	3	无	轻微口臭	近旁可闻及口臭	口臭令人难近
	脘腹胀满	3	无	偶有，每周1~3天	时有，每周4~6天	经常，每天都有症状
	大便臭秽	3	无	大便较平时味大	大便臭秽难闻	大便臭秽，难以忍受
阴虚	少苔	4	无	有		
	舌红少津	4	无	有		
	苔花剥	3	无	有		

注：1）*参照《诸福棠实用儿科学》。2）厌食病所包含的中医证候，由主症维度＋其他一个或多个维度构成。各证候总分计算方法＝各维度全部所含因子的权重系数和病情程度的乘积之和。

3 讨论与结论

主观赋权法是根据决策者对各指标的主观重视程度赋权，能够反映决策者的意志，但决策结果具有很大的主观随意性。客观赋权法是依据客观信息进行赋权，客观赋权法，具有较强的数学理论依据，可以避免评价结果的主观随意性，但是同时又不能体现决策者的意愿。因此，主、客观赋权法具有各自的特点，但都存在一定的局限性。本研究采用主客观综合赋权法，先利用 Delphi 法确定主观权重系数，再利用因子分析确定客观权重系数，然后将两种赋权方法得出的某一指标的权数值相乘，最后进行归一化处理，得到目标组合权数值，从而在一定程度上克服单一赋权法的不足之处。符合临床实际。综合赋权的方法比单纯根据专家经验或数理统计进行赋分更严谨、更科学，更能反映临床实际，应用综合赋权法对本量表各条目所赋的权重值可取。

本量表是一个复合量表，在研制之初并未设计相关证候的维度问题，试图通过数据分析得出相应条目之间是否存在试验前所预想的连带关系或逻辑关系。探索性因子分析的结果显示，每个因子各自代表了一个维度，存在试验前所预想的连带关系或逻辑关系，且不同因子的组合能体现小儿厌食症的不同证候，符合临床实际。这种不同因子的组合正是本量表的应用形式，即拆分成代表小儿厌食不同证候的若干的子量表，可用于小儿厌食（喂养障碍）的常见证候的疗效评价，且为小儿厌食（喂养障碍）中医证候疗效评价指标的选择提供依据。

【评介】

本文为《小儿厌食（喂养障碍）中医证候疗效评价量表》制定的第三步—权重系数和应用形式的确定。胡思源教授带领团队围绕各条目重要性比重，以及量表的实际应用形式进行了分析，采用主观赋权和客观赋权相结合的方法确定了条目权重，同时，基于因子分析将量表拆分为 8 个维度，为实践中针对不同证型的拆分与重构提供了条件。硕士研究生孔秀路、徐田华深度参与本项研究。文章由博士研究生郭素香整理，发表于《天津中医药》2016 年 3 月第 33 卷第 3 期。

（张旭）

八、11 种中成药治疗小儿厌食症的网状 Meta 分析

【摘要】

目的：系统评价 11 种中成药治疗小儿厌食症的相对临床疗效。**方法**：计算机检索 CNKI、万方、维普、CBM、PubMed、Web of Science、Cochrane Library 数据库中有关中成药治疗小儿厌食症的随机对照试验，检索时限为数据库建库至 2022 年 5 月 5 日。使用 RevMan5.3、GeMTC0.14.3、Stata14.0 软件进行结果呈现和数据分析。**结果**：本研究共纳入 48 篇随机对照试验，共计 7113 名受试者，涉及 11 种中成药。网状 Meta 分析结果显示，不同干预措施的临床总有效率排序结果为：肠胃康颗粒 > 山麦健脾口服液 > 芪斛楂颗粒 > 小儿脾胃乐颗粒 > 儿康宁 > 沙棘干乳剂 > 醒脾养儿颗粒 > 健身消导颗粒 > 小儿健脾丸 > 健胃消食口服液 > 健胃消食片 > 常规西药。**结论**：中成药治疗小儿厌食症的疗效较为确切，值得临床推广，且肠胃康颗粒、山麦健脾口服液和芪斛楂颗粒概率排序较为靠前，为最佳干预措施的可能性最大，临床上可结合本研究结果及临床实际情况谨慎选择对患者最优的

干预措施进行治疗。

【正文】

小儿厌食症为儿科临床常见疾病，多发于1~6岁儿童，临床以较长时期厌恶进食、食量减少为特征，属中医"不思食""不嗜食""不饥不纳""恶食"的范畴。近年来，小儿厌食症的发病率逐年上升，研究表明，小儿厌食症的发病率高达12%~34%，且城市高于农村，本病可发生于任何季节，但夏季暑湿当令时，可使症状加重。

中医治疗小儿厌食症的方法包括针灸、推拿、穴位贴敷、中成药、中药汤剂等，中成药以其疗效显著、服用简便以及依从性较好的特点在临床上的应用愈加广泛。目前临床上治疗小儿厌食症的中成药种类较多，相对疗效不明确，本文首次采用贝叶斯网状Meta分析的方法评估不同中成药的疗效并对其进行概率排序，以期为临床用药选择提供循证依据。

1 资料与方法

1.1 纳入与排除标准

1.1.1 纳入标准

1）研究类型：随机对照试验（randomized controlled trial，RCT）；2）研究对象：受试者为明确诊断为厌食症的儿童，年龄＜18岁，性别、种族不限；3）干预措施：试验组为中成药，对照组为另一中成药或常规西药治疗；4）结局指标：总有效率，疾病疗效评定标准参照《中药新药临床研究指导原则》或《中医病症诊断疗效标准》等公认标准制定。

1.1.2 排除标准

1）重复发表的文献（含数据相同文章类型或语言不同）选择质量较高的纳入；2）试验组或对照组为联合治疗的文献；3）试验设计或数据有明显错误的文献；4）涉及同一种中成药的文献数量＜3的研究；5）试验药物为院内制剂或未经批准上市的中成药。

1.2 文献检索

计算机检索CNKI、万方、维普、CBM、PubMed、Web of Science、Cochrane Library数据库。中文检索词："小儿""儿童""婴幼儿""学龄前""厌食""临床 *""随机""中成药""中药""片""胶囊""颗粒""散""丸""合剂""口服液"，英文检索词："anorexia""Chinese patent medicine""traditional Chinese medicine""random*""RCT"，检索时限为建库至2022年5月5日，语言限中、英文。

1.3 文献筛选和资料提取

由两位研究员根据纳排标准和检索策略独立检索和筛选最终进行交叉核对，出现分歧时通过协商或由第三方裁定。使用Excel表格进行文献资料提取，提取内容包括标题、作者、发表年份、干预措施、样本量、疗程、结局指标、不良反应等。

1.4 文献质量评价

采用RevMan5.3软件根据Cochrane协作网推荐的偏倚风险评估工具对文献质量进行评价。评价内容涵盖以下7个方面：随机序列生成、分配隐藏、对研究者和受试者盲法、研究结局评价者盲法、结局数据的不完整性、选择性报告结果和其他可能的偏倚风险。

1.5 数据分析

本文采用 GeMTC0.14.3 软件构建一致性模型、不一致性模型和点分法模型进行贝叶斯网状 Meta 分析，软件模型的参数设置为：Number of chain 为 4、Initial values scaling 为 2.5、Tuning iterations 为 20000、Simulation iterations 为 50000、Thinning interval 为 10。采用 Brooks–Gelman–Rubin 诊断图评估模型的收敛性，PSRF 结果稳定于 1.00~1.05 之间提示模型收敛满意。点分法模型结果 $P > 0.05$ 表明纳入研究的一致性较好，可以使用一致性模型进行结果合并。计数资料采用比值比（odds ratio，OR）进行效应量合并，并计算对应效应量 95% 置信区间（95%CI）。采用 RevMan5.3 软件对存在直接比较且研究数量 ≥ 2 的两种丁顶措施进行传统 Meta 分析。计数资料采用比值比（odds ratio，OR）进行效应量合并，并计算对应效应量 95% 置信区间（95%CI）。根据森林图中的 Q 检验和 I^2 检验评估研究间的异质性，当 $I^2 < 50\%$ 时，表示各研究间异质性较小，采用固定效应模型进行分析，若 $I^2 \geq 50\%$，且使用敏感性分析和亚组分析不能降低异质性时，则放弃对效应值的合并，只做一般的描述性分析。

2 结果

2.1 文献检索与筛选结果

中英文数据库共检索到 1854 篇文献，经过多次筛选最终纳入 48 篇。

2.2 纳入研究的基本特征

纳入的 48 篇文献均来自中文数据库，共涉及 11 种中成药，纳入 7113 名受试者。纳入研究的基本特征见表 1。

表 1　纳入研究的基本特征

研究	年龄 / 岁（T/C）		样本量 / 例（T/C）		干预措施（T/C）		疗程	结局指标
孟小娟 2012	1~10		120	80	肠胃康颗粒	健胃消食片	2 周	总有效率
方斌豪 2015	3.2 ± 1.9	3.5 ± 2.1	47	47	肠胃康颗粒	健胃消食口服液	1 个月	总有效率
朱青青 2017	3.3 ± 2.8	3.6 ± 2.3	50	50	肠胃康颗粒	健胃消食口服液	1 个月	总有效率
杨小玲 2018	3.2 ± 2.1	3.1 ± 1.8	40	40	肠胃康颗粒	健胃消食口服液	1 个月	总有效率
刘爽 1994	2~12		42	25	儿康宁	常规西药	1~2 个月	总有效率
张振华 1999	2~8		285	230	儿康宁	常规西药	20 天	总有效率
王雷 2000	7 个月 ~13		213	208	儿康宁	常规西药	3 周	总有效率
杨朝娅 2001	3.75	3.42	60	55	儿康宁	常规西药	2 个月	总有效率
王聪灵 2003	—		36	35	儿康宁	常规西药	4 周	总有效率
王雅丽 2008	3.84		30	30	儿康宁	常规西药	4 周	总有效率

研究	年龄/岁（T/C）		样本量/例（T/C）		干预措施（T/C）		疗程	结局指标
沈永权 2011	—		100	52	健胃消食口服液	常规西药	15天	总有效率
黄伟国 2013	4.5	5	60	58	健胃消食口服液	常规西药	2周	总有效率
罗立川 2016	5.2±3.2		44	44	健胃消食口服液	常规西药	2周	总有效率
罗婷婷 2016	2.24±0.32	2.25±0.21	26	26	健胃消食口服液	常规西药	2周	总有效率
景晓平 2019	5.49±3.18	5.19±3.12	165	78	健胃消食口服液	常规西药	2周	总有效率
罗世惠 2009	3.65	4	66	60	芪斛楂颗粒	健胃消食片	1个月	总有效率
刘淑学 2012	4.5	4	100	80	芪斛楂颗粒	常规西药	3周	总有效率
熊霖 2013	3.83±0.69	3.67±0.52	131	110	芪斛楂颗粒	常规西药	2周	总有效率
王文华 2008	—		86	76	沙棘干乳剂	醒脾养儿颗粒	3周	总有效率
薛玉 2011	5.8	6.1	92	90	沙棘干乳剂	健胃消食片	4周	总有效率
刘洋 2011	—		60	60	沙棘干乳剂	常规西药	4周	总有效率
蒋旭艳 2013	—		50	51	沙棘干乳剂	常规西药	4周	总有效率
秦雪莲 2013	—		160	160	沙棘干乳剂	常规西药	4周	总有效率
段葱葱 2016	2.5		130	130	沙棘干乳剂	健胃消食口服液	2周	总有效率
刘晓波 2021	4.25±1.29	4.28±1.31	24	24	沙棘干乳剂	常规西药	—	总有效率
张桂玲 2001	—		40	45	山麦健脾口服液	儿康宁	90天	总有效率
徐士云 2005	2.6±1.5	2.5±1.6	64	56	山麦健脾口服液	常规西药	2周	总有效率
卜雷 2006	4.5	4	40	40	山麦健脾口服液	健胃消食片	15天	总有效率
李红梅 2006	1~7		50	50	山麦健脾口服液	常规西药	1个月	总有效率
虞志华 2011	4.3	5	53	53	小儿健脾丸	常规西药	3周	总有效率
张新友 2015	5.2±2.1	5.5±2.3	34	34	小儿健脾丸	常规西药	28天	总有效率
刘彬 2016	3.6	5	58	58	小儿健脾丸	常规西药	4周	总有效率

研究	年龄/岁（T/C）		样本量/例（T/C）		干预措施（T/C）		疗程	结局指标
姜畅2018	4.5±1.8	4.8±1.7	42	42	小儿健脾丸	常规西药	4周	总有效率
赵越郡2010	—		318	110	小儿脾胃乐颗粒	健身消导颗粒	14天	总有效率
陈倩2010			108	110	小儿脾胃乐颗粒	健身消导颗粒	14天	总有效率
王莹莹2017	4.31±1.52	3.94±1.47	63	63	小儿脾胃乐颗粒	常规西药	4周	总有效率
杨志梅2014	5.23±2.35		36	36	小儿脾胃乐颗粒	常规西药	4周	总有效率
张薇2009	1~10	2~12	58	54	醒脾养儿颗粒	常规西药	15d	总有效率
刘向萍2011	4.52±0.83	4.38±0.76	80	76	醒脾养儿颗粒	常规西药	4周	总有效率
李明珍2013	3.5±1.7	3.2±1.9	63	63	醒脾养儿颗粒	常规西药	4周	总有效率
周礼双2013	4.32±1.23	4.31±1.31	36	36	醒脾养儿颗粒	常规西药	15天	总有效率
殷会丽2016	—		86	78	醒脾养儿颗粒	沙棘干乳剂	3周	总有效率
胡辉2016	5.8±1.9	5.4±2.1	65	65	醒脾养儿颗粒	常规西药	8周	总有效率
施金凤2018	3.78±1.63	3.80±1.57	46	46	醒脾养儿颗粒	常规西药	4周	总有效率
万娟2018	5.5±3.9	5.4±2.9	50	50	醒脾养儿颗粒	常规西药	1个月	总有效率
汪青英2018	4.7±0.7		140	140	醒脾养儿颗粒	常规西药	4周	总有效率
程玉莲2019	5.12±0.5	6.24±0.61	43	43	醒脾养儿颗粒	常规西药	8周	总有效率
吴小巍2020	5.24±0.61	5.12±0.53	38	38	醒脾养儿颗粒	常规西药	8周	总有效率

注：T：试验组；C：对照组。

2.3 文献质量评价结果

纳入的48项研究中有2项未使用正确的方法随机，评为"高风险"，12项研究详细描述了随机序列的生成方法，评为"低风险"，剩余研究随机序列的产生方式不详，评为"不清楚"；所有研究均无明确信息判断是否进行了分配隐藏，评为"不清楚"；2项研究采用了受试者和结果评价者盲法，评为"低风险"；所有研究均未出现结局数据的不完整性、选择性报告结果及其他可能的偏倚风险，评为"低风险"。

2.4 总有效率的传统 Meta 分析

由网状证据图可知，纳入研究间的直接比较主要为中成药对比常规西药，还存在肠胃康颗粒与健胃消食口服液、肠胃康颗粒与健胃消食片、芪斛楂颗粒与健胃消食片、沙棘干乳剂与醒脾养儿颗粒、沙棘干乳剂与健胃消食片、山麦健脾口服液与儿康宁、山麦健脾口服液与健胃消食片、小儿脾胃乐颗粒与健身消导颗粒此类中成药之间的直接比较。对直接比较间研究数量 ≥ 2 的 RCT 进行传统 Meta 分析，结果见表 2。儿康宁和山麦健脾口服液与常规西药、沙棘干乳剂与醒脾养儿颗粒对比异质性检验结果均大于 50%，敏感性分析和亚组分析不能降低其异质性，因此放弃效应量合并，只进行一般描述性分析。其余干预措施间 I^2 均小于 50%，选择固定效应模型进行分析。结果显示，儿康宁、健胃消食口服液、芪斛楂颗粒、沙棘干乳剂、山麦健脾口服液、小儿脾胃乐颗粒及醒脾养儿颗粒在临床总有效率均优于单独使用常规西药治疗；肠胃康颗粒治疗小儿厌食症优于健胃消食口服液，差异均具有统计学意义（$P < 0.05$），临床疗效显著。小儿脾胃乐颗粒的临床总有效率与健身消导颗粒相比差异无统计学意义（$P > 0.05$）。

表 2　总有效率的传统 Meta 分析

干预措施	研究数量	I^2%	OR（95%CI）	P 值
A vs C	3	$P=0.92,I^2=0\%$	6.32（1.81, 22.07）	0.004
A vs J	1	—	—	—
B vs L	6	$P=0.06,I^2=54\%$	—	—
C vs L	5	$P=0.98,I^2=0\%$	3.69（2.27, 6.00）	< 0.00001
D vs L	2	$P=0.71,I^2=0\%$	8.17（3.73, 17.88）	< 0.00001
D vs J	1	—	—	—
E vs L	4	$P=0.31,I^2=17\%$	3.62（2.16, 6.06）	< 0.00001
E vs I	2	$P < 0.01,I^2=97\%$	—	—
E vs J	1	—	—	—
F vs L	2	$P=0.15,I^2=52\%$	—	—
F vs B	1	—	—	—
F vs J	1	—	—	—
G vs L	4	$P=0.99,I^2=0\%$	4.30（2.32, 7.98）	< 0.0001
H vs K	2	$P=0.98,I^2=0\%$	1.59（0.85, 2.98）	0.14
H vs L	2	$P=0.28,I^2=15\%$	7.01（2.79, 17.63）	< 0.00001
I vs L	10	$P=0.97,I^2=0\%$	4.52（3.12, 6.53）	< 0.00001

注：A：肠胃康颗粒；B：儿康宁；C：健胃消食口服液；D：芪斛楂颗粒；E：沙棘干乳剂；F：山麦健脾口服液；G：小儿健脾丸；I：醒脾养儿颗粒；J：健胃消食片；L：常规西药。表 3、表 4 同。

2.5 网状 Meta 分析结果

2.5.1 证据网络

使用 Stata14.0 软件绘制临床总有效率的证据网络图。证据网络图中的各个节点代表每种干预措施，节点的大小代表该干预措施的样本量，节点之间的连线表示有直接比较证据，节点间线条粗细代表纳入研究的数量。

2.5.2 一致性检验结果

一致性模型、不一致性模型和点分法模型的 PSRF 值均稳定于 1.00~1.01 之间，表明模型的收敛性满意，可以进行效应量合并。点分法模型显示直接比较与间接比较结果差异均无统计学意义（$P > 0.05$），结果见表 3，提示一致性检验结果良好，选择一致性模型进行数据分析。

表3　一致性检验结果

干预措施	直接比较	间接比较	整体	P 值
A, C	−2.00（−3.75，−0.66）	−0.76（−2.81，1.28）	−1.58（−2.77，−0.51）	0.31
A, J	−1.87（−3.48，−0.32）	−3.11（−5.18，−1.21）	−2.35（−3.59，−1.16）	0.32
B, F	1.59（0.01，3.28）	−0.02（−1.14，1.21）	0.57（−0.37，1.56）	0.12
B, L	−1.99（−2.56，−1.38）	−0.40（−2.33，1.56）	−1.83（−2.40，−1.24）	0.12
C, L	−1.33（−2.07，−0.61）	−0.03（−2.42，2.51）	−1.23（−1.91，−0.53）	0.3
D, J	−1.06（−2.65，0.48）	−1.92（−3.46，−0.35）	−1.48（−2.59，−0.38）	0.44
D, L	−2.16（−3.34，−1.06）	−1.31（−3.23，0.56）	−1.94（−2.94，−1.00）	0.44
E, I	−0.00（−1.00，0.97）	−0.06（−1.01，0.84）	−0.03（−0.72，0.62）	0.92
E, J	−1.61（−2.99，−0.25）	−0.71（−2.09，0.65）	−1.15（−2.10，−0.18）	0.35
E, L	−1.46（−2.31，−0.68）	−1.77（−2.74，−0.83）	−1.61（−2.25，−0.99）	0.63
F, J	−2.47（−4.73，−0.59）	−1.65（−3.08，−0.19）	−1.93（−3.08，−0.82）	0.49
F, L	−1.67（−2.83，−0.60）	−3.38（−4.83，−2.05）	−2.39（−3.31，−1.53）	0.06
I, L	−1.56（−2.11，−1.04）	−1.63（−2.88，−0.41）	−1.57（−2.06，−1.09）	0.92

2.5.3 总有效率的网状 Meta 分析

48 项研究均报告了治疗后的临床总有效率，分析结果见表4。数据结果显示，肠胃康颗粒［OR=16.66，95%CI（5.16，58.22）］、儿康宁［OR=6.24，95%CI（3.45，11.01）］、健胃消食口服液［OR=3.41，95%CI（1.69，6.78）］、芪斛楂颗粒［OR=6.98，95%CI（2.72，18.93）］、沙棘干乳剂［OR=4.99，95%CI（2.69，9.46）］、山麦健脾口服液［OR=10.94，95%CI（4.64，27.43）］、小儿健脾丸［OR=4.57，95%CI（1.97，11.05）］、小儿脾胃乐颗粒［OR=8.24，95%CI（2.43，31.37）］、醒脾养儿颗粒［OR=4.81，95%CI（2.96，7.84）］、健身消导颗粒［OR=5.22，95%CI（1.05，26.27）］的临床总有效率均显著优于常规西药，差异有统计学意义（P < 0.05）。肠胃康颗粒［OR=10.52，95%CI（3.20，36.31）］、儿康宁［OR=3.96，95%CI（1.32，11.52）］、芪斛楂颗粒［OR=4.41，95%CI（1.47，13.31）］、沙棘干乳剂［OR=3.16，95%CI（1.20，8.17）］、山麦健脾口服液［OR=6.92，95%CI（2.27，21.86）］、小儿脾胃乐颗粒［OR=5.23，95%CI（1.11，26.09）］、醒脾养儿颗粒［OR=3.04，95%CI（1.09，8.32）］治疗小儿厌食症的临床总有效率均优于健胃消食片，肠胃康颗粒治疗的临床总有效率优于健胃消食口服液［OR=4.85，95%CI（1.66，15.98）］，差异均具有统计学意义（P < 0.05），临床疗效显著。其余干预措施两两比较结果差异未见明显统计学意义（P > 0.05）。对所有干预措施的临床总有效率进行概率排序，结果显示，不同干预措施的排序结果为：肠胃康颗粒＞山麦健脾口服液＞芪斛楂颗粒＞小儿脾胃乐颗粒＞儿康宁＞沙棘干乳剂＞醒脾养儿颗粒＞健身消导颗粒＞小儿健脾丸＞健胃消食口服液＞健胃消食片＞常规西药。

表4 总有效率网状 Meta 分析结果

干预	A	B	C	D	E	F
B	2.67（0.73,10.69）					
C	**4.85（1.66,15.98）**	1.83（0.73,4.50）				
D	2.39（0.57,10.20）	0.90（0.28,2.65）	0.49（0.15,1.55）			
E	3.34（0.95,12.41）	1.25（0.51,2.90）	0.68（0.27,1.70）	1.40（0.47,4.25）		
F	1.51（0.36,6.43）	0.57（0.21,1.44）	**0.31（0.10,0.91）**	0.64（0.18,2.23）	0.45（0.16,1.29）	
G	3.62（0.84,16.89）	1.37（0.47,3.72）	0.74（0.24,2.22）	1.53（0.42,5.60）	1.09（0.37,3.09）	2.39（0.70,8.25）
H	2.02（0.36,11.70）	0.76（0.18,2.90）	0.41（0.09,1.71）	0.85（0.16,4.06）	0.61（0.14,2.40）	1.33（0.27,6.17）
I	3.47（0.99,13.02）	1.29（0.60,2.77）	0.71（0.30,1.61）	1.45（0.51,4.27）	1.03（0.54,2.04）	2.27（0.85,6.39）
J	**10.52（3.20,36.31）**	**3.96（1.32,11.52）**	2.15（0.72,6.35）	**4.41（1.47,13.31）**	**3.16（1.20,8.17）**	**6.92（2.27,21.86）**
K	3.22（0.43,24.74）	1.19（0.21,6.49）	0.65（0.11,3.84）	1.34（0.20,8.90）	0.95（0.17,5.36）	2.10（0.33,13.38）
L	**16.66（5.16,58.22）**	**6.24（3.45,11.01）**	**3.41（1.69,6.78）**	**6.98（2.72,18.93）**	**4.99（2.69,9.46）**	**10.94（4.64,27.43）**

干预	G	H	I	J	K	L
H	0.56（0.12,2.53）					
I	0.95（0.36,2.60）	1.71（0.46,6.97）				
J	2.90（0.81,10.54）	**5.23（1.11,26.09）**	**3.04（1.09,8.32）**			
K	0.88（0.14,5.46）	1.59（0.58,4.52）	0.92（0.17,4.93）	0.30（0.05,1.97）		
L	**4.57（1.97,11.05）**	**8.24（2.43,31.37）**	**4.81（2.96,7.84）**	1.59（0.63,4.08）	**5.22（1.05,26.27）**	

注：表中数据代表对应列与行的干预措施疗效比较的 OR（95% CI），95%CI 不包括 1，代表具有统计学意义（表中数据加粗）；相反，95%CI 包括 1，代表无统计学意义，尚不能认为 2 种治疗措施总有效率有明显差异。

2.6 发表偏倚

使用 Stata14.0 软件绘制临床总有效率的比较 – 校正漏斗图。图中散点大多对称分布于图片中上部，少数散在分布于漏斗图底部，提示存在小样本效应的可能性，3 个点位于漏斗图外面，提示纳入研究可能存在异质性。

2.7 安全性分析

纳入的 48 项研究，仅有 11 项（22.92%）报道了试验过程中的不良反应发生情况，无明确信息判断其余研究是否发生不良反应。11 项研究中有 8 项显示未发生不良反应，剩余 3 项研究仅 1 项详细描述了不良反应的发生情况（治疗组出现恶心 2 例，腹痛 1 例；对照组出现呕吐 3 例，腹痛 2 例），且 3 项研究中试验组与对照组不良反应的发生情况对比差异无统计学意义。11 项研究均未报道严重不良反应。

3 讨论

中医学认为小儿厌食症的产生主要是由先天胎禀不足，脾胃薄弱加之后天喂养不当、饮食不节所致。该病病因十分复杂，涉及社会、心理和生理等多方面因素的影响。现代医学认为其发病机制可能与摄食调控机制紊乱、血清瘦素减少、锌缺乏、甲状腺激素水平下降等有关。中医治疗小儿厌食症以运脾开胃为主，遵循"脾健不在补贵在运"的原则，以健脾和胃、恢复脾胃运化功能为切入点，同时结合临床辨证论治进行治疗。本研究纳入的中成药均具有运脾和中，开胃增食的作用，体现了中医药治疗疾病的独特优势，能有效改善厌食患儿的临床症状。本病长期发展易对小儿的营养状况、生长发育和智力发展产生不同程度的影响，严重者甚至出现营养不良、贫血、佝偻病及免疫力低下，反复呼吸道感染等。因此，对本病的及早预防和治疗具有十分积极的作用与意义。

本研究首次采用贝叶斯网状 Meta 分析对治疗小儿厌食症的 11 种中成药进行疗效评估，以临床总有效率为主要结局指标，分析结果如下：在临床总有效率方面，肠胃康颗粒、儿康宁、健胃消食口服液、芪斛楂颗粒、沙棘干乳剂、山麦健脾口服液、小儿健脾丸、小儿脾胃乐颗粒、醒脾养儿颗粒和健身消导颗粒 10 种干预措施优于常规西药，肠胃康颗粒、儿康宁、芪斛楂颗粒、沙棘干乳剂、山麦健脾口服液、小儿脾胃乐颗粒和醒脾养儿颗粒 7 种干预措施优于健胃消食片，肠胃康颗粒优于儿康宁，其余干预措施间比较差异无统计学意义，且网状 Meta 分析结果与传统 Meta 分析结果一致，研究结果值得肯定。在药物安全性方面，所有研究均未报道严重不良反应，不良反应均较轻，能耐受，经停药或调整用量或对症处理后能缓解或消失，提示中成药治疗小儿厌食症的安全性良好。网状 Meta 分析临床总有效率概率排序图显示，排名前三位的是肠胃康颗粒、山麦健脾口服液和芪斛楂颗粒，其成为最佳干预措施的可能性最大，临床可结合病情与患者意愿优先考虑。

本研究的局限性：1）纳入的研究仅有极少数采用了盲法，且所有研究均未进行分配隐藏，可能会增加研究的选择、测量和实施偏倚风险，从而造成研究结果的夸大；2）受原始研究数据的影响，无法对其余结局指标进行网状 Meta 分析，不能从不同方面评估药物的临床作用；3）部分干预措施纳入研究的数量较少，无法对年龄、性别、疗程等因素分亚组或进行敏感性分析以降低其异质性。鉴于以上局限性，未来应开展更多大样本、多中心、高质量的相关随机对照试验对本研究结果进行进一步验证，并为后期全面评价中成药对小儿厌食症的治疗作用及安全性证据总结提供更多证据来源。

综上，本研究认为，肠胃康颗粒、芪斛楂颗粒、小儿脾胃乐颗粒为本病最佳干预措施的可能性最大，临床上应将本研究结果与临床实际相结合，综合考虑选择对患者最有利的干预措施进行治疗。

【评介】

网状 Meta 分析是传统 Meta 分析的扩展，能基于多个随机对照研究分析两个以上干预措施间疗效或安全性的优劣，弥补了传统 Meta 分析的不足。小儿厌食症为儿科临床常见疾病，病情长期发展易对小儿的生长发育和智力发展产生不同程度的影响。目前，临床上治疗该病的中成药种类繁多，相对疗效不明确。为此，胡思源教授及团队首次采用贝叶斯网状 Meta 分析评估不同中成药治疗小儿厌食症的疗效并对其进行概率排序，期望为临床用药选择提供循证依据。本文由钟成梁老师硕士研究生陈路路撰写，2023 年发表于《天津中医药大学学报》。研究结果显示，肠胃康颗粒、芪斛楂颗粒、小儿脾胃乐颗粒为本病最佳干预措施的可能性最大，临床可结合患者实际情况优先选择。

（陈路路）

第六章
积滞／功能性消化不良

第一节　循证研究与经验

一、小儿七星茶口服液与保和口服液对照治疗小儿积滞乳食内积证的临床研究

【摘要】

目的：评价小儿七星茶口服液治疗小儿积滞乳食内积证（消化功能紊乱症）的有效性与安全性。**方法**：采用分层区组随机、双盲、阳性药平行对照、多中心、双侧差异性检验临床研究方法。**结果**：小儿七星茶口服液治疗小儿积滞乳食内积证（消化功能紊乱症），对主症不思饮食、大便不畅、夜寐不安的总有效率，优效性检验结果，试验药物组不劣于阳性药对照组，对中医证候的总有效率，试验药物组为96.23%，阳性药对照组为88.68%，差异有显著统计学意义，试验药物组优于阳性药对照组；两组在脘腹胀痛、舌质舌苔改善方面治疗前后有显著统计学意义，试验药物组优于阳性药对照组。试验中，试验药物组出现不良事件3例，阳性药对照组出现不良事件4例，不良事件／反应发生率比较，差异无统计学意义。**结论**：小儿七星茶口服液对小儿积滞乳食内积证（消化功能紊乱症）治疗效果优于对照药保和口服液，且临床应用较为安全。

【正文】

小儿七星茶口服液是中山市恒生药业有限公司（隶属于中山市中智药业集团有限公司）生产的中成药（国药准字 Z20050862）。该药由薏苡仁、稻芽、山楂、淡竹叶、钩藤、蝉蜕、甘草组成，具有定惊消滞的功效，用于治疗小儿消化不良，不思饮食，二便不畅，夜寐不安。现根据国家有关规定和申办者要求，进行申请中药保护品种临床试验。为确切评价该药的有效性和安全性，天津中医药大学第一附属医院等4家参试单位以保和口服液

为对照，对该药进行中药保护临床研究，现报告研究结果。

1 试验方法

1.1 试验总体设计

本项试验采用分层区组随机、双盲、阳性药平行对照、多中心、双侧差异性检验的临床研究方法。所选病证为小儿积滞（消化功能紊乱症）乳食内积证，试验药物组318例，阳性药对照组106例。

1.2 适应证的诊断标准

1.2.1 适应证西医诊断标准

小儿消化功能紊乱症，参照《诸福棠实用儿科学》。

1.2.2 适应证中医诊断标准

小儿积滞病乳食内积证，参照徐荣谦主编《中医儿科学》。1）小儿积滞病的诊断要点：①有伤乳、伤食史；②典型的临床表现；③常伴有烦躁不安，夜间哭闹；④大便化验检查可见不消化食物残渣、脂肪滴。2）乳食内积证的辨证标准：①主症：不思饮食，大便不畅，夜寐不安；②兼症：嗳腐酸馊，呕吐酸腐，脘腹胀痛，手足心热；③舌脉：舌质红，苔腻，脉滑或指纹青紫。以上主症必备，兼有次症1项或以上，参考舌脉即可诊断。

1.3 中医证候分级量化的标准

主症分无、轻、中、重四级，分赋0、2、4、6分；次症及舌脉分无、有两级，分赋0、1分。

1.4 病例的纳入标准

1）符合西医消化功能紊乱症诊断标准；2）符合中医小儿积滞乳食内积证辨证标准；3）患儿年龄在1~7岁；4）近1周内未使用过治疗消化功能紊乱的西药及消食化积、理气行滞中药；5）患儿家长或其监护人签署知情同意书。

1.5 排除标准

1）非功能性消化功能紊乱，如结核，肠梗阻，先天性幽门狭窄等消化道动力异常疾病或药物引起的食欲不振，大便异常；2）应用了某些干扰疗效评估的药物，如使用治疗消化功能紊乱的西药及消食化积、理气行滞中药；3）合并心、脑、肺、肝、肾及造血等系统严重原发性疾病，以及严重佝偻病、精神病患儿；4）过敏性体质（对两类以上物质过敏者），或对本制剂组成成分过敏者；5）根据医生判断，容易造成失访者。

1.6 剔除标准

1）严重违反纳入标准或排除标准者；2）纳入后未曾用药者；3）其他。

1.7 脱落标准

1）出现过敏反应或严重不良事件，根据医生判断应停止试验者；2）试验过程中，患儿发生其他疾病，影响疗效和安全性判断者；3）受试患儿依从性差（试验用药依从性＜80%或＞120%），或自动中途换药；4）各种原因的中途破盲病例；5）无论何种原因，患儿不愿意或不可能继续进行临床试验，向主管医生提出退出试验要求而中止试验者；6）受试患儿虽未明确提出退出试验，但不再接受用药及检测而致失访者。

1.8 药物的用法用量及疗程

试验药物组应服用小儿七星茶口服液，每支 10mL；1~3 岁（＜3 岁），每次 1 支；3~7 岁（＜7 岁）每次 2 支；每天 2 次。阳性药对照组应服用保和口服液，每支 10mL；1~3 岁（＜3 岁），每次 1 支；3~7 岁（＜7 岁）每次 2 支；每天 2 次。疗程均为 5 天。试验期间，不得使用治疗消化功能紊乱的西药及消食化积、理气行滞中药。合并疾病所必须继续服用的药物或其他治疗，必须记录药名（或其他疗法名）、用量、使用次数和时间等。

1.9 观测指标及观察时点

1.9.1 观察指标

1）人口学资料，包括性别、民族、年龄、身高、体重等；2）疗效性指标，分主症（包括不思饮食、大便不畅、夜寐不安）疗效，次症（包括嗳腐酸馊、呕吐酸腐、脘腹胀痛、手足心热）疗效及中医证候疗效；3）安全性评价指标，包括可能出现的不良反应症状，一般体检项目，生命体征（体温，静息心率，呼吸，血压），血常规、尿常规、便常规 +OB，心电图和肝功能 ALT、肾功能 BUN 和 Cr 等实验室指标及不良事件。

1.9.2 观察时点疗效指标

在基线点和试验终点诊查；实验室安全性指标，在基线点、试验终点检查，疗后异常或加重者随访至正常。

1.10 不良事件的观察

不良反应判断按肯定、很可能、可能、可疑、不可能五级，前 4 项视为药物的不良反应。

1.11 疗效判定

1.11.1 主症疗效评定标准

1）痊愈：疗后单项证候消失，计分为 0；2）显效：疗后单项证候轻重度与疗前比降低两个级别，且计分不为 0；3）有效：疗后单项证候轻重度与疗前比降低一个级别，且计分不为 0；4）无效：疗后单项证候轻重度无变化或加重。有效率＝（痊愈例数＋显效例数＋有效例数）/ 总数 ×100%。

1.11.2 次症疗效评定标准

1）痊愈：疗后单项证候消失，计分为 0；2）未愈：疗后单项证候评分不为 0。注：基线及疗后各访视点评分均为 0 者不评价该项症状疗效。

1.11.3 中医证候疗效评定标准

1）痊愈：证候计分和减少 ≥ 95%；2）显效：95% ＞证候计分和减少 ≥ 70%；3）有效：70% ＞证候计分和减少 ≥ 30%；4）无效：证候计分和减少 ＜ 30%。中医证候计分和减少 =（疗前计分和—疗后计分和）/ 疗前计分和 ×100%。

1.12 统计分析方法

（1）对于定量数据，可以例数、均数、标准差、最小值、中位数、最大值、上四分位数（Q_1）、下四分位数（Q_3）、95% 置信区间（95%CI）来描述数据。两组患儿的组间或组内治疗前后数据的统计分析，应采用 t 检验或配对 t 检验。若考虑中心因素或其他混杂因素的影响，可用协方差分析。

（2）对定性数据，可以频数表、百分率或构成比来描述数据。两组患儿的组间或组内治疗前后数据的统计分析，用卡方检验、Fisher 精确概率法、Wilcoxon 秩和检验或 Wilcoxon 符号秩和检验；两分类指标及等级指标的比较，若考虑到中心或其他因素的影响，采用 CMH χ^2 检验。若考虑混杂因素对于主要观察指标（即主症疗效的总有效率）的影响，可采用 Logistic 回归分析。

（3）对主要观察指标即主症（包括不思饮食、大便不畅、夜寐不安）疗效总有效率的统计处理，应采用双侧差异性检验。在整体 $\alpha=0.05$ 的前提下，α 的消耗采用 Benforroni 法，即各主症疗效总有效率的组间比较，$\alpha'=\alpha/3=0.0167$。全部的假设检验均采用双侧检验，取 $\alpha=0.05$。所有统计计算均用 SAS v9.13 统计分析软件进行。

2 试验结果

2.1 病例的分布

本试验共入组 424 例受试患儿，试验药物组为 318 例，阳性药对照组为 106 例；未完成病例 5 例，试验药物组 3 例，阳性药对照组 2 例。进入 FAS 分析共 424 例，其中试验药物组为 318 例，阳性药对照组为 106 例；进入 PPS 分析共 419 例，其中试验药物组为 315 例，阳性药对照组为 104 例；进入 SS 分析共 424 例，其中试验药物组为 318 例，阳性药对照组为 106 例。

2.2 可比性分析

两组受试患儿的人口学资料（包括性别、民族、年龄、体重、身高）、既往史（病程、合并疾病或症状、因合并疾病或症状而使用的治疗药物），经统计学检验组间差别均无统计学意义（$P > 0.05$）。两组受试患儿的症状体征分级量化计分和、单项症状评分，经统计学检验组间差别均无统计学意义（$P > 0.05$），基线均衡可比。

2.3 疗效分析

2.3.1 两组主要观察指标（不思饮食、大便不畅、夜寐不安）疗效

疗后 5 天不思饮食疗效，试验药物组总有效率为 94.34%，阳性药对照组为 85.85%；大便不畅疗效，试验药物组总有效率为 89.94%，阳性药对照组为 85.85%；夜寐不安疗效，试验药物组总有效率为 94.65%，阳性药对照组为 85.85%。采用按中心分层的 CMH χ^2 检验统计结果显示，两组不思饮食、夜寐不安总有效率，试验药物组优于阳性药对照组，差异有显著性统计学意义，两组大便不畅总有效率，差异无显著性统计学差异。两组总有效率的非劣效检验均成立，试验药物组总有效率不劣于阳性药对照组。且 FAS、PPS 分析结论一致。

2.3.2 两组中医证候疗效比较

中医证候疗效，总有效率试验药物组为 96.23%，阳性药对照组为 88.68%。采用按中心分层的 CMH χ^2 检验统计结果显示，两组中医证候疗效总有效率的组间比较，差异有显著性统计学意义（$P < 0.05$）。且 FAS 分析、PPS 分析的结论一致。见表 1。

表 1　两组疗后 5 天中医证候疗效评价 [例 (%)]

组别	例数	临床痊愈	显效	有效	无效	总有效率	统计量	P 值
试验药物组	318	106（33.33）	144（45.28）	56（17.61）	12（3.77）	306（96.23）%	CMH χ^2 =8.48	0.0036
阳性药对照组	106	28（26.42）	40（37.74）	26（24.53）	12（11.32）	94（88.68）%		

注：按中心分层的 CMH χ^2 检验。

2.3.3 两组中医单项症状变化情况比较

采用按中心分层的 CMH χ^2 检验统计结果显示，两组嗳腐酸馊、呕吐酸腐、脘腹胀痛、手足心热及舌质舌苔、脉象、指纹的疗后 5 天总有效率比较，除脘腹胀痛、舌质舌苔的 FAS 分析外（试验药物组优于阳性药对照组），差异均无显著性统计学意义，且 FAS 分析、PPS 分析的结论一致。见表 2。

表 2 两组单项证候及舌脉疗效评价（5 天）

组别	例数	临床痊愈 / 例（%）	无效 / 例（%）	总有效率	统计量	P 值
嗳腐吞酸						
试验药物组	221	181（85.78%）	30（14.22%）	85.78%	CMH χ^2=1.52	0.1273
阳性药对照组	68	53（96.36%）	15（22.06%）	96.36%		
呕吐酸腐						
试验药物组	216	187（86.57%）	29（13.43%）	86.57%	CMH χ^2=1.51	0.1313
阳性药对照组	72	57（79.17%）	15（20.83%）	79.17%		
脘腹胀痛						
试验药物组	248	192（77.42%）	56（22.58%）	77.42%	CMH χ^2=2.45	0.0144
阳性药对照组	68	55（63.95%）	31（36.05%）	63.95%		
手足心热						
试验药物组	188	139（73.94%）	49（26.06%）	73.94%	CMH χ^2=1.30	0.1936
阳性药对照组	70	46（65.71%）	24（34.29%）	65.71%		
舌质红苔腻						
试验药物组	272	212（77.94%）	60（22.06%）	77.94%	CMH χ^2=2.68	0.0073
阳性药对照组	91	58（63.74%）	33（36.26%）	63.74%		
脉滑						
试验药物组	185	148（80.00%）	37（20.00%）	80.00%	CMH χ^2=1.76	0.0788
阳性药对照组	69	48（69.57%）	21（30.43%）	69.57%		
指纹青紫						
试验药物组	94	85（90.43%）	9（9.57%）	90.43%	CMH χ^2=1.76	0.2134
阳性药对照组	34	28（82.35%）	6（17.65%）	82.35%		

2.3.4 依从性分析

试验药物组 313 例患儿中 5 例依从性差，其余 308 例依从性均较好；阳性药对照组 103 例患儿中 3 例依从性差，其余 100 例依从性均较好。符合统计学和临床要求的病例数。试验药物组中 1 例患儿在试验期间合并用药，阳性药对照组中 4 例患儿在试验期间合并用药，均未违反合并用药方案规定，对本试验药物的疗效评价产生的影响可忽略，故这些病例可纳入 PP 集分析。

2.4 各组安全性结果

本次试验中试验药物组出现不良事件 3 例，均为感冒，发生于呼吸系统，受试患儿未退出试验，继续使用试验药物，经研究者判断，均与试验药物不可能有关。阳性药对照组出现不良事件 4 例，其中 2 例为腹泻，发生于消化系统，受试患儿未退出试验，继续使用试验药物，经研究者判断，均与试验药物可能有关，属于药物不良反应；其中 2 例为感冒，发生于呼吸系统，受试患儿未退出试验，继续使用试验药物，经研究者判断，均与试验药物不可能有关。

不良事件／反应发生率比较，差异无统计学意义。本次试验未发生死亡及非致死性严重不良事件。两组的服药依从性比较差别无统计学意义。各访视点两组生命体征指标的比较，差异均无统计学意义。实验室检查结果安全性指标治疗后均未发现有临床意义的异常改变。

3 讨论

积滞，一年四季皆可发生，夏秋季节，暑湿易干困遏脾气，发病率略高。小儿各年龄组皆可发病，但以婴幼儿较多见。本病预后一般较好。个别小儿积滞日久。迁延失治，脾胃功能严重损害，导致小儿营养和生长发育障碍，形体日渐羸瘦，可转化为疳。治疗积滞以消食导滞为基本法则。轻者，只需节制饮食，或辅以食疗，病可自愈；重者，宜用通导积滞法，中病即止，不可过用。积重而脾虚轻者，宜用消中兼补法；积轻而脾虚甚者，则用补中兼消法，消积为辅，扶正为主，"养正而积自除"。消化功能紊乱症为小儿常见的消化系统疾病，主要的症状有呕吐、食欲不振、腹泻、便秘、腹胀、腹痛和便血等。

现代医家对小儿积滞病的认识更为深入，熊欣等认为"脾常不足"是小儿积滞发生的内在因素，以"健脾和胃，清热化滞"为其治则；冯海音等认为本病的发生发展还与少阳胆腑关系密切，临床多采用从胆论治的方法；李晓倩等认为脾胃虚寒也是小儿积滞的一个重要致病原因，要加强其脾胃本身之功能，促进运化，以消除积滞；而周耀庭则从小儿积滞论治颇多，运用导滞法治疗小儿常见病症；张贵春等教授认为积滞是由于小儿脾胃素虚和饮食不节所致，善用曲麦枳术丸化裁治以运脾、燥湿、消积、导滞。

小儿七星茶口服液由薏苡仁、稻芽、山楂、淡竹叶、钩藤、蝉蜕、甘草组成，具有定惊消滞的功效，用于治疗小儿消化不良，不思饮食，二便不畅，夜寐不安。小儿七星茶是广东民间传统的小儿消滞茶，也有医家新用治疗小儿夜啼、短暂性抽动症、小儿感染后脾虚综合征等症。

本项研究结果表明治疗小儿积滞乳食内积证（消化功能紊乱症），对主症不思饮食的总有效率，试验药物组为94.34%，阳性药对照组为85.85%，优效性检验结果，试验药物组优于阳性药对照组；对主症大便不畅的总有效率，试验药物组为89.94%，阳性药对照组85.85%，差异无统计学意义；对主症夜寐不安的总有效率，试验药物组为94.65%，阳性药对照组为85.85%，优效性检验结果，试验药物组优于阳性药对照组，对中医证候的总有效率，试验药物组为96.23%，阳性药对照组为88.68%，两组比较，差异有显著统计学意义，试验药物组优于阳性药对照组；两组在脘腹胀痛症状改善方面治疗前后有显著统计学意义，试验药物组优于阳性药对照组；说明在主症不思饮食和夜寐不安、中医证候疗效及单项症状脘腹胀痛症状在治疗后消失或有明显好转。试验中，试验药物组出现不良事件3例，阳性药对照组出现不良事件4例，不良事件／反应发生率比较，差异无统计学意义，对安全性指标均无不良影响。显示出小儿七星茶口服液临床使用的安全性。

结论：小儿七星茶口服液对小儿积滞（消化功能紊乱症）乳食内积证治疗效果优于对照药保和口服液，且临床应用较为安全。

【评介】

小儿七星茶口服液由中山市恒生药业有限公司生产，具有定惊消滞的功效，用于治疗小儿积滞乳食内积证。本项研究以保和口服液为对照，采用分层区组随机、双盲、阳性药平行对照、多中心临床试验设计，评价该药治疗小儿积滞乳食内积证的有效性与安全性。胡思源教授作为主要研究者，设计和组织实施本试验，并负责研究总结。本文由硕士研究生张淳整理成文，发表于《辽宁中医杂志》2014年第41卷第12期。研究结果表明，小儿七星茶口服液治疗小儿积滞乳食内积证安全有效，并在不思饮食和夜寐不安、中医证候疗效及单项症状脘腹胀痛症状方面，优于对照药。

（许晨霞）

二、王氏保赤丸治疗儿童功能性消化不良的随机双盲多中心临床研究

【摘要】

目的：评价王氏保赤丸治疗儿童功能性消化不良症状与积滞脾虚夹积证候改善作用，以及临床应用的安全性。**方法：**采用随机、双盲、阳性药平行对照、多中心、非劣效检验的设计方法。11家中心共入选236例患者，试验组、对照组各118例。两组分别服用王氏保赤丸 + 双歧杆菌三联活菌散模拟剂、双歧杆菌三联活菌散 + 王氏保赤丸模拟剂，疗程2周。**结果：**试验组和对照组功能性消化不良（FD）症状综合有效率分别为90.27%和86.73%（FAS），率差的95%CI为3.54%（-4.78%，11.86%），提示试验组不劣于对照组（P=0.436）。其他次要指标包括中医证候疗效、FD单项症状疗效的组间比较差异均无统计学意义。本次研究共报告7例次临床不良事件，试验组3例（2.56%），对照组4例（3.39%），两组不良事件发生率比较差异无统计学意义。**结论：**王氏保赤丸治疗FD疾病症状的综合有效率非劣于对照药双歧杆菌三联活菌散，且能改善中医证候，临床应用安全性较好。

【正文】

功能性消化不良（functional dyspepsia，FD）是一组以反复发作的餐后饱胀、早饱、厌食、嗳气、恶心、呕吐、上腹痛、上腹灼感或反酸为主要表现且经各项检查排除器质性、系统性或代谢性疾病的一组常见临床症候群，FD是儿童消化系常见病。国内外报告，其儿童患病率为5%~30%。中医学认为，儿童FD归属于中医儿科学中"积滞"的范畴，王氏保赤丸为清代南通名医王胪卿秘方，具有消积化滞之功，临床应用广泛。为评价王氏保赤丸治疗儿童功能性消化不良症状及其积滞脾虚夹积证候的改善作用，以及临床应用的安全性，天津中医药大学第一附属医院牵头11家临床研究单位，于2016~2018年间进行了随机双盲、多中心临床研究，现报道如下。

1 资料与方法

1.1 试验总体设计

试验前，该项目经过天津中医药大学第一附属医院医学伦理委员会的审查批准（TYLL2016［Y］字005）。采用分层区组随机、双盲双模拟、阳性药平行对照、多中心、非劣效检验的方法。以中心为分层因素，对照药选择双歧杆菌三联活菌散。据文献报道，益生菌制剂、王氏保赤丸治疗儿童FD的总有效率分别为75.71%和83%，设 $\alpha=0.05$，$\beta=0.2$，非劣界值为0.1，根据非劣效检验例数估算公式，试验组与对照组各67例，考虑分层及脱落剔除因素，决定试验组与对照组各纳入120例，共240例。

1.2 诊断辨证标准

儿童FD西医诊断标准，参照《2012中国儿童功能性消化不良诊断和治疗共识》制定。中医辨证标准（脾虚夹积证）参照《中医儿科常见病诊疗指南》（2012）制定。1）主症：①食则饱胀。②呕吐酸馊。2）次症：①腹满喜按、喜俯卧。②不思乳食。③夜寐不安。④面色萎黄。⑤形体消瘦。⑥神疲肢倦。3）舌脉象：唇舌色淡苔白腻，脉细滑，指纹淡滞。具备主症1项或以上，次症3项或以上，参考舌脉象即可诊断。

1.3 受试者的选择

1.3.1 纳入标准

符合儿童FD西医诊断标准和中医积滞／脾虚夹积证辨证标准；年龄在3~13岁（＜14岁），可清晰表达主观感受的患儿；近1周内未使用过其他健脾消食中药及助消化药物者；知情同意过程符合规定，法定代理人或与受试儿童（≥10岁）共同签署知情同意书。

1.3.2 排除标准

合并肝胆道系统疾病者；脾胃虚寒、平素大便易稀者；近12周参加其他药物临床试验者；患有严重的心、脑、肝、肾及造血系统、结缔组织疾病、内分泌疾病以及精神疾病者；有严重的胃肠疾病或腹部手术史者；对试验用药物及其成分过敏者；研究者判断易造成失访者。

1.3.3 受试者退出标准

出现过敏反应或严重不良事件，根据医生判断应停止试验者；试验过程中，患儿出现中、重型腹泻［中度：有些脱水或有轻度中毒症状；重度：重度脱水或明显中毒症状（烦躁、精神萎靡、嗜睡、面色苍白、高热或体温不升、外周白细胞计数明显增高等）］，或轻型腹泻（无脱水、无中毒症状，仅大便次数增多、性状改变）持续3天及以上，或合并其他影响试验药物有效性和安全性评价的疾病，退出试验并按无效病例处理；受试者依从性差（试验用药依从性＜80%或＞120%），或自动中途换药或加用本方案禁止使用的中西药物（以变更药物时点视为脱落）者；各种原因的中途破盲病例；随机化后发现严重违反纳入或排除标准者；无论何种原因，患者及其监护人不愿意或不可能继续进行临床试验，向主管医生提出退出试验要求而退出试验者；受试者虽未明确提出退出试验，但不再接受用药及检测而失访者。

1.4 治疗方案

1.4.1 试验药品的名称与规格

王氏保赤丸（精华制药集团股份有限公司，批号：160108，规格：0.0025g×60 丸/瓶）；双歧杆菌三联活菌散（上海信谊药厂有限公司，批号：04820150903，规格：1g×6 包/盒）；王氏保赤丸模拟剂，0.0025g×60 丸/瓶；双歧杆菌三联活菌散模拟剂，1g×6 包/盒。以上药品均由精华制药集团股份有限公司提供。

1.4.2 分组与治疗方法

试验组口服王氏保赤丸和双歧杆菌三联活菌散模拟剂。对照组口服双歧杆菌三联活菌散和王氏保赤丸模拟剂。王氏保赤丸及其模拟剂的用法用量：3~5.5 周岁按照每 0.5 周岁服用 5 丸计算，6~13 岁每次服 60 丸，qd。双歧杆菌三联活菌散及其模拟剂的用法用量：3~5 岁每次 1 包，6~13 岁每次 2 包，每天 3 次，用温水冲服，疗程 2 周。

1.5 有效性评价

1.5.1 有效性评价指标

1）FD 症状综合有效率，治疗 2 周记录，治疗终点评价。2）单项 FD 症状消失率，治疗 2 周记录，治疗终点评价。3）中医证候疗效（总有效率），治疗 2 周记录，治疗终点评价。以 FD 症状的综合有效率为主要评价指标。

1.5.2 症状分级量化标准

FD 症状为上腹不适、早饱、恶心（呕吐）、嗳气、上腹疼痛、反酸共 6 项，分 4 级，分别赋 0、1、2、3 分。中医证候量化，主症为食则饱胀、呕吐酸馊 2 项，分别赋 0、2、4、6 分；次症，不思乳食、腹部胀满、夜寐不安、面色萎黄、形体消瘦、神疲肢倦共 6 项，分别赋 0、1 分。舌脉指纹记录，但不计分。

1.5.3 疗效评价标准

FD 症状"有效"：指症状积分和减少 ≥ 50%。

FD 单项症状疗效评价标准：1）消失，指症状消失，积分降至 0 分。2）有效，指症状有所改善，积分降低 1~2 个等级，但不为 0。3）无效，指症状无改善或加重，积分未减少或有所增加。

中医证候疗效评价标准：参照《中药新药临床研究指导原则（试行）》制定。1）临床痊愈，指症状基本消失，中医证候积分下降率 ≥ 95%。2）显效，指症状明显改善，95% > 中医证候积分下降率 ≥ 70%。3）有效，指症状有所改善，70% > 中医证候积分下降率 ≥ 30%。4）无效，指症状无改善或加重，中医证候积分下降率 < 30%。

1.6 安全性评价

安全性评价指标：1）临床不良事件/反应发生率，用药后随时观察，或基线、治疗后检测。2）生命体征，基线、治疗 1 周、2 周测量。3）血常规，尿常规，心电图和肝功能（ALT、AST、TBIL、ALP、γ-GT），肾功能（BUN、Cr），治疗前后检测。

1.7 统计学方法

定量数据的组间比较，采用 t 检验或 Wilcoxon 秩和检验，并描述其例数、均值、标准差等。定性数据的组间比较，采用 χ^2 检验、Fisher 精确概率法；若考虑到中心或其他因素的影响，采用 CHM χ^2 检验。各组间整体比较检验水准双侧。所有统计计算均用 SAS v9.2

统计分析软件进行。

1.8 质量控制

临床研究开始前，对研究者进行培训，使其对各指标具体内涵充分理解和认识，并客观评价受试者的自觉症状，按照方案规定的时点和方法进行检查；加强随访，保证受试者依从性。

2 结果

2.1 入组情况与数据集划分

本次试验 11 家参试单位共入选受试者 236 例，其中试验组 118 例，对照组 118 例。最终 226 例受试者进入全数据分析集（FAS），209 例受试者进入符合方案数据集（PPS），236 例受试者进入安全数据集（SS），见表 1。

表 1 试验入组情况

组别	入选	SS	FAS	未入 FAS 原因	PPS	未入 PPS 原因
试验组	118	118	113	不符合纳入标准 5 例	103	不符合纳入标准 7 例、失访 5 例、超窗 1 例、依从性差 2 例
对照组	118	118	113	不符合纳入标准 4 例、失访 1 例	106	不符合纳入标准 4 例、违背给药方案 1 例、失访 5 例、超窗 1 例、依从性差 1 例

2.2 基线可比性分析

全部进入 FAS，PPS 分析总体的患者，其人口学资料（年龄、身高、体重、民族、性别）、疾病相关资料（病程、家族史、既往病史、药物过敏史、诊前合并用药情况）与体格检查及其他阳性体征的组间比较，差异均无统计学意义，且 PPS 与 FAS 分析结论一致。主要人口学特征的基线比较，见表 2。

表 2 基线主要人口学特征的组间比较（FAS）

组别	性别 / 例（男 / 女）	年龄段 / 例 < 6 岁	年龄段 / 例 ≥ 6 岁	年龄 / 岁	体重 /kg	身高 /cm	病程 / 月
试验组	56/57	41	72	7.28 ± 2.71	25.37 ± 9.71	123.41 ± 19.19	9.72 ± 13.58
对照组	61/52	38	75	7.17 ± 2.42	23.85 ± 7.54	122.04 ± 19.11	12.12 ± 19.35
统计量	$\chi^2=0.443$	$\chi^2=0.175$	$\chi^2=0.175$	$t=0.346$	$t=1.319$	$t=0.539$	$t=1.079$
P 值	0.506	0.676	0.676	0.731	0.189	0.591	0.281

2.3 有效性分析

2.3.1 FD 症状综合疗效

治疗 2 周后，FD 症状综合有效率，经考虑中心分层的组间比较差异无统计学意义；两组有效率率差（试验组 – 对照组）及其 95%CI 为 3.54%（–4.78%，11.86%），试验组非劣于对照组，PPS 与 FAS 分析结论一致，见表 3。

表 3 FD 症状综合有效率的组间比较（FAS）

组别	n	有效	无效	有效率 /%	统计量	P 值
试验组	113	102	11	90.27	CMHχ^2=0.606	0.436
对照组	113	98	15	86.73		

2.3.2 FD 单项症状疗效

治疗 2 周后，上腹不适、早饱、恶心 / 呕吐、嗳气、上腹疼痛、反酸症状等级疗效的组间比较，差异均无统计学意义，PPS 与 FAS 分析结论一致，见表 4。

表 4　两组 FD 单项症状疗效比较（FAS）

单项症状	组别	n	消失	有效	无效	统计量	P 值
上腹不适	试验组	108	33	58	17	CMH χ^2=0.332	0.564
	对照组	109	37	55	17		
早饱	试验组	112	48	49	15	CMH χ^2=0.003	0.953
	对照组	112	47	55	10		
恶心呕吐	试验组	104	88	7	9	CMH χ^2=0.814	0.367
	对照组	105	93	4	8		
嗳气	试验组	82	60	10	12	CMH χ^2=1.065	0.302
	对照组	79	63	5	11		
上腹疼痛	试验组	96	69	12	15	CMH χ^2=0.027	0.867
	对照组	96	68	10	18		
反酸	试验组	71	63	4	4	CMH χ^2=0.169	0.680
	对照组	71	62	1	8		

2.3.3 中医证候疗效

治疗 2 周后，两组中医证候均得到改善，组间比较差异无统计学意义（$P > 0.05$），PPS 与 FAS 分析结论一致，见表 5。

表 5　两组中医证候疗效比较（FAS）

组别	n	临床痊愈	显效	有效	无效	有效率 /%	统计量	P 值
试验组	113	10	61	40	2	98.23	CMH χ^2=0.598	0.439
对照组	113	13	59	37	4	96.45		

2.4 安全性分析

本次研究，研究者共报告临床不良事件 7 例次，其中试验组 3 例次（2.56%），为腹泻、感冒、尿常规异常（尿白细胞计数升高、蛋白尿），对照组 4 例次（3.39%），为感冒、蛋白尿、血小板减少、血常规异常（血红蛋白降低、血小板升高）；试验组中 1 例次不良事件（腹泻），对照组中 2 例次不良事件（无症状性蛋白尿、疗后血常规异常），经研究者判断，与药物的关系为"可疑"，视为不良反应。不良事件 / 不良反应发生率的组间比较差异均无统计学意义。

实验室检查结果，血常规、肝功能、肾功能、尿常规及生命体征的组间比较，差异无统计学意义；实验室相关异转率比较，除血常规中淋巴细胞比例（P=0.0441）外，差异均无统计学意义。

3 讨论

FD 是起源于胃和十二指肠区域的功能紊乱，症状具有反复发作性。其发病机制尚未完全阐明，病理生理学一般假说主要包括胃动力功能异常、中枢或外周敏化导致的内脏高敏感、低级别炎症、遗传倾向等。FD 的症状强度和性质多变，目前尚无特异性的治疗方法，依据临床表现与用餐的关系，缓解症状可选择促动力药、抑酸药、抗抑郁药等。但

2016 年发布的罗马Ⅳ功能性胃肠病标准指出，目前治疗儿童 FD 的药物尚缺乏充足的循证依据。而益生菌是一种临床常用于治疗消化不良的药物，其主要作用是补充人体正常菌群，使肠道菌群达到平衡，促进食物消化、吸收和利用。其对功能性消化不良的治疗作用可能与其具备降低内脏高敏感和调节胃运动异常有关。双歧杆菌三联活菌散是一种临床常用的益生菌，相关研究表明，其对 FD 具有较好疗效，故本次临床试验选择为阳性对照药。

王氏保赤丸由黄连、大黄等中药制成。全方寒温并用，消补兼施。功能主治为祛滞、健脾、祛痰，常用于小儿乳食积滞。药效学研究表明，其具有明显促进胃蛋白酶活性，加速胃排空，调节胃肠道平滑肌紧张度、保护胃黏膜等作用。急性毒性和长期毒性试验均未发现明显毒性反应及相关的病理变化。

本次研究结果显示，FD 症状的综合有效率，试验组为 90.27%，对照组 86.73%，试验组不劣于对照组。两组 FD 单项症状疗效、中医证候疗效的组间比较，差异无统计学意义。另外，试验期间两组均未发生严重不良反应，试验组出现 1 例腹泻，对照组出现 1 例无症状性蛋白尿和 1 例疗后血常规异常，视为不良反应。综上所述，王氏保赤丸治疗儿童 FD 的疗效非劣于对照药双歧杆菌三联活菌散，并且能有效地改善儿童 FD 单项症状和中医证候，不良反应发生率低，临床应用较为安全。

【评介】

王氏保赤丸源于清代南通名医王胪卿的秘方，由精华制药集团股份有限公司生产，具有祛滞、健脾、祛痰之功效，临床用于治疗儿童 FD/小儿积滞脾虚夹积证。本研究以双歧杆菌三联活菌散作为阳性对照，采用非劣效检验的方法，以治疗 2 周改善 FD 症状与积滞脾虚夹积证候为研究目的，评价王氏保赤丸的有效性及安全性。本文为该研究的结果报告，由硕士研究生光军秀整理，发表于《中国新药杂志》2019 年第 28 卷第 2 期。胡思源教授作为主要负责人，主持了该研究的方案设计、临床实施、数据统计和研究总结。研究结果表明，王氏保赤丸治疗儿童 FD 的疗效非劣于双歧杆菌三联活菌散，并且能有效地改善儿童 FD 单项症状和中医证候，且不良反应发生率低。

（李亚军）

三、小儿化食口服液治疗儿童功能消化不良（积滞食积化热证）的多中心临床研究

【摘要】

目的：评价小儿化食口服液治疗儿童功能性消化不良（积滞食积化热证）的有效性与安全性。**方法**：采用计算机分层区组随机、安慰剂平行对照、双盲、多中心临床研究的方法，共纳入受试者 240 例，其中试验组 160 例，对照组 80 例。对照组给予小儿化食口服液模拟剂口服，试验组给予小儿化食口服液口服，两组均治疗 2 周为 1 个疗程。**结果**：两组中医证候有效率比较，经以中心分层的 CMH χ^2 法统计，差异有统计学意义（$P < 0.05$）。各年龄段受试者的有效率，试验组均大于对照组，整体两组间有效率的比较，

经以年龄分段的 CMH χ^2 法统计，差异无统计学意义（FAS：CMH χ^2=3.2339，P=0.0721；PPS：CMH χ^2=2.8547，P=0.0911）；其中8~14岁年龄段，两组有效率比较，经 χ^2 检验统计，差异有统计学意义（$P < 0.05$）。两组中医证候积分和比较，经成组 t 检验统计，差异有统计学意义（$P < 0.05$）。两组各症状比较，经 χ^2 检验统计，试验组的心烦易怒症状的消失率高于对照组，差异有统计学意义（$P < 0.05$）。除22例剔除和脱落病例外，其余218例依从性均在80%~120%，依从性良好，两组比较，差异无统计学意义（$P > 0.05$）。试验中，试验组发现临床不良事件1例次，对照组3例次，两组比较，差异无统计学意义（$P > 0.05$）。**结论：**小儿化食口服液治疗儿童功能性消化不良（积滞食积化热证）有效，临床应用安全性好。

【正文】

小儿化食口服液（国药准字 Z19980013）是广州市香雪制药股份有限公司生产上市的中药复方制剂，具有消食化滞、泻火通便的功效，适用于小儿胃热停食所致的脘腹胀满、恶心呕吐、心烦易怒、口渴、大便干燥。儿童功能性消化不良（functional dyspepsia，FD）为儿童消化系统常见的多发病，患病率20%~40%。为评价小儿化食口服液治疗小儿积滞食积化热证的有效性与安全性，天津中医药大学第一附属医院联合9家医院共同开展了小儿化食口服液上市后再评价临床研究的活动，现报道如下。

1 试验设计

1.1 总体设计

本试验采用计算机分层区组随机、安慰剂平行对照、双盲、多中心临床研究的方法。以中心为分层因素，采用二级设盲。考虑本次为上市后再评价中的探索性试验，样本量的确定参照《药物临床试验质量管理规范》中对Ⅱ期临床试验样本量的规定，考虑脱落、剔除因素和安全性评价的需要，最终纳入240例，试验组160例，对照组80例。此次临床试验经过临床研究负责单位天津中医药大学第一附属医院医学伦理委员会的批准，批件文号 TYLL2013［Y］字005。

1.2 中医诊断标准

小儿积滞临床表现：以不思乳食，食而不化，腹部胀满，嗳腐吞酸，大便不调为特征，大便检查可见不消化食物残渣及脂肪滴。小儿食积化热证主症：1）脘腹胀满；2）脘腹灼热或疼痛。次症：1）不思乳食；2）恶心呕吐；3）口干；4）大便不调；5）心烦易怒；6）夜寐不安。舌脉（指纹）：舌红，苔黄腻，脉滑数或指纹紫。具有主症1个或以上，次症2个或以上，结合舌脉（指纹），即可确诊。

1.3 西医诊断标准

参照《中国儿童功能性消化不良诊断和治疗共识》相关内容制定。1）持续或反复发作的上腹部（脐上）疼痛或不适、早饱、嗳气、恶心、呕吐、反酸；2）症状在排便后不能缓解，或症状发作与排便频次或粪便性状的改变无关（即除外肠易激综合征）；3）无炎症性、解剖学、代谢性或肿瘤性疾病可以解释患儿的症状。诊断前至少2个月症状符合以上标准，每周至少发作1次。

1.4 纳入标准

1）符合上述中、西医诊断标准；2）年龄4~14岁；3）近3天内未使用过其他消积导滞清热类中药，以及促胃肠动力药、抗酸或抑酸药的患儿；4）法定代理人或与受试儿童（≥10岁）共同签署知情同意书。

1.5 排除标准

1）出现报警症状（消瘦、贫血、夜间痛醒、持续呕吐、不明原因的体质量减轻等）者；2）合并有严重的心、脑、肝、肾、内分泌、血液等系统性疾病者；3）过敏体质及对试验药物过敏者；4）由直肠、结肠器质性病变（如肿瘤、炎症、肛裂、克罗恩病、肠梗阻、肠粘连、结肠息肉、肠结核等）所致肠道狭窄引起者；5）法律规定的残疾患儿（盲、聋、哑、智力障碍、精神障碍）；6）最近3个月内参加其他临床试验者。

1.6 脱落标准

1）出现过敏反应或严重不良事件，根据医生判断应停止试验者；2）试验过程中，患儿继发感染，或发生其他疾病，影响疗效和安全性判断者；3）受试者依从性差（试验用药依从性<80%或>120%），或自动中途换药，或加用本方案禁止使用的中西药物者；4）各种原因的中途破盲者；5）严重违反纳入或排除标准，本不应随机化者；6）无论何种原因，患儿不愿意或不可能继续进行临床试验，向主管医生提出退出试验要求而退出试验者；7）受试者虽未明确提出退出试验，但中途失访或不再接受试验用药及检测者。

2 方法

2.1 治疗方法

小儿化食口服液及其模拟剂均由广州市香雪制药股份有限公司提供。对照组给予小儿化食口服液模拟剂（每支10mL）口服，试验组给予小儿化食口服液（每支10mL）口服，具体服法：4~7岁，每次10mL，每天2次；8~14岁，每次10mL，每天3次。两组均治疗2周为1个疗程，2周以内中医证候疗效判定为痊愈者可随时停药。试验期间，患儿不得使用其他治疗小儿积滞食积化热证和FD的中、西医药物，合并其他疾病须服用的药物和治疗方法，必须在合并用药表中详细记录说明。

2.2 有效性评价

2.2.1 评价指标与观测时点

1）中医证候疗效；2）单项症状消失率。用药满7、14天分别记录并评估，以中医证候疗效为主要评价指标。

2.2.2 中医证候分级量化标准

主症"脘腹胀满""脘腹灼热或疼痛"按无、轻、中、重，分别记0、2、4、6分。次症"不思乳食""恶心呕吐""口干""大便不调"按无、轻、中、重，分别记0、1、2、3分；"心烦易怒""夜寐不安"按无、有，分别记0、1分。舌脉（指纹）不记分。

2.2.3 中医证候疗效标准

有效：中医证候积分和减少≥50%。无效：中医证候积分和减少<50%。

2.3 安全性评价

2.3.1 评价指标与观测时点

1）可能发生的临床不良事件 / 反应发生率；2）一般体检项目，包括血压、呼吸、体温、心率等；3）血、尿、大便常规，肝功能［谷丙转氨酶（ALT）、谷草转氨酶（AST）、总胆红素（TBIL）、γ－谷氨酰转肽酶（γ-GT）、碱性磷酸酶（ALP）］，肾功能［尿素氮（BUN）、血肌酐（Cr）］，心电图等实验室检查；4）随时观察可能发生的临床不良事件 / 反应；5）其他指标于基线、用药结束时访视检查。治疗前正常、治疗后异常者，应定期复查至随访终点。

2.3.2 不良事件的判断

采用原卫生部药品不良反应监察中心推荐的标准（1994 年版），分为肯定、很可能、可能、可疑、不可能，将前 4 项视为药物的不良反应。详见表 1。

表 1　不良事件因果关系判断标准

指标	肯定	很可能	可能	可疑	不可能
①	+	+	+	+	-
②	+	+	+	+	-
③	-	-	-	+	+
④	+	+	+-	+-	-
⑤	+	?	?	?	?

注：1）"+"表示肯定；"-"表示否定；"±"表示难以肯定或否定；"?"表示情况不明。2）指标①表示开始用药时间与可疑不良反应出现时间有无合理的先后关系；指标②表示可疑的不良反应是否符合该药物已知的不良反应类型；指标③表示可疑的不良反应是否可以用相关的病理状况、合并用药、现用疗法、曾用疗法来解释；指标④表示停药或降低用量，可疑不良反应能否减轻或消失；指标⑤表示再次接触同样药物后是否再次出现同样反应。

2.4 统计学方法

运用 SAS v9.3 统计软件进行数据分析，对定量数据以例数、均数、标准差做描述性统计分析。治疗前后对比分析，先对变量分布进行正态检验。服从正态分布时，用配对 t 检验；非正态分布时，用符号秩和检验。对定性数据以频数表、百分率或构成比做描述性统计分析，各访视点与基线比较采用 χ^2 检验或秩和检验。主要疗效指标的比较，考虑到中心影响，采用 CMH χ^2 检验。$P < 0.05$ 表示差异有统计学意义。

3 结果

3.1 入组情况

共纳入 240 例，其中试验组 160 例，对照组 80 例。剔除 14 例，包括试验组 11 例，对照组 3 例；脱落 8 例，均为试验组（7 例中途失访，1 例合并用药）；按统计分析计划，218 例进入符合方案数据集（PPS）分析，其中试验组 141 例，对照组 77 例；226 例进入全分析数据集（FAS）ITT 分析，其中试验组 149 例，对照组 77 例；240 例进入安全性数据集（SS）分析，其中试验组 160 例，对照组 80 例。各组纳入 FAS、PPS 受试者情况的组间比较，差异均无统计学意义（$P > 0.05$）。

3.2 可比性分析

全部纳入 FAS、PPS 分析集的受试者，其基线特征包括人口学资料（性别、民族、病例来源、年龄及其分段、身高、体质量）、疾病情况（既往合并疾病及其治疗史、过敏史）、体格检查及疗效相关指标（中医症状积分和、单项症状体征评分）的组间比较，差异均无统计学意义（$P > 0.05$），具有可比性。FAS 分析集：试验组中男 89 例，女 60 例；平均年龄（8.2 ± 3.0）岁；身高（125.6 ± 20.4）cm；体质量（28.2 ± 11.5）kg。对照组中男 48 例，女 29 例；平均年龄（7.5 ± 2.6）岁；身高（122.9 ± 17.3）cm；体质量（26.6 ± 9.1）kg。

3.3 两组中医证候疗效 FAS 和 PPS 分析

两组有效率比较，经以中心分层的 CMH χ^2 法统计，差异有统计学意义（$P < 0.05$），PPS 分析与 FAS 分析结论一致。详见表 2。

表 2　中医证候疗效 FAS 和 PPS 分析结果比较 [例（%）]

组别	例数	分析	有效	无效	统计量	P 值
对照组	77	FAS	48（62.34）	29（37.66）	CMHχ^2=7.2197	0.0072
试验组	149		112（75.17）	37（24.83）		
对照组	77	PPS	48（62.34）	29（37.66）	CMHχ^2=6.2558	0.0124
试验组	141		105（74.47）	36（25.53）		

3.4 两组中医证候年龄段疗效 FAS 和 PPS 分析

各年龄段受试者的有效率，试验组均大于对照组，整体两组间有效率的比较，经以年龄分段的 CMH χ^2 法统计，差异无统计学意义（FAS：CMH χ^2=3.2339，P=0.0721；PPS：CMH χ^2=2.8547，P=0.0911），PPS 分析与 FAS 分析结论一致。其中 8~14 岁年龄段，两组有效率比较，经 χ^2 检验统计，差异有统计学意义（$P < 0.05$），PPS 分析与 FAS 分析结论一致。详见表 3。

表 3　两组中医证候年龄段疗效 FAS 和 PPS 分析 [例（%）]

年龄段	组别	例数	分析	有效	无效	统计量	P 值
4~7 岁	对照组	48	FAS	31（64.58）	17（35.42）	χ^2=0.0016	0.9681
	试验组	77		50（64.94）	27（35.06）		
	对照组	48	PPS	31（64.58）	17（35.42）	χ^2=0.0043	0.9475
	试验组	75		48（64.00）	27（36.00）		
8~14 岁	对照组	29	FAS	17（58.62）	12（41.38）	χ^2=9.1699	0.0025
	试验组	72		62（86.11）	10（13.89）		
	对照组	29	PPS	17（58.62）	12（41.38）	χ^2=9.0057	0.0027
	试验组	66		57（86.36）	9（13.64）		

3.5 两组中医证候积分和 FAS 和 PPS 分析

两组中医证候积分和经成组 t 检验统计比较，差异有统计学意义（$P < 0.05$），PPS 分析与 FAS 分析结论一致。详见表 4。

表4 两组中医证候积分和 FAS 和 PPS 分析

组别	例数	分析	Mean	Min	25%	50%	75%	Max	Sid	95%CI	P 值
对照组	77	FAS	4.234	0	2	3	6	16	3.645	5.048~3.420	0.0118
试验组	149		3.107	0	1	3	5	13	2.881	3.570~2.645	
对照组	77	PPS	4.234	0	2	3	6	16	3.645	5.048~3.420	0.226
试验组	141		3.206	0	1	3	5	13	2.860	3.678~2.734	

3.6 两组单项症状消失率 FAS 和 PPS 分析

两组各症状比较，经 χ^2 检验统计，试验组的心烦易怒症状的消失率高于对照组，差异有统计学意义（$P < 0.05$），PPS 分析与 FAS 分析结论一致。详见表5。

表5 两组单项症状消失率 FAS 和 PPS 分析（%）

症状	分析	对照组	试验组	P 值
脘腹疼痛	FAS	38.89（28/72）	45.19（61/135）	0.3854
	PPS	38.89（28/72）	46.51（60/129）	0.2982
脘腹灼热或疼痛	FAS	55.88（38/68）	64.54（91/141）	0.2294
	PPS	55.88（38/68）	65.93（89/135）	0.1643
不思乳食	FAS	34.25（25/73）	40.82（60/147）	0.3478
	PPS	34.25（25/73）	42.14（59/140）	0.2648
恶心呕吐	FAS	68.63（35/51）	74.11（83/112）	0.4709
	PPS	68.63（35/51）	75.70（81/107）	0.3495
口干	FAS	62.75（32/51）	67.74（63/93）	0.5481
	PPS	62.75（32/51）	70.11（61/87）	0.3759
大便不调	FAS	60.00（33/55）	75.53（71/94）	0.0473
	PPS	60.00（33/55）	74.16（66/89）	0.0764
心烦易怒	FAS	50.00（13/26）	75.00（45/60）	0.0242
	PPS	50.00（13/26）	75.44（43/57）	0.0229
夜寐不安	FAS	58.33（14/24）	72.58（45/62）	0.2064
	PPS	58.33（14/24）	72.88（43/59）	0.2000

3.7 依从性分析

除 22 例剔除和脱落病例外，其余 218 例依从性良好，均在 80%~120%，两组比较，差异无统计学意义（$P > 0.05$）。FAS 分析与 PPS 分析结论一致。

3.8 安全性分析

本试验（试验组 160 例、对照组 80 例）中共发生 3 例 4 次临床不良事件，其中试验组 1 例（1 次急性上呼吸道感染），对照组 2 例（1 例为 2 次急性上呼吸道感染，1 例为 1 次治疗后肝功能异常）。不良事件发生率组间比较，差异无统计学意义（$P > 0.05$）。经研究者判断，因均与试验药物无关，故没有不良反应的发生。两组用药前后生命体征指标测定值间比较，差异均无统计学意义（$P > 0.05$）。各实验室理化检查指标异转率间比较，差异均无统计学意义（$P > 0.05$），经研究者判断，均无临床意义，且与试验用药无关，不认为是药物的不良反应。

4 讨论

积滞是具有中医儿科特色的一种临床常见疾病，其病名出自明·鲁伯嗣《婴童百问》，《婴童百问·积滞》记载："小儿有积滞，面目黄肿，肚热胀痛，覆睡多困，哭啼不食，或大便闭涩，小便如油，或便利无禁，粪白酸臭，此皆积滞也。"现今中医儿科学者将积滞定义为内伤乳食、停聚中焦、积而不化、气滞不行所形成的一种胃肠疾患，临床以不思乳食、脘腹胀满、食而不化、嗳腐呕吐、大便酸臭或便秘为特征。儿童 FD 西医学认为是一组病因不明，不能以器质性、系统性或代谢性疾病解释的上腹部症候群，以反复发作的餐后饱胀、早饱、厌食、儿童可分为 2 个临床亚型（上腹痛综合征、餐后不适综合征），分别表现为餐后饱胀不适和／或早饱感、上腹痛和／或烧灼感。

小儿化食口服液由山楂、六神曲、麦芽、大黄、牵牛子、三棱、莪术、槟榔组成，具有消食化滞、泻火通便之功效，用于治疗小儿积滞食积化热证。药效学研究结果表明，该药可促进小鼠胃排空，增加小肠推进动力。本次临床研究结果显示，该药对小儿积滞食积化热证的证候改善作用优于对照组，且对心烦易怒症状的消失率均高于安慰剂，印证了该药具有消食化滞、泻火通便的功效。试验中，试验组发现临床不良事件 1 例次，对照组 3 例次，经研究者判断，均与试验用药无关。因此认为，小儿化食口服液对小儿积滞食积化热证有效，临床应用安全性好。

为评价小儿化食口服液对小儿积滞食积化热证的有效性，本研究采用了安慰剂平行对照、随机双盲的试验方法。试验结果表明，对照组的有效率为 62.34%，与文献报告的安慰剂效应在 0.76%~61.00% 接近。究其原因，可能与小儿积滞和 FD 主要靠患儿及其监护人主观描述来评价疗效有关。作为次要指标的单项主症脘腹胀满、脘腹灼热或疼痛的消失率，虽然试验组与对照组比较，差异均无统计学意义（$P > 0.05$），但试验组数据分别高于对照组的 6.30% 和 8.66%，也显示出与主要指标中医证候疗效结果的逻辑一致性。

【评介】

小儿化食口服液是广州市香雪制药股份有限公司生产的中成药，具有消食化滞、泻火通便之功效，适用于小儿积滞食积化热证。该药属于第三批国家非处方药和国家基本药物目录（2018 年版）收录的儿科品种。本研究为原国家卫计委"中药儿童用药相关政策建议"研究课题示范项目，目的是评价小儿化食口服液对小儿积滞食积化热证的有效性。胡思源教授作为主要负责人，主持了该项目的试验设计、数据统计和临床总结。其研究结果由硕士研究生陈馨雨整理，发表于《中医儿科杂志》2018 年 11 月第 14 卷第 6 期。研究结果表明，小儿化食口服液对小儿积滞食积化热证的证候改善作用优于对照组，并能有效改善心烦易怒症状，且临床应用安全性好。

（许晨霞）

四、藿连保和汤治疗小儿积滞（食积化热证）病例系列研究

【摘要】

目的：观察胡思源教授常用方藿连保和汤治疗小儿积滞（食积化热证）的中医证候疗效与主要症状改善情况，以及临床应用的安全性。**方法：**采用回顾性病例系列研究的方法，共收集到病例 42 例，以藿连保和汤为基础方治疗，疗程为 1 周，1 个疗程后随访。**结果：**治疗后中医证候愈显率 PPS 分析为 62.5%，FAS 分析为 51.2%。各年龄段中医证候愈显率，< 1 岁和 1~3 岁与整体相比差异较大，4~7 岁和 8~12 岁与整体相比差异较小。治疗前、后中医证候积分和经配对 Wilcoxon 符号秩检验统计比较，差异有统计学意义（$P < 0.05$）。治疗后主要症状消失，脘腹胀满高于不思乳食。观察期间患者未诉不良事件。**结论：**胡思源教授运用藿连保和汤治疗小儿积滞（食积化热证）疗效明显，临床应用安全性好，值得深入研究。

【正文】

积滞是儿科常见的脾系疾病之一，临床以不思乳食，食而不化，脘腹胀满，嗳腐、吞酸，大便溏泄或秘结为临床特征。病位在脾胃，基本病机为乳食停聚不消，积而不化，气滞不行。本病一年四季均可发病，男孩略多于女孩，为 1.7：1，可发生于各年龄段，以 2~6 岁占比最高，达到 83.5%。本病发病率较高，西医治疗以消化酶、促胃肠动力等治疗为主，但存在一定的副作用；中医治疗本病有一定优势，总体上以消导为主，佐以扶正，在辨证论治的基础上以内治法为主。

胡思源教授是全国首批中医优秀临床人才，天津市名中医，从事中医儿科临床、教学、科研工作 30 余年，先后师从李少川、陈宝义教授等儿科名家。对于小儿积滞（食积化热证），胡思源教授常以藿连保和汤加减，患儿及家长满意度高。故采用回顾性病例系列研究，探索其临床疗效，并参照相关规范建议进行研究设计和报告。

1 研究设计

1.1 研究环境

病例系列研究时间为 2022 年 3 月 15 日至 2022 年 7 月 26 日，收集胡思源教授在此期间诊治的所有小儿积滞（食积化热证）病例。病例采集地点为天津中医药大学第一附属医院儿科门诊。

1.2 研究对象

1.2.1 诊断标准

本病是一种具有鲜明中医学特色的儿科脾系疾病，迄今尚无西医病名与之完全对应，往往用"消化功能紊乱"加以概括，故本研究以中医病证研究模式开展，未采用西医诊断标准。中医诊断标准如下：

（1）病史有伤乳食或饮食不节史。

（2）病程至少 1 周。

（3）主要指标：①不思乳食，或纳食减少。②口气酸臭，或嗳气酸腐，或吐物酸馊，或大便见不消化食物残渣/乳片，或大便酸臭/臭秽。③脘腹胀满或痛，或食则饱胀。次要指标：①烦躁不安/哭闹，或夜卧不安/啼哭。②恶心，或呕吐。③大便干燥，或大便稀溏，或大便时干时稀。④舌苔厚腻，或厚浊。

（4）排除喂养或进食障碍、腹泻病、功能性便秘，以及能够表现出积滞症状的器质性疾病等。

（5）以上满足病史、病程，具备主要指标 3 项，或主要指标 2 项及次要指标 2 项，排除相关疾病，即可诊断。

小儿积滞食积化热证主症：①不思乳食；②脘腹胀满。次症：①口干；②腹部灼热；③午后发热；④手足心热；⑤心烦易怒；⑥夜寐不安；⑦小便黄；⑧大便臭秽或秘结。舌脉指纹：舌红，苔黄腻，脉滑数，指纹紫。具备主症 + 次症 2 项，参考舌脉指纹，即可辨证。

1.2.2 纳入标准

（1）符合上述诊断标准。

（2）年龄 6 个月 ~14 岁，性别不限。

1.2.3 排除标准

（1）因各种原因未使用本方治疗，如对本方成分过敏者。

（2）病历资料不完整者。

（3）观察期间合并出现其他急性病，如急性呼吸道感染、急性胃肠道感染等，影响用药及疗效判定者。

1.3 治疗措施

本研究治疗措施非事先限定，所有药物均由天津中医药大学第一附属医院提供。藿连保和汤组成：藿香 10g、黄连 6g、连翘 10g、焦神曲 10g、焦麦芽 10g、焦山楂 10g、清半夏 10g、厚朴 10g、茯苓 10g、陈皮 10g、炙甘草 6g。久积者加石斛 15g、石菖蒲 15g；干呕、恶心呕吐甚者加竹茹 10g、制吴茱萸 3g；嗳气甚者加莱菔子 10g、苏梗 6g；口臭著者加鸡内金 10g；大便秘结加决明子 6g、火麻仁 10g、芒硝 3~6g；腹痛剧者加佛手 10g、白芍 10g；夜间烦躁，卧不得安者，加炒栀子 10g、淡豆豉 10g；睡中易惊、哭闹者加钩藤 15g、蝉蜕 15g、决明子 10g 等。用法：6 个月 ~1 岁者，每次 30~50mL，每 2 日半 ~3 日 1 剂；2~5 岁者，每次 75~100mL，每 2 日 1 剂；≥6 岁，每次 100~150mL，每日 1 剂。早晚饭后温服，疗程为 1 周。

1.4 有效性评价

1.4.1 有效性评价指标

（1）中医证候疗效（愈显率），1 个疗程结束后评价。

（2）主要症状消失率，1 个疗程结束后评价。以中医证候疗效（愈显率）为主要评价指标，愈显率 =（临床痊愈例数 + 显效例数）/ 总例数 ×100%。

1.4.2 中医证候量化分级标准

主症不思乳食、脘腹胀满，按无、轻、中、重分别赋 0、2、4、6 分。次症口干、腹部灼热、大便臭秽或秘结，按无、轻、中、重分别赋 0、1、2、3 分；午后发热、手足心热、夜寐不安、心烦易怒、小便黄，按无、有分别赋 0、2 分。舌脉指纹记录，但不计分。

1.4.3 中医证候疗效评价标准

参照《中药新药临床研究指导原则（试行）》制定。

（1）临床痊愈：指症状基本消失，中医证候积分下降率 ≥ 95%。

（2）显效：指症状明显改善，95% ＞中医证候积分下降率 ≥ 70%。

（3）有效：指症状有所改善，70% ＞中医证候积分下降率 ≥ 30%。

（4）无效：指症状无改善或加重，中医证候积分下降率 ＜ 30%。

1.5 安全性评价

观察是否有不良事件及不良反应发生，并记录具体表现。

1.6 统计分析方法

采用 SPSS statistics 25.0 软件进行数据统计分析，检验水准 α=0.05，以 $P < 0.05$ 为差异有统计学意义。计数资料以频数（百分比）描述，计量资料以均数 ± 标准差（$\bar{x} \pm s$）或中位数（下四分位数，上四分位数）描述，治疗前后对照采用配对 t 检验或 Wilcoxon 符号秩检验。

2 结果

2.1 入选情况

在本研究的回顾期间，共收集到积滞患儿（食积化热证）42 例，其中 3 例满足排除标准予以剔除（2 例合并出现其他急性病，1 例病例资料不全），未纳入分析。实际纳入 39 例进入全分析数据集（FAS）ITT 分析，其中失访 4 例，未按时服药 3 例，最终 32 例进入符合方案数据集（PPS）分析。病例基本情况，见表 1。

表 1　病例基本情况

分析	性别 / 例（男 / 女）	年龄段 / 岁		年龄 / 岁	体重 /kg
		＜ 6 岁	≥ 6 岁		
FAS	27/12	16	23	6.6 ± 3.2	21.0（17.5,26.5）
PPS	24/8	12	20	6.8 ± 3.0	21.0（17.6,26.3）

2.2 有效性分析

2.2.1 中医证候疗效分析

治疗 1 个疗程后，FAS 分析愈显率为 51.2%，PPS 分析愈显率为 62.5%。详见表 2。

表 2　中医证候疗效 FAS 和 PPS 分析

分析	无效	有效	显效	痊愈	愈显率 /%
FAS	9	10	11	9	51.2
PPS	2	10	11	9	62.5

2.2.2 中医证候年龄段疗效（愈显率）分析

治疗 1 个疗程后，＜ 1 岁和 1~3 岁两个年龄段的愈显率与整体相比差异较大，PPS 分析与 FAS 分析结果一致。前者考虑可能是进食中药依从性不佳，从而影响疗效；后者考虑可能是病例数较少，不具有代表性。治疗 1 个疗程后，4~7 岁和 8~12 岁两个年龄段的愈显率与整体相比差异较小。详见表 3。

表 3 中医证候年龄段疗效（愈显率）FAS 和 PPS 分析（%）

分析	< 1 岁	1~3 岁	4~7 岁	8~12 岁
FAS	0.0（0/4）	75.0（3/4）	52.9（9/17）	57.1（8/14）
PPS	0.0（0/2）	75.0（3/4）	64.2（9/14）	66.7（8/12）

2.2.3 中医证候积分和分析

治疗前、后中医证候积分和经配对 Wilcoxon 符号秩检验统计比较，差异有统计学意义（$P < 0.05$），PPS 分析与 FAS 分析结果一致。详见表 4。

表 4 治疗前后中医证候积分和 FAS 和 PPS 分析

分析	评分	Mean	Min	25%	50%	75%	Max	Std	95%CI	统计量	P 值
FAS	疗前	13.49	6	12	14	16	20	2.919	12.54~14.43	Z=4.797	0.000
	疗后	5.38	0	2	4	8	16	5.107	3.73~7.04		
PPS	疗前	13.34	6	11	14	16	20	3.096	12.23~14.46	Z=4.797	0.000
	疗后	3.47	0	0	3	5	13	3.182	2.32~4.62		

2.2.4 主要症状消失率分析

治疗 1 个疗程后，脘腹胀满的消失率高于不思乳食，PPS 分析与 FAS 分析结果一致。详见表 5。

表 5 主要症状消失率 FAS 和 PPS 分析

分析	不思乳食 /%	脘腹胀满 /%
FAS	38.5（15/39）	53.8（21/39）
PPS	46.9（15/32）	65.6（21/32）

2.2.5 不良事件及不良反应

观察期间患者未诉不良事件。

3 讨论

胡思源教授从事中医儿科临床和科学研究数十载，尤善小儿积滞病，基于临床实践，提出小儿积滞病由乳食不节，食滞胃肠，且多从热化，又常兼见气滞、痰湿贯穿病程始终，因此在治疗小儿积滞（食积化热证）时，主张在消食导滞，除积化热基础上，当辅以理气健脾、化痰除湿。其临床常用方藿连保和汤来源于清代陈复正《幼幼集成》"藿连汤"和"保和丸"，方中焦山楂、焦神曲、焦麦芽为君药，以健胃消食、化积除滞；臣以黄连清热泻火，连翘清热散结，以除食积所化之热；佐以陈皮理气健脾、厚朴下气除满、藿香芳香化湿、半夏燥湿化痰。全方共奏消乳食、除积热、健脾胃、行气滞、化痰湿之功。

本研究采用回顾性病例系列的方法，通过观察胡思源教授在某一时间段内诊治的积滞患儿治疗前、后的中医证候疗效及主要症状改善情况，客观评价了胡思源教授运用藿连保和汤加减治疗小儿积滞（食积化热证）的临床疗效。结果显示：治疗后整体中医证候（愈显率）较为明显，但各年龄段差异较大，其中 < 1 岁患儿纳入 4 例均为无效，提示藿连保

和汤加减能够有效改善中医证候，但对于＜1岁积滞患儿是否有效存疑；治疗后主要症状不思乳食、脘腹胀满的消失率较高，且后者高于前者，提示藿连保和汤加减能够改善主要症状，且对于脘腹胀满的疗效优于不思乳食。观察期间患者未诉不良事件，提示临床应用安全性好。

此外，本研究出于探索性目的，尚存不足：①考虑到随访时患儿及监护人依从性，本研究仅以中医证候及主要症状改善情况作为疗效评价标准，存在一定局限。②由于研究条件及研究者的时间精力有限，纳入样本量较小，随访周期较短，缺乏相关实验室检查，因此安全性结果尚需谨慎对待。

综上，认为胡思源教授运用藿连保和汤加减治疗小儿积滞（食积化热证）疗效明显，临床应用安全性较好，值得通过设计前瞻性病例系列研究、随机对照试验等进行深入研究，以期分析总结出胡思源教授治疗小儿积滞（食积化热证）的临床用药经验，为中药新药开发提供思路。

【评介】

回顾性病例系列研究是对现有的病例资料进行收集、整理和描述，分析病例特征、治疗措施与疾病结局之间的关系的重要方法。本研究系在胡思源教授指导下，由钟成梁老师硕士研究生李亚军完成。研究结果表明，运用藿连保和汤化裁治疗小儿积滞（食积化热证）疗效明显，临床应用安全性好，值得深入研究。

（李亚军）

五、朱丹溪保和丸饮片颗粒治疗小儿积滞乳食停滞证的临床研究

【摘要】

目的：与保和蜜丸对照，研究朱丹溪保和丸饮片颗粒治疗小儿积滞（乳食停滞证）的有效性与安全性。**方法**：采用随机平行对照的方法进行临床对照研究。**结果**：试验组愈显率为87.5%，对照组为77.5%，两组之间差异无显著性意义（$P > 0.05$）。对各中医证候的治疗消失率，两组之间无显著性差异（$P > 0.05$）。安全性指标观测未发现与试验药物有关的异常改变。**结论**：保和丸饮片颗粒对小儿积滞（乳食停滞证）具有较好疗效，且临床应用安全性良好。

【正文】

保和丸饮片颗粒是根据朱丹溪保和丸原方，应用饮片由江阴天江药业有限公司生产的颗粒剂调配而成。2004年起，以市售保和丸作为对照，对该饮片颗粒配方治疗小儿积滞（乳食停滞证）的有效性和安全性进行了系统研究，初步验证了其临床疗效和安全性。

1 临床资料

1.1 一般资料

遵照随机、对照的原则，共收集小儿积滞乳食停滞证患者 80 例，分为试验组和对照组。其中试验组 40 例，男 26 例，女 14 例；年龄 1~3 岁 11 例，3~7 岁 22 例，7~14 岁为 7 例；病程＜ 3 天 25 例，≥ 3 天 15 例；病情轻型为 7 例，中型 23 例，重型 10 例；消化功能紊乱属消化不良 26 例，单纯性胃炎 8 例，胃肠痉挛 6 例。对照组 40 例，男 22 例，女 18 例；年龄 1~3 岁 7 例，3~7 岁 21 例，7~14 岁为 12 例；病程＜ 3 天 18 例，≥ 3 天 22 例；病情轻型为 5 例，中型 24 例，重型 11 例；消化功能紊乱属消化不良 29 例，单纯性胃炎 5 例，胃肠痉挛 6 例。

1.2 中医证候

全部 80 例患儿均有脘腹胀满或痛，不思饮食，嗳腐吞酸，呕吐酸腐，大便不调，烦躁不安，舌质红，苔厚腻，脉滑或指纹紫。

上述两组资料，在性别、年龄、病程、病情及中医症状、舌象脉象等方面，均无显著差异性（$P > 0.05$），具有可比性。

2 研究方法

将符合小儿积滞乳食停滞证和小儿消化功能紊乱诊断、年龄 1.5~14 岁、签署知情同意书者作为入选条件。入选时，注意排除了非功能性消化功能紊乱以及严重影响疗效和安全性评价的其他情况。病情分级按以加权法拟订的证候评分标准。其中证候积分总和 8~12 分为轻型，13~24 分为中型，≥ 25 分为重型。

本研究采用随机分组，平行对照的方法。采用随机化数字表法，并按入选时间顺序依次发药。试验组予保和丸饮片颗粒（六神曲 20g，山楂 60g，茯苓 30g，半夏 30g，陈皮 12g，连翘 10g，莱菔子 10g，麦芽 30g，分成 40 份，每份约含生药 5g），3 岁以下 2 份 / 次，3 岁以下 2 份 / 次，3~7 岁 3 份 / 次，7 岁以上 4 份 / 次，每天 2 次，饭后冲服；对照组给予保和蜜丸（焦山楂、炒六神曲、制半夏、茯苓、陈皮、连翘、炒莱菔子、炒麦芽，规格每丸 9g），3 岁以下每次 1/2 丸，3~7 岁每次 1 丸，7 岁以上每次 3/2 丸，每天 2 次，饭后口服；两组疗程均为 7 天。

3 试验结果

3.1 疗效判定标准

参照《中药新药临床研究指导原则》而拟定。1）痊愈：症状消失或基本消失，且疗效指数 ≥ 90%。2）显效：症状明显减轻，大部分体征消失，疗效指数 ≥ 70%。3）有效：症状减轻，部分体征消失 ≥ 35%。4）无效：症状及体征无减轻或加重者，疗效指数 ＜ 35%。疗效指数（尼莫地平法）=（治疗前积分－治疗后积分）/ 治疗前积分 × 100%。

3.2 结果与分析

3.2.1 两组总疗效的比较

试验组：痊愈 17 例，显效 18 例，有效 4 例，无效 1 例。对照组：痊愈 14 例，显效 17 例，有效 7 例，无效 2 例。两组疗效经秩和检验，差异无显著性意义（$Z=1.0247$，$P >$

0.05）。

3.2.2 两组症状改善情况比较

见表1。

3.2.3 两组实验室指标改善情况比较

见表2。

3.2.4 安全性评价

在临床试验中，两组病例均未发现任何不良反应，实验室安全性指标检测也未发现与试验药物有关的异常改变，安全性评价均为一级。

表1 两组症状改善情况比较［例（%）］

组别	脘腹胀满或痛		不思饮食		嗳腐吞酸		呕吐酸腐		大便不调	
	n	消失	n	消失	n	消失	n	消失	n	消失
试验组	40	33（82.50）	40	20（50.00）	19	17（89.47）	25	25（100.0）	38	31（81.58）
对照组	40	30（75.00）	40	20（50.00）	26	24（92.31）	25	22（88.0）	37	24（64.86）

组别	烦躁不安		舌苔厚腻		舌质红		异常脉象	
	n	消失	n	消失	n	消失	n	消失
试验组	10	10（100.0）	38	28（73.68）	34	21（61.76）	32	26（81.25）
对照组	6	6（100.0）	40	22（55.00）	33	19（57.58）	34	25（73.53）

注：经 χ^2 检验，两组症状比较，均 $P > 0.05$，无显著性差异。

表2 两组患者大便常规异常恢复情况比较

组别	异常例数	消失例数	消失率（%）
试验组	20	17	85.00
对照组	21	19	90.48

注："异常"，指粪便性质异常；见有大量黏液；和／或镜检见有食物残渣。χ^2 检验：与对照组比较 $\chi^2=0.0186$，$P > 0.05$，无显著性差异。

4 讨论

中医学认为，小儿脾常不足，乳食不知自节，若喂养不当、恣食肥甘厚味、强迫进食或纵食生冷，均可损伤脾胃，造成食积停滞。保和丸由焦山楂、炒六神曲、制半夏、茯苓、陈皮、连翘、炒莱菔子、炒麦芽组成，具有消食导滞、和胃之功效，适用于本证的治疗。

本项研究意在验证保和丸饮片颗粒对小儿积滞（乳食停滞证）的有效性和安全性。研究结果表明，保和丸饮片颗粒对小儿积滞（乳食停滞证）试验组的愈显率为87.50%，与对照组（愈显率77.50%）比较，经秩和检验，差异无显著性意义（$P > 0.05$）。两组各单项中医证候治疗后较治疗前有明显改善，但其治疗消失率的组间比较经 χ^2 检验，差异无显著性意义（$P > 0.05$）。说明保和丸饮片颗粒与蜜丸一样，对小儿积滞乳食停滞证均有较好疗效。

在试验过程中，试验组40例患儿均未发现有任何不良反应。

保和丸饮片颗粒对小儿积滞乳食停滞证具有较好疗效，应用安全、便利，利于随证加减，值得临床推广应用。中药饮片颗粒的研制，是传统中药饮片改革的一个方面。其保持和发扬中医药的特点和优势，同时以经方饮片颗粒为主，单味饮片颗粒为辅，兼顾中医临床辨证论治的需要及复方合煎的特点，使之更适用于广大患儿，并更好地发挥疗效。

【评介】

中药配方颗粒是近年来中药走向现代化、规范化、标准化的一种有益尝试，弥补了传统中药饮片质量参差不齐、煎煮费力等不足。本研究采用随机、平行、对照的设计方案，比较保和丸饮片颗粒（江阴天江药业有限公司）与保和蜜丸治疗小儿积滞（乳食停滞证）的有效性与安全性。本文由胡思源教授和硕士研究生徐强撰写，发表于《天津中医药》2008年2月第25卷第1期。研究结果表明，保和丸饮片颗粒对小儿积滞（乳食停滞证）具有较好疗效，且临床应用安全性良好。

（李亚军）

第二节 标准制定与量表研究

一、基于文献研究法和共识法的《小儿积滞病诊断标准》的制定研究

【摘要】

目的：制定一个框架清晰、指标明确、可操作性强的《小儿积滞病诊断标准》，为中医儿科临床实践和中医药临床评价提供依据。**方法**：基于文献研究法，结合课题组经验，初步制定确立小儿积滞病诊断标准框架和各层面条目；基于共识法（包括德尔菲法、名义小组法）征求专家意见，最终制定形成《小儿积滞病诊断标准》。**结果**：制定了包括"病史、病程、诊断指标、需要排除的疾病、诊断条件"5个层面的小儿积滞病诊断标准。**结论**：本研究采用的研究方法得当，保证了内容的全面性和结果的客观性，已作为中华中医药团体标准的《小儿积滞病诊断标准》，具有科学性、实用性，可供小儿积滞病的临床科研与医疗工作者参考使用。

【正文】

小儿积滞病是一种具有明显中医特色的儿科常见脾系疾病，该病名最早见于明代鲁伯嗣《婴童百问》。本病的临床特征表现为不思乳食、食而不化、腹部胀满、大便不调，一年四季均可发病，可发生于各年龄段，以2~6岁发病率最高。本病预后良好，少数患儿可因积滞日久，形成慢性病程。若迁延失治，损伤脾胃，影响气血生化，导致营养及生长发育障碍，从而合并出现疳证。本病的中医内涵比较清晰，但缺乏与之完全对应的西医疾病，诸多文献资料中均提及其近似于西医学的"消化功能紊乱症""功能性消化不良"等。

尽管现各版中医儿科学专著/教材均有收录小儿积滞病，但文献综述结果显示，已发表的小儿积滞病的临床研究文献存在诊断标准不统一、不规范的问题。究其原因，可能与

现行的小儿积滞病诊断标准存在语言表述不一致、指标与内容细化不够、缺少诊断条件等有关。针对上述问题，我们在国内中医儿科、临床评价方面的权威专家和知名学者的指导和参与下，制定了一个框架清晰、指标明确、可操作性强的《小儿积滞病诊断标准》，并作为中华中医药学会团体标准发布，供小儿积滞病的临床科研与医疗工作者参考使用。

1 资料与方法

1.1 构建诊断标准框架和条目池

以"积滞""食积""乳积""积证""伤积""伤食"为检索词，检索行业标准《中医病证诊断疗效标准》（1994）、团体标准《中医儿科常见病诊疗指南》（2012）、中医儿科学教材/专著、中医古籍（通过中华医典 app 及手工查询）和中文数据库（包括中国学术期刊全文数据库、中国生物医学文献数据库、万方数据库、维普数据库）。制定提取表，由2名课题小组成员独立全面提取小儿积滞病的概念、定义、诊断/诊断依据/诊断要点和具体症状描述。根据查阅结果及课题组专家经验，构建小儿积滞病诊断标准框架。提取的诊断条目将参照全国科学技术名词审定委员会公布的《中医药学名词》和术语在线网站（termonline.cn）、中华人民共和国国家标准《中医临床诊疗术语（疾病部分）》和《中医临床诊疗术语（证候部分）》，以及《中医诊断学》中相应内容进行规范化的命名；对于其中未做描述的条目，由课题组专家在保证原条目含义的基础上，对条目做出简洁明确的概括，最终所有条目将被整理汇总形成诊断条目池。

1.2 诊断标准专家共识

1.2.1 德尔菲专家调查

在诊断标准框架和条目池的接触上，制定德尔菲法专家问卷展开咨询。实施过程如下：1）专家遴选：遵循权威性、地域性原则，计划在全国各省市遴选 30 名左右长期致力于中医儿科临床及科研工作的专家。所遴选专家均具有正高级专业技术职称，且临床经验丰富，熟悉小儿积滞临床诊疗特点。2）问卷内容和评分标准：内容包括专家信息、条目选择和条目的量化评分。采用 Likert 的九尺度评分法（1、2、3……7、8、9）对每个条目重要程度进行评分，其中 1~3 分代表条目不重要，对疾病的诊断无影响；4~6 分代表条目一般，对疾病的诊断有一定的影响；7~9 分代表条目非常重要，对疾病的诊断影响很大。3）数据统计分析：将专家调查问卷的结果录入 Excel 2016，对专家的基本情况、专家积极系数、专家协调程度进行评价。4）条目剔除标准：根据问卷统计结果，满足专家共识度 < 30%、条目重要程度评分 < 4 分或 CV ≥ 0.4 之一的条目，予以剔除。5）共识标准：根据第二轮问卷统计结果，选择类条目需满足专家共识度 ≥ 70%；主要指标需满足重要程度评分均值 ≥ 7 分且 CV < 0.4；次要指标需满足重要程度评分均值 ≥ 4 分且 CV < 0.4。

1.2.2 名义小组法

针对两轮专家调查问卷后仍未达成共识的问题，通过名义小组法共识会议进行讨论、投票，最终达成共识。1）专家遴选：在参与德尔菲法问卷调查的专家中，选择总数不少于 10 人的国内二级中医儿科学会会长及随机抽取的其他专家。2）会议模式：采取线下和线上共同进行的模式。3）会议流程：①课题负责人介绍项目背景及讨论内容；②发放会议资料；③专家通过问卷星填写问卷的形式就需要达成共识的内容记录意见；④专家休息，课题组工作人员整理专家意见；⑤专家陈述己见、全员讨论；⑥整理新版共识结果；⑦投票、达成共识。

技术路线见图1。

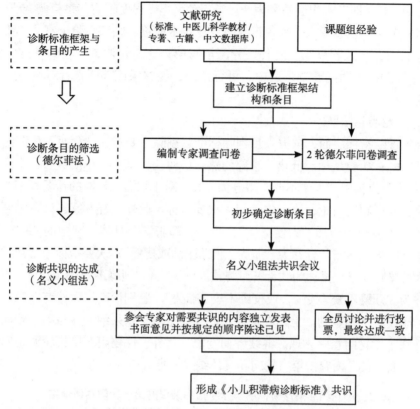

图1　小儿积滞病诊断标准的制定研究技术路线

2　结果

2.1　诊断标准框架和条目池构建结果

经检索，课题组纳入2部标准、18本中医儿科学教材/专著、13部专门设有积滞病章节的儿科古籍、172篇中文数据库文献作为小儿积滞病诊断标准框架和条目的来源。通过对标准、中医儿科学教材/专著中小儿积滞病诊断/诊断依据/诊断要点的查阅、分析、整理，结合课题专家组的临床经验，初步形成包含"病史、病程、临床表现、实验室检查、排除疾病"5个层面的小儿积滞病诊断标准框架。将从古今文献中提取的与小儿积滞病诊断相关的症状描述，按照术语相关标准规范化后，初步形成由28个条目构成的"临床表现"层面条目池。课题组将"临床层面"命名为"诊断指标"，将28个条目归类于"主要指标、次要指标、指标具体表现"三个层次。

2.2　德尔菲法问卷结果

2.2.1　专家情况

本次调查研究收到31名专家的有效反馈。专家来自7个地区16个省市的29家三甲医院，具有广泛的地域代表性。专家的年龄范围处于43~74岁，平均年龄为（56.7±7.2）岁；工作年限范围处于15~52年，平均工作年限为（33.9±8.8）年；31名专家均为高级职称。

2.2.2 专家积极系数及权威程度

本次专家调查研究先后发放 36、36 份调查问卷，分别回收 31、31 份有效问卷，问卷回收率均为 86.1%，即专家积极系数为 86.1%，专家积极程度较高。参与调查研究的 31 名专家，均为中医儿科领域专家，具备正高级专业技术职称，临床经验丰富，熟悉小儿积滞病临床诊疗特点，权威程度高。此外，专家填写第一、二轮调查问卷的平均时间分别为 10.8min、17.3min，说明问卷题量适中、可行性好，能够保证被调查者对填写问卷的兴趣和认真态度。

2.2.3 第一轮问卷结果

经统计，诊断指标层面，依据条目剔除标准，剔除主要指标"食而不化"的具体表现"大便臭如败卵"；次要指标"低热、腹部灼热、小便色如米泔、小便黄浊、小便如油、脉滑"。考虑到主要指标中"大便不调"得分为 6.32，对于积滞病诊断的重要程度为一般，为非必备条目，经课题组讨论，决定将其列入次要指标。此外，有专家建议在主要指标"食而不化"的具体表现中增加"大便臭秽"，将"腹部胀满"具体表现中的"脘腹胀满或疼痛"和"腹部胀满或疼痛"合并为"脘腹 / 腹部胀满或疼痛"；次要指标中增加"恶心"条目，将"舌苔厚腻"补充描述为"舌苔厚腻或厚浊"，将"烦躁不安/哭闹"和"夜卧不安/啼哭"合并为"烦躁不安 / 哭闹，或夜卧不安 / 啼哭"。鉴别诊断层面，有专家建议积滞病应与肠结（肠梗阻）相鉴别。上述专家建议，课题组均予以采纳，并与第一轮问卷中保留的条目一并在第二轮问卷中体现，继续咨询专家。另外，课题组在第二轮调查问卷中增加了预设的"诊断条件"内容。第一轮问卷具体结果，见表 1~3。

表 1　小儿积滞病诊断标准非诊断指标条目的第一轮问卷调查结果

层面	条目	专家共识度	结果
病史	必须具备"伤乳食"或"乳食不节"病史	87.1%（27/31）	暂定达成共识
病程	需要设定病程	67.74%（21/31）	存在争议
	最短病程 1 周	61.9%（13/21）	存在争议
	最短病程 2 周	23.81%（5/21）	存在争议
	最短病程 4 周	14.29%（3/21）	存在争议
实验室检查	不需要进行大便常规检查	61.29%（19/31）	存在争议
排除疾病	厌食（喂养障碍 / 进食障碍）	93.5%（29/31）	暂定达成共识
	感冒夹滞（急性上呼吸道感染）	83.87%（26/31）	暂定达成共识
	伤食泻（小儿腹泻病）	74.19%（23/31）	暂定达成共识
	食积便秘（功能性便秘）	41.94%（13/31）	存在争议
	积滞与上述疾病的鉴别意义不大	3.23%（1/31）	存在争议

表 2　小儿积滞病诊断标准诊断指标中主要指标重要性的第一轮问卷调查结果

主要指标	具体表现	均值	标准差	变异系数	结果
不思乳食		8.10	1.17	0.14	暂定达成共识

主要指标	具体表现	均值	标准差	变异系数	结果
	食欲不振	7.68	1.28	0.17	暂定达成共识
	纳食减少	7.23	1.58	0.22	暂定达成共识
食而不化		7.81	1.18	0.15	暂定达成共识
	口气酸臭	7.26	1.60	0.22	暂定达成共识
	嗳气酸腐	6.90	1.92	0.28	暂定达成共识
	吐物酸馊	6.29	1.92	0.30	暂定达成共识
	大便见不消化食物残渣／乳片	6.87	1.79	0.26	暂定达成共识
	大便酸臭	6.74	1.80	0.27	暂定达成共识
	大便臭如败卵	5.45	2.35	0.43	剔除
腹部胀满		8.06	1.05	0.13	暂定达成共识
	腹部胀满或疼痛	7.03	1.53	0.22	暂定达成共识
	脘腹胀满或疼痛	6.74	1.95	0.29	暂定达成共识
	食则饱胀	7.03	1.86	0.26	暂定达成共识
大便不调		6.32	1.86	0.29	重要程度为一般，为非必备条目，列入次要指标
	大便干燥	6.48	1.85	0.29	暂定达成共识
	大便稀溏	5.19	1.87	0.36	暂定达成共识
	大便时干时稀	6.74	1.64	0.24	暂定达成共识

表3　小儿积滞病诊断标准诊断指标中次要指标重要性的第一轮问卷调查结果

次要指标	均值	标准差	变异系数	结果
烦躁不安／哭闹	5.97	1.67	0.28	暂定达成共识
夜卧不安／啼哭	6.23	1.88	0.30	暂定达成共识
呕吐	5.65	1.98	0.35	暂定达成共识
手足心热	5.84	1.71	0.29	暂定达成共识
低热	4.65	1.88	0.41	剔除
腹部灼热	4.65	1.88	0.41	剔除
小便色如米泔或黄浊	4.32	1.96	0.45	剔除
小便黄浊	4.31	1.76	0.45	剔除
小便如油	4.29	2.14	0.41	剔除
舌苔厚腻	7.65	1.40	0.18	暂定达成共识
脉滑	5.50	2.21	0.40	剔除

2.2.4 第二轮问卷结果

经统计，在第二轮问卷中，根据第一轮调查专家及课题组对诊断指标中主要指标及其具体表现、次要指标做出的调整均达成了共识，且共识度较高。另外，因 74.19% 的专家认为不需要进行大便常规检查，因此课题组决定剔除"实验室检查"层面。除排除疾病和诊断条件外，其他条目均已达成共识。未达成共识的条目将作为名义小组法共识会议的讨论内容。具体结果见表 4~6。

表 4　小儿积滞病诊断标准非诊断指标条目的第二轮问卷调查结果

层面	条目	专家共识度	结论
病史	必须具备"伤乳食"或"乳食不节"病史	93.55%（29/31）	达成共识
病程	需要设定最短病程	74.19%（23/31）	达成共识
	最短病程 1 周	82.61%（19/23）	达成共识
	最短病程 2 周	17.39%（4/23）	剔除
实验室检查	不需要进行大便常规检查	74.19%（23/31）	达成共识
排除疾病	厌食（喂养障碍 / 进食障碍）、感冒夹滞（急性上呼吸道感染）、伤食泻（小儿腹泻病）	96.77%（30/31）	达成共识
	食积便秘（功能性便秘）	67.74%（21/31）	未达成共识
	肠结（肠梗阻）	41.94%（13/31）	未达成共识
诊断条件	符合主要指标任意 2 项，具备病史、病程，排除相关疾病，参考次要指标，即可诊断	29.03%（9/31）	未达成共识
	符合主要指标 3 项，或主要指标 2 项及次要指标 1 项，具备病史、病程，排除相关疾病，即可诊断	41.94%（13/31）	未达成共识
	符合主要指标 3 项，或主要指标 2 项及次要指标 2 项，具备病史、病程，排除相关疾病，即可诊断	29.03%（9/31）	未达成共识

表 5　小儿积滞病诊断标准诊断指标中主要指标重要性的第二轮问卷调查结果

主要指标	具体表现	均值	标准差	变异系数	结论
不思乳食		7.81	1.42	0.18	达成共识
	食欲不振	7.65	1.38	0.18	达成共识
	纳食减少	7.23	1.52	0.21	达成共识
食而不化		8.13	0.94	0.12	达成共识
	口气酸臭	7.03	1.38	0.16	达成共识
	嗳气酸腐	6.58	1.92	0.20	达成共识
	吐物酸馊	7.00	1.48	0.26	达成共识
	大便见不消化食物残渣 / 乳片	6.77	1.56	0.21	达成共识
	大便酸臭	6.65	1.79	0.23	达成共识
	大便臭秽	7.03	1.38	0.27	达成共识
腹部胀满		8.00	1.08	0.13	达成共识
	脘腹 / 腹部胀满或疼痛	7.55	1.34	0.18	达成共识
	食则饱胀	7.00	1.39	0.20	达成共识

表 6 小儿积滞病诊断标准诊断指标中次要指标重要性的第二轮问卷调查结果

次要指标	具体表现	均值	标准差	变异系数	结论
烦躁不安 / 哭闹，或夜卧不安 / 啼哭		6.71	0.85	0.13	达成共识
恶心		5.81	1.23	0.21	达成共识
呕吐		5.71	1.46	0.25	达成共识
大便不调		6.68	1.23	0.18	达成共识
	大便干燥	6.03	1.49	0.25	达成共识
	大便稀溏	5.39	1.77	0.33	达成共识
	大便时干时稀	7.03	1.40	0.20	达成共识
手足心热		6.13	1.60	0.26	达成共识
舌苔厚腻或厚浊		7.87	1.56	0.15	达成共识

2.3 名义小组法共识会议结果

名义小组法共识会议共 14 名专家参会，其中 6 名专家为国内二级中医儿科学会会长。本次会议共持续 2.5 小时，会议内容为第二轮问卷中未达成共识的"排除疾病"和"诊断条件"条目。共识会议结果示，"排除疾病"层面，14 名专家一致通过诊断小儿积滞病无需排除食积便秘（功能性便秘）。13 名专家认为诊断小儿积滞病无需排除肠结（肠梗阻），1 名专家认为应排除不全性肠梗阻，经讨论，所有专家认同无需排除肠结（肠梗阻），但增加"还应排除其他能够表现出积滞症状的器质性疾病"的描述。"诊断条件"方面，鉴于参会专家分歧较大，为达成共识，最终选择得票数最高的选项"符合主要指标 3 项，或主要指标 2 项及次要指标 1 项，具备病史、病程，排除相关疾病，即可诊断"（64.28%，9/14），作为诊断条件。

2.4 小儿积滞病诊断标准的形成

综上，经过文献研究法、德尔菲法、名义小组法，课题组最终制定形成了《小儿积滞病诊断标准》。见表 7。

3 讨论

本标准规定了小儿积滞病的诊断依据和诊断条件，适用于各级中医院及综合医院的儿科中医师、中西医结合医师、全科医师，及临床科研人员在临床诊断和临床研究中诊断小儿积滞病。

本标准的制定是在国内中医儿科、临床评价方面的权威专家和知名学者的指导和参与下进行的，且已作为中华中医药学会团体标准发布。本诊断标准的特色是通过对小儿积滞病古今文献的检索与总结，提取与本病的诊断相关的症状描述，保证了指标的全面性；对于提取条目中"一词多义"者进行拆分，"一义多词"者进行合并，将所有条目进行规范化，保证了指标含义的清晰、内容的细化；采用德尔菲法和名义小组法，邀请全国范围内平均工作年限达 30 余年的中医儿科专家筛选条目、制定决策，既融入了专家们的宝贵经验，又避免了权威势力对共识结果的影响，保证了本次研究结果的权威性。

由于时间和条件的限制，课题组目前主要是针对疾病制定了诊断标准，未进行中医证候的诊断标准。未来我们将继续开展小儿积滞病中医证候诊断标准和中医证候诊断量表的制定研究，为小儿积滞病的中医证候诊断提供依据和工具。

表 7　小儿积滞病诊断标准

层面	条目/内容	
病史	有伤乳食或饮食不节史	
病程	至少 1 周	
诊断指标	主要指标	①不思乳食：食欲不振，纳食减少，至少 1 项 ②食而不化：口气酸臭，嗳气酸腐，吐物酸馊，大便见不消化食物残渣/乳片，大便酸臭，大便臭秽，至少 1 项 ③腹部胀满：脘腹/腹部胀满或疼痛，食则饱胀，至少 1 项
	次要指标	①烦躁不安/哭闹，或夜卧不安/啼哭 ②恶心 ③呕吐 ④大便不调：大便干燥，大便稀溏，大便时干时稀，至少 1 项 ⑤手足心热 ⑥舌苔厚腻或厚浊
需要排除的疾病	厌食（喂养障碍/进食障碍）；②感冒夹滞（急性上呼吸道感染）；③伤食泻（小儿腹泻病），以及其他能够表现出积滞症状的器质性疾病等	
诊断条件	符合主要指标 3 项，或主要指标 2 项及次要指标 1 项，满足病史、病程，排除相关疾病，即可诊断	

【评介】

本文介绍了胡思源教授牵头的中华中医药学会团队标准项目《小儿积滞病诊断标准》的制定研究过程。本研究基于文献研究法、课题组专家经验和共识法，制定形成框架清晰、指标明确、可操作性强的《小儿积滞病诊断标准》。马延宁、蔡秋晗等多位博士深度参与研究工作，并由李梅芳执笔撰写成本文。本研究系统检索包含"积滞"相关名词和术语的标准、教材/专著、古籍和文献数据库，提取小儿积滞病的诊断相关信息，采用诊断标准框架和条目池的构建、诊断条目的筛选、诊断共识的达成这一技术路线，最终完成制定《小儿积滞病诊断标准》。该标准可为中医儿科临床实践和中医药临床评价提供依据，研究过程也可为疾病诊断标准、证候辨证标准的制定提供方法学借鉴。

（马延宁，李梅芳）

二、小儿积滞病中医证候疗效评价量表的编制和北方地区检验

【摘要】

目的：编制小儿积滞病中医证候疗效评价量表并进行信度、效度和反应度检验，为小儿积滞病临床评价提供量表依据。**方法**：主要采用文献研究法、德尔菲法、小范围测试编制量表；利用探索性因子分析法、相关系数法、克朗巴赫系数（Cronbach's α 系数）法等对量表的信度、效度及反应度进行检验。**结果**：通过文献研究法构建了包含 46 个条目

的评价量表条目池；经 2 轮德尔菲问卷，形成具有 24 个条目的初级评价量表；通过小范围测试，优化为具有 21 个条目的评价量表；探索性因子分析删除 3 个条目，剩余 18 条目共提取合并 7 个公因子，累计方差贡献率为 68.76%；内容效度为 0.359~0.931；重测信度为 0.797~0.926；分半信度为 0.798；内部一致性均＞ 0.4；反应度中，量表总分及各维度得分在积滞患儿与非积滞患儿、积滞患儿自身治疗前后方面的差异均具有统计学意义（P ＜ 0.05）。**结论**：《小儿积滞病中医证候疗效评价量表》具有良好的信度、效度和反应度，可用于北方地区小儿积滞病常见中医证候的临床疗效评价，在南方地区的使用待进一步检验。

【正文】

小儿积滞病是一种具有明显中医特色的儿科常见脾系疾病，临床以不思乳食，食而不化，腹部胀满，大便不调为特征。本病中医内涵比较清晰，中医诊疗过程以证候表现等软指标作为主要证据，故中医证候量表是评价疗效最为恰当的手段。然在评价方面尚无统一规范，既往文献针对同一证候的评价指标内容不一，因此，研制小儿积滞病中医证候疗效评价量表具有重大意义。本课题组拟编制《小儿积滞病中医证候疗效评价量表》并主要在北方地区进行信度、效度及反应度检验，以期更好地为本病的临床研究工作提供量表基础。

1 方法

1.1 量表编制

1.1.1 构建条目池

成立课题小组和专家工作组，包括 3 名中医儿科专家、1 名中西医消化内科专家，2 名方法学专家、2 名临床主治医师和 3 名中医儿科研究生。前者负责实施方案，后者负责指导决策。

以"积滞""食积""乳积""伤食"等为检索词在中文数据库、中医儿科学教材 / 专著、行业标准和团体标准及中医古籍中检索关于小儿积滞病临床症状和体征的描述，并由 2 名工作人员独立进行数据提取。

由课题组专家对所提取条目进行审核，删除与现代小儿积滞疾病认识不同、不适宜疗效评价等条目，对"一词多义""一义多词"的条目进行拆分与合并，参照《中医临床诊疗术语（疾病部分）》《中医临床诊疗术语（证候部分）》和《中医诊断学》等术语要求对条目进行规范化命名，最终形成条目池。

1.1.2 条目筛选

采用德尔菲问卷的方法，计划在全国范围内遴选 40 名长期从事中医儿科临床及科研专家，通过 2~3 轮专家问卷，对各条目的重要性达成共识。第一轮问卷中的条目信息根据条目池编制，后续问卷中条目信息根据上一轮问卷分析结果进行删补。条目的重要程度评分设置为 1~9 分，分数越高则表示该条目对中医证候疗效评价的影响很大。

统计各条目的重要程度评分均数和变异系数（coefficient of variation，CV）。剔除条目重要程度评分≤ 4 分和 / 或 CV ≥ 0.4 的条目，剩余条目将纳入第 2~3 轮调查问卷再次确认。

1.1.3 条目优化

将筛选后的条目分级量化，各条目按无（0分）、轻度（1分）、中度（2分）、重（3分）进行赋分，制定包括患儿基本信息和中医症状评价量表两部分的小儿积滞病初级临床调查表。

在天津中医药大学第一附属医院儿科门诊随机选取积滞患儿，填写初级临床调查表，评价问卷填写人对条目的理解程度，通过反馈结果对初级评价量表条目进行删减、补充或修改。

1.2 信度、效度和反应度评价

1.2.1 伦理

本研究经天津中医药大学第一附属医院伦理委员会审查通过（批件号：SPHFJP-K2019020-02）。

1.2.2 研究对象

1.2.2.1 诊断标准

参照《中医病证诊断疗效标准》制定。

1.2.2.2 纳入标准

1）符合小儿积滞病诊断标准；2）年龄1~14岁；3）法定监护人或与受试儿童（≥8岁）共同签署知情同意书。

1.2.2.3 排除标准

1）诊断为其他疾病，伴有积滞症状者；2）合并心、脑、呼吸、肝、肾等系统疾病，及精神疾病者。

1.2.2.4 病例来源

所有病例由天津中医药大学第一附属医院、天津中医药大学第二附属医院、上海市中医医院、山东中医药大学附属医院、北京中医药大学东方医院、河南中医药大学第一附属医院6家单位共同承担，均来源于门诊。

1.2.2.5 样本量

样本量 = 量表条目数 × （5~10）。

1.2.3 调查方法

临床调查采用门诊医生主导、经专业培训的调查人员辅助医生和患儿及其家属的形式进行。纳入的积滞患儿需首先填写知情同意书，然后由调查员根据患儿具体情况填写临床调查表。临床调查表包括基本信息和中医症状量表两部分，在填写积滞中医症状量表时，调查员需逐条问询积滞患儿的症状，并选定与其描述相符合的级别，填写到指定位置。条目赋分：症状条目按无症状计0分、轻度计1分、中度计2分、重度计3分赋分；舌脉条目按照无计0分、有计1分赋分。7~10天后随访，调查员需对积滞患儿进行中医症状量表信息的二次采集。此外，调查员还需在门诊采集30例非积滞患儿的量表信息，作为量表反应度测评的数据。

1.2.4 干预措施

可选择中药汤剂、颗粒剂，或联合针刺四缝等疗法辨证施治。

1.2.5 统计学方法

采用EXCEL 2016建立数据库，指定专人双次录入数据并核对保存；采用SPSS 26.0软件进行量表测评的数据分析。结构效度采用探索性因子分析，内容效度、重测信度和分半信度采用相关系数分析，内部一致性采用克朗巴赫系数；反应度采用 t 检验或非参数检验。

2 结果

2.1 量表编制

2.1.1 条目池形成

通过文献检索，共提取 136 个症状 / 体征条目、17 个舌象条目、15 个脉象条目、7 个指纹条目。课题组专家对条目讨论审核，删除如"壅盛涎鸣、热毒发疮、四肢不举、目肿、囟肿喉塞、毛发稀疏、咳喘、气短"等与现代小儿积滞疾病认识不同的条目；"喜按、喜俯 / 伏卧、拒按、喜饮热汤、体重不增"等更适合作为诊断条目，也予剔除；拆分和合并"一词多义"和"一义多词"的条目。舌象、脉象以及指纹条目仅保留"苔腻"。将剩余条目进行规范化，形成具有 46 个症状条目的评价量表条目池。

2.1.2 德尔菲法问卷

2.1.2.1 专家信息

两轮问卷调查分别发放 40、40 份问卷，回收 38、33 份有效问卷，回收率分别为 95.0% 和 82.5%，专家积极程度较高。调查专家分别来自东北地区、华北地区、华东地区、中南地区、西南地区、西北地区中 16 个省市的 29 家三甲医院，具有广泛的地域代表性。专家均为高级职称，平均年龄（52.0 ± 7.0）岁，工作年限（28.0 ± 9.2）年。见表 1。

表 1　专家基本信息

项目	例数（%）	χ^2 值	P 值	项目	例数（%）	χ^2 值	P 值
性别 男 女	 15（38.46） 24（61.54）	2.077	0.15	职称 高级职称	39（100）	—	—
年龄（岁） ＜ 40 40~50 51~60 ＞ 61	 2（5.13） 13（33.33） 22（56.41） 2（5.13）	12.462	0.02	地区 北京 天津 上海 江苏 广东	 7（17.95） 8（20.51） 3（7.70） 3（7.70） 3（7.70）		
工作年限（岁） 10~20 21~30 31~40 41~50 ＞ 51	 9（23.08） 11（28.21） 17（43.59） 1（2.56） 1（2.56）	11.769	0.08	山东 四川 新疆 云南 浙江 河南	1（2.56） 2（5.13） 1（2.56） 1（2.56） 2（5.13） 2（5.13）	13.179	0.10
学历 博士 硕士 本科	 17（43.59） 14（35.90） 8（20.51）	3.231	0.199	湖北 湖南 黑龙江 吉林 辽宁	1（2.56） 1（2.56） 2（5.13） 1（2.56） 1（2.56）		

2.1.2.2 第一轮专家问卷

第一轮专家问卷条目均数为 2.66~8.37，CV 为 0~0.51。按照条目筛选标准，经专家工作组讨论决定删除"大便青绿、小便短黄、小便如米泔、口干渴、低热、肚腹热甚、时寒时热、胸胁苦闷、口苦、流涎、梦呓、磨牙、面色潮红、形体消瘦、神疲肢倦、精神萎靡、足冷、唇淡白"共 18 个条目。见表 2。

表 2　第一轮专家调查各条目的统计结果

序号	条目	均值	标准差	变异系数	序号	条目	均值	标准差	变异系数
1	食欲不振	7.92	1.00	0.13	24	呕吐	5.11	1.00	0.20
2	纳食减少	7.79	1.50	0.19	25	口干渴	3.92	1.00	0.26
3	脘腹胀满	8.37	1.50	0.18	26	口中气热	4.76	1.50	0.31
4	脘腹疼痛	6.47	1.00	0.15	27	低热	3.53	1.50	0.43
5	食则饱胀	6.39	1.00	0.16	28	手足心热	5.71	1.50	0.26
6	稍食即饱（早饱）	6.74	1.00	0.15	29	肚腹热甚	4.95	2.50	0.51
7	嘈杂	4.37	0.50	0.11	30	自汗	4.05	1.50	0.37
8	嗳气	5.45	1.00	0.18	31	盗汗	4.05	1.00	0.37
9	口气臭秽	6.89	0.50	0.07	32	时寒时热	3.05	1.00	0.33
10	大便夹有食物残渣 / 乳片	6.74	0.50	0.07	33	胸胁苦闷	3.32	0.00	0.30
11	大便酸臭	6.23	0.00	0.00	34	口苦	3.34	0.50	0.00
12	大便臭秽	6.74	0.00	0.00	35	流涎	3.61	0.50	0.14
13	矢气恶臭	6.34	0.50	0.08	36	梦呓	3.89	0.50	0.13
14	大便黏稠	5.13	1.00	0.19	37	磨牙	3.97	0.50	0.00
15	大便溏	4.39	1.00	0.23	38	面色潮红	3.71	1.00	0.13
16	大便干	5.32	0.50	0.09	39	面色萎黄	4.16	1.00	0.24
17	大便时干时稀	5.11	1.50	0.29	40	形体消瘦	3.97	1.00	0.25
18	大便青绿	3.68	1.00	0.27	41	神疲肢倦	3.55	1.00	0.00
19	小便短黄	3.82	0.00	0.00	42	精神萎靡	3.21	1.50	0.31
20	小便如米泔	3.82	0.00	0.00	43	足冷	2.66	1.00	0.38
21	夜寐不安	5.29	0.50	0.09	44	唇淡白	2.97	0.00	0.00
22	烦躁	5.24	1.00	0.19	45	唇红	4.68	0.00	0.00
23	恶心	5.08	0.50	0.10	46	苔腻	6.18	1.00	0.16

2.1.2.3 第二轮专家问卷

第二轮专家问卷，条目均数为 4.06~8.27，CV 为 0.10~0.45，专家集中程度明显提高。按照条目筛选标准，经专家工作组讨论决定删除"大便黏稠、口中气热、自汗、盗汗"共 4 个条面目，最终保留 24 个条目。见表 3。

表3　第二轮专家调查各条目的统计结果

序号	条目	均值	标准差	变异系数	序号	条目	均值	标准差	变异系数
1	食欲不振	7.79	1.17	0.15	15	大便溏	4.70	1.53	0.33
2	纳食减少	7.45	1.23	0.17	16	大便干	5.39	1.69	0.31
3	脘腹胀满	8.27	0.83	0.10	17	大便时干时稀	5.42	1.58	0.29
4	脘腹疼痛	6.45	1.50	0.23	18	夜寐不安	5.30	1.60	0.30
5	食则饱胀	6.97	1.31	0.19	19	烦躁	5.33	1.70	0.32
6	稍食即饱（早饱）	6.73	1.19	0.18	20	恶心	5.45	1.42	0.26
7	嘈杂	5.03	1.40	0.28	21	呕吐	5.21	1.59	0.31
8	嗳气	5.67	1.25	0.22	22	口中气热	5.09	2.05	0.40
9	口气臭秽	7.03	1.42	0.20	23	手足心热	5.88	1.95	0.33
10	大便夹有食物残渣 / 乳片	7.06	1.50	0.21	24	自汗	4.12	1.85	0.45
11	大便酸臭	7.06	1.18	0.17	25	盗汗	4.06	1.82	0.45
12	大便臭秽	6.45	1.48	0.23	26	面色萎黄	4.85	1.64	0.34
13	矢气恶臭	6.27	2.00	0.32	27	唇红	4.82	1.68	0.35
14	大便黏稠	5.03	2.01	0.40	28	苔腻	6.12	2.14	0.35

2.1.3 条目优化

共选取了 25 名积滞患儿进行临床调查问卷的小范围测试。归纳出两点问题：1）条目"嘈杂"，患儿及其家长均难以理解；2）条目"大便时干时稀"，7 位家长反映孩子的大便是"先干后稀"。经课题组专家讨论并决定：1）因条目"嘈杂"难以描述和理解，予以其删除；2）因行业标准和中医儿科教材中所描述的积滞证候分型与大便形态并无明确的对应关系，故将描述大便形态的条目"大便时干时稀、大便干、大便溏"合并为"大便不调"。经测试后量表条目初步优化为 21 个。

2.2 信度、效度和反应度检验

2.2.1 一般情况

共对 213 名儿童进行调查研究，剔除信息不全病例 18 例，最终纳入 195 例，包括积滞患儿 165 例，非积滞患儿 30 例。165 例小儿积滞患儿中男 93 例（56.36%），女 72 例（43.64%）；年龄（5.36±2.60）岁。30 例非积滞儿童中男 18 例，女 12 例；年龄（5.12±2.70）岁。两组儿童一般信息比较差异均无统计学意义（$P > 0.05$），具有可比性。见表4。

表4　一般信息

组别	例数	性别		年龄 / 岁（$\bar{x} \pm s$）
		男 / 例（%）	女 / 例（%）	
积滞	165	93（56.36）	72（43.64）	5.36±2.60
非积滞	30	18（60）	12（40）	5.13±2.70
χ^2 值 /t 值		0.137		−0.164
P 值		0.711		0.87

2.2.2 效度分析

2.2.2.1 结构效度

对量表的 21 个条目，利用主成分的方法进行因子分析，结果 Kaiser–Meyer–Olkin（KMO）检验值为 0.723，Bartlett's 球形检验近似卡方值为 1317.537（$P < 0.05$），提示适合做因子分析。并进行方差正交旋转后，结果条目"嗳气"小于 0.4，条目"大便不调、夜寐不安"在 2 个因子上相近。课题小组及专家组参考既往研究集体讨论决定以上 3 个条目。

对剩余 18 个条目再次进行因子分析，结果 KMO 值 0.728，Bartlett's 球形检验近似卡方值为 1227.720（$P < 0.05$）。按照特征根大于 1 的标准提取出 7 个公因子，累积方差贡献率为 75.152%，各条目经方差正交旋转后各因子载荷结果见表 5。7 个公因子所包含的条目存在课题组所预想的连带关系 / 逻辑关系。课题组专家建议，将因子 3、因子 4、因子 7 合并，最终确定为 5 个因子，即 5 个维度。维度 1：共性症状［食欲不振、食量减少］，维度 2：气滞［脘腹胀满、脘腹疼痛］，维度 3：食积［口气臭秽、苔腻、呕吐、恶心、大便酸臭、大便夹有食物残渣 / 乳片、矢气恶臭］，维度 4：化热［手足心热、大便臭秽、烦躁、唇红］，维度 5：脾虚［食则饱胀、稍食即饱（早饱）、面色萎黄］。

表 5　18 个条目经方差正交旋转后各因子载荷结果

条目	成分						
	1	2	3	4	5	6	7
手足心热	.899						
大便臭秽	.882						
烦躁	.856						
唇红	.848						
食则饱胀		.853					
稍食即饱（早饱）		.840					
面色萎黄		.806					
大便酸臭			.863				
大便夹有食物残渣 / 乳片			.743				
矢气恶臭			.693				
呕吐				.913			
恶心				.892			
食欲不振					.863		
食量减少					.787		
脘腹疼痛						.870	
脘腹胀满						.614	
口气臭秽							.755
苔腻							.731

2.2.2.2 内容效度

量表中各条目与其所属维度的相关性结果见表6，除"苔腻、呕吐"较低外，其余各条目与其所属维度的相关系数均＞0.4（$P < 0.05$）。

表6　量表各条目与其所属维度的相关性

条目	相关系数	条目	相关系数
食欲不振	0.854*	大便夹有食物残渣乳片	0.665*
食量减少	0.886*	矢气恶臭	0.530*
脘腹胀满	0.868*	手足心热	0.931*
脘腹疼痛	0.778*	大便臭秽	0.923*
口气臭秽	0.456*	烦躁	0.889*
苔腻	0.359*	唇红	0.863*
呕吐	0.376*	食则饱胀	0.918*
恶心	0.437*	稍食即饱（早饱）	0.880*
大便酸臭	0.613*	面色萎黄	0.810*

注：*$P < 0.05$。

2.2.3 信度分析

2.2.3.1 重测信度

邀请间隔在7~10天来复诊的30例积滞患儿再次填写临床调查表，计算两次量表总分和各维度得分的相关系数。结果显示，两次测量总分和各维度关系数均＞0.7（$P < 0.05$）。见表7。

表7　量表重测信度各维度相关系数

因子	代表维度	相关系数
因子1	共性症状	0.797*
因子2	气滞	0.818*
因子3	食积	0.834*
因子4	化热	0.900*
因子5	脾虚	0.912*
总分		0.926*

注：*$P < 0.05$。

2.2.3.2 分半信度

将量表条目按奇数、偶数分为两组，计算165例积滞患儿两组得分的相关性。奇、偶数条目的 Cronbach's α 系数分别为0.368、0.376，两者相关系数为0.66（$P < 0.05$），Spearman-Brown 和 Guttman Split-Half 系数均为0.798。见表8。

表8　量表分半信度结果

指标	Cronbach's α 系数	相关系数	Spearman-Brown 系数	Guttman Split-Half 系数
奇数条目	0.368	0.663*	0.798	0.798
偶数条目	0.376			

注：*$P < 0.05$。

2.2.3.3 内部一致性

如表 9 所示，总量表及各维度的 Cronbach's α 系数，均 > 0.4。提示该量表及其各维度内部一致性良好。

表 9　量表总表以及各维度的 Cronbach's α 系数

维度	Cronbach's α 系数
总表	0.654
共性症状	0.681
气滞	0.532
食积	0.488
化热	0.924
脾虚	0.841

2.2.4　反应度

2.2.4.1 与非积滞儿童的比较

比较 30 例非积滞儿童和 165 例积滞患儿 5 个维度得分和量表总分。通过 Mann-Whitney U 检验，结果均 $P < 0.05$。见表 10。

表 10　积滞患儿与非积滞儿童中医证候疗效评价量表反应度分析

维度	调查对象	例数	$M(P_{25}, P_{75})$	Z 值	P 值
共同症状	积滞患儿	165	2（2,3）	7.20	< 0.05
	非积滞儿童	30	0（0,0）		
气滞	积滞患儿	165	2（0,3）	5.97	< 0.05
	非积滞儿童	30	0（0,0）		
食积	积滞患儿	165	4（2,6）	7.48	< 0.05
	非积滞儿童	30	0（0,1）		
化热	积滞患儿	165	0（0,3.5）	2.61	< 0.05
	非积滞儿童	30	0（0,0）		
脾虚	积滞患儿	165	0（0,3）	3.93	< 0.05
	非积滞儿童	30	0（0,0）		
总分	积滞患儿	165	10（7,15）	8.55	< 0.05
	非积滞儿童	30	1（0,2）		

2.2.4.2 积滞患儿治疗前后的比较

对 30 例积滞患儿治疗前后的中医证候总分和各维度得分进行比较，通过 Wilcoxon 秩和检验，结果均 $P < 0.05$。见表 11。

表 11　积滞患儿治疗前后中医证候疗效评价量表反应度分析

维度	时点	例数	$M(P_{25}, P_{75})$	Z 值	P 值
共同症状	治疗前	30	3（2,4）	4.77	< 0.05
	治疗后	30	2（0,2）		
气滞	治疗前	30	0（0,2）	4.46	< 0.05
	治疗后	30	0.5（0,1）		

维度	时点	例数	M (P_{25},P_{75})	Z 值	P 值
食积	疗前	30	4 (2.75,6)	4.65	< 0.05
	疗后	30	1 (0,2)		
化热	疗前	30	0.5 (0,5)	3.38	< 0.05
	疗后	30	0 (0,2)		
脾虚	疗前	30	2 (0,4)	3.89	< 0.05
	疗后	30	0 (0,1.25)		
总分	疗前	30	13 (10,15.25)	4.80	< 0.05
	疗后	30	5 (3,7)		

3 讨论

3.1 量表编制方法

保证量表内容的全面和完整是编制一个合格量表的前提，条目池构建采用文献研究法，保证了评价量表条目的全面性和完整性。在两轮德尔菲问卷中，采用均值＞4 和 CV ＜ 0.4 的双重标准进行筛选，其中重要性评分的均值大小反映了专家意见的集中程度，均值大则意见越集中；CV 数的大小反映了专家意见的协调性，CV 小则专家意见的协调程度高。最终形成筛选出 21 条目，均具有较高的集中程度和协调度。德尔菲法最大限度保证了信息的真实性和广泛性，同时在保证评价条目全面性的基础上，融合了现代中医儿科专家们的宝贵经验，使得评价量表条目更符合时代性和适宜性。最后进行了小范围测试，保证了评价量表中的每个条目都能够成功被表达和理解。

3.2 舌脉和指纹类条目处理

因舌象、脉象等体征具有较为强烈的主观评价特征，所以一直被认为是中医证候量表研制中的瓶颈。有研究表明，由于医生对患者舌脉的判断主要依靠个人经验和感觉，同时受到视觉、空间、光线等因素的影响，极易出现判断结果的不一致性，而且舌象、脉象的分类越多，越有可能降低判断结果的一致性。近些年，医疗领域应用新技术建立了包括舌诊、脉诊在内的临床客观疗效评价体系，但其中舌象、脉象的客观参数作为中医临床疗效评价指标仍不成熟。本研究最初构建评价量表条目池中舌象、脉象以及指纹条目分类过多，考虑评价不一致性将对最终结果造成影响，拟全部删除。因"苔腻"为行业标准和团体标准中均提及的积滞病各证型均可具备的舌象，故在评价量表条目池中对其保留。

3.3 效度分析

效度即用于反映测量结果与"真值"的接近程度。结构效度研究中因子分析法可根据各条目在公因子上载荷系数的大小对条目进行取舍，一般情况下，删除载荷系数小于＜ 0.4 的条目以及在 2 个或 2 个以上因子载荷系数相近而无特异性的条目。本研究中删除"嗳气""大便不调"和"夜寐不安" 3 个条目，对量表条目进一步优化。对再优化后的量表进行因子分析，结果显示，最终形成的 5 个公因子所包含的条目存在课题组所预想的连带关系/逻辑关系，且每个因子各自代表一个维度，不同维度的组合能体现小儿积滞的不同证型，符合临床实际。

内容效度通常用专家评议来评价。本次量表的编制，先后经历了 2 轮德尔菲法专家问

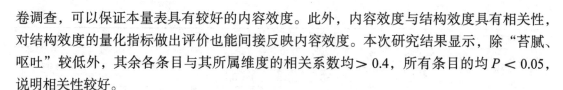

卷调查，可以保证本量表具有较好的内容效度。此外，内容效度与结构效度具有相关性，对结构效度的量化指标做出评价也能间接反映内容效度。本次研究结果显示，除"苔腻、呕吐"较低外，其余各条目与其所属维度的相关系数均＞0.4，所有条目的均 $P < 0.05$，说明相关性较好。

3.4 信度分析

重测信度用来考评量表跨时间的稳定程度，多数学者认为时间跨度一般应为 1~4 周，用 2 次测评结果的相关系数来反映稳定程度，一般认为重测信度系数＞0.7 时较理想。本次研究结果显示，本量表两次测量的总分和各维度得分的重测信度系数均＞0.7，说明本量表具有较好的稳定性。分半信度又称折半信度，常用来考察量表的跨条目一致性，一般采用 Spearman-Brown 系数和 Guttman Split-Half 系数表示分半信度系数，要求 $R > 0.7$。本次研究结果显示，Spearman-Brown 系数和 Guttman Split-Half 系数均为 0.798，说明本量表的跨条目一致性较好。内部一致性信度又称同质性信度，是信度测评时常用的指标，是指围绕某一个特定方面展开的条目之间的相似程度。本次研究结果显示，总量表及各维度的 Cronbach's α 系数处于 0.488~0.924，说明此量表的内部一致性较好。

3.5 反应度分析

反应度又被称为敏感性、区分效度，是指一个量表具有检测被调查者细微特性变化的能力。目前对量表反应度的测评多从以下两个方面：①量表是否具备能够区分不同人群生存质量的能力；②量表是否能够区分个体/群体的生存质量随时间变化情况。本研究干预措施为《中医儿科常见病诊疗指南》中推荐治疗方案，有较为确切的临床疗效，可使积滞患儿发生病情的改善，测得治疗前后的反应度。研究结果显示，非积滞儿童与积滞患儿、积滞患儿自身治疗前后，在中医证候总分及各个维度得分方面的差异均具有显著性意义。表明本量表具有较好的反应度。

3.6 不足与展望

本项目信效度评价研究的受试者来自北京、天津、河南、山东、上海 5 个省市，以北方地区居多，一定程度上可能影响了本量表的辐射能力。量表的研制工作需要不断探索、不断完善，在今后的研究中应增加南方地区的儿童样本量，验证量表在南方地区的适用性，进一步对本量表进行优化。

综上，本研究编制的《小儿积滞病中医证候评价量表》经检验具有良好的信度、效度及反应度，可用于北方地区小儿积滞病常见中医证候的临床疗效评价，在南方地区的使用待进一步检验。

【评介】

小儿积滞病是一种具有明显中医特色的儿科常见脾胃系疾病，与"婴幼儿功能性消化不良综合征"近似。中医药对该类疾病具有良好疗效，但迄今尚缺乏经过信效度检验的疗效评价量表。在"十三五"国家科技重大专项儿童中药新药临床评价技术示范性平台建设项目支持下，胡思源教授及团队采用文献研究法、德尔菲法、小范围测试编制量表，并与天津中医药大学第二附属医院、北京中医药大学东方医院、山东中医药大学附属医院、河南中医药大学第一附属医院等共同对该量表进行了信效度检验。本文由博士研究生马延宁、李瑞本整理，发表在《天津中医药》2022 年 7 月第 7 期第 45 卷。研究结果表明，《小儿积滞病中医证候评价量表》经检验具有良好的信度、效度及反应度，为小儿积滞病疗效评价等临床研究工作提供量表基础。

（李瑞本）

三、小儿积滞临床随机对照试验设计与评价技术要素的文献研究

【摘要】

目的：研究小儿积滞临床随机对照试验的设计要素，为小儿积滞中药临床试验设计与评价技术指南的制定提供文献研究基础。**方法**：计算机系统检索中文学术期刊全文数据库（CNKI）、维普中文科技期刊数据库（VIP）、万方数据库（Wanfang Data）、中国生物医学文献数据库（CMB），Embase、PubMed、Web of Science、Cochrane Library 数据库中关于小儿积滞临床随机对照试验中英文文献，检索年限为建库 ~2021 年。对符合纳入标准的文献进行资料提取、分析，提炼小儿积滞临床试验设计与评价的主要技术要素。**结果**：共检索到文献 1983 篇，根据文献纳排标准最终纳入 21 篇文献。目标定位，18 项定位于消除或改善全部临床症状，3 项选择消除或改善主要临床症状。试验总体设计采用随机 21 项，盲法设计 7 项；样本量估算 3 项；阳性药对照 20 项，安慰剂对照 1 项；多中心研究 4 项；差异性检验设计 20 项，非劣效检验设计 1 项。21 项研究均有明确中医诊断，16 项有明确西医诊断标准来源。受试者的选择与退出，21 项研究设有纳入及排除标准。干预措施，中药内治 17 项，中药贴敷 1 项，中药贴敷联合双歧杆菌颗粒 1 项，中成药联合推拿手法治疗 1 项，单独使用推拿手法治疗 1 项。试验流程，21 项研究均未设导入期，设计随访研究 4 项；疗程 4~28 天，以 7 天或 14 天为主。有效性评价，18 项以疾病临床有效率为主要评价指标，3 项以主要症状，或其总分，或以其定义的"改善"或"控制"或"消失"比例，作为主要评价指标；安全性评价，18 项对不良事件 / 不良反应进行了详细描述，7 项对实验室常规检查进行描述，5 项对生命体征进行描述；全部研究中，有伦理批件号说明 2 项。**结论**：本研究纳入文献信息较完善，基本涵盖了小儿积滞临床试验设计与评价的主要技术要素，对中成药治疗小儿积滞试验设计关键环节和常见问题进行了分析总结。

【正文】

积滞是一种具有中医特色的儿科常见脾胃系病证，以不思乳食、食而不化、腹部胀满、嗳腐呕吐为主要临床特征。一般禀赋不足，脾胃虚弱，人工喂养及病后失调者极易患病。积滞一年四季均可发病，可发生于各年龄段的小儿，2~6 周岁儿童多发。本病一般预后良好，但若日久失治会耗伤脾胃，致气血乏源，出现营养及生长发育障碍并继发疳证。本病与西医中消化功能紊乱，儿童 / 青少年功能性消化不良相似。近年来，由于小儿饮食结构（喜肉食，喜零食）变化，饮食习惯，及家长强迫喂养等因素致使小儿积滞发病率逐渐升高，儿科门诊中积滞患儿也愈来愈常见。同时积滞也是许多其他儿科疾病如咳嗽、小儿夜惊、哮喘、肥胖、扁桃体肥大、腺样体肥大等发病的重要原因。中医药治疗小儿积滞

病具有明显优势，疗法包括中药、针灸、推拿等。西医治疗主要是采用促胃动力药及消化酶类药。

近年来有关小儿积滞的临床研究方面的文献数量逐年增加，但文献质量参差不齐，各个试验设计之间差异较大，使不同的试验结果的真实性存疑，评估难以比较，二次文献研究也成为难题。为此本课题组系统检索了各数据库中高质量小儿积滞临床随机对照试验的文献，主要以改良 Jadad 量表为主要入选标准，分析、提炼小儿积滞临床试验设计与评价的技术要素，期望能为本病临床试验设计提供借鉴参考。

1 资料与方法

1.1 纳入标准

1）研究类型：临床随机对照试验（randomized controlled trial，RCT）；2）研究适应证：小儿积滞（符合其中医诊断标准）；3）受试人群：儿童群体，年龄＜18 岁；4）纳入年限：从各数据库建库至 2021 年；5）Jadad 评分：改良 Jadad 量表评分 ≥ 3 分；6）发表语种：英文或中文。

1.2 排除标准

1）非临床 RCT（综述、名医经验总结、动物实验、系统评价、病种不符等）；2）结局指标不完整或试验设计存在明显错误；3）重复发表的文献，选择高质量文献纳入；4）文章中诊断标准不明确或纳入排除标准不完整；5）积滞合并或兼夹其他疾病（咳嗽、腹泻、喂养或进食障碍、腹泻病、功能性便秘，及能够表现出积滞症状的器质性疾病等）。

1.3 文献检索方法及策略

计算机系统检索中文数据库：中文学术期刊全文数据库（CNKI）、维普中文科技期刊数据库（VIP）、万方数据库（Wanfang Data）、中国生物医学文献数据库（CMB）；英文数据库：Embase、PubMed、Web of Science、Cochrane Library。检索年限为建库至 2021 年。中文检索词积滞、食积、乳积、伤食、食滞；儿童、婴幼儿、小儿、学龄、学龄前；随机、临床试验、临床研究、RCT、临床效果等。英文检索词 impairment by overeating、indigestion；child*、pedia*、infant*、neonate、preschool、teen*、adolescent、youth；RCT、random*。根据每个数据库的具体情况选择主题词、全文、关键词等多种检索方式以保证检索的系统性。

1.4 文献筛选、质量评价和资料提取

1.4.1 文献筛选

参考 Cochrane 协作网系统评价员手册制定文献纳入方法：1）将所有文献导入 NoteExpress 3.4.0 文献管理软件中并查重，剔除重复文献。2）阅读剩余文献题目和摘要，排除不符合纳入标准的文献。3）下载相关文献全文并阅读，运用改良 Jadad 量表评分，剔除评分＜3 分的文献；最后剔除符合排除标准的文献。

1.4.2 质量评价

1）改良 Jadad 量表 ≥ 3 分的文献视为高质量文献。2）Cochrane 偏倚风险评价，对纳入文献随机序列生成、是否有分配隐藏、受试者及研究人员盲法、结局评价者盲法、结局数据完整性、选择性报告及其他偏倚 7 个条目进行评价。

1.4.3 资料提取

由两位研究者分别提取纳入文献的信息并整理到 Excel 表中，对存在有争议的文献由第三位评价者核对。提取内容主要有题目、作者、发表时间，试验设计（随机、对照、盲法、样本量估算、多中心等）、诊断标准、纳入标准、排除标准、退出（脱落）标准、干预措施、疗程、有效性评价指标及安全性评价（观察指标、评价方法）、导入期及随访等。

2 结果

2.1 检索结果

共检索文献 1983 篇，其中 CNKI 582 篇，CBM 458 篇，万方数据库 468 篇，VIP 475 篇，PubMed 0 篇，Embase 0 篇，Web of Science 0 篇，Cochrane Library 0 篇。筛除重复文献 885 篇，初筛后剩余文献 1098 篇；阅读题目、摘要筛除与本研究明显不相关的文献 800 篇；全文阅读文献 298 篇，阅读全文后排除文献 277 篇（如有合并症或兼病、试验设计错误、无法下载全文、纳入人群年龄 > 18 岁，诊断标准不明确或纳排标准不完整，改良 Jadad 量表评分 < 3 分等）；最终纳入 21 篇文献。21 项研究中，共纳入 2371 例受试者，年龄 3 个月 ~14 岁，试验组 1331 例，对照组 1040 例，样本量最大 318 例，最小 30 例。

2.2 纳入文献质量评价

使用 Cochrane 协作网推荐的"偏倚风险评估"工具对纳入的 21 项小儿积滞 RCTs 进行评价。21 项研究总体偏倚风险较低，文献质量较高。21 项研究均采用随机对照原则，19 项（90.48%）研究详细描述了随机产生的方法，其中以随机数字表法与区组随机为主；3 项（14.29%）研究进行了分配隐藏，包括信封法与各中心药房控制分配方案；4 项（19.05%）研究使用了双盲设计，2 项（9.52%）研究选择受试者及研究人员盲法，1 项（4.76%）研究为结局评价者盲法；10 项（47.92%）研究中提到脱落、失访例数；全部文献结局指标报告完整；所有研究均未发现有选择性报告的风险；21 项研究中，仅 3 项（14.29%）研究提及样本量估算，可能存在潜在偏倚风险。

3 结果分析

3.1 临床定位

纳入的 21 项临床研究中，18 项（85.71%）研究定位于消除或改善该病的全部临床症状，3 项（14.28%）消除或改善该病的主要临床症状（不思乳食、腹部胀满、食后饱胀）。

3.2 研究总体设计

21 项研究均采用随机，19 项（90.48%）研究详细描述了随机产生的方法，其中计算机随机方法 1 项（4.76%）、均衡随机法 1 项（4.76%）、随机数字表法 13 项（61.90%）、区组随机 3 项（14.29%）、简单随机化 1 项（4.76%）；7 项（33.33%）研究使用了盲法设计，4 项（19.05%）为双盲法设计，其中 3 项（14.29%）使用了双盲双模拟设计，3 项（14.29%）为单盲法设计，14 项（66.67%）未提及盲法设计；样本量估算 3 项（14.29%）；1 项（4.76%）为安慰剂对照，20 项（95.24%）采用阳性药对照（主要包括保和口服液、双歧杆菌三联活菌散、多潘立酮混悬液、清热化滞颗粒、健胃消食口服液、复方胃蛋白酶散等）；4 项（19.05%）为多中心研究；差异性检验设计 20 项（95.24%），其中 1 项（4.76%）为双侧差异性检验设，非劣效检验设计 1 项（4.76%）；2 项（9.52%）研究有伦理批件号说明。

3.3 诊断标准与辨证标准

21 项（100%）研究有明确中医诊断标准，主要参考了各版《中医儿科学》教材、《中医儿科学常见病诊疗指南》及《中医病证诊断疗效标准》。16 项（76.19%）研究具有明确西医诊断标准来源，其中以参照各版《诸福棠实用儿科学》及《中国儿童功能性消化不良诊断和治疗共识》为主。

3.4 受试者的选择与退出

21 项研究均设计了病例的纳入标准，主要包括：1）适应证：纳入的 21 项研究，均符合积滞的中医诊断标准，其中，16 项（76.19%）研究明确表明符合西医诊断标准；11 项（52.38%）研究明确要求符合中医辨证标准。2）年龄：对受试者年龄范围进行限定的研究 21 项（100%），涉及的年龄范围为 3 个月~14 岁。全部研究纳入患儿的年龄下限为 3 个月~4 岁，上限为 5~14 岁。3）病程及病情：2 项（9.52%）研究规定了病程，1 项（4.76%）研究表明病程需在 7 天以上，1 项（4.76%）要求病程 1 天以上；1 项（4.76%）规定了体温＜37.3℃。4）入选前的治疗情况，9 项（42.86%）有诊前治疗规定，都要求发病后未使用过促胃肠动力药或益生菌类的西药、其他健脾消食中药、其他外用治疗积滞的药物及手法，其中，4 项（19.05%）规定就诊前未曾使用抗生素。5）19 项（90.48%）研究签署了知情同意书，其中 2 项（9.52%）研究要求法定代理人或与受试儿童共同签署知情同意书。

21 项研究设计了明确的病例排除标准，主要包括：1）与病种特点有关的排除标准：6 项（28.57%）不符合积滞的诊断或辨证标准；由器质性病变导致的疾病，例如由直肠、结肠器质性病变所致肠道狭窄引起者积滞症状 9 项（42.86%）；年龄不符合 4 项（19.05%）。2）与试验用药相关排除标准：8 项（38.10%）应用禁用药物，包括可能影响疗效或安全性评估的药物，如使用治疗消化功能紊乱的西药及消食化积、理气行滞中药；近期参加了其他临床试验 4 项（66.67%）。3）通用排除标准：17 项（80.95%）合并具有严重的心、肝、肺、血液，或影响其生存的严重疾病；16 项（76.19%）过敏体质和或试验药物过敏；患儿不能配合治疗即按规定用药 9 项（42.86%）；2 项（9.52%）根据医生判断，容易造成失访者或不宜入组。

21 项研究中，其中设计退出（脱落）标准 11 项（52.38%），11 项研究均有退出/脱落病例的详细表达；3 项（14.29%）研究单独提出了剔除标准。

3.5 干预措施

纳入的 21 项研究中，干预措施为中医药 20 项（95.24%），1 项（4.76%）为中药贴敷联合西药。中医药干预的 20 项中口服液 2 项（9.52%），颗粒剂 3 项（14.29%）；丸剂 4 项（19.05%）；中药汤剂 8 项（38.10%）；中药贴敷、中成药联合推拿手法治疗及单独使用推拿手法治疗各 1 项（4.76%）。中药贴敷联合双歧杆菌颗粒 1 项（4.76%）。

3.6 疗程与用药方法

纳入的 21 项研究疗程均在 4 天到 24 天之间，其中以 7 天及 14 天为主。21 项研究的疗程分别为 7 天 8 项（38.10%），14 天 6 项（28.57%），4 天 1 项（4.76%），5 天 2 项（9.52%），6 天 1 项（4.76%），8 天 1 项（4.76%），10 天 1 项（4.76%），24 天 1 项（4.76%）。16 项（76.19%）研究用药方法选择了划分用药年龄段以确定用药剂量，5 项（23.81%）研

究所有年龄段儿童直接使用同一剂量药物治疗量或使用同样频率推拿。

3.7 导入期与随访

纳入的 21 项研究中，均未设计导入期；4 项（19.05%）研究设计了随访，1 项（4.76%）随访时间为治疗后 4 天，3 项（14.29%）随访时间为治疗后 2~3 个月，目的为观察小儿积滞的症状恢复及复发情况。

3.8 有效性评价

18 项研究设计了 2~4 个有效性指标（85.71%），3 项研究仅设计了 1 个有效性指标（14.29%）。18 项（85.71%）研究临床定位于消除或改善其全部临床症状，即以其疾病临床有效率（二分类疗效）为主要评价指标；3 项（14.29%）研究临床定位于改善或消除其主要临床症状，则以主要症状，或其总分，或以其定义的"改善"或"控制"或"消失"比例，作为主要评价指标。

次要指标，主要包括单项症状消失率 7 项（33.33%），治疗前后中医证候积分比较 3 项（14.29%），胃动力学功能（胃窦收缩频率、胃排空百分比）2 项（9.52%），次症疗效／总分 6 项（28.57%），大便实验室检查变化 2 项（9.52%），食欲评分比较 1 项（4.76%）等。

3.9 安全性指标

纳入的全部研究中，18 项（85.71%）研究有关于安全性指标的详细描述，都是关于不良事件／不良反应或副作用的描述；7 项（33.33%）研究对实验室常规检查进行描述，5 项（23.81%）研究对生命体征进行描述。

4 讨论

本文系统检索 CNKI、VIP、万方、CMB、PubMed、Embase、Web of Science、Cochrane Library 数据库中的小儿积滞 RCT 中英文文献，从数据库建库至 2021 年，应用改良 Jadad 量表评估评分，最终纳入了 21 篇文献。

总结分析小儿积滞临床试验的设计要素，主要包括：1）目标定位：小儿积滞的目标定位一般都是消除或改善临床症状，可以选择消除或改善全部临床症状或者主要临床症状。2）试验总体设计：试验总体设计可采取随机、对照、双盲法、多中心的方法，对照药可选择阳性药或安慰剂。3）诊断与辨证标准：中医诊断和辨证标准建议参照《中医儿科常见病诊疗指南》、各版《中医儿科学》教材。4）纳入标准：若适应证涉及婴幼儿功能性消化不良综合征、儿童／青少年 FD，也应符合相应的病种诊断标准；入选的年龄，应涵盖 2~6 岁高发年龄段；可以对纳入病例的病程限定，如限制病程在 2 周以内。5）排除标准：需要采取特殊干预措施的重度营养不良患儿等；正在服用或试验开始前 2 周内曾服用过其他治疗本病的药物。6）试验流程：疗程一般为 1~2 周，对于病程较长者，可以考虑设计导入期。给家长发放日志卡，每天记录主要症状发生及变化，医生对疾病总体疗效进行评估。7）有效性评价：试验临床目的是消除或改善其主要临床症状，建议以主要症状，或其总分，或以其定义的"有效""治愈"比例，作为主要评价指标。若临床目的为消除或改善其全部临床症状，主要评价指标可选择其证候总分，或其临床总有效率（二分类疗效）。8）安全性评价：以临床不良事件／不良反应发生率为主要评价指标，重点观察试验用药相关的不良反应。

本研究针对小儿积滞临床随机对照试验设计与评价做了一些基础工作，但纳入的文献存在一定局限性：1）部分文献在随机方法（如未详细描述具体随机方法）、盲法设计（如单盲设计或未提及是否使用盲法）、样本量计算（如未具体描述样本量计算方法）等方面有所欠缺。2）纳入文献中关于有效性结局指标多选择证候总分或临床总有效率，观测此类指标多以中医证候量表或疗效评价量表为主，但此类量表多为研究者自拟量表，缺乏信、效度。

随着循证医学的快速发展及临床研究者愈加重视中医药临床随机对照试验研究的规范化，为提高小儿积滞临床试验研究设计的科学性、合理性，我们期望：1）未来能够制定具有循证依据的疾病或证候评分量表及疗效评价量表，以便更科学地验证中医药治疗小儿积滞的临床疗效。2）论文发表中能突出地表达关于伦理审批过程和结果，能显示对儿童临床试验的伦理学新要求的重视，年满8岁儿童应同时签署知情同意书。

本文纳入21篇文献质量较高，信息较完善，基本覆盖了小儿积滞临床试验中医病证结合类中医药临床试验设计与评价的主要技术要素，对于中医药治疗小儿积滞试验设计关键环节与常见问题进行了分析，为中华中医药学会标准化项目《小儿积滞中药临床试验设计与评价技术指南》的制定提供了文献依据。

【评介】

由胡思源教授牵头制定的中华中医药学会标准化项目《儿科系列常见病中药临床试验设计与评价技术指南·积滞》，为该系列的第18个病指南。文献研究作为指南制定的基础性工作，郭圣璇、马延宁、李瑞本、朱中一、陆艳泓、吴钰仪等多位博、硕士研究生都为此付出过辛勤汗水。本文由钟成梁老师硕士研究生许晨霞执笔撰写，发表于《药物评价研究》2023年第3期。该研究系统检索并选择了国内外小儿积滞随机对照试验较高质量文献，从试验目的、总体设计、诊断标准、纳排标准、临床评价等方面，提炼和总结了小儿积滞病临床试验的基本设计要素，既能为指南制定奠定基础，又可为同道提供借鉴。

（许晨霞）

第七章

功能性腹痛

第一节 循证研究与经验

一、复方丁香开胃贴治疗儿童功能性腹痛脾胃虚寒证上市后再评价

【摘要】

目的：评价复方丁香开胃贴治疗儿童功能性腹痛脾胃虚寒证的有效性及安全性。**方法**：采用随机双盲、安慰剂平行对照、多中心的方法。计划纳入 240 例患儿，按照 1∶1 的比例随机分为试验组和对照组。两组分别外用复方丁香开胃贴、模拟贴，疗程 2 周。**结果**：共纳入 239 例患儿，230 例进入全分析数据（FAS）集，217 例进入符合方案数据（PPS）集，238 例进入安全数据（SS）集。两组治疗第 2 周的腹痛发作天数平均值分别为 1.600、2.026，经协方差分析，差异有统计学意义（$P=0.0070$），且试验组优于对照组。两组腹痛程度的改善率分别为 80.00%、67.83%，中医证候有效率分别为 86.09%、59.13%，组间比较，差异均有统计学意义（$P=0.0355$，0.0001），试验组也优于对照组。试验组发现不良事件 9 例（7.63%），对照组 10 例（8.33%）；判断为不良反应者，试验组 4 例（3.39%），对照组 3 例（2.50%），均表现为皮肤刺激症状。不良事件、不良反应的组间比较，差异均无统计学意义。**结论**：复方丁香开胃贴治疗儿童功能性腹痛脾胃虚寒证，可以减少腹痛发作天数，改善腹痛程度及中医证候，且安全性好。

【正文】

功能性腹痛（functional abdominal pain，FAP）是儿科临床常见病，4~18 岁儿童的发病率为 0.5%~7.5%。其发病机制复杂，一般认为与内脏高敏感、胃肠动力异常、心理因素及食物不耐受等因素具有相关性。迄今为止，本病尚无特异性药物治疗，而中医药疗法具有较好效果。复方丁香开胃贴是由湛江寸草制药有限公司研制生产的非处方外用药，临床

上治疗儿童腹泻等病取得较好的疗效。为评价该药治疗儿童功能性腹痛脾胃虚寒证的有效性及安全性，以天津中医药大学第一附属医院为牵头单位的 12 家医疗机构，于 2016~2017 年进行了该药上市后临床再评价临床研究。

1 资料与方法

1.1 试验总体设计

本研究所选病证为儿童功能性腹痛脾胃虚寒证。采用分层区组随机、双盲、安慰剂平行对照、多中心临床试验、优效性检验的方法，以中心为分层因素。计划样本量 240 例，试验组、对照组各 120 例。由辽宁中医药大学附属医院、新乡医学院第一附属医院、武汉市中西医结合医院、邯郸市中医院、山西潞安矿业（集团）有限责任公司总医院、武汉市中医医院、河北工程大学附属医院、钦州市妇幼保健院、渭南市妇幼保健院、长春市儿童医院、淄博市中心医院共 12 家中心共同完成。本研究已经天津中医药大学第一附属医院医学伦理委员会批准（批件号：TYLL2015［Y］字 033）。获得所有入组患儿家长知情同意，并签署知情同意书。

1.2 一般资料

实际入组 239 例，试验组为 119 例，对照组为 120 例。其基线人口学资料、疾病相关情况的组间比较，差异均无统计学意义，具有可比性。见表 1。

表 1　两组基本资料比较（FAS）

组别	n/ 例	性别 / 例		平均年龄 / 岁	身高 /cm	体质量 /kg	病程 / 月
		男	女				
对照组	115	55	60	7.139 ± 2.678	124.557 ± 17.584	26.464 ± 8.744	6.661 ± 9.093
试验组	115	57	58	6.557 ± 2.3.3	120.826 ± 17.262	25.283 ± 8.159	6.217 ± 9.012

1.3 诊断标准

儿童功能性腹痛的诊断参照 2006 年由罗马委员会最新修订的罗马Ⅲ标准。脾胃虚寒证辨证标准参照"十二五"规划教材《中医儿科学》和《中医内科常见病诊疗指南·中医病证部分》制定。

1.4 纳入标准

1）符合西医 FAP 诊断标准；2）符合中医腹痛脾胃虚寒证诊断；3）年龄 4~13 岁；4）腹痛程度根据疼痛数字评价量表（Numerical Rating Scale，NRS）判定，NRS 评分≥ 4；5）知情同意过程符合规定，法定代理人或与受试儿童（≥ 10 岁）共同签署知情同意书。

1.5 排除标准

1）腹腔内器质性疾病者，如胃肠感染（急性阑尾炎、结肠炎等）、胃肠道梗阻、慢性肠套叠等；2）其他功能性胃肠病者，如功能性消化不良、肠易激综合征、腹型偏头痛和功能性便秘等；3）症状性腹痛，即肠道外疾病引起的腹痛，如上呼吸道感染，肝、胆疾病，泌尿系统疾病，腹型紫癜等；4）伴有明显精神心理障碍的患儿；5）合并严重心、肝、肾、消化及造血系统等严重原发病；6）对试验药物或其成分过敏；7）研究者认为不适宜入组者。

1.6　治疗方法

1.6.1　试验用药

复方丁香开胃贴（国药准字 B20020645），每帖（药丸）1.2g，产品批号：15A088。复方丁香开胃贴模拟剂，每帖（药丸）1.2g，产品批号：15A091。以上药物均由湛江寸草制药有限公司提供。

1.6.2　用法用量

试验组外用复方丁香开胃贴，对照组外用其模拟贴。使用方法：置药丸于胶布护圈中，药芯对准脐部（神阙穴）贴 12 小时，每天 1 帖。

1.6.3　疗程

2 周，对治疗第 2 周无腹痛病例随访 4 周。

1.6.4　合并用药

试验过程中不得合并使用抗胃肠道痉挛药、抗抑郁药、抗组胺药等具有缓解胃肠道痉挛、调节肠道菌群，调节自主神经功能紊乱的中西药物及物理疗法。受试者的所有合并用药均应在原始病例中详细记录。

1.7　评价指标

1.7.1　有效性评价指标

1）腹痛发作天数；2）腹痛程度；3）伴随症状，以上均于基线、治疗后第 1、2 周记录，治疗结束评价；4）中医证候疗效，基线、治疗结束记录，治疗结束评价；5）腹痛复发情况，治疗结束后 4 周评价。以腹痛发作天数为主要评价指标。

1.7.2　安全性评价指标

临床不良事件及不良反应、生命体征、实验室检查（血、尿、便常规，心电图，肝肾功能）。以临床不良反应发生率为主要安全性评价指标。局部皮肤刺激评价方法，参照《FDA 发布经皮仿制药对皮肤刺激性和过敏性临床试验的设计及评分系统》制定。

1.8　指标观测方法与疗效评定标准

1.8.1　腹痛程度

采用 NRS-11 评价，NRS-11 由 0 到 10 共 11 个数字组成，患者根据疼痛强度赋值，数字越大则疼痛程度越严重。0 无痛，1~3 轻度疼痛（疼痛不影响睡眠），4~6 中度疼痛，7~9 重度疼痛（不能入睡或者睡眠中痛醒），10 剧痛。与基线比较，NRS-11 下降 $\geqslant 50\%$，为疼痛改善。

1.8.2　中医证候疗效评定标准

基于中医证候分级量化标准判定，腹痛程度按 1 周内最痛时评估，腹痛时间按照 1 周内疼痛程度最重 1 天的累计疼痛时间，见表 2。临床痊愈：证候积分和减少率 $\geqslant 90\%$；显效：$90\% >$ 证候积分和减少率 $\geqslant 70\%$；有效：$70\% >$ 证候积分和减少率 $\geqslant 30\%$；无效：证候积分和减少率 $< 30\%$。

证候积分和减少率＝（疗前总积分和－疗后总积分和）/疗前总积分和 ×100%。

总有效率＝（痊愈例数＋显效例数＋有效例数）/总例数 ×100%。

表 2　FAP 症状与中医证候分级量化标准

中医证候	症状表现	计 0 分	计 1 分	计 2 分	计 3 分
主症	腹痛发作天数	无	每周 1~2 天	每周 3~4 天	每周 5~6 天
	腹痛程度	无	NRS–11 < 4 分	NRS–11 4~6 分	NRS–11 > 6 分
	腹痛时间	无	< 15 分钟	15~30 分钟	> 30 分钟
伴随症状	头痛	无	有	—	—
	肢体痛	无	有	—	—
次症	睡眠障碍	无	有	—	—
	面白少华	无	有	—	—
	精神倦怠	无	有	—	—
	手足清冷	无	有	—	—
	食后腹胀	无	有	—	—
	大便稀溏	无	有	—	—
	唇舌淡白	无	有	—	—
	脉沉缓或指纹淡红	无	有	—	—

1.8.3　腹痛复发

治疗结束后，随访 4 周内腹痛重新出现。

1.9　统计学分析

对定量数据，以例数、均数、标准差等做描述性统计分析。两组间比较，采用 t 检验或 Wilcoxon 秩和检验；若考虑协变量的影响，用协方差分析。定性数据以各种类例数及其所占的百分比做描述性统计分析。两组间比较，用 χ^2 检验或 Fisher 精确概率法、Wilcoxon 秩和检验；若考虑到中心或其他因素的影响，采用 CMH χ^2 检验。所有统计计算均用 SAS v9.3 统计分析软件进行，假设检验均采用双侧检验，除特别说明外，$\alpha=0.05$。

2　结果

2.1　进入各数据集情况

共入选受试者 239 例，试验组为 119 例、对照组为 120 例。230 例患者进入全分析数据（FAS）集，其中试验组为 115 例，对照组为 115 例；217 例患者进入符合方案数据（PPS）集，其中试验组为 107 例，对照组为 110 例；238 例患者进入安全数据（SS）集，其中试验组为 118 例，对照组为 120 例。

2.2.1　每周腹痛发作天数

疗后第 2 周、第 1 周，腹痛发作天数的组间比较，经 t 检验，差异均有统计学意义；疗后第 2 周，经考虑基线、中心、组别交互作用的协方差分析，试验组、对照组校正均数分别为 1.8179、1.2947，组间比较差异具有统计学意义。FAS、PPS 分析结论一致。FAS 数据集结果见表 3。

表 3　两组基线及各访视点腹痛发作天数的组间比较（FAS）

组别	基线腹痛发作天数	第 1 周腹痛发作天数	第 2 周腹痛发作天数
对照组	3.409 ± 1.616	2.878 ± 1.384	2.026 ± 1.575
试验组	3.435 ± 1.644	2.452 ± 1.384*	1.600 ± 1.438*

注：* 与对照组比较，$P < 0.05$。

2.2.2 腹痛程度

疗后第2周，两组腹痛程度的改善率，差异有统计学意义，试验组优于对照组，FAS、PPS分析结论一致。FAS数据集结果见表4。

表4　疗后2周腹痛程度改善率的组间比较（FAS）

组别	改善 / 例	未改善 / 例	改善率 /%
对照组	78	37	67.83
试验组	92*	23*	80.00*

注：*与对照组比较，$P < 0.05$。

2.2.3 中医证候疗效

疗后第2周，两组中医证候等级疗效比较，经Wilcoxon秩和检验，差异有统计学意义；中医证候总有效率的组间比较，经CMH χ^2 检验，差异有统计学意义，试验组优于对照组。FAS、PPS分析结论一致。FAS数据集结果见表5。

表5　疗后第2周中医证候有效率组间比较（FAS）

组别	临床治愈 / 例	显效 / 例	有效 / 例	无效 / 例	总有效率 /%
对照组	12	20	36	47	59.13
试验组	17	35	47	16	86.09*

注：*与对照组比较，$P < 0.05$。

2.2.4 腹痛复发情况

试验组与对照组进入4周随访的分别为20例、13例；复发例数分别为5例（25.00%）、7例（53.85%），组间比较，差异无统计学意义，FAS、PPS分析结论一致。

2.3 安全性分析

本次临床试验，共发现不良事件19例，其中试验组9例（7.63%），对照组10例（8.33%），两组比较，差异无统计学意义。经研究者判定为不良反应7例，其中试验组4例（3.39%），对照组3例（2.50%），均表现为皮肤刺激症状，两组比较，差异也无统计学意义。两组生命体征及实验室检查，未发现有临床意义的异常改变。

3 讨论

复方丁香开胃贴具有健脾开胃、燥湿和中、调气导滞的功效，主要用于脾胃虚弱、寒湿困脾、胃失和降所致的脘腹胀满、食欲不振、食滞嗳气、呕逆反胃、腹痛泄泻、舌苔白腻、脉濡缓的治疗。其中，丁香、木香温中行气，苍术、白术健脾燥湿，豆蔻、砂仁行气调中，冰片止痛。前期药效学研究结果显示，该药可显著提高胃蛋白酶活性、增加胃液分泌量和胃酸总排出量，减少小鼠炭末排出时间、排便频率，提示其具有止痛、止泻作用，验证了本研究以改善腹痛症状为目标的可行性。

本次试验结果表明，复方丁香开胃贴治疗1~2周，即可显示出减少腹痛频率、缓解腹痛程度、改善脾胃虚寒证证候的效果。停药后随访4周，其腹痛复发率，试验组也低于安慰剂对照组，只限于样本量的原因，组间比较差异无统计学意义，建议设计和实施新试验，以评价其减少复发的有效性。试验中，两组均发现皮肤刺激反应，组间比较差异无统计学意义，提示可能与敷料贴或基质有关。

综上所述，复方丁香开胃贴治疗儿童功能性腹痛脾胃虚寒证具有较好的临床疗效和安全性，而且使用方便，不良反应较少，患儿依从性好，可以在临床上推广应用。

【评介】

复方丁香开胃贴是由湛江寸草制药有限公司研制生产的非处方外用药，具有健脾开胃、燥湿和中、调气导滞的功效，临床常用于治疗儿童腹泻等疾病。为评价该药治疗儿童功能性腹痛脾胃虚寒证的有效性及安全性，2016~2017 年由天津中医药大学第一附属医院与 11 家医疗机构合作，采用分层区组随机、双盲、安慰剂平行对照、多中心临床试验、优效性检验的试验设计方法，对该药进行上市后再评价临床研究。胡思源教授作为主要负责人，完成了该研究的试验设计、实施、数据统计和临床总结。其研究成果由硕士研究生郭恒昌整理成文，发表于《药物评价研究》2018 年 12 月第 41 卷第 12 期。研究结果表明，复方丁香开胃贴在减少腹痛发作天数，改善腹痛程度及提高中医证候疗效方面显著优于安慰剂对照组，且安全性较好，操作简便，值得广泛应用。

（吴钰仪）

二、胡思源教授治疗儿童功能性腹痛的经验总结

【摘要】

文章重点介绍了儿童功能性腹痛的病因病机特点，着重介绍了胡思源教授临床多从"气滞实证""寒虚证"论治本病，临床以自拟"腹痛方"治疗气滞实证、四君子汤合黄芪建中汤加减治疗虚寒证收效颇佳。附验案 2 则，以资验证。

【正文】

功能性腹痛（FAP）罗马Ⅳ称之为功能性腹痛—非其他特指（FAP-NOS），是指病程在 2 个月以上，症状不符合肠易激综合征（IBS）、功能性消化不良（FD）及腹部型偏头痛（AM）等的诊断标准，疼痛不能完全用其他医学情况来解释的一种功能性胃肠病。症状以脐周阵发性疼痛为主，多不超过 1 小时，因患儿表达能力差，易造成误诊和漏诊。FAP 全球发病率约为 13.5%，女童多于男童，社区及学校调查显示 13%~38% 的儿童及青少年几乎每周发生腹痛，且多达 24% 的患儿腹痛持续 8 周以上。现代研究多认为其发生与生物－社会－心理模式、异常脑－肠轴活动、遗传及其他诸多因素有关。本病非药物治疗主要包括认知行为疗法、催眠及饮食干预等，药物治疗则主要涉及解痉药、抗抑郁药、抗组胺药、促胃动力药及益生菌等，但迄今尚无特异疗法。FAP 隶属于中医学"腹痛"范畴，是中医治疗的优势病种，基于古老经验，中医采用辨证论治的个体化治疗方案，既可改善疼痛程度、发作次数和疼痛时间等腹痛相关症状，也能经过一段时间治疗使疾病痊愈。

胡思源教授系天津市名中医，天津中医药大学第一附属医院儿科专家，博士研究生导师，从事中医儿科临床、教学、科研工作 30 余年，擅长小儿脾胃系、肺系及心系等常见系统疾病的诊治。笔者有幸师从导师胡思源教授，现将导师对于儿童 FAP 的辨证与治疗思

路总结如下。

1 病因病机

中医著作中多把儿童FAP归类为腹痛的一种，对本病的叙述也各不相同。《诸病源候论》云："小儿腹痛，多由冷热不调，冷热之气与脏腑相击，故痛也"；"久腹痛者，脏腑虚而有寒"。巢氏认为儿童冷热调适不及，一旦寒热搏结，气机逆乱，阻滞于内，即发为腹痛，而腹痛久者则责之脾胃虚寒，肠腑失却温养，巢氏提出的寒热辨证，是小儿腹痛作为独立疾病的最早论述。《太平圣惠方》指出："夫小儿腹痛者。多由冷热不调。冷热之气与脏气相击，故为痛也"，可见寒、热致病因素在儿童腹痛中的关键作用。《景岳全书》云："心腹痛病症，虚实辨证首当其冲，虚证喜按，实证拒按。"《幼科铁镜》中夏氏认为腹痛的病因可归为寒、热、伤食、积滞、气不和、脾虚、肝木乘脾和蛔虫等多个方面。《备急千金要方》云："小儿结实，乳食不消，心腹痛"，孙氏认为小儿脾常不足，脾胃运化失职，饮食积滞中焦，造成气机壅塞，发为腹痛。《陈氏幼科秘诀·腹痛》云："又有痰痛，痰因气聚而滞，阻碍道路，气不通脉……"可见陈氏强调痰浊气滞在儿童腹痛中的突出作用，儿童脾常不足，易生痰湿，痰因气聚，气因痰阻，终致气机不畅，发为腹痛。《保婴撮要·腹痛》认为小儿腹痛，多发为冷痛，口淡纳呆、不思饮食，多属脾胃虚寒所致。此外，现代社会，患儿课业繁重，情绪波动显著，易致肝气郁结，肝木侵犯脾土，造成腹痛。

结合众多医家所言，胡思源教授高屋建瓴，执简驭繁，认为儿童FAP病位在肠腑，与脾胃密切相关，涉及肝，以气机失调为总的病机，病性不外乎虚实两端，临床以实证见多。实证系阴阳不相调适而致气滞为主，感邪后多见寒热错杂之象，主要涉及肝郁、食积及痰浊等儿童常见病理因素，但无论肝郁、食积或痰浊均可造成脾胃气机阻滞，肠腑气机不畅，是为"不通则痛"；虚证则以脾胃虚寒为主，系患儿素体脾气虚弱，日久伤及阳气造成脾胃虚寒，肠腑失却温养，是为"不荣则痛"。

2 立足病机辨证论治

2.1 气滞实证

此证多因情绪不畅、乳食内伤或痰浊蕴脾引起，病程较短，症见腹部疼痛，多在脐周，可及胃脘、侧腹等处疼痛较重，每次发作时间较长，发作频繁，疼痛拒按，可伴躁动不安、嗳气、胃脘胀满、口气酸臭、大便不调等症，舌质淡或红，苔白或黄或厚腻，脉弦滑有力，指纹多滞。胡师治疗本证时，尤重治法和用药，擅结合患儿病史，经判断本证病性并无寒热一方之偏重，认为此证系儿童阴阳不调，气机不畅所致，在感邪后多见寒热错杂之征，故在治法上提倡寒温合用、相反相成，调理肝脾、以理气止痛为主。用药主入肝脾两经、轻柔不燥，药性寒温两用、辛开苦降以通畅气机，并少入理气化湿和胃之品，符合"小儿肝常有余，脾常不足"的特性。临床自拟腹痛方（佛手、白芍、制吴茱萸、黄连、连翘、清半夏、香附、石菖蒲、炒麦芽、炙甘草），药取佛手柑、戊己丸、保和丸和芍药甘草汤等化裁。方中佛手、白芍主归肝、脾两经，佛手具疏肝理气、和胃止痛、燥湿化痰之功，适用于肝胃气滞、胸腹胀痛及胃脘痞满等，《滇南本草》谓其"补肝暖胃，止呕吐，消胃家寒痰，治胃气疼，止面寒疼、和中、行气"，白芍味酸，功专柔肝止痛，主治筋脉挛急之疼痛，历代对白芍功效概括为"主邪气腹痛"，两药轻柔用以为君。制吴茱萸、黄连、连翘、清半夏，四药寒温并用，辛开苦降，调畅脾胃气机，共为臣药，其中吴茱萸味辛、苦，性热，功专散寒止痛、降逆止呕，用于寒疝腹痛、经行腹痛及脘腹胀痛等，《本草经疏》云：吴茱萸"入脾散邪，则腹痛自止矣"。黄连味苦性寒，具有清热燥湿、泻火解毒之功，连、萸、芍合用取戊己丸之意，具有调理肝脾、缓急止痛之功，半夏味辛性温，功专燥湿化痰、消痞散结，为调和阴阳之要药，连翘味苦性微寒，具清热散结之功。胡师认为本证因儿童寒热阴阳不调、气机失畅所致，因无明显寒热之偏，故治疗不在乎单纯清热或祛寒，臣以四药辛开苦降、寒热阴阳平调、相反相成，专为调畅气机而设。方中更佐入炒麦芽、石菖蒲和香附等，其中炒麦芽、半夏与连翘同用，仿保和丸方义，行气消食、健脾开胃，石菖蒲化湿开胃、开窍豁痰，《中药大辞典》称其主治"胃痛、腹痛"，香附理气疏肝、宽中止痛，三药合用旨在辅佐君臣，消除食滞、痰浊、肝郁等引起小儿脾胃气机不畅的常见的病理因素。佐使炙甘草，调和诸药，且与白芍同用，取芍药甘草汤之意，加强缓急止痛之效。全方立意鲜明，共奏寒热平调，理气止痛之功，用于儿童FAP之气滞实证，往往收获良效。

2.2 虚寒证

此证系素体脾气虚弱，日久伤及阳气所致，病程较长，证见腹部隐隐作痛，反复发作，时轻时重，得按则舒，得温则减，得食暂缓，大便溏稀，腹胀而软，或食后饱胀，面色淡白，形体偏瘦，手足不温，舌淡苔白，脉沉缓无力，指纹多淡。胡师在治疗虚寒证的FAP患者时，选用四君子汤合黄芪建中汤加减（党参、炒白术、黄芪、白芍、桂枝、生姜、大枣、制吴茱萸、黄连、焦三仙、炙甘草等），方中党参、炒白术、黄芪、桂枝、生姜、大枣等多甘温主入脾经，可健脾益气、温补脾阳，白芍、制吴茱萸、黄连、佛手、香附等可疏肝理气、缓急止痛，焦三仙、炙甘草，益气和胃、调和诸药。全方共奏温补脾阳、缓急止痛之功。

2.3 临证加减

西医学强调疾病的病因、病理诊断结果，注重"病"，中医则是对症状、体征进行归纳，抓住一类疾病在不同发展阶段的核心病机，注重"证"。由于FAP常指任何与腹痛相关的功能性胃肠病，研究表明，同一患儿可能罹患一种以上的功能性腹痛病。胡师推崇中西医病症结合模式，即诊疗时应严守儿童FAP西医诊断标准，虽有兼夹症状，尚不能诊断其他功能性胃肠病时，仍应从FAP这一疾病进行辨证论治。当临床上呕恶、嗳腐、食少纳呆、嘈杂吞酸或饱胀等FD的症状兼夹或突出时，应灵活加减，如呕恶重，重用吴茱萸、黄连以止呕；兼嗳腐，加鸡内金、焦槟榔以消食行气；食少纳呆突出，重用石菖蒲，加石斛以健胃助运；兼嘈杂吞酸，加海螵蛸、白芷以制酸除湿；饱胀重时，重用白术，加枳实以健脾消胀；一旦出现IBS（腹泻型）明显痛泻症状，则重用白术，并加陈皮、防风以抑肝扶脾、缓痛止泻，仿《丹溪心法》痛泻要方之意；出现AM头痛症状，加入丹参、川芎以活血止痛；出现FC或IBS（便秘型）大便干结症状，加制首乌、决明子以润肠通便；若痛剧，重用佛手、加延胡索以疏肝止痛；若各种症状影响患儿夜间正常睡眠，出现失眠多梦，加夜交藤、炒枣仁以宁心安神。

3 病案举例

3.1 案例一

武某，男，4岁10个月，2019年6月18日初诊，间断腹痛2月余。腹痛时轻时重，按揉、饮热水无缓解，WBS评分8分，每次持续30分钟左右，1周疼痛2~3次，2个月间感冒发热2次，腹痛加重，近1周几乎每日疼痛，腹痛加剧时有恶心呕吐感，自服胃肠安、金双歧等有所好转，纳尚可，寐可，大便2日一行，B4~B5型，味重，矢气较多，余无特殊。辅助检查：外院查腹部B超（－）。查体：神清，精神可，腹软，压痛（±），舌淡红，苔白，脉弦而有力。西医诊断：功能性腹痛（FAP）；中医诊断：腹痛（气滞实证），治以平调寒热、理气止痛。方用自拟腹痛方加减，处方：佛手10g，白芍15g，制吴茱萸3g，黄连5g，清半夏10g，连翘10g，石菖蒲10g，醋香附10g，焦三仙各10g，柴胡10g，炙甘草6g，共4剂，水煎服，每天2剂，每次75mL，每天2次，早晚分服。2019年7月9日二诊，家长诉2019年6月25日自行在本院照初诊处方开4剂，煎服方法同前。现腹痛较前明显好转，自初诊到现在以来，3周内腹痛次数明显减少，共疼痛2~3次，WBS评分6分，腹痛可以忍受，服药期间出现感冒，T_{max}38.2℃，热程＜24小时，现已退热，舌尖红，苔薄黄微腻，脉弦滑数，咽稍红，原方加黄芩10g，吴茱萸增至6g，石菖蒲增至15g，共4剂。2019年7月16日三诊，规律服药，无腹痛，纳可寐安，二便调，舌淡苔薄白。上方去黄芩，加石斛15g，共3剂。2019年7月23日四诊，规律服药，腹痛消失，口腔内散发溃疡，舌红苔薄白。上方加栀子6g，共4剂。电话随访：至今腹痛未作。

按：此属FAP气滞实证，往往发作时间较短，疼痛较重。胡师认为实证患者因患儿年龄小，阴阳调适不及，易造成寒热错杂之象，故采用寒热平调、理气止痛之法。初诊用自拟临床效方腹痛方加减，方中用佛手、白芍用量较大，用以为君，入肝脾两经，肝脾同调，短时间内可以起到理气止痛之功，对儿童FAP腹痛症状有明显改善作用；臣以制吴茱萸、黄连、连翘、清半夏四药寒温共用，调理气机，针对气滞而设，佐以醋香附、焦三仙、石菖蒲、柴胡等药，照顾患儿肝郁、食积、痰浊等常见病理因素；佐使炙甘草，调和诸药，合白芍，加强白芍柔肝止痛之功。二诊时患儿家长由于各种原因未按时复诊，以为患儿症状改善，照本方自行买药来服，后因患者感冒，鉴于以往感冒后患儿腹痛有加重之势，遂来就医，此期患儿有化热夹痰之象，于原方基础上加黄芩以清热，石菖蒲加量以加强化痰之功，加大制吴茱萸之量以巩固疗效，进一步加强止痛之功，三、四诊患儿均未作腹痛，此时守原方加减对症治疗，跟进治疗半月防止再作。

3.2 案例二

曹某，女，9岁，2020年6月1日初诊，反复腹痛3年。患儿近3年来反复腹痛，以脐周为主，严重时1天内发作2~3次，每次2~3分钟，腹痛几乎每日均作，可自行缓解，NRS-11评分重时达7分，多数5分，无腹胀、恶心、呕吐、呃逆等症，大便多数不成型（约占总大便数的2/3），以B5型为主。辅助检查：结肠内充气，脏器未见明显异常。查体：舌淡红、苔白，脉沉缓无力。西医诊断：FAP；中医诊断：腹痛（虚寒证）。治则：温补脾阳，缓急止痛。方用：四君子汤合黄芪建中汤加减。处方如下：党参10g，白术10g，桂枝16g，白芍15g，黄芪10g，制吴茱萸6g，黄连3g，佛手10g，香附10g，焦三仙各

10g，炙甘草 6g，大枣 5 个，生姜 3 片，共 7 剂，每天 1 剂，每次 120mL。2020 年 6 月 8 日二诊，规律服药 1 周，其间腹痛 1 次，不足 1 分钟，NRS-11 评分 3 分，腹痛时欲如厕，如厕后腹痛减缓，大便较之前稍成形，余无明显不适，查体：舌红苔白，脉沉而微弦。上方桂枝减至 12g，黄连增至 6g，加防风 10g，陈皮 6g，共 7 剂。2020 年 6 月 15 日三诊，腹痛消失，大便接近成型，略稀（B4~B5 之间，多数正常），余无特殊。上方去黄芪，共 7 剂。2020 年 6 月 23 日四诊，规律服药，腹痛未作，余无特殊。上方白芍减至 10g，黄连减至 3g，共 7 剂。电话随访：至今腹痛未犯。

按：此例患儿为 FAP 虚寒证患者，由于其病情较长，发作时疼痛评分较轻，多由脾气虚弱，日久伤及阳气而致。胡师用四君子汤合黄芪建中汤加减，方中党参、白术、炙甘草仿四君子汤之意，起到健脾益气之效，针对脾虚以治本，方中不用茯苓，唯恐其气平味淡而渗湿利水，有攻伐之弊；白芍、桂枝、黄芪、大枣、生姜取黄芪建中汤之意，起到温补脾阳，缓急止痛之功，原方乃仲景治疗虚劳腹痛之经典方，胡师考虑到儿童"脏器清灵，易趋康复"的独特性质，认为儿童 FAP 病种较单一，一般很少合并其他慢性病，病情常不会太重，不刻意追求过度温补，故不用饴糖，防补益太过，滋腻碍胃，影响消化，制吴茱萸、黄连、佛手、香附、焦三仙等合用调理肝脾，理气和胃以照顾常见的肝郁、食积致病因素，二诊时腹痛相关症状明显减少，因患儿伴发 IBS 之"痛泻"症状、大便性状较之前成型且舌质变红，辨有微热之象，故原方入防风、陈皮加强调肝理脾之功，跟进同时，桂枝减量，黄连加量以权衡寒热之变，三诊时患儿腹痛业已消失，大便接近正常，症变往往是内在病机的转变，提示虚寒之邪散去之象，故去黄芪防温补太过，四诊时患儿腹痛完全消失，跟进 7 剂以巩固疗效，治毕随访未复发。

4 讨论

胡思源教授以"气一元论"观点论治儿童 FAP 临床效果显著，其认为疾病的发生与发展皆与机体气机升降出入及气的虚实错杂密切相关，这高度概括了 FAP 气滞实证及由气虚导致的虚寒证的病机变化。气病病机包括气虚及气的运动失常，气机调畅，则阴平阳秘；气机紊乱，则百病始生。人体气机升降的枢纽在脾胃，无论是气滞实证还是气虚导致的虚寒证均多选归脾经的药物，或疏肝理脾、调理气机，或补脾益气、斡旋气机，以切中气病病机为宗，达中医治病必求于本的核心要义。

胡师对于本病证型的辨别亦有独特的见解，气滞实证和虚寒证临床往往均以痛为主要表现，气滞实证多是气机不畅，虚寒证多为温养不及。前者多痛势剧烈、疼痛拒按、大便不调味大，后者则多痛势绵绵、喜温喜按、大便溏薄味淡。气滞实证病因较多，自拟"腹痛方"调理气机同时，亦照顾多种病理因素，达寒热阴阳平调之功；虚寒证多由气虚证演变而来，选用"四君子汤合黄芪建中汤"以达健脾益气温中，缓急止痛之功。在治疗 FAP 时，无论实证还是虚证，胡师喜用温通之制吴茱萸，而鲜用固守中焦之温涩药（如胶饴、干姜、炮姜），恐其加重气滞，吴茱萸主归脾胃、肝经，入脾胃同时可上达厥阴颠顶，辛香走窜而不固守，西医学认为 FAP 与机体脑肠轴失调密切相关，吴茱萸的活性成分主要为生物碱类，作用广泛，靶点较多，多应用于消化系统，对诸如神经、免疫等系统及疼痛类疾病亦有强大作用，临床上无论是气滞实证还是虚寒证，用之往往在短期内有很好的止痛疗效，可以增加家长、患儿的治疗信心。由于其性热且有小毒，治疗时应该严格控制用量，一般多用3~6g，并配伍黄连以制约其燥热之性，治疗有效且疼痛评分渐减时，可酌情用小量，但是一般不主张骤然撤药。胡师认为本病主要治疗目标不仅仅是短期内改善腹痛相关症状，更应该是坚持一段时间治疗使疾病治愈，短期治疗往往就可使患儿疼痛评分减少，但是此时不可见病情好转就立即停止治疗，更应该让家长认识到，FAP这一慢性功能性疾病的特性是长时间内有反复发作性，病情缠绵，极易影响生活质量及治疗信心，胡师主张"医患配合"模式，让家长充分认识本病特性，坚持治疗使疾病完全治愈。鉴于儿童FAP的罗马Ⅳ诊断标准要求腹痛每月至少4次，故胡师一般以4~8周为本病常用治疗疗程，治疗时应严格复诊，必要时可做随访。

【评介】

功能性腹痛是儿童常见的功能性胃肠病之一，临床发病率较高。胡思源教授借鉴古今医家临证经验，结合儿童体质特点与个人多年临床实践，总结出执简驭繁的儿童FAP气滞证、气虚证的辨证诊疗思路，以及虚实两证的病因病机。本文由硕士研究生朱中一撰写，深入解读胡老师临床辨证及用药特色，并附2则医案加以验证，发表于《实用中医内科杂志》2021年9月第35卷第9期。

（吴钰仪）

三、胡思源从食、气、津论治小儿功能性胃肠病之经验

【摘要】

积滞、功能性腹痛、功能性便秘是小儿常见的功能性胃肠病，胡思源教授善洞察疾病因机实质，认为食积化热、气滞不行、津亏燥结在上述疾病的发生发展中占主导地位，并常根据主要病机确立治则，临证倡导"消食导滞，除热寓于和中""调畅气机，临证分辨虚实""增液润通，辅以行气消导"等原则分治三病，每获良效。附验案3则以佐证。

【正文】

功能性胃肠病（functional gastrointestinal disorders, FGIDs）是一组慢性或反复发作的、与心身因素相关的、消化道功能紊乱性非器质性疾病，依主症可分为恶心呕吐病、腹痛病和排便障碍等3个亚组。在小儿时期，以积滞、功能性腹痛（FAP）、功能性便秘（FC）最常见，给患儿及其家长带来了很大的身心负担。迄今，对于此组疾病的西医治疗以对症治疗为主，症状复发率较高。

胡思源教授是全国首批中医优秀临床人才，天津市名中医，从事中医儿科临床、教学、科研工作30余年，先后师从津沽儿科名家李少川、陈宝义、马融教授，擅长中医、中西医结合诊治心系、脾胃、肺系等儿科常见病，学验颇丰。近年来，胡师潜心于小儿功能性胃肠病的中医药治疗研究，现结合门诊跟师实际，将胡师从食积、气滞、津亏论治儿童常见FGIDs的临证经验介绍如下。

1 消食导滞，除热寓于和中，以治积滞

积滞是一个具有鲜明中医儿科特色的临床常见病种，以不思乳食、食而不化、腹部胀满、大便不调为特征。本病迄今尚无西医病名与之完全对应，往往用"消化功能紊乱"加以概括，以上腹部胀满或疼痛为主要表现者，与西医学的功能性消化不良近似。

胡师认为，本病的病因病机主要是乳食不节，饥饱无常，或所愿不遂，肝郁气滞，以致食滞胃肠，脾胃受损，气滞不行。食滞胃肠，易于化热，故临床以食积化热证最常见，表现为食少纳呆、脘腹胀满、嗳腐吞酸、手足心热、烦躁夜啼、口臭、大便臭秽、便秘、舌苔黄厚或腻等。治当消食导滞、清热和中，常用藿连保和汤（基本方：藿香、黄连、厚朴、清半夏、陈皮、茯苓、青连翘、六神曲、山楂、莱菔子、生姜、大枣）化裁。该方来源于清代陈复正《幼幼集成》"藿连汤"与"保和丸"原方，具有消食清热、理气导滞之功效。

方中重用山楂消食健胃、行气消积，以为君药。六神曲健脾和胃、消食化积，莱菔子行气消食除胀，助君药消积行气；黄连清热泻火，连翘清热散结，以除食积所化之热。上四味共为臣药。乳食积滞胃肠，脾失健运，气机阻滞，生湿酿痰，故佐用陈皮理气健脾，厚朴下气除满，藿香芳香化湿，半夏燥湿化痰，茯苓健脾渗湿，以化痰湿、行气滞。生姜温中止呕，大枣补中益气、调和诸药，共为佐使。诸药合用，使食积得化，热清湿祛，气机调和，则诸症自除。

兼急性便秘，可加熟大黄、枳壳；慢性便秘，加制首乌或决明子；呕恶重，加制吴茱萸；嗳腐吞酸，加海螵蛸、白芷；积热烦躁，加炒栀子、豆豉；腹痛，加佛手、白芍；肝郁易怒，加香附、柴胡；食欲不振，加石斛、石菖蒲；脾虚大便稀，加四君子汤等。

2 调畅气机，临证分辨虚实，以治腹痛

儿童 FAP，罗马Ⅳ标准称之为"功能性腹痛 - 非其他特指（FAP-NOS）"，临床表现为慢性发作性腹痛或持续性疼痛，疼痛大多以脐周或腹中线为主，是不能完全用其他医学情况来解释的一种儿童功能性胃肠病，常兼见功能性消化不良（FD）、腹型偏头痛（AM）、肠易激综合征（IBS）的特异症状，但尚未达到三病的诊断标准。

胡师认为，本病的发生发展，皆与气机升降出入失调有关，临床常见偏实之气滞证和偏虚之气虚证。其中，气滞证多由肝气郁滞、中焦气机失调所致，患儿常因腹痛较重来诊。治疗上，常用自拟佛芍腹痛方（基本方：佛手、白芍、吴茱萸、黄连、清半夏、青连翘、炒麦芽、制香附、石菖蒲、炙甘草）化裁，以理气和中、平调寒热、缓急止痛。

方中用佛手理气疏肝、和胃止痛、燥湿化痰，白芍缓急止痛、理气和中，共为君药。吴茱萸散寒止痛、降逆止呕，黄连清热燥湿、泻火解毒，半夏燥湿化痰、消痞散结，连翘清热散结，四药两辛两苦，辛开苦降，调畅中焦气机，共为臣药。炒麦芽与半夏、连翘同用，仿保和丸方义，用以行气消食、健脾开胃，石菖蒲化湿开胃、开窍豁痰，制香附疏肝理气、宽中止痛。上三药旨在辅佐君臣，消除食滞、痰浊、肝郁等小儿腹痛常见的病理因素，同时加强止痛之效。炙甘草味甘性平，用之调和诸药，且与白芍同用，取芍药甘草汤方义，增强缓急止痛之效，以之为佐使。

痛剧，重用佛手、延胡索；呕恶重，重用吴茱萸、川黄连；食少纳呆，加石菖蒲、石

斛；兼嗳腐，加鸡内金、焦槟榔；兼嘈杂吞酸，加海螵蛸、白芷；兼饱胀，加白术、枳实；兼痛泻，加陈皮、白术、防风；兼头痛，加丹参、川芎；兼肢痛，加桑枝、牛膝；兼失眠多梦，加夜交藤、炒酸枣仁；兼大便干结，加何首乌、决明子；兼肝郁气滞，加柴胡、枳壳等。

3 增液润通，辅以行气消导，以治便秘

儿童FC，又称为习惯性便秘、单纯性便秘，属于慢性便秘范畴。临床以便次减少、粪质干硬、排便疼痛等表现为主，或伴有腹痛和大便失禁等症，严重时甚至可引起肛裂出血。本病在古籍中被称为"平素便难""常便难"，乃"血不足"所致。

宗《内经》"大肠者，传导之官"，"大肠主津"，"津血同源"和"津伤化燥"之旨，胡师认为，儿童FC的发生，与先天禀赋不足，素体阴津亏虚，以及刻意憋便，糟粕积久化热，损伤阴津，均有着密切的关系。本病基本病机为阴津亏损，肠燥失濡，糟粕内停，气滞不行。治疗当以增液润通为主，辅以行气、消导、软坚之法除糟粕，以标本同治。临床常用自拟通便方（生白术、玄参、生地黄、火麻仁、郁李仁、制首乌、枳壳、厚朴、焦三仙、连翘、芒硝、炙甘草）加减治疗。

方中重用生白术，健脾益气生津，玄参、生地黄滋阴增液，三药合用，"增水行舟"以治其本，共为君药。火麻仁、郁李仁、制首乌滋阴润肠通便，共为臣药。枳壳、厚朴行气导滞，焦三仙、连翘消食散结，芒硝软坚散结，共为佐药。炙甘草调和诸药为使。全方标本同治，以润下为主而不伤正气，共奏增液润下、行气消导之功。

属于燥热内结、便闭不行者，加决明子或虎杖；兼腹痛，加芍药甘草汤；口臭，加鸡内金、焦槟榔；大便先结后稀，生、炒白术同用；肛裂出血，加槐花、茅根、侧柏叶。

此外，胡师还认为，小儿慢性便秘切忌滥用苦寒，攻下过猛，往往欲速则不达，治疗当从小剂量开始，直至调整到排便无痛苦的粪质形态。治疗时间至少4周，甚至更长时间。时间越久，越有利于患儿建立起正常的排便规律，但要注意安全性问题，含有蒽醌类成分的中药饮片，不宜大量或长期应用。

4 验案举隅

4.1 小儿积滞

张某，男，7岁10个月。2020年10月19日初诊。

主诉：食后腹胀、胃脘不适4个月，加重2个月。患儿平素纳少，偏食肥甘，有过敏性鼻炎病史。近2个月来，因饮食不节致症状加重。现症：食后自觉上腹胀满，偶见隐隐作痛，胃脘不适，嗳气，不思饮食，纳少，时而恶心欲吐，大便干，每日1次。曾服用胃肠安丸，腹胀可暂时缓解。查体：胃部压痛（–）。舌红、苔白略厚，脉滑。西医诊断：功能性消化不良；中医诊断：积滞（食滞化热证）。治以消食导滞、和中除热。方用自拟藿连保和汤化裁。处方：

藿香10g，黄连6g，连翘10g，焦三仙各10g，陈皮6g，清半夏10g，厚朴10g，茯苓10g，莱菔子10g，紫苏梗6g，吴茱萸3g，白芍10g，香附10g，决明子10g，生甘草6g。7剂。每日1剂，水煎250mL分2次服。

2020年10月26日二诊：服药1周，患儿食后腹胀不适、嗳气、大便干较前明显改善，无呕恶，食欲较前好转，食量增多，但见心烦、口臭、舌质偏红、苔黄，予初诊方去吴茱

萸、香附，加炒栀子 10g、淡豆豉 10g，易决明子为制首乌 3g，7 剂。

2020 年 11 月 3 日三诊：服药 1 周，患儿食后腹胀、不适基本消失，口臭减轻，胃纳正常，大便略稀，予二诊方去制首乌、炒栀子、淡豆豉，加炒白术 10g，7 剂。

2020 年 11 月 10 日四诊：服药 1 周，诸症消失。予以藿连保和汤基本方：藿香 6g，黄连 3g，厚朴 10g，清半夏 10g，陈皮 6g，茯苓 10g，青连翘 6g，六神曲 10g，山楂 10g，莱菔子 6g，生姜 3 片（自备），大枣 2 枚（自备），7 剂。嘱其饮食规律。

2021 年 1 月 3 日随访：近 2 个月无任何不适。按：此例患儿平素纳少偏食，因饮食不节而发病，主要表现为食后腹胀不适、隐痛、嗳气、呕恶、大便偏干等，属于食滞化热之证。《幼幼集成》指出："凡饮食之积，必用消导，消者散其积也，导者行其滞也"，故治以消食导滞、和中除热为法，方用藿连汤合保和丸化裁。加吴茱萸、香附、白芍行气温中、缓急止痛，以除胃脘隐痛不适、嗳气；决明子清热润肠通便，改善积热伤阴所致的大便偏干。二诊，积滞症状改善，便干明显好转，但出现心脾热象，故易清润之决明子 10g 为润通之制首乌 3g，加栀子豉汤以清宣郁热，去吴茱萸、香附防其性燥伤阴。三诊，热象锐减，大便略稀，遂停用制首乌、炒栀子、淡豆豉，加炒白术以健运脾胃。四诊，诸症尽消，用基本方调理 1 周，以善其后。

4.2 儿童功能性腹痛

武某，男，4 岁 10 个月。2019 年 6 月 18 日初诊。

主诉：间断腹痛 2 月余，加重 1 周。2 个月前，患儿不明原因出现腹痛，时轻时重，揉腹、饮热水均无缓解，WBS 评分 8 分，每次 30 分钟左右，1 周疼痛 2~3 次，近 1 周来每日腹痛。严重时伴恶心，自服胃肠安、金双歧等有所好转，纳可寐安，大便 2 日一行，Bristol 4~5 型，矢气频多，味重。查体：腹软，压痛（±）。舌淡红、苔白，脉弦而有力。辅检：腹部 B 超（－）。西医诊断：功能性腹痛；中医诊断：腹痛（气滞偏实证）。治以平调寒热、理气止痛。方用自拟佛芍腹痛方加减。处方：

佛手 15g，白芍 15g，制吴茱萸 3g，川黄连 5g，清半夏 10g，青连翘 10g，石菖蒲 10g，醋香附 10g，焦三仙（各）10g，柴胡 10g，炙甘草 6g。7 剂。2 日 1 剂，水煎 250mL 分 4 次温服。

2019 年 7 月 2 日二诊：服药 2 周，腹痛程度有所缓解，WBS 评分 6 分，次数明显减少，2 周共腹痛 2 次。服药期间出现感冒，现已退热，舌尖红、苔薄黄微腻，脉弦滑数，咽稍红。予初诊方加黄芩 10g，调整吴茱萸至 6g，石菖蒲至 15g，7 剂。

2019 年 7 月 16 日三诊：用药第 2 周，腹痛完全消失，纳可寐安，二便调，舌淡、苔薄白。予二诊方去黄芩，加石斛 15g，14 剂。

2019 年 12 月 12 日电话随访：至今腹痛未作。按：《内经》言"百病生于气也"，气机调畅，阴平阳秘；气机紊乱，百病始生。痛之病性，不外乎虚实，或不通则痛，或不荣则痛。本例患儿痛势较剧，病程不长，矢气频多味重，当属气滞实证，治以平调寒热、理气止痛为法，方用自拟佛芍腹痛方。方中重用佛手、白芍同调肝脾，理气止痛；以制吴茱萸、黄连、连翘、清半夏，寒温共用，调理中焦气机；再以醋香附、焦三仙、石菖蒲、柴胡，去除小儿腹痛常见的肝郁、食积、痰浊等病理因素。二诊，腹痛次数明显减少，但腹痛 WBS 评分缓解不著，故吴茱萸加量至 6g、石菖蒲加量至 15g，以增强温中豁痰之效；

其间感冒，故加黄芩以除余热。三诊，腹痛完全消失，予二诊方加石斛，以防药燥伤阴，继用 2 周，以善其后。5 个月后随访，痛未再发。

4.3 儿童功能性便秘

徐某，男，2 岁 5 个月。2020 年 9 月 15 日初诊。

主诉：排便困难 2 年余。患儿自添加辅食后，出现大便干燥，疼痛惧排，便次明显减少，每 3~4 天 1 次，服用乳果糖或用开塞露助排后症状可改善。大便平时以 Bristol 2 型为主，色黑臭甚，偶有粗大粪便堵厕，症状严重时有肛裂，近 3 日又见肛裂出血，血色鲜红，点滴而下，伴干呕，喜哭闹，小便黄，纳可。其母亲有便秘病史。查体：舌淡红、苔黄，腹部压痛（-），右下腹可触及积便。西医诊断：功能性便秘；中医诊断：便秘（阴亏肠燥证）。治以增液润通、行气消导为法。方用自拟通便方加减。处方：

生白术 25g，玄参 15g，生地黄 20g，火麻仁 10g，郁李仁 10g，制首乌 3g，芒硝 10g（冲服），焦三仙各 10g，枳壳 10g，厚朴 10g，连翘 10g，槐花 10g，茅根 10g，炙甘草 6g，甜叶菊 1g。7 剂。2 日 1 剂，水煎 200mL 分 4 次服。

2020 年 9 月 29 日二诊：排便较前顺畅，粪便不带血，可自主排便，每 1~2 日 1 次，Bristol 3~5 型（先干后溏），臭味减少，小便微黄。予初诊方去槐花、茅根，继用 14 剂。

2020 年 10 月 22 日三诊：服药 4 周内，大便始终每日 1 次，Bristol 4~5 型（先粗软后溏），自主排便，大便臭味较前减轻，纳寐均佳。将二诊方芒硝减至 5g，7 剂。

2020 年 12 月 12 日电话随访：患儿每日大便 1 次，多为黄色软便，排便无痛苦。

按：儿童 FC 属于慢性便秘范畴。对于小儿慢性便秘，古代医家多责之于"血虚""血不足"，如《育婴秘诀》"如常便难者，血不足也"，《幼科铁镜》"血虚燥滞不通"。本例患儿自加辅食起即便秘，病程 2 年之久，初诊便秘严重，粪块粗大而硬，肛裂便血，系禀赋异质，素体阴津亏虚，加之排便痛苦，刻意憋便，粪便久积于大肠，化热伤阴，致阴津亏损，燥滞不通。故治以生津增液、润肠通便为法，方用自拟通便方。方中重用生白术、生地黄及玄参运脾生津，滋阴增液，以治其本，《本经逢原》谓白术："补脾胃药以之为君，脾土旺则清气升而精微上，浊气降而糟粕输"；少用制首乌，加火麻仁、郁李仁，润肠通便，有研究表明，制首乌含有蒽醌类化学成分，可促进肠管蠕动而具有泻下作用；再配芒硝、枳朴、焦三仙软坚、行气、导滞。因肛裂便血，加槐花、茅根。二诊，患儿排便频次增加，粪便性状明显改善，便血消失，遂去槐花、茅根，继用 4 周。三诊，患儿每日排便 1 次，粪质先粗软后溏，遂减半芒硝，继用 2 周，取"慢病缓图，效则守方"之意。近 2 个月后随访，患儿排便正常。

【评介】

胡思源教授从事儿科医、教、研工作 30 余载，致力于儿科常见疾病的预后转归、中医药治疗及临床评价研究。本文由硕士研究生朱中一撰写，择要介绍了胡老师运用中医药治疗小儿常见功能性胃肠病的经验，发表于《江苏中医药》2022 年 4 月第 54 卷第 4 期。文章分别从"食""气""津"角度深入探讨了胡老师对小儿积滞、功能性腹痛、功能性便秘的病因病机认识，并据此重点总结了相应基本治则和特色处方遣药经验。

（吴钰仪）

四、自拟佛芍腹痛方化裁治疗儿童功能性腹痛 1 例

【摘要】

病史摘要：患儿王某某，女，9 岁，主因腹痛 4 月余，于 2022 年 3 月 29 日就诊于我院儿科门诊。患病以来，每日均有腹痛，痛在脐周，痛势在 VAS 30~60mm，持续 5~20 分钟，曾辗转天津各大医院儿科，治疗罔效。四诊信息：患儿精神尚好，脐周腹痛，时发时止，拒按，时伴烦躁、腹胀、恶心，大便稀溏、味大，或痛泻，舌质红，苔少，脉弦。

中医诊断：腹痛，寒热错杂、气机郁滞、胃阴损伤证

西医诊断：功能性腹痛

干预措施：以"通"字立法，采用自拟佛芍腹痛方化裁治疗，以理气和中、平调寒热，佐以养阴。

疗效转归：经治 2 周，腹痛消失，继续随症调理 4 周，以善其后。

【正文】

功能性腹痛（functional abdominal pain, FAP），是指病程在 2 个月以上，且症状不符合肠易激综合征（IBS）、功能性消化不良（FD）或腹型偏头痛（AM）的诊断标准，疼痛不能完全用其他医学情况来解释的一种儿童功能性胃肠病。文献报道，本病在儿童中的患病率为 0.3%~19%，普遍认为脑 – 肠轴功能改变、胃肠动力异常、内脏超敏反应及心理精神刺激等因素可诱发或加重疾病发作。有关儿童 FAP 的诊断并不繁琐，一般依据临床表现、慢性病程即可做出初步诊断。迄今为止，西医对于本病的治疗主要是以对症治疗为主，症状复发率较高。

中医学认为，腹痛的发生不外乎不通则痛和不荣则痛两种基本病机，临床常见偏实之气滞证和偏虚之气虚证。其中，气滞证多因寒热错杂、气机阻滞所致，患儿常因腹痛症状较重前来就诊。临证表明，正确进行病种诊断，明确基本病机，结合相关伴随症状后，以基本治则、治法统率基本方化裁治疗，可发挥中医药多靶点治疗儿童腹痛的优势。现介绍自拟佛芍腹痛方化裁治疗儿童 FAP 案例一则如下。

1 临床资料

1.1 病史资料

1.1.1 一般信息

王某某，女，9 岁，天津人，2022 年 3 月 29 日就诊，节气为春分。

1.1.2 病史

主诉：腹痛 4 个月余。

现病史：患儿 4 个月前无明显诱因出现腹痛，发病以来，患儿自诉每日均有腹痛，痛在脐周，痛势在 VAS 30~60mm，持续 5~20 分钟。曾辗转天津市各大医院，行腹部 B 超、便常规、^{13}C 呼气试验、腹部 CT 和胃镜等检查未见明显异常，予促胃动力、抑酸、调节肠

道菌群等药物治疗，效果不著。

刻下症见：精神尚好，脐周腹痛，疼痛拒按，遇情绪刺激、不节饮食后症状加重，疼痛约 3 次 / 日，时发时止，痛势 VAS 60mm，持续时间为 10~20 分钟，时伴烦躁、腹胀、恶心，无反流、呕吐、头晕、汗出等，大便稀溏、味大，或痛泻，Bristol 4~5 型，小便调，纳可，寐安，舌质红，苔少，脉弦。西医查体：腹软，无明显压痛及反跳痛。

既往史：既往体健，否认传染病史。否认手术、外伤史。否认输血史。预防接种史不详。

个人史：生于天津市，久居天津市，学生，否认工业毒物、粉尘、放射性物质接触史，否认病疫区居住史、冶游史、吸烟史、饮酒史。平素性情温和，饮食无特殊偏嗜。

过敏史：否认药物及食物过敏史。

家族史：父母体健，否认家族遗传病史。

1.2　辅助检查

2021 年 12 月 6 日和 2021 年 12 月 13 日外院腹部 B 超示：腹腔内胃肠胀气，肝、胆、脾、阑尾、腹腔未见明显异常。

2021 年 12 月 15 日外院便常规：隐血（ ± ）；^{13}C 呼气试验：HP（ − ）。

2021 年 12 月 28 日外院腹部 CT 示：肠系膜根部多发小淋巴结。

2021 年 12 月 31 日外院胃镜检查示：反流性浅表胃炎。

1.3　中西医诊断与诊断依据

1.3.1　中医诊断

中医诊断：腹痛

证候诊断：寒热错杂、气机郁滞、胃阴损伤证

中医辨病辨证：患儿为学龄期儿童，腹部疼痛 4 个月余，病程较长，属中医学"腹痛"范畴。《太平圣惠方》指出："夫小儿腹痛者，多由冷热不调，冷热之气与脏气相击，故为痛也。"《诸病源候论·腹痛候》言："腹痛者，由腑脏虚寒冷之气，客于胃肠、募原之间，结聚不散，正气与邪气交争相击，故痛。"小儿为稚阴稚阳之体，脏腑阴阳调适不及，不节饮食后，或遇冷热等致病因素相合时，易形成寒热错杂之象；正气不足，病理产物久滞体内，易导致气机阻滞、经脉运行不通而发为腹痛；如《寿世保元·腹痛》言："治之皆当辨其寒热虚实，随其所得之证施治。"《保赤新编·腹痛》曰："肝木乘脾，肝木克脾，脾虚不胜其克，则肝气无所泄，故乘脾之虚而作痛也。"患儿每于情绪刺激、饮食不节后发病，肝主疏泄，调畅全身气机；脾主升清，为气机升降枢纽；肝常有余，脾常不足，肝气郁滞过克脾土，气机运行失司，可出现腹痛拒按、腹胀、烦躁等气机失畅表现，严重者兼见便溏、痛泻症状；气机逆乱，脾胃升清降浊功能失常，饮食五谷难化，久滞生热，粪则臭秽难闻；胃气上逆可伴发恶心。因患儿腹痛日久，迁延难愈，舌苔秉胃气而生，病程日久，气郁阴损，胃阴不足，故兼见舌红少苔、口干（三诊见）。大便稀溏、味大，舌质红，少苔，脉弦为寒热错杂、虚实相兼、胃阴损伤之征。综上，中医诊断为腹痛，证属寒热错杂、气机郁滞、胃阴损伤证。病位主要在脾、胃，与肝密切相关，病性属实多虚少。

1.3.2　西医诊断

西医诊断：功能性腹痛

西医诊断依据：患儿脐周腹痛，时发时止，每日疼痛约 3 次，病程 4 月余。虽时伴恶心、大便稀溏或痛泻，但无上腹疼痛不适、餐后饱胀症状；平素大便稀溏，多数时候腹痛缓解与排便无明显相关性；病程未达 6 个月，且无明显固定发作模式及相关自主神经功能紊乱症状。鉴于患儿临床表现不能满足 FD、AM 和 IBS 的诊断条件，相关辅助检查未见明显器质性异常，故诊断为儿童功能性腹痛（FAP）。

1.4 干预措施

以"通"字立法，采用自拟佛芍腹痛方化裁治疗，以理气和中、平调寒热，佐以养阴。处方：制吴茱萸 3g，黄连 3g，白芍 15g，佛手 10g，炒麦芽 10g，醋香附 10g，清半夏 10g，连翘 10g，石菖蒲 10g，防风 10g，炒白术 10g，陈皮 10g，石斛 15g，炙甘草 6g。7 剂，水煎服，日 1 剂，每次 120~150mL，早晚分服。

1.5 疗效转归

2022 年 4 月 4 日二诊，患儿服药以来，共有 4 天出现腹痛，每日 2~3 次，常于晚饭后发作，持续 10 分钟左右，可自行缓解，大便 1 日二行，Bristol 4~5 型，色深，味大，小便调，纳可，寐安，舌红，苔白伴有裂纹，脉弦。上方化裁，黄连加至 6g，以加强清热燥湿理脾之功；加焦六神曲 10g，以运脾和胃。予 7 剂，水煎服。

2022 年 4 月 12 日三诊，服药期间，腹痛消失，偶有口干，大便 1 日二行，Bristol 4~5 型，味大，偶夹杂未消化食物，小便调，纳可，寐佳，舌红，花剥苔，脉弦。上方去香附，防香燥走窜伤阴，加沙参、麦冬各 10g 以养阴清热、益胃护中。予 7 剂，水煎服。

2022 年 4 月 19 日四诊，服药 1 周，仍未诉腹痛，大便 1 日一行，Bristol 4~5 型，偶夹杂未消化食物，小便调，纳寐可，舌淡红，花剥苔，脉平。上方加茯苓 10g，炒白术、麦冬均增至 15g，以加强补脾止泻、养阴益胃功效。予 7 剂，水煎服。

2022 年 4 月 26 日五诊，无腹痛，大便前 3 天，每日 1~2 行，Bristol 4~5 型，夹不消化食物，余 4 天 1 日一行，Bristol 4 型，为正常黄色软便，舌淡红，苔薄白，剥脱处见新生舌苔，脉滑。上方去石斛、麦冬，黄连减至 3g，加山药 15g，以增强健脾之效。予 14 剂，水煎服，巩固治疗 2 周，维持疗效。

患儿经中医辨证论治 2 周，腹痛发作消失，随后随症加减，巩固治疗 4 周，相关伴随症状亦明显改善。2022 年 6 月 1 日，停止治疗后的 1 个月进行电话随访，家长诉患儿腹痛无复发，大便性状正常，余无任何不适。

2 临证体会

儿童 FAP 属慢性、复发性、非器质性疾病范畴，其慢性反复病程易造成患儿生活质量下降，为中医药治疗的优势病种。临证发现，采用中医辨证论治的个体化方案，既可改善腹痛相关症状，也能通过一段时间治疗，达到远期疗效，使疾病痊愈。本病的发生发展，与机体气机升降出入关系密切。各种原因导致气滞和气虚，均可引起气机功能紊乱，而病发腹痛。从辨证上来看，气虚所致的虚证腹痛，症见反复发作，痛势多缓，常伴有纳呆、腹泻、形体消瘦等；气滞所致的实证腹痛，症见反复发作，痛势较剧，常伴有急躁易怒、夜卧不安等。无论气虚抑或气滞腹痛，从"气一元论"出发，均当以"通"字立法，遣方用药，临床每获佳效。

本例患儿腹痛反复发作 4 个月有余，痛在脐周，每日数次，痛势较剧，治疗罔效，而来就诊。既往多项相关检查并未发现明显异常，仅胃镜检查提示反流性浅表胃炎，不足为据。考虑其慢性发作性病程、脐周部位疼痛、不具备 FD、AM 和 IBS 典型表现，故诊断为儿童 FAP。患儿来诊时，脐周腹痛较剧，时伴腹胀、恶心、大便稀溏、味大，或痛泻，舌质红，苔少，脉弦，证属寒热错杂、虚实相间、气机郁滞，并兼有胃阴损伤之象，故选用自拟佛芍腹痛方化裁治疗。方中，君用白芍、佛手归脾胃、肝经，一柔一疏，可调和肝脾、行气缓急止痛；臣用黄连、吴茱萸、半夏、连翘四药辛开苦降、调畅中焦气机；佐入炒麦芽行气消食、石菖蒲化湿开胃、香附宽中止痛以消除食滞、痰浊、肝郁等小儿腹痛常见的病理因素；佐使炙甘草调和诸药、缓急止痛。因患儿时伴大便稀溏或痛泻，属于肝郁克脾，故合用"痛泻要方"，以胜湿祛风、健脾止泻；考虑其舌质红、苔少，为病久胃阴损伤之象，故加石斛以益胃养阴。诸药共用，可达理气和中、平调寒热，兼以养阴之功效。二诊时，患儿腹痛渐轻，大便仍溏而味大色深，食热之象重，故重用黄连、加焦神曲，用以清热消食、理脾助运，药后腹痛消失。三诊时，患儿已无腹痛，遂随症加减，调理 4 周，以善其后。

纵观整个治疗过程，本案例有以下诊疗特点：一是中西合参，确立诊断。对于儿童慢性发作性腹痛，应运用中西医两套理论认真分析，做出明确的西医诊断，并确定中医辨证类型，以指导预后判断和遣方用药。二是谨守病机，立法遣方。对于儿童 FAP 的治疗，常以寒热虚实辨证为总纲，分气虚证和气滞证。气虚证多用小建中汤或黄芪建中汤化裁；气滞实证则用本案例的自拟佛芍腹痛方。小儿易寒易热，易虚易实，应密切关注患儿病情变化，随症加减。三是灵活用药，对立统一。灵活运用相反药味，以寒热齐投、辛开苦降、升降同施，目的在于顺应脾胃为气机升降枢纽的属性，达到相反相成的治疗效果。四是慢病缓取，得效守方。对于慢性、复发性疾病，应将防止症状反复作为主要治疗目的。本例患儿，治疗 2 周腹痛完全消失，但尚有大便不成形、味大等症，仍继续调理 4 周至全部症状消失，即是此意。

【评介】

佛芍腹痛方是胡思源教授临床经验方，适用于治疗儿童功能性腹痛气机阻滞证。本文以单例病案的形式，真实详细地呈现胡老师在 FAP 疾病中诊断、治疗的全过程，突出中医药在儿童功能性腹痛中辨证施治、随症加减的优势，为缓解腹痛症状、减少临床复发提供新思路。本文由硕士研究生吴钰仪、朱中一撰写，发表于中国中医药临床案例数据库（https://cccl-tcm.cacm.org.cn）。胡师着眼于"气一元论"，分辨寒热、虚实，为本病的治疗提供了思路。

（吴钰仪）

五、佛芍腹痛方为主治疗儿童功能性腹痛的病例系列研究

【摘要】

目的： 初步探索佛芍腹痛方对儿童 FAP（气机阻滞证）症状改善的作用。**方法：** 基于

真实世界环境，采用病例系列研究的方法，收集近 1 年以佛芍腹痛方为主治疗、符合"功能性腹痛－非其他特指"诊断和气机阻滞证辨证的全部病例，观察治疗前与治疗后第 1 周、第 2 周、第 4 周的腹痛严重程度、发作频度及持续时间变化情况及有效率、疾病综合疗效、中医证候总积分及疗效、次症消失情况，以及不良事件／反应发生情况。对于腹痛消失患儿，于停药后 3~12 个月进行电话随访，了解腹痛复发情况。**结果：** 1）共诊治 FAP 患儿 44 例，其中拒服中药 3 例、未规律服药 1 例，失访 2 例，进入统计分析 38 例。2）治疗满 1 周 38 例，腹痛消失率 42.11%，腹痛严重程度、发作频度和持续时间的有效率分别为 63.16%、63.16%、78.95%，腹痛 NRS–11/WBS 评分、每周腹痛发作天数、发作最长时间的下降值分别为（3.11 ± 2.75）分、（2.55 ± 2.54）天、（9.41 ± 73.33）分钟；治疗满 2 周 12 例，腹痛消失率 29.41%，腹痛严重程度、发作频度和持续时间的有效率分别为 64.71%、58.82%、82.35%，腹痛 NRS–11/WBS 评分、每周腹痛发作天数、发作最长时间的下降值分别为（3.32 ± 1.96）分、（2.94 ± 3.05）天、（36.35 ± 60.28）分钟；治疗满 4 周 9 例，腹痛消失率 33.33%，腹痛严重程度、发作频度和持续时间的有效率分别为 77.78%、77.78%、88.89%，腹痛 NRS–11/WBS 评分、每周腹痛发作天数、发作最长时间的下降值分别为（4.50 ± 1.70）分、（4.00 ± 2.50）天、（53.89 ± 81.08）分钟。3）治疗满 1、2、4 周的疾病综合疗效总有效率分别为 86.84%、94.12%、88.89%；中医证候疗效总有效率分别为 52.63%、52.94%、88.89%；结束治疗后，次症消失率为 66.67%。4）观察期间，未发现不良事件及不良反应。5）20 例患儿完成停药 3~12 个月随访，12 例（占 31.57%）患儿服药后未复发，8 例（占 21.05%）明显改善，偶有腹痛，但持续时间短暂，不影响患儿的生活与学习。**结论：** 佛芍腹痛方治疗儿童 FAP（气机阻滞证）的有效性及安全性较好，建议设计至少 1 周的导入期和 2~4 周疗程，开展下一步临床研究。

【正文】

功能性腹痛（functional abdominal pain, FAP），临床研究中一般用"功能性腹痛－非其他特指（FAP-NOS）"病名，指病程在 2 个月以上，且症状不符合 IBS、FD 或 AM 的诊断标准，疼痛不能完全用其他医学情况来解释的一种儿童功能性胃肠病。据文献，4~18 岁儿童的发病率为 0.5%~7.5%。本病发病机制复杂，与内脏高敏感、胃肠动力异常、心理因素及食物不耐受等因素具有相关性，迄今尚无特异治疗。

胡思源教授为天津市名中医，擅长诊治小儿功能性胃肠病。对于 FAP，主张从"气"论治，证分虚实。临床常用佛芍腹痛方治疗腹痛较重、偏实之 FAP 脾胃气机阻滞证，以和中理气、平调寒热、缓急止痛，每收佳效。本研究基于真实世界环境、采用回顾性病例系列研究的方法，初步探索佛芍腹痛方治疗儿童 FAP 的有效性及安全性，为下一步研究提供人用经验证据。

1 资料与方法

1.1 病例来源

全部病例均来源于 2021 年 9 月至 2022 年 10 月天津中医药大学第一附属医院儿科功能性胃肠病门诊就诊的 FAP 患儿。

1.2 诊断标准

1.2.1 西医诊断标准

参照《功能性胃肠病罗马Ⅳ标准》中功能性腹痛－非其他特指（FAP-NOS）诊断标准，发作至少每月 4 次，必须包括以下所有条件：

（1）发作性或持续性腹痛，不只是在生理情况时发作（如进食、月经期）。

（2）不符合肠易激综合征、功能性消化不良或腹型偏头痛的诊断标准。

（3）经适度的评估，症状不能完全用其他疾病情况来解释。

诊断前至少有 2 个月症状符合以上标准。

1.2.2 中医辨证标准

参照《中医儿科学》《中华人民共和国国家标准－中医临床诊疗术语第 2 部分：证候》中气机阻滞证标准：

（1）主症：间断腹痛，多在脐周，可及胃脘、小腹，疼痛较剧，时作时止。

（2）次症：①嗳气；②嘈杂吞酸；③恶心呕吐；④食少纳呆；⑤腹胀；⑥肠鸣；⑦大便溏臭；⑧大便干；⑨痛泻；⑩头痛。

（3）舌脉：舌淡或红，苔腻或白或黄，脉弦而无力。

具备主症，参考次症与舌脉，即可辨证。

1.3 纳入标准

（1）符合罗马Ⅳ的 FAP-NOS 的诊断标准和气机阻滞证辨证标准。

（2）年龄 4~13 岁。

（3）腹痛严重程度 WBS 评分 /NRS-11 评分 ≥ 4 分，且每周发作 ≥ 1 次。

1.4 排除标准

（1）不以"佛芍腹痛方"为主方的病例。

（2）明确为腹腔器质性疾病病例。

（3）伴有明确诊断的儿童精神障碍病例。

（4）合并其他系统等严重全身性疾病病例。

1.5 治疗方案

1.5.1 基础方

佛芍腹痛方：佛手 9g，白芍 12g，吴茱萸 3g，黄连 5g，清半夏 9g，连翘 9g，炒麦芽 9g，醋香附 9g，石菖蒲 9g，炙甘草 6g。

1.5.2 加减

（1）伴呕吐，加竹茹、藿香。

（2）伴嘈杂吞酸，加海螵蛸、白芷。

（3）伴食欲不振，加石斛。

（4）伴嗳气、恶心、早饱、腹胀、大便不调，选加鸡内金、焦神曲、焦山楂、白术、枳壳。

（5）伴痛泻，加陈皮、白术、防风。

（6）伴头痛，选加元胡、川芎、当归。

（7）合并功能性便秘，或大便干结，选加制首乌、决明子、芒硝、火麻仁、厚朴。

（8）合并过敏性鼻炎，选加防风、辛夷、白芷、荆芥、柴胡、白茅根。

1.5.3 用法用量

（1）汤剂：4~6岁，水煎服，2日1剂，每次75~100mL，早晚分服；7~13岁，水煎服，1日1剂，每次100~150mL，早晚分服。

（2）颗粒剂：4~6岁，每次1/2格，早晚温水冲服；7~13岁，每次1格，早晚温水冲服。

1.5.4 疗程

不具体限定疗程，至少为1周。

1.6 随访

（1）未复诊患儿，于停服中药后1周内随访，记录腹痛严重程度、发作频度和持续时间，以及次症情况。

（2）腹痛消失患儿，于停药后3~6个月随访，询问腹痛是否复发，进行电话随访。

1.7 有效性观察

1.7.1 基线指标

（1）人口学资料与疾病资料：性别、年龄、体重，病程，合并疾病等。

（2）诊断指标：腹部B超等。

1.7.2 疗效指标与观察方法

（1）腹痛严重程度，记录治疗前后每周腹痛最痛的WBS评分/NRS-11评分。

（2）腹痛发作频度，记录治疗前后每周腹痛发作天数。

（3）腹痛持续时间，记录治疗前后每周疼痛持续最长时间。

（4）疾病综合疗效，根据每周腹痛严重程度、发作频度和持续时间综合判断。

（5）中医症状总积分及中医证候疗效，记录每周各主症和次症变化情况。

1.7.3 中医证候分级量化标准

参考《儿童功能性腹痛中药临床试验设计与评价技术指南》制定。见表1。

表1　儿童功能性腹痛中医证候分级量化标准

主症		正常	轻	中	重
腹痛	严重程度	无	WBS/NRS-11评分1~3.5分	WBS/NRS-11评分4~6.5分	WBS/NRS-11评分7~10分
	发作频度	无	每周1~2天	每周3~4天	每周5~7天
	最长持续时间	无	<10min/次	10~30min/次	>30min/次

次症	正常	异常		
嗳气	无	有		
嘈杂吞酸	无	有		
恶心呕吐	无	有		
食欲不振	无	有		
食少纳呆/早饱	无	有		
腹胀	无	有		
肠鸣	无	有		
大便溏臭	无	有		
大便干	无	有		

次症	正常	异常		
痛泻	无	有		
头痛	无	有		
舌脉	记录不计分			
舌质				
舌苔				
脉象				

1.7.4 疗效评价标准和定义

（1）腹痛严重程度"有效"：定义为腹痛 NRS–11/WBS 评分较基线减少≥ 50%。

（2）腹痛发作频度"有效"：定义为腹痛发作天数较基线减少≥ 50%。

（3）腹痛持续时间"有效"：定义为腹痛最长持续时间较基线减少≥ 50%。

（4）疾病综合疗效评价标准：①痊愈：腹痛消失；②显效：腹痛严重程度、发作频度、持续时间中，2~3 项全部达到"有效"，但未完全消失；③有效：腹痛严重程度、发作频度、持续时间中，1 项达到"有效"；④无效：不符合上述标准。总有效率＝痊愈率＋显效率＋有效率。

（5）中医证候疗效"有效"：定义为中医证候评分较基线减少≥ 50%。

1.8 安全性观察

记录出现的临床不良事件 / 不良反应。

1.9 统计分析

采用 SPSS 26.0 软件对数据进行统计分析。计量资料若符合正态分布及方差齐性检验，则用均数 ± 标准差（$\bar{x} \pm s$）表示，治疗前后比较采用配对 t 检验；若不符合正态分布则用中位数 M（P_{25}，P_{75}）表示，治疗前后比较采用 Wilcoxon 符号秩和检验。$P < 0.05$ 将被认为所检验的差别有统计学意义。

2 结果

2.1 纳入病例与基线情况

2021 年 9 月至 2022 年 10 月共诊治符合纳入病例标准的 FAP 患儿 44 例。其中，3 例因药苦患儿拒绝服药，1 例未规律服药（腹痛有改善），2 例失访，未进入统计。

进入分析 38 例中，男 15 例，女 23 例；年龄最小 4 岁，最大 13 岁，平均年龄（6.97±2.69）岁；体重最小 14.5kg，最大 46kg，平均（25.26±8.97）kg；病程在 2~6 个月内 28 例（73.68%），7 个月 ~1 年 6 例（15.79%），＞ 1 年 4 例（10.53%）。

腹痛部位在脐周 29 例，上腹 7 例，下腹和全腹各 1 例；完成 1 周治疗 38 例，2 周治疗 17 例，4 周治疗 9 例；应用中药汤剂治疗 34 例，颗粒剂治疗 4 例。

就诊时伴发嗳气、反酸各 2 例，呃逆 1 例，恶心 4 例，呕吐 1 例，食欲不振 6 例，早饱 2 例，腹胀 1 例，大便不调、大便溏臭各 1 例，痛泻 4 例，头痛 1 例；合并功能性便秘或大便干 14 例，过敏性鼻炎 / 腺样体肥大 2 例，湿疹 1 例，神经性尿频 1 例等。

2.2 疗效与安全性分析

2.2.1 腹痛严重程度

完成 1 周、2 周、4 周治疗的病例，分别为 38 例、17 例、9 例。随着治疗时间延长，其腹痛严重程度评分下降值依次加大，有效率依次增加。见表 2。治疗 1 周"有效"的 24 例中，16 例腹痛完全消失，其中 15 例未进入第 2 周治疗，考虑第 1 周疗效可能存在精神因素的影响。

表 2 腹痛严重程度变化情况

观察时间	1 周内 NRS–11/WBS 最重评分 / 分（$\bar{x} \pm s$）			消失 / 例（%）	有效 / 例（%）
	n	治疗前	治疗后	下降值		
治疗第 1 周	38	5.54 ± 1.51	2.43 ± 2.64*	3.11 ± 2.75	16（42.11）	24（63.16）
治疗第 2 周	17	5.91 ± 1.30	2.59 ± 2.29*	3.32 ± 1.96	5（29.41）	11（64.71）
治疗第 4 周	9	6.17 ± 1.32	1.67 ± 1.41*	4.50 ± 1.70	3（33.33）	7（77.78）

注：*与治疗前相比，$P < 0.05$。

2.2.2 腹痛发作频度

完成 1 周、2 周、4 周治疗的病例，分别为 38 例、17 例、11 例。随着治疗时间延长，其腹痛每周发作天数下降值依次加大，有效率分别为 63.16%、58.82%、77.78%。见表 3。

表 3 腹痛发作频度变化情况

观察时间	1 周内腹痛发作天数 /d（$\bar{x} \pm s$）			消失 / 例（%）	有效 / 例（%）
	n	治疗前	治疗后	下降值		
治疗第 1 周	38	4.71 ± 2.46	2.16 ± 2.50*	2.55 ± 2.54	16（42.11）	24（63.16）
治疗第 2 周	17	5.88 ± 1.87	2.94 ± 2.90*	2.94 ± 3.05	5（29.41）	10（58.82）
治疗第 4 周	9	6.22 ± 1.72	2.22 ± 2.44*	4.00 ± 2.50	3（33.33）	7（77.78）

注：*与治疗前相比，$P < 0.05$。

2.2.3 腹痛持续时间

完成 1 周、2 周、4 周治疗的病例，分别为 38 例、17 例、9 例。随着治疗时间延长，其腹痛严重程度评分下降值依次加大，有效率依次增加。见表 4。

表 4 腹痛持续时间变化情况

观察时间	1 周内最长持续时间 /min（$\bar{x} \pm s$）			消失 / 例（%）	有效 / 例（%）
	例数	治疗前	治疗后	下降值		
治疗第 1 周	38	27.08 ± 49.62	17.67 ± 59.47*	9.41 ± 73.33	16（42.11）	30（78.95）
治疗第 2 周	17	44.24 ± 69.52	7.88 ± 11.32*	36.35 ± 60.28	5（29.41）	14（82.35）
治疗第 4 周	9	59.44 ± 86.91	5.56 ± 7.99*	53.89 ± 81.08	3（33.33）	8（88.89）

注：*与治疗前相比，$P < 0.05$。

2.2.4 疾病综合疗效

完成 1 周、2 周、4 周治疗的病例，分别为 38 例、17 例、9 例。随着治疗时间延长，其总有效率增加幅度不大。见表 5。因治疗 1 周有 16 例腹痛完全消失，且 15 例未进入第 2 周治疗，考虑第 1 周疗效可能存在患儿精神因素影响。

表5 疾病综合疗效改善情况

治疗时长	n	痊愈	显效	有效	无效	总有效率 / 例（%）
治疗第1周	38	16	9	8	5	33（86.84）
治疗第2周	17	5	6	5	1	16（94.12）
治疗第4周	9	3	5	0	1	8（88.89）

2.2.5 中医证候疗效

第1周、第2周、第4周的中医证候有效率，分别为52.63%（20/38），52.94%（9/17）、88.89%（8/9）。治疗前与治疗第1周、第2周、第4周的中医证候总积分变化情况，见表6。

表6 治疗前后中医证候总积分比较

治疗时长	n	治疗前	治疗后
		$M（P_{25}，P_{75}）$	$M（P_{25}，P_{75}）$
治疗第1周	38	13.74（11.5，16）	6.37（0，10.5）***
治疗第2周	17	15.41（13，16）	7.53（0，12）***
治疗第4周	9	16.18（14，18）	5.64（0，8）**

注：与治疗前相比，**$P < 0.01$，***$P < 0.001$。

2.2.6 次症消失情况

38例FAP患儿中，27例患儿伴发症状（次症）。共12例患儿伴发1项次症，7例患儿伴发2项次症，8例患儿伴发3~4项次症；治疗结束后，次症消失率为66.67%（18/27）。

2.2.7 复发情况

对于治疗结束的痊愈患儿，于停药后3~12个月进行电话随访，共20例。其中，12例（占31.57%）患儿服药后未复发，8例（占21.05%）明显改善，偶有腹痛，但持续时间短暂，不影响患儿的生活与学习。提示佛芍腹痛方可能具有一定的远期疗效。

2.2.8 不良反应 / 不良事件发生率

治疗期间患儿均未出现严重的不良反应 / 不良事件。1例患儿在服药3日后出现少量面部荨麻疹，结合用药时间及患儿过敏体质，考虑与药物成分无关。

3 讨论与结论

佛芍腹痛方是胡思源教授临床治疗儿童FAP（气机阻滞证）的基本方，其药味和剂量固定。临床应用时，常根据此症状情况予以加味。本研究中，全部38例/69诊次的处方均含有君药佛手、白芍，其他主方药味缺失仅13例次（连翘、石菖蒲、香附、黄连分别5、4、3、1例次），约占18.84%。根据次症和合并疾病的加味情况，包括焦神曲47例次、焦山楂37例次，莱菔子1例次，藿香6例次，苍术1例次，制首乌11例次，决明子9例次，芒硝4例次，火麻仁4例次，枳壳4例次，厚朴3例次，陈皮14例次，防风15例次，炒白术16例次，茯苓5例次，柴胡20例次，辛夷3例次、茅根4例次，白芷2例次，海螵蛸1例次，川芎4例次，元胡、当归各1例次，石斛9例次，竹茹2例次，栀子2例次，党参2例次，黄芩、高良姜、桂枝、紫苏梗、荆芥、地肤子、白鲜皮各1例次等。

治疗满1周的疗效分析结果，腹痛严重程度、发作频度和持续时间的有效率分别为63.16%、63.16%、78.95%，疾病总有效率和中医证候疗效总有效率分别为86.84%、

52.63%。由于全部 38 例中有 16 例治疗第 1 周内即未再出现腹痛症状，不排除存在精神因素影响，故未来临床研究，应设计至少 1 周的导入期，以稳定基线。

治疗满 2 周、4 周的疗效分析结果，腹痛严重程度有效率分别为 64.71%、77.78%，发作频度的有效率分别为 58.82%、77.78%，持续时间的有效率分别为 82.35%、88.89%，疾病总有效率分别为 94.12%、88.89%，中医证候疗效总有效率分别为 52.94%、88.89%。这些结果提示，治疗 2 周、4 周均有较好的治疗效果。除外治疗第 1 周腹痛症状完全消失的 16 例，在未进入第 2 周治疗的 6 例中，2 例（占 33.33%）第 1 周腹痛严重程度"有效"，而进入第 2 周治疗的 16 例中，6 例（占 37.5%）第 1 周腹痛严重程度"有效"，两亚组间占比接近，提示上述第 2 周疗效可信度较高。对比一项安慰剂效应的单组 Meta 分析结果［腹痛有改善患儿的汇总比例为 41%（95% CI，34%~49%，7 项研究），无疼痛患儿为 17%（95%CI，8%~32%，7 项研究）；WBS 量表评分与基线的汇总标准化平均差为 -0.73（95% CI，-1.04 ~ -0.42，8 项研究）］，可以看出，佛芍腹痛方治疗 2 周和 4 周的腹痛严重程度有效率均高于安慰剂约 25% 以上，即便再考虑 2 例失访病例的影响，也提示该方可能具有临床治疗价值。由此，未来临床研究的疗程，至少设计为 2 周。

综上认为，佛芍腹痛方治疗儿童 FAP（气机阻滞证）可能具有较好的有效性及安全性，建议设计 1 周导入期和 2~4 周疗程，以腹痛严重程度有效率为主要终点，开展下一步临床研究。

【评介】

佛芍腹痛方是胡思源教授临床经验方。本研究采用回顾性病例系列研究的方法，观察以该方主导治疗儿童功能性腹痛气滞实证的有效性，期望为新药开发提供探索性人用经验基础。病例系列研究属于观察性研究范畴，其设计和实施的主要关键点有两个：一是按照 ITT 原则，全面分析某一段时间内治疗的全部病例，力求得出最稳妥的结论；二是因其多在真实世界环境下实施，在日常医疗中应加强随访，尽力避免过多的未复诊病例。本文为硕士研究生吴钰仪毕业论文的核心内容。

（吴钰仪）

第二节　方法学研究与其他

一、中药治疗儿童功能性腹痛临床研究技术要点

【摘要】

功能性腹痛是学龄期儿童常见的功能性胃肠病，也是中医药治疗的优势病种之一。在参考国内外最新诊疗方法、专业权威著作、最新学术进展的基础上，结合本机构多年的临床试验设计与实践经验，重点介绍了中药治疗儿童功能性腹痛的临床研究策略、设计与评价的技术要点，以期为治疗该病的中药临床试验设计提供参考。

【正文】

儿童功能性腹痛（functional abdominal pain，FAP）是以腹痛为主要表现、学龄期儿童常见的功能性胃肠病，罗马Ⅳ标准称为"功能性腹痛–非其他特指（FAP-NOS）"。其发病机制存在着生物–社会–心理模式、脑–肠轴和遗传因素等，多认为由精神性因素引起，其症状与胃肠动力改变、内脏敏感性增加、黏膜免疫和炎性反应功能改变、中枢神经系统和肠神经系统调节功能改变等多种因素相关。流行病学研究结果表明 FAP 在 4~18 岁儿童的发病率为 0.5%~7.5%，女童多见；平均 35%~38% 的小学生报告每周有腹痛，但腹痛儿童中仅 2%~3% 就诊；在三级医院就诊并诊断为 FAP 的患儿中，符合 FAP-NOS 罗马标准者占 5%~15%。

儿童 FAP 的治疗目标在于恢复患儿正常的生活方式，主要治疗药物包括解痉药、抗抑郁药、抗组胺药、纤维素、肠道微生态制剂等；非药物疗法主要包括饮食调节、心理行为干预（如行为–认知疗法）、催眠疗法等。中医学认为 FAP 属于"腹痛"范畴，临床常见证候为脾胃虚寒、寒凝腹痛、食积腹痛、肠胃实热、气滞血瘀。有研究表明中医药在改善腹痛症状、减少复发等方面疗效显著，且不良反应少。为此，笔者所在的课题组在收集国内外资料的基础上，结合临床科研实践，总结了中药治疗儿童功能性腹痛的临床研究技术要点，以期为本病的中药临床试验设计提供借鉴。

1 研究策略

治疗儿童 FAP 的中药临床研究的目的一般以改善腹痛症状为主，以腹痛的发作频率、严重程度、持续时间，以及疾病痊愈率、复发率等为评价指标。同时，还可以通过随访，观察其远期治疗效果。药物的安全性评价也是试验的主要目的之一。

2 试验总体设计

一般采用随机双盲、平行对照、多中心临床研究的方法。FAP 属于功能性疾病，目前缺乏公认有效的阳性对照药，且主观评价指标的安慰剂效应明显，故推荐采用安慰剂对照。如选择传统中成药制剂做"阳性"对照，建议采用优效设计。

3 诊断标准

儿童 FAP 的诊断，推荐采用功能性胃肠病的罗马Ⅳ标准。诊断前，至少有 2 个月症状符合以下所有条件，且每个月至少发生 4 次腹痛：①发作性或持续性腹痛，不只是在生理情况时发作（如进食、月经期）；②不符合肠易激综合征、功能性消化不良或腹型偏头痛的诊断标准；③经适度的评估，症状不能完全用其他疾病情况来解释。

本病的诊断需要排除器质性疾病，一般参照国际腹痛患儿"红旗征（redflags）"，即引起儿童/青少年慢性腹痛的病史和临床症状的原因，检测血常规、红细胞沉降率或 C 反应蛋白（CRP）、便常规＋隐血、尿常规和尿培养，甚至生化检查（包括肝肾和胰腺功能）等。怀疑糖吸收不良，可通过氢呼气实验予以确诊。若没有报警症状，则腹部超声和 X 线检查价值相对较小。同时，需要注意不同的功能性胃肠病的重叠现象，以及引起症状性腹痛的其他疾病，如上呼吸道感染，化脓性扁桃体炎，肝、胆疾病，泌尿系统疾病，腹型紫瘕等。

腹痛或不适症状符合 FAP-NOS 的罗马标准，体格检查结果和生长曲线正常，且无预期外的体质量下降、贫血或非便秘相关的便血，常提示 FAP-NOS 诊断。

4 中医辨证标准

建议参考了国家"十二五"规划教材《中医儿科学》中的腹部中寒、乳食积滞、胃肠结热、脾胃虚寒、气滞血瘀的腹痛证候分类，由专家组讨论制定。

5 受试者的选择

根据试验目的、处方特点及临床前研究结果，选择合适的纳入病例标准，包括符合罗马 IV 诊断标准和适用的中医证候标准。此外，还应符合伦理学要求。FAP 为儿童、青少年易患疾病，受试儿童年龄一般选择 4~13 岁。腹痛程度为评估本病是否具有治疗价值和进行有效性评价的重要指标，一般对其下限做出限定，如视觉模拟评分（VAS）≥ 4 分等。

排除标准需要根据适应证及其鉴别诊断情况，并考虑有效性评价、受试者安全、试验依从性等情况合理制定。一般包括：①排除腹腔内器质性疾病患者，如胃肠感染（急性阑尾炎、结肠炎等）、胃肠道梗阻、慢性肠套叠等；②其他功能性腹痛病（FAPD）患者，如功能性消化不良（FD）、肠易激综合征（IBS）和腹型偏头痛（AM）等；③出现警报症状，即发热、出血、贫血、非刻意性的体质量下降或体格检查发现的无法用功能性胃肠病来解释的腹部包块；④伴有明显精神心理障碍的患儿；⑤合并严重心、肝、肾、消化及造血系统等严重原发病者；⑥对试验药物或其成分过敏者；⑦研究者认为不适宜入组者。

6 基础治疗与合并用药

因行为疗法、催眠疗法、饮食调控等非药物治疗对于 FAP 也有一定的治疗效果，可以选择这些疗法作为基础治疗。试验过程中，为避免干扰被试药物的有效性评价，一般不允许合并使用解痉药、抗抑郁药、抗组胺药、益生菌等。

7 试验流程

因本病与精神紧张、学习压力、受凉等因素有关，可以设计为期 1 周的安慰剂导入期。导入期后仍有腹痛症状者方可入组。应根据试验目的、观测需要和试验药物（包括对照药）的作用特点等，合理设定疗程。疗程一般设定为 4 周。可以在治疗 2 周时设立中间访视点。本病大多呈慢性发作性病程，可以设置一定的有效性随访期，一般随访至用药后 1~3 个月。

8 有效性评价

建议将腹痛发作频率作为主要疗效评价指标，腹痛发作时间、腹痛发作程度，以及疾病综合疗效、中医证候积分或疗效为次要指标。如观察其远期疗效，还可以选用复发率作为评价指标。对于腹痛发作频率，建议以每周疼痛天数为计算单位。腹痛发作时间以 1 周内疼痛程度最重 1 天的累积疼痛时间来评估。根据本病特点，可将疼痛时间分为 < 15 分钟、15~30 分钟、> 30 分钟 3 个等级。腹痛严重程度的评估，建议采用 NRS-11 或 VAS 评分法。如果允许 < 4 岁儿童入组，可以采用 Wong-Baker 的面部表情量表（WBS）来评

估婴幼儿的腹痛严重程度。中医证候疗效及单项症状疗效评价仍多依靠中医证候评分，参照《中药新药临床研究指导原则》，沿用传统的尼莫地平法进行评价。

9　结语

本文概述了学界对儿童 FAP 的最新认识和中药的临床应用与研究价值，从研究策略、试验总体设计、诊断标准、受试者选择、有效性和安全性评价及试验流程等方面，对 FAP 中药临床试验技术要点进行了分析和总结，归纳出了试验设计中的关键问题，希望能给从事儿童 FAP 临床试验的研究者和申办者以借鉴，为治疗该病开发出更多安全有效的儿童用药。

【评介】

近年来，中药治疗儿童 FAP 的临床研究呈逐年增加的趋势，由于缺乏标准化的临床试验设计指导，试验质量参差不齐。2017 年，胡思源教授及团队成员参考国内外相关文献，结合团队的临床及科研实践，从研究策略、试验总体设计、有效性评价及试验流程等方面着手，比较全面梳理了中药治疗儿童 FAP 临床试验技术要点，为本病临床评价指南的制定打下了良好基础。本文由临床评价硕士研究生李禹言整理成文，发表于《药物评价研究》2017 年 10 月第 40 卷第 10 期。

（吴钰仪）

二、儿童功能性腹痛药物随机对照试验设计要素的文献研究

【摘要】

目的：系统评估儿童功能性腹痛药物临床试验的设计要素，通过标准化试验设计，为不同试验结果的比较提供一定的可行性。**方法**：检索 PubMed、Cochrane 以及 Embase 数据库，纳入儿童功能性腹痛的随机对照临床研究文献，采用罗马诊断标准，干预措施为药物，语种为英文。**结果**：检索出文献 561 篇，最终纳入 14 项研究，均以改善腹痛及其相关症状为主要试验目的，其中改善腹痛 12 项（85.71%）；均采用随机、安慰剂对照、优效性检验，13 项为双盲，1 项未提及，8 项设计了样本量估算，5 项为多中心试验；诊断采用罗马Ⅱ标准 4 项（28.57%），罗马Ⅲ标准 10 项（71.43%）；干预措施依次为益生菌 9 项（64.29%）、抗抑郁药 2 项（14.29%），以及抗过敏药、解痉药、促胃肠动力药各 1 项（各占 7.14%）；6 项设计了导入期，时长为 1~4 周；疗程为 2 周 1 项（7.14%），4 周 10 项（71.43%），8 周 2 项（14.29%），12 周 1 项（7.14%）；10 项设计了随访，时长为 4 周~6 个月；5 项（35.71%）的主要有效性指标为腹痛程度和据此定义的治疗成功或应答，4 项（28.57%）为腹痛程度、频率，3 项（21.43%）为腹痛程度、频率和持续时间，2 项为基于量表的症状改善情况；腹痛评价，采用面部表情量表法（WBS 或 FPS）9 项（64.29%），视觉模拟评分量表（VAS）或疼痛数字评分法（NRS-11）5 项（35.71%），同时采用 VAS 和 FPS 1 项（7.14%）。全部研究的主要安全性指标均为不良事件的发生率。**结论**：纳入研究

的文献信息完善、质量较高，结果涵盖了儿童功能性腹痛临床研究设计的基本要素，具有一定的借鉴价值。

【正文】

功能性腹痛（functional abdominal pain，FAP）是儿科常见的功能性胃肠病，最早见于罗马Ⅱ标准。罗马Ⅲ标准仍将其作为一种独立疾病，归类于功能性腹痛病（FAPDs）范畴。2016 年，罗马Ⅳ标准沿用了 FAPDs 的分类，但将 FAP 更名为功能性腹痛 – 非其他特指（FAP–NOS），作为临床研究用病名。本病发病率较高，全球约 3.5% 儿童确诊，国内 4~18 岁儿童的发病率为 0.5%~7.5%，其中女童更为多见。其发病机制复杂，与内脏高敏感、胃肠动力异常、心理因素及食物不耐受等因素具有相关性。

近年来，国内关于儿童 FAP 的临床研究文献越来越多，但试验设计差异较大，给试验结果评估及二次文献研究带来了不利影响。为此，本课题组系统检索了 1991~2018 年发表在国外期刊中的相关英文文献，对其试验设计要素进行归类整理与分析，以期通过今后的标准化临床研究设计，为不同试验结果之间的比较提供可行性。

1 资料与方法

1.1 纳入标准

1）按照罗马Ⅱ、Ⅲ、Ⅳ标准，诊断为 FAP 或诊断为 FAPD 但包含 FAP 患儿者；2）受试人群年龄在 4~18 岁；3）干预措施为药物；4）研究类型为随机对照试验；5）发表语种为英语。

1.2 排除标准

1）重复发表的文献；2）非临床随机对照研究（如动物实验、综述、个案报道或单臂临床试验等），或半随机对照试验；3）非药物试验（如认知行为疗法、催眠疗法及饮食干预等）；4）试验设计有明显错误或无法提取信息的文献。

1.3 检索策略

检索 PubMed、Cochrane 和 Embase 数据库中的临床研究，检索时间为 1999 年 1 月 1 日 ~2018 年 9 月 30 日。检索词："functional abdominal pain""FAP""functional abdominal pain disorders""FAPD""random""RCT""child" 等。检索式以 PubMed 为例，见表 1。

表 1　PubMed 检索式

#1　functional abdominal pain［Mesh］
#2　functional abdominal pain disorders［Mesh］
#3　functional abdominal pain［Ti/Ab］
#4　functional abdominal pain disorders［Ti/Ab］
#5　FAP［Ti/Ab］
#6　FAPD［Ti/Ab］
#7 #1 OR #2 OR #3 OR #4 OR #5 OR #6
#8　child*［Ti/Ab］
#9　teens［Ti/Ab］

```
#10 pedia* [ Ti/Ab ]
#11 teenager [ Ti/Ab ]
#12 adolescent [ Ti/Ab ]
#13#6 OR #7 OR #8 OR #9 OR #10 OR #11 OR #12
#14 random* [ All Field ]
#15 RCT [ All Field ]
#16 #14 OR #15
#17#7 AND #13 AND#16
```

1.4 文献筛选、质量评价和资料提取

1.4.1 文献筛选

使用 NoteExpress 文献管理软件对检索到的文献进行梳理，由 2 位研究者独立阅读所获取文献题目和摘要，排除明显不符合纳入标准的研究，对可能符合纳入标准的研究阅读全文，以确定是否真正符合纳入标准；2 位研究者交叉核对，对有分歧由第 3 位研究者协助决定其是否纳入。

1.4.2 质量评价

采用 Cochrane 系统评价员手册提供的偏倚评价量表进行质量评价，包括 5 个方面：1）随机分配方法；2）是否分配隐藏；3）盲法；4）结局数据的完整性；5）选择性报告研究结果。

1.4.3 资料提取

由 2 位研究者对纳入的研究进行独立的数据提取。提取内容包括作者、题目、试验设计（随机、盲法、分配隐藏的使用等）、样本量、诊断标准、纳入标准、排除标准、干预措施、合并用药、疗程、疗效指标（主要指标、次要指标、主要指标评价方法）、安全性评价指标、导入期及随访等信息，并由第 3 位评价人员核对数据的一致性。

2 结果

2.1 检索结果

共搜集文献 561 篇，其中 PubMed 146 篇，Cochrane Liberary 297 篇，Embase 118 篇。筛除重复文献 121 篇；研究者仔细阅读题目及摘要，剔除非药物研究 38 篇、综述类 14 篇、非临床研究等 419 篇；剩余的文献阅读全文做进一步筛选，排除非罗马诊断标准等 7 篇，最终纳入文献 14 篇。14 项研究中，目标适应证为 FAP8 项，FAPD6 项；共纳入 1139 例受试者（每个研究 29~136 例），年龄 4~18 岁，男、女各 515、613 例（其中 1 篇性别人数有误）。

2.2 纳入研究的质量评价

纳入研究的 14 篇文献，其总体偏倚风险较低，文献质量较高。12 篇（85.71%）文献详细描述了随机的产生方法，主要为电脑产生随机数字；8 篇（57.14%）使用了分配隐藏，包括密闭信封和药房控制；13 篇（92.86%）使用了双盲设计，其中 6 篇（42.86%）对评价者亦使用盲法；7.14% 的研究选择性报告有高风险，表现为未报告所有预先指定的主要结局指标；所有研究均未发现有选择性报告的风险；7.14% 的研究可能存在其他偏倚。

3 结果分析

3.1 研究目的

明确的研究目的是保证临床试验成功的根本。全部 14 项研究均以改善腹痛及其相关症状为主要试验目的。其中，改善腹痛 12 项（85.71%），改善腹痛及相关症状 2 项（14.29%）。

3.2 研究总体设计

研究总体设计主要包括随机、盲法、对照、检验类型、样本量估算及参研中心等内容。14 项研究中，均采用随机、安慰剂对照、优效性检验（100%）；双盲设计 13 项（92.86%），1 项未提及；有样本量估算 8 项（57.14%）；多中心研究 5 项（35.71%）。

3.3 病例纳入标准

纳入标准包括以下几方面：（1）按照文献纳入标准，全部 14 项研究均符合 FAP 的罗马诊断标准。其中，采用罗马 II 标准 4 项（28.57%），罗马 III 标准 10 项（71.43%）。（2）所有研究纳入的患儿年龄下限为 4~8 岁，上限为 15~18 岁。（3）3 项研究对基线腹痛程度进行限定，其中 2 项要求 VAS 评分大于 25mm，1 项要求大于 40mm。（4）10 项研究明确要求签署知情同意书。

3.4 病例排除标准

与 FAP 病种相关的病例排除标准：1）14 项研究均明确排除相关器质性病变，包括慢性胃肠道疾病（如消化性溃疡、胃轻瘫、消化道梗阻或狭窄、肛周疾病、胃肠道出血等），以及其他器质性疾病（如糖尿病、癫痫等）。2）11 项要求排除 FAP 相关报警症状，其中，生长障碍或体质量减轻 10 项，贫血 7 项，发热、呕吐各 4 项，腹泻 3 项，排尿困难、痛经、关节炎、皮炎、口疮各 1 项。3）10 项要求排除实验室检查结果异常者，包括有临床意义的血常规指标异常 10 项，ESR 异常 4 项，便常规异常 4 项，乳糖呼气试验阳性 3 项，心电图异常 2 项，^{13}C 呼气试验、尿常规、肝肾功能、腹部彩超异常各 1 项。4）以 FAP 为适应证者，要求排除其他功能性胃肠病。5）9 项要求排除近期口服影响药物有效性、安全性评价的其他治疗药物，包括益生菌或益生元 7 项，抗生素 6 项，抗抑郁药 4 项，促胃动力药、解痉药及泻药各 1 项。6）还有文献要求排除 IBDs 家族史、腹部手术史、免疫缺陷病、非脐周痛等。

3.5 干预措施

纳入研究的干预措施，包括益生菌 9 篇（64.29%），抗抑郁药（阿米替林和西酞普兰）2 篇（14.29%），抗过敏药（赛庚啶）、解痉药（美贝维林）、促胃肠动力药（多潘立酮）各 1 篇（7.14%）。所纳文献均未设基础治疗。

3.6 疗程

纳入研究的疗程在 2 周 ~3 个月，大多数研究集中在 4 周。其中，疗程 2 周 1 项（7.14%），4 周 10 项（71.43%），8 周 2 项（14.29%），12 周 1 项（7.14%）。

3.7 导入期与随访

设计导入期的目的，一是稳定基线，二是洗脱药物。14 项研究中有 6 项（42.86%）设计了导入期，时长 1~4 周。其中 1 周 1 项，2 周 2 项，4 周 3 项。随访目的为观察腹痛的复发率。14 项研究中 10 项设计了 4 周~6 个月随访。其中，4 周 5 项（35.71%），8 周 3 项（21.43%），12 周及 6 月各 1 项（各占 7.14%）。

3.8 有效性评价

3.8.1 有效性指标

有效性指标的制定均围绕腹痛症状，包括腹痛程度、频率和持续时间，父母或患儿总体病情评估，逃课率，患儿心理评估，以及其他胃肠道症状等。全部 14 项研究均设 1~3 项主要疗效指标。其中，腹痛程度及据此定义的治疗成功或应答 12 项（85.71%），腹痛频率 7 项（50%），腹痛持续时间 3 项（21.43%），总体改善率或有效率 2 项（14.28%）。

3.8.2 腹痛程度评价方法

主要包括以下几种：1）面部表情量表法（WBS/FPS）9 项（64.29%）；2）采用视觉模拟评分量表（VAS）4 项（28.57%）；3）疼痛数字评分法（NRS-11）1 项（7.14%）。使用 VAS 评分者，最低入组年龄为 5 岁，纳入 4 岁患儿的研究均采用 WBS/FPS。腹痛的评价，多使用受试者日志卡，每周评价 1 次，直至治疗结束或随访终点。有 2 项研究定义腹痛程度治疗应答为 WBS 评分至少降低两个等级。

3.8.3 腹痛频率评价方法

7 项研究将腹痛频率作为有效性指标。其中，5 项直接评价每周发作次数；1 项采用等级评价方法，分为治愈、显效、好转、无效、变差、非常差 6 个等级；1 项则以无痛天数评价腹痛频率的改善情况。

3.9 安全性评价

安全性评价均选择不良事件或不良反应为观察指标。其中，3 项研究对不良事件或不良反应进行了详细描述。

3.10 试验结果的分析

在纳入研究中，有 7 项研究获得了阳性结果，其干预措施分别为益生菌 5 项，赛庚啶、多潘立酮各 1 项。另 7 项研究均未得到阳性结果，益生菌 4 项，阿米替林、美贝维林、西酞普兰各 1 项。以上结果可能会为阳性对照药的选择提供参考。

4 讨论

本研究系统评价了近 10 年来儿童 FAP 药物临床随机对照研究的文献，所纳入的文献信息完善、质量较高。归纳儿童 FAP 药物临床试验设计要点，主要包括：1）主要研究目的应为改善腹痛症状；2）试验设计应采用随机、双盲、安慰剂对照、优效性检验、多中心研究的方法；3）诊断标准建议采用罗马Ⅳ的 FAP-NOS 标准；4）纳入标准中应对基线腹痛程度进行限定（如 VAS 评分大于 25mm）；5）排除标准中，首先应考虑排除器质性疾病、实验室检查异常患儿以及近期服用可能影响有效性评价的药物，而且注意排除有报警症状者；6）疗程建议设 4 周，可设 2~4 周导入期，根据研究目标也可设计 4 周的随访期；7）主要有效性评价指标应为腹痛程度，或与腹痛频率综合评价；8）腹痛程度的评价，根据不同年龄段选择 WBS、VAS 或 NRS-11；9）腹痛频率应以周为单位记录，比较每周发作次数或基于次数的分级评价。上述结果涵盖了儿童功能性腹痛临床研究设计的基本要素，具有一定的借鉴价值。

本研究入选的 14 篇文献，要求排除报警症状者 11 项（78.57%），但每篇文献的报警症状都不一致。参考罗马Ⅳ标准中列出的 FAP 报警症状和 Motamed 等归纳出腹痛的"红旗征"，建议在试验设计时，排除炎症性肠病、乳糜泻或消化性溃疡家族史，持续性右上腹痛，吞咽困难，吞咽痛，持续呕吐，胃肠道失血，关节炎，直肠周围病变，非意向性体重减轻，生长缓慢，青春期延迟，难以解释的发热，以及非脐周的疼痛，夜间疼痛，腹部压痛，ESR 升高等。

【评介】

2018 年，中华中医药学会标准化项目《系列儿科中药临床试验设计与评价技术指南·儿童功能性腹痛》的制定任务由胡思源教授及团队牵头完成。本指南的制定采用文献研究与专家共识会议的方法，期望能为中药治疗儿童 FAP 临床试验设计提供参考。本文由硕士研究生张婵婵等工作组成员系统检索、归纳分析文献并撰写成文，为指南初稿形成提供了前期文献依据，发表于《药物评价研究》2018 年 12 月第 41 卷第 12 期。

（吴钰仪）

三、历代医家对小儿腹痛的认识及治疗

【摘要】

摘要：查阅历代中医儿科学经典文献，排除"腹卒然而痛"等相当于现代小儿急性腹痛的病证及蛔虫为患的小儿腹痛后，将有关小儿腹痛内容的筛选、研读和分析，从病名、病因病机、辨证治疗与处方用药几个方面，总结自隋唐以来历代医家医著对筛选后小儿腹痛的认识和治疗的规律及特点。以期为目前小儿腹痛的诊疗及临床试验提供借鉴。

【正文】

腹痛是指胃脘以下，脐之两旁以及耻骨以上部位疼痛。腹痛为小儿临床常见临床证候，可以发生于任何年龄季节。小儿腹痛不仅可以作为一种独立的病证，也可作为一个症状见于腹泻、腹痛、小儿夜啼等多种疾病。本文主要讨论作为独立病证的小儿腹痛。中医学对小儿腹痛的认识与治疗历史悠久，各个朝代都有其特色。本文采用断代史的方法，查阅历代文献，排除"腹卒然而痛"等相当于现代小儿急性腹痛的病证及蛔虫为患的小儿腹痛后，将小儿腹痛的病名演变、病因病机分析、诊断治疗以及用药特点进行溯源、总结并分析，以期为现代中医药辨证治疗小儿功能性腹痛等疾病提供借鉴。

1 病名的历史沿革

腹痛一词，较早的记载见于《山海经》。较为详细的论述则出现在马王堆汉墓出土的《足臂十一脉灸经》中，描述了腹痛，腹胀，不嗜食等脾胃虚寒症状。先秦两汉时期，腹痛由一个症状逐渐向一个病名演变。《内经》中明确记载了与腹痛相关的不同名称，例如"环脐而痛、腹皮痛、腹中切痛、肠鸣腹痛、腹满痛"等。东汉时期，《伤寒论》中，出现了"绕脐痛、腹中膜痛、少腹急结、少腹里急、少腹弦急"等名称,《金匮要略》对腹痛已有了较为全面的论述,明确指出腹痛虚实辨证的具体方法和实者当下,开创了腹痛论治的先河。隋唐时期,腹痛已经作为一个独立病名出现。巢元方在《诸病源候论》中将腹痛作为一个独立的病名,且首次记载了"小儿腹痛"的病名,同时提出了"腹满痛"的名称。宋金元时期,各个医家对腹痛的相关病名又有了不同的论述。如《丹溪心法》中的"腹冷疼",《小儿卫生总微论方》中的"盘肠内吊腹痛",《太平圣惠方》中的"腹内坚痛",《圣济总录》中的"腹中虚痛"等名称。明代提出大量腹痛相关病名,如"寒腹痛、热腹痛"(《保幼新编》),"腹满痛"(《婴童百问》《保幼新书》《慈幼新书》《证治准绳·幼科》《幼科证治准绳》),"腹内坚痛"(《证治准绳·幼科》《幼科证治准绳》),"腹中绞痛"(《小儿卫生总微论方》)等。清代及近代时期,所出现的腹痛相关病名,大多沿用前人论述,而少创新之处。

2 病因病机

2.1 先秦两汉至南北朝时期

这一时期有许多描述腹痛的著作,例如《黄帝内经》中并未明确提出小儿腹痛,但在这一时期腹痛的病因病机已经有了较为完整的阐述,认为腹痛的病因包括风、寒、湿、火热、燥等六淫邪气以及虫积、食积、瘀血等;《伤寒论》按照六经分类,描述腹痛症状特征,提出证治方药;《金匮要略》已明确指出腹痛虚实辨证的具体方法,在辨证治疗、拟方用药方面,开创了治疗腹痛之先河……为后世医家对小儿腹痛的诊治奠定了良好的理论基础。

2.2 隋唐时期

《诸病源候论》首次记载了小儿腹痛的病因病机,其谓:"小儿腹痛,多由冷热不调,冷热之气,与脏腑相击,故痛也";"看养小儿,而有失节度,而为寒冷所伤,寒气入腹内,乘虚停积,后因乳哺冷热不调,触冒宿寒,与气相击不散,在于胸胁之间,故令满痛也"。巢氏认为小儿腹痛主要是由"冷热不调"导致的。小儿稚阴稚阳之体,过寒则阳虚,过热则阴不足。如若外感寒邪入里化热、直接外感热邪,热结阳明,灼伤津液,进一步导致气机失调,不能运化传导,导致不通则痛或外感寒邪或者寒邪直中脏腑,寒主收引凝滞,导致不通则通。唐代孙思邈在《备急千金要方》中创立牛黄双丸治疗"小儿结实,乳食不消,心腹痛"。由此可知,小儿脾常不足,易被乳食所伤,加之自身乳食不知节制,导致乳食积滞中焦,脾胃运化失职,气机壅塞不通,从而出现腹痛。

由此可见,隋唐医家认为小儿腹痛主要是因外感风寒、外感风热、腹部中寒、寒邪入里化热、乳食积滞等导致气机郁滞,不通则痛导致。

2.3 宋金元时期

宋金元时期,虽对小儿腹痛的病因病机、症状和分类有了进一步细化,在《诸病源候论》的基础上,宋代《小儿卫生总微论方·卷十四·心腹痛论》中采用蓬莪术散治疗"气刺心腹痛",认为瘀血内停,导致脉络不畅,日久气机不利,血行受阻可发为腹痛。除此之外,这一时期关于小儿腹痛病因病机的认识仍然沿用隋唐时期,认为乳食积于中焦,脾胃运化失常,气机郁滞发为腹痛,或是外感寒邪,邪客肠胃,寒邪凝滞,气机不畅,经络不通，发为腹痛，或是外感热邪入里化热，导致阳明热结，腑气不通出现腹痛。如《太平圣惠方·卷第八十三·治小儿腹痛诸方》："夫小儿腹痛者。多由冷热不调。冷热之气与脏气相击。故为痛也。"《小儿卫生总微论方·卷十四·心腹痛论》："小儿心腹痛者。由脏腑虚而寒冷之气所干。邪气与脏气相搏。上下冲击。上则为心痛。下则为腹痛。上下俱作。心腹皆痛。"《丹溪心法·卷五·小儿九十四》："小儿腹痛，多因邪正交争，与脏气相击而作也。夹热作痛者，以面赤或壮热、四肢烦、手足心热见之；夹冷作痛者，以面色或白或青见之、小儿腹痛，多是饮食所伤。"

2.4 明清时期

明清时期，中医儿科学发展进入兴盛时期，涌现出大量儿科医家医著，对于小儿腹痛的病因病机的认识，在继承前人的基础上有了进一步的发展。不仅丰富了乳食积滞、瘀血内阻、外感寒邪兼乳食积滞导致小儿腹痛的含义，还提出了痰郁气滞这一病因。

清代《陈氏幼科秘诀·腹痛》云："又有痰痛，痰因气聚而滞，阻碍道路，气不通脉，小便不利，先宜小红丸，后服枳实、朴硝……导痰开郁"，指出痰郁与气机相互影响，气机郁滞可以导致水液运化失常，出现痰邪；痰郁日久导致气机不畅，可发为气滞。

明·无忌先生《保幼新编》云："小儿未着裤之前，善脱覆绷，腹部犯风或触冷，则外寒逼身，亦发腹痛"；"小儿或处冷突，或处湿地，腹痛吐乳"；"下夜半腰而啼，口有冷气者，寒腹痛"；"上夜半仰身而啼，有汗身热者，热腹痛"。对于腹部中寒这一病因进行了极大的补充，并对"寒腹痛"与"热腹痛"进行了鉴别。

明代《幼科心法要诀·腹痛门·食痛》云："食痛者，皆因饮食不节，积滞不化所致，故食入即痛也。"明·龚廷贤《小儿推拿方脉活婴秘旨全书》云"腹痛多缘乳食积，邪气正气相交击，夹寒夹热亦其因。"明·万全《育婴家秘》云："伤食腹痛。"明·无忌先生《保幼新编·腹痛》云："小儿腹痛，多是乳食所伤，盖有积则气不宣通而痛也。"清·王锡鑫《幼科切要·腹痛门》云："饮食过伤腹痛饱胀。"清·魏鉴《幼科汇诀直解》云："腹痛者，食所伤也。"以上著作均指出小儿乳食积于中焦，脾胃运化失常，气机失调出现腹痛。

明·薛铠在《保婴撮要》中提出"盖畏物触之而痛也，世俗概以内伤阴虚腹痛，不辨虚实，专用破血之剂以速其危，其得不死者，亦幸矣"，"一小儿跌仆瘀血腹痛"，明确跌打损伤致瘀血内留，导致血不运气，气不行血，发为腹痛，强调小儿腹痛当辨虚实。同一朝代的张昶在《小儿诸证补遗》中明确提出："停血腹痛，除血散，桃仁、桂枝、朴硝、大黄下之，消痞膏，僵蚕一钱为末，白马尿研成膏，布摊贴痞上自消。"清代《陈氏幼科秘诀·腹痛》云："若痛有常处而不移，是死血，宜归尾、桃仁、蓬术、枳实、青皮、砂仁、红花"，补充了瘀血内阻，气不运血，血不行气为小儿腹痛的病因之一。

这一时期，许多著作中出现因小儿体质不同，乳食积滞日久化热，外感寒邪与食积所生之热可同时为患，如《幼科心法要诀》云："小儿腹痛有四因，食寒虫动痛相侵，停食感寒相兼痛，临证医治要详分"；"内伤乳食外感寒，发热恶寒腹痛兼，恶食呕吐多啼叫，藿香和中可急煎"。清·郑玉坛《彤园医书（小儿科）》云："小儿内伤乳食，外感寒邪，食寒凝结，腹中作痛"；清·周震《幼科指南·腹痛门》云："有停食感寒，相兼而痛也"；清·王锡鑫《幼科切要·腹痛门》云："小儿腹痛，皆有饮食失节，中气受伤，寒邪乘虚而入"；等等。

综上，乳食积滞、瘀血内阻、外感寒邪兼乳食积滞、痰邪郁滞均会导致脾胃脏腑气滞，不通则痛，正如《婴童类萃·下卷·心腹痛论》云："诸痛皆属于气，凡一切心腹痛疾，当先理气为主。"

2.5 近代

近代对小儿腹痛病因病机的认识仍然沿用之前，如民国陈守真《儿科萃精》云："小儿内伤乳食，外感寒邪，遂至食寒凝结，腹中作痛"；"小儿因中气虚弱，复为风冷所乘，则脾经受寒，故不时腹痛"。近代朱世扬《诚求集》云"小儿腹痛，起于饮食停滞居多"等，对内伤乳食、外感寒邪以及二者同时出现导致小儿腹痛进行了再次论述与发展。

3 辨证治疗与用药

3.1 隋唐时期

隋唐时期的医家医著，虽对小儿腹痛的致病机制有了"冷热不调""停积""结实""乳食不消"等比较全面认识，但尚缺少儿科治法及用药方面的论述。仅有孙思邈《备急千金要方》有"牛黄双丸"（牛黄、太山甘遂、珍珠、杏仁、芍药、黄芩、巴豆、蜜）治"小儿结实，乳食不消"的记载。

3.2 宋金元时期

宋金元时期对小儿腹痛的治疗主要体现在《太平圣惠方》《圣济总录》和《丹溪心法》中。1)《太平圣惠方》与《圣济总录》主要依据小儿腹痛的病因不同，分别提出不同的治法及方药：①因小儿冷热不调，用当归散方（当归、枳壳、赤芍药、川大黄）；②因小儿感寒，用青橘皮散方（青橘皮、桔梗、赤芍药）；③因小儿宿食不消，用牛黄丸方（牛黄、杏仁、巴豆、真珠末、附子）与小丁香丸方（丁香、肉豆蔻、五灵脂、木香、巴豆）；④因小儿伤冷，脾胃气不和，用高良姜汤方（高良姜、陈橘皮、草豆蔻、当归、桂、人参）。2)《丹溪心法》主要是根据兼症不同，分别给予治法与方药：①夹热者，用四顺清凉饮（当归、赤芍、大黄、甘草，一方加陈皮糯米煎）加青皮、枳壳；②夹寒者，用指迷七气汤（青皮、陈皮、桔梗、蓬术、辣桂、益智仁、香附子、甘草、半夏）；③寒热错杂者，用桔梗枳壳汤（枳壳、桔梗、甘草）。在用法上，均强调剂量以小儿大小加减。

3.3 明清时期

明清时期涌现出大量的儿科医家与著作，小儿腹痛的脏腑辨证体系、经络辨证体系、随证加减治疗日趋完善。

明·薛铠在《保婴撮要》中根据小儿腹痛不同的伴随症状，采用脏腑辨证，给予相应处方：①兼脾脏虚寒者，用调中丸（白术、人参、甘草）；②兼乳食积滞者，用下积丸（丁香、缩砂仁、使君子、乌梅肉、川巴豆肉）；③兼实热者，用泻黄散（藿香、山栀、石膏、甘草、防风）；④兼虚热者，用异功散（人参、茯苓、白术、炙甘草、大枣、陈皮）；⑤兼胃气虚者，用白术散；⑥兼肝木乘脾者，用四君子汤（人参、白术、茯苓、甘草）加柴胡、芍药；⑦兼脾虚中气下陷者，用补中益气汤（人参、黄芪、白术、甘草、陈皮、升麻、柴胡、当归）加升麻；⑧兼寒水侮土者，用六君（人参、白术、茯苓、甘草、陈皮、半夏）、炮姜、肉桂，不效，急加附子；⑨兼脾气大伤者，用五味异功散（人参、白术、茯苓、炙甘草、陈皮）。

清·王锡鑫在《幼科切要·腹痛门》中将腹痛病位与经络联系，并遣方用药。如：（1）"中脘腹痛属太阴"，方选理中汤（条参、焦术、干姜、炙草）；（2）"脐腹痛属少阴"，方选真武汤（白术、附子、茯苓、白芍、甘草、生姜、大枣）；（3）"小腹痛属厥阴"，方选当归四逆汤（当归、桂枝、芍药、细辛、通草、甘草、大枣）加吴茱萸。表明在这一时期已经具备经络辨证论治的思路。

这一时期已经建立了一套较为完善随法选方的思路。1）数位医家使用藿香和中汤（藿香、砂仁、羌活、陈皮、苍术、浓朴、山楂、生甘草、炙香附、白芷、苏叶、川芎）治疗外感寒邪内有乳食积滞所致的小儿腹痛，如：①明代《幼科心法要诀·腹痛门》云"内食外寒腹痛：藿香和中汤"；②清代郑玉坛《彤园医书（小儿科）》云："食痛：藿香和中汤"；③清代周震《幼科指南》云："内食外寒腹痛：以藿香和中汤可急煎服"。2）多位医家对气滞腹痛进行论述。如：①明代王銮在《幼科类萃·卷之十七·腹痛门·腹痛诸方》中，"治阴阳不升降气道壅滞作疼"方选指迷七气汤〔青皮（炒）、陈皮、桔梗（炒）、蓬术（煨）、肉桂（去皮）、藿香、益智子、香附子、甘草、半夏〕；②清代熊应雄在《小儿推拿广意·卷下·附方·腹痛门》中用七气散（青皮、陈皮、桔梗、蓬术、官桂、益智仁、甘草、半夏、香附子）"治七情相干，阴阳不升降，气道壅滞，攻冲作痛"。

3.4 近代

近代部分医家仍沿用古法古方，如朱世扬在《诚求集》记载了诸多小儿腹痛方，如顺气散（木香、陈皮、乌药、枳壳、槟榔）、泻黄散（黄连、茵陈、黄柏、黄芩、赤苓、山栀、泽泻）、调气饮（香薷、厚朴、神曲、陈皮、木香、砂仁）等，但部分医家如陈守真在《儿科萃精》中沿用古方的同时兼顾小儿生理病理特点，如：1）"食痛：古法主小承气汤（大黄、枳实、浓朴、引用生姜）以下之。若下后仍痛者，古法主香砂平胃散（苍术、陈皮、浓朴、炙甘草、缩砂、香附、南山楂、炒神曲、炒麦芽、炒枳壳、炒白芍，引用生姜）以消导之。"陈氏认为"小儿因伤食而腹痛，只要消食兼微下之为得。（方用川浓朴八分，山楂炭钱半，五谷虫一钱，范志曲一钱，炒麦芽一钱，广陈皮钱半，炒枳壳一钱，玄明粉一钱，炙甘草五分，引用生姜二薄片）"。2）"寒痛：古法主理中汤（人参、生姜、白术、甘草）。若四肢厥冷，则加附子"，陈氏认为，"小儿因气弱受寒而腹痛，用参尚须斟酌，必先祛寒止痛，再为调补气分，尤臻稳妥。（方用北干姜一钱，煨木香八分，广陈皮钱半，炙甘草五分，姜炒浓朴八分，引用生姜一片，俟痛止，再以五味异功散加干姜为引，调补其脾）"。3）"内食外寒腹痛：古法主藿香和中汤（藿香、砂仁、羌活、苍术、陈皮、厚朴、生甘草、山楂、炙甘草、香附、白芷、苏叶、川芎，引用生姜）"，陈氏认为，"小儿因停食感寒，而腹作痛。（方用藿香梗八分，川浓朴一钱，砂仁粉五分，广陈皮一钱，炙甘草五分，嫩苏梗八分，山楂炭钱半，炒麦芽八分，引用生姜二片）"。至此已不断接近目前儿科治疗特点。

4 结语

纵览中医儿科学古典医籍对于小儿腹痛的认识及治疗，病因主要包括腹部中寒，瘀血内阻，乳食积滞，脾胃虚寒，胃肠结热，痰邪阻滞。病机关键为脾胃气滞，不通则痛。基本治则为调理气机。自隋唐时期，即有"小儿腹痛"的病证名称，"冷热不调""结实""乳食不消"的病因病机认识，以及治疗食积腹痛方剂"牛黄双丸"的创立；宋金元时期，提出了"瘀血""冷热不调"的病因病机，创立诸多针对不同病因的方药；明清时期百家争鸣，记载痰郁气滞小儿腹痛，并论述其处方用药，详述瘀血腹痛，进一步发展以法统方理论，将小儿腹痛的部位与经络联系；近代时期，小儿腹痛治疗时首辨虚实寒热，兼顾小儿生理病理特点，确立治法，最终方随法立，处方用药，达到治疗目的。本文在系统搜集历代文献的基础上，系统概括小儿腹痛病证的学术发展源流，厘清历代医家对小儿腹痛的认识脉络，全面总结了古代历代医家辨治小儿腹痛的学术思想与临床经验，以期为目前小儿腹痛的诊疗及临床试验研究提供借鉴。

【评介】

腹痛是儿科的常见病症。在胡思源教授的指导下，由在读博士研究生李璇和蔡莉莉采用断代史的方法，系统检索历代医学文献，全面总结了古代医家辨治小儿腹痛的学术思想与临床经验并整理成文，2023 年被《西部中医药》确认收录。本文系统梳理出小儿腹痛病因病机、基本治则和经验方药，对于当今儿童 FAP 中药新药的研发，奠定了中医药理论基础。

（李璇）

第八章

腹泻

第一节　循证研究

一、不同剂量的宝儿康散治疗小儿急性水样便腹泻病（脾虚湿困证）有效性和安全性的随机、双盲双模拟、阳性药平行对照、多中心临床试验

【摘要】

目的：评价不同剂量宝儿康散对于小儿急性水样便腹泻病（脾虚湿困证）的疾病疗效、缩短病程作用和中医证候改善作用，同时观察临床应用的安全性。**方法**：采用随机、双盲双模拟、阳性药平行对照、多中心临床试验的方法，16家医疗机构纳入受试者360例，按照 1：1：1 的比例随机分配为高剂量组、低剂量组、阳性对照药组（止泻灵颗粒）。分别给予不同的试药，疗程为 3 天。观察疾病疗效、止泻时间、中医证候疗效、中医单项症状，并对其安全性进行评价。**结果**：疾病疗效总有效率，高剂量组为 87.29%，低剂量组为 76.67%，阳性对照组为 66.67%，三组组间比较差异有统计学意义（ $P < 0.05$ ），高剂量组优于低剂量组和阳性对照组。中位止泻时间，高剂量组与低剂量均为 3 天，阳性对照组未观察到中位止泻时间，三组组间比较差异有统计学意义（ $P < 0.05$ ），高剂量组与低剂量组均短于阳性对照组。中医证候疗效的总有效率，高剂量组为 92.37%，低剂量组为 86.67%，阳性对照组为 77.50%，三组组间比较差异有统计学意义（ $P < 0.05$ ），且高剂量组优于阳性对照组。中医单项症状（大便稀溏、便次增多、肢体困倦、神疲、食欲不振和面色少华）总有效率，三组组间比较差异有统计学意义，高剂量组均优于阳性对照组。试验过程中，共发生 5 例不良事件，其中低剂量组发生不良事件 2 例，发生率 1.67%；阳性对照药组发生不良事件 3 例，发生率 2.50%，研究者判断所有不良事件均与试验药物无关。**结论**：加倍剂量宝儿康散治疗小儿急性水样便腹泻（脾虚湿困证），疗效优于原剂量宝儿康散和

止泻灵颗粒，具有缩短腹泻病程、改善中医证候和中医单项症状的作用，且安全性良好。

【正文】

小儿腹泻病是一种病发原因极为复杂的疾病类型，患者以大便次数显著增多及大便性状改变为特征，部分患者还伴有发热、呕吐、腹痛等症状。小儿腹泻病发病率极高，世界卫生组织（WHO）统计显示，全球范围内每年腹泻病发病为 20 亿~30 亿人次，其中包含成年人。WHO 研究报告显示，每年世界范围内约有 1060 万 5 岁以下婴幼儿因小儿腹泻病死亡。在我国，根据一些省份的入户调查资料，全人口的腹泻病发病率为 0.17~0.70 次/年，5 岁以下儿童则为 2.50~3.38 次/年。小儿体内循环、神经、内分泌等器官与组织发育皆未成熟，小儿腹泻严重时可引起脱水、电解质紊乱、代谢性酸中毒，甚至危及生命。临床上治疗的主要目的为减少腹泻次数、预防脱水等。

宝儿康散是用于治疗小儿腹泻病的临床经验方，由广东宏兴集团股份有限公司宏兴制药厂生产的中成药，临床应用广泛。为了评价宝儿康散治疗小儿急性水样腹泻病（脾虚湿困证）的有效性和安全性以及探索适宜的儿童剂量，由 16 家医疗机构对该药进行了上市后再评价临床研究。在临床研究开始之前，本试验方案获得了临床研究负责单位天津中医药大学第一附属医院医学伦理委员会的批准（TYLL2013［Y］字 023）。

1 材料与方法

1.1 试验设计

采用区组随机、双盲双模拟、阳性药平行对照、剂量探索的多中心临床研究方法。通过对宝儿康散随机、双盲双模拟、阳性药平行对照、剂量探索、多中心临床试验探索与研究，在中医脾虚湿困证的前提下，针对西医的小儿腹泻病进行病例的入组及研究，以明确本品优势的适应证及治疗特点的表达。本品为上市后再评价临床试验，样本量确定为共 360 例，其中高剂量组：低剂量组：阳性对照药组 =120：120：120，由天津中医药大学第一附属医院、南华大学附属第二医院、陕西中医药大学第二附属医院、成都市妇女儿童中心医院、钦州市妇幼保健院、惠州市中医医院、贵州省黔南布依族苗族自治州中医医院、南阳市中医院、长治医学院附属和济医院、长治市人民医院、辽宁中医药大学附属第四医院、大庆市中医医院、牡丹江市中医医院、鄂州市中心医院、泰州市中医院、邯郸市中医院 16 家中心分别承担。

1.2 诊断标准

1.2.1 西医诊断标准

参照 1998 年《中国腹泻病诊断治疗方案》以及 2009 年发布的《儿童腹泻病诊断治疗原则的专家共识》制定。

1.2.2 中医脾虚湿困证辨证标准

参照汪受传主编全国高等中医药院校规划教材《中医儿科学》制定。1）主症：大便稀溏、便次增多（每日 3 次及以上）；2）次症：肢体困倦、神疲、食欲不振、面色少华；3）舌苔脉象：舌淡，苔白腻，脉无力或濡，指纹淡。主症必备，兼次症中具备 ≥ 2 项，参照舌脉即可诊断。

1.3 受试者选择与退出

1.3.1 纳入标准

1）符合小儿腹泻病急性水样便腹泻病西医诊断标准者；2）符合中医脾虚湿困证辨证标准；3）年龄在 6 个月 ~12 岁；4）签署知情同意书。

1.3.2 排除标准

1）霍乱、痢疾，或其他侵袭性细菌所致的肠炎（脓血便）；2）其他非感染性腹泻如食饵性腹泻、症状性腹泻、糖源性腹泻、过敏性腹泻、非特异性溃疡性结肠炎；3）重型腹泻、营养不良和免疫缺陷患儿；4）合并严重心、肝、肾、消化及造血系统等严重原发病的患儿；5）对试验用药过敏或过敏体质者；6）1 个月内参加过其他临床试验者；7）研究者认为存在任何不适合入选或者影响参与或完成研究因素的患儿。

1.3.3 脱落标准

研究者决定退出：1）出现过敏反应或严重不良事件，根据医生判断应停止试验者；2）试验过程中患者继发感染，或发生其他疾病，影响疗效和安全性判断者；3）受试者依从性差（试验用药依从性＜80% 或＞120%），或自动中途换药；4）各种原因的中途破盲病例。

受试者自行退出：1）无论何种原因，患者不愿意或不可能继续进行临床试验，向主管医生提出退出试验要求而中止试验者；2）受试者虽未明确提出退出试验，但不再接受用药及检测而失访者。

1.4 治疗方案

1.4.1 试验药品规格、批号

按照双盲双模拟要求，宝儿康散 1、宝儿康散 2（国药准字 Z44021152，生产批号 130706、140401）及其模拟剂 1、模拟剂 2（生产批号 B140301），规格均为每袋 1g，均由广东宏兴集团股份有限公司宏兴制药厂提供；止泻灵颗粒（国药准字 Z34020711，生产批号 20131101、20131214、20140309）及其模拟剂 3（生产批号 B140401），规格均为每袋 6g，均由安徽省雪枫药业有限公司提供。

1.4.2 用药方法

高剂量组使用宝儿康散 1、宝儿康散 2 和止泻灵颗粒模拟剂 3；低剂量组使用宝儿康散 1、模拟剂 2 和止泻灵颗粒模拟剂 3；阳性对照组使用宝儿康散模拟剂 1、宝儿康散模拟剂 2 和止泻灵颗粒。宝儿康散及其模拟剂 1、2，温开水冲服，6 个月 ~1 岁每次 0.25g，2~3 岁每次 0.5g，4~6 岁每次 1g，7~12 岁每次 1.5g，每天 2 次。止泻灵颗粒及其模拟剂 3，口服，6 个月 ~1 岁每次 3g，2~3 岁每次 4g，4~6 岁每次 6g，7~12 岁每次 12g，每天 3 次。疗程均为 3 天。根据病情需要，两组均可以应用静脉或口服液体疗法预防或纠正脱水。试验过程中禁用抗病毒、抗生素、微生态调节剂、肠黏膜保护剂以及其他有止泻作用的中西药物。

1.5 有效性评价

1.5.1 有效性评价指标

1）疾病疗效；2）止泻时间；3）中医证候疗效；4）中医单项症状；5）病原学指标：轮状病毒检测，入组和出组时检测。以疾病疗效作为主要评价指标。

1.5.2　症状分级量化标准

分为正常、轻、中、重4个等级。主症分别赋0、2、4、6分，次症分别赋0、1、2、3分。分级表现如下：1）大便稀溏。轻：指溏便；中：稀水便；重：水样便。2）便次增多。轻：3~5次/日；中：6~10次/日；重：＞10次/日。3）肢体困倦。轻：肢体稍倦，可坚持轻体力活动；中：四肢乏力，勉强坚持日常活动；重：全身无力，终日不愿活动。4）神疲。轻：精神不振，可坚持学习、生活；中：精神疲乏，勉强支持学习、生活；重：精神萎靡，难以坚持学习、生活。5）食欲不振。轻：不思进食；中：厌恶进食；重：拒食。6）面色少华。轻：面色少华，无中、重分级。

1.5.3　疗效评价标准

1）疾病疗效评价标准。显效，治疗3天内粪便性状及次数恢复正常，全身症状消失；有效，治疗3天内粪便性状及次数明显好转（治疗后，性状为溏便、软便或干便；次数，每日5次或以下），全身症状明显改善；无效，治疗3天内粪便性状、次数及全身症状均无好转甚至恶化。2）止泻的定义，连续2次出现成形便或连续24小时未排便。3）中医证候疗效评价标准。临床痊愈，中医临床症状、体征消失或基本消失，证候积分减少≥95%；显效，中医临床症状、体征明显改善，70%≤证候积分减少＜95%；有效，中医临床症状、体征均有好转，30%≤证候积分减少＜70%；无效，中医临床症状、体征均无明显改善，甚至加重，证候积分减少＜30%。疗效指数=（治疗前总积分－治疗后总积分）/治疗前总积分。4）中医单项症状疗效评定标准。临床痊愈，症状消失，积分降至0分；显效，症状明显改善，积分降低2个等级；有效，症状有所改善，积分降低1个等级；无效，症状无改善或加重，积分未减少或有所增加。总有效率=（临床痊愈例数+显效例数+有效例数）/总例数×100%。

1.6　安全性评价

安全性评价指标：1）可能发生的不良事件及不良反应。2）生命体征。体温、静息心率、呼吸、休息10分钟后的血压（收缩压、舒张压）。3）血常规、尿常规、大便常规、心电图和肝功能[ALT（丙氨酸氨基转移酶）、AST（门冬氨酸氨基转移酶）、TBIL（总胆红素）、γ-GGT（谷氨酰转肽酶）、ALP（碱性磷酸酶）]、肾功能[BUN（血尿素氮）、Cr（血肌酐）]。治疗前正常治疗后异常者，应定期复查至随访终点。以不良反应发生率为主要安全性评价指标。

1.7　统计学方法

所有统计计算均用SAS v9.13统计分析软件进行。定量数据采用t检验、ANOVA或Wilcoxon秩和检验。定性数据用χ^2检验、Fisher精确概率、连续校正χ^2检验或Wilcoxon秩和检验，考虑到中心或其他因素的影响采用CMH χ^2检验。对于生存数据采用，Log-rank检验。主要指标的两两比较，采用95%置信区间（95%CI）法，计算双侧95%CI。全部的假设检验均采用双侧检验，取α=0.05。

2　结果

2.1　纳入情况及数据集划分

2014年8月~2015年12月，入选患者358例，其中高剂量组入组118例，完成116例，脱落 2 例；低剂量组入组 120 例，完成 117 例，脱落 3 例；阳性对照药组入组 120 例，完成 116 例，脱落 4 例。入全分析数据（FAS）集 358 例，符合方案数据（PPS）集 344 例，安全数据（SS）集 358 例。三组脱落剔除率的组间比较，经 χ^2 检验，差异无统计学意义。

2.2 人口学特征及一般情况

全部进入 FAS 分析总体的受试者，其人口学特征（年龄、性别、身高、体质量）、生命体征（心率、呼吸、体温、收缩压、舒张压）、病史资料（药物过敏史、合并疾病、合并用药、入组前服用治疗本病药物情况、病程、病情分类）、疗效指标的基线情况（中医单项症状、中医证候积分），三组组间比较差异无统计学意义。FAS 数据集的基本资料见表 1。

表 1　受试者的基本资料（FAS）

组别	性别（男/女）	年龄/岁	体质量/kg	身高/cm
高剂量	68/50	3.69 ± 3.14	16.44 ± 7.99	98.59 ± 25.03
低剂量	71/49	3.59 ± 3.01	16.87 ± 8.82	97.98 ± 24.23
阳性对照	69/51	3.94 ± 3.26	17.42 ± 9.79	100.35 ± 25.02

2.3 有效性评价

2.3.1 疾病疗效

疗后 3 天，三组疾病疗效的总有效率，校正中心效应后，三组间比较差异有统计学意义（CMH χ^2=14.2090，P=0.0008）。组间率差的 95%CI 分别为，高剂量组 – 低剂量组 10.62%（0.96%，20.29%），高剂量组 – 阳性对照药组 20.62%（10.26%，30.98%），低剂量组 – 阳性对照药组 10%（–1.33%，21.33%），可以认为高剂量组的疾病疗效优于低剂量组和阳性对照组。见表 2。

表 2　疾病疗效（FAS）

组别	n/例	显效/例	有效/例	无效/例	总有效率/%
阳性对照	120	27	53	40	66.67$^{△}$
低剂量	120	36	56	28	76.67$^{▲}$
高剂量	118	41	62	15	87.29$^{▲△}$

注：与阳性对照组比较：$^{▲}P < 0.05$；与低剂量组比较：$^{△}P < 0.05$。

2.3.2 止泻时间 FAS

分析结果显示：高剂量组中位止泻时间（25 分位数，75 分位数）为 3 天、低剂量组中位止泻时间 3 天、阳性对照药组均未观察到中位止泻时间；止泻时间的三组组间比较差异有统计学意义（P=0.0009）。进一步两两比较结果显示，高剂量与阳性对照药组（Log-rank χ^2=12.9985，P=0.0003）、低剂量与阳性对照药（Log-rank χ^2=6.4859，P=0.0109），组间比较差异均有统计学意义（$P < 0.0167$）。见表 3。

表 3　止泻时间（FAS）

组别	止泻时间	
	例数（截尾）	中位数时间/天
阳性对照	51（67）	（3，.）
低剂量	68（52）	3（3，.）
高剂量	72（46）	3（3，.）

2.3.3 中医证候疗效

治疗后 3 天，FAS 数据集三组疾病的总有效率组间比较差异有统计学意义（CMH χ^2=10.8070，P=0.0045），进一步两两比较结果显示，高剂量组与阳性对照药组比较，组间比较差异有统计学意义（$P < 0.0167$）。低剂量组与阳性对照组，组间比较差异无统计学意义（$P > 0.0167$）。见表 4。

表 4　中医证候疗效（FAS）

组别	n/ 例	临床痊愈 / 例	显效 / 例	有效 / 例	无效 / 例	总有效率 /%
阳性对照	120	22	25	46	27	77.50△
低剂量	120	27	30	47	16	86.67▲
高剂量	118	36	44	29	9	92.37▲△

注：与阳性对照组比较：▲ $P < 0.05$；与低剂量组比较：△ $P < 0.05$。

2.3.4 中医单项症状

疗后 3 天，单项症状疗效总有效率（包括大便稀溏、便次增多、肢体困倦、神疲、食欲不振和面色少华），3 组组间比较差异均有统计学意义（$P < 0.05$）。进一步两两比较结果显示，大便稀溏疗效，高剂量组与低剂量组均优于阳性对照组（$P < 0.0167$）；便次增多、肢体困倦和面色少华疗效，高剂量组均优于阳性对照药组（$P < 0.0167$）；神疲和食欲不振症状，高剂量组优于低剂量组和阳性对照药组（$P < 0.0167$）。见表 5。

表 5　单项症状疗效（FAS）

症状	组别	n/ 例	临床痊愈 / 例	显效 / 例	有效 / 例	无效 / 例	总有效率 /%	统计量	P 值
大便稀溏	高剂量	118	73	9	24	12	89.83	15.002 0	0.000 6
	低剂量	120	69	5	29	17	85.83		
	阳性对照	120	51	8	27	34	71.67		
便次增多	高剂量	118	91	2	13	12	89.83	9.025 2	0.011 0
	低剂量	120	86	0	13	21	82.50		
	阳性对照	120	73	0	17	30	75.00		
肢体困倦	高剂量	105	59	2	20	24	77.14	10.391 0	0.005 5
	低剂量	107	47	2	18	40	62.62		
	阳性对照	106	37	3	20	46	56.60		
神疲	高剂量	103	65	1	15	22	78.64	11.530 0	0.003 1
	低剂量	111	50	1	13	47	57.66		
	阳性对照	105	49	3	13	40	61.90		
食欲不振	高剂量	102	84	0	7	11	89.22	11.046 0	0.004 0
	低剂量	103	70	0	7	26	74.76		
	阳性对照	104	69	0	5	30	71.15		
面色少华	高剂量	70	—	—	54	16	77.14	7.299 0	0.026 0
	低剂量	78	—	—	47	31	60.26		
	阳性对照	72	—	—	41	31	59.94		

2.4 安全性分析

试验过程中，出现不良反应 5 例，其中低剂量组发生不良事件 2 例，发生率 1.67%，分别为"白细胞升高"及"淋巴细胞升高";阳性对照药组发生不良事件3例,发生率2.50%,分别为"发热和呕吐""白细胞升高"及"尿白细胞与尿红细胞升高"。以上所有不良事件,经研究者判断,与试验药物的关系均为"不可能有关"。3组生命体征(心率、呼吸、体温、收缩压、舒张压)及实验室检查(血尿便常规、肝肾功能、心电图)治疗前、后的异常变化情况,3组组间比较差异无统计学意义。

3 讨论

小儿腹泻病是以大便次数增多,粪质稀薄或如水样为特征的一种小儿常见病。本病在我国小儿中属于第二位常见多发病(仅次于呼吸道感染),严重危害生长发育。小儿腹泻病属中医学"泄泻"范畴,中医学认为泄泻的发病原因为感受外邪、湿热蕴郁、饮食内伤、脾虚湿困,主要病变部位在脾、胃、大肠等,临床以脾虚湿困证多见。

宝儿康散主要由太子参、芡实、薏苡仁、茯苓、白扁豆(炒)、甘草(炙)、白术(炒)、麦芽(炒)、山楂、北沙参、山药、陈皮、石菖蒲、莲子等14味中药组成,功效为补气健脾、开胃消食、渗湿、止泻,用于小儿脾胃虚弱、消化不良、食欲不振、大便稀溏、精神困倦。现代药理研究表明,其具有很好的止泻、促进消化、解痉作用以及提高机体的非特异性免疫机能,临床治疗小儿腹泻有效。止泻灵颗粒是由参苓白术散化裁而来,其主要组成是党参、白术(炒)、陈皮、白扁豆(炒)、甘草、薏苡仁(炒)、山药、莲子、泽泻、茯苓,全方补脾益气、渗湿止泻,是临床上常用的治疗小儿腹泻的中成药,临床疗效较好,属于安全有效、同类可比的阳性药。

本次临床试验结果显示,以宝儿康散高剂量(即说明书中用量的两倍)治疗小儿急性腹泻(脾虚湿困证),其疾病疗效和中医证候疗效均优于低剂量组(即说明书中用量)和阳性对照组(止泻灵颗粒);在止泻时间和部分单项症状(大便稀溏、便次增多、肢体困倦、面色少华)疗效上,高剂量组优于阳性对照组,但较低剂量组并未显示出差异。试验期间,未出现不良反应,安全性良好。综上可以认为,宝儿康散高剂量(即说明书中用量的两倍)治疗小儿急性水样便腹泻病(脾虚湿困证),疗效优于阳性对照药止泻灵颗粒和宝儿康散低剂量(即说明书中用量),且安全性良好,具有一定的临床推广价值。

【评介】

宝儿康散由太子参、芡实、薏苡仁、茯苓等14味药组成,是治疗小儿腹泻病的临床常用中成药,具有补脾益气、渗湿止泻之功效。为评价宝儿康散治疗小儿急性水样腹泻病(脾虚湿困证)的有效性和安全性以及探索适宜的儿童剂量,由天津中医药大学第一附属医院牵头的16家医疗机构对该药进行了上市后再评价临床研究。胡思源教授作为主要研究者,负责项目的试验设计、数据统计和临床总结。本文由博士研究生李晓璇撰写,发表在《药物评价研究》2018年第41卷第12期。试验结果表明,宝儿康散高剂量治疗小儿急性水样便腹泻病(脾虚湿困证),疗效优于阳性对照药止泻灵颗粒和宝儿康散低剂量,为该药物临床剂量的范围拓展提供了证据支持,值得临床推广。

(陈路路)

二、宝儿康散剂量加倍治疗小儿慢性迁延性腹泻病脾虚湿困证评价其有效性和安全性的随机双盲、阳性药和原剂量平行对照、多中心临床试验

【摘要】

目的： 评价不同剂量宝儿康散对于小儿慢性迁延性腹泻病脾虚湿困证的腹泻症状治疗作用，以及缩短病程和改善中医证候作用，同时观察临床应用的安全性。**方法：** 采用随机、双盲双模拟、阳性药平行对照、多中心临床试验的方法。15 家中心共入选受试者 168例，按照 1∶1∶1 的比例随机分配到加倍剂量组、原剂量组和对照组（止泻灵颗粒）。疗程为 5 天。评价腹泻症状疗效、止泻时间、中医证候疗效、单项症状疗效，并观察其安全性。**结果：** 腹泻症状疗效的总有效率，加倍剂量组为 89.29%、原剂量组为 69.09%、对照组为 65.45%，3 组间比较差异有统计学意义，加倍剂量组优于原剂量组和对照组。中位止泻时间，加倍剂量组为 4 天、原剂量组为 5 天、对照组超过 5 天，三组间比较差异有统计学意义，加倍剂量组短于原剂量组和对照组。中医证候疗效的总有效率，加倍剂量组为94.64%、原剂量组为 89.09%、对照组为 81.82%，三组间比较差异有统计学意义，加倍剂量组优于对照组。单项症状中，在大便稀溏、便次增多方面，加倍剂量组优于对照组。试验过程中，仅原剂量组发生不良事件 1 例，发生率 1.79%，经研究者判断，与试验用药无关。**结论：** 宝儿康散剂量加倍治疗小儿慢性迁延性腹泻病脾虚湿困证，具有改善腹泻症状、缩短腹泻病程和改善中医证候作用，疗效优于止泻灵颗粒以及原剂量宝儿康散，且安全性良好。

【正文】

小儿腹泻病是一组由多病原、多因素引起的、以大便次数增多和大便性状改变为特点的临床常见综合征，其病程在 2 周~2 个月为迁延性腹泻，2 个月以上为慢性腹泻。本病高发于 6 个月~2 岁婴幼儿，1 岁以内约占半数，是造成小儿营养不良、生长发育障碍和死亡的主要原因之一。据统计，发展中国家每年约有 450 万 5 岁以下的儿童死于腹泻病，其中一半是死于迁延性、慢性腹泻及其合并症。宝儿康散是广东宏兴集团股份有限公司宏兴制药厂生产的用于治疗小儿腹泻脾虚湿困证的中成药，为探索本品加倍剂量治疗小儿慢性迁延性腹泻病脾虚湿困证的有效性和安全性，以天津中医药大学第一附属医院为临床研究负责单位的 15 家医疗机构于 2014 年 8 月~2015 年 12 月，对该药进行了上市后再评价临床研究。在临床研究开始之前，本试验方案获得了临床研究负责单位天津中医药大学第一附属医院医学伦理委员会的批准（TYLL2013［Y］字 023）。

1 资料和方法

1.1 一般资料

采用区组随机、双盲双模拟、阳性药和原剂量平行对照、多中心临床研究的方法。所

选病证为小儿慢性迁延性腹泻病脾虚湿困证。所有病例分别由天津中医药大学第一附属医院、陕西中医药大学第二附属医院、成都市妇女儿童中心医院、钦州市妇幼保健院、惠州市中医医院、贵州省黔南布依族苗族自治州中医医院、南阳市中医院、长治医学院附属和济医院、长治市人民医院、辽宁中医药大学附属第四医院、大庆市中医医院、牡丹江市中医医院、鄂州市中心医院、泰州市中医院、邯郸市中医院 15 家临床研究中心共同承担。运用 SAS 统计软件，以临床研究中心为分层因素，按照 1∶1∶1 的比例，生成随机数字分组表，采用二级设盲，对医生、患者和统计分析人员实施盲法。

本研究计划和实际纳入患儿 168 例，其中，脱落 9 例（加倍剂量组 3 例，原剂量组 3 例，阳性药对照组 3 例），剔除 3 例（原剂量组）。166 例进入全分析数据（FAS）集，156 例进入符合方案数据（PPS）集，168 例进入安全数据（SS）。进入 FAS 集者中，加倍剂量组 56 例，原剂量组 55 例，阳性药对照组 55 例。三组基线的人口学特征（性别、年龄、身高、体质量），病程和病情及基线疗效指标的组间比较，差异均无统计学意义（$P > 0.05$）。见表 1。

表 1　各组基线情况比较（FAS）

项目		加倍剂量组	原剂量组	对照组	统计量	P 值
性别 / 例（男 / 女）		28/28	30/25	31/24	$\chi^2=0.4805$	0.7864
年龄段 / 例（%）	＜ 1 岁	26（46.43）	23（41.82）	21（38.18）	CMH $\chi^2=0.2324$	0.8903
	2~3 岁	8（14.29）	13（23.64）	13（23.64）		
	4~6 岁	9（16.07）	9（16.36）	9（16.36）		
	7~12 岁	13（23.21）	10（18.18）	12（21.82）		
身高 /cm（$\bar{x}\pm s$）		100.50 ± 25.45	99.29 ± 24.84	101.18 ± 26.20	KW $\chi^2=0.1880$	0.9103
体质量 /kg（$\bar{x}\pm s$）		18.06 ± 10.29	17.63 ± 10.59	18.29 ± 11.03	KW $\chi^2=0.0690$	0.9661
病程 / 周（$\bar{x}\pm s$）		4.07 ± 2.71	3.96 ± 1.85	3.78 ± 1.71	KW $\chi^2=1.7085$	0.4256
病情 / 例（%）	轻型	42（75.00）	36（65.45）	40（72.73）	$\chi^2=1.3380$	0.5122
	中型	14（25.00）	19（34.55）	15（27.27）		

1.2 诊断标准

小儿腹泻病的诊断及其病程分期、病情分型标准，参照 1998 年《中国腹泻病诊断治疗方案》以及 2009 年发布的《儿童腹泻病诊断治疗原则的专家共识》制定。

脾虚湿困证中医辨证标准：参照汪受传主编新世纪（第 2 版）全国高等中医药院校规划教材《中医儿科学》制定。主症：1）大便稀溏；2）便次增多（每日 3 次及以上）。次症：1）肢体困倦；2）神疲；3）食欲不振；4）面色少华。舌苔脉象：舌淡，苔白腻，脉无力或濡，指纹淡。主症必备，次症中具备 ≥ 2 项，参照舌脉即可诊断。

1.3 受试者选择与退出

1.3.1 纳入标准

1）符合小儿慢性或迁延性腹泻诊断标准者。2）符合腹泻脾虚湿困证中医辨证标准。3）年龄在 6 个月 ~12 岁。4）签署知情同意书。

1.3.2 排除标准

1）细菌、寄生虫、真菌所致的慢性肠炎或痢疾患儿。2）有脓血便或粪便镜检脓细胞、白细胞或红细胞超出参考值范围者。3）原发性吸收不良性腹泻病、过敏性慢性腹泻病或炎症性肠病患儿。4）重型腹泻患儿。5）消化系统外科手术后引起的腹泻。6）合并严重心、肺、肝、肾、消化、造血等系统严重疾病，以及重度营养不良或免疫缺陷患儿。7）对试验用药过敏或过敏体质患儿。8）研究者认为存在任何不适合入选或存在影响参与或完成研究因素者。

1.3.3 脱落标准

研究者决定退出：1）出现过敏反应或严重不良事件，根据医生判断应停止试验者。2）试验过程中，患儿病情加重，或发生其他疾病，影响疗效和安全性判断者。3）受试者依从性差（试验用药依从性＜80%或＞120%），或自动中途换药。4）各种原因的中途破盲病例。5）严重违反纳入或排除标准，本不应随机化者。6）随机化后未曾用药者。

受试者自行退出：1）无论何种原因，患者不愿意或不可能继续进行临床试验，向主管医生提出退出试验要求而中止试验者。2）受试者虽未明确提出退出试验，但不再接受用药及检测而失访者。

1.4 试验用药物规格、批号

按照双盲双模拟要求，宝儿康散1、宝儿康散2（生产批号：130706、140401）及其模拟剂1、模拟剂2（生产批号：B140301），规格均为每瓶1g；止泻灵颗粒（生产批号：20131101、20131214、20140309），及其模拟剂3（生产批号：B140401），规格均为每袋6g。所有药物均由广东宏兴集团有限公司宏兴制药厂提供。

1.5 用药方法

加倍剂量组使用宝儿康散1、宝儿康散2和模拟剂3；原剂量组使用宝儿康散1、模拟剂2和模拟剂3；对照组使用模拟剂1、模拟剂2和止泻灵颗粒。宝儿康散及其模拟剂，开水冲服，6个月至1岁每次0.25g，2~3岁每次0.5g，4~6岁每次1g，7~12岁每次1.5g，每日2次。止泻灵颗粒及其模拟剂，口服，6个月~1岁每次3g，2~3岁每次4g，4~6岁每次6g，7~12岁每次12g，每日3次。疗程均为5天。根据病情需要，3组均可以应用静脉或口服液体疗法预防或纠正脱水。试验过程中禁用抗病毒、抗生素、微生态调节剂、肠黏膜保护剂以及其他有止泻作用的中西药物。

1.6 有效性评价

1.6.1 有效性评价指标

1）腹泻症状疗效。2）止泻时间。3）中医证候疗效。4）中医单项症状疗效。以腹泻症状疗效的总有效率为主要评价指标。

1.6.2 症状分级量化标准

分为正常、轻、中、重4个等级。主症分别赋0、2、4、6分，次症分别赋0、1、2、3分。分级表现：1）大便稀溏。轻，指溏便；中，指稀水便；重，指水样便。2）便次增多。轻，指每日3~5次；中，指每日6~10次；重，指每日＞10次。3）肢体困倦。轻，指肢体稍倦，可坚持轻体力活动；中，指四肢乏力，勉强坚持日常活动；重，指全身无力，终日不愿活动。4）神疲。轻，指精神不振，可坚持学习、生活；中，指精神疲乏，勉强支持学习、生活；重，指精神萎靡，难以坚持学习、生活。5）食欲不振。轻，指不思进食；中，指厌恶进食；重，指拒食。6）面色少华。轻，指面色少华。无中、重分级。

1.6.3 疗效评价标准

1）腹泻症状疗效评价标准。显效，治疗 5 天内粪便性状及次数恢复正常，全身症状消失；有效，治疗 5d 内粪便性状及次数明显好转（治疗后，性状为溏便、软便或干便；次数，每日 5 次或以下），全身症状明显改善；无效，治疗 5 天内粪便性状、次数及全身症状均无好转甚至恶化。2）中医证候疗效评价标准。临床痊愈，中医临床症状、体征消失或基本消失，证候积分减少 ≥ 95%；显效，中医临床症状、体征明显改善，95% > 证候积分减少 ≥ 70%；有效，中医临床症状、体征均有好转，70% > 证候积分减少 ≥ 30%；无效，中医临床症状、体征均无明显改善，甚或加重，证候积分减少不足 30%。注：疗效指数 =（治疗前总积分 – 治疗后总积分）/ 治疗前总积分 ×100%。3）止泻，定义为连续 2 次出现成形便或连续 24 小时未排便。4）中医单项症状疗效评定标准。症状消失，积分降至 0 分；显效，症状明显改善，积分降低 2 个等级；有效，症状有所改善，积分降低 1 个等级；无效，症状无改善或加重，积分未减少或有所增加。总有效率 = 症状消失率 + 显效率 + 有效率。

1.7 安全性评价

安全性指标包括：1）可能发生的不良事件及不良反应。2）生命体征。体温、静息心率、呼吸、休息 10 分钟后的血压（收缩压、舒张压）。3）血常规、尿常规、大便常规、心电图和肝功能［丙氨酸氨基转移酶（ALT）、门冬氨酸氨基转移酶（AST）、总胆红素（TBIL）、γ- 谷氨酰转移酶（γ–GGT）、碱性磷酸酶（ALP）］、肾功能［血尿素氮（BUN）、肌酐（Cr）］。治疗前正常治疗后异常者，应定期复查至随访终点。以不良反应发生率为主要安全性评价指标。

1.8 统计学方法

所有统计计算均用 SAS v9.2 统计分析软件进行。定量数据采用均数 ± 标准差（$\bar{x} \pm s$），组间比较采用方差分析或 Kruskal–Wallis H 检验，定性数据用构成比 / 率表示，组间比较采用 χ^2 检验，考虑到中心或其他因素的影响采用 CMH 卡方检验。时序资料，描述其中位生存时间并采用 Log–rank 检验。主要指标的两两比较，采用置信区间法（计算双侧95%CI）。全部的假设检验均采用双侧检验，取 α=0.05。

2 结果

2.1 腹泻症状疗效

治疗 5 天，3 组腹泻症状疗效的总有效率，考虑中心效应后，经 CMH χ^2 检验，组间比较差异有统计学意义。其总有效率组间差值的 95%CI，加倍剂量组 – 原剂量组为 20.20%（5.54%，34.85%），加倍剂量组 – 对照组为 23.84%（8.88%，38.78%），原剂量组 – 对照组为 3.64%（–13.89%，21.16%），提示加倍剂量组疗效优于原剂量组和对照组。见表 2。

表 2　各组腹泻症状疗效比较（FAS）

组别	例数	显效	有效	无效	总有效率 /%	统计量	P 值
加倍剂量组	56	32	18	6	89.29		
原剂量组	55	24	14	17	69.09	10.9474	0.0042
对照组	55	17	19	19	65.45		

2.2　止泻时间

治疗 5 天，加倍剂量组中位止泻时间为 4 天，原剂量组为 5 天，对照组未观察到中位止泻时间。三组中位止泻时间的组间比较，差异有统计学意义，加倍剂量组疗效优于原剂量组和对照组。见表 3。

2.3　中医证候疗效

治疗 5 天，三组腹泻症状疗效总有效率，考虑中心效应后，经 CMH χ^2 检验，组间比较差异有统计学意义。其总有效率组间差值的 95%CI，加倍剂量组 – 原剂量组为 5.55%（–4.61%，15.71%），加倍剂量组 – 对照组为 12.82%（0.68%，24.78%），原剂量组 – 对照组为 7.27%（–5.91%，20.45%），提示加倍剂量组疗效优于对照组。见表 4。

表 3　各组止泻时间比较（FAS）

项目	加倍剂量组	原剂量组	对照组	统计量	P 值
例数（截尾）	38（18）	31（24）	25（30）	17.3220	0.0002
中位数（25 分位数，75 分位数）	4（3,.）	5（4,.）	.（5,.）		
加倍剂量组 VS 原剂量组				4.3128	0.0378
加倍剂量组 VS 对照组				16.3386	< 0.0001
原剂量组 VS 对照组				5.1982	0.0226

表 4　各组的中医证候疗效（FAS）

组别	例数	临床痊愈	显效	有效	无效	总有效率 /%	统计量	P 值
加倍剂量组	56	30	11	12	3	94.64		
原剂量组	55	18	12	19	6	89.09	14.768	0.0006
对照组	55	11	13	21	10	81.82		

2.4　中医单项症状疗效

治疗 5 天，在大便稀溏、神疲、食欲不振方面，考虑中心效应后，经 CMH χ^2 检验，三组间比较，差异有统计学意义，加倍剂量组疗效优于原剂量组和 / 或对照组。见表 5。

表 5　各组的单项症状疗效（FAS）

症状	组别	例数	消失	显效	有效	无效	总有效率 /%	统计量	P 值
大便稀溏	加倍剂量组	56	39	2	9	6	89.29		
	原剂量组	55	32	0	11	12	78.18	7.1505	0.0280
	对照组	55	25	2	14	14	74.55		
便次增多	加倍剂量组	56	51	0	2	3	94.64		
	原剂量组	55	44	0	2	9	83.64	5.4960	0.0641
	对照组	55	42	0	0	13	76.36		

续表

症状	组别	例数	消失	显效	有效	无效	总有效率 /%	统计量	P 值
肢体困倦	加倍剂量组	50	30	0	7	13	74.00	3.6596	0.0641
	原剂量组	49	22	1	3	23	53.06		
	对照组	46	21	1	3	21	54.35		
神疲	加倍剂量组	50	39	0	5	6	88.00	9.5785	0.0083
	原剂量组	45	33	0	4	8	82.22		
	对照组	48	24	0	9	15	68.75		
食欲不振	加倍剂量组	53	44	0	2	7	86.79	12.8180	0.0016
	原剂量组	45	32	0	6	7	84.44		
	对照组	53	28	0	3	22	58.49		
面色少华	加倍剂量组	34	0	0	21	13	61.76	2.2495	0.3247
	原剂量组	30	0	0	15	15	50.00		
	对照组	30	0	0	13	17	43.33		

2.5 安全性分析

本试验，仅原剂量组发生 1 例不良事件，表现为"尿白细胞与尿葡萄糖升高"，研究者均判断"不可能与试验药物有关"，发生率为 1.79%。三组生命体征（心率、呼吸、体温、收缩压、舒张压）及实验室检查（血尿便常规、肝肾功能、心电图）治疗前后的异常变化情况的三组间比较，差异均无统计学意义（$P > 0.05$）。

3 讨论

小儿腹泻病属于中医的"泄泻"范畴，其病因系婴幼儿脾常不足，加之感受外邪、伤于乳食，或脾肾气阳亏虚，临床上脾虚湿困证常见。

宝儿康散主要由太子参、芡实、薏苡仁、茯苓、白扁豆（炒）、甘草（炙）、白术（炒）、麦芽（炒）、山楂、北沙参、山药、陈皮、石菖蒲、莲子等 14 味中药组成。功能主治为补气健脾，开胃消食，渗湿止泻。用于小儿脾胃虚弱，消化不良，食欲不振，大便稀溏，精神困倦。药理研究结果表明，本品具有很好的止泻、促进消化、解痉作用以及提高机体的非特异性免疫机能，临床治疗小儿腹泻有效。止泻灵颗粒是由参苓白术散化裁而来，其主要组成是党参、白术（炒）、陈皮、白扁豆（炒）、甘草、薏苡仁（炒）、山药、莲子、泽泻、茯苓，全方补脾益气、渗湿止泻，是临床常用的上市中成药，与宝儿康散同类可比，故以之为对照。

试验结果显示，以宝儿康散加倍剂量（说明书用量的两倍）治疗小儿慢性迁延性腹泻病脾虚湿困证，其腹泻症状疗效的总有效率和中位止泻时间，均优于对照药止泻灵颗粒和原剂量宝儿康散（说明书用量）；其中医证候疗效总有效率，均优于对照药止泻灵颗粒。试验中，仅发生 1 例不良事件，经研究者判断为"不可能与试验药物有关"，不认为是药物的不良反应。上述结果，提示宝儿康散加倍剂量应用治疗小儿迁延性和慢性腹泻病脾虚湿困证，同时具有改善腹泻症状、缩短腹泻病程和改善中医证候作用，且安全性好，因此，推荐宝儿康散临床加倍剂量使用。

【评介】

宝儿康散是广东宏兴集团股份有限公司宏兴制药厂生产的中成药，为进一步评价本品加倍剂量治疗小儿慢性迁延性腹泻病脾湿困证的有效性和安全性，由天津中医药大学第一附属医院牵头，联合国内 14 家医疗机构于 2014 年 8 月~2015 年 12 月对该药进行了上市后再评价的多中心临床研究。胡思源教授作为主要负责人，主持了该项目的试验设计、数据统计和临床总结。其研究结果由团队成员钟成梁博士撰写成文，发表于《天津中医药》第 35 卷第 5 期。研究结果表明，宝儿康散加倍剂量应用于小儿迁延性和慢性腹泻病脾虚湿困证在改善腹泻症状、缩短病程和改善中医证候方面疗效显著，且安全性好。

（陈路路）

三、肠炎宁颗粒治疗小儿急性水样便腹泻（湿热证）的多中心临床研究

【摘要】

目的：评价肠炎宁颗粒治疗小儿急性水样便腹泻（湿热证）的有效性和安全性。**方法：**采用分层随机、双盲、阳性药对照、多中心临床研究的方法。从 7 个研究中心共入选急性水样便腹泻患儿 168 例，随机分为对照组和治疗组，每组各 84 例。两组均治疗 5d。观察两组的临床疗效、中医证候疗效、单项症状消失率、止泻时间和安全性。**结果：**治疗后，对照组和治疗组的总有效率分别为 69.33%、74.36%，两组比较差异无统计学意义。轮状病毒性肠炎对照组和治疗组的总有效率分别为 66.67%、64.29%，两组比较差异无统计学意义。非轮状病毒性肠炎对照组和治疗组的总有效率分别为 70.83%、80.00%，两组比较差异无统计学意义。两组急性腹泻止泻时间的中位时间均为 4d，两组比较差异均无统计学意义。对照组和治疗组的中医证候疗效的总有效率均为 100.0%，两组比较差异均无统计学意义。治疗 3 天，治疗组大便性状、食欲不振、神疲乏力、发热、口渴喜饮的消失率均略高于对照组，两组比较差异均无统计学意义。治疗 5 天，治疗组大便次数、大便性状、食欲不振、神疲乏力、口渴喜饮、小便短黄的消失率均略高于对照组，两组比较差异均无统计学意义。两组不良事件 / 不良反应发生率比较差异均无统计学意义。**结论：**肠炎宁颗粒治疗急性水样便腹泻（湿热证）具有较好疗效，可有效改善患儿的急性腹泻的症状体征、缩短病程、改善中医证候，与对照药蒙脱石散作用相当，且安全性好，有较好的临床应用价值。

【正文】

急性腹泻是儿科的常见病、多发病，5 岁以下儿童发病率为 2.50~3.38 次 /（人·年），临床上以排便次数增多和大便性状改变为其主要特征，每日 3 次或以上水样便，病程≤2 周，即为急性水样便腹泻，多为病毒或产毒素性细菌感染所致，若未能及时、有效治疗，将会导致不同程度的脱水、电解质紊乱，严重者会危及生命。肠炎宁颗粒是海南葫芦娃制药有限公司生产的中成药，由地锦草、黄毛耳草、樟树根、香薷、枫树叶组成，具有清热、利湿、行气之功效，用于成人、儿童的多种急慢性腹泻、肠炎的治疗。药效学研究及

临床研究显示，该药具抗炎、止泻、杀菌及抗病毒作用，治疗腹泻有较好疗效。作为国家卫生计生委药政司"中药儿童用药相关政策建议"课题示范项目之一，为评价肠炎宁颗粒治疗小儿急性水样便腹泻湿热证的有效性及安全性，7家医疗机构联合进行了该药上市后再评价临床研究。

1 资料与方法

1.1 一般资料

本研究所选病证为小儿急性水样便腹泻湿热证，以是否轮状病毒性肠炎为分层因素、使用 SAS v9.3 软件做区组随机，将随机结果及种子数密闭于不透光信封中并由专人保存，采用双盲双模拟、二级设盲的方法，以蒙脱石散作为阳性对照。由十堰市人民医院、钦州市妇幼保健院、邯郸市中心医院、陕西中医学院第二附属医院、邯郸市中医院、山西省长治市人民医院、大庆市中医院，共 7 家中心共同完成，天津中医药大学第一附属医院作为研究负责单位。纳入时间为 2016 年 7 月 ~2017 年 9 月，共纳入 168 例患儿，年龄 1.10~5.94 岁，体质量 7.5~21.5kg，身高 75~126cm，病程 3~48 小时。本研究已经各临床研究单位医学伦理委员会批准，获得所有入组患儿家长知情同意，并签订知情同意书。

1.2 诊断标准

小儿急性水样便腹泻的诊断参照《腹泻病诊断治疗指南》制定。轮状病毒性肠炎参照《小儿腹泻病学》制定。病情分类参照《小儿腹泻病学》。湿热证辨证标准参照《儿科常见疾病中药新药临床试验设计与评价技术指南》制定。

1.3 纳入标准

符合急性水样便腹泻的西医诊断标准；符合中医湿热证诊断；年龄 1~5 岁（＜6 岁）；病程在 48h 及以内的初诊患儿；知情同意过程符合规定，法定代理人签订知情同意书。

1.4 排除标准

因霍乱、痢疾等所致腹泻者；便常规白细胞、红细胞在参考值范围外；重型腹泻，病情危急；营养不良、免疫缺陷患儿；合并严重心、肝、肾、消化及造血系统等严重原发病；对试验药物或其成分过敏；根据研究者判断，不适宜加入此临床试验者。

1.5 药物

肠炎宁颗粒，规格为每袋 2g，产品批号 151103；蒙脱石散，规格为每袋 3g，产品批号 K10022、K08907；肠炎宁颗粒模拟剂，规格为每袋 2g，产品批号 151101；蒙脱石散模拟剂，规格为每袋 3g，产品批号 K10022、K08907，上述药物均由海南葫芦娃制药有限公司提供。

1.6 分组和治疗方法

168 例患者随机分为对照组和治疗组，每组各 84 例，其中对照组剔除 4 例，脱落 5 例，共纳入 75 例患者，男 34 例，女 41 例，平均年龄（3.21±1.2）岁，平均病程（18.35±13.46）小时，病毒抗原阳性者 27 例，阴性 48 例。治疗组剔除 2 例，脱落 4 例，共纳入 78 例患者，男 28 例，女 50 例，平均年龄（3.22±1.2）岁，平均病程（16.60±12.39）小时，病毒抗原检测阳性 28 例，阴性 49 例，1 例未查。其中轮状病毒性腹泻共入选患者 60 例，两组各 30 例。55 例患者进入符合方案数据集（PPS）；58 例患者进入全分析数据集（FAS）；58 例患者进入安全性数据集（SS）。非轮状病毒性腹泻共入选患者 108 例，两组各 54 例。98 例患者进入 PPS；102 例患者进入 FAS；102 例患者进入SS。两组一般资料比较差异均无统计学意义，具有可比性。

两组均给予口服补液盐Ⅲ常规治疗。对照组患者口服蒙脱石散加肠炎宁颗粒模拟剂，治疗组患者口服肠炎宁颗粒加蒙脱石散模拟剂。蒙脱石散和蒙脱石散模拟剂，1~2 岁，1/2袋 / 次，3 次 / 天；3~5 岁，1 袋 / 次，3 次 / 天，首次剂量加倍，于饭后 1 小时服用，服用后半小时内禁食禁饮。肠炎宁颗粒和肠炎宁颗粒模拟剂，1~2 岁，1/2 袋 / 次，3 次 / 天；3~5岁，2/3 袋 / 次，4 次 / 天，温开水冲服。两组均治疗 5 天。

1.7 疗效判定标准

1.7.1 急性腹泻疗效标准

显效：治疗 72 小时内，大便性状及次数恢复正常，全身症状消失；有效：治疗 72小时，大便性状、次数及全身症状明显改善，减少率≥ 50%；无效：治疗 72 小时，大便性状、次数及全身症状无好转，甚至恶化。总有效率＝（显效例数＋有效例数）/ 总例数×100%。

1.7.2 中医证候疗效判定标准

中医证候积分主要从主症和兼症两个方面进行考察，主症包括大便次数和大便性状，按 0、2、4、6 分计，分数越高代表越严重；兼症包括腹痛、食欲不振、呕恶、神疲乏力、发热、烦躁哭闹、口渴喜饮、小便短黄，按 0、1、2、3 分计，分数越高代表越严重。舌脉、舌苔、指纹、脉象，按 0、1 分计，分数越高代表越严重。临床痊愈：证候积分和减少率≥ 95%；显效：70% ≤证候积分和减少率＜ 95%；有效：30% ≤证候积分和减少率＜ 70%；无效：证候积分和减少率＜ 30%。

证候积分和减少率＝（治疗前总积分和－治疗后总积分和）/ 治疗前总积分和×100%。

总有效率＝（临床痊愈例数＋显效例数＋有效例数）/ 总例数 ×100%。

1.7.3 单项证候疗效标准

消失：治疗后单项症状体征计分为 0；好转：治疗后单项症状体征计分下降 1 分或 2分，但不为 0；无效：不符合上述标准者。消失率＝消失例数 / 总例数 ×100%。

1.8 止泻时间

止泻是指连续 2 次出现成形便或连续 24 小时未排便。治疗满 3 天、5 天记录 1~5 天情况，用药结束后 1 天评价止泻时间。

1.9 不良反应观察

用药后随时观察两组可能出现的不良事件或不良反应。

1.10 统计学分析

所有数据均采用 SAS v9.3 统计分析软件进行，定量数据以例数、均数、标准差表示，比较采用 t 检验或配对 t 检验。若考虑中心等因素的影响，采用单因素方差分析。考虑协变量的影响，采用协方差分析。时序资料描述中位时间、绘制 K–M 曲线，组间比较采用Log–rank 检验；定性数据以频数表、百分率或构成比表示，比较采用 Wilcoxon 秩和检验或 χ^2 检验、Fisher 精确概率法，比较采用 Wilcoxon 符号秩检验。若考虑中心等因素的影响，采用 CMH χ^2 检验、Logistic 回归分析等。除特别说明外，均采用双侧检验，$\alpha = 0.05$。

2 结果

2.1 两组临床疗效比较

治疗后，对照组显效 15 例，有效 37 例，总有效率为 69.33%；治疗组显效 10 例，有效 48 例，总有效率为 74.36%，两组总有效率比较差异无统计学意义。以是否轮状病毒性肠炎分层结果显示，轮状病毒性肠炎对照组显效 4 例，有效 14 例，总有效率为 66.67%；治疗组显效 6 例，有效 12 例，总有效率为 64.29%，两组总有效率比较差异无统计学意义。非轮状病毒性肠炎对照组显效 11 例，有效 23 例，总有效率为 70.83%；治疗组显效 4 例，有效 36 例，总有效率为 80.00%，两组总有效率比较差异均无统计学意义，FAS、PPS 分析结论一致。见表 1。

2.2 两组止泻时间比较

两组整体、轮状病毒性肠炎、非轮状病毒性肠炎患者的急性腹泻止泻时间的中位时间均为 4d，两组中位止泻时间的 Log-rank 结果显示，差异均无统计学意义。FAS、PPS 分析结论一致。

2.3 两组中医证候疗效比较

治疗后，对照组临床痊愈 27 例，显效 39 例，有效 9 例，总有效率为 100.00%；治疗组临床痊愈 30 例，显效 42 例，有效 6 例，总有效率为 100.00%，两组总有效率比较差异无统计学意义，FAS、PPS 分析结论一致。见表 2。

表 1 两组临床疗效比较（PPS）

项目	组别	n/例	显效/例	有效/例	无效/例	总有效率/%
整体	对照	75	15	37	23	69.33
	治疗	78	10	48	20	74.36
轮状病毒性肠炎	对照	27	4	14	9	66.67
	治疗	28	6	12	10	64.29
非轮状病毒性肠炎	对照	48	11	23	14	70.83
	治疗	50	4	36	10	80.00

表 2 两组中医证候疗效比较（PPS）

组别	n/例	临床痊愈/例	显效/例	有效/例	无效/例	总有效率/%
对照	75	27	39	9	0	100.0
治疗	78	30	42	6	0	100.0

2.4 两组单项证候疗效比较

治疗 3 天，治疗组大便性状、食欲不振、神疲乏力、发热、口渴喜饮的消失率分别为 16.67%、23.38%、41.43%、100.00%、67.86%，均略高于对照组的 14.67%、23.29%、39.71%、88.89%、55.74%，两组比较差异均无统计学意义，其他单项症状的消失率均低于对照组，FAS、PPS 分析结论一致。见表 3。治疗 5 天，治疗组大便次数、大便性状、食欲不振、神疲乏力、口渴喜饮、小便短黄的消失率分别为 92.31%、83.33%、77.92%、

92.86%、91.07%、59.72%，均略高于对照组的 89.33%、77.33%、65.75%、92.65%、88.52%、58.46%，两组比较差异均无统计学意义，两组发热的消失率均为 100.00%，其他单项症状的消失率均低于对照组，FAS、PPS 分析结论一致。见表 4。

表 3 治疗 3 天后两组单项证候疗效比较（PPS）

项目	组别	n/例	消失/例	好转/例	无效/例	消失率/%
大便次数	对照	75	18	33	24	24.00
大便次数	治疗	78	13	39	26	16.67
大便性状	对照	75	11	57	7	14.67
大便性状	治疗	78	13	59	6	16.67
腹痛	对照	56	21	20	15	37.50
腹痛	治疗	57	15	23	19	26.32
食欲不振	对照	73	17	18	38	23.29
食欲不振	治疗	77	18	19	40	23.38
呕恶	对照	42	30	6	6	71.43
呕恶	治疗	53	35	12	6	66.04
神疲乏力	对照	68	27	14	27	39.71
神疲乏力	治疗	70	29	16	25	41.43
发热	对照	9	8	0	1	88.89
发热	治疗	11	11	0	0	100.00
烦躁哭闹	对照	64	34	13	17	53.13
烦躁哭闹	治疗	60	31	13	16	51.67
口渴喜饮	对照	61	34	12	15	55.74
口渴喜饮	治疗	56	38	9	9	67.86
小便短黄	对照	65	19	22	24	29.23
小便短黄	治疗	72	18	26	28	25.00

表 4 治疗 5 天后两组单项证候疗效比较（PPS）

项目	组别	n/例	消失/例	好转/例	无效/例	消失率/%
大便次数	对照	75	67	6	2	89.33
大便次数	治疗	78	72	5	1	92.31
大便性状	对照	75	58	16	1	77.33
大便性状	治疗	78	65	12	1	83.33
腹痛	对照	56	50	3	3	89.29
腹痛	治疗	57	49	2	6	85.96
食欲不振	对照	73	48	7	18	65.75
食欲不振	治疗	77	60	5	12	77.92
呕恶	对照	42	42	0	0	100.00
呕恶	治疗	53	52	0	1	98.11
神疲乏力	对照	68	63	0	5	92.65
神疲乏力	治疗	70	65	1	5	92.86
发热	对照	9	9	0	0	100.00
发热	治疗	11	11	0	0	100.00

项目	组别	n/例	消失/例	好转/例	无效/例	消失率/%
烦躁哭闹	对照	64	60	1	3	93.75
	治疗	60	52	1	7	86.67
口渴喜饮	对照	61	54	0	7	88.52
	治疗	56	51	1	4	91.07
小便短黄	对照	65	38	8	19	58.46
	治疗	72	43	8	21	59.72

2.5 安全性分析

本次临床试验报道不良事件 2 例，其中对照组发生 1 例轻度便潜血阳性，发生率为 1.27%，停用研究药物后，便潜血消失，经研究者判断为药物不良反应。治疗组发生 1 例轻度上呼吸道感染，发生率为 1.23%，与研究药物无关，患者自愈；两组不良事件及不良反应发生率比较差异均无统计学意义。

3 讨论

小儿急性水样便腹泻属中医学"泄泻"范畴，多因感受湿热之邪，蕴结脾胃，困阻中焦，传化失司，下迫大肠而成泄泻。本病四季均可发病，尤以夏、秋季高发，临床以湿热证多见。

肠炎宁颗粒是海南葫芦娃制药有限公司生产的中药制剂，具有清热、利湿、行气之功效，临床多用于急、慢性胃肠炎，腹泻，细菌性痢疾，小儿消化不良的治疗。本研究以小儿急性水样便腹泻湿热证为目标适应证，并以是否轮状病毒性肠炎为分层因素的设计，基于两方面考量：1）在肠炎宁原适应证中，"腹泻"为全部以腹泻为临床表现的疾病的总称，不能作为单一适应证；小儿消化不良指非感染性腹泻或食饵性腹泻，中医证候多表现为脾虚证、脾肾阳虚证和伤食证，而慢性或迁延性腹泻，多表现为脾虚证、脾肾阳虚证和脾虚湿困证，表现为湿热证者仅占 1.46% 及以下，且多与本虚证并存，故不宜选用，而根据肠炎宁的药物组成与功效，确定其适应证为急性水样便腹泻湿热证。2）急性水样便腹泻主要包括轮状病毒性肠炎和肠产毒素大肠埃希菌肠炎，鉴于二者在临床表现、病程及预后接近，而后者在临床上尚无快速有效的病原学检测方法，无法将其作为适应证独立进行临床试验，故采取以是否轮状病毒性肠炎作为分层因素的设计。

本研究以急性腹泻疗效、中医证候疗效、症状消失率、止泻时间为有效性结局指标，其中以急性腹泻疗效和止泻时间为主要疗效指标。结果显示肠炎宁颗粒可缩短腹泻时间，改善轮状病毒性肠炎及非轮状病毒性肠炎的腹泻症状，减少大便次数、改善大便性状，缓解腹痛、食欲不振、呕恶、神疲乏力、发热、烦躁哭闹、口渴喜饮、小便短黄症状，对急性腹泻湿热证有治疗作用，与蒙脱石散相比疗效差异不明显；本次试验过程中，肠炎宁颗粒组未出现药物不良反应，安全性好。

综上所述，肠炎宁颗粒治疗小儿急性水样便腹泻（湿热证）有效，且有较好的安全性，有较好的临床应用价值。

【评介】

肠炎宁颗粒由地锦草、黄毛耳草、樟树根、香薷、枫树叶组成，具有清热、利湿、行气的功效。为评价其治疗小儿急性水样便腹泻湿热证的有效性及安全性，以天津中医药大学第一附属医院为临床研究负责单位的 7 家临床中心于 2016 年 7 月~2017 年 9 月对该药进行了上市后再评价临床研究。胡思源教授作为主要负责人，主持了方案设计、协调组织实施，统计分析和研究总结。其研究结果由团队成员钟成梁博士整理，发表在《现代药物与临床》2018 年第 33 卷第 8 期。结果显示，肠炎宁颗粒治疗小儿急性水样便腹泻（湿热证）疗效值得肯定且安全性较好。该项目 2015 年被国家卫生计生委药政司纳入中药儿童用药研究课题首批示范项目。

（陈路路）

四、止泻保童颗粒治疗小儿慢性迁延性腹泻病（脾胃虚弱、寒热凝结证）临床观察

【摘要】

目的：评价止泻保童颗粒治疗小儿慢性迁延性腹泻病（脾胃虚弱、寒热凝结证）的有效性及安全性。**方法**：采用随机、双盲双模拟、阳性药平行对照、多中心临床研究的方法，计划入选 140 例，其中试验组、对照组各 70 例。试验组应用止泻保童颗粒与小儿腹泻宁合剂模拟剂，对照组应用小儿腹泻宁合剂与止泻保童颗粒模拟剂。疗程 5 天。**结果**：疾病疗效，两组显效率分别为 72.86%、37.88%，试验组明显高于对照组（$P=0.0001$）；中位止泻时间，试验组为 5d，明显短于对照组（$P=0.0039$）；中医证候总有效率，两组分别为 85.71%、71.21%，试验组明显高于对照组（$P=0.0410$）。两组大便稀溏、便次增多、肚腹疼痛、口干舌燥、小便短黄的消失率比较，试验组均明显高于对照组（$P < 0.05$、0.001）。上述结果的 PPS 分析与 FAS 分析结论一致。**结论**：止泻保童颗粒治疗 5 天，对小儿慢性迁延性腹泻病（脾胃虚弱、寒热凝结证）有效，能够明显减轻腹泻症状，缩短止泻时间，改善中医证候及单项症状，疗效优于小儿腹泻宁合剂，且未发现不良反应。

【正文】

腹泻病是一组由多病原、多因素引起的以大便次数增多和大便性状改变为特点的消化道综合征。迁延性腹泻是常见的腹泻病，病程一般为 2 周~2 个月，而 2 个月以上的则称为慢性腹泻，统称慢性迁延性腹泻。慢性迁延性腹泻并发症多，治疗棘手，对儿童生长发育危害较大，容易造成小儿营养不良、病毒感染，危及小儿生命健康。该病临床常用的治疗方法包括改善饮食结构、黏膜保护药物、补充水电解质、服用抗生素等。止泻保童颗粒是云南白药集团股份有限公司生产的治疗小儿细菌性痢疾的中药保护品种，为评价其治疗小儿慢性迁延性腹泻有效性与安全性，自 2014 年 3 月至 2014 年 9 月由天津中医药大学第一附属医院、辽宁中医药大学附属第二医院、长春中医药大学附属医院、四川省人民医

院、昆明医科大学第二附属医院 5 家临床研究中心共同完成该药治疗小儿慢性迁延性腹泻病（脾胃虚弱、寒热凝结证）的临床试验，以期为新药研发提供依据。

1 试验设计

1.1 总体设计

采用随机、双盲双模拟、阳性药平行对照、多中心临床研究的方法，2014 年 3 月 ~2014 年 9 月从上述 5 家医院入选 140 例儿童慢性迁延性腹泻病例，其中试验组、对照组各 70 例。

1.2 诊断标准

西医诊断标准参照 1998 年《中国腹泻病诊断治疗方案》以及 2009 年发布的《儿童腹泻病诊断治疗原则的专家共识》制定。中医辨证诊断标准参照《中医病证诊断疗效标准》制定。

1.3 中医证候分级量化标准

主症以大便稀溏程度、便次增多的次数分为正常、轻、中、重四级，分别赋 0、2、4、6 分；次症以肚腹疼痛、四肢倦怠、恶心呕吐、口干舌燥、小便短黄分为正常、轻、中、重四级，分别赋 0、1、2、3 分。

1.4 病例纳入标准

1）符合小儿慢性迁延性腹泻病西医诊断标准者；2）符合中医脾胃虚弱、寒热凝结证辨证标准；3）年龄在 6 个月 ~3 岁（＜4 岁）；4）患儿的监护人知情同意并签署知情同意书。

1.5 病例排除标准

1）霍乱、痢疾，或其他侵袭性细菌所致的肠炎（脓血便）；2）小儿急性腹泻，以及糖原性腹泻、过敏性腹泻、非特异性溃疡性结肠炎；3）重型腹泻、严重营养障碍和免疫缺陷患儿；4）合并严重心、肝、肾、消化及造血系统等严重原发病的患儿；5）对试验用药过敏或过敏体质者；6）1 个月内参加过其他临床试验者；7）研究者认为存在任何不适合入选或者影响参与或完成研究因素的患儿。

1.6 实验用药及给药方法

止泻保童颗粒，云南白药集团股份有限公司生产，每袋 2.5g，产品批号：ZMA1301。止泻保童颗粒模拟剂由该公司提供，规格与止泻保童颗粒相同。

小儿腹泻宁合剂，江西普正制药有限公司生产，每支 10mL，产品批号：131002。小儿腹泻宁合剂模拟剂由该公司提供，规格与小儿腹泻宁合剂相同。

试验组给予止泻保童颗粒与小儿腹泻宁合剂模拟剂，对照组给予小儿腹泻宁合剂与止泻保童颗粒模拟剂。止泻保童颗粒及其模拟剂每次 2.5g，开水冲服，2 次/天，周岁内小儿酌减。小儿腹泻宁合剂及其模拟剂口服，每次 5mL，2 次/天。2 组疗程均为 5 天。

1.7 观测指标及时点

1）人口学资料，包括性别、年龄、身高、体质量等；2）疗效指标，包括疾病疗效、止泻时间、中医证候疗效、中医证候总积分、单项证候疗效；3）安全性评价指标，一般体检项目，包括血常规、尿常规、便常规、心电图和肝功能丙氨酸氨基转移酶（ALT）、天冬氨酸氨基转移酶（AST）、总胆红素（TBIL）、碱性磷酸酶（ALP）、谷氨酰转肽酶（γ-GT）、肾功能尿素氮（BUN）和肌酐（Cr）等实验室指标。治疗前正常治疗后异常者，应定期复查至随访终点。

1.8 不良事件观察

不良反应判断按肯定有关、可能有关、无法判定、可能无关、肯定无关分为 5 级，前 3 项视为药物的不良反应。

1.9 疗效判定

参照《腹泻病疗效判断标准的补充建议》。1）显效：治疗 5 天内粪便性状及次数恢复正常，全身症状消失；2）有效：治疗 5 天内粪便性状及次数明显好转，全身症状明显改善；3）无效：治疗 5 天内粪便性状、次数及全身症状均无好转甚至恶化。

止泻的定义：连续 2 次出现成形便或连续 24 小时未排便。

中医证候疗效评价标准 1）临床痊愈：中医临床症状、体征消失或基本消失，证候积分减少 ≥ 95%；2）显效：中医临床症状、体征明显改善，证候积分减少 ≥ 70%、< 95%；3）有效：中医临床症状、体征均有好转，证候积分减少 ≥ 30%、< 70%；4）无效：中医临床症状、体征均无明显改善，甚或加重，证候积分减少不足 30%。

中医证候总有效率 =（临床痊愈例数 + 显效例数 + 有效例数）/ 总例数 ×100%。

疗效指数 =（治疗前总积分 − 治疗后总积分）/ 治疗前总积分。

中医单项症状疗效评定标准：1）临床痊愈，症状消失，积分降至 0 分；2）显效，症状明显改善，积分降低 2 个等级；3）有效，症状有所改善，积分降低 1 个等级；4）无效，症状无改善。

1.10 统计分析方法

1）对于定量数据，以例数、均数、标准差、最小值、中位数、最大值、上四分位数（Q_1）、下四分位数（Q_3）、95% 置信区间（95%CI）做描述性统计分析。组间比较采用 t 检验。若考虑基线等重要非处理因素的影响，采用协方差分析。2）对于定性数据，以各种类的例数及其所占百分比作描述性统计分析。计数资料各处理组组间的比较用 χ^2 检验、Fisher 精确概率法；等级资料各处理组间比较采用 Wilcoxon 秩和检验。若考虑到中心或其他因素的影响，采用 CMH χ^2 检验、Logistic 回归分析。

所有统计计算均用 SAS v9.3 统计分析软件进行。除特别说明外，假设检验均采用双侧检验。整体比较检验水准 α=0.05。

2 结果

2.1 病例分布

本试验 5 个研究中心预计纳入 140 例受试者，研究结束时各中心共入组患者 140 例，其中试验组、对照组各入组 70 例。136 例受试者进入全分析数据集（FAS），其中试验组为 70 例、对照组为 66 例；127 例受试者进入符合方案数据集（PPS），其中试验组为 64 例、对照组为 63 例；140 例受试者进入安全性数据集（SS），其中试验组、对照组各 70 例。

2.2 基线可比性分析

试验组和对照组年龄（岁）、体质量（kg）、身高（cm）、性别、民族、过敏史、体温（℃）、心率（次 /min）、呼吸（次 /min）、收缩压（mmHg，1mmHg=0.133kPa）、舒张压（mmHg）、病程（天）、疗前合并疾病与用药、腹泻病程、主症积分和、证候积分和等项目的组间比较，差异无显著统计学意义（$P > 0.05$），见表 1。

表 1 两组一般资料比较

组别	性别（男/女）	平均年龄/岁	体质量/kg	身高/cm	民族（汉/非汉）	过敏史（无/有）	体温/℃	心率/（次·min^{-1}）
试验组	37/33	2.121 ± 1.083	12.531 ± 3.238	83.286 ± 10.218	70/0	70/0	36.653 ± 0.248	113.386 ± 15.180
对照组	38/38	1.987 ± 1.063	12.421 ± 3.413	82.303 ± 9.651	64/2	66/0	36.642 ± 0.222	115.303 ± 14.125

组别	呼吸/（次·min^{-1}）	收缩压/mmHg	舒张压/mmHg	合并疾病（无/有）	合并用药（无/有）	腹泻病程/天	主症积分和/分	证候积分和/分
试验组	26.371 ± 3.644	83.485 ± 3.496	54.971 ± 3.515	68/2	58/12	24.543 ± 12.098	5.400 ± 1.780	9.314 ± 2.517
对照组	26.409 ± 3.428	82.828 ± 3.397	54.672 ± 3.604	66/0	51/15	23.667 ± 10.242	5.455 ± 1.590	8.970 ± 2.239

注：1mmHg=0.133kPa。

3 疗效分析

3.1 慢性腹泻病疗效

治疗后试验组显效、有效、无效例数分别为 51、11、8 例，对照组的分别为 25、28、13 例，试验组显效率为 72.86%，对照组为 37.88%。两组腹泻病显效率的组间比较，差异具有统计学意义（CMH χ^2=16.7441，P=0.0001），试验组优于对照组；且 FAS、PPS 分析结果一致。

3.2 止泻时间

两组止泻时间的组间比较，经 Log-rank 检验，中位止泻时间试验组 5d，对照组未得出结果，两组比较差异具有统计学意义，且 FAS、PPS 分析结果一致，试验组止泻时间明显短于对照组。

3.3 中医证候总有效率

试验组临床痊愈、显效、有效、无效例数分别为 26、30、4、10 例，对照组分别为 3、27、17、19 例，试验组中医证候总有效率为 85.71%，对照组为 71.21%，经 CMH χ^2 检验，差异具有显著统计学意义（CMH χ^2=4.1769，P=0.0410），且 FAS、PPS 分析结论一致，试验组优于对照组。

3.4 中医证候总积分

两组治疗后中医证候积分和及其与基线差值的组间比较、自身比较，差异均有统计学意义，中医证候的改善试验组优于对照组。两组治疗前后中医证候积分的组间比较经协方差分析，差异均有统计学意义（t=3.5666，P=0.0005），试验组高于对照组。上述结果的 FAS、PPS 分析结论一致，见表 2。

表 2　两组基线与用药后 5 天中医证候积分和的 FAS 比较

组别	时间	n/例	Mean	Min	25%	50%	75%	Max	Std	95%CI	P 值
试验	基线	70	9.314	6	7	9	11	16	2.517	9.904~8.725	0.4015
	5 天	70	2.000	0	0	1	2	11	2.818	2.660~1.340	0.0004
对照	基线	66	8.970	6	7	8	10	17	2.239	9.510~8.429	
	5 天	66	3.742	0	1	3	6	10	2.725	4.400~3.085	

3.5 中医单项症状疗效

两组治疗后单项症状消失率（即临床痊愈）的比较，大便稀溏、便次增多、肚腹疼痛、口干舌燥、小便短黄症状差异的比较具有显著统计学意义（CMH χ^2=17.2888、5.4228、5.8409、4.3708、11.4192，P=0.0001、0.0199、0.0157、0.0366、0.0007），且试验组的结果优于对照组的。上述结果 FAS、PPS 分析结果一致，见表 3。

表 3　两组用药 5 天中医单项症状疗效比较

症状	组别	n/例	临床痊愈		显效		有效		无效	
			例	率/%	例	率/%	例	率/%	例	率/%
大便稀溏	试验	70	54	77.14	0	0.00	4	5.71	12	17.14
	对照	66	28	42.42	1	1.52	13	19.70	24	36.36

症状	组别	n/例	临床痊愈		显效		有效		无效	
			例	率/%	例	率/%	例	率/%	例	率/%
便次增多	试验	70	58	82.86	0	0.00	1	1.43	11	15.71
	对照	66	43	65.15	0	0.00	3	4.55	20	30.30
肚腹疼痛	试验	37	29	78.38	0	0.00	3	8.11	5	13.51
	对照	32	15	46.88	0	0.00	3	9.38	14	43.75
四肢倦怠	试验	45	30	66.67	0	0.00	1	2.22	14	31.11
	对照	44	23	52.27	0	0.00	0	0.00	21	47.73
恶心呕吐	试验	34	30	88.24	0	0.00	0	0.00	4	11.76
	对照	24	20	83.33	0	0.00	3	12.50	1	4.17
口干舌燥	试验	56	37	66.07	0	0.00	4	7.14	15	26.79
	对照	50	24	48.00	0	0.00	0	0.00	26	52.00
小便短黄	试验	65	43	66.15	0	0.00	5	7.69	17	26.15
	对照	61	22	36.07	0	0.00	7	11.48	32	52.46

3.6 依从性分析

采用药物计数法进行依从性分析。颗粒与合剂的依从性分别为 < 80%、80%~120%，其中试验组分别为 2、68 例，对照组分别为 1、65 例。结果显示试验用药的依从性良好，差异无显著统计学意义（P=1.0000），且 FAS、PPS 分析一致。

3.7 安全性分析

研究者共报道临床不良事件 6 例，其中试验组临床不良事件 4 例（发热 1 例、湿疹 1 例、支气管炎 2 例），对照组报道临床不良事件 2 例（发热 2 例）。试验组不良事件发生率 5.71%，对照组不良事件发生率 3.03%。经研究者判断，临床不良事件与试验用药的关系均为"不可能有关"。

4 讨论

中医理论认为，小儿慢性迁延性腹泻病属于"久泻"范畴，多因泄泻日久不愈，脾阳受损，余邪留恋不去，寒热错杂所致，为本虚标实之证，以病程较长、大便稀溏、多于食后作泻、时重时轻、面色萎黄、形体消瘦为主要临床表现。脾虚则运化失职，因而水反为湿，谷反为泄，不能分清别浊，水湿水谷合污而下，形成泄泻。由于小儿稚阳未充、稚阴未长，患泄泻后较成人更易于损阴损阳发生变证，易出现泄泻不止、口干舌燥、小便不利、恶心呕吐等寒热错杂之症。

止泻保童颗粒由人参、白术、茯苓、白扁豆、苍术等中药组成，具有健脾止泻、温中化痢之功效，主治小儿脾胃虚弱、寒热凝结引起的水泻痢疾、肚腹疼痛、口干舌燥、四肢倦怠、恶心呕吐、小便不利诸症，契合本病的主要病机。小儿腹泻宁合剂由党参、白术、茯苓、葛根、甘草、广藿香、木香组成，功能为健脾和胃、生津止泻，临床常用于脾胃气虚所致的泄泻、腹胀腹痛、纳减。本方为 7 味白术散原方，内寓标本同治之意，与止泻保童颗粒方义相近，故选其为阳性对照药以评价止泻保童颗粒相对于小儿腹泻宁合剂的疗效作用优势。

研究结果表明，止泻保童颗粒治疗小儿慢性迁延性腹泻病脾胃虚弱、寒热凝结证，其疾病疗效、止泻时间以及中医证候疗效、单项症状消失率（大便稀溏、便次增多、肚腹疼痛、口干舌燥、小便短黄），均优于临床常用的、同样具有标本兼治作用的小儿腹泻宁合剂，证实了该药的止泻作用、缩短病程作用和中医证候改善作用及其优势。研究过程中，试验组未发现有临床意义的理化检查异常改变与药物的不良反应，提示止泻保童颗粒临床应用安全，可应用于临床治疗小儿慢性迁延性腹泻病。

【评介】

止泻保童颗粒是云南白药集团股份有限公司生产的中成药，具有健脾止泻、温中化痢的功效，为国家二级中药保护品种。本研究旨在以小儿腹泻宁合剂为对照，评价该药治疗小儿慢性迁延性腹泻病脾胃虚弱、寒热凝结证的有效性和安全性。研究结果由硕士研究生田恬整理，发表于《药物评价研究》2015 年 4 月第 38 卷第 2 期。胡思源教授作为研究负责人，主持了研究设计、临床实施和数据统计、临床总结。研究结果表明，该药对小儿慢性迁延性腹泻病脾胃虚弱、寒热凝结证具有治疗作用，在止泻、缩短病程和改善中医证候方面均优于小儿腹泻宁合剂，且安全性良好。

（李璇）

五、儿泻康贴膜治疗小儿寒性泄泻的多中心随机对照临床研究

【摘要】

目的： 研究儿泻康贴膜治疗小儿寒性泄泻的有效性及安全性。**方法：** 采用随机、平行对照、多中心临床研究的方法，计划纳入 248 例，按 1：1 比例随机分为治疗组和对照组，治疗组用儿泻康贴膜，对照组用小儿暖脐膏，疗程均为 5 天。比较疾病疗效、中医证候积分、单项症状体征消失率及安全性指标。**结果：** 脱落 4 例（治疗组 1 例，对照组 3 例），共纳入 244 例，治疗组 123 例，对照组 121 例。治疗组与对照组的疾病愈显率分别为 91.9% 和 69.40%，两组疾病疗效比较，差异有统计学意义（$P < 0.05$）；两组患儿治疗前后症状与舌脉积分值差值比较，治疗组在大便次数、粪便性质、发热恶寒等症状前后积分差值均大于对照组，差异有统计学意义（$P < 0.05$）。研究期间，无患儿因不良事件退出研究，未发现严重不良事件。**结论：** 儿泻康贴膜治疗小儿寒性泄泻安全性高且疗效显著，可明显改善临床症状，值得进一步推广应用。

【正文】

小儿腹泻是由多种因素及病原体引起的儿科常见的消化系统疾病，其发病主要与饮食不节，贪凉阴冷，胃肠功能紊乱等因素有关，症状表现为大便次数增多且大便性状改变，或伴随发热、呕吐、腹痛等，若病情迁延，可出现消化道感染、免疫功能低下、贫血、生长发育迟缓等并发症，甚至出现死亡，严重影响小儿的生长发育与身心健康。儿泻康贴膜为儿童腹泻常用外用制剂。有研究表明，该药直接贴敷于儿童脐部，循经直达病所，疗效

显著。为进一步观察儿泻康贴膜治疗小儿寒性泄泻的有效性与安全性，以天津中医药大学第一附属医院为组长单位的 4 家医疗机构，开展了此项临床研究，报告结果如下。

1 资料与方法

1.1 一般资料

本研究采用随机、多中心、单盲、平行对照研究方案。由 4 家中心共同承担，分别为天津中医药大学第一附属医院、天津医科大学总医院、天津市儿童医院、吉林省中医院。采用随机数字表法将 248 例腹泻患儿随机分为治疗组和对照组，每组 124 例。

表 1　中医证候分级量化标准

主症	计 0 分	计 2 分	计 4 分	计 6 分
大便次数	大便次数与平日相同	次数超过平日，1~2 次/日	3~5 次/日	超过 5 次/日
粪便性状	大便成形或软便	便溏	便稀，带有泡沫或少量黏液	如水样，或带有不消化乳、食

次症	计 0 分	计 1 分	计 2 分	计 3 分
腹痛	无腹痛，夜寐安静	偶有腹痛，夜寐偶有哭闹	时有腹痛，昼夜时有啼哭	持续腹痛，昼夜频繁啼哭
肠鸣（肠鸣音亢进）	无	有	—	—
发热恶寒	无	有	—	—
鼻塞流涕	无	有	—	—
咳嗽咽痒	无	有	—	—

舌脉指纹	计 0 分	计 1 分
舌质	淡红	淡
舌苔	薄白	白腻
脉象或指纹	脉平或指纹淡紫隐隐	脉滑或指纹淡红

1.2 诊断标准

参照《中医病证诊断疗效标准》儿科"泄泻的诊断依据、证候分类、疗效评定"中的风寒泻和寒湿泻制定。主症：大便色淡，带有泡沫，无明显臭气。次症：腹痛，肠鸣，或伴鼻塞，流涕，身热。舌脉指纹：舌苔白腻，脉滑，指纹淡红。具备主症＋次症至少 2 项，参考舌脉指纹，即可辨证。

1.3 纳入标准

1）符合小儿寒性泄泻诊断标准；2）年龄 3 个月 ~13 岁；3）病程 ≤ 2 个月；4）患儿监护人知情同意并签订同意书。

1.4 排除标准

1）痢疾样腹泻，慢性腹泻；2）合并重度脱水者；3）合并心、肝、肾、消化及造血系统等严重原发病；4）对试验用药品或其成分过敏者。

1.5 脱落剔除标准

1）出现过敏反应或严重不良事件；2）试验过程中，出现重度脱水；3）受试者依从性差（试验用药依从性＜80% 或＞120%），或自动中途换药；4）无论何种原因，患者不愿意或不可能继续进行临床试验，向主管医生提出退出试验要求而中止试验者；5）受试者虽未明确提出退出试验，但不再接受用药及检测而失访者。

2　方法

2.1　治疗方法

治疗组：儿泻康贴膜（丁香、白胡椒、吴茱萸、肉桂），由山西晋城双鹤药业有限责任公司生产，批号：国药准字 Z20010126，规格：每张重 0.23g。用法：外用。每次 1 张，每日 1 次，贴敷时间：小于半岁为 1~2 小时；半岁 ~7 岁为 2~7 小时；7 岁以上为 12~16 小时。5 天为一疗程。

对照组：小儿暖脐膏（小茴香、肉桂、炮姜、吴茱萸、白胡椒、橘核、荔枝核、川楝子、人工麝香），由哈尔滨力强药业有限公司生产，批号：国药准字 Z23021572，规格：每张净重 5g。用法：外用。每次 1 张，每日 1 次，贴敷时间：24 小时。5 天为一疗程。将膏药加温软化贴于肚脐，取下时如有粘肉现象，用膏药蘸取或用棉签蘸食用油擦去即可。

给药方案：治疗组与对照组均为脐部外用药，每次 1 张，每日 1 次，疗程 5 天。

合并用药规定：试验期间，除必要时采用液体疗法外，两组患儿均不得加用任何止泻、助消化、抗生素、抗病毒西药及任何可能对本病有治疗作用的中药或其他外治法。

2.2　有效性指标及方法

2.2.1　有效性指标

1）疾病疗效；2）中医证候积分；3）单项症状体征消失率；4）大便常规。

2.2.2　中医证候分级量化标准

中医证候分级量化标准参照《腹泻病疗效判断标准的补充建议》及《儿科疾病与疗效标准》，见表 1。

2.2.3　疾病疗效判定标准

参照《中医病证诊断疗效标准》制定。1）治愈，指治疗 5 天，大便次数及性状完全恢复正常，大便常规等异常理化指标恢复正常；2）显效，指治疗 5 天，大便次数明显减少（减少至治疗前的 1/3 以下），性状好转，大便常规等异常理化指标明显改善；3）有效，指治疗 5 天，大便次数减少（减少至治疗前的 1/3~1/2），性状好转，大便常规等异常理化指标有所改善；4）无效，指不符合以上标准者。

2.3　安全性指标

1）可能出现的不良反应症状和 / 或不良反应发生率，用药后随时观察；2）一般体检项目，如体温、脉搏、呼吸、血压等；3）实验室检查：根据诊疗需求和患者意愿，接受检查的项目包括：血常规、尿常规、大便常规、心电图和肝功能（ALT、γ–GT）、肾功能（BUN、Cr）。

2.4　统计学方法

计量资料，以例数、均数 ± 标准差（$\bar{x} \pm s$）描述；符合正态分布时，两组比较用 t 检验；不符合正态分布，采用非参数检验。计数资料，以百分率表示；两组比较，采用 χ^2 检验 /Fisher 精确概率法、Wilcoxon 秩和检验。检验水准为 P=0.05。

3 结果

3.1 剔除脱落情况

本研究脱落 4 例（治疗组 1 例，对照组 3 例）。最终纳入治疗组 123 例，对照组 121 例。

3.2 两组患儿基线资料比较

结果表明，治疗组与对照组具有可比性。见表 2。

表 2　两组患儿基线资料比较［例（%）］

指标		治疗组（123 例）	对照组（121 例）
性别	男	80（65.0）	70（57.9）
	女	43（35.0）	51（42.1）
年龄 / 岁	＜ 1	51（41.5）	38（31.4）
	1~3	26（21.1）	31（25.6）
	4~7	26（21.1）	34（28.1）
	＞ 7	20（16.3）	18（14.9）
病程 /d	＜ 1	20（16.3）	20（16.5）
	1~3	45（36.6）	54（44.6）
	4~7	42（34.1）	26（21.5）
	＞ 7	16（13.0）	21（17.4）
发病诱因	感受风寒	88（71.5）	87（71.9）
	过食生冷	20（16.3）	21（17.4）
	无明显诱因	15（12.2）	13（10.7）
治疗前症状与舌苔脉象积分总值		15.42 ± 3.73	14.81 ± 3.22

注：χ^2 检验、t 检验显示，与对照组比较，均 $P ＞ 0.05$。

3.3 两组疾病疗效比较

结果表明，儿泻康贴膜相较于对照组治疗小儿寒性泄泻可明显提高疗效。见表 3。

表 3　两组疾病疗效比较［例（%）］

组别	例数	痊愈	显效	有效	无效	愈显率（%）
治疗组	123	69（56.1）	44（35.8）	6（4.9）	4（3.2）	91.9
对照组	121	40（33.1）	44（36.4）	26（21.5）	11（9.0）	69.4

注：秩和检验显示，与对照组比较，$P ＜ 0.05$。

3.4 两组患儿治疗前后症状与舌脉积分值差值

结果表明，儿泻康贴膜可明显改善中医证候，疗效优于对照药小儿暖脐膏。见表 4。

表 4　两组患儿治疗前后症状与舌脉积分值差值（$\bar{x} \pm s$）

症状与异常舌脉	治疗组		对照组	
	例数	积分值差值	例数	积分值差值
大便次数	123	4.03 ± 1.58*	121	3.36 ± 1.55
粪便性质	123	3.72 ± 1.59*	121	2.84 ± 1.69
腹痛	123	0.85 ± 0.72	121	0.79 ± 0.72
肠鸣	123	0.69 ± 0.46	121	0.65 ± 0.48

续表

症状与异常舌脉	治疗组		对照组	
	例数	积分值差值	例数	积分值差值
发热恶寒	123	$0.48 \pm 0.50^{*}$	121	0.29 ± 0.46
鼻塞流涕	123	0.43 ± 0.50	121	0.36 ± 0.48
咳嗽咽痒	123	0.25 ± 0.44	121	0.21 ± 0.43
舌质	123	0.55 ± 9.50	121	0.48 ± 0.50
舌苔	123	0.50 ± 0.50	121	0.47 ± 0.50
脉象	53	0.62 ± 0.49	58	0.57 ± 0.50
指纹	70	0.51 ± 0.50	63	0.48 ± 0.50

注：χ^2 检验显示，与对照组比较，$^{*}P < 0.05$。

3.5 安全性结果

研究期间，无患儿因不良事件退出研究，未发现严重不良事件。治疗组 3 例、对照组 1 例患儿在贴药后出现脐部局部发红发痒，但不影响继续用药，且停药后 1~2 天症状自行消失。

4 讨论

小儿腹泻是儿童时期常见疾病，临床归属于中医学"泄泻"病证范畴，风寒之邪客于脾胃，为小儿寒性泄泻的主要外因。因小儿具有脾常不足、肠胃脆薄的生理特点，加之小儿饮食不知自节，贪凉饮冷，衣物增减不及时，若调护失宜，风寒之邪侵袭，损伤脾胃肠腑，产生脾系疾病，易出现大便次数增多，粪质稀薄如水样，伴恶寒、发热等症状。

传统药膏吸收效果欠佳，需要利用现代中药制剂技术，改善其吸收性能。儿泻康贴膜与传统药膏小儿暖脐膏相比，运用 TIS 透皮缓释技术，将提取的丁香酚、桂皮醛等有效成分，制备为外用贴膜，以中药贴剂透皮给药的方法达到治疗的目的，更易透过皮肤，直达病所。其药物组成为丁香、白胡椒、吴茱萸、肉桂。方中丁香温中降逆，补肾助阳，《全国中草药汇编》记载"温脾胃，降逆气。胃寒呕逆，吐泻，脘腹作痛"，药理学研究发现，丁香可以促进胃液分泌、刺激胃肠蠕动，具有芳香健胃，温中散寒的作用，其提取物具有与温热药性相关的活性成分。肉桂散寒止痛，温脾止泻，《名医别录》言其"主温中，利肝肺气，心腹寒热、冷疾……宣导百药，无所畏"，药理学研究发现，肉桂能缓和胃肠道刺激，增强胃肠道运动，其含有的主要成分肉桂醛，可改善肠黏膜屏障。诸药合用，敷于神厥穴，温中散寒、行气止痛，对寒性泄泻患儿疗效尤佳。

本研究将小儿寒性泄泻分为主症与次症，主症包括大便次数、粪便性状；次症包括腹痛、食欲食量、肠鸣、发热恶寒、鼻塞流涕、咳嗽咽痒、舌质指纹等。两类指标分别量化赋分，作为评分标准。目前临床研究常用此种半定量化方法进行综合评价。研究结果表明，儿泻康贴膜治疗小儿寒性泄泻疾病疗效和证候疗效均优于小儿暖脐膏，改善大便次数、粪便性质、发热恶寒症状亦优于对照药，说明本药疗效肯定。本研究过程中无患儿因不良事件退出研究，未发现严重不良事件，说明本药安全可靠。

综上所述，与小儿暖脐膏相比，儿泻康贴膜针对小儿寒性泄泻可明显改善临床症状，发挥其温中健脾、散寒止泻的功效，疗效明确且安全性较好，值得进一步推广应用。

【评介】

儿泻康贴膜是随中药制剂现代化应运而生的创新膜剂，为国家三类中药新药，具有温中健脾、散寒止泻的功效，适用于小儿寒性泄泻。本文为该药的确证性临床研究结果，由博士研究生朱荣欣整理，2022年发表于《中医儿科杂志》。本研究采用随机、多中心、单盲、平行对照研究方案，由天津中医药大学第一附属医院牵头，联合四家临床单位开展研究。在马融老师指导下，胡思源教授具体负责了该项目的方案设计、协调组织实施，统计分析和研究总结。研究结果表明，儿泻康贴膜治疗小儿寒性泄泻安全性高且疗效显著，可明显改善临床症状，值得进一步推广应用。

（朱荣欣）

第二节　方法学研究与临证经验

一、中药治疗小儿腹泻病临床试验设计与评价概要

【摘要】

腹泻病是儿科临床常见的综合征，中医药治疗疗效显著。文章参考小儿腹泻病国内外诊疗指南、评价指南和临床试验新进展，结合多年的实践经验，从适应证定位、试验目的、试验总体设计、诊断与临床分类标准、辨证标准、受试者的选择、合并用药、有效性评价、安全性观察、试验流程、试验的质量控制等方面，对中药治疗小儿腹泻病临床试验设计、实施与评价的技术要点和特点进行了系统阐述，希望能丰富儿科疾病中药临床评价的方法学内容，提高小儿腹泻病中药临床试验设计水平。

【正文】

腹泻病是一组多病原、多因素引起的以腹泻为主要症状并常伴有呕吐的综合征。感染性腹泻在中国5岁以下儿童的疾病负担呈逐年减轻趋势，至2010年伤残调整生命年已降至每年15.9万人。

小儿腹泻病，按病因可分为感染性和非感染性。按病程可分为急性、迁延性和慢性腹泻，腹泻持续时间分别在2周以内、2周~2个月和2个月以上。按病情可将急性感染性腹泻分为轻、中、重3型。按粪便性状可分为水样和痢疾样腹泻（又称出血性腹泻）。欧洲循证指南提出的"急性胃肠炎"，以腹泻伴或不伴发热、呕吐为诊断要点，与"急性感染性腹泻"疾病内涵实质相同。

急性感染性腹泻病的治疗目标，主要是预防和纠正脱水、缩短腹泻病程。具体措施除补液、饮食治疗和补充锌剂外，还可采用益生菌、蒙脱石散、消旋卡多曲等药物治疗。即使怀疑为细菌性腹泻时，不首先推荐使用抗生素；针对痢疾样腹泻、疑似霍乱合并重度脱水、免疫缺陷病、早产儿以及有慢性潜在疾病的儿童，推荐应用抗生素治疗；针对迁延性

和慢性腹泻病，以消除已明确存在的病因（如感染、饮食因素或原发病等）、维持足够的营养摄入、满足正常的生长发育为治疗原则。

腹泻病以大便次数增多、粪质稀薄为特征者，可归属中医"泄泻"范畴。主要病位在脾胃，病机为胃主腐熟水谷以及脾主运化水湿、水谷精微的功能受损。临床常见证候主要包括风寒泻、湿热泻、伤食泻、脾虚泻、脾肾阳虚泻。治疗总以运脾化湿为基本法则，具体包括清肠化湿、祛风散寒、消食导滞、健脾益气、温补脾肾等治法。近年来，一些中成药如儿泻停颗粒、止泻保童颗粒、小儿肠胃康颗粒等，已在本病治疗中发挥出中医个体化、多靶点、整体调节的优势，且取得了高等级的循证证据。

1 适应证定位与试验目的

用于小儿腹泻病的中药临床研究的适应证定位，主要包括：1）急性水样（便）腹泻（主要包括轮状病毒肠炎、肠毒素大肠埃希菌肠炎、急性胃肠炎等）。2）迁延性和慢性腹泻（可限定在急性腹泻后迁延所致者）。3）食饵性腹泻（中医称伤食泻）等。根据药物的作用机制，其有效性评价的研究目标，可以首先从对症治疗和对病治疗两个角度考虑。对症治疗，即改善腹泻症状，可以选择急性水样腹泻或迁延性和慢性腹泻为适应证，以腹泻症状的有效率或起效时间等，作为主要评价指标；对病治疗，即祛除腹泻病因、缩短病程，可以选择急性轮状病毒肠炎、迁延性和慢性腹泻或食饵性腹泻等为适应证，以腹泻治愈（或止泻）时间/率等，作为主要评价终点。其安全性观察，应结合品种的前期安全性研究数据，腹泻病高发于婴幼儿和学龄前儿童的特点，合理选择观察指标。

2 试验总体设计

一般采用随机、盲法、平行对照、多中心临床试验的方法。1）对照：急性水样腹泻或轮状病毒性肠炎大多病程自限，无论对症、对病治疗，均可在补液治疗的基础上，采用安慰剂或/和阳性药对照。应优先选择有充分循证依据支持的中、西药物为阳性对照药，如蒙脱石散。2）分层随机化：根据研究需要，可考虑以6个月、1岁、3岁、6岁作为年龄段划分的节点界限，以探索各年龄段用药方法的合理性。3）联合/加载试验设计：根据适应证的临床特点，可以选择液体疗法、营养疗法、益生菌制剂和/或锌制剂等作为基础治疗，但应考虑尽量避免或减少这些基础治疗对有效性评价的影响。4）样本量估算：确证性试验应估算样本量，可以借鉴前期临床研究中的有效性研究数据。

3 诊断与临床分类标准

小儿腹泻病及其临床分类诊断，建议参照WHO和联合国儿童基金会（UNICEF）发表的《腹泻病临床管理指南》（2005）、方鹤松主编的《小儿腹泻病学》（2009）。两者均以大便性状异常改变（呈稀便、水样便、黏液便或脓血便）作为腹泻病诊断的必要条件，以大便次数异常增多（每日≥3次）为辅助条件。需要说明：1）第1条必须具备，第2条辅助条件，只要大便性质异常，每日1次也算腹泻。2）如果大便性质正常，即使每日大便3次以上也不算腹泻。3）纯母乳喂养婴儿大便较稀、不成形，但不是腹泻。轮状病毒性肠炎、食饵性腹泻等特定临床类型的研究，应选择或制定以各类型的主要临床症状、体征和实验室检查为要点的诊断标准。

腹泻病的病因、病情、病程和脱水程度的分类标准，可参照《中国腹泻病诊断治疗方案》（1998）和《中国儿童急性感染性腹泻病临床实践指南》（2016）。国外的临床分类方法与国内略有差异：1）《尼尔森儿科学》将腹泻2周或以上者均归为"慢性腹泻"。2）《欧洲儿童急性胃肠炎处理循证指南》（2014版）推荐采用修正后 Vesikari 量表评价急性胃肠炎的整体严重程度，按腹泻、呕吐、发热的程度和诊治情况分3级，不同于国内基于脱水和中毒症状进行分类的方法。3）国外采用"临床脱水量表（CDS）"对急性胃肠炎患者的脱水程度进行分类，相对而言，其临床可操作性更强，但国内量表的条目更全面。

4 辨证标准

建议参照《中医儿科常见病诊疗指南》（2012）制定，也可以由课题组基于中医理论、临床经验、药物及其适应证的特点自行拟定，但应以大便性状、频次异常的相关症状为主症。

4.1 风寒泻

1）主症：大便清稀，夹有泡沫，臭气不甚。2）兼症：①肠鸣腹痛；②恶寒发热；③鼻流清涕；④咳嗽。3）舌脉指纹：①舌质淡，苔薄白；②脉浮紧或指纹淡红。具备主症＋兼症2项，参考舌脉指纹，即可辨证。

4.2 湿热泻

1）主症：大便水样，或如蛋花汤样，泻势急迫，量多次频，气味秽臭，或夹少许黏液。2）兼症：①腹痛阵作；②发热；③烦躁哭闹；④口渴喜饮；⑤食欲不振；⑥恶心呕吐；⑦小便短黄。3）舌脉指纹：①舌质红，苔黄腻；②脉滑数或指纹紫。具备主症＋兼症4项，参考舌脉指纹，即可辨证。

4.3 伤食泻

1）主症：大便稀溏，夹有乳凝块或食物残渣，气味酸臭，或如败卵。2）兼症：①脘腹胀满；②便前腹痛，泻后痛减，或腹部胀痛拒按；③嗳气酸馊；④呕吐；⑤不思乳食；⑥夜卧不安。3）舌脉指纹：①舌苔厚腻，或微黄；②脉滑实或指纹滞。具备主症＋兼症3项，参考舌脉指纹，即可辨证。

4.4 脾虚泻

1）主症：大便稀溏，色淡不臭，时轻时重。2）兼症：①常食后即泻；②面色萎黄；③形体消瘦；④神疲倦怠。3）舌脉指纹：①舌淡苔白；②脉缓弱或指纹淡。具备主症＋兼症2项，参考舌脉指纹，即可辨证。

4.5 脾肾阳虚泻

1）主症：久泻不止，大便清稀，澄澈清冷，完谷不化。2）兼症：①脱肛；②形寒肢冷；③面白无华；④精神萎靡；⑤寐时露睛；⑥小便色清。3）舌脉指纹：①舌淡苔白；②脉细弱或指纹色淡。具备主症＋兼症3项，参考舌脉指纹，即可辨证。

5 受试者的选择

5.1 受试人群与纳入标准

应依据适应证和研究目标，合理选择受试人群。对症治疗者，一般选择急性水样腹泻或慢性和迁延性腹泻患儿人群；对病治疗者，可以选择急性轮状病毒性肠炎、食饵性腹泻、急性腹泻后的迁延性和慢性腹泻等患儿人群。受试者应同时符合小儿腹泻病诊断标准、分类标准和辨证标准。年龄范围的合理选择，主要结合适应证的高发年龄段，一般以6个月~4岁（<5岁）的足月儿为主。对于缩短急性腹泻病程的研究，应限定入组时患儿的病程，一般不超过72小时。从保护受试者安全的角度出发，还可以限定脱水程度，一般在轻至中度。

5.2 排除标准

病例排除标准的制定，主要从药物的适应证定位、避免干扰疗效评价、保护受试者安全等方面综合考虑。1）应除外侵袭性细菌感染性腹泻/痢疾样腹泻，如肉眼所见黏液、脓血便，或粪便镜检发现脓/白细胞 ≥ 5 个/高倍视野（HP）和/或红细胞 ≥ 3 个/HP。2）除外其他病因/疾病导致的腹泻，包括霍乱、痢疾、阿米巴痢疾、伤寒、副伤寒、寄生虫感染等特殊致病原所致者，先天性巨结肠、短肠综合征、先天性腹泻、吸收不良综合征（如双糖酶缺乏）等解剖缺陷或先天因素所致者，炎症性肠病、胰腺功能不全、囊性纤维化、内分泌疾病、肿瘤、人类免疫缺陷病毒（HIV）感染、免疫缺陷病等疾病所致者，以及症状性腹泻、过敏性腹泻、肠易激综合征、抗生素相关性腹泻、食物中毒等。3）需要排除合并重度脱水、重度营养不良（如体质量/身长低于参考值的第 3 个百分位数）或水肿，以及频繁呕吐无法进食者。4）合并心、肾、消化及造血系统等严重原发病，入组前用药可能严重影响有效性评价，对试验用药物及其成分过敏，根据研究者的判断容易造成失访，也要考虑排除。

5.3 受试者退出标准

为保护受试者，应制定疾病相关的研究者决定退出标准。主要包括：1）脱水程度加重，如轻度转至中/重度。2）出现感染中毒症状或低血容量性休克相关症状或体征，如烦躁、精神萎靡、嗜睡、面色苍白、高热或体温不升，外周白细胞计数明显增高。3）营养不良程度的加重（慢性腹泻）。

6 基础治疗和合并治疗的规定

一般情况下，应根据受试者的脱水程度，以低渗口服补液盐（ORS）或口服补液疗法（ORT），甚至静脉液体疗法，作为基础治疗。参照 WHO/UNICEF《腹泻病临床管理指南》（2005）、《中国儿童急性感染性腹泻临床实践指南》（2016），以急性水样便腹泻为适应证或目标载体的研究，均需继续喂养，以保证充足的能量和营养。为观察药物的"绝对"疗效，在充分保证受试者安全的前提下，基础治疗方案中可以不包含具有高等级循证证据支持的药物（尤其是一线用药），如锌制剂、益生菌制剂、肠黏膜保护剂等。试验中，一般应禁用抗生素，有明确止泻作用的中、西药物（包括消旋卡多曲、明胶单宁酸、黄连素等），以及其他同类中药。也不得配合推拿、捏脊、中药敷贴等物理疗法。

7 有效性评价

7.1 基线指标和诊断指标

基线指标主要包括人口学资料［如性别、年龄、胎龄、体质量、身长（高）、主要喂养方式］，基础疾病（如营养不良），感染源接触史、传染病患者接触史，病程，脱水程度，疫苗接种史，以及诊前用药等。

诊断指标主要包括血常规、大便常规、大便细菌培养和病毒检测、大便寄生虫检测、血气分析、血清电解质等。

7.2 有效性评价指标及观测时点

用于小儿腹泻病的中药，无论对症治疗、对病治疗，均可通过观察大便性状和频次的改变，评价治疗效果。对症治疗，通常以治疗3天、5天的腹泻症状有效率，作为主要评价终点；对病治疗，一般以腹泻治愈（或止泻）时间/率等，作为主要评价指标，也常评价中医证候疗效、止泻起效时间/率、大便性状和频次、大便日排泄总量、日补液量［包括口服补液盐（ORS）和口服补液（ORT）］、体质量、住院时间，以及伴随症状（如发热、呕吐、腹痛）等，但一般作为次要评价指标。大便性状和频次，以及大便日排泄总量、日补液量、体质量，以及伴随症状情况，基线和试验中每24小时记录1次，试验终点评价。腹泻症状有效率，腹泻治愈（或止泻）时间/率，试验终点评价。中医证候积分/疗效，基线、中间访视点（如有）和试验终点记录，试验终点评价。

7.3 有效性评价方法

7.3.1 症状疗效

腹泻症状有效率的评价，可参照1998年全国腹泻病防治研讨会《腹泻病疗效判断标准的补充建议》，以显效和有效的合计例数作为分子计算。

7.3.2 中医证候疗效

中医证候疗效的评价标准，目前可参照《中医儿科常见病诊疗指南》（2012）、《中药新药临床研究指导原则（试行）》（2002）制定，也可同时结合药物的中医适应证候特点由课题组自行拟定。据此标准，采用尼莫地平法即可计算中医证候疗效。由课题组制定的小儿腹泻病基于证候的症状体征分级量化标准，见表1。

表1 基于中医证候的症状体征分级量化标准

症状体征	正常	轻	中	重
大便次数	每日≤2次	每日3~5次	每日6~10次	每日>10次
粪便性状	软便或干便	溏便	稀水便	水样便
腹痛	无	疼痛较轻	疼痛较重	疼痛剧烈
发热	≤37.2℃	37.3~37.9℃	38~38.5℃	>38.5℃
流清涕	无	偶有流涕	间断流涕	持续流涕，量多
咳嗽	无	偶有咳嗽	间断咳嗽	昼夜频繁咳嗽，影响休息和睡眠
烦躁哭闹	无	偶有哭闹	时有无故哭闹	昼夜烦躁哭闹
口渴	无	口微渴	口渴	口渴欲饮
食欲不振	无	不思进食	厌恶进食	拒食
恶心呕吐	无	恶心	每日呕吐1~3次	每日呕吐>3次
小便短黄	无	尿色偏黄	尿量或次数减少，色黄	尿量或次数明显减少，色深黄
脘腹胀满	无	轻度腹胀，平卧低于胸部	腹部胀满，平卧平于胸部	腹部胀满明显，平卧高于胸部
嗳气酸馊	无	偶有	时有	频繁
夜卧不安	无	偶有	时有	频繁

症状体征	正常	轻	中	重
形体消瘦	无	低于均值/中位数	低于均值/中位数减1个标准差	低于均值/中位数减2个标准差
神疲倦怠	无	精神稍差	精神疲倦	精神萎靡
形寒肢冷	无	手足不温	四肢发凉	形寒肢冷
脱肛	无			
面色无华	无			
寐时露睛	无			
小便色清	无			

7.3.3 疾病疗效

"治愈"或"止泻"，可以定义为连续2次出现成形便或连续24小时未排便。大便性状变化的评价，可考虑采用国际公认且广泛应用于儿童群体的Bristol粪便形态量表（BSFS），或采用改良Bristol粪便形态量表（mBSFS），后者可由6岁以上受试者在研究者辅助阅读量表详情后独立完成评价。"止泻起效"，可以定义为粪便性状的Bristol粪便形态分级减轻至少一级。

8 安全性观察

除血、尿、便常规及肝肾功能、心电图等常规指标外，观察用于小儿腹泻病中药的安全性，还应包括以下指标：1）因腹泻病易出现电解质和酸碱平衡的紊乱，应考虑监测血清电解质（血清 K^+、Na^+、Cl^-、Ca^{2+}），进行血气分析［二氧化碳结合力（CO_2CP）、人体酸碱代谢（BE）］。2）根据品种的毒性靶器官和前期研究基础，选择相应的安全性指标或增加检测的次数。3）小儿慢性腹泻适应证的疗程较长，必要时应增加生长发育指标，如身高和体质量等。上述安全性指标的观测时点，一般在基线、治疗结束2个时点进行。

9 试验流程

小儿急性腹泻病自然病程短，一般无法设置导入期。应根据研究目的、指标观测需要及试验用药的作用特点，合理设定治疗观察期，一般急性腹泻3~7天，慢性和迁延性腹泻5~14天甚至更长。治疗观察期较长者，可以考虑设计若干个中间访问时点。对症治疗药物，一般无需设计随访期；对病治疗药物，需在止泻后至少观察24小时。

10 试验的质量控制

为提高受试者依从性和数据记录的准确性，小儿腹泻病临床试验推荐使用《受试者日志》。患儿和/或其监护人应在日志中及时记录以下内容：大便性状和频次，以及大便日排泄总量、日补液量、体质量，以及伴随症状情况等。

11 小结

文章针对治疗小儿腹泻病中药具有较好疗效的适应证类型，从对症治疗和对因治疗两个角度，有效性评价和安全性观察两个方面，系统阐述了中药治疗小儿腹泻病临床试验在总体设计、诊断与分类标准、辨证标准、受试者的选择、合并用药、有效性评价、安全性观察、试验流程、试验的质量控制等方面的技术要点和特点，希望能丰富儿科疾病中药临床评价的方法学内容，提高小儿腹泻病临床试验设计水平，主要适用于急性水样腹泻、迁延性和慢性腹泻、食饵性腹泻的病证结合类中药的临床试验设计。

【评介】

本研究为中华中医药学会标准化项目《儿科系列常见病中药临床试验设计与评价技术指南·小儿腹泻》的基础性工作，由胡思源教授及团队共同完成。本文由李晓璇博士执笔，发表于《天津中医药》2018 年 8 月第 35 卷第 8 期。文章系统阐述了本病的适应证定位、试验目的、试验总体设计、诊断与临床分类标准、辨证标准、受试者的选择、合并用药、有效性评价、安全性观察、试验流程、试验的质量控制等方面的临床试验设计要素，为设计小儿腹泻中药临床试验方案提供了参考。

（李璇）

二、小儿腹泻病临床研究的设计思路与方法

【摘要】

腹泻病是儿科临床常见的消化道综合征，中医药治疗疗效显著。文章从临床定位与试验目的、试验设计、诊断标准、中医辨证标准、受试者的选择和退出、对照药品的选择、合并用药规定、疗程与随访、有效性评价、安全性评价、试验的质量控制等方面，对中药治疗小儿腹泻病临床试验设计、实施与评价的技术要点和特点进行了系统阐述，希望能丰富儿科疾病中药临床评价的方法学内容，提高小儿腹泻病中药临床试验设计水平。

【正文】

小儿腹泻或称腹泻病，是一组由多病原、多因素引起的以大便次数增多和大便性状改变为特点的、我国婴幼儿最常见的消化道综合征。6 个月~2 岁婴幼儿发病率高，1 岁以内约占半数，是造成小儿营养不良、生长发育障碍和死亡的主要原因之一。在我国，小儿腹泻病属第二位常见多发病。据文献记载，5 岁以下儿童腹泻病的年发病率为 201.46%，平均每年每个儿童发病 2 次，其中年死亡率为 0.51%。不同地区报道的迁延性腹泻发病率不同，数个发展中国家研究显示，5 岁以下小儿急性腹泻中 3%~20% 转变为迁延性腹泻。有学者报道迁延性腹泻约占小儿腹泻的 19%，难治性腹泻占 1%~3%。目前死亡率的关键在于中毒型痢疾，3 个月以下难治性腹泻、严重侵袭性细菌感染（如鼠伤寒沙门菌，侵袭性大肠埃希菌，金黄色葡萄球菌及其他特殊严重细菌感染）等方面。病毒性腹泻病发病率高，但如治疗及时一般不发生死亡，其中最常见的病原为轮状病毒感染，俗称"秋季腹泻"。

1993 年的《中国腹泻病诊断治疗方案》，将小儿腹泻病按病因分为感染性腹泻（又称肠炎）和非感染性腹泻；按病程分为急性、迁延性、慢性腹泻病。迁延性、慢性腹泻，在 WHO 及国外一般统称为迁延性腹泻。急性腹泻病，如表现为急性水样便腹泻，多为轮状病毒或产毒素大肠埃希菌感染所致，当然要排除表现为腹泻不止伴呕吐、迅速出现严重脱

水的霍乱病；如患儿粪便为黏液脓便或脓血便，排除细菌性、阿米巴痢疾后，主要应考虑侵袭性大肠埃希菌、空肠弯曲菌或沙门菌等侵袭性细菌的感染。

腹泻病，中医学称为"泄泻"。其病因系婴幼儿脾常不足，加之感受外邪，伤于乳食，或脾肾阳气亏虚，均可导致脾虚湿盛所致而发生。临床辨证一般分为伤食泄、风寒泻、湿热泻、脾虚泻和脾肾阳虚泻五个证候类型。病情轻者预后良好，重者下泄过度，易见气阴两伤，甚至阴竭阳脱变证。久泻迁延不愈者，则易转为疳证（营养不良）。

1 临床定位与试验目的

腹泻病是以症状命名的疾病。由于病因繁多、病程不一，因此有多种分类方法，治疗用药也有所区别，预期治疗小儿腹泻病的中药、天然药物，其目标适应证主要有以下两类，一是急性腹泻病，一般具体针对急性水样便腹泻（包括轮状病毒肠炎和产毒素大肠埃希菌肠炎）或轮状病毒性肠炎、侵袭性细菌性肠炎，同样可以表现为急性腹泻的一些非感染性腹泻，如食饵性腹泻（如伤食泻）、症状性腹泻（如风寒泻），也可以作为目标适应证。二是慢性迁延性腹泻，发病机制主要是由于肠黏膜的继续损伤和修复迟缓，消化功能未恢复，常表现为中医学的脾、肾虚证或虚实夹杂证，更适合中医药治疗。

针对急性或慢性迁延性腹泻的中药、天然药，其试验目的都是通过Ⅰ、Ⅱ、Ⅲ期临床试验，探索和确证评价被试药物临床应用的安全性和对目标适应证的有效性。

2 试验设计

针对小儿腹泻病的具体适应证，根据目前的最新诊疗进展，试验设计应有各自的特点。对于急性腹泻病，如适应证为轮状病毒感染性肠炎或急性水样便腹泻，由于近年来WHO和国内的规划和指南中均主要推荐使用口服补液盐（ORS）和口服补液疗法（ORT），因此用加载试验基础上的安慰剂对照来评价被试药物缩短病程和改善中医证候的有效性，已成为必须；如适应证为侵袭性细菌性肠炎，应该以抗生素作为阳性对照。对于非感染性急性腹泻或慢性迁延性腹泻病，在病情允许的情况下，建议尽可能采用安慰剂对照，至少在Ⅱ期临床试验中采用以评价其绝对有效性；Ⅲ期临床试验可采用阳性药对照和／或安慰剂对照，确证评价其绝对有效性和相对有效性。

3 诊断标准

何谓腹泻？《中国腹泻病诊断治疗方案》的诊断依据有两条，即①大便性状有改变，呈稀便、水样便、黏脓便或脓血便；②大便次数比平时增多。2003年，方鹤松教授明确提出，大便次数比平时增多，意为≥每日1次。叶礼燕教授在《腹泻病诊断治疗指南》中，介绍了2005年WHO和联合国儿童基金会（UNICEF）联合发表了新修订的《腹泻病治疗指南》，提出腹泻时粪便含水量增多（松散或水样便），也可能有血（痢疾），一般认为每天3次或以上松散或水样便为腹泻。

小儿腹泻病，一般按病因、病程和病情分类。《腹泻病诊断治疗指南》将腹泻分为急性腹泻和病程≥14天的持续性腹泻。

如以具体疾病（如轮状病毒性肠炎等）为目标适应证，其诊断可参考权威、公认的标准。推荐采用《诸福棠实用儿科学》中各类肠炎的诊断要点。

4 中医辨证标准

中医证候的选择应符合方证合一、权威公认的原则。目前，小儿泄泻的中医辨证，一般采用新世纪全国高等中医院校规划教材《中医儿科学》的证治分类。该书将本病分为常证、变证，其中常证包括湿热泻、风寒泻、伤食泻、脾虚泻、脾肾阳虚泻，变证包括气阴两伤、阴竭阳脱。也可以采用国家中医药行业标准《中医病证诊断疗效标准》所录标准。

此外，适应证候也可以根据临床经验、药物及其适应证的特点，依据中医理论自行制定，但应提供科学性、合理性依据，并有临床可操作性。

5 受试者的选择和退出

5.1 纳入标准

根据试验目的、处方特点及临床前试验结果选择合适的纳入病例标准，包括疾病的分类诊断、中医证候。病例选择应符合伦理学要求。入选患者年龄段应符合腹泻病的好发年龄范围，同时考虑临床可操作性，Ⅱ、Ⅲ期临床试验一般选择 6 个月 ~6 岁患儿。因急性水样便腹泻或轮状病毒性腹泻病程大多自限，一般选择病程不超过 24~48 小时以内的初诊患儿。

5.2 排除标准

除一般情况外，首先应排除目标适应证以外的腹泻病。在病因分类中，感染性腹泻中的霍乱、痢疾，只是属于广义的腹泻病范畴，也不属于中医泄泻范围，一般应首先排除；非感染性腹泻中的过敏性腹泻、症状性腹泻、慢性非特性结肠炎、糖原性腹泻等，一般也要排除。在病程分类中，应排除非适应证的急性、慢性迁延性腹泻。在病情分类中，重型腹泻（合并重度脱水）也应排除。其次，由于营养不良、免疫缺陷患儿所患腹泻病程容易迁延，影响腹泻病一般本身的自限性，需要排除。第三对于入组前已经应用治疗腹泻有效药物如抗病毒、抗菌药、微生态调节剂、肠黏膜保护剂以及其他有止泻作用的中西药物者，根据具体情况应给予一定的限制，以免影响基线的稳定和疗效评价。

对于急性水样便腹泻或秋季腹泻，为排除侵袭性细菌性腹泻，宜限定大便常规的红细胞和白细胞数目，红细胞一般小于 5 个 /HP，白细胞小于 10 个 /HP。

5.3 脱落标准

安慰剂对照，应制定控制性脱落标准。可将病情加重、超出方案规定的适应证病情标准者，作为控制性脱落标准。

6 对照药品的选择

对于小儿腹泻病的治疗，目前尚无安全和有效的止泻药物，因此，在病情允许的情况下，一般多选择安慰剂作为对照品。抗生素对多数引起腹泻的病原体无效，不加选择的应用可增加一些病原体对抗生素的耐药性，因此不能常规应用抗生素作为对照药，但是，脓血便、痢疾和霍乱是使用抗生素的适应证，必要时可选择适当的抗生素作为阳性对照药，对于急性水样便腹泻或轮状病毒性腹泻无论国际还是国内通常采用口服补液盐、静脉补液、补锌等作为基础治疗，进行试验药与安慰剂加载对照。微生态制剂（如培菲康、妈咪爱）、肠黏膜保护剂（如蒙脱石粉、思密达）临床应用越来越广泛，对于某些类型的腹泻有效，因此，如适应证合适，可以选择作为阳性对照药。

中医药治疗小儿腹泻病积累了丰富的经验，有较好的效果。部分中药如黄连素等，若疗效确切，有大样本、多中心、随机双盲、安慰剂对照临床研究结论的支持，也可以作为阳性对照药。

7 合并用药规定

为避免影响被试药物的评价，在试验过程中不得合并使用抗病毒、抗菌药、微生态调节剂、肠黏膜保护剂以及其他有止泻作用的中西药物，也不得配合推拿、捏脊、针灸及磁疗等物理疗法。对于合并其他病症需要用药者，合并使用的药物必须记录。

对于采用加载试验设计者，基础治疗应参照国际和国内规划和指南，推荐使用口服补液盐（ORS）和口服补液疗法（ORT）等最新治疗方案。2005 年 WHO《腹泻病治疗指南》中，仍强调口服补液的重要性，推荐使用低渗 ORS 配方取代标准 ORS 配方，强调所有患儿在腹泻发生时及早补锌，并指出腹泻病的关键性治疗（预防和治疗脱水、继续喂养、选择性应用抗生素和补锌 10~14 天）将明显降低腹泻病死率。腹泻病人极易脱水，对于非加载试验，可规定必要时采用液体疗法等，以保证受试者安全，但要同时制定相应的统计学原则。

8 疗程与随访

应根据试验目的、观测需要和试验药物（包括对照药）的作用特点等，合理设定疗程。对于急性腹泻，一般设计至少 3 天为一疗程；慢性迁延性腹泻，至少 5 天为一疗程。对于以缩短病程为试验目的者，应设计更长时间。随访设计，根据有效性与安全性试验目的酌情选定。

9 有效性评价

9.1 观察指标

小儿腹泻病的疗效评价指标，主要包括止泻时间、每天大便次数、大便量、疾病疗效、中医证候疗效及单项症状。应明确定义止泻时间的标准，如"连续 2 次出现成形便或连续 24h 未排便"。

大便常规、大便细菌培养和病毒检测，既为诊断指标，又是疗效评价指标，在腹泻病特别是急性腹泻临床评价中非常重要，可根据适应证情况选择应用。血清电解质与酸碱平衡指标，由于液体疗法在腹泻新药临床试验中的无可替代性，一般仅作为诊断指标。

对于中医证候或症状评价，一般将腹泻次数、粪便性质作为主症，将其他症状和舌脉作为次症。

9.2 综合疗效评价标准

腹泻病的综合疗效评价标准，推荐采用 1998 年全国腹泻病防治研讨会制订的急性腹泻、慢性迁延性腹泻的综合疗效标准。《中药新药临床研究指导原则》（2002 版）所拟标准也可采用。

对于中医证候疗效评价标准，多参照《中药新药临床研究指导原则》（2002 版）制定，按尼莫地平法分级，分为痊愈（减少率 ≥ 95%）、显效（减少率 > 70%）、有效（减少率 >

30%）无效（减少率＜ 30%）。

10 安全性评价

除血、尿、便常规及心电图、肝肾功能等安全性指标外，根据腹泻病易于引起电解质和酸碱平衡紊乱的特点，必要时还应监测血清电解质和酸碱平衡（K^+、Na^+、Cl^-、Ca^{2+}、CO_2CP 或 BE）指标变化情况。另外，应根据处方特点、临床前毒理试验结果、适应证特点等选择具有针对性的安全性评价指标。

对于出现的不良事件（包括安全性检测指标），应在方案中规定详细的记录、处理、随访方法和要求。对每一例不良事件（包括安全性检测指标）均应提供详细的观察资料，对不良事件与药物的因果关系判定应提供充分的依据。试验过程中出现不良事件和实验室指标的异常，应及时观察患者伴随症状，并及时复查、跟踪，分析原因。对于严重不良事件，应进行分析，及时报告。

11 试验的质量控制

腹泻病临床试验有两个难点。一是受试者年龄偏小，一些必需的损伤性检查如血生化等，不易操作。二是容易造成脱水或病情迁延，必须采用一些基础治疗或临时治疗措施，而这些措施，极易成为影响疗效评价的混杂因素，因此必须仔细斟酌，合理制定应用方案。试验期间，应嘱患儿注意饮食调理，避免加重病情或 / 和反复感染。

【评介】

胡思源教授在"第 28 次全国中医儿科学术大会暨 2011 年名老中医治疗（儿科）疑难病临床经验高级专修班"上，从临床定位与试验目的、试验设计、诊断标准、辨证标准、受试者的选择和退出、对照药品的选择、合并用药、疗程与随访、有效性评价、安全性评价、试验的质量控制等方面，对中药治疗小儿腹泻病临床试验设计、实施与评价的技术要点和特点进行了系统阐述，以期为小儿腹泻病临床试验设计提供参考。

（李璇）

三、儿童环境性肠道功能障碍临床试验设计与评价技术要素的文献研究

【摘要】

目的： 系统归纳、分析儿童环境性肠道功能障碍（EED）临床试验的设计和评价的主要技术要素，通过标准化试验设计，为不同试验结果的比较提供一定的可行性。**方法：** 采用文献研究的方法，通过系统检索 2000~2020 年发表在 PubMed、Cochrane 以及 EMBASE 数据库，由 2 位研究者独立按照文献纳入与排除标准筛选儿童 EED 的临床随机对照试验文献，对纳入文献的试验设计与评价技术要素进行提取。**结果：** 检索出文献 634 篇，最终纳入 16 项研究。1）试验目的：以改善肠道功能障碍的生物标志物为主 14 篇（87.5%），其中 6 篇（37.5%）同时评价了改善生长发育迟缓效果。2）试验设计：全部文献均采用了随机对照试验（RCT）的设计方法，其中 3 篇（18.75%）为整群随机对照试验；选择安

慰剂对照9篇（56.25%），双盲试验12篇（75.0%）。3）受试人群：一般为生活在资源匮乏地区，长期暴露于卫生条件不足和营养缺乏环境中的儿童。4）干预措施：主要是药物类（乳酸杆菌GG、利福昔明、美沙拉嗪、锌、阿苯达唑、阿奇霉素、多种微量元素）9篇（56.25%），其次食物类（菜豆、黑眼豆、米糠）和环境卫生条件干预各3篇（18.75%）。5）疗程：3天~36个月。6）有效性评价指标：主要是EED生物标志物14篇（87.5%）和生长发育指标6篇（37.5%）。其中，生物标志物主要包括尿乳果糖与甘露醇比值变化（L/M）9篇（56.25%），尿乳果糖的排泄率6篇（37.5%）；粪便髓过氧化物酶5篇（31.25%），粪便α-1抗胰蛋白酶、粪便新蝶呤各4篇（25.0%），粪便钙卫蛋白3篇（18.75%），粪便再生基因1β2篇（12.5%）。生长发育指标包括年龄别身长/身高的Z评分、身长/身高、体质量各5篇（31.25%），年龄别体质量2篇（12.5%）等。7）试验的质量控制：以EED生物标志物为评价指标的研究，均在中心实验室进行统一检测。**结论：**纳入的文献信息完善、质量较高，结果涵盖了儿童EED临床研究设计与评价的基本技术要素，对于EED临床试验设计与实施，具有重要的借鉴与参考价值。

【正文】

环境性肠道功能障碍（environmental enteric dysfunction, EED）是一种亚临床的肠道炎症状态，过去亦被称为环境性肠病，或热带肠病。本病主要影响低收入和中等收入国家或地区的2~3岁儿童，可使罹患该病的儿童感染率增加，对口服疫苗的反应较差，营养不良和生长发育迟缓。目前认为该病与长期暴露于不适当的生活环境中存在密切联系，但尚缺乏针对性的干预措施和治疗药物。有临床研究表明口服阿奇霉素、美沙拉嗪、锌、阿苯达唑、米糠、菜豆、乳铁蛋白、溶菌酶和环境卫生条件干预等，可以暂时改善EED的肠道生物标志物。

迄今，关于儿童EED的临床研究，笔者检索中国学术期刊全文数据库（CNKI）、维普中文期刊全文数据库（VIP）、中国生物医学文献数据库（CMB）、万方数据库中文数据库，未见相关文献报道。相关的研究报道主要集中在国外，且已发表的治疗儿童EED的随机对照试验文献，其干预措施、试验设计与评价指标，都不尽相同。为此，笔者采用了文献研究的方法，系统检索了2000~2020年发表在国外医药期刊的英文文献，对其临床试验设计与评价的技术要素，进行归纳、整理与分析，以期为治疗儿童EED的药物临床试验设计与实施提供方法学的借鉴与参考。

1 资料与方法

1.1 纳入标准

1）受试人群为环境性肠道功能障碍或环境性肠病或热带肠病者；2）受试者为儿童（年龄＜18岁）；3）研究类型为随机对照试验；4）发表语种为英语。

1.2 排除标准

1）重复发表的文献；2）非临床随机对照研究（如动物实验、综述、个案报道或单臂临床试验等），或半随机对照试验；3）试验设计有明显错误或无法提取信息的文献。

1.3 检索策略

检索 PubMed、Cochrane 和 EMBASE 数据库中的临床研究,检索时间 2000 年 1 月~2020 年 3 月。检索词:environmental entericdys function、EED、environmental enteropathy、tropical enteropathy、random、randomized controlled trial、RCT、child 等。检索式以 PubMed 数据库为例,见表 1。

表 1 PubMed 检索式

#1 environmental enteric dysfunction[Mesh]
#2 environmental enteric dysfunction[Ti/Ab]
#3 EED[Ti/Ab]
#4 #1 OR #2 OR #3
#5 child*[Ti/Ab]
#6 teens [Ti/Ab]
#7 pedia*[Ti/Ab]
#8 teenager [Ti/Ab]
#9 adolescent [Ti/Ab]
#10 #3 OR #4 OR #5 OR #6 OR #7 OR #8 OR #9
#11 random*[AllField]
#12 RCT[AllField]
#13 #11 OR #12
#14 #4 AND #10 AND#13

1.4 文献筛选、质量评价和资料提取

1.4.1 文献筛选

由 2 位研究者独立阅读所获取文献题目和摘要,排除明显不符合纳入标准的研究,对可能符合纳入标准的研究阅读全文,以确定是否真正符合纳入标准;2 位研究者交叉核对,对有分歧由第 3 位研究者协助决定其是否纳入。

1.4.2 质量评价

采用 Cochrane 系统评价员手册提供的偏倚评价量表进行质量评价,包括 5 个方面:1)随机分配方法;2)是否分配隐藏;3)盲法;4)结局数据的完整性;5)选择性报告研究结果。

1.4.3 资料提取

由 2 位研究者对纳入的研究进行独立的数据提取。提取内容包括作者、题目、试验设计(随机、盲法、分配隐藏的使用等)、样本量、诊断标准、纳入标准、排除标准、干预措施、疗程、疗效指标(主要指标、次要指标、主要指标评价方法)、安全性评价指标等信息,并由第 3 位评价人员核对数据的一致性。

2 结果

2.1 文献检索结果

共搜集文献 634 篇,其中 PubMed 数据库 142 篇,Cochrane Liberary 数据库 114 篇,EMBASE 数据库 378 篇。通过研究者阅读文献的标题、摘要及全文,筛除重复文献、剔除

非研究文献，共收集到符合纳入排除标准的文献共 16 篇。16 项研究中，研究 EED 的有 11 篇，研究环境性肠病 3 篇，热带肠病 2 篇；共纳入 6520 例受试者（每个研究 44~1512 例），年龄 0~5 岁，男、女各 2391、2453 例（其中 2 篇未报告男女例数）。

2.2　纳入研究的质量评价

纳入的 16 篇研究中，其总体偏倚风险较低，文献质量较高。所有文献均描述了随机的产生方法；13 篇（81.25%）使用了分配隐藏；12 篇（75.0%）为双盲，2 篇未实施盲法，即为开放性试验，1 篇为单盲。所有研究均报告所有预先指定的主要结局指标，未发现有选择性报告的风险。

3　结果分析

3.1　试验目的

目前国外开展的 EED 临床试验的目的，多以改善肠道功能障碍的生物标志物为主，纳入的 16 篇文献中有 14 篇（87.5%）评价了该内容，其中 6 篇（37.5%）同时评价了改善生长发育迟缓效果。此外，研究药物临床应用安全性、干预措施提高口服疫苗的免疫应答各 1 篇（6.25%）。

3.2　试验总体设计

1）纳入的 16 篇文献，都采用了随机对照试验（RCT）的设计方法，其中 3 篇（18.75%）为整群随机对照试验。2）对照类型，选择安慰剂对照 9 篇（56.25%），基础干预措施前提下的空白对照 4 篇（25.0%），口服当地生产的主食（玉米大豆混合粉）为对照的 2 篇（12.5%），无特殊干预的空白对照 1 篇（6.25%）。3）盲法的实施，12 篇（75.0%）为双盲，1 篇（6.3%）为单盲，2 篇（12.5%）为开放性试验。4）全部试验均采用了差异性检验，并对试验所需样本量进行了估算。

3.3　受试者的选择与退出

3.3.1　受试人群和生活地区环境特点

鉴于 EED 确诊需要的肠黏膜组织病理学检查在儿科临床中实施困难，目前国外的儿童 EED 临床试验，一般选择生活在资源匮乏地区、长期暴露于卫生条件不足和营养缺乏环境中或具有明确营养不良特征的 3~5 岁儿童，作为受试人群。开展 EED 临床试验的地区，包括马拉维 8 篇（50.0%），肯尼亚内罗毕的马萨雷区、印度、东帝汶、老挝、孟加拉、坦桑尼亚、尼加拉瓜、马里、津巴布韦各 1 篇（6.25%）。其地区环境条件，包括：1）经济条件，为自给自足的农民。2）水资源条件，为饮用地下水或直接从河流中获取水，住宅内基本没有清洁水源，饮用水未经消毒处理。3）地区卫生基础设施，排便和排尿主要是在露天或是一些家庭在挖坑的厕所里进行。4）个人和家庭卫生条件，为准备食物和进食前不洗手，或无法用肥皂洗手。5）居住条件，为茅草或金属屋顶的泥棚，儿童易与家养动物及其粪便有密切接触，拥挤的居住条件。6）饮食条件，为食物在户外的篝火上准备，膳食主要由玉米和大米组成，其中含有很少的脂类、微量营养素或优质蛋白质。纳入的 16 篇文献中，描述了上述 3 项和 4 项环境条件的各有 4 篇（25.0%），5 项和 2 项的各 1 篇（6.25%），6 篇文献未对该地区环境进行描述。

此外，16 篇纳入文献中，有 5 篇（31.3%）根据 EED 生物标志物、发育迟缓和慢性炎症指标等，推断 EED 的诊断。其中，以乳果糖和甘露醇比值（L/M）异常（> 0.10 或 > 0.12）3 篇（18.75%），乳果糖排泄百分比（L% > 0.2%）、发育迟缓（年龄别身高 Z 评分 < –2）和慢性炎症（血沉 > 20mm/h）各 1 篇（6.25%）。

3.3.2 入选标准

纳入的全部 16 篇文献中，受试者均为该受试地区的所有儿童，仅对受试者年龄进行了限定。年龄下限均为 0 岁，最高上限为 5 岁。入选年龄段分布在 0.5~3 岁者 8 篇（50.0%）。其中，药物类干预试验（乳酸杆菌 GG、利福昔明、美沙拉嗪、锌、阿苯达唑、阿奇霉素、多种微量元素）的年龄范围为 6 周~5 岁，食物类干预试验（菜豆、黑眼豆、米糠）为 4~23 月，环境卫生条件干预试验为 0~5 岁。另外，要求受试儿童母亲 HIV 阴性者 2 篇（12.5%）。

3.3.3 排除标准

16 篇纳入文献中，要求排除存在中度或重度急性营养不良者 9 篇（56.25%）；排除患有慢性疾病或先天性疾病者（如脑瘫、艾滋病、肺结核等）11 篇（68.75%）；排除近期有急性腹泻或血性腹泻者 6 篇（37.5%）；排除严重贫血者（血红蛋白 < 70g/L）3 篇（18.75%）。另外，还有文献要求排除免疫缺陷病、家庭厕所覆盖率超过 50% 的社区、存在肠道寄生虫或疟疾感染、对干预措施有过敏史等。

3.4 治疗方案

3.4.1 干预措施

纳入研究的干预措施，包括药物类（乳酸杆菌 GG、利福昔明、美沙拉嗪、锌、阿苯达唑、阿奇霉素、多种微量元素）9 篇（56.25%）；食物类（菜豆、黑眼豆、米糠）3 篇（18.75%）；环境卫生条件干预 3 篇（18.75%）；牛乳铁蛋白粉和重组人溶菌酶 1 篇（6.25%）。

3.4.2 疗程

全部纳入研究的疗程均在 3 天 ~36 个月。其中以改善肠道功能障碍生物标志物和生长发育迟缓为目的者，为 24 周 ~18 个月，以改善肠道功能障碍生物标志物者，为 7 天 ~36 个月。干预措施为药物类者，疗程在 3 天 ~18 个月（其中 2 篇为 4 周）；食物类者，为 24~48 周；环境卫生条件干预者，为 18~36 个月。

3.4.3 基础治疗

描述了基础治疗的文献 4 篇（25.0%），分别是对严重营养不良患者进行营养康复治疗、定期进行驱虫治疗、补充维生素 A、补充当地米粉。

3.5 有效性评价

3.5.1 有效性评价指标

共纳入 16 篇文献，其中：1）14 篇（87.5%）选择 EED 生物标志物为评价指标，包括尿乳果糖与甘露醇比值变化 9 篇（56.25%），尿乳果糖的排泄率 6 篇（37.5%）；粪便髓过氧化物酶 5 篇（31.25%），粪便 α-1 抗胰蛋白酶 4 篇（25.0%），粪便新蝶呤 4 篇（25.0%），粪便钙卫蛋白 3 篇（18.75%），粪便再生基因 1β 2 篇（12.5%）；血浆瓜氨酸和酪氨酸 2 篇（12.5%）；血清抗鞭毛蛋白、血清抗脂多糖免疫球蛋白各 1 篇（6.25%）等。2）6 篇（37.5%）同时选择了生长发育指标，包括年龄别身长 / 身高的 Z 评分 5 篇（31.25%），年龄别体质量 2 篇（12.5%），身长 / 身高 5 篇（31.25%），体质量 5 篇（31.25%）；生长生物标志物（胰岛素样生长因子 –1 和胰岛素样生长因子结合蛋白 –3）2 篇（12.5%）等。3）其他的有效性评价指标，还包括研究过程中腹泻的发生率、住院率、急性营养不良发生率和血红蛋白浓度等。

3.5.2 指标评价方法

1）尿乳果糖与甘露醇比值（L/M）：全部 9 篇文献均采用双糖吸收试验评估，但该方法在实施、分析物浓度评估或结果解释方面的标准尚不统一。尿液标本收集时间在 2~5 小时，其中 5 篇（55.56%）为 4 小时。2）生长指标：包括身高、体质量和上臂中部臂围的测量应采用统一测量工具。而对于 Z 评分的评估，一般参照 2006 年世界卫生组织（WHO）发布的儿童生长参考标准。

3.6 安全性评价

安全性评价指标，主要包括临床不良事件或不良反应、药物潜在的副作用和实验室检查等。

3.7 试验的质量控制

以 EED 生物标志物为评价指标的研究，均在中心实验室进行统一检测。

4 讨论

本文系统搜集了近 20 年来国外儿童 EED 临床随机对照试验的文献，所纳入的文献信息完善、质量较高。归纳和分析了儿童 EED 临床试验设计与评价技术要点，主要包括：1）主要试验目的，多以改善肠道功能障碍的生物标志物为主，或同时评价改善生长发育迟缓效果。2）试验多采用随机、双盲、安慰剂对照的研究方法。3）受试人群一般选择生活在资源匮乏地区、长期暴露于卫生条件不足和营养缺乏环境中的 0.5~3 岁儿童。4）排除标准中，应除外中度或重度急性营养不良，以及患有慢性疾病或先天性疾病、近期有腹泻和严重贫血者。5）根据试验目的、干预措施和观测指标，疗程一般选择 4 周 ~24 周。6）有效性评价，主要选择 EED 生物标志物（尿乳果糖与甘露醇比值、尿乳果糖的排泄率、粪便髓过氧化物酶、粪便 α–1 抗胰蛋白酶、粪便新蝶呤）和生长发育指标（年龄别身长 / 身高的 Z 评分、身长 / 身高、体质量）。7）以 EED 生物标志物为指标的研究，一般在中心实验室进行检测。上述分析结果，涵盖了儿童 EED 临床试验设计与评价的基本技术要素，对于科学合理地设计试验方案以及实施临床研究，具有重要的借鉴和参考价值。

目前肠道活检在儿童中实施较为困难，本研究所纳入临床试验多以肠道生物标志物的异常作为 EED 病例的依据，其入选人群多为存在罹患 EED 风险，或为 EED 发病高风险地区者。对于以 EED 为目标适应证的临床试验，必要时应对入组人群地区进行流行病学调查，初步估算该地区 EED 的发生率。

EED 患者多生活在资源匮乏地区，多数患儿具有营养不良的特征，临床试验实施中，应结合干预措施和入组人群特点，必要时可提供营养支持作为基础治疗，但需评估该基础治疗对试验有效性的影响。

对于 EED 的有效性评价，目前尚缺乏特异性指标。其中，评估 EED 生物标志物改善者多以双糖吸收试验为主，但为更好地评估干预措施改善 EED 不同肠道功能的能力，应选择两个及以上的生物标记物。而评估生长发育者多以年龄别身长 / 身高的 Z 评分为主。

【评介】

环境性肠功能障碍（EED）是一种慢性肠道炎症性疾病，会导致营养不良和发育迟缓等不良后果。迄今，临床上尚缺乏具有针对性的干预措施和治疗药物，已发表的治疗儿童EED的随机对照试验文献均未对其试验设计与评价指标做出统一。本文首次系统检索了国内外环境性肠道功能障碍的随机对照试验文献，归纳、分析其试验设计与评价的技术要素。文章由胡思源教授硕士研究生李井锋撰写，发表于《药物评价研究》2020年第43卷第12期。文章系统阐述了儿童EED临床试验设计与评价的基本技术要素，为本病临床研究方案设计和临床研究的实施提供了重要的借鉴和参考。

（陈路路）

四、七味白术饮片颗粒治疗小儿脾虚泄泻疗效观察

【摘要】

目的：评价七味白术饮片颗粒治疗小儿脾虚泄泻的有效性及安全性。**方法：**采用随机、对照的临床研究方法，计划入选48例，其中试验组、对照组各24例。试验组应用七味白术饮片颗粒，对照组应用小儿腹泻宁糖浆。疗程10d。**结果：**疾病疗效，该药总有效率为90.91%，明显高于对照组（$P < 0.05$）；试验组大便次数、大便性状、完谷不化等主要观察指标，疗后较疗前均有明显改善。**结论：**七味白术饮片颗粒治疗10d，对小儿脾虚泄泻有效，疗效优于小儿腹泻宁糖浆，且未发现不良反应。

【正文】

2003年5~11月间，笔者将七味白术散配制成饮片颗粒，用以治疗小儿脾虚泄泻，并与对照药小儿腹泻宁糖浆进行了疗效对比，现报道如下。

1 临床资料

小儿泄泻及脾虚失运证的诊断参照《中药新药临床研究指导原则（试行）》所列标准。病情分级按以加权法拟定的证候计分标准，其中证候计分总和为7~17分者为轻型；18~25分者为中型；26~33分者为重型。将符合诊断标准，年龄在3个月~14岁之间者列为入选病例。遵循随机、对照原则，将入选的48例分为试验组、对照组各24例，其中，3例为脱落或剔除病例，45例为符合方案病例。符合方案病例中，试验组22例，男16例，女6例；年龄3个月~1岁7例，1~3岁6例，3~14岁9例；病程2周~2个月19例，＞2个月3例；病情轻型18例，中型4例。对照组23例，男12例，女11例；年龄3个月~1岁9例，1~3岁6例，3~14岁6例；病程2周~2个月17例，＞2个月6例；病情轻型12例，中型10例，重型1例。

45例患儿均有大便性状改变，大便次数增多，完谷不化，食欲不振。其他症状与异常舌脉的出现频数，试验组与对照组分别为：面色无华各22例，神疲倦怠16、14例，食后饱胀18、15例，形体消瘦12、15例，腹痛6、11例，恶心呕吐2、8例，口干渴3、5例，

舌质偏淡 18、18 例，舌苔薄腻或苔白 17、18 例，脉细而沉（指纹色淡）19、21 例。其中试验组证候计分和为 13.68 ± 3.36，对照组为 13.09 ± 3.46。

上述临床资料表明，试验组与对照组，在性别、年龄、病程、中医证候等方面比较，差异均无显著性意义，具有可比性。

2 观察方法

本研究采用随机分组、平行对照的原则进行。入选病例按随机数字表法分为试验组和对照组，且按入选时间依次发药。试验组予七味白术饮片颗粒：藿香 0.5g（相当于饮片 10g），木香 2g（相当于饮片 6g），葛根 1g（相当于饮片 10g），党参 3g（相当于饮片 10g），白术 3g（相当于饮片 10g），茯苓 1g（相当于饮片 10g），甘草 0.5g（相当于饮片 3g），共重 11g 混匀。服法：3 个月~3 岁，每次 1/4 量；3^+~10 岁，每次 1/2 量；10^+~14 岁，每次 3/4 量。均每日 2 次，温开水冲服。对照组予小儿腹泻宁糖浆（湖南九芝堂制药股份有限公司），服法：3 个月~3 岁，每次 1/2 支；3^+~10 岁，每次 3/4 支；10^+~14 岁，每次 1 支。均每日 2 次，口服。疗程为 10d。另外，两组患儿在试验期间均不得用其他任何止泻药、助消化药及外治法。

3 结果

3.1 疗效评定标准

参照《中药新药临床研究指导原则（试行）》《中医儿科学》《实用儿科学》拟定。

3.2 两组综合疗效比较

试验组痊愈 11 例，显效 9 例，进步 2 例，无效 0 例；对照组痊愈 6 例，显效 13 例，进步 4 例，无效 0 例。经 Ridit 分析，u=2.0679，$P < 0.05$，两组疗效之间差异具有显著性意义，试验组优于对照组。

3.3 两组主要观察指标在不同观察时点改善情况（表 1）

表 1 两组主要观察指标在不同观察时点改善情况（例）

症状体征	组别	n	5 天时点			10 天时点		
			复常	好转	有效率 /%	复常	好转	有效率 /%
大便次数	试验组	22	12	3	68.18	20	1	95.45
	对照组	23	9	5	60.87	20	2	95.65
大便性状	试验组	22	11	5	72.73	21	1	100.00
	对照组	23	10	6	69.57	19	2	91.30
完谷不化	试验组	22	6	10	72.73	16	4	90.91
	对照组	23	6	6	52.17	14	5	82.61

3.4 两组患者治疗前后大便常规检测情况（表 2）

表 2 两组患者治疗前后大便常规检测情况比较（例）

组别	n	治疗前		治疗后		
		异常	异常率	复常	异常率	复常率
试验组	22	22	100	20	2	90.91
对照组	23	23	100	19	4	82.61

注：凡大便性状、镜检见食物残渣如脂肪滴等均视为"异常"。两组比较，$P > 0.05$。

3.5 安全性评价

两组 45 例患儿在试验过程中，均未出现任何不良反应；血尿便常规、肝肾功能及心电图等实验室安全性指标检测，也未发现与用药有关的异常改变。

4 讨论

中医学认为，脾胃为后天之本，主运化水谷和输布精微，为气血生化之源。小儿运化功能尚未健全，而生长发育所需水谷精气却较成人更为迫切，故易为饮食所伤；加之小儿对疾病的抵抗力较差，寒暖不能自调，乳食不知自节，一旦调护失宜，则外易为六淫所侵，内易为饮食所伤。因此，临床上小儿脾胃极易受损，致脾虚运化失职，升降失调，水谷不分，合污而下，发为泄泻。七味白术饮片颗粒具有健脾止泻之功效，适用于小儿脾虚泄泻的治疗。研究结果表明，七味白术饮片颗粒治疗脾虚泄泻总有效率为 90.91%，明显高于对照组（$P < 0.05$）；大便次数、性状及完谷不化等主要观察指标，试验组疗后较疗前均有明显改善，但疗后组间差异无显著性意义（$P > 0.05$）；大便常规检查，试验组疗后较疗前有明显改善，但治疗后组间比较，差异无显著性意义（$P > 0.05$）。

观察期间，未发现任何不良反应，各项实验室安全性指标检测也未发现与药物有关的异常改变，初步显示出其临床应用的安全性。

【评介】

七味白术散源自宋代钱乙的《小儿药证直诀》，具有健脾止泻之功效，临床常用于治疗小儿脾虚泄泻。本研究为单中心随机对照试验，由胡思源教授和刘玉珍、刘虹老师等共同完成。研究结果发表于《中国中医药信息》2005 年 6 月第 12 卷第 6 期。结果表明，该药对小儿脾虚泄泻具有治疗作用，且安全性好。

（李璇）

第九章

功能性便秘

第一节　循证与文献研究

一、小儿化食口服液治疗小儿功能性便秘食积化热证的多中心临床研究

【摘要】

目的：评价小儿化食口服液治疗小儿功能性便秘食积化热证的有效性和安全性。**方法**：采用随机、双盲、安慰剂对照、多中心临床试验的方法。治疗组和对照组分别服用小儿化食口服液或其模拟药，疗程 1 周。**结果**：共入选受试者 238 例，其中治疗组 120 例、对照组 118 例。治疗后，治疗组和对照组的自主排便（SBM）应答率分别为 50%、36.52%，中医证候疗效总有效率分别为 81.36%、67.83%，排便间隔有效率分别为 68.64%、53.91%，排便困难有效率分别为 65.52%、48.25%。两组比较，差异均有统计学意义（$P < 0.05$）。试验中，未发现不良事件。**结论**：小儿化食口服液短期治疗小儿功能性便秘食积化热证有效，且安全性较好，值得临床推广应用。

【正文】

小儿功能性便秘，又称单纯性便秘、习惯性便秘，是由肠道疾病或非全身疾病引起的原发性持续便秘。其主要表现为排便次数减少、排干硬粪便时疼痛，可伴随大便失禁，以及厌食、早饱、腹部膨胀和疼痛。最常见的触发因素，可能是疼痛或社会因素引起本能地克制排便。通常认为纤维素、水果和蔬菜的摄入量过低，便秘家族史，肥胖和体力活动少，与便秘的患病风险增加有关。流行病学调查结果显示，我国北方 5 城市 2~14 岁儿童功能性便秘的患病率在 4.27%~5.02%，高发年龄段为 2~3 岁。影响胃肠功能、智力发育和记忆力及导致遗尿和便失禁是小儿功能性便秘的危害。

小儿化食口服液是广州市香雪制药股份有限公司生产的，具有消食化滞、泻火通便功

效的中成药。为验证该药对小儿功能性便秘食积化热证的治疗作用，10 家医疗机构进行了以安慰剂为对照的上市后再评价临床研究。临床研究负责单位天津中医药大学第一附属医院医学伦理委员会批准了本研究的试验方案（批准号 TYLL2013［Y］字 005）。

1 试验设计

1.1 总体设计

本试验采用分层区组随机、双盲单模拟、安慰剂平行对照、多中心临床研究、优效性检验的研究方法。试验于 2013~2016 年在天津中医药大学第一附属医院、河南中医药大学第一附属医院、辽宁中医药大学附属医院、哈尔滨市儿童医院、牡丹江市中医医院、长治医学院附属和济医院、南宁市妇幼保健院、广州市番禺区中心医院、鄂州市中医医院、钦州市妇幼保健院 10 家医疗机构进行。

共纳入受试者 238 例，治疗组和对照组分别为 120 例、118 例。其中，脱落病例 9 例，剔除病例 3 例。226 例受试者进入符合方案数据集（PPS）分析；233 例受试者进入全分析数据集（FAS）分析；238 例受试者进入安全性数据集（SS）分析。全部病例均签署知情同意书。治疗组 118 例，其中男 68 例、女 50 例；平均年龄（5.509 ± 2.971）岁；每周自主排便（SBM）频次（1.924 ± 0.267）；中医证候积分和（14.169 ± 3.624）。对照组 115 例，其中男 59 例、女 56 例；平均年龄（5.966 ± 3.255）岁；每周 SBM 频次（1.957 ± 0.205）；中医证候积分和（13.765 ± 3.388）。两组一般情况比较没有统计学差异，具有可比性。

1.2 诊断与辨证标准

小儿功能性便秘的诊断，参照《功能性便秘的罗马Ⅲ标准》。食积化热证的辨证标准，参考《中医病证诊断疗效标准》、2012 年版《中医儿科常见病诊疗指南》、《诸福棠实用儿科学》（第 7 版）制定。1）主症：①排便间隔时间延长；②大便干结；③排便困难；④大便失禁。2）次症：①脘腹胀满；②不思乳食；③口臭；④恶心呕吐；⑤口渴；⑥烦躁；⑦夜眠不安。3）舌脉象：舌红，苔黄燥，脉沉数或指纹紫、在风关。具有主症 2 项或以上（其中排便间隔时间延长、大便干结必备），次症 3 项或以上，结合舌、脉象（指纹），即可明确诊断。

1.3 受试者的选择和退出

1.3.1 纳入标准

1）符合上述小儿功能性便秘诊断与食积化热证辨证标准者；2）基线 SBM 次数 ≤ 2 次者；3）年龄在 1~14 岁；4）近 3 天内没有使用过助消化药物或其他消积导滞清热中药的患者；5）监护人或患儿知情同意，并签署知情同意书。

1.3.2 排除标准

1）由结肠器质性病变（如肛裂、炎症、肿瘤、肠粘连、肠梗阻等）、直肠所致肠道狭窄引起者；2）具有小儿功能性便秘潜在的报警症状体征者；3）合并有严重的肝、肾、心、脑、血液、内分泌、精神与神经等系统性疾病者；4）过敏体质及对试验药物过敏者；5）研究者认为不宜参加临床试验者。

1.3.3 受试者退出标准

1）出现过敏反应或严重不良事件，根据医生判断应停止试验者；2）试验过程中，患者继发感染，或发生其他疾病，影响疗效和安全性判断者；3）受试者依从性差（试验用药依从性＜80%或＞120%），或自动中途换药；4）各种原因的中途破盲病例；5）无论何种原因，患者不愿意或不可能继续进行临床试验，向主管医生提出退出试验要求而中止试验者；6）受试者虽未明确提出退出试验，但不再接受用药及检测而失访者。

1.4　给药方案

1.4.1　试验用药物

小儿化食口服液，由广州市香雪制药股份有限公司生产，规格为每支 10mL，产品批号 201304002。小儿化食口服液模拟剂，由广州市香雪制药股份有限公司提供，规格为每支 10mL，产品批号 201304002。

1.4.2　给药方法

治疗组口服小儿化食口服液，对照组口服小儿化食口服液模拟剂。1~3 岁（含），每次 5mL，每天 2 次；3~7 岁（含），每次 10mL，每天 2 次；7~14 岁（含），每次 10mL，每天 3 次。疗程 1 周。开始用药时间为自然排便或助排后第 1 天开始用药。试验期间，不改变平时饮食习惯。

1.4.3　合并用药的规定

1）试验期间，不得使用其他治疗小儿功能性便秘（食积化热证）的中西医药物。2）临床试验期间不得使用中、西药泻剂。但服药间隔 4 天及以上不排便、粪便嵌塞者，可以给予解除嵌塞药物或措施。3）合并有其他疾病必须服用的药物和治疗方法，必须在合并用药表中详细记录。

1.5　有效性评价

1.5.1　有效性指标及观测时点

1）SBM 频次及应答率；2）中医证候疗效；3）单项主要症状有效率。排便次数每天记录，其他均基线、用药满（7±1）天记录并评估。以 SBM 应答率为主要观察指标。

1.5.2　中医证候分级量化标准

参考《中医病证诊断疗效标准》、2012 年版《中医儿科常见病诊疗指南》、《中药新药临床研究指导原则》制定。1）主症：排便间隔时间延长、大便干结、排便困难分别赋 0、2、4、6 分，大便失禁按无、有，分别赋 0、4 分；2）次症：脘腹胀满赋 0、1、2、3 分，不思乳食、口臭、恶心呕吐、口渴、烦躁、夜眠不安按无、有，分别赋 0、1 分。舌脉（指纹）不计分。

1.5.3　终点指标定义和疗效评价标准

1）SBM，定义为排便前 24 小时内无口服泻剂或灌肠剂救援治疗的一次排便。2）应答，定义为治疗后 SBM 频次 ≥ 3 次且较基线增加至少 1 次。3）中医证候疗效评价标准，参考《中药新药临床研究指导原则》制定。临床痊愈：症状积分和减少率 ≥ 90%；显效：＜ 90% 症状积分和减少率 ≥ 70%；有效：＜ 70% 症状积分和减少率 ≥ 30%；无效：未达到以上标准者。总有效率 =（临床痊愈例数 + 显效例数 + 有效例数）/ 总例数 ×100%。4）中医单项症状疗效评价标准，参考《中药新药临床研究指导原则》制定，治疗后单项主要症状计分下降 2 分及以上为有效。基线及治疗后评分均为 0 者不评价该单项症状疗效。

1.6 安全性评价

安全性指标及观察时点包括：1）可能发生的临床不良事件和／或不良反应发生率；2）生命体征：体温、静息心率、呼吸、血压；3）血常规、尿常规、便常规、心电图和肝功能、肾功能。随时观察可能发生的临床不良事件或不良反应，其他指标用药前后进行检查。治疗前正常、治疗后异常者，应定期复查至随访终点。

1.7 统计学方法

所有统计计算均通过 SAS v9.3 统计分析软件进行。定量数据采用 t 检验或 Wilcoxon 秩和检验。定性数据用 χ^2 检验 /Fisher 精确概率或 Wilcoxon 秩和检验，考虑到中心或其他因素的影响采用 CMH χ^2 检验。全部的假设检验均采用双侧检验，取 α=0.05。

2 结果

2.1 基线可比性分析

全部进入 FAS、PPS 分析总体的受试者，其年龄、体质量、身高、性别、民族、自主排便次数、中医证候积分和的组间比较，差异均无统计学意义（$P > 0.05$），具有可比性。

2.2 有效性分析

2.2.1 SBM 应答率

治疗 1 周，治疗组的应答率为 50.00%，对照组为 36.52%，率差 95% 置信区间（95%CI）为 13.48%（0.75%，26.21%）。两组比较，差异有统计学意义（$P < 0.05$），FAS、PPS 分析结论一致。FAS 数据集结果见表 1。

2.2.2 SBM 频次

治疗 1 周，两组 SBM 频次比较，差异有统计学意义（$P < 0.05$），FAS、PPS 分析结论一致。FAS 数据集结果见表 2。

2.2.3 中医证候疗效

治疗 1 周，两组中医证候等级疗效及其总有效率比较，差异均有统计学意义（$P < 0.05$）。FAS、PPS 分析结论一致，FAS 结果见表 3。

2.2.4 单项症状有效率

治疗 1 周，两组排便间隔、排便困难的有效率，治疗组均高于对照组，两组比较差异有统计学意义（$P < 0.05$）。FAS、PPS 分析结论一致，FAS 结果见表 4。

2.2.5 试验影响因素分析

两组受试者用药依从性和合并用药情况的组间比较，差异均无统计学意义，且 FAS、PPS 分析结论一致。

表 1　SBM 应答率（FAS）

组别	n/ 例	SBM ≥ 3 次·周$^{-1}$·例	SBM < 3 次·周$^{-1}$·例	应答率 /%
对照	115	42	73	36.52
治疗	118	59	59	50.00*

注：*与对照组比较，$P < 0.05$。

表 2　SBM 频次（FAS）

组别	*n*/ 例	SBM 频次
对照	115	2.730 ± 0.985
治疗	118	3.458 ± 1.777*

注：* 与对照组比较，$P < 0.05$。

表 3　中医证候疗效（FAS）

组别	*n*/ 例	临床痊愈 / 例	显效 / 例	有效 / 例	无效 / 例	总有效率 /%
对照	115	6	16	56	3	67.83
治疗	118	19	18	59	22	81.36*

注：* 与对照组比较，$P < 0.05$。

表 4　单项症状有效率（FAS）

主要症状	组别	*n*/ 例	有效 / 例	有效率 /%	无效 / 例	无效率 /%
排便间隔	对照	115	62	53.91	53	46.09
	治疗	118	81	68.64*	37	31.36
大便干结	对照	115	63	54.78	52	45.22
	治疗	118	66	55.93	52	44.07
排便困难	对照	114	55	48.25	59	51.75
	治疗	116	76	65.52*	40	34.48
大便失禁	对照	4	4	100	0	0
	治疗	2	2	100	0	0

注：* 与对照组比较，$P < 0.05$。

2.3 安全性分析

试验过程中未发现临床不良事件。两组生命体征各项指标（体温、呼吸、心率、血压）测定值的均值比较，差异均无统计学意义（$P > 0.05$）。两组各项理化检查指标（血常规、尿常规、肝肾功能、心电图）的异转率（正常转异常或异常加重）比较，除血小板计数（PLT）、碱性磷酸酶（ALP 外），差异均无统计学意义（$P > 0.05$）。

3 讨论

小儿功能性便秘属于中医学"便秘"范畴，多与小儿饮食不节、情志失调、素体实热或正气虚弱有关。其病位在大肠，与脾肝肾三脏相关，临床可见食积、燥热、气滞、气虚、血虚等证候，治疗以润肠通便为基本法则，药治食治并举，且根据病因与兼症不同选择不同的治法。

小儿化食口服液由山楂、六神曲、麦芽、槟榔、三棱、大黄、莪术、牵牛子组成，具有消食化滞、泻火通便的作用，前期药理学研究表明有促进大鼠胃排空，促进便秘小鼠的粪便排出及其止痛的作用。杨亚红用该药联合妈咪爱治疗 64 例 2~6 岁便秘患儿，总有效率达到 96.9%。

本研究为中成药上市后再评价的探索性临床试验，目的是为短期应用改善功能性便秘的症状，评价其临床应用的有效性和安全性，设计遵循随机双盲、平行对照、多中心临床试验的一般原则，且功能性便秘属于功能性疾病，延迟治疗一般不会产生严重后果，因此选择安慰剂对照，做优效性检验。罗马Ⅲ诊断标准以 4 岁为界，分为婴幼儿与青少年两个标准，因此本研究采用以年龄分层、随机的方法以保证各年龄段患儿均衡入组和按照年龄段给予不同的药物剂量。一般而言，为观察药物的有效性应设置 1~2 周导入期，导入期内仅给予基础治疗（饮食），不使用可干扰试验药物有效性的药物。但是不给予患儿治疗药物，既操作困难也存在伦理学问题，因此本研究未设置导入期。

试验结果显示，小儿化食口服液在增加 SBM 频次、改善中医证候、缩短排便间隔时间、改善排便困难症状方面，均显示出相对于安慰剂的疗效优势。但在改善大便干结症状方面，该药未显示出疗效优势，其可能的原因主要有 3 个：一是病程的自然缓解；二是饮食结构的不同；三是研究者评价大便干结时按最严重进行评分。试验中未发现不良事件。

综上，小儿化食口服液短期治疗小儿功能性便秘食积化热证有效，且安全性较好，值得临床推广应用。

【评介】

小儿化食口服液是广州市香雪制药股份有限公司生产的中成药，具有消食化滞、泻火通便之功效，适用于小儿功能性便秘证属食积化热者。该药属于第三批国家非处方药和国家基本药物目录（2018 年版）收录的儿科品种。本研究采用随机双盲、安慰剂平行对照、多中心临床研究、优效性检验的设计方法，以短期应用改善功能性便秘症状为研究目的，评价其临床应用的有效性和安全性。胡思源教授作为临床研究负责人，主持了该项目的试验设计、数据统计和临床总结。其研究结果由钟成梁博士和硕士研究生王映霞整理，发表于《药物评价研究》2018 年 12 月第 41 卷第 12 期。本研究以功能性胃肠病的罗马Ⅲ诊断标准为依据，以 4 岁为界做年龄分层，研究结果表明，该药短期治疗小儿功能性便秘食积化热证有效，且安全性较好。

（孙文聪）

二、儿童功能性便秘及其主要证候类型的危险因素分析

【摘要】

目的：通过对功能性便秘（functional constipation，FC）儿童及非 FC 儿童的资料进行回顾性分析，探索儿童 FC 及其主要证候类型的发病危险因素，为儿童 FC 的预防和治疗提供参考。**方法：**选择 2019 年 3 月 ~2019 年 11 月就诊于天津中医药大学第一附属医院儿科门诊的患儿作为研究对象，依据是否诊断为 FC 分为病例组和对照组。应用自行设计的儿童功能性便秘发病危险因素调查问卷、儿童功能性便秘中医证候调查表对研究对象进行问卷调查，采用成组设计的病例对照的研究方法，分析儿童 FC 的危险因素以及病例组患儿主要证候类型的危险因素。**结果：**截至 2019 年 11 月，共纳入 208 例儿童，病例组和对照组分别为 106 例、102 例。①单因素分析显示，儿童 FC 的发生与性别、年龄、民族、身高、体重、排便注意力、喂养方式、饮食习惯、饮水量、心理因素、个人史、运动情况均无关联（$P > 0.05$），与儿童憋便、排便时间过长、排便规律的建立、便秘家族史、便秘一级家

族史存在关联（$P < 0.05$）。②多因素 Logistic 回归分析显示，憋便、便秘一级家族史是儿童 FC 发生的独立危险因素，建立起规律的排便习惯是儿童 FC 的保护因素。③ 106 例病例组患儿，符合食积便秘、燥热便秘辨证标准的分别为 68 例（64.15%）、38 例（35.85%），未发现符合气滞便秘、气虚便秘、血虚便秘辨证标准的患儿。④憋便是食积便秘、燥热便秘的危险因素，建立起排便规律是食积便秘、燥热便秘的保护因素。**结论：**①憋便、便秘一级家族史是儿童 FC 发病的独立危险因素，建立排便规律是儿童 FC 的保护因素。②儿童 FC 证候类型以食积便秘和燥热便秘为主，憋便是 FC 主要证候类型的危险因素，建立起排便规律是本病主要证候类型的保护因素。③ FC 主要证候类型的危险因素与 FC 的危险因素相似，未发现各证候类型危险因素的特异性。

【正文】

功能性便秘是儿童时期最常见的功能性胃肠病之一，症状包括排便频次减少、大便硬结、排便费力或疼痛。若未能得到及时有效的干预，严重长期的粪便潴留会造成患儿直肠括约肌失去正常功能，导致溢出性大便失禁，不仅影响患儿及其看护人的生活质量，对其心理健康也造成不利影响。而本病发病率较高，有逐年上升的趋势，这也带来了较为沉重的医疗负担。目前，国内外虽有关于儿童 FC 及其中医证候危险因素的研究，但是由于地域差异，饮食结构、社会文化、医疗环境的不同，得出相悖危险因素结论的研究屡见不鲜，故目前儿童 FC 及其证候的危险因素尚存在争议。此外，FC 疾病本身的危险因素与其证候类型的危险因素是否存在差异，也值得我们探讨。基于此，本研究旨在探索儿童 FC 及其主要证候类型的危险因素，以期对该病的防治提供参考，并改善其预后。

1　研究对象和方法

1.1　研究对象的来源

选择 2019 年 3 月 ~2019 年 11 月就诊于天津中医药大学第一附属医院儿科门诊，诊断为 FC 的儿童为病例组；选择同时期就诊的非 FC 儿童，且大便正常的儿童为对照组。

1.2　诊断标准

疾病的西医诊断标准参照功能性胃肠病罗马Ⅳ标准，中医辨证标准参照中华中医药学会发布的《儿童功能性便秘中药临床试验设计与评价技术指南》。

1.3　纳入标准和排除标准

病例组的纳排标准：1）纳入标准：①年龄 6 个月 ~14 岁；②符合上述儿童 FC 的诊断标准。③患儿及其家长知情同意，且能理解问卷内容，配合问卷调查。2）排除标准：①不符合儿童 FC 的诊断标准，年龄 < 6 个月或 > 14 岁；②潜在的器质性病因所致的便秘（如先天性巨结肠）；③有便秘的报警征象，提示可能存在器质性原因导致便秘；④合并心肝肾或其他严重可能威胁患儿生命的疾病；⑤患有严重精神类疾病（如精神分裂症、自闭谱系障碍），无法理解或配合完成问卷调查；⑥患儿或监护人不配合。

对照组的纳排标准：1）纳入标准：①年龄 6 个月 ~14 岁；②不符合儿童 FC 诊断标准且大便正常的患儿；③患儿及其家长知情同意，且能理解问卷内容，配合问卷调查。2）排除标准：①年龄 < 6 个月或 > 14 岁；②既往有 FC 病史，经过干预现大便正常的患儿；③合并心肝肾或其他严重可能威胁患儿生命的疾病；④患有严重精神类疾病（如精神分裂症、自闭谱系障碍），无法理解或配合完成问卷调查；⑤患儿或监护人不配合。

1.4 研究方法

危险因素的研究采用成组设计的病例对照研究方法，调查问卷通过查阅国内外文献和著作，参照导师课题组专家意见制定，具体内容包括：1）患儿的一般特征：年龄、性别、民族、身高、体重等。2）发病危险因素：①排便习惯（是否憋便、排便时间、排便时注意力是否集中、是否建立排便规律）；②喂养方式；③饮食习惯（进食辛辣刺激食物的频率、进食肥甘厚腻类食物的频率、进食生冷食物的频率、饮食规律）；④饮水量；⑤心理因素（父母责骂、家庭矛盾冲突、老师批评惩罚、与小朋友争执冲突、学业压力）；⑥家族史（一级家族史、二级家族史）；⑦个人史（是否足月出生，出生低体重）；⑧运动情况（运动时间、运动频率）。3）中医临床症状和体征。上述信息均在取得被调查者及监护人知情同意的情况下，应用统一编制的调查表进行面对面的问卷调查，由被调查者当场进行填写，如有疑问，由调查者应用统一的语言进行解释，填写完毕后当场回收。

1.5 统计学方法

建立统一的 ACESS 数据库，将所有的原始资料进行数据的双录入，对数据录入不一致的重新核对原始资料进行确认。本研究使用统计软件 SPSS 23.0 对数据资料进行统计分析。对于定量资料，若服从正态分布，用均数、标准差描述数据，采用 t 检验、方差分析进行组间比较；若不服从正态分布，采用 Wilcoxon 秩和检验或 Wilcoxon 符号秩和检验。对于定性资料，以频数、百分率或构成比描述数据，应用卡方检验进行组间比较，对于不符合卡方检验条件的，采用 Fisher 精确概率法。危险因素采用二元 Logistic 回归分析，以是否患有 FC 为因变量，以研究对象的一般特征以及所涉及的危险因素为自变量。自变量中包含连续性变量和分类变量，连续性变量直接进入方程，分类变量设置亚变量。以上全部　假设检验均采用双侧检验，取 α=0.05 为检验水准。

2 结果

自 2019 年 3 月 ~2019 年 11 月，本研究共纳入 208 例受试者。病例组 106 例中男 54 例，女 52 例；两组研究对象的一般特征（年龄、性别、民族、身高、体重）比较，差异均无统计学意义（$P > 0.05$），提示两组的均衡性较好，具有可比性。

2.1 儿童 FC 危险因素分析

儿童 FC 危险因素单因素分析显示，憋便、排便时间过长、排便规律的建立、便秘家族史、一级家族史与 FC 的发生存在显著关联（$P < 0.05$），具体结果见表 1。FC 与排便注意力、喂养方式、饮食习惯、饮水量、心理因素、二级家族史、个人史、运动情况均无关联（$P > 0.05$）。

表 1　儿童 FC 危险因素的单因素分析

项目	病例组/例（%）	对照组/例（%）	统计量	P 值
憋便				
否	38（35.85）	95（93.14）	χ^2=73.992	0.000
是	68（64.15）	7（6.86）		

项目	病例组 / 例（%）	对照组 / 例（%）	统计量	P 值
排便时间过长				
否	70（66.04）	81（79.41）	χ^2=4.673	0.031
是	36（33.96）	21（20.59）		
排便规律				
否	84（79.25）	37（36.27）	χ^2=39.447	0.000
是	22（20.75）	65（63.73）		
便秘家族史				
无	37（34.91）	52（50.98）	χ^2=4.256	0.039
有	69（65.09）	50（49.02）		
一级家族史				
无	55（51.89）	73（71.57）	χ^2=8.507	0.004
有	51（48.11）	29（28.43）		

为排除因素之间的交互作用，校正混杂因素的影响，将单因素分析中有统计学意义的 5 个因素引入非条件 Logistic 回归分析中，结果显示：憋便、便秘一级家族史是儿童 FC 发生的危险因素，建立起排便规律是儿童 FC 的保护因素；排便时间过长、便秘家族史对 FC 的发病无影响（$P > 0.05$）。具体统计结果见表 2。

表 2　儿童 FC 危险因素的多因素 Logistic 回归分析结果

自变量	β	Wald	P 值	OR 值	OR 值 95%CI
憋便	2.864	38.826	0.000	17.528	7.114~43.169
排便时间过长	0.724	3.262	0.071	2.063	0.940~4.525
排便规律	−1.288	11.503	0.001	0.276	0.131~0.581
便秘家族史	0.007	0.000	0.989	1.007	0.359~2.824
一级家族史	0.844	5.022	0.025	2.325	1.112~4.864

2.2　儿童 FC 主要证候的危险因素分析

对收集的 106 例 FC 患儿的临床症状和体征进行辨证分型，结果显示，符合食积便秘和燥热便秘诊断标准的分别为 68 例（64.15%）、38 例（35.85%），没有发现符合气滞便秘、气虚便秘、血虚便秘等辨证标准的患儿。

2.2.1　食积便秘的危险因素分析

经单因素分析显示，食积便秘与憋便、排便时间过长、排便规律、便秘家族史存在关联（$P < 0.05$），具体结果见表 3，而与排便时注意力是否集中、喂养方式、饮食习惯、饮水量、心理因素、便秘一级家族史、便秘二级家族史、个人史、运动情况无关联（$P > 0.05$）。

表 3　食积便秘危险因素的单因素分析

项目	食积便秘组 / 例（%）	对照组 / 例（%）	统计量	P 值
憋便				
否	26（38.24）	7（6.86）	χ^2=59.945	0.000
是	42（61.76）	95（93.14）		

项目	食积便秘组／例（%）	对照组／例（%）	统计量	P 值
排便时间过长				
否	44（64.71）	81（79.41）	χ^2=4.533	0.033
是	24（35.29）	21（20.59）		
排便规律				
否	50（73.53）	37（36.27）	χ^2=22.664	0.000
是	18（26.47）	65（63.73）		
便秘家族史				
无	24（35.29）	52（50.98）	χ^2=4.061	0.044
有	44（64.71）	50（49.02）		

将上述关联变量引入非条件 Logistic 回归分析，结果显示：憋便是食积便秘的危险因素，建立起排便规律是食积便秘的保护因素，暂未发现排便时间过长、便秘家族史对食积便秘的发生有影响（$P > 0.05$）。具体统计结果见表 4。

表 4　食积便秘危险因素的多因素 Logistic 回归分析

自变量	β	Wald	P 值	OR 值	OR 值 95%CI
憋便	2.864	35.069	0.000	17.524	6.793~45.211
排便时间过长	0.811	3.382	0.066	2.249	0.948~5.337
排便规律	−0.968	5.597	0.018	0.380	0.170~0.847
便秘家族史	0.449	1.176	0.278	1.567	0.696~3.528

2.2.2 燥热便秘的危险因素分析

经单因素分析显示，燥热便秘与憋便、排便规律、便秘一级家族史存在关联（$P < 0.05$），具体结果见表 5，与排便时间过长、排便时注意力是否集中、喂养方式、饮食习惯、饮水量、心理因素、便秘家族史、便秘二级家族史、个人史、运动情况无关联（$P > 0.05$）。

表 5　燥热便秘危险因素的单因素分析

项目	燥热便秘组／例（%）	对照组／例（%）	统计量	P 值
憋便				
否	12（31.58）	7（6.86）	χ^2=58.235	0.000
是	26（68.42）	95（93.14）		
排便规律				
否	34（89.47）	37（36.27）	χ^2=31.348	0.000
是	4（10.53）	65（63.73）		
一级家族史				
无	16（42.11）	73（71.57）	χ^2=10.378	0.002
有	22（57.89）	29（28.43）		

将上述关联变量引入非条件 Logistic 回归分析，结果显示：憋便是燥热便秘的危险因素，建立起排便规律是燥热便秘的保护因素，暂未发现便秘一级家族史对燥热便秘的发生产生影响（$P > 0.05$）。具体统计结果见表 6。

表6 燥热便秘危险因素的多因素 Logistic 回归分析

自变量	β	Wald	P 值	OR 值	OR 值 95%CI
憋便	2.753	23.741	0.000	15.693	5.185~47.498
排便规律	−1.795	8.028	0.005	0.166	0.048~0.575
一级家族史	0.911	2.948	0.086	2.487	0.879~7.037

2.3 小结

憋便使儿童 FC 的发病风险增加，相较于没有便秘一级家族史的儿童，一级家族史阳性使 FC 的发病风险增加 2.325 倍，建立起排便规律使 FC 的发病风险降低 27.6%。儿童 FC 的主要证候类型为食积便秘和燥热便秘，尚未发现符合气滞便秘、气虚便秘、血虚便秘的证候类型；憋便是食积便秘和燥热便秘的危险因素，排便规律的建立是食积便秘和燥热便秘的保护因素。

3 讨论

3.1 儿童 FC 危险因素分析

经多因素 Logistic 回归分析显示，憋便、便秘一级家族史是儿童 FC 发生的危险因素，建立起排便规律是儿童 FC 的保护因素。

儿童 FC 的所有症状均可用主动或无意识地逃避排便（即憋便）来解释：当患儿克制排便时，粪便在直肠中蓄积，其中的水分和电解质被重吸，粪便变得干结硬大，不可避免地产生排便疼痛，这将进一步使儿童产生排便恐惧心理，加重憋便行为，导致粪便进一步潴留，如此恶性循环，直肠进一步扩张，直至出现溢出性大便失禁、直肠感觉减退，最终，失去正常的排便紧迫感。本研究的结论与该病发生的生理过程相符合，提示具有憋便行为的儿童，未来发生 FC 的风险是没有憋便行为儿童的 17.528 倍。而建立起规律排便的前提是患儿排便无痛苦，无恐惧排便的心理，大便按时排出，不在直肠中长时间潴留，避免了硬结粗大粪便的形成，从而大大降低便秘的发生。

本研究经单因素分析显示，便秘家族史、一级家族史与 FC 的发病存在关联；经 Logistic 回归分析显示，一级家族史显著增加该病的发病风险（OR=2.325,95%CI=1.112~4.864）。不论在临床观察中还是既往的研究中，本病似乎呈现了家族聚集性发病现象，提示了遗传倾向性，但是在多种过敏性疾病中也观察到了这种家庭聚集现象，如家族史和个人特应性疾病史是儿童哮喘的主要危险因素。目前遗传对本病的生理病理学机制尚不清楚，可能与家庭成员相似的生活环境和饮食结构有关。本研究未调查家族和个人的特应性疾病史，可能存在混杂因素的影响，未来的研究可以将此作为分层因素，使研究的偏倚风险尽可能降低。

3.2 儿童 FC 主要证候危险因素的分析

3.2.1 儿童 FC 主要证候分布

本研究通过对纳入的 106 例患儿的症状和体征进行辨证分型，发现儿童 FC 的中医证型主要分为食积便秘和燥热便秘。其中，以食积便秘最为常见（68 例，64.15%），其次为燥热便秘（38 例，35.85%）。

儿童功能性胃肠病罗马Ⅳ标准中对于儿童 FC 的定义提到"大部分功能性便秘患儿排

便次数减少、排干硬粪便时疼痛"，说明大便干结、排便次数减少和排便疼痛是本病最常见的症状，同时也是促使患儿就诊的主要原因。在中医证型的辨证标准中，食积便秘、燥热便秘与本病的描述比较吻合，二者只是大便潴留程度的不同。前者大便干结，但是尚未达到粪便嵌塞的程度；后者随着病情的进展，出现粪便嵌塞，导致大便秘结不通。气滞便秘的主症为大便秘结，欲便不得，同时伴有一系列肝气郁结、滞涩不通的症状；气虚便秘的主症为排便困难，但是大便并不干结，同时伴有一系列便后乏力、汗出等症状。在本次调研中，所有患儿的大便均干结，且没有乏力、汗出等症状，不符合气虚便秘的主症；没有发现患儿有明显气机郁滞的症状，故不符合气滞便秘的辨证标注。血虚便秘的患儿诊断标准中，除了大便干结的主症外，还要符合面白无华、唇甲色淡、心悸目眩等明显贫血的症状，而此类患儿多见于大病久病失调或喂养失当之后。随着经济医疗体系的发展，同时儿童有"脏气清灵，易趋康复"的特点，临床上这类患儿并不常见，本次研究中也未发现符合该证型表现的患儿。

3.2.2 主要证候的危险因素的分析

研究显示，患儿存在憋便行为会使食积便秘的发生风险增加约 17 倍（OR=17.524），燥热便秘的发生风险增加约 15 倍（OR=15.693）；患儿建立起排便规律会使食积便秘的风险减少 38%（OR=0.380），燥热便秘的风险减少 16.6%（OR=0.166）。本次调研尚未发现儿童 FC 的主要证候（食积便秘和燥热便秘）与患儿的一般特征（年龄、身高、体重、性别、民族）、排便时间过长、排便注意力、喂养方式、饮食习惯、饮水少、心理因素、家族史、个人史、运动情况等存在关联。

上述研究结果提示，FC 的主要证候危险因素或保护因素与 FC（疾病）的危险因素或保护因素相似，不同证型的危险因素没有发现特异性。如果在未来的研究中，将危险因素的研究更加细化，将中医的特点融入调查量表中（如节气、食物的寒热温凉之性等），可能会观察到证型危险因素的特异性。

【评介】

功能性便秘是儿童时期最常见的功能性胃肠病，便秘及其相关的伴随症状是导致儿童门急诊就诊的常见原因。尽管该病的发病机制尚不清楚，但已有研究提示憋便是本病的一个重要诱因。临床诊疗中发现，除憋便外，许多本病患儿还表现出一定家族遗传性倾向。带着这一临床问题，胡思源教授带领团队进行了本项临床调查研究，负责方案设计、调查问卷制定、临床资料收集整理和统计分析、临床总结，为儿童 FC 发病危险因素的研究以及该病的防治提供参考。本文为硕士研究生张琪毕业论文内容。

（张琪）

三、中成药治疗儿童功能性便秘概况

【摘要】

目的：为儿童功能性便秘临床用药和中药新药开发提供参考。**方法**：本文通过系统检索 2000~2020 年间中国知网、万方数据知识服务平台、维普网及中国生物医学文献服务系统（CBM）中收录的中成药治疗儿童功能性便秘的临床研究文献，结合药品说明书，系统总结文献报道治疗儿童功能性便秘的中成药功能主治。**结果**：按功效可为消食导滞类、清热泻下类、润肠通便类及益气运脾类。未见治疗气滞便秘的中成药，其可作为中药新药研发方向。**结论**：以气滞便秘为适应证的儿童专用中成药可作为中药新药研发方向。

【正文】

儿童功能性便秘（FC），又称习惯性便秘，指非全身疾病或肠道疾病所引起的原发性持续便秘，临床症状包括排便次数减少、粪便硬结、排便疼痛，可能伴有腹痛和人便失禁。国内报告，北方五城市儿童 FC 的患病率为 4.27%~5.02%。中医药治疗儿童 FC 有一定的疗效。中成药由中医药医疗实践中疗效高、流传久且毒副作用小的经典方药研制而成，以其方便携带和使用的特点被广泛应用。因此，越来越多的中药组方被研发加工成中成药。为给儿童 FC 中药新药研发方向提供有价值的参考，本文系统搜集近 20 年关于中成药治疗儿童 FC 的文献，按中成药功效分类，综述中成药治疗儿童 FC 的研究概况。

1 消积导滞类

消积导滞类中成药具有消食化积、行气导滞、泻下通便等功效，主要用于小儿功能性便秘，食积化火证、气滞证。临床常用的市售中成药包括小儿化食口服液/丸、四磨汤口服液、山麦健脾口服液以及枳实导滞丸等。在研的中药新药小儿便通颗粒也可以归于此类。

1.1 小儿化食口服液/丸

小儿化食口服液由山楂、六神曲、麦芽、槟榔、三棱、大黄、莪术、牵牛子组成，具有消食化滞、泻火通便的作用，适用于小儿胃热停食，脘腹胀满，恶心呕吐，烦躁，口渴，大便干燥。胡思源等开展了多中心随机对照临床试验，应用小儿化食口服液治疗功能性便秘食积化热证患儿 1 周，在自主排便应答率、中医疗效总有效率等方面，治疗组均优于安慰剂对照组（$P < 0.05$）。该药为小儿化食丸更改剂型药，故两者功能主治基本相同。韩丽梅用小儿化食丸治疗 32 例便秘患儿，总有效率达到 93.48%。

1.2 四磨汤口服液

四磨汤口服液由木香、枳壳、乌药、槟榔组成，具有顺气降逆、消积止痛的功效。适应证：婴幼儿乳食内滞证，症见腹胀、腹痛、啼哭不安、厌食纳差、腹泻或便秘；中老年气滞、食积证，症见脘腹胀满、腹痛、便秘；腹部手术后，促进肠胃功能的恢复。吴小玫对比四磨汤口服液（试验组）与消食汤（对照组）治疗儿童功能性便秘的疗效。结果显示：试验组总有效率为 92.3%，对照组为 61.5%，差异有统计学意义。姚建华用该药治疗 50 例便秘患儿，总有效率为 80%，且排便费力、排便不净感等伴随症状均有缓解和改善。李国刚应用汉森四磨汤治疗便秘患儿（53 例），以开塞露为对照组（53 例），治疗结果示汉森四磨汤组有效率为 88.7%，明显优于对照组总有效率（45.3%）。

1.3 山麦健脾口服液

山麦健脾口服液由山楂、麦芽、砂仁、陈皮、高良姜、干姜、栀子组成，具有消食健脾、行气和胃的功效，适用于饮食积滞所致的小儿厌食症。王金婵将96例功能性便秘患儿分为治疗组（功能训练＋山麦健脾口服）和对照组（功能训练）。结果治疗组总有效率87.5%，对照组为56.25%，差异具有统计学意义。

1.4 枳实导滞丸

枳实导滞丸由白术、大黄、茯苓、黄连、黄芩、六神曲、泽泻、枳实组成，具有消积导滞、清利湿热的功效，用于饮食积滞、湿热内阻所致的脘腹胀痛、不思饮食、大便秘结、痢疾里急后重。马融教授主编的《中医儿科学》提出枳实导滞丸可用于食积便秘。

1.5 小儿便通颗粒

小儿便通颗粒为在研的第6类中药新药，由白术、厚朴、枳壳、杏仁、决明子、莱菔子、芦荟组成，具有健脾和胃、行气导滞之功效，适用于小儿功能性便秘食积证。蔡秋晗采用多中心随机双盲对照试验方法，将480例食积型功能性便秘患儿分为小儿便通颗粒试验组和安慰剂组，观察患儿自主排便次数（SBM）改善情况。结果：SBM ≥ 3次/周的两组受试者分别为86.87%和30.91%，两组间差异有统计学意义。

2 清热泻下类

清热泻下类中成药以清热泻下为主要功效，常兼具行气导滞、软坚散结或润肠通便等功效，主要适用于小儿功能性便秘燥热内结证、阳明腑实证等，也常用于急性热病过程中的小儿便秘。临床常用的市售中成药包括王氏保赤丸、麻仁丸、六味能消胶囊，也有人应用小儿化毒散、小儿豉翘清热颗粒等。

2.1 王氏保赤丸

王氏保赤丸是由黄连、大黄等药味经加工制成的小丸，具有祛滞、健脾、祛痰的功效，适用于小儿乳滞疳积、痰厥惊风、喘咳痰鸣、乳食减少、吐泻发热、大便秘结、四时感冒以及脾胃虚弱、发育不良等症；肠胃不清、痰食阻滞者亦有疗效。万海燕对比王氏保赤丸配合饮食调整、排便训练等疗法（治疗组）和单纯饮食调整及排便训练等疗法（对照组）治疗小儿便秘的疗效，结果显示治疗组总有效率达90.8%，明显高于对照组（有效率69%）。高艳观察了王氏保赤丸联合一般疗法治疗儿童功能性便秘60例，联合治疗组与单纯一般疗法组相比，其大便性状及排便频次方面较后者明显改善，且改善程度具有显著性差异（$P < 0.05$）。

2.2 麻仁丸

麻仁丸源自《伤寒论》"麻子仁丸"，由火麻仁、苦杏仁、大黄、枳实、厚朴、白芍组成，具有润肠通便的功效，主治肠燥便秘。该药多用于成人，马融教授主编的《中医儿科学》推荐将麻仁丸用于小儿燥热便秘。

2.3 六味能消胶囊

六味能消胶囊是成人藏药，由大黄、诃子、干姜、藏木香、碱花、寒水石组成，具有宽中理气、润肠通便、调节血脂的功效，适用于胃脘胀痛、厌食、纳差及大便秘结，高脂血症及肥胖症。闵玥应用六味能消胶囊治疗功能性便秘患儿106例，治疗组（基础治疗＋六味安消胶囊）总有效率为92%，明显高于对照组（基础治疗）78%，且具有统计学意义。穆莉芳比较六味能消胶囊和导赤片治疗功能性便秘患儿的疗效，结果显示治疗组总有效率

（95%）明显高于对照组总有效率（55%）。

2.4 小儿化毒散

小儿化毒散由人工牛黄、珍珠、雄黄、大黄、黄连、天花粉、川贝母、赤芍、乳香、没药、冰片、甘草组成，具有清热解毒、活血消肿的功效，适用于热毒内蕴、毒邪未尽所致的口疮肿痛、疮疡溃烂、烦躁口渴、大便秘结。郑植彬应用小儿化毒散治疗小儿便秘 98例，治疗总有效率为 98%，复发率为 12.5%。

2.5 小儿豉翘清热颗粒

小儿豉翘清热颗粒由连翘、淡豆豉、薄荷、荆芥、栀子、大黄、青蒿、赤芍、槟榔、厚朴、黄芩、半夏等 14 味药组成，具有疏风解表、清热导滞之功效，适用于小儿风热感冒夹滞证，症见发热咳嗽，鼻塞流涕，咽红肿痛，纳呆口渴，脘腹胀满，便秘或大便酸臭，溲黄。谭永强观察其导滞效果，将 90 例肠胃积热型功能性便秘患儿分成小儿豉翘清热颗粒组和双歧杆菌三联活菌散对照组，结果治疗组总有效率为 85.11%，高于对照组的69.77%（$P < 0.05$）。

3 润肠通便类

润肠通便中成药多由补血、益阴、生津、润肠类中药组成，具有滋阴养血、润肠通便之功效，也常与行气、滋阴、清热类中药配伍组方，用于小儿功能性便秘阴虚肠燥证、津亏肠燥证、血虚肠燥证等。市售中成药小儿秘通口服液、复方锁阳口服液，以及院制剂润肠颗粒等，可归属于此类。

3.1 小儿秘通口服液

小儿秘通口服液为儿童功能性便秘专用中成药，由肉苁蓉、火麻仁、当归、麦冬、枳壳、炒莱菔子、玄参和栀子组成，有润肠通便、消食健胃的功效，适用于小儿功能性便秘，但迄今尚未见临床研究报告。

3.2 复方锁阳口服液

复方锁阳口服液为成人中成药，且说明书明示儿童禁用。该药由锁阳、枸杞子、五味子组成，具有补肝肾、益精血、强筋骨之功效，适用于腰膝酸软，肠燥便秘。赵文远应用复方锁阳口服液治疗 62 例功能性便秘患儿，采用随机对照的方法将患者分为对照组（乳果糖溶液）和治疗组（复方锁阳口服液）。结果：复方锁阳口服显效率为 81.6%，优于对照组（$P < 0.05$）。

3.3 润肠颗粒

润肠颗粒由玄参、生地黄、麦冬、火麻仁、麸炒枳实、炒莱菔子、甘草组成，具有润肠通便的作用。可用于阴虚肠燥型小儿便秘。刘伟荣应用润肠颗粒对照乳果糖口服液治疗 90 例阴虚肠燥型便秘患儿，治疗 2 周后治疗组总有效率为 95.6%，较对照组总有效率（82.2%），差异有统计学意义。

4 益气运脾类

益气运脾类中成药具有益气健脾、行气运脾、消积导滞之功效，主要用于小儿功能性便秘脾胃气虚证、脾虚夹滞证等。临床常用的市售中成药包括参苓白术散、宝宝乐颗粒、小儿健脾化积口服液等。

4.1 参苓白术散

参苓白术散由白扁豆、白术、茯苓、甘草、桔梗、莲子、人参、砂仁、山药、薏苡仁组成，有补脾胃、益肺气的功用，适用于脾胃虚弱，食少便溏，气短咳嗽，肢倦乏力。姚秋园对 49 例脾虚型功能性便秘患儿使用参苓白术散，结果总有效率 91.83%。

4.2 宝宝乐颗粒

宝宝乐颗粒由白芍、黄芪、大枣、桂枝、干姜、山楂、六神曲、麦芽组成，具有温中补虚、和里缓急、开胃消食的功效，适用于脾胃虚寒，脘腹隐痛，喜温喜按，胃纳不香，食少便溏。李娅凤采用一般治疗＋宝宝乐颗粒（治疗组）与单纯一般治疗（对照组）治疗功能性便秘患儿 62 例，结果显示治疗组有效率为 75%，高于对照组（有效率 45.5%），差异具有统计学意义。

4.3 小儿健脾化积口服液

小儿健脾化积口服液由人参、黄芪、白术、黄精、焦山楂、麦芽、六神曲（炒）、谷芽、鸡内金（炒）、莱菔子、木香、枳壳等组成，具有益气健脾、消食化积之功效，适用于辅助治疗脾虚夹滞所致的不思饮食，精神不振，形体消瘦，大便干结等症。石立业将便秘脑瘫患儿随机分成治疗组（小儿健脾化积口服液）和对照组（开塞露），治疗组总有效率为 92%，显著优于对照组总有效率 80%（$P < 0.05$）。

5 小结

综上所述，文献报道的中成药在治疗儿童功能性便秘治疗中应用广泛。然其中以便秘为适应证的儿童可用药仅有半数，分别为小儿化食口服液／丸、四磨汤口服液、王氏保赤丸、小儿化毒散、小儿豉翘清热颗粒、小儿秘通颗粒、小儿健脾化积口服液和在研的中药新药小儿便通颗粒。以上药物针对的证型为食积便秘、燥热便秘、血虚便秘和气虚便秘。气滞便秘基本处于无中成药可用的状态。因此，以气滞便秘为适应证的儿童专用中成药可作为中药新药研发方向。

【评介】

临床用于治疗儿童功能性便秘的中成药虽品种较多，但尚缺乏高质量的临床研究，且普遍存在超说明书应用现象。在胡思源教授的指导下，硕士研究生陆艳泓对 2000~2020 年本领域内中成药相关文献进行系统检索并按功效分类整理成文，发表于《新疆中医药》2021 年 4 月第 39 卷第 2 期。研究结果表明，气滞便秘基本处于无中成药可用的状态，以气滞便秘为适应证的儿童专用中成药可作为中药新药研发方向。

（孙文聪）

第二节 指导原则及方法学研究

一、中药新药用于小儿便秘临床研究技术指导原则

【摘要】

本指导原则基于传统中医学认识、现代中医临床诊疗现状及临床需求，遵循中医诊疗的思维，突破病证结合模式，从临床定位、诊断标准、受试人群选择、研究设计等方面均进行了一定程度的创新，以期为改善小儿便秘症状的中药新药研发提供参考。

【正文】

1 概述

便秘是指大便秘结不通、排便间隔时间延长（每周＜3次）的儿科临床常见病证。其发病多与禀赋不足、乳食不节或喂养不当、过食辛辣炙煿、热病伤阴、过用发汗或通下、久坐少动、情志失和等因素有关，临床常见食积、燥热、气滞、气血两虚等证候。

一般认为，95%以上的小儿便秘为功能性便秘（functional constipation, FC），只有不足5%的小儿便秘由潜在的器质性疾病所导致。其病理生理学与成人不同，最常见的触发因素可能是疼痛或社会因素引起的本能地克制排便。国外一项系统性回顾研究显示，儿童FC的患病率在0.5%~35%之间，总患病率为9.5%，男女患病率分别为8.6%、8.9%。本病一般预后良好，但有研究表明，四分之一的儿童成年后仍有症状。

小儿便秘的治疗药物，包括渗透性泻剂、刺激性泻剂、润滑剂、微生态调节剂以及中药等。大量临床实践表明中药改善便秘症状效果显著，且在推荐剂量下应用具有一定的安全性，但缺乏大样本、多中心临床试验的安全性和有效性证据。

用于小儿便秘的中药大多含有蒽醌类成分，长期或反复应用可能导致药物性肝损伤、结肠黑变病甚至诱发更严重的便秘等，同时，目标适用人群为未发育成熟的儿童，建议采取优先考虑安全性的研究策略。

本指导原则将针对小儿便秘发病机制和临床特点，重点讨论体现具有中医药临床优势和特色的临床定位、试验设计与实施等内容，旨在为改善小儿便秘症状的中药新药临床试验设计与评价提供建议和指导。

2 临床研究要点

应根据小儿脏腑娇嫩、形气未充的生理特点，峻下、润下、缓下的中药组方特点以及前期研究结果，明确药物的临床定位，确定试验目的及有效性、安全性评价重点，制定科学、合理、可行的临床试验计划与方案。

2.1 临床定位

用于改善小儿便秘症状的中药新药的临床定位主要有两种：一是改善便秘症状，通过

短期应用，保证患儿排便过程无痛苦，辅助建立正常的排便习惯或规律；二是解除粪便嵌塞（指直肠或结肠内有大块坚硬粪块滞留，难以自主排出，可伴有大便溢出性失禁），通过即时口服，清除滞留在直肠和结肠中难以排出的坚硬粪块。无论何种临床定位，均应评估获益风险比，尤其关注药物的临床价值。

2.2 试验总体设计

小儿便秘大多由非器质性疾病引起，迄今缺乏儿童专用中成药。安慰剂治疗应答率高（18%~24%），应采用安慰剂平行对照设计；也可以采用公认有效的化学药品（如聚乙二醇）作为阳性对照。解除粪便嵌塞的研究，可选择灌肠治疗（如生理盐水灌肠）作为对照。若目标人群涵盖未能满足 FC 诊断条件的患儿，应按是否符合 FC 诊断做随机化分层；婴幼儿、儿童/青少年便秘的病因和临床特点不尽相同，若以 FC 为适应证，可考虑按照是否年满 4 周岁或是否学会如厕做随机化分层，并应考虑做亚组分析。原则上应采用双盲法开展试验研究，若采用双模拟需注意试验用药总量应适合患儿的年龄特点。

为加强临床可操作性，在 II 期临床试验阶段可考虑选择高发年龄段进行有效性和耐受性的剂量探索，并在下一阶段临床试验中将结果外推至其他年龄段。对于申请扩大儿童用药范围的品种，其样本量估算可借鉴成人和儿童前期临床研究中的有效性数据。

2.3 诊断标准

小儿便秘的中医诊断，主要依据大便秘结不通的临床症状。其辨证标准，建议参照《中医儿科学》制定。主要证候类型包括但不限于食积便秘、燥热便秘、气滞便秘、血虚便秘等。

2.3.1 食积便秘

主症：大便秘结。兼症：①脘腹胀满；②不思饮食；③恶心呕吐；④口臭；⑤手足心热；⑥小便黄少。舌脉指纹：舌质红，苔黄厚，脉沉有力，指纹紫滞。

具备主症 + 兼症至少 3 项，参考舌脉指纹，即可辨证。

2.3.2 燥热便秘

主症：大便干结，排便困难，甚至便秘不通。兼症：①面赤身热；②腹胀或痛；③口干口臭；④口舌生疮；⑤小便短赤。舌脉指纹：舌质红，苔黄燥，脉滑实，指纹紫滞。

具备主症 + 兼症至少 3 项，参考舌脉指纹，即可辨证。

2.3.3 气滞便秘

主症：大便秘结，欲便不得。兼症：①胸胁痞满；②腹胀疼痛；③嗳气频作。舌脉指纹：舌质红，苔薄白，脉弦，指纹滞。

具备主症 + 兼症至少 2 项，参考舌脉指纹，即可辨证。

2.3.4 血虚便秘

主症：大便干结，艰涩难下。兼症：①面白无华；②唇甲色淡；③心悸目眩。舌脉指纹：舌质淡嫩，苔薄白，脉细弱，指纹淡。

具备主症 + 兼症至少 2 项，参考舌脉指纹，即可辨证。

儿童 FC 主要基于典型的病史和体格检查做出的临床诊断，一般不需要其他理化检查。其诊断标准，建议采用罗马 IV 标准（以未满 4 岁与否，分为婴儿/幼儿 FC 和儿童/青少年 FC），或小儿便秘巴黎 PACCT 标准（没有年龄限制）。

表 1　儿童功能性便秘的罗马Ⅳ诊断标准

人群	诊断标准
婴幼儿	小于 4 岁婴幼儿，在 1 个月内必须包括以下至少 2 项： ①排便次数为每周 2 次或更少 ②有粪便过度潴留史 ③有排便疼痛或排干硬粪便史 ④有排粗大粪便史 ⑤直肠中存在大团粪块 在学会如厕排便后，可采用以下额外标准： 出现大便失禁至少每周 1 次 有排粗大粪便史，甚至可造成厕所堵塞
儿童 / 青少年	必须包括以下 2 项或 2 项以上，症状至少每周出现 1 次，持续至少 1 个月，不符合肠易激综合征的诊断标准： ①年龄 ≥ 4 岁的儿童，排便次数为每周 2 次或更少 ②大便失禁至少每周 1 次 ③有过粪便潴留的被动姿势或过度忍受粪便潴留的病史 ④有排便疼痛或排干硬粪便的病史 ⑤直肠中存在大团粪块 ⑥有排粗大粪便史，甚至可造成厕所堵塞 ⑦经过适度的评估，症状不能完全用其他疾病情况来解释

2.4 受试者的选择与退出

根据药物的组方特点和临床定位，确定目标受试人群。受试人群应为符合小儿便秘中医诊断和辨证标准且非器质性疾病所致的儿童。

入选标准的制定，还应注意以下几点：①改善便秘症状的研究，根据终点评价的需要，应限定疾病相关的入选条件，如病程 ≥ 2 周，或自主排便（spontaneous bowel movement, SBM）< 3 次 / 周，或必须具备排便困难等，明确入选范围是否包括不能满足儿童 FC 诊断条件的患儿。②解除粪便嵌塞的研究，必须满足粪便嵌塞的临床诊断和中医证候（如燥热便秘）诊断条件，也可以考虑限定粪便嵌塞的严重程度（如是否伴有充溢性大便失禁）。③受试患儿的年龄，可以涵盖 0~18 岁整个儿童时期，也可以具体限定年龄段，如选择 1~13 岁的便秘患儿。

应排除胃肠道器质性或全身性疾病所致的小儿便秘。主要包括：①潜在的器质性病因所致的便秘患儿，如肠梗阻、先天性巨结肠、囊性纤维化、胃肠道畸形；②与肌肉、骨骼或神经系统疾病相关的显著发育迟滞进而影响胃肠功能所致的便秘患儿；③继发于内分泌、代谢、神经、组织器官、自身免疫疾病或手术、药物等因素所致的便秘患儿；④有便秘的报警征象（指发现以下症状、体征或诊断线索，如先天性巨结肠家族史、扁条状粪便、无肛裂但粪便带血、发育停滞、胆汁性呕吐、严重的腹部膨胀、甲状腺异常、肛门位置异常、肛门反射或提睾反射消失、下肢肌力 / 张力 / 反射下降、骶骨浅凹陷、脊柱上有成簇毛发、臀裂偏位、肛门瘢痕，有助于采取进一步的诊断性检查来明确其他疾病），可能患有导致便秘的潜在疾病的患儿。

小儿便秘多属于功能性疾病，若治疗观察中发现了器质性病因，研究者应及时决定该受试者退出试验。

2.5 给药方案

2.5.1 用法用量

用于小儿便秘的中药，建议按年龄段使用。应根据临床经验及前期研究结果，确定各年龄段的给药剂量及用法。用药年龄段的划分，可依据临床经验，也可以参照国内外儿科学界公认的年龄分期。对于扩大儿童应用人群的品种，可以采用以成人剂量折算儿童剂量的方法；具备条件的品种，也可以采用依据体质量计算用药剂量的方法。

2.5.2 疗程

应根据药物的主要有效成分、作用机制和临床定位，患儿年龄、便秘持续时间及其是否掌握如厕技能等，合理设计疗程。改善便秘症状的研究，若以婴幼儿、儿童患者为主要适用人群，可分别设计1~2周、2~4周疗程；解除粪便嵌塞的研究，疗程一般设计为3~6天，且应中病即止。

2.5.3 合并用药与合并治疗

试验期间，不得使用阿片类（如可待因）、钙剂、可乐定、抗胆碱药（如阿托品）、非保钾利尿剂等可能对便秘有影响的药物，也不得使用中、西药泻剂。

改善便秘症状的研究，应规定出现粪便嵌塞或3天未排便允许使用的补救药物（rescue medication），如口服泻药（如聚乙二醇），或直肠给予灌肠剂（如生理盐水、磷酸钠盐、矿物油），并考虑作退出病例处理。自导入期开始，应采取标准的非药物干预措施，如教育、定时排便和记录排便日志，摄入日常推荐量的纤维素和液体，但应避免使用其他非药物干预措施，包括推拿、针灸、中药外贴、益生菌以及饮食干预（如摄入超过推荐量的纤维素）等。

2.6 有效性评价

无论改善便秘症状，抑或解除粪便嵌塞的研究，均建议以便秘症状应答作为主要疗效指标。根据试验目的和疗程设计，酌情选用次要疗效指标，主要包括：①中医证候评分/疗效。②便秘相关的单项症状，如SBM频率、大便性状、排便疼痛、大便失禁（指反复无法控制的粪便排出。严重的FC患儿，因粪便嵌塞，可导致溢出性大便失禁，相当于中医学的"热结旁流证"）频率（仅针对具有如厕能力患儿）以及憋便（儿童最常见的功能性便秘原因，某种情形下儿童试图通过收缩盆底和臀部肌肉来延缓排便动作，如在经历过疼痛或令人恐惧的排便后）、腹痛等。③用药后第一次SBM的时间。④补救药物的使用次数等。

便秘症状应答，可以是基于中医证候的《症状体征分级量化标准》中主症的综合应答，或国内外常用的基于SBM次数的应答，也可以是成功解除嵌塞。综合应答，建议定义为排便次数、大便性状较用药前明显改善，无排便困难及大便失禁；SBM应答，一般定义为每周SBM ≥ 3次，且较基线增加至少1次（1小时以内的2次排便应视为1次）。成功解除嵌塞，可以定义为用药排便后，直肠穹隆空虚或者只有少量粪便，左下腹包块清除。

若以儿童FC为目标适用人群，罗马基金会儿科临床试验小组委员会建议采用"治疗成功"，定义为治疗4周中有3周（包括治疗结束前1周），最多只符合1条罗马Ⅳ诊断标准。

鉴于迄今尚无经过信度、效度和反应度评价的量表，小儿便秘的中医证候疗效评价，建议采用《症状体征分级量化标准》中证候的计分和减分率，按两分类资料或单向有序资料进行比较分析。该标准以便秘症状为主症，应赋予其相对于兼症较大的权重。

大便性状的评价，建议采用 Bristol 分级图谱。疼痛的评价，可以采用 Wong–Baker 疼痛评价图谱。

表 2　基于证候的症状分级量化标准

症状体征正常		症状分级			
		无	轻	中	重
主症	排便时间	1~2 天 1 次	3 天 1 次	4~5 天 1 次	5 天以上 1 次
兼症	大便性状	Bristol ④~⑦	Bristol ③	Bristol ②	Bristol ①
	排便困难	排便通畅	排便不畅，有一定困难	排便困难，需用力、屏气	排便困难，需助排
	大便失禁	无		有	
	脘腹胀满	无	偶有，每周 1~3 天	时有，每周 4~6 天	经常，每天都有症状
	不思饮食	无	不思进食	厌恶进食	拒食
	恶心呕吐	无	恶心	每周呕吐数次	几乎每日均有呕吐
	口燥咽干	无	轻微口燥咽干	口燥咽干，饮水可暂缓解	口燥咽干欲饮水
	口干口臭	无	轻微口臭	近旁可闻及口臭	口臭令人难近
	手足心热	无	手足心热	手足心灼热	五心烦热
	小便黄少	无	尿色偏黄	尿量或次数减少，色黄	尿量或次数明显减少，色深黄
	神疲乏力	无	精神不振，可坚持学习、生活	精神疲乏，勉强支持学习、生活	精神萎靡，难以坚持学习、生活
	嗳气	无	偶有，每周数次	时有，每日数次	经常，每日频作
	口舌生疮	无	有		
	胸胁痞满	无	有		
	心悸	无	有		
	头晕目眩	无	有		

注：Bristol 粪便性状分类：①坚果状便：硬邦邦的小块块，像兔子的粪便；②干硬状便：质地较硬，多个小块粘在一起，呈香肠状；③有褶皱便：表面布满裂痕，呈香肠状；④香蕉样：质地较软，表面光滑，呈香肠状；⑤软便：质地如软的半固体，小块的边缘呈不平滑状；⑥略有形状的便：无固定外形的粥状；⑦水状便：水状，完全不含固体物的液体。

2.7 安全性评价

除常规指标外，还应根据儿科人群特点、目标定位、方药组成及配伍情况以及非临床毒性研究结果等，选择具有针对性的安全性指标，明确观测时点。试验中应重点观察药物的副作用（如腹泻、腹痛、腹胀）和患儿的耐受性。试验药物如含有蒽醌类成分（如大黄、芦荟、番泻叶、何首乌、决明子、虎杖等），疗程超过 2 周，或用量超过根据现行《中国药典》折算的各年龄段儿童用量，应注意监测肝功能。此外，还可将药物的口感和患儿的用药能力考虑在内，以评估药物的临床适用性。

2.8 试验流程

改善便秘症状的研究，应考虑设计 1~2 周的导入期，以洗脱药物、稳定基线。无论是否合并粪便嵌塞，均可以考虑给予解除嵌塞治疗 1~3 天。治疗观察期一般 1~4 周，每周设置一个访视时点。可考虑设计停药后至少 2 周的随访，以观察停药后的复发情况。

解除粪便嵌塞的研究，一般无法设计导入期，直接设计 3~6 天的治疗观察期，并规定出现应答立即停药。可考虑设计停药后至少 1 周的随访，观察粪便嵌塞症状是否重现或加重。

2.9 试验的质量控制

为提高受试者依从性和数据记录的准确性，建议使用受试者日志。监护人或患儿（≥ 10 岁）应及时记录以下内容：排便时间、大便性状（详细记录每次粪便的各种 Bristol 分级）、排便疼痛、大便失禁、憋便、腹痛、生活质量、副作用、试验药物和补救药物的使用以及如厕训练情况等。

2.10 儿童临床试验相关的伦理学要求

小儿便秘多见于学龄前儿童，知情同意的过程应由监护人（父母或法定监护人）代为决定，但研究者应在受试儿童能够认知的范围内尽可能尊重儿童的意愿。遵照《中华人民共和国民法总则》，≥ 8 岁的受试儿童必须签署或与监护人共同签署《知情同意书》。

【评介】

在《关于改革药品医疗器械审评审批制度的意见》《关于深化审评审批制度改革鼓励药品医疗器械创新的意见》等文件颁布的背景下，为鼓励符合中医诊疗实际的儿童药物研发，推动符合中药特点和儿童特点的技术标准体系建设，由国家药品监督管理局药品审评中心组织，马融教授牵头、胡思源教授执笔制定了《中药新药用于小儿便秘临床研究技术指导原则》。该指导原则对临床定位、试验总体设计、诊断标准、受试人群及选择、给药方案、有效性评价与安全性评价等小儿便秘主要技术要素进行了阐述，期望为改善小儿便秘症状的中药新药研发提供建议和指导。本指导原则以改善便秘症状为主线，对于小儿便秘中药新药的研发将起到推动作用。

（孙文聪）

二、罗马基金会儿科临床试验小组委员会《儿童功能性便秘药物临床试验建议》解读

【摘要】

本文从儿童功能性便秘药物临床试验的总体设计、受试者选择、合并用药、终点指标选择、安全性评价、试验记录、统计分析等方面，概要解读了罗马基金会儿科临床试验小组委员会于 2017 年 12 月发表的《儿童功能性便秘药物临床试验建议》，以期对儿童功能性便秘药物临床试验的一般原则提供参考。

【正文】

功能性便秘(functional constipation，FC) 是儿童的常见疾病，全球发病率为 0.7%~29.6%。尽管儿童 FC 的生理病理尚不明确，但憋便被认为是本病的一个重要病因，其经常发生在不愉快的排便经历之后。FC 的症状包括排便频次减少、粪便硬结、排便疼痛，可能伴有腹痛和大便失禁 (通常是由粪便嵌塞导致的溢出性大便失禁)。这些症状严重影响儿童的生活质量，并可能导致缺课，产生大量医疗保健成本。初步的非药物干预措施包括教育、行为矫正和记录排便日志。药物治疗首先要解除粪便嵌塞（即去除直肠粪便团块），继而启动维持治疗，治疗成功后可停药。据儿科胃肠病学家报告，尽管进行了长期的药物治疗，5 年和 10 年后仍有便秘症状的儿童分别达 20% 和 40%。部分患儿的症状甚至可能会持续到青春期或成年。

与儿童 FC 相关的儿科胃肠病学科领域发展迅速。许多新型治疗药物，如普卢卡必利、鲁比普罗斯、利那洛肽等，已证明其对成人 FC 患者有效，但在儿童群体中仍需开展诸多试验。然而，目前儿童 FC 临床试验的研究质量参差不齐、设计多样、结局指标差异较大，难以合并比较研究结果，用药证据匮乏，尚缺少临床试验设计的规范指导。基于上述背景，罗马基金委员会于 2016 年更新了罗马标准，并与欧洲药品管理局儿科委员会成员组建了罗马基金会儿科临床试验小组委员会，于 2017 年 12 月发表了《儿童功能性便秘药物临床试验建议》该建议结合既往研究及专家经验，对儿童 FC 药物临床试验设计的一般原则进行了系统阐述，现介绍如下。

1 研究设计

建议采用多中心、随机、双盲、安慰剂平行对照的临床试验设计来评价药物的疗效。若进行剂量探索，可设计多臂试验。

不建议将交叉设计作为首选，主要基于如下考虑：①交叉设计存在"顺序效应"（干预的顺序可能影响结果）的风险，并产生"延滞效应"（药物效应可能从实验的一个阶段延滞到另一阶段）。②虽然延长"洗脱期"可能会使"延滞效应"最小化，但该方法将会延长试验周期，间接降低招募成功率，增加受试者脱落率。上述风险大于交叉设计的优势（即保持治疗组间的同质性，所需样本量更小）。

1.1 导入期

为了充分评估基线症状，避免合并用药引起的偏倚，建议设计 2 周无治疗的导入期。为了使安慰剂效应最小化，排除可能受益于安慰剂的受试者，可再增加 1 周安慰剂导入期来扩大有效样本量。但这会延长试验周期，增加设计的复杂性，设计时需权衡利弊。

1.2 试验疗程

建议优先选择较长疗程的试验，至少为 8 周，因为短期临床试验无法充分观察干预药物的受益情况、长期疗效及不良反应，而冗长的试验周期可能会增加招募难度，降低研究的依从性。若评价一种未上市新药的长期有效性和安全性，在完成随机、双盲、安慰剂对照的临床试验之后，建议继续进行为期 12 个月或者更长时间的开放性试验。

1.3 随访期

建议在试验完成至少2周后，进行无治疗的随访，以评估停药后疗效是否仍存在。在此期间，允许使用救援药物，但要有明确的记录，并在统计分析时考虑在内。

1.4 肠道清洁方案

导入期不使用药物干预，因其可能加重便秘症状，成为导致粪便嵌塞的潜在诱因，进而增加受试者的基线变异率，影响研究结果。委员会建议，无论是否存在粪便嵌塞，在正式试验之前，所有受试者均应接受至少3天的肠道清洁，可使用聚乙二醇（$1\sim1.5g\cdot kg^{-1}\cdot d^{-1}$），或每日灌肠。成功解除嵌塞与否，应基于病史和体格检查，具体评估方法应由医生决定。

1.5 救援药物

试验期间，患儿3天未排便，应允许使用救援药物来诱导排便。应在试验方案中明确规定允许使用的救援药物的类型、剂量和频率，使其标准化。在整个试验过程中应详细记录这类药物的使用情况，并进行统计分析。

2 受试者的选择

受试者的选择应注意以下几点：①应符合儿童FC的罗马Ⅳ标准（主要基于病史和体格检查），见表1。对于只符合1项罗马Ⅳ标准的患儿，可借助直肠指诊以明确诊断。②为了增加试验的外推性，建议纳入具有不同人口统计学特征（如年龄、种族、民族、性别等）的受试者。如果入选标准中要限定人口统计学变量，应清楚地阐明，并提供合理性说明。③应明确受试者的年龄，以及是否掌握如厕技能，因其与诊断标准（是否获得如厕训练）选择、结局指标评价有关（如未经过如厕训练的儿童，因其粪便通常在尿布中，会影响粪便分型的评估）。此外，各年龄段间均应考虑进行亚组分析。

若出现下列情况之一，不予纳入。主要包括：①患有严重精神疾病（如双相情感障碍、精神分裂症以及重度抑郁症）。②有身体或性虐待史的儿童（但需要基于心理医生或精神科医生的评估）。③器质性病变引起的便秘。④有报警征象（腰骶部检查可有凹陷、毛发、臀裂、骶骨发育不全或扁平臀部）的儿童。⑤肛周检查发现有需要特殊治疗的FC相关体征。

表1　罗马Ⅳ中婴幼儿和儿童/青少年功能性便秘诊断标准

人群	诊断标准
婴幼儿	小于4岁婴幼儿，在1个月内必须包括以下至少2项： ①排便次数为每周2次或更少 ②有粪便过度潴留史 ③有排便疼痛或排干硬粪便史 ④有排粗大粪便史 ⑤直肠中存在大团粪块 在学会如厕排便后，可采用以下额外标准： ⑥出现大便失禁至少每周1次 ⑦有排粗大粪便史，甚至可造成厕所堵塞

人群	诊断标准
儿童/青少年	必须包括以下2项或2项以上，症状至少每周出现1次，持续至少1个月，不符合肠易激综合征的诊断标准： ①年龄≥4岁的儿童，排便次数为每周2次或更少 ②大便失禁至少每周1次 ③有过粪便潴留的被动姿势或过度忍受粪便潴留的病史 ④有排便疼痛或排干硬粪便的病史 ⑤直肠中存在大团粪块 ⑥有排粗大粪便史，甚至可造成厕所堵塞 ⑦经过适度的评估，症状不能完全用其他疾病情况来解释

2.1 纳入标准

①符合儿童FC罗马Ⅳ标准。②年龄0~18岁，可限定具体年龄段。③受试者或其父母能够阅读并理解问卷，完成排便日志。

2.2 排除标准

①由于器质性原因引起的便秘（乳糜泻、小儿肠梗阻、甲状腺功能减退症、脊柱裂、肛门直肠畸形或先天性巨结肠症）。②存在需要特殊护理、可能会影响患儿参与试验的能力或者混淆研究结果的、严重的慢性疾病（如尿石症、肾盂输尿管连接部狭窄、镰状细胞病、脑瘫、肝、造血、肾、内分泌或代谢性疾病）。③在过去3个月内，非人为的体重减轻自身≥体重的5%。④胃肠道出血。⑤反复或者不明原因的发热。⑥妊娠。⑦有关胃肠道的腹部外科手术史（阑尾切除术和疝修补术除外）。⑧合并使用已知影响胃肠动力的药物。⑨有过敏史或者对试验药物过敏。⑩诊断为自闭症。⑪患有严重精神疾病（如双相情感障碍、精神分裂症、严重抑郁症）。⑫应用骶神经刺激术（SNS），或通过盲肠造口术或阑尾造口术进行顺序节制性灌肠（ACE）。⑬体罚或性虐待史。

3 合并用药或其他治疗

为避免干扰试验结果，所有受试者或家长应在导入期之前接受相同的FC标准护理，包括宣教、心理安慰等。

试验期间不允许合并使用影响胃肠动力的药物。除加载研究设计（即其中一组接受标准治疗，另一组接受标准治疗和研究药物治疗）外，不允许同时使用救援药物以外的泻药，以免干扰药物疗效的评价。如果受试者在筛选期使用了判定为不影响胃肠道动力的药物，或与研究药物无相互作用的其他药物，应在试验期间保持恒定剂量和疗程，或者入组前停药，以尽量减少对研究结果的干扰。

试验期间不允许开始新的药物治疗、补充或替代治疗。如果受试者的健康状况需要新的干预或治疗，则应彻底评估其影响，并考虑是否让受试者从试验中退出。除标准的非药物干预措施（教育、定时如厕和记录排便日志）外，试验期间应避免其他旨在治疗FC的非药物干预措施，如饮食干预。如果受试者使用了益生菌、合生元此类非处方药，应清楚记录，并重新评估其参与试验的资格，必要时停用。若允许使用该类药物，则应维持恒定剂量。

4 终点指标的选择

终点指标应尽可能基于受试者报告的结果（年龄≥10岁，10岁以下年幼儿主要基于监护人报告），并根据患儿年龄特点做适当调整。

4.1 主要终点指标

推荐使用治疗成功作为主要终点指标。定义为儿童在试验最后 4 周中有 3 周（包括治疗结束前 1 周）只符合 1 条儿童 FC 的罗马 IV 标准。

4.2 次要终点指标

排便频率、大便性状、排便疼痛、大便失禁频率、生活质量、不良反应、腹痛和缺课、是否需要使用救援药物以及受试者或其父母对治疗的满意度，均可作为次要终点指标之一。

建议使用自主排便（SBM，排便不是使用救援药物引起的）来评估排便频率，使用救援药物后 24 小时内发生的排便均属于非自主排便。对于因无法排空粪便，短时间内再次排便的儿童，建议把发生在 1 小时内的 2 次排便视为 1 次。对于已接受如厕训练的儿童，建议使用布里斯托大便分型量表（Bristol Stool Scale）来评估大便性状，并在排便后尽快进行，减少回忆偏倚风险。对于未经过如厕训练的儿童，该量表值是否适用仍待商榷。

5 安全性评价

新药的安全性评价应是临床试验的重要组成部分，它包含对不良事件的详细评估，并且还应根据研究药物的作用机制、可能发生的任何不良事件或药物的相互作用进行调整。此外，儿童对药物口味的接受程度和服药能力，也可纳入安全性评价范畴。虽然其与疗效不直接相关，但可能对评估新药的临床适用性（特别是在儿童中）非常重要。

6 记录

①为评估研究结果的普适性和是否存在选择偏倚风险，应记录受试者的人口统计学特征、纳入和排除标准以及排除的理由。②记录是否存在憋便行为，因其可能引起大便失禁，并对试验结果产生负面影响，可将其作为协变量，通过协方差分析，消除对研究结果产生的影响，或以其做随机化分层的因素。③使用电子日志收集与研究相关的数据（例如排便频率、失禁频率、粪便性状、研究药物和救援药物的使用），因其可显示记录的时间，避免回忆偏倚。④记录发生的所有不良事件，并由数据安全监察委员会（DSMB）进行评估。⑤记录试验终止的规则。⑥记录治疗分配和随机化的方法。⑦详细记录并说明样本量估算的过程。⑧试验应该注册并能够公开访问。⑨记录退出研究以及失访的原因，根据 CONSORT 声明报告结果，提供描述试验期间受试者分布的流程图。⑩无论结果如何，均应如实报告试验，避免选择性报告偏倚。所有资金来源和任何潜在的利益冲突都应公示。

7 统计分析

儿童 FC 的临床试验，需要在研究开始之前进行样本量估算，并且记录估算假设。由于儿童 FC 的安慰剂效应较高（18%~24%），估算样本量时，应将安慰剂效应考虑在内。治疗应答的个体间差异的分析，建议以意向性分析原则为主，符合方案集分析为辅，并使用适当的缺失值处理方法。

8 思考

我国关于儿童功能性便秘的研究较少，虽 2016 年罗马 IV 标准颁布后受到一定的关注，但临床试验设计与评价方法方面仍存在空缺。尽管《罗马Ⅳ功能性胃肠病》已包括了治疗试验设计部分，但其为功能性胃肠病总述，并未对儿童群体、分病种给出针对性的建议。在此基础上，罗马基金会儿科临床试验小组委员会发布了该建议，针对儿童 FC 临床研究给出了较为全面、科学的指导建议。

该建议定位于维持治疗阶段的药物临床试验，对研究设计的各关键点做了详细说明，但对定位于短期使用解除粪便嵌塞的药物试验（如栓剂）疗程、结局指标等部分的设计应做进一步商讨。对于结局指标，一项系统综述表明既往约 37.8% 的 FC 临床试验选择"治疗成功"作为主要疗效指标，但对于"治疗成功"的定义与该建议有所不同，多基于排便次数进行判断，包括 SBM ≥ 3 次/周、无大便失禁；SBM ≥ 3 次/周、大便失禁 ≤ 0.5 次/周等。约 26.7% 的研究直接选择 SBM 作为主要疗效指标，未使用成年人常用的完全自主排便次数，可能与儿童表达能力欠缺、很难准确表达排空感有关。然而，排便次数减少、大便失禁只是 FC 的症状之一，该建议提出的以不满足罗马Ⅳ诊断标准作为"治疗成功"的定义考虑更为全面。

当前，各类疾病的诊疗指南较为全面，临床试验设计的指南相对匮乏，针对儿童群体的较少，期望今后可出现更多中国本土化的儿童功能性胃肠病的临床试验设计建议与指导。

【评介】

儿童功能性便秘临床试验设计与评价方法一直是胡思源教授及团队的主研方向之一。2017 年底，罗马基金会儿科临床试验小组委员会发表了《儿童功能性便秘药物临床试验建议》。该建议由硕士研究生张琪和伍戈翻译，并结合儿童功能性便秘药物临床试验的总体设计、受试者选择、合并用药、终点指标选择、安全性评价、试验记录、统计分析等方面形成本文，概要地解读了该建议，发表在《中国新药杂志》2019 年 12 月第 28 卷第 24 期，期望对儿童功能性便秘药物临床试验的一般原则提供参考。

（孙文聪）

三、中药新药防治儿童功能性便秘的临床研究技术要点

【摘要】

基于国内、外文献并结合作者的临床科研实践，在试验目的与试验设计、受试者的选择、治疗方案、试验流程、有效性评价、安全性评价、试验的质量控制和保证等方面，总结了中药新药防治儿童功能性便秘的临床研究技术要点，以期为本病的中药新药临床试验设计提供借鉴。

【正文】

功能性便秘（functional constipation，FC）是指非器质性因素及药物因素引起的便秘，常合并腹胀、腹痛和腹部包块，甚至便失禁，是儿童中最为常见的排便障碍（约占儿童便

秘的 90% 以上）。25%~40%FC 患儿在 1 岁以内发病，发病年龄高峰为 2~4 岁（相当于排便训练年龄）。虽经长期的治疗，约 1/3 的 FC 患儿症状仍可间断出现直至成年。

据胃肠传输试验、肛门直肠测压、气囊排出试验等的结果，儿童 FC 可分为结肠慢传输型（STC）、出口梗阻型（OOC）、混合型（MIX）三型。按病情严重程度又可以分为轻、中、重度。其中，轻度指症状较轻，不影响生活，多依赖非药物治疗手段经一般处理能好转，无需用药或少用药；重度指便秘症状持续，患儿异常痛苦，严重影响生活，不能停药或治疗无效；中度则介于两者之间。所谓的难治性便秘常是重度便秘，可见于 OOC、结肠无力型 STC 等。

FC 病因、发生机制的多样性，使得本病多长期持续存在，影响患儿的社会活动、心理发育，损害其生活质量，并给其家庭带来负担。在西医治疗方案存在瑕疵（停药后复发率较高）、中药对于本病可能具有较好疗效的背景下，近年来相关中药新药研发项目不断增加。因此，我们在收集国内外资料的基础上，结合临床科研实践，总结了中药新药防治儿童功能性便秘的临床研究技术要点，以期为本病的中药新药临床试验设计提供借鉴。

1 试验目的与试验设计

中药新药治疗儿童 FC 临床试验的主要目的是验证试验药物的短期或长期维持治疗效果，以期配合基础治疗，恢复或建立 FC 患儿正常的自主排便规律。同时，观察药物短期、长期应用的安全性。从有效性角度，"解除粪便嵌塞症状"或亦可作为主要目的（之一）。

儿童 FC 临床试验设计，除随机、对照、盲法、多中心研究等基本要点外，还有其自身特点。（1）年龄段：由于儿童 FC 的罗马Ⅲ诊断标准以 4 岁为界分为婴幼儿和儿童两个标准，所要求的病程分别为 1 个月、2 个月，因此，若按年龄分层设计，或以 4 岁作为一个分界点，一般按小于 4 岁、4~7 岁、大于 7 岁分为三个年龄段。（2）对照品的选择：可以选择阳性对照和／或安慰剂对照。由于儿童 FC 有公认的安全有效药物，如小麦纤维素、乳果糖、默维可（PEG3350）、福松（PEG4000）等，且均属于专家推荐的膨松剂或渗透性泻剂，长期使用安全有效，因此可以作为阳性对照药。且因儿童 FC 属于功能性疾病，延迟治疗不至于产生严重后果，故亦可以选择安慰剂对照。而在基础治疗前提下的加载、安慰剂对照试验，临床亦常见。

2 受试者的选择

2.1 诊断标准

2.1.1 西医诊断标准

儿童 FC 的诊断标准主要基于症状、体征。目前国内并无专门的儿童 FC 诊断标准，慢性便秘的诊治指南（草案）亦仅采用罗马Ⅱ标准诊断成人 FC。

常用的国外标准有传统标准、罗马Ⅱ标准、儿童便秘巴黎 PACCT 标准以及罗马Ⅲ标准。罗马诊断标准最新、最为严谨，罗马Ⅱ标准因过于严格存在漏诊的可能，已为现行通用的罗马Ⅲ标准取代，因此推荐采用罗马Ⅲ标准。

2.1.2 中医辨证标准

证候的选择，应符合方证合一、权威公认的原则。1994 年国家中医管理局发布的《中医病证诊断疗效标准》、徐荣谦主编新世纪全国高等中医药院校创新教材《中医儿科学》，均有明确的诊断标准和辨证标准。此外，适应证候也可以根据临床经验、药物及其适应证的特点，由课题专家组遵循中医理论讨论制定，但应有临床可操作性。

2.2 纳入标准

病例的入选应当符合适应证的诊断与辨证标准以及伦理学要求。根据 FC 各型治疗方案的侧重点和中医药作用特点，对于 FC 的三种主要类型 STC、OOC、MIX，建议选择 STC。重度 FC 患儿的纳入需仔细斟酌，必要时可以纳入。

由于 FC 可发生于任何年龄段青少年、小儿，因此年龄的上限一般只需确定是否包括青春期在内，建议不包括。年龄的下限应根据试验方法选定，如在基础治疗前提下的加载，因排便功能训练一般主张从 18 或 27 月龄小儿开始，应考虑选择 2 岁及以上患儿，否则下限或可达 0.5~1 岁。

2.3 排除标准

排除标准需根据适应证及其鉴别诊断情况，考虑有效性、安全性、依从性及伦理学等因素的合理制定。器质性、内分泌或代谢性疾病、药物等引起者，便秘型肠易激综合征以及 FC 中的 OOC、MIX、结肠无力型 STC 患儿，均应予以排除；明显心理障碍者，既往使用对照药或基础治疗无效者，均需排除。对于排除标准的实施，一般要求试验前 1 年内曾做过结肠镜或钡灌肠检查排除大肠器质性病变，试验前 1 个月内粪常规和隐血试验无异常。

2.4 退出标准

退出标准包括受试者自行退出和研究者决定退出两方面。对于安慰剂对照或疗效过低造成的临床研究不安全和伦理学问题，应制定相应的研究退出措施。

根据试验药物的作用特点，可以规定维持治疗一段时间（以"周"为单位，1 周或 2 周）后，完全性自主排便的次数（complete spontaneous bowel movements，CSBM）、大便失禁频率未得到改善的患儿，或可视为疗效不佳，应给予去阻塞治疗（且退出本次试验）。

患儿每日平均 CSBM 明显增多，且相较临床研究前，大便性状改变明显异常者（如 Bristol 大便性状图谱第 7 型），或当考虑药物适当减量、短暂停用，甚至退出试验。

3 治疗方案

3.1 基础治疗

对于儿童 FC 临床试验，基础治疗并不局限于药物。事实上，如行为疗法、饮食调控等非药物的基础治疗亦可取得良好的效果。为保证病儿的远期效果，可以采用基础治疗加载试验的方法。关于非药物的基础治疗，可在 FC 的试验中采用。

3.2 对照品的选择

对照药品的选择应根据临床试验目的同时考虑中药、天然药的作用特点合理选择。如前述，安慰剂或加载基础上的安慰剂对照，在 FC 临床试验中经常运用。同时，由于有安全有效的阳性药，至少在Ⅲ期临床试验中选择应用，以评价其相对有效性。

在西药中，若评价口服药维持通便效果，阳性对照药应选择膨松剂小麦纤维、车前子制剂（如欧车前、舒立通）等，或渗透性泻药 PEG3350、PEG4000、乳果糖口服液、镁乳等，不建议选择其他泻药。如评价单纯解除粪便嵌顿效果，根据试验药物的剂型和给药途径，阳性对照药可以选择甘油栓、开塞露及上述渗透性泻药等，刺激性泻药短期或间歇应用是允许的。此外，微生物制剂包括益生菌、益生元、合生元等也有一定的疗效，但尚缺循证医学证据支持。胃肠道促动力剂如西沙必利、莫沙必利等，虽偶有应用于治疗儿童FC的临床报道，或可试用于STC型FC患儿，但由于心血管副作用，需要密切监测其不良反应。

市售中药制剂对于儿童FC的疗效与安全性目前虽缺少足够的循证医学证据支持，但以大黄、芒硝、芦荟、番泻叶、麻子仁等为主要成分的中成药，对FC治疗具有明显优势，如有安全有效、同类可比的中成药制剂也可选作阳性对照药，唯其主要成分多属于刺激性泻药，长期应用的安全性还有待于继续观察。

3.3 合并用药

鉴于儿童FC为功能性疾病，对于治疗无效的受试者还有相应的提前退出措施，原则上不主张应用针对便秘的合并用药治疗。但亦有临床试验规定，如维持治疗后排便间隔仍较长（如≥4天），可一过性给予患儿泻剂解除粪便嵌顿。此时，短暂给予泻剂的数量将作为疗效指标之一，而前述因疗效不佳退出试验的提前退出措施则可考虑不被执行。

4 试验流程

4.1 儿童权益保护与知情同意的签署

根据《中华人民共和国民法通则》规定，不满十八周岁者是未成年人，或称儿童。儿童一般不具有完全民事行为能力，属于弱势群体，参加临床试验面临的风险较高，应更加注重其权益的保护：1）风险与受益的评估：欧盟的《儿童临床试验伦理标准建议》指出"儿童的利益应高于科学与社会"。对于儿童参加临床试验，必须根据研究对儿童受试者的预期受益或对整个社会的受益来考虑其参加研究的正当理由。2）风险和不适、痛苦最小化原则：儿童临床试验方案并不是成人试验方案的简单重复，应由有经验的儿科专业研究者精心设计，并遵循风险和不适、痛苦最小化的原则。3）受试儿童的相关措施：儿童临床试验应有充分的心理和医学支持，医疗服务应由经过相应培训的研究者负责，非强制性的、适合适龄儿童的、直接面向儿童的补偿等。4）受试儿童隐私的保护。

我国《药物临床试验质量管理规范》（GCP）规定"儿童作为受试者，必须征得其法定监护人的知情同意并签署知情同意书，当儿童能做出同意参加研究的决定时，还必须征得其本人同意"。但目前，对于未成年人参与药物临床试验是否必须由本人签署知情同意书，国际上及我国均无明确的年龄规定。为充分体现对儿童受试者意愿的尊重，临床试验操作时，最好请十周岁以上的儿童与其法定代理人同时签署知情同意书。对于十六周岁以上不满十八周岁的公民以自己的劳动收入为主要生活来源的受试者，由本人签署知情同意书就具有法律效力。

4.2 导入期

根据FC疗效评价的时间需要，可考虑设立1~2周的导入期。在此期间，应停用既往使用的治疗药物，符合纳入标准的患儿至少1周内不得使用可能干扰试验的治疗药物。如果加载非药物的基础治疗手段，也需进行对于患儿监护人的培训。观察开始前应先解除大便嵌顿，排空粪便残渣，必要时可给予缓泻药3~4天以清除肠道粪便潴留，在促进粪便排空后方可开始应用试验药物。

4.3 疗程

应根据试验目的、观测需要和试验药物（包括对照药）的作用特点等，合理设定疗程。儿童 FC 为慢性病，治疗的主要目的应该是在连续服用缓泻药的辅助下，逐渐恢复或形成规律的自主排便。鉴于小儿排便习惯训练需要 1~2 周，加之新药开发的时间原因，国内多数通便药物的临床试验疗程设在 2 周。但因 FC 往往需要较长时间维持用药，国外的儿童 FC 临床试验，疗程至少设为 2 周，常为 4~8 周，甚至长至 12 个月。

4.4 观察时点

观察时点的设置，应符合科学性和临床操作性的原则。建议至少以"周"为单位设立，若疗程长，也可以"月（4 周）"为单位。时点间隔时间长，可以设立受试者日志。

4.5 随访

目前的西药治疗手段，停药后有不同比例的患儿出现病情的反复。考虑中药可能的远期疗效（调整患儿体质、恢复排便规律，进而减少 FC 的复发），可再设 4~8 周甚至更长的停药随访期。

5 有效性评价

5.1 疗效评价指标

以改善病情、恢复正常排便规律为目的时，儿童 FC 的疗效评价指标主要包括：1）综合评价指标：疾病疗效、证候疗效。2）单项症状疗效指标：排便频度（CSBM 次数 / 周）、大便失禁频率（大便失禁次数 /2 周或 4 周）、大便性状（Bristol 大便性状图谱）、排便时的伴随症状（如排便疼痛、腹胀、排便困难、排气）等，以及中医单项症状疗效指标。3）考虑中药可能的远期效应，一定随访期后的 FC 复发率，可以作为疗效指标。建议采用综合评价的疾病疗效作为主要观察指标。

若考察即时通便效果，可以将"给药后排便起效时间"（解除粪便嵌顿后，服药后至第一次自主排便的间隔时间）纳入观察。

需要说明的是，FC 临床研究间如允许给予合并用药（一过性解除粪便嵌顿），短暂给予泻剂的数、量等指标，也可以作为疗效指标观察。

5.2 疗效评价标准

FC 疾病疗效评价标准目前尚有争论，但一般采用大便次数、性状或加上排便困难等便秘主要表现进行综合评价，如王惠吉等拟定的疗效评价标准（表 1）。亦有采用大便频次等各项 FC 症状的评分量表来综合评价。评价排便频率的单项症状疗效时，"排便次数正常"指每周大便 ≥ 3 次，而且每天大便次数 ≤ 3 次。亦有观点提出以排便次数为指标的痊愈率，为 CSBM 次数 / 周 ≥ 3 次，且大便失禁频度 ≤ 1 次 /2 周。大便性状的改善程度，则可以参考 Bristol 大便性状图谱，1~3 型为异常，4~6 型为正常，7 型为过度。

表 1　儿童功能性便秘的疗效评价指标

显效	排便次数、大便形状及排便困难感 3 项均达到正常
有效	排便次数、大便形状及排便困难感有 2 项达到正常
进步	排便次数、大便形状及排便困难感有 1 项达到正常
无效	排便次数、大便形状及排便困难感都未达到正常

此外，1994 年国家中医管理局发布的《中医病证诊断疗效标准·便秘》的疗效评价标准仅侧重于"排便频度"的评价，而且是成人的标准，不推荐采用。

中医证候疗效及单项症状疗效评价仍多依靠中医证候评分，参照《中药新药临床研究指导原则》，沿用传统的尼莫地平法评价。

6 安全性评价

FC 病程较长，症状容易反复，往往需要长期坚持治疗与服用药物，因此受试药物的长期用药安全性极为重要。除血、尿、便常规，肝、肾功能和心电图等安全性指标外，还应根据处方特点、临床前毒理试验结果、适应证特点等选择具有针对性的安全性评价指标。

最常用的对照药膨松剂、润滑剂，长期应用时可能导致或加剧腹胀腹泻症状等。其中，聚乙二醇诱发的胰腺炎、液体石蜡导致的婴儿吸入性脂性肺炎以及影响年长儿童脂溶性维生素的吸收、过高浓度镁乳导致的脱水等不良反应，需要密切关注。此外，其他可能作为对照的药物导致的不良反应，如甘油、含甘油的开塞露可能导致的脂溶性维生素吸收障碍，刺激性较强的中药单味药（如大黄、芒硝、芦荟等）可能引起的水电解质失衡、结肠黑变病等，番泻叶应注意避免合并使用抗生素等，也需要密切关注。

7 试验的质量控制和保证

儿童 FC 临床试验的质量控制应遵循 GCP 的有关规定。为了保证临床试验的质量，建议培训患儿监护人以提高患儿的依从性。若未加载基础治疗，临床试验过程中须维持患儿原有的生活作息饮食等；若加载基础治疗，多需要患儿监护人的长期配合，培训患儿监护人有利于提高基础治疗对于患儿的适用性。

【评介】

儿童功能性便秘是中医儿科优势病种之一，相关中药新药开发项目不断增加，但部分临床试验存在设计驳杂、质量参差的问题。本研究受科技部国家"十二五"重大新药创制资助项目（2011ZX09302-006-03）支持，为胡思源教授牵头的中华中医药学会儿科分会《系列儿科常见病中药新药临床试验设计与评价技术指南·儿童功能性便秘》制定的基础性工作。本文由团队成员钟成梁博士撰写，研究结果发表于《中国临床药理学与治疗学》2013 年 9 月第 18 卷第 9 期。

（孙文聪）

四、中药治疗儿童功能性便秘临床试验设计与评价概要

【摘要】

功能性便秘是儿童时期常见的功能性胃肠病，也是中医药治疗的优势病种之一。在病证结合的模式下，以临床价值为导向，基于国内外最新的诊疗指南、研究进展、权威专著，结合本机构的临床经验，重点介绍中药治疗儿童功能性便秘的临床试验设计、研究策略及评价方法，以期为中药治疗儿童功能性便秘临床试验提供方法学参考。

【正文】

儿童功能性便秘（functional constipation，FC）指非全身性疾病或肠道器质性疾病所引起的原发性持续便秘，以排便次数减少、排干硬粪便时疼痛、伴随大便失禁为主要临床表现。本病病因多样，最常见的触发因素可能是疼痛或社会因素引起的本能地克制排便。国外一项系统性回顾研究显示，儿童 FC 的患病率在 0.5%~35%，平均患病率为 9.5%，男孩、女孩的患病率分别为 8.6%、8.9%。国内 1 项报告显示北方 5 城市符合 FC 罗马 Ⅱ 诊断标准的 2~14 岁儿童的患病率为 4.27%~5.02%，高发年龄段为 2~3 岁。

本病的治疗，包括基础治疗（排便习惯的训练、合理饮食、足量饮水、增加活动量、心理行为治疗），药物治疗（如泻剂、肠动力剂、微生态调节剂、中药），以及生物反馈治疗。药物治疗可分为两个步骤：首先解除粪块嵌塞，避免患儿再次进入粪便潴留和排便恐惧的恶性循环；然后立即启动维持治疗，使粪便松软，保证每次排便无痛苦，便于患儿做出自主排便的选择。

中医学认为便秘是儿科临床常见病证，既可以作为症状呈现，也可视为一个独立疾病。其发病多与饮食不节、情志失调、素体实热或正气虚弱等因素有关。临床主要证候类型包括食积便秘、燥热便秘、气滞便秘、血虚便秘等。治疗上以润肠通便为主要原则，具体疗法包括攻积泄热、润燥软坚、下气破结、益气养血等，可根据病因与兼症选择不同的治法。

1 临床定位

应根据药物的组方特点、临床应用经验和既往研究结果，明确药物的临床定位。用于儿童 FC 中药品种的临床试验定位可以分为两类：一是定位于短期治疗改善便秘症状或中医证候（包括解除粪便嵌塞），解除患儿的排便痛苦；二是定位于长期治疗防止粪便再积聚（便秘复发）。

2 试验总体设计

儿童 FC 中药临床试验，尤其是确证性试验，应采用随机双盲、安慰剂和／或阳性药平行对照、优效性检验、多中心临床研究的设计方法。定位于防止粪便再积聚的试验，因治疗时间长，可以考虑在双盲试验后，设计一个开放的扩展试验。1）对照：因儿童 FC 延迟治疗一般不会产生严重后果，且有疗效确切的阳性药，如聚乙二醇、乳果糖等，推荐

采用安慰剂对照，或包括安慰剂和阳性药在内的三臂试验设计。定位于解除粪便嵌塞的试验，可以考虑单用阳性药对照。2）随机与分层：FC 可发生于儿童任一年龄段，若入选的年龄跨度较大，为保证入选患儿数量的年龄段比例可控，建议参考罗马Ⅳ标准，按照 6 个月 ~3 岁（＜4 岁）、4~11 岁（＜12 岁）、12~17 岁（＜18 岁）做随机化分层。3）盲法：为避免偏倚，建议采用双盲法。如试验药与对照药在规格与使用方法等不相同，可以考虑采用双模拟技术。但需注意，试验用药总量应适应受试患儿的年龄段特点。4）样本量估算：FC 属于儿童成人共患疾病，对于申请扩大儿童用药人群的品种，其有效性评价所需要的样本量估算，可以借鉴成人和儿童的前期临床研究数据。

3 诊断标准

3.1 西医诊断标准

儿童 FC 主要基于典型的病史和体格检查做出临床诊断，一般不需要其他理化检查。其诊断标准，建议采用罗马Ⅳ标准（以 4 岁为界分为婴儿 / 幼儿 FC 和儿童 / 青少年 FC）、《巴黎儿童便秘术语共识》（PACCT，没有年龄限制）等。

3.2 中医疾病与辨证诊断标准

小儿便秘的中医诊断，主要依据大便秘结不通的临床症状。其辨证标准，建议参照《中医儿科学》制定。

3.2.1 食积便秘证

主症：大便秘结。兼症：①脘腹胀满；②不思饮食；③恶心呕吐；④口臭；⑤手足心热；⑥小便黄少。舌脉指纹：①舌质红；②苔黄厚；③脉沉有力，指纹紫滞。

具备主症 + 兼症至少 3 项，参考舌脉指纹，即可辨证。

3.2.2 燥热便秘证

主症：①大便干结；②排便困难甚至便秘不通。兼症：①面赤身热；②腹胀或痛；③口干口臭；④口舌生疮；⑤小便短赤。舌脉指纹：①舌质红；②苔黄燥；③脉滑实，指纹紫滞。

具备主症 + 兼症至少 3 项，参考舌脉指纹，即可辨证。

3.2.3 气滞便秘证

主症：大便秘结，欲便不得。兼症：①胸胁痞满；②腹胀疼痛；③嗳气频作。舌脉指纹：①舌质红；②苔薄白；③脉弦，指纹滞。

具备主症 + 兼症至少 2 项，参考舌脉指纹，即可辨证。

3.2.4 血虚便秘证

主症：大便干结，艰涩难下。兼症：①面白无华；②唇甲色淡；③心悸目眩。舌脉指纹：①舌质淡嫩；②苔薄白；③脉细弱，指纹淡。

具备主症 + 兼症至少 2 项，参考舌脉指纹，即可辨证。

4 受试者的选择与退出

4.1 受试人群与入选标准

受试人群可以是符合儿童 FC 诊断标准和适应证候标准的 6 个月 ~17 岁（＜18 岁）的儿童人群。定位于改善小儿便秘症状或证候者，受试人群应只要求符合中医疾病及证候诊断标准。

制定入选标准时，应注意以下几点：1）短期治疗改善便秘症状的试验，一般应限定儿童 FC 的病程和病情，建议选择病程在 3 个月以内、无粪便嵌塞者；2）以解除粪便嵌塞为目标的试验，应将直肠指诊或腹部触诊证实有粪便嵌塞，作为纳入标准；3）若将自主排便（SBM）频次或以其定义的"治疗成功"作为主要评价终点者，入选时需要给予限制，如每周＜ 3 次；4）根据试验药物的安全性特点和作用机制，可以考虑不选择或不首先选择婴儿期 FC 患者，也可以分步骤由大至小的年龄段顺序开展试验。青春期儿童药物用法用量与成人基本相同，也可以考虑将入选年龄限定在 14 岁以内。

4.2 排除标准

与儿童 FC 疾病相关的病例排除标准，主要包括：1）潜在的器质性病因所致的便秘患儿，如乳糜泻、肠梗阻、先天性巨结肠、囊性纤维化、胃肠道畸形；2）与肌肉、骨骼或神经系统疾病相关的显著发育迟滞进而影响胃肠功能所致的便秘患儿；3）继发于内分泌（如甲状腺功能减退症）、代谢、神经、组织器官、自身免疫疾病或腹部手术、药物等因素所致的便秘患儿；4）有便秘的报警征象（体征、症状和诊断线索），可能患有导致便秘的潜在疾病的患儿；5）存在需要特殊护理的、可能会影响患儿试验的能力或者混淆研究结果的、严重的慢性疾病，如尿石症、肾盂输尿管连接部狭窄、镰状细胞病、脑瘫、肝、造血、肾性疾病及精神类疾病（如自闭症）；6）应用骶神经刺激术（SNS），或通过盲肠造口术或阑尾造口术进行顺序节制性灌肠（ACE）的患儿。此外，正在合并使用已知影响胃肠动力药物者，不设导入期的试验，应考虑排除。

4.3 受试儿童退出（脱落）标准

包括研究者决定退出与受试儿童自行退出两个方面。过去常用的病例剔除标准（如随机化后发现严重违反入选或排除标准或未使用试验药物），从指导研究者操作角度考虑，应划入研究者决定退出范畴。儿童 FC 属于功能性疾病，确诊需用排除诊断法，如治疗观察中发现了器质性病因，研究者应及时决定其退出试验。

5 疗程

短期治疗改善便秘症状的中药试验，疗程可设计为 3 天 ~2 周。长期治疗防止便秘复发的试验，疗程至少需 4~8 周（双盲试验必需），甚至更长。

6 基础治疗和合并用药

筛选时，研究者应对患儿及其监护人进行一般指导。主要包括：1）解除心理障碍，鼓励患儿乐于排便；2）建立良好的排便习惯，幼儿餐后蹲厕 3~5 分钟，主动尝试排便（＞ 4 岁）；3）合理安排饮食，以保证正常的水和膳食纤维的摄入量（也可以不改变饮食习惯）。

试验期间，不得使用阿片类（如可待因）、钙剂、可乐定、抗胆碱药（如阿托品）、非保钾利尿剂等可能对儿童 FC 有影响的药物。长期试验，应允许使用补救药物（rescue medication），但不得使用其他中、西药泻剂。补救药物的应用，一般限定在至少 3 天无 SBM，临床常用磷酸钠、盐水或矿物油灌肠，开塞露、比沙可啶栓剂直肠用药，或口服聚乙二醇 4000、比沙可啶、匹可硫酸钠制剂等。

7 有效性评价

7.1 有效性评价指标

儿童 FC 中药临床试验的有效性评价，应根据不同的临床定位和儿童的年龄段特点，合理选择主要指标。定位于短期治疗改善便秘症状的试验，可以选择用药后 SBM 应答率，或便秘症状疗效或中医证候疗效，或成功解除嵌塞，作为主要终点；定位于长期治疗防止粪便再积聚的试验，建议以"治疗成功"为主要终点。

次要终点可以根据目标定位、试验阶段和疗程酌情选用。包括：1）排便次数、粪便性状、排便疼痛、大便失禁次数、憋便次数和腹痛等单项症状；2）中医证候疗效；3）补救药物的使用次数；4）排便起效时间；5）耐受不良患儿比例等。对于年长儿童，也可以将完全自主排便次数（CSBMs）作为次要指标之一。

7.2 终点指标的定义与疗效评价标准

7.2.1 SBM

定义为排便前 24 小时内无口服泻剂或灌肠剂诱导的 1 次排便。

7.2.2 SBM 应答

定义为每周 SBM ≥ 3 次，且较基线增加至少 1 次。

7.2.3 便秘症状有效

定义为基于中医证候的《症状体征分级量化标准》（表 1）中的主症计分和减少至少 50%。

7.2.4 中医证候疗效评价标准

临床痊愈：证候积分减少率 ≥ 90%；显效：90% > 证候积分减少率 ≥ 60%；有效：60% > 证候积分减少率 ≥ 30%；无效：证候积分减少率 < 30%。其中，证候积分减少率 =（治疗前证候积分和 − 治疗后证候积分和）/ 治疗前证候积分和 × 100%。

7.2.5 成功解除嵌塞

定义为直肠穹隆空虚或者只有少量粪便。在腹部检查发现存在粪便嵌塞的病人中，则定义为左下腹肿块的清除及直肠穹隆空虚。

7.2.6 治疗成功

既往文献多基于 SBM 频次定义，如 SBM ≥ 3 次 / 周，无大便失禁。最近，罗马基金儿童临床试验小组委员会将其定义为"在长期维持试验的最后 4 周中有 3 周（包括治疗结束前 1 周），最多只符合 1 条 FC 的罗马Ⅳ标准"。试验设计中，均可参照执行。

7.2.7 粪便性状的评价

建议采用 Bristol 分型图谱，Bristol 粪便性状分类共 7 种。①坚果状便：硬邦邦的小块块，像兔子粪便；②干硬状便：质地较硬，多个小块粘在一起，呈香肠状；③有褶皱便：表面布满裂痕，呈香肠状；④香蕉样便：质地较软，表面光滑，呈香肠状；⑤软便：质地如软的半固体，小块的边缘呈不平滑状；⑥略有形状的便：无固定外形的粥状；⑦水状便：水状，完全不含固体物的液体。

7.2.8 疼痛的评价

可以采用 Wong–Baker 疼痛评价图谱，或视觉模拟评分（VAS）。

7.2.9 排便起效时间

定义为治疗后第 1 次出现 SBM 的时间。

7.2.10 耐受不良

定义为用药后出现恶心、呕吐、腹胀 / 胀气、疼痛 / 肠痉挛或稀水便（Bristol 分型 ⑥~⑦）等消化系统不良事件。

表 1　基于证候的症状分级量化标准

症状体征正常		症状分级			
		无	轻	中	重
主症	排便时间	1~2 天 1 次	3 天 1 次	4-5 天 1 次	5 天以上 1 次
兼症	大便性状	Bristol ④~⑦	Bristol ③	Bristol ②	Bristol ①
	排便困难	排便通畅	排便不畅，有一定困难	排便困难，需用力、屏气	排便困难，需助排
	大便失禁	无		有	
	脘腹胀满	无	偶有，每周 1~3 天	时有，每周 4~6 天	经常，每天都有症状
	不思饮食	无	不思进食	厌恶进食	拒食
	恶心呕吐	无	恶心	每周呕吐数次	几乎每日均有呕吐
	口燥咽干	无	轻微口燥咽干	口燥咽干，饮水可暂缓解	口燥咽干欲饮水
	口干口臭	无	轻微口臭	近旁可闻及口臭	口臭令人难近
	手足心热	无	手足心热	手足心灼热	五心烦热
	小便黄少	无	尿色偏黄	尿量或次数减少，色黄	尿量或次数明显减少，色深黄
	神疲乏力	无	精神不振，可坚持学习、生活	精神疲乏，勉强支持学习、生活	精神萎靡，难以坚持学习、生活
	嗳气	无	偶有，每周数次	时有，每日数次	经常，每日频作
	口舌生疮	无	有		
	胸胁痞满	无	有		
	心悸	无	有		
	头晕目眩	无	有		

8　安全性观察

8.1　儿童 FC 中药可能的不良反应

应根据试验药物的特点和前期安全性研究基础（包括同类品种），对可能的毒性靶器官或具有儿童针对性的安全性指标，进行密切观察。治疗小儿便秘的中药多数含有蒽醌类成分（如大黄、芦荟、番泻叶、何首乌、决明子、虎杖），其所致肝损伤近年来屡见报告，临床试验中应引起足够的重视。

8.2　安全性观测指标

儿童 FC 中药临床试验，除《中药新药临床研究一般原则》要求的临床不良事件、血常规和尿常规、肝肾功能、心电图等通用安全性指标外，还应根据儿科特点、处方及目标定位、临床前毒性试验结果等，选择具有针对性的观测指标。定位于长期维持治疗儿童 FC 的药物，有两点建议：1）药物含有蒽醌类成分，建议适当增加肝功能检测的频次。2）长达 3 个月以上的临床研究，建议增加身高和体质量、Tanner 青春期性征发育分期等儿童生长发育指标。

9 试验流程

9.1 导入期

若以 SBM 频次及其定义的"治疗成功"为主要终点，为洗脱药物和稳定基线，一般需要设计 1~2 周的导入期；以成功解除嵌塞为主要终点，一般无需设计导入期。有研究表明，对 FC 患儿在维持治疗前解除粪便嵌塞，其治疗反应优于未解除嵌塞者。因此，对于长期试验，在导入期后、用药前可以采取解除嵌塞治疗措施，一般口服泻剂或灌肠治疗 3 天。

9.2 治疗观察期

防止粪块再积聚的试验，可以分双盲和开放两个试验阶段设计。双盲试验的疗程至少 4~8 周，可以每 2 周设置 1 个访视时点；接下来的扩展试验可以设计 4~10 个月（补齐 6~12 个月），一般每 4~8 周设置 1 个访视时点。解除粪便嵌塞的试验，治疗观察期仅需 3~6 天。此外，改善小儿便秘症状或证候的试验，疗程可以设计为 3~6 天，或 1~2 周。疗程 2 周的试验，可以每周设计 1 个访视时点。

9.3 随访期

长期试验，应设计停药后随访（来院或电话）。短期试验，因选择的 FC 患儿病情较轻、病程较短，也可以考虑设计停药后随访。随访一般在停药 1~2 周以后进行，为期 1~4 周。

10 试验的质量控制

为提高受试者依从性和数据记录的准确性，推荐使用《受试者日志》，并明确日志卡的注意事项及日志卡问题的完整说明。根据有效性评价需要，患儿和 / 或其监护人应在日志中，选择并及时记录以下内容：每日的 SBM 情况、大便性状、排便疼痛、FI 次数、憋便次数、腹痛，以及用药、补救药物使用和如厕训练等情况。

11 总结

本文简要介绍了儿童功能性便秘的流行病学、诊断、治疗等方面的国内外新认识，重点阐述了用于本病的中药临床试验的临床定位、总体设计、诊断标准、受试者选择、评价方法及试验流程等关键技术要素，指出了试验实施中的注意事项，以期为用于儿童功能性便秘的中药临床研究制定科学、合理的方案设计提供参考。

【评介】

儿童功能性便秘的西医治疗，一般分解除嵌塞、维持治疗两个步骤。中药治疗本病临床试验可以此为方向，在确定临床定位后开展有效性评价和安全性观察。本文重点介绍了中药治疗儿童 FC 的临床试验设计与评价方法，包括总体设计、诊断标准、受试者的选择与退出、基础用药和合并用药以及疗程设置等关键技术要素，并指出了试验实施中的注意事项。本文由胡思源教授硕士研究生张琪撰写，发表于《药物评价研究》2018 年 12 月第 41 卷第 12 期。

（孙文聪）

第十章
支气管哮喘／咳嗽变异性哮喘

第一节　循证研究与经验

一、黄龙止咳颗粒治疗儿童咳嗽变异性哮喘多中心随机对照临床研究

【摘要】

目的：评价黄龙止咳颗粒治疗儿童咳嗽变异性哮喘（CVA）肺肾气虚、痰热郁肺证的临床疗效及安全性。**方法：**计划纳入 160 例患儿，采用分层区组随机、双盲双模拟、平行对照、多中心临床研究方法，按随机分配表 1 ：1 比例分为试验组和对照组各 80 例。试验组予黄龙止咳颗粒（3 岁每次 3g，4~7 岁每次 6g，8~13 岁每次 9g，每天 3 次，开水冲服）及孟鲁司特钠咀嚼片模拟剂（每天 1 次，睡前口服）；对照组予孟鲁司特钠咀嚼片（3~5 岁每次 4mg，6~13 岁每次 5mg）及黄龙止咳颗粒模拟剂，用法用量同试验组。2 组均连续治疗 4 周。观察 2 组疾病控制情况及中医疗效，比较 2 组咳嗽症状严重程度评分、中医证候评分、肺功能及安全性指标。**结果：**160 例进入全分析集（FAS）、安全性数据集（SS），147 例进入符合方案数据集（PPS）。试验组治疗 4 周疾病总控制率为 100.00%（72/72），对照组为 98.67%（74/75），2 组率差及可信区间为 3.50%（–7.82%，14.82%）。考虑基线因素的 Logistic 回归分析结果显示，2 组疾病总控制率比较差异无统计学意义（$P > 0.05$）；以 –0.10 为非劣界值，试验组非劣于对照组，PPS、FAS 分析结论一致。治疗 2、4 周，2组中医疗效总有效率比较差异无统计学意义（$P > 0.05$），PPS、FAS 分析结论一致。2 组治疗后咳嗽症状严重程度评分、中医证候评分、第 1 秒用力呼气量（FEV_1）、用力肺活量（FVC）及 FEV_1/FVC 比较，差异均无统计学意义（$P > 0.05$）。对照组不良事件 2 例，无严重不良事件，1 例判断为不良反应。2 组不良事件及不良反应发生率比较差异无统计学意义（$P > 0.05$）。**结论：**黄龙止咳颗粒治疗儿童 CVA 肺肾气虚、痰热郁肺证疾病控制率非劣于孟鲁司特钠咀嚼片，并可减轻患儿咳嗽症状严重程度，改善相关症状，安全性较好。

【正文】

咳嗽变异性哮喘（cough variant asthma，CVA）是一种特殊类型的哮喘，以咳嗽为主要或唯一表现，多出现在夜间或清晨，遇冷空气后加重，无明显喘息、气促等症状或体征，但存在可逆性的气道高反应。CVA 是引起我国儿童慢性咳嗽（病程＞4 周）最常见的原因，2012 年中国儿童慢性咳嗽病因调查显示，CVA 占 41.95%，多见于 3~6 岁儿童。有研究显示，30%~50% 的 CVA 患者最终会进展为典型哮喘。黄龙止咳颗粒为已上市中成药，具有益气补肾、清肺止咳之功，临床用于治疗支气管炎、反复呼吸道感染、CVA 等证属肺肾气虚、痰热郁肺之咳嗽。本研究采用黄龙止咳颗粒治疗儿童 CVA，观察其有效性和安全性，现报道如下。

1 资料与方法

1.1 一般资料

于 2018 年 3 月 ~2019 年 9 月由天津中医药大学第一附属医院、山东省千佛山医院、北京中医药大学东方医院、中国医科大学附属盛京医院、河南中医药大学第一附属医院、天津市儿童医院、上海市中医医院、深圳市儿童医院共 8 家单位共同完成。采用分层区组随机、双盲双模拟、平行对照、多中心临床研究方法，由 SAS v9.3 生成随机分配表，按 1∶1 比例随机分为试验组和对照组，由独立的第三方人员完成随机化分配、药品编盲及应急信件。试验药物由各临床试验单位中心药房发放。计划纳入 160 例受试儿童。本研究经天津中医药大学第一附属医院医学伦理委员会审查批准（TYLL2017［Y］字 019）。

1.2 西医诊断标准

参照《儿童支气管哮喘诊断与防治指南（2016 年版）》制定 CVA 诊断标准。①咳嗽持续＞4 周，常在运动、夜间和 / 或清晨发作或加重，以干咳为主，不伴有喘息；②临床上无感染征象，或经较长时间抗生素治疗无效；③抗哮喘药物诊断性治疗有效；④排除其他原因引起的慢性咳嗽；⑤支气管激发试验阳性和 / 或峰流速日间变异率（连续监测 2 周）≥13%；⑥个人或一、二级亲属有特应性疾病史，或变应原检测阳性。其中①~④项为诊断基本条件。

1.3 中医诊断标准

参考《中医儿科临床诊疗指南·小儿咳嗽变异性哮喘（制订）》《中药新药用于咳嗽变异性哮喘的临床研究技术指导原则（征求意见稿）》制定中医诊断标准。主症：咳嗽阵作。兼症：①肺肾气虚证。倦怠乏力，汗出易感，四肢不温，夜间多尿或尿频，舌淡，苔薄白，脉沉弱或无力。②痰热郁肺证。痰黏或黄稠，口干欲饮，舌红，苔黄或腻，脉弦滑。主症必备，兼肺肾气虚证和痰热郁肺证症状及舌脉各至少 2 项，即可明确诊断。

1.4 纳入标准

①符合上述诊断标准；②年龄 3~13 岁，性别不限；③监护人对本研究知情同意并签署知情同意书。

1.5 排除标准

①感染后咳嗽、嗜酸粒细胞性支气管炎、胃食管反流性咳嗽、心因性咳嗽、药物诱发

性咳嗽、耳源性咳嗽及先天性呼吸道疾病、异物吸入、特定病原体引起的呼吸道感染、迁延性支气管炎等所致慢性咳嗽，单纯的上气道咳嗽综合征、过敏性咳嗽者；②入组前2周曾使用哮喘控制治疗如吸入糖皮质激素、白三烯调节剂、长效 β_2 受体激动剂、缓释茶碱，及全身糖皮质激素，可能严重影响有效性评价者；③对试验用药物及其组成成分过敏者；④合并心、肝、肾、血液等系统严重疾病者；⑤试验前3个月参加过其他临床试验者；⑥研究者认为不宜参加本临床试验者。

1.6 治疗方法

试验组予黄龙止咳颗粒（济川药业集团有限公司，批号170514，每袋3g），3岁每次3g，4~7岁每次6g，8~13岁每次9g，每天3次，开水冲服。孟鲁司特钠咀嚼片模拟剂（由糊精、淀粉、食用色素、矫味剂组成，外观为浅黄色椭圆形片，济川药业集团有限公司，批号N010153），每天1次，睡前口服。对照组予孟鲁司特钠咀嚼片（杭州默沙东制药有限公司，济川药业集团有限公司提供，批号R005448，每片5mg），3~5岁每次4mg，6~13岁每次5mg，黄龙止咳颗粒模拟剂（由糊精、淀粉、食用色素、矫味剂组成，外观为棕黄色颗粒，济川药业集团有限公司，批号180745，每袋3g），用法用量同试验组。2组均连续治疗4周。

试验过程中，如咳嗽症状严重影响患儿睡眠或日常生活时，可临时按需吸入短效 β_2 受体激动剂（SABA，申办方统一提供硫酸沙丁胺醇气雾剂或雾化吸入溶液），并如实记录使用撤数，不得合并使用其他可能影响疗效判定的治疗药物，如糖皮质激素、长效 β_2 受体激动剂、长效抗胆碱能药物、茶碱类、口服 SABA，及具有平喘作用的中药汤剂和中成药。

1.7 观察指标

1.7.1 咳嗽症状严重程度评分

于治疗前及治疗1、2、4周参照《咳嗽的诊断与治疗指南（2015版）》进行咳嗽症状严重程度评分，评分标准见表1。

表1　咳嗽症状严重程度评分标准

分值	日间咳嗽症状	夜间咳嗽症状
0	无咳嗽	无咳嗽
1	偶有短暂咳嗽	入睡时短暂咳嗽或偶有咳嗽
2	频繁，轻度影响日常生活	因咳嗽轻度影响夜间睡眠
3	频繁，严重影响日常生活	因咳嗽严重影响夜间睡眠

1.7.2 中医证候评分

于治疗前及治疗2、4周，参考《中药新药临床研究指导原则（试行）》进行中医证候评分。按照症状的无、轻、中、重程度，日间咳嗽、夜间咳嗽分别计0、2、4、6分，倦怠乏力、四肢不温、夜尿频多、痰黏或黄稠、口干欲饮分别计0、1、2、3分。各项得分之和为中医证候积分。

1.7.3 肺功能指标

于治疗前后检测2组患者第1秒用力呼气量（FEV_1）、用力肺活量（FVC）及 FEV_1/FVC。

1.7.4 安全性指标

治疗过程中监测可能发生的临床不良事件。于治疗前后观察 2 组患者的生命体征、血常规、尿常规、肝功能、肾功能、心电图，若治疗前正常、治疗后异常者，应定期复查至随访终点。

1.8 疗效标准

1.8.1 疾病控制标准

于治疗 1、2、4 周评价疾病控制情况。参照《儿童支气管哮喘诊断与防治指南（2016 年版）》及文献制定疾病控制标准。控制：无活动受限（＜ 2 次 / 周），无夜间症状，无缓解药及急诊需求；部分控制：1 周内活动受限 ≥ 2 次 / 周，或有夜间症状，或有缓解药及急诊需求；未控制：1 周内出现 2 项及以上部分控制症状。总控制率（％）＝（控制例数＋部分控制例数）/ 总例数 ×100%。

1.8.2 中医疗效标准

于治疗 2、4 周进行中医疗效评价。参考《中药新药临床研究指导原则（试行）》制定中医疗效标准。临床痊愈：积分减分率 ≥ 90%；显效：70% ≤积分减分率＜ 90%；有效：30% ≤积分减分率＜ 70%；无效：积分减分率＜ 30%。积分减分率（％）＝（治疗前中医证候积分—治疗后中医证候积分）/ 治疗前中医证候积分 ×100%。总有效率（％）＝（临床痊愈例数＋显效例数＋有效例数）/ 总例数 ×100%。

1.9 统计学方法

采用 SAS v9.3 统计软件进行分析。计量资料以 $\bar{x} \pm s$ 表示，组间比较采用 t 检验。若考虑基线等重要非处理因素的影响，采用协方差分析。计数资料以例数及百分比表示，组间比较采用 χ^2 检验、Fisher 精确概率法。等级资料组间比较采用 Wilcoxon 秩和检验。若考虑到中心或其他因素的影响，采用 CMH χ^2 检验、Logistic 回归分析。假设检验均采用双侧检验，检验水准 α＝0.05。有效性结论基于全分析集（FAS）、符合方案数据集（PPS）的分析结果，安全性结论基于安全性数据集（SS）。

2 结果

2.1 研究完成情况与数据集划分

本研究共纳入 160 例受试儿童，试验组、对照组各 80 例。160 例患儿均进入 FAS、SS（试验组、对照组各 80 例）；由于合并用药、药物依从性、病例脱落等原因，最终 147 例患儿进入 PPS（试验组 72 例，对照组 75 例）。

2.2 两组一般资料比较

PPS 分析显示，两组一般资料除性别外，其余人口学资料（身高、体质量、年龄）、一般临床资料（病史情况、合并疾病、合并用药、疗效性相关指标等）比较差异均无统计学意义（$P > 0.05$），具有可比性，见表 2。FAS 分析显示，两组一般资料比较差异均无统计学意义（$P > 0.05$），具有可比性。

表2 CVA患儿一般资料两组比较（PPS）

项目	试验组		对照组		统计量值	P值
	例数	结果	例数	结果		
身高 /cm（$\bar{x} \pm s$）	72	120.26 ± 18.54	75	122.37 ± 18.29	$t = 0.69$	0.49
体质量 /kg（$\bar{x} \pm s$）	72	25.29 ± 10.20	75	26.80 ± 11.45	$t = 0.84$	0.40
年龄 / 岁（$\bar{x} \pm s$）	72	6.29 ± 2.69	75	6.35 ± 2.48	$t = 0.15$	0.88
病史 / 月（$\bar{x} \pm s$）	70	11.09 ± 24.38	75	13.27 ± 16.77	$t = 0.63$	0.53
病程 / 月（$\bar{x} \pm s$）	70	2.93 ± 5.40	75	2.81 ± 3.35	$t = 0.16$	0.87
咳嗽症状严重程度评分 / 分（$\bar{x} \pm s$）	72	3.96 ± 1.19	75	3.88 ± 1.16	$t = 0.40$	0.69
FEV_1/L（$\bar{x} \pm s$）	70	1.32 ± 0.54	73	1.30 ± 0.46	$t = 0.29$	0.78
FVC/L（$\bar{x} \pm s$）	70	1.46 ± 0.54	73	1.47 ± 0.55	$t = 0.13$	0.90
FEV_1/FVC/%（$\bar{x} \pm s$）	70	85.77 ± 8.69	73	84.78 ± 10.40	$t = 0.62$	0.54
中医证候积分 / 分（$\bar{x} \pm s$）	72	11.81 ± 3.07	75	11.73 ± 3.05	$t = 0.14$	0.89
性别 /%						
男	42	58.33	56	74.67	$\chi^2 = 4.41$	0.04
女	30	41.67	19	25.33		
过敏史 /%						
无	65	90.28	71	94.67	$\chi^2 = 1.02$	0.31
有	7	9.72	4	5.33		
药物过敏史 /%						
无	68	94.44	69	92.00	—	0.75
有	4	5.56	6	8.00		
变应原检测						
无	59	81.94	62	82.67	—	0.95
有	9	12.50	10	13.33		
合并疾病						
无	72	100.00	75	100.00	—	—
有	0	0.00	0	0.00		
合并用药						
无	61	84.72	69	92.00	$\chi^2 = 1.90$	0.17
有	11	15.28	6	8.00		

2.3 两组疾病控制情况比较

治疗1、2、4周，两组疾病总控制率比较差异无统计学意义（$P > 0.05$），PPS、FAS分析结论一致。治疗4周总控制率，考虑基线因素的 Logistic 回归分析结果，组间比较差异无统计学意义（$P > 0.05$），两组控制率率差（试验组－对照组）及其可信区间为3.50%（−7.82%，14.82%），提示试验组非劣于对照组，PPS、FAS 分析结论一致。见表3。

表3 治疗不同时点两组 CVA 患儿疾病控制情况比较 [PPS，例（%）]

时点	组别	例数	控制	部分控制	未控制	总控制 /%	χ^2 值	P值
治疗1周	试验组	72	13（18.05）	38（52.78）	21（29.17）	70.83	0.44	0.51
	对照组	75	15（20.00）	35（46.67）	25（33.33）	60.67		

续表

时点	组别	例数	控制	部分控制	未控制	总控制/%	χ^2 值	P 值
治疗 2 周	试验组	72	32（44.44）	36（50.00）	4（5.56）	94.44	0.51	0.47
	对照组	75	34（45.33）	39（52.00）	2（2.67）	97.33		
治疗 4 周	试验组	72	63（87.50）	9（12.50）	0（0.00）	100.00	1.00	0.32
	对照组	75	63（84.00）	11（14.67）	1（1.33）	98.67		

2.4 两组中医疗效比较

治疗 2、4 周，两组总有效率比较差异无统计学意义（$P > 0.05$），PPS、FAS 分析结论一致。见表 4。

表 4　治疗不同时点 2 组 CVA 患儿疾病控制情况比较［PPS，例（%）］

时点	组别	例数	临床痊愈	显效	有效	无效	总有效率/%	χ^2 值	P 值
治疗 2 周	试验组	72	2（2.78）	36（50.00）	38（52.78）	4（5.55）	68（94.45）	0.04	0.85
	对照组	75	3（4.00）	39（52.00）	44（58.67）	3（4.00）	72（96.00）		
治疗 4 周	试验组	72	37（51.39）	30（41.67）	5（6.94）	0（0.00）	72（100.00）	1.00	0.32
	对照组	75	33（44.00）	30（40.00）	11（14.67）	1（1.33）	74（98.67）		

2.5 两组咳嗽症状严重程度评分比较

治疗 1、2、4 周，两组咳嗽症状严重程度评分比较，差异无统计学意义（$P > 0.05$）；两组治疗 4 周与基线差值比较差异无统计学意义（$P > 0.05$）。PPS、FAS 分析结论一致。见表 5。

表 5　CVA 患儿治疗不同时点咳嗽症状严重程度评分 2 组比较（PPS，$\bar{x} \pm s$，分）

时点	试验组（72 例）	对照组（75 例）	t 值	P 值
治疗 1 周	2.68 ± 1.22	2.59 ± 1.25	0.46	0.65
治疗 2 周	1.69 ± 1.22	1.80 ± 1.12	0.55	0.58
治疗 4 周	0.82 ± 0.98	0.72 ± 0.89	0.64	0.52
治疗 4 周及基线差值	2.86 ± 0.09	2.91 ± 0.09	–	0.66

2.6 两组治疗后中医证候评分比较

两组治疗后中医证候评分比较差异无统计学意义（$P > 0.05$），PPS、FAS 分析结论一致。见表 6。

表 6　CVA 患儿治疗后中医证候评分 2 组比较（PPS，$\bar{x} \pm s$，分）

时点	试验组（72 例）	对照组（75 例）	t 值	P 值
日间咳嗽	0.72 ± 0.97	0.88 ± 1.05	0.95	0.35
夜间咳嗽	0.28 ± 0.70	0.29 ± 0.71	0.13	0.89
倦怠乏力	0.15 ± 0.36	0.21 ± 0.44	0.90	0.37
四肢不温	0.04 ± 0.20	0.08 ± 0.27	0.97	0.34
夜尿频多	0.03 ± 0.17	0.05 ± 0.23	0.78	0.44
痰黏或黄稠	0.10 ± 0.30	0.16 ± 0.40	1.07	0.29
口干欲饮	0.17 ± 0.38	0.12 ± 0.33	0.81	0.42

2.7 两组治疗后肺功能比较

两组治疗后肺功能比较差异无统计学意义（$P > 0.05$），PPS、FAS 分析结论一致。见表 7。

表 7　两组 CVA 患儿治疗后肺功能比较（PPS，$\bar{x} \pm s$）

组别	例数	FEV$_1$/L	FVC/L	FEV$_1$/FVC/%
试验组	70	1.40 ± 0.49	1.50 ± 0.52	93.89 ± 4.67
对照组	73	1.40 ± 0.44	1.51 ± 0.51	94.33 ± 3.37
t		0.08	0.02	0.66
P		0.94	0.98	0.51

2.8 安全性分析

对照组报告 2 例不良事件（2.50%），其中判断为不良反应 1 例（1.25%）。2 组不良事件及不良反应发生率比较差异无统计学意义（$P > 0.05$）。2 组实验室检查及生命体征指标比较差异无统计学意义（$P > 0.05$）。

3 讨论

临床上，一旦明确诊断 CVA，则按哮喘长期规范治疗，一般选用吸入糖皮质激素（如布地奈德），或口服白三烯受体拮抗剂（如孟鲁斯特钠），或两者联合治疗。布地奈德疗效较好，但停药后患儿复发情况较为严重。孟鲁司特钠能够抑制气道嗜酸粒细胞浸润，改善支气管痉挛现象，抑制致炎物质产生，继而达到治疗效果，不良反应少，可作为治疗轻度持续哮喘的一线用药。文献研究显示，中医治疗儿童 CVA 具有较好的临床疗效，可显著改善咳嗽症状，缩短咳嗽消失时间，提高临床有效率，且用药安全，不良反应少。

黄龙止咳颗粒中黄芪益气固表，地龙清热平喘，淫羊藿补肾助阳，桔梗止咳化痰、利气宽胸，炙麻黄宣肺平喘，山楂收敛降气，葶苈子泻肺平喘。诸药合用，共奏益气补肾、清肺止咳之功。本研究表明，黄龙止咳颗粒治疗儿童 CVA 在疾病控制方面非劣于孟鲁司特钠咀嚼片，能够有效控制 CVA 症状，具有减轻咳嗽症状严重程度，提升肺功能，改善肺肾气虚、痰热郁肺证相关症状的作用。此外，患儿服用黄龙止咳颗粒后并未出现不良事件，提示该药临床应用的安全性较好。

【评介】

黄龙止咳颗粒是江苏泰州济川药业集团有限公司生产的成人和儿童共用中成药，具有益气补肾、清肺止咳之功效，适用于肺肾气虚、痰热郁肺之咳嗽。该研究采用分层区组随机、双盲双模拟、平行对照、多中心临床研究设计方法，以控制病情与改善症状为研究目的，评价其治疗 CVA 的有效性与安全性。胡思源教授作为临床研究负责人，主持了该项目的试验设计、数据统计与临床总结。本文由硕士研究生姜姝婷整理，发表于 2021 年 5 月第 28 卷第 5 期。研究结果表明，黄龙止咳颗粒治疗儿童 CVA 肺肾气虚、痰热郁肺证疾病控制率非劣于孟鲁司特钠咀嚼片，并可减轻患儿咳嗽症状严重程度，改善相关症状，安全性较好。

（曾静）

二、黄龙止咳颗粒联合孟鲁司特钠咀嚼片治疗儿童咳嗽变异性哮喘多中心随机对照临床研究

【摘要】

目的：评价黄龙止咳颗粒联合孟鲁司特钠咀嚼片治疗儿童咳嗽变异性哮喘（CVA）肺肾气虚、痰热郁肺证的临床疗效及安全性。**方法**：采用分层区组随机、双盲、平行对照的临床研究方法，于 2018 年 3 月至 2019 年 9 月纳入 8 个研究中心（天津中医药大学第一附属医院、山东省千佛山医院、北京中医药大学东方医院、中国医科大学附属盛京医院、河南中医药大学第一附属医院、天津市儿童医院、上海市中医医院、深圳市儿童医院）160 例病例，其中试验组和对照组各 80 例。试验组予黄龙止咳颗粒和孟鲁司特钠咀嚼片；对照组予孟鲁司特钠咀嚼片及黄龙止咳颗粒模拟剂，用法用量同试验组。两组均连续治疗 4 周。观察两组疾病控制情况及中医疗效，比较两组咳嗽症状严重程度评分、中医证候评分和肺功能及安全性指标。**结果**：160 例进入全分析集（FAS）、安全性数据集（SS）、152 例进入符合方案数据集（PPS）。试验组治疗 4 周控制 73 例、部分控制 3 例、未控制 1 例，对照组控制 63 例、部分控制 11 例、未控制 1 例，试验组疾病控制情况优于对照组，两组比较差异有统计学意义（$P < 0.05$），PPS、FAS 分析结论一致。治疗 4 周，试验组中医证候疗效优于对照组，日间咳嗽症状严重评分、夜间咳嗽症状程度评分、中医证候积分和均低于对照组，两组比较差异有统计学意义（$P < 0.05$），PPS、FAS 分析结论一致。第 1 秒用力呼气量（FEV_1）、用力肺活量（FVC）及 FEV_1/FVC 比较，两组差异无统计学意义（$P > 0.05$）。试验组未发生不良事件；对照组不良事件 2 例，无严重不良事件，1 例判断为不良反应。两组不良事件及不良反应发生率比较差异无统计学意义（$P > 0.05$）。**结论**：黄龙止咳颗粒联合孟鲁司特钠咀嚼片治疗儿童 CVA 肺肾气虚、痰热郁肺证疾病控制情况、中医证候疗效优于单独使用孟鲁司特钠咀嚼片，并可减轻患儿咳嗽症状严重程度，改善相关症状，安全性较好。

【正文】

咳嗽变异性哮喘（cough variant asthma，CVA）是引起我国儿童慢性咳嗽（病程 > 4 周）最常见的原因，咳嗽为其主要或唯一表现，多出现在夜间或清晨，遇冷空气后加重，而无明显喘息、气促等症状或体征。CVA 症状隐匿、病程较长，且具有反复性，尽管不会危及生命，但其对学习、生活等方面的直接影响，给患儿及其家属带来了严重的精神、经济负担，并且有 30%~50% 的 CVA 患者最终会进展为典型哮喘。

CVA 具有嗜酸性粒细胞性气道炎症、气道高反应性和气道重构等典型哮喘的病理生理特点，因此，在治疗上也与哮喘类似。现有指南推荐，一旦明确诊断 CVA，应按哮喘长期规范治疗，可选用吸入糖皮质激素（inhaled corticosteroids，ICS）、口服白三烯受体拮抗剂（long-acting muscarinic antagonists，LTRA），或两者联合治疗。ICS 是儿童哮喘的一线药物，在临床中应用广泛，因其局部副作用、长期使用对生长发育的影响、患者的不耐受

性，以及部分患者谈"激素"色变、对使用"激素"过度敏感，导致其用药依从性受限；孟鲁司特是我国唯一应用于儿科临床的 LTRA，具有抑制致炎物质产生、降低气道高反应性、抑制气道重塑的作用，且不良反应少，是儿童哮喘长期治疗的备选一线药物。

中医药治疗儿童 CVA 具有较好的临床疗效，且用药安全、不良反应少，可作为常规西药基础上的辅助治疗。黄龙止咳颗粒为已上市中成药，由黄芪、地龙、淫羊藿、桔梗、炙麻黄、山楂、鱼腥草、葶苈子、射干组成，全方共奏益气补肾、清肺止咳之力，是《中成药临床应用指南》的慢性咳嗽推荐用药。为明确该药治疗 CVA 的疗效、扩大其临床应用范围，现开展上市后再评价研究。共招募全国 8 家三甲医院、160 例 CVA 患儿，以孟鲁司特钠咀嚼片为对照组，观察黄龙止咳颗粒联合孟鲁司特钠咀嚼片的有效性和安全性，现报道如下。

1 资料与方法

1.1 一般资料

于 2018 年 3 月 ~2019 年 9 月由天津中医药大学第一附属医院、山东省千佛山医院、北京中医药大学东方医院、中国医科大学附属盛京医院、河南中医药大学第一附属医院、天津市儿童医院、上海市中医医院、深圳市儿童医院共 8 家单位共同完成。采用分层区组随机、双盲、平行对照、多中心临床研究方法，由 SAS v9.3 生成随机分配表，按 1：1 比例随机分为试验组和对照组，由独立的第三方人员完成随机化分配、药品编盲及应急信件。试验药物由各临床试验单位中心药房发放。计划纳入 160 例受试儿童。本研究经天津中医药大学第一附属医院医学伦理委员会审查批准（TYLL2017［Y］字 019）。

1.2 西医诊断标准

参照《儿童支气管哮喘诊断与防治指南（2016 年版）》制定 CVA 诊断标准。①咳嗽持续 > 4 周，常在运动、夜间和 / 或清晨发作或加重，以干咳为主，不伴有喘息；②临床上无感染征象，或经较长时间抗生素治疗无效；③抗哮喘药物诊断性治疗有效；④排除其他原因引起的慢性咳嗽；⑤支气管激发试验阳性和 / 或峰流速日间变异率（连续监测 2 周）≥ 13%；⑥个人或一、二级亲属有特应性疾病史，或变应原检测阳性。其中①~④项为诊断基本条件。

1.3 中医诊断标准

参考《中医儿科临床诊疗指南·小儿咳嗽变异性哮喘（制订）》《中药新药用于咳嗽变异性哮喘的临床研究技术指导原则（征求意见稿）》制定中医诊断标准。主症：咳嗽阵作。兼症：①肺肾气虚证。倦怠乏力，汗出易感，四肢不温，夜间多尿或尿频，舌淡，苔薄白，脉沉弱或无力。②痰热郁肺证。痰黏或黄稠，口干欲饮，舌红，苔黄或腻，脉弦滑。主症必备，兼肺肾气虚证和痰热郁肺证症状及舌脉各至少 2 项，即可明确诊断。

1.4 纳入标准

①符合上述诊断标准；②年龄 3~13 岁，性别不限；③监护人对本研究知情同意并签署知情同意书。

1.5 排除标准

①感染后咳嗽、嗜酸粒细胞性支气管炎、胃食管反流性咳嗽、心因性咳嗽、药物诱发

性咳嗽、耳源性咳嗽及先天性呼吸道疾病、异物吸入、特定病原体引起的呼吸道感染、迁延性支气管炎等所致慢性咳嗽，单纯的上气道咳嗽综合征、过敏性咳嗽者；②入组前2周曾使用哮喘控制治疗如吸入糖皮质激素、白三烯调节剂、长效 β_2 受体激动剂、缓释茶碱，及全身糖皮质激素，可能严重影响有效性评价者；③对试验用药物及其组成成分过敏者；④合并心、肝、肾、血液等系统严重疾病者；⑤试验前3个月参加过其他临床试验者；⑥研究者认为不宜参加本临床试验者。

1.6 治疗方法

试验组予黄龙止咳颗粒（济川药业集团有限公司，批号170514，每袋3g），3岁每次3g，4~7岁每次6g，8~13岁每次9g，每天3次，开水冲服；孟鲁司特钠咀嚼片（济川药业集团有限公司，批号N010153），3~5岁每次4mg，6~13岁每次5mg，睡前口服。对照组予孟鲁司特钠咀嚼片和黄龙止咳颗粒模拟剂（由糊精、淀粉、食用色素、矫味剂组成，外观为棕黄色颗粒，济川药业集团有限公司，批号180745，每袋3g），用法用量同试验组。两组均连续治疗4周。

合并用药规定：试验过程中，如咳嗽症状严重，影响睡眠或日常生活时，可以临时使用吸入短效 β_2 受体激动剂（short-acting beta2-agonists，SABA，申办方统一提供硫酸沙丁胺醇气雾剂或雾化吸入溶液），并需如实记录使用撤数，不得合并使用其他可能影响疗效判定的治疗药物，如糖皮质激素、长效 β_2 受体激动剂、长效抗胆碱能药物、茶碱类、口服SABA，以及具有平喘作用的中药汤剂和成药。

1.7 观察指标

1.7.1 疾病控制情况

于治疗1、2、4周评价疾病控制情况。

1.7.2 咳嗽症状严重程度评分

于基线（治疗前1周）及治疗后（1~4周）每周记录前1周日间咳嗽症状最重积分和夜间咳嗽症状最重积分，治疗1、2、4周评价。咳嗽症状严重程度评分参照《咳嗽的诊断与治疗指南（2015）》制定，记录，评分标准见表1。

表1　咳嗽症状严重程度评分标准

分值	日间咳嗽症状积分	夜间咳嗽症状积分
0	无咳嗽	无咳嗽
1	偶有短暂咳嗽	入睡时短暂咳嗽或偶有咳嗽
2	频繁，轻度影响日常生活	因咳嗽轻度影响夜间睡眠
3	频繁，严重影响日常生活	因咳嗽严重影响夜间睡眠

1.7.3 中医证候评分和

于基线及治疗2、4周记录中医证候评分和，治疗2、4周评价。中医证候分级量化标准参照《中药新药临床研究指导原则（试行）》（2002）制定。主症、次症均分为正常/无、轻、中、重4级。主症（日间咳嗽、夜间咳嗽）分别计0、2、4、6分；次症（倦怠乏力、四肢不温、夜尿频多、痰黏或黄稠、口干欲饮）分别计0、1、2、3分。各项得分之和为中医证候积分和。

1.7.4 肺功能指标

于基线及治疗 4 周进行检测和评价。肺功能指标包括第 1 秒用力呼气量（forced expiratory volume in 1 second，FEV_1）、用力肺活量（forced vital capacity，FVC）及 FEV_1/FVC。

1.7.5 安全性指标

评价指标：1）临床不良事件/反应发生率；2）生命体征；3）血常规、尿常规、肝功能、肾功能、心电图等理化指标。不良事件在治疗过程随时监测，其他指标于基线及治疗后 4 周检测。若治疗前正常、治疗后异常者，应定期复查至随访终点。以临床不良事件/反应发生率为主要安全性评价指标。

1.8 疗效标准

1.8.1 疾病控制标准

参照《布地奈德雾化吸入治疗儿童咳嗽变异性哮喘研究》制定。1）控制（满足以下所有条件）：无活动受限（< 2 次/周），无夜间症状，无缓解药及急诊需求；2）部分控制（有如下任意一项）：1 周内活动受限 ≥ 2 次/周，或有夜间症状，或有缓解药及急诊需求；3）未控制：1 周内出现 2 项及以上部分控制症状。

1.8.2 中医证候疗效评价标准

参照《中药新药临床研究指导原则（试行）》（2002）制定中医疗效标准。1）临床痊愈：证候积分和减少率 ≥ 90%；2）显效：70% ≤ 证候积分和减少率 < 90%；3）有效：30% ≤ 证候积分和减少率 < 70%；4）无效：证候积分和减少率 < 30%。证候积分和减少率（%）=（治疗前中医证候积分和 – 治疗后中医证候积分和）/ 治疗前中医证候积分和 × 100%。

1.9 统计学方法

采用 SAS v9.4 统计软件进行分析。计量资料以 $\bar{x} \pm s$ 表示，组间比较采用 t 检验。若考虑基线等重要非处理因素的影响，采用协方差分析。计数资料以例数及百分比表示，组间比较采用卡方检验、Fisher 精确概率法。等级资料组间比较采用 χ^2 检验、Fisher 精确概率法或 Wilcoxon 秩和检验。若考虑到中心或其他因素的影响，采用 CMH χ^2 检验、Logistic 回归分析。假设检验均采用双侧检验，检验水准 $\alpha=0.05$。有效性结论基于全分析集（full analysis set，FAS）、符合方案数据集（per protocol set，PPS）的分析结果，安全性结论基于安全性数据集（safety set，SS）。

2 结果

2.1 研究完成情况与数据集划分

本研究共纳入 160 例受试儿童，试验组、对照组各 80 例。160 例患儿均进入 FAS、SS（试验组、对照组各 80 例）；由于合并用药、药物依从性、病例脱落等原因，最终 152 例患儿进入 PPS（试验组 77 例，对照组 75 例）。

2.2 两组基线可比性分析

PPS 分析显示，两组性别、病史、合并用药和夜间咳嗽症状严重程度评分差异有统计学意义（$P < 0.05$），年龄、病程、日间咳嗽症状严重程度评分、中医证候积分、过敏史等

比较差异均无统计学意义（$P > 0.05$），PPS、FAS 分析结论一致。见表 2。

表 2 基线两组 CVA 患儿一般资料比较（PPS）

项目	试验组		对照组		统计量值	P 值
	例数	结果	例数	结果		
身高 /cm（$\bar{x} \pm s$）	77	118.90 ± 17.63	75	122.37 ± 18.29	$t=1.19$	0.24
体质量 /kg（$\bar{x} \pm s$）	77	25.46 ± 10.96	75	26.80 ± 11.45	$t=0.74$	0.46
年龄 / 岁（$\bar{x} \pm s$）	77	6.20 ± 2.52	75	6.35 ± 2.48	$t=0.39$	0.70
病史 / 月（$\bar{x} \pm s$）	76	7.73 ± 12.96	75	13.27 ± 16.77	$t=2.27$	0.02
病程 / 月（$\bar{x} \pm s$）	76	2.32 ± 2.23	75	2.81 ± 3.35	$t=1.05$	0.29
咳嗽症状严重程度评分 / 分（$\bar{x} \pm s$）	77	4.17 ± 1.12	75	3.88 ± 1.16	$t=1.56$	0.12
FEV_1/L（$\bar{x} \pm s$）	75	1.23 ± 0.42	73	1.30 ± 0.46	$t=0.96$	0.34
FVC/L（$\bar{x} \pm s$）	75	1.36 ± 0.46	73	1.47 ± 0.55	$t=1.24$	0.22
FEV_1/FVC/%（$\bar{x} \pm s$）	75	85.77 ± 8.09	73	84.78 ± 10.40	$t=0.65$	0.51
中医证候积分 / 分（$\bar{x} \pm s$）	77	12.73 ± 3.86	75	11.73 ± 3.05	$Z=-1.29$	0.20
性别 /%						
男	44	57.14	56	74.67	$\chi^2=5.18$	0.02
女	33	42.86	19	25.33		
过敏史 /%						
无	72	93.51	71	94.67	—	1.00
有	5	6.49	4	5.33		
药物过敏史 /%						
无	73	94.81	69	92.00	—	0.53
有	4	5.19	6	8.00		
变应原检测 /%						
无	63	81.82	62	82.67	—	1.00
有	11	14.29	10	13.33		
合并疾病 /%						
无	77	100.00	75	100.00	—	—
有	0	0.00	0	0.00		
合并用药 /%						
无	60	77.92	69	92.00	$\chi^2=5.86$	0.02
有	17	22.08	6	8.00		

2.3 两组疾病控制情况比较

治疗 4 周，试验组疾病控制情况优于对照组，两组比较差异有统计学意义（$P < 0.05$）。考虑中心和基线影响的 Logistic 回归分析结果与前一致，PPS、FAS 分析结论一致。治疗 1、2 周，试验组与对照组疾病控制情况比较结果与治疗 4 周结果具有一致性趋势。见表 3。

表 3 治疗不同时点两组 CVA 患儿疾病控制情况比较 [PPS，例（%）]

时点	组别	例数	控制	部分控制	未控制	Z 值	P 值
治疗 1 周	试验组	77	19（24.68）	37（48.05）	21（27.27）	-0.92	0.36
	对照组	75	15（20.00）	35（46.67）	25（33.33）		

时点	组别	例数	控制	部分控制	未控制	Z 值	P 值
治疗 2 周	试验组	77	47（61.04）	27（35.06）	3（3.90）	−2.31	0.02
	对照组	75	34（45.33）	39（52.00）	2（2.67）		
治疗 4 周	试验组	77	73（94.81）	3（3.90）	1（1.30）	−3.42	0.00
	对照组	75	63（84.00）	11（14.67）	1（1.33）		

2.4 两组中医证候疗效比较

治疗 4 周，试验组中医证候疗效优于对照组，两组比较差异有统计学意义（$P < 0.05$），PPS、FAS 分析结论一致。治疗 2 周，试验组与对照组中医证候疗效比较结果与治疗 4 周结果具有一致性趋势。见表 4。

表 4　治疗不同时点两组 CVA 患儿中医疗效比较 [PPS，例（%）]

时点	组别	例数	临床痊愈	显效	有效	无效	Z 值	P 值
治疗 2 周	试验组	77	16（20.78）	25（32.47）	34（44.16）	2（2.60）	−2.55	0.11
	对照组	75	3（4.00）	25（33.33）	44（58.67）	3（4.00）		
治疗 4 周	试验组	77	58（75.32）	15（19.48）	4（5.19）	0（0.00）	−3.96	0.00
	对照组	75	33（44.00）	30（40.00）	11（14.67）	1（1.33）		

2.5 两组咳嗽症状严重程度评分比较

治疗 4 周，试验组日间咳嗽严重程度评分、夜间咳嗽严重程度评分均低于对照组，差异有统计学意义（$P < 0.05$），PPS、FAS 分析结论一致。治疗 1 周、2 周，试验组与对照组咳嗽症状严重程度评分比较结果与治疗 4 周结果具有一致性趋势。见表 5、6。

表 5　治疗不同时点两组 CVA 患儿日间咳嗽程度评分比较 [PPS，例（%）]

时点	组别	例数	0	1	2	3	Z 值	P 值
治疗 1 周	试验组	77	5（6.49）	31（40.26）	34（44.16）	7（9.09）	−3.15	0.00
	对照组	75	4（5.33）	37（49.33）	31（41.33）	3（4.00）		
治疗 2 周	试验组	77	22（28.57）	35（45.45）	20（25.97）	0（0.00）	−3.06	0.00
	对照组	75	13（17.33）	48（64.00）	13（17.33）	1（1.33）		
治疗 4 周	试验组	77	47（61.04）	28（36.36）	2（2.60）	0（0.00）	−2.75	0.00
	对照组	75	43（57.33）	29（38.67）	3（4.00）	0（0.00）		

表 6　治疗不同时点两组 CVA 患儿夜间咳嗽程度评分比较 [PPS，例（%）]

时点	组别	例数	0	1	2	3	Z 值	P 值
治疗 1 周	试验组	77	15（19.48）	34（44.16）	23（29.87）	5（6.49）	−1.98	0.047
	对照组	75	14（18.67）	38（50.67）	21（28.00）	2（2.67）		
治疗 2 周	试验组	77	44（57.14）	23（29.87）	9（11.69）	1（1.30）	−2.50	0.01
	对照组	75	26（34.67）	40（53.33）	9（12.00）	0（0.00）		
治疗 4 周	试验组	77	71（92.21）	6（7.79）	0（0.00）	0（0.00）	−9.92	0.00
	对照组	75	65（86.67）	10（13.33）	0（0.00）	0（0.00）		

2.6 两组治疗后中医证候积分和比较

治疗 4 周，试验组中医证候积分和低于对照组，两组比较差异有统计学意义（$P < 0.05$），PPS、FAS 分析结论一致。治疗 2 周，试验组与对照组中医证候积分比较结果与治疗 4 周结果具有一致性趋势。见表 7。

表 7 CVA 患儿治疗后中医证候积分和两组比较（PPS，$\bar{x} \pm s$，分）

时点	组别	例数	中医证候积分	Z 值	P 值
治疗 2 周	试验组	77	$3.96 \pm 3.39^*$	−1.62	0.12
	对照组	75	$4.48 \pm 2.46^*$		
治疗 4 周	试验组	77	$0.97 \pm 1.55^*$	−3.07	0.00
	对照组	75	$1.80 \pm 2.00^*$		

注：* 与同组基线比较，$P < 0.05$。

2.7 两组治疗后肺功能比较

两组治疗后肺功能比较差异无统计学意义（$P > 0.05$），PPS、FAS 分析结论一致。见表 8。

表 8 两组 CVA 患儿治疗后肺功能比较（PPS，$\bar{x} \pm s$）

组别	FEV_1/L	FVC/L	FEV_1/FVC/%
试验组（$n=75$）	$1.33 \pm 0.39^*$	$1.45 \pm 0.46^*$	$94.07 \pm 4.05^*$
对照组（$n=73$）	$1.40 \pm 0.44^*$	$1.51 \pm 0.51^*$	$94.33 \pm 3.37^*$
t 值	0.93	0.71	0.44
P 值	0.35	0.48	0.66

注：* 与同组基线比较，$P < 0.05$。

2.8 安全性分析

本研究共发现 2 例不良事件，试验组 80 例中未发生不良事件（0.00%），对照组 80 例中有 2 例（2.50%），分别为肺炎和皮疹。经研究者判断，将对照组皮疹视为药物不良反应。两组不良事件及不良反应发生率比较差异无统计学意义（$P > 0.05$）。2 组生命体征、各理化检查指标（血常规、尿常规、肝功能、肾功能、心电图）比较差异无统计学意义（$P > 0.05$）。

3 讨论

西医治疗 CVA 主张以抗炎为基础，孟鲁司特钠可拮抗炎性介质白三烯，减轻气道炎症，深受临床医师青睐。但 2020 年 3 月，美国食品药物监督管理局发布孟鲁司特钠药物安全警告信息，指出该药可能带来神经 / 精神事件风险，若在服药期间出现行为或情绪变化，需停药观察；对于既往有神经 / 精神疾病的患儿，应慎重用药。这使 CVA 治疗用药的选择更受局限。祖国医学从整体观念出发，遵循辨证论治的原则，在治疗 CVA 上有其独特优势，也逐渐受到国人重视。

CVA 以反复咳嗽为特点，可属中医学"咳嗽""久咳""顽咳""哮咳"等范畴。本病以病程较长、病势缠绵为特点，总属"本虚标实"之证，"风""燥""寒""火"等多种诱因是标，正气不足为本，治疗时宜标本兼顾。一项纳入 28 项随机对照试验（randomised controlled trial，RCT）研究、2079 例 CVA 患者的系统综述发现，与常规西药（ICS、SABA、LTRA）或安慰剂相比，中药汤剂可提高临床有效率，改善咳嗽症状；另一项纳入

7 项 RCT 研究、512 例 CVA 患者的系统综述也呈现出相似的结果。

黄龙止咳颗粒可用于慢性咳嗽的治疗，已上市多年，临床疗效确切。动物实验发现，黄龙止咳颗粒可降低气道 IL-4、IL-5 水平，减轻气道炎症，其机制可能是抑制 TNF 信号通路，从而进一步抑制 MAPK 和 NF-κB 信号通路。

为扩大黄龙止咳颗粒的临床应用范围，为儿童 CVA 中成药提供更多选择，本研究首次在儿童中，开展多中心、双盲、双模拟的安慰剂平行对照试验，比较孟鲁司特钠联合黄龙止咳颗粒与孟鲁司特钠的有效性和安全性。结果表明，与单用孟鲁司特钠咀嚼片相比，联合使用黄龙止咳颗粒可提高疾病控制率和中医证候疗效，可改善咳嗽严重程度及中医证候积分，差异均有统计学意义（$P < 0.05$）。两组药物均可提高患儿肺功能，但两组间差异无统计学意义（$P > 0.05$）。

一项 RCT 发现，与安慰剂相比，孟鲁司特钠对于咳嗽的改善效果在治疗 1 周时即可显现，在治疗 4 周时，可呈现出明显统计学差异，推荐疗程不得少于 3 周；考虑到 CVA 以慢性咳嗽为主要特点，病程通常超过 4 周，因此，疗程应至少为 4 周。基于此，本研究设置疗程为 4 周，虽不同于以往多数国内外试验（疗程 8 周），但最终结果显示，与单用孟鲁司特钠咀嚼片相比，在治疗 1 周时，试验组疾病控制情况已出现明显好转，治疗 2 周时，两组间差异已具有统计学意义；而两组间日间咳嗽严重程度评分、夜间咳嗽严重程度评分在第 1 周治疗结束后就呈现出明显统计学差异。说明黄龙止咳颗粒联合孟鲁司特钠可快速控制病情，在早期即可呈现出治疗作用。

与单用孟鲁司特钠咀嚼片相比，治疗 2 周时，试验组中医证候积分和较对照组显著降低，治疗 4 周时，两组间出现统计学差异。结果说明，黄龙止咳颗粒联合孟鲁司特钠可明显改善倦怠乏力、四肢不温、夜尿频多、痰黏或黄稠、口干欲饮等中医症状，体现了中医药对症治疗的优势。

在治疗 4 周时，试验组对 FEV_1、FEV_1/FVC 等肺功能指标的改善程度与对照组差异无统计学意义。但既往一项随机对照研究发现，与 ICS 相比，联合使用黄龙止咳颗粒，可提高 CVA 患儿 FEV%。究其原因，可能是基线时，本研究两组患儿肺功能损害均较轻（$FEV_1\% > 80\%$ 预计值、$FEV_1/FVC > 0.8$ 为正常参考值范围），孟鲁司特钠联合或不联合黄龙止咳颗粒治疗 4 周，均能恢复患儿肺功能水平。此外，患儿对肺功能检查的配合程度也可能影响肺功能结果。

本研究的不足之处在于未在停药后设置随访时点，无法观测到孟鲁司特钠基础上加用黄龙止咳颗粒治疗 CVA 停药后复发情况、转化为典型哮喘情况等远期疗效，未来还需进一步探索。

【评介】

本文为黄龙止咳颗粒多中心临床试验的另一部分内容。目的是评价该药联合孟鲁司特钠咀嚼片较单用孟鲁司特钠咀嚼片治疗儿童咳嗽变异性哮喘的疗效优势。在马融老师的指导下，胡思源教授具体负责了本项研究的试验设计、审核研究总结等工作。研究由以天津中医药大学第一附属医院牵头的 8 家临床机构具体实施。本文由硕士研究生张依整理，2023 年发表于《中国实用儿科杂志》。

（张依）

三、童喘清颗粒缓解儿童支气管哮喘慢性持续期症状及改善虚哮证候 II 期临床试验

【摘要】

目的：探索童喘清颗粒对于儿童支气管哮喘慢性持续期的症状缓解作用和虚哮证候改善作用。**方法：**采用随机、双盲、安慰剂平行对照、多中心临床研究方法进行其 II 期临床试验。**结果：**治疗 4 周后，两组哮喘控制水平比较，试验组 118 例，控制率 75.42%，对照组 117 例，控制率 51.28%，差异显著（$P < 0.01$）；两组治疗前后早晨呼吸峰流速（PEF）实测值变化，差异显著（$P < 0.01$）；两组中医证候疗效比较，试验组愈显率 55.93%，对照组 30.77%；两组等级疗效、总有效率比较，差异显著（$P < 0.01$）；FAS、PPS 分析结论一致。**结论：**童喘清颗粒对于儿童支气管哮喘慢性持续期的疗效优于安慰剂，且未发现不良反应。

【正文】

支气管哮喘是一种表现为反复发作性咳嗽、喘鸣和呼吸困难，并伴有气道高反应性的可逆性、梗阻性呼吸道疾病。童喘清颗粒（批号：2006L03350）是江苏省中医药研究院研制的 6 类中药新药，用于儿童支气管哮喘慢性持续期虚哮证。为探索和观察该药的有效性和安全性，由天津中医药大学第一附属医院等 5 家参试单位于 2009 年 12 月~2011 年 9 月进行了童喘清颗粒 II 期临床试验。

1 资料与方法

1.1 试验设计

本试验采用分层区组随机、双盲、安慰剂平行对照、多中心临床研究的方法。计划入选 240 例，其中试验组、对照组各 120 例。

1.2 诊断标准

儿童支气管哮喘的慢性持续期诊断标准参照 2008 年中华医学会儿科学分会呼吸学组修订的《儿童支气管哮喘诊断与防治指南》。虚哮证辨证标准参照《中药新药临床研究指导原则》和《小儿哮喘中医诊疗指南》制定。

1.3 中医证候分级量化标准

主症日间症状、夜间症状/憋醒、活动受限、应用缓解药物分为正常、轻、中、重 4 级，分赋 0、2、4、6 分；次症咳嗽、自汗、面色少华、神疲懒言、舌象、脉象分为正常、轻、中、重四级，分赋 0、1、2、3 分。

1.4 纳入病例标准

①符合西医儿童支气管哮喘的诊断标准，分期属慢性持续期，病情严重度分级属 2、3 级（轻度持续、中度持续）者；②中医辨证属于虚哮证；③5~14 岁；④初次诊断或既往虽被诊断但尚未按 GINA 方案规范治疗者；⑤试验前 1 周内无吸入长效 β2 受体激动剂、

糖皮质激素和口服 β_2 受体激动剂或应用白三烯受体拮抗剂，试验前 4 周内无使用全身糖皮质激素以及免疫调节剂者；⑥患儿父母或其他法定监护人知情同意，并签署知情同意书。

1.5 排除病例标准

①可造成气喘或呼吸困难的其他疾病；②合并心血管、脑血管、肝肾和造血系统等原发性疾病患者，或有恶性肿瘤、结核病等消耗性疾病的患者；③不能用所试验病证病情解释的血肌酐（creatinine，Cr）、血尿素氮（blood urea nitrogen，BUN）和谷丙转氨酶（GPT 或 ALT）增高；④对已知本制剂组成成分过敏者；⑤患儿不能合作或正在参加其他药物试验者；⑥根据研究者的判断，具有降低入组可能性或使入组复杂化的其他病变者。

1.6 脱落病例标准

①出现过敏反应或严重不良事件，根据医生判断应停止试验者。②哮喘急性发作需要医院急救者，医生应决定该病例停止试验，复查各项观察指标，医生应该决定该病例脱落，即所谓控制性脱落。③受试者依从性差（试验用药依从性＜80% 或＞120%）；或自动中途换药或加用本方案禁止使用的中西药物者。④各种原因的中途破盲病例。⑤无论何种原因，患者不愿意或不可能继续进行临床试验，向主管医生提出退出试验要求而中止试验者。⑥受试者虽未明确提出退出试验，但不再接受用药及检测而失访者。

1.7 剔除病例标准

①随机化后，发现严重违反纳入标准或排除标准者；②随机化后未曾用药者。病例的最终剔除与否，由盲核会议决定。

1.8 用药方法

试验组应用童喘清颗粒（处方组成：黄芪、炙麻黄、葶苈子、化橘红、甘草，规格：每袋 3g）。5~7 岁：每次 1 袋，每天 2 次；8~10 岁：每次 1.5 袋，每天 2 次；11~14 岁：每次 2 袋，每天 2 次。对照组应用安慰剂（扬子江药业集团南京海陵药业有限公司，外包装、颜色、气味等应尽可能与原制剂相同，但不含有任何药理成分，规格：每袋 3g）。5~7 岁：每次 1 袋，每天 2 次；8~10 岁：每次 1.5 袋，每天 2 次；11~14 岁：每次 2 袋，每天 2 次。疗程：4 周。

1.9 观测指标及时点

①人口学资料，包括性别、年龄、身高、体质量等；②疗效性指标，分哮喘控制情况评估，日间症状、夜间症状出现频度及其评分、活动受限评分、缓解药物使用评分、肺功能指标［晨呼吸峰流速（peak expiratory flow rate，PEF）实测值］，中医证候疗效；③安全性评价指标，包括可能出现的不良反应症状、一般体检项目，血常规、尿常规、便常规、心电图和肝功能 ALT、肾功能 BUN 和 Cr 等实验室指标。

1.10 不良事件观察

不良反应判断按肯定有关、可能有关、无法判定、可能无关、肯定无关分为 5 级，前 3 项视为药物的不良反应。

1.11 疗效判定

儿童哮喘控制水平分级参照《儿童支气管哮喘诊断与防治指南》。中医证候疗效判定标准参照《中药新药临床研究指导原则》：①临床痊愈：证候积分减少 ≥95%；②显效：95% ＞证候积分减少 ≥70%；③有效：70% ＞证候积分减少 ≥30%；④无效：证候积分减

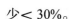

少＜ 30%。

1.12 统计学方法

所有统计计算均用 SAS v9.1.3 统计分析软件进行。①对定量数据，各处理组间的比较，采用 t 检验。若考虑协变量的影响，用协方差分析。②对定性数据，各处理组组间的比较，用 χ^2 检验、Fisher 精确概率法、Wilcoxon 秩和检验。若考虑到中心或其他因素的影响，采用 CMH χ^2 检验。假设检验均采用双侧检验，检验水准 α=0.05。

2 结果

2.1 病例分布

5 家参试单位共入选患者 238 例，其中，试验组、对照组均为 119 例。试验组剔除 1 例，脱落 8 例；对照组剔除 2 例，脱落 16 例。进入 PPS 分析集者，试验组 110 例，对照组 100 例；进入 FAS 分析集者，试验组 118 例，对照组 117 例；进入安全性数据集者，试验组 118 例，对照组 117 例。

2.2 基线可比性分析

试验组和对照组人口学资料、疾病情况（个人湿疹史、家族哮喘史、药物过敏史、合并疾病、既往用药情况）、病情分级（整体以及各中心、各年龄段）的组间比较，差异均具有统计学意义，可比。

2.3 疗效分析

2.3.1 两组哮喘控制水平比较

治疗 4 周 FAS 分析结果，试验组 118 例，完全控制 35 例、部分控制 54 例，控制率为 75.42%；对照组 117 例，完全控制 18 例、部分控制 42 例，控制率为 51.28%。以中心分层的哮喘控制等级、控制率的 CMH χ^2 检验，差异均显著（CMH χ^2=18.3516、16.2560，P=0.0001、0.0001），试验组明显高于对照组，且 FAS、PPS 分析结论一致。儿童哮喘控制水平分级中，各症状指标评分两组基线与治疗 4 周前后差值的组间比较，其中日间症状、夜间症状、活动受限的改善情况差异均有统计学意义（$P < 0.01$），且 FAS、PPS 分析结论一致。见表 1。

表 1　两组基线与治疗 4 周各症状评分前后差值的组间比较（例）

组别	项目	例数	基线				治疗 4 周				Z 值	P 值
			0	2	4	6	0	2	4	6		
试验组	日间症状	117	13	56	47	1	40	60	15	2	−2.6474	0.0081
对照组		118	11	49	55	3	55	54	8	1		
试验组	夜间症状	117	26	50	31	10	69	37	8	3	−2.9028	0.0037
对照组		118	24	51	30	13	95	16	6	1		
试验组	活动受限	117	14	79	24	0	54	58	5	0	−4.0424	0.0001
对照组		118	15	77	26	0	91	24	3	0		
试验组	应用缓解药物	117	67	44	6	0	92	18	6	1	−1.271	0.2037
对照组		118	67	43	8	0	104	11	2	1		

2.3.2 两组肺功能早晨 PEF 实测值变化情况比较

试验组 117 例，基线为 199.41 ± 75.65，治疗后 4 周为 233.31 ± 82.75；对照组 114 例，

基线为 204.18±70.12，治疗后 4 周为 222.51±76.66。两组治疗前后早晨 PEF 实测值变化（试验组－对照组）的协方差分析结果，其最小二乘均数为 16.5824［9.2273，23.9374］，P=0.0001，组间比较差异显著，PPS 分析与 FAS 分析结论一致。

2.3.3 依从性分析

采用药物计数法。试验组 118 例、对照组 117 例，试验用药依从性良好，在 80%~120% 之间。

2.4 安全性分析

本次试验（试验组 118 例，对照组 117 例）中共出现不良事件 21 例（22 人次），其中试验组不良事件 10 例（11 人次，8.47%），不良反应 3 例（3 人次，2.54%）；对照组不良事件 11 例（11 人次，9.40%），不良反应 5 例（5 人次，4.27%）。其中试验组 4 例感冒、1 例中耳炎、1 例血铅超标、1 例骑车摔伤、1 例化脓性扁桃体炎、哮喘，经研究者判断，与试验药物均不可能有关，均不属于药物不良反应；1 例不完全性右束支传导阻滞、1 例窦性心动过缓、1 例急性上呼吸道炎，经研究者判断，与试验药物可疑有关，均属于药物不良反应。对照组 1 例为中耳炎、1 例为分泌性中耳炎、1 例发热、2 例感冒、1 例上呼吸道感染，经研究者判断，与试验药物不可能有关，不属于药物不良反应；1 例鼻塞、1 例白细胞、中性粒细胞总数下降、1 例中性粒细胞下降、1 例急性荨麻疹、1 例急性扁桃体炎，经研究者判断，与试验药物可疑有关，属于药物不良反应。各组整体的不良事件、不良反应发生率的组间比较，差异无统计学意义。

3 讨论

儿童支气管哮喘慢性持续期是介于儿童哮喘急性发作期和缓解期之间的一个临床分期，多属于中医"虚哮"范畴。鉴于儿童哮喘病程相对于成人为短，肺脾气虚表现突出，而肾气损伤尚不明显，因此，临床以肺脾气虚证最常见。其发病，主要在于痰饮久伏，遇到诱因，一触即发，以致气机升降不利，出现呼吸困难，喘促哮鸣。

童喘清颗粒针对儿童支气管哮喘慢性持续期虚哮证而研制。方以黄芪为君药，益气扶正；麻黄为臣，止咳平喘，利水消肿；葶苈子为佐，泻肺利水，祛痰定喘；橘红为佐，消痰利气，宽中散结；甘草为使，调和诸药，共奏益气培元、平喘止咳、化痰下气之功效。本次 II 期临床试验结果表明，该药对于儿童支气管哮喘慢性持续期的哮喘症状具有缓解作用和虚哮证候改善作用，能明显地改善肺功能晨起 PEF，且安全性较好。建议继续进行 III 期确证性临床研究。

【评介】

童喘清颗粒主治儿童支气管哮喘慢性持续期虚哮证，拟开发为 6 类中药新药。本研究为其 II 期临床试验结果。胡思源教授作为该项研究的协调研究者，主持了该项目的试验设计、数据统计与临床总结。本文由硕士研究生田恬整理，发表于中华中医药杂志 2014 年 7 月第 29 卷第 7 期。研究结果表明，童喘清颗粒对于儿童支气管哮喘慢性持续期的哮喘症状具有缓解作用和虚哮证候改善作用，能明显地改善肺功能晨起 PEF，疗效优于安慰剂，且未发现不良反应。建议继续进行 III 期确证性临床研究。

（曾静）

四、温肺平喘汤治疗小儿寒性哮喘 100 例

【摘要】

目的：探讨温肺平喘汤治疗小儿寒性哮喘的临床疗效。**方法**：病例选自我院儿科就诊患儿，马秀华教授基于中医治疗理论，结合临床经验，筛选有效药物组成自拟温肺平喘汤治疗 100 例寒性哮喘患儿，同时根据病因及兼症，予以随症加减。**结果**：本组 100 例，经治疗 3~7 天，显效 45 例，有效 39 例，无效 16 例，总有效率为 84%。**结论**：温肺平喘汤治疗寒性哮喘，可阻断病情进展，加速控制哮喘发作。

【正文】

哮喘病是儿科临床常见病。我们从 1990 年开始，采用自拟温肺平喘汤加减治疗寒性哮喘患儿 100 例，效果较好，兹报告如下。

1 临床资料

本组 100 例，男 63 例，女 37 例。年龄最小 1 岁，最大 13 岁，其中，病程不足 1 年 11 例，1~3 年 31 例，3~5 年 25 例，5 年以上 33 例。发作诱因以气候变化、着凉居多，共 91 例，疲劳过度 4 例，饮食不节 5 例。病情属轻度 49 例，中度 51 例。冬春发病 33 例，夏秋 10 例，不定 57 例。77 例有湿疹史，65 例有哮喘家族史。治疗前，每位患儿均查周围血白细胞总数和嗜酸粒细胞计数，前者最高为 25.2×10^9/L，最低为 4.10×10^9/L，其中 39 例 $\geq 10.0 \times 10^9$/L；后者最高为 1.02×10^9/L，最低为 0，其中 42 例 $\geq 0.3 \times 10^9$/L。63 例患儿查细胞免疫功能，其中，白细胞吞噬率最高为 50%，最低为 22%，吞噬指数最高为 2.18，最低为 0.22，T 淋巴细胞最高为 68%，最低为 26%。

2 诊断标准

西医诊断依据全国小儿呼吸道疾病学术会议制订的婴幼儿哮喘和儿童哮喘的诊断标准。

中医诊断采用国家中医管理局医政司制定的小儿寒性哮喘辨证标准。

将符合中、西医诊断标准者列为治疗观察对象。

3 治疗方法

温肺平喘汤药物组成炙麻黄、辛夷、远志、地肤子、蛇蜕各 6~9g，细辛 8g，白芥子、地龙各 9~15g。

加减：频咳不止，加钩藤，性情急躁，加柴胡、白芍；痰多，加葶苈子，因着凉诱发，加桂枝，因饮食不节诱发，加焦三仙；因劳倦诱发，加黄芪、当归。病程较长，面色黧黑，四肢发凉者，加制附子、丹参。

用法：每日 1 剂，水煎 100~200mL，分 2~3 次温服，连用 3~7 天。

4 结果

疗效评定参照国家中医管理局制订的小儿哮喘疗效标准。显效：哮喘平息，听诊两肺哮鸣音消失；有效：哮喘减轻，偶闻及哮鸣音；无效：哮喘发作症状无改善，仍闻哮鸣音。

本组 100 例，经治疗 3~7 天，显效 45 例（中度 14 例、轻度 31 例），有效 39 例（中度 25 例、轻度 14 例），无效 16 例（中度 12 例、轻度 4 例），总有效率为 84%。

5 讨论

中医学认为，小儿哮喘的发病主因是素体肺、脾、肾功能失调所致的痰饮伏留，复因外感六淫之邪、过食生冷咸腥、劳倦过度等，使肺之宣降功能失调，触动伏痰，肺气上逆，痰气相引，搏击喉间而发病。通过临床观察，我们发现，小儿哮喘，特别是屡发不愈者，大多由于气候变化、着凉而诱发，起始表现为寒性哮喘，因此，采用温肺散寒，豁痰平喘之法，既能使邪气外达，又能开其痰路，每可阻断病情进展而在短时间内收效。温肺平喘汤的药物组成，是在多年临床筛选有效药物的基础上确定的。方中麻黄、细辛、辛夷温肺散寒平喘，白芥子、远志、地肤子除湿豁痰，地龙、蛇蜕定气平喘活瘀。现代药理研究证实，麻黄、细辛具有松弛支气管平滑肌、抗组胺、拮抗抗炎介质和抑制肥大细胞脱颗粒等作用，白芥子、远志能增加支气管分泌和呼吸道上皮纤毛运动，有利于排痰，地龙、蛇蜕、地肤子具有抗过敏、扩张支气管和改善肺脏微循环等作用。

针对不同的病因、兼症特点予以随症加减，我们认为在本病的治疗中也是不容忽视的重要一环。如因饮食不节而诱发，加焦三仙等消食导滞之品，因病程日久，肾不纳气，加制附子等温肾助阳镇摄之品，均可协助调整机体的机能状态，有利于哮喘发作的从速控制。

【评介】

马秀华老师为天津中医药大学第一附属医院儿科老专家，毕业于重庆医学院儿科专业。1995 年，胡思源教授一度跟师于马老师，共同建立儿童哮喘专科门诊，开展过敏原点刺诊断试验、中药穴位注射防治哮喘以及中药院制剂开发等工作。本文为院制剂开发的前期工作内容，由胡老师收集整理 100 例寒性哮喘患儿的临床数据，对温肺平喘汤进行疗效评估，并整理成文，发表于《天津中医学院学报》杂志 1994 年第 2 期。

（曾静）

第二节　方法学与文献研究

一、中药、天然药物治疗儿童支气管哮喘临床研究技术要点

【摘要】

对中药、新药治疗儿童支气管哮喘的临床研究文献进行检索。筛选缓解或辅助缓哮喘症状的药物；控制或辅助控制哮喘病情的药物；预防哮喘再发的药物。试验总体设计在随机、双盲、对照、多中心研究的基础上，一是对照品的选择，二是加载试验方法的运用，三是年龄分层，四是设盲。用药期间，应嘱咐患者远离过敏原，避免呼吸道感染，多饮水、多休息，防止情绪强烈变化，避免过度通气及冷空气的吸入等。探索和确证评价中药、天然药制剂对其适应病证患儿的治疗作用、辅助治疗作用及其安全性。

【正文】

支气管哮喘是儿童期最常见的慢性呼吸道疾病，它由多种细胞（如嗜酸性粒细胞、肥大细胞、T淋巴细胞、中性粒细胞及气道上皮细胞等）和细胞组分共同参与的气道慢性变态反应性炎症性疾病，可以在任何年龄发生。这种慢性炎症导致气道反应性的增加，通常出现广泛多变的可逆性气流受限，并引起反复发作性的喘息、气促、胸闷或咳嗽等症状，常在夜间和/或清晨发作或加剧，多数患儿可经治疗缓解或自行缓解。

中医学一般将哮喘分为发作期和缓解期辨证治疗。发作期的证候，主要表现为寒性、热性、外寒内热性哮喘。若痰浊久伏，素体虚弱，发作时还可以表现为肺实肾虚之证。缓解期患儿，责之肺脾肾三脏不足，临床常以肺脾气虚、脾肾阳虚、肺肾阴虚为主要证候。治疗上，主要从寒热虚实和肺脾肾三脏入手。

1 适应证定位和试验目的

根据中医药特点，治疗儿童哮喘的中药、天然药主要有以下3类。一是缓解或辅助缓解哮喘症状的药物；二是控制或辅助控制哮喘病情的药物；三是预防哮喘再发的药物。上述药物临床试验目的，都是探索和确证评价中药、天然药制剂对其适应病证患儿的治疗作用、辅助治疗作用及其安全性。

2 试验总体设计

在随机、双盲、对照、多中心研究的基础上，应注意以下几点：一是对照品的选择。属于缓解性药物，一般采用口服速效或长效β激动剂作对照；控制性药物，原则上应选择ICS作对照。在基础治疗或可以合并速效缓解药物的前提下，如病情允许，可以考虑安慰剂对照或安慰剂、阳性药双对照。如有安全有效、同类可比的中药制剂，临床上也可以酌情选用。二是加载试验方法的运用。若属于辅助性用药，一般采用加载试验的方法，即在GINA有关规范治疗基础上，加用中药、天然药。三是年龄分层。如适用范围要涵盖整个

儿童年龄段，建议以 5 岁为界进行年龄分层，适用范围超过 12 岁者，宜再设一个年龄段。四是设盲。抗哮喘西药多为吸入剂，国内很难做到吸入装置和对照品完全一致，应仔细考虑如何实现双盲。

3 诊断与纳入标准

关于儿童哮喘的诊断、分期、病情严重程度分级、哮喘急性发作严重度分级，最新诊断和分期、分级标准为全国儿科哮喘防治协作组 2008 年修订的《儿童支气管哮喘诊断与防治指南》。

3.1 中医诊断与辨证

儿童哮喘辨证分发作期和缓解期，发作期又包括寒饮停肺、痰热壅肺、外寒肺热和虚实夹杂（肺实肾虚）；缓解期包括肺气亏虚、脾气亏虚和肾气亏虚。此外，适应证候也可以根据临床经验、药物及其适应证的特点自行制定。

3.2 病例纳入标准

儿童哮喘的病例入选应符合《全球哮喘防治创议》及《儿童支气管哮喘诊断与防治指南》中定义的诊断标准。入选年龄多选择 5 岁以上。对于以控制病情为治疗目的，一般应选择轻、中度持续病例。缓解症状药物多为速效药物，原则上，应选择急性发作期，但由于该期病情轻重变化大，病程较短，临床试验中往往也选择慢性持续期轻、中度患儿。对于预防哮喘复发的药物，可以选择哮喘间歇状态或缓解期患儿。对于缓解急性发作症状药物，一般以 FEV_1 或 PEF 占预计值的 50%~80%，吸入短效 β_2 受体激动剂后 FEV_1 或 PEF 改善 12%~15% 为入选条件。

3.3 排除病例标准

首先，要排除与哮喘相似临床表现和肺功能损害的疾病，如肺结核、肺间质纤维化、支气管扩张、胸廓畸形等；其次，以下几点也应纳入排除标准：1）不符合纳入标准的病情分型；2）对制剂使用存在问题；3）对某些合并用药过敏者；4）既往发生过重症哮喘，如行插管或机械通气者；5）方案中规定应用 ICS 者，消化系统溃疡和／或发生过消化道出血患儿；6）诊前应用 β 受体阻滞剂者；7）入选前 6 周内发生呼吸道感染者。

3.4 受试者退出标准

试验过程中受试者原有病情加重，超出了入选病情，根据医生判断该病例应该停止临床试验，并作无效病例处理。

4 对照药品与合并用药

4.1 对照药品的选择

对于间歇状态患儿，推荐安慰剂对照；轻度持续哮喘患儿，推荐阳性药物和安慰剂双对照；中、重度持续哮喘患儿，推荐用阳性药作对照；速效缓解症状用药，一般选择急性期轻、中度患儿，推荐应用 SBLB 作对照；缓解慢性持续症状药物推荐应用安慰剂对照，前提是选择未经 GINA 正规治疗者。

4.2 合并用药

中药、天然药物临床试验，试验期间有症状时可按需使用速效 β_2 受体激动剂沙丁胺醇缓解症状。继发细菌感染时可使用抗生素；禁止使用哮喘控制药物和其他缓解药物，止咳平喘中药也在禁止使用之列；试验期间如发生哮喘急性发作可参照《儿童支气管哮喘诊断与防治指南》制定的哮喘急性发作流程处理；以急性发作期为适应证，若原有哮喘维持治疗，给药剂量和方式应恒定不变。

5 疗程设计

对于缓解性药物，许多资料报告其疗程在 3 天 ~4 周。由于需要观察反复应用的有效性和安全性，疗程设计要考虑的不仅是观察单次给药，而且要观察反复给药，因此，缓解急性发作症状，一般为 1~2 周，缓解慢性持续症状，往往 2~4 周。控制性药物，疗程至少6 个月，但往往需要更长期的试验，来验证疗效是否能维持且没有药物耐受，以 OP2TIMA研究和 FACET 研究为例，其疗程均设置为 1 年。预防哮喘再发的药物，疗程至少 2~3 个月，随访至少 1 年。

6 有效性评价

6.1 主要疗效指标

哮喘的主要疗效指标常用症状、体征和 / 或肺功能。对于缓解症状药物，急性发作期患儿，一般以呼吸困难、咳嗽、喘息、哮鸣音或喘息、喘鸣音、活动受限等症状、体征的严重程度综合或单独评价，也可以采用肺功能指标来评价；慢性持续期患儿，一般以喘息日间症状、夜间症状出现频度、评分及活动受限评分为指标。肺功能指标常采用第 1 秒用力呼气量（FEV_1）、FEV_1 占预计值百分比（$FEV_1\%$）和最大呼吸峰流速（PEF）、PEF 占预计值百分比（PEF%）、PEF 变异率。FEV_1 检测一般只在治疗前后的同一时段检测；PEF 适合于进行每天早晚 2 次的动态监测。

6.2 次要疗效指标

临床最常用 SABA 使用揿数，被视为重要的疗效评价指标；辅助性药物的临床试验往往将减少激素用量作为试验目的之一。若此，ICS 使用剂量将作为疗效评价指标；对于控制性药物、预防性药物，可用急性发作次数为疗效指标；由于伦理和临床可操作性等原因，安慰剂对照时常采用控制性脱落的方法。此时，控制性脱落例数将作为疗效指标。因急性发作研究者决定的退出例数，在一些试验中也可以作为疗效评价指标。

6.3 儿童哮喘控制评估方法

除哮喘控制水平分级外，还有一些常用的儿童哮喘控制问卷，如"儿童哮喘控制自我测试（C–ACT）"和"哮喘控制问卷（ACQ）""30 秒哮喘控制测试"等。

7 安全性指标与试验质量控制

7.1 安全性指标

吸入给药是目前哮喘西医治疗的主要途径。因此，应重视其可能出现的特殊的安全性问题，如吸入糖皮质激素导致的声带肌病、口咽部真菌感染或口腔溃疡等。EMEA 甚至建议进行药物对纤毛功能的影响以及吸入药物全身吸收程度的评价。对于儿童哮喘长期使用ICS，必须考虑到对肾上腺皮质功能和生长发育的影响。

7.2 试验的质量控制

临床试验质量的好坏与研究者临床操作与受试者的依从性皆有关系。用药期间应嘱咐患儿远离过敏原，避免呼吸道感染，多饮水、多休息，防止情绪强烈变化避免过度通气及冷空气的吸入等。

总之，哮喘可分为急性发作期、慢性持续期和临床缓解期，治疗哮喘的西药包括缓解症状药物和控制病情药物。缓解性药物能快速缓解支气管收缩及其他伴随的急性症状，用于哮喘急性发作期或慢性持续期。控制性药物是抑制气道炎症需长期使用的药物，用于哮喘慢性持续期，缓解期往往也需要维持用药。

【评介】

儿童支气管哮喘是中医儿科临床的常见病。目前，许多 RCT 研究证实中药对本病疗效显著，但存在临床定位不明确、试验设计不严谨等问题，以致研究质量偏低，与国际标准存在较大差距，缺乏高质量证据，亟须规范化的试验设计与评价指南指导。鉴此，胡思源教授及团队对药物治疗儿童支气管哮喘的 RCT 文献进行检索，并对其设计要点进行提取、总结、精练，并由硕士研究生程皓整理成文，发表于《吉林中医药》杂志 2012 年 2 月第32 卷第 2 期。该研究亦为"国家'十二五'重大新药创制——儿科中药新药临床评价研究技术平台规范化建设"项目的主要技术内容。

（曾静）

二、探索中成药治疗儿童咳嗽变异性哮喘的有效性与安全性——小儿咳喘颗粒Ⅱ期临床试验方案设计

【摘要】

目的：初步评价中成药治疗儿童咳嗽变异性哮喘的有效性与安全性，为治疗咳嗽变异性哮喘的中药研发与疾病的临床研究提供参考。**方法：**采用区组随机、双盲双模拟、剂量探索、阳性药平行对照、多中心临床试验的方法，将 144 例患儿以 1：1：1：1 的比例分到高、低剂量，安慰剂以及阳性药组，口服小儿咳喘颗粒试验药及模拟剂，孟鲁司特钠片及其模拟剂。疗程均为 4 周。以咳嗽严重程度的日平均分为主要疗效指标；把疾病控制情况评估，活动受限、夜间症状、缓解药 / 急诊需求情况，呼气峰值流速（PEF）日变异率，以及中医证候疗效作为次要疗效指标；以不良事件作为主要安全性指标。**结果：**建立咳嗽变异性哮喘的评价体系，制定纳入、排除、脱落标准以及主、次要评价指标，并规范了入组时不同慢性咳嗽的鉴别诊断要求。**结论：**通过小儿咳喘颗粒Ⅱ期临床试验方案设计，对中成药治疗儿童咳嗽变异性哮喘的有效性与安全性进行了有益的探索，在目前条件下该方案具有可操作性。

【正文】

咳嗽变异性哮喘（CVA）是引起儿童慢性咳嗽的最常见原因，本病易发展成为典型哮喘，严重威胁儿童身体健康。CVA 以咳嗽为唯一或主要表现，通常以干咳为主，不伴有明显喘息，临床上无感染征象，且抗哮喘治疗有效。本病的主要特点为呼吸道反应性增高。

CVA 的治疗，一般主张按哮喘长期规范治疗。本病多与胃食管反流性咳嗽、心因性咳嗽、异物吸入、特定病原体引起的呼吸道感染、迁延性细菌性支气管炎等慢性咳嗽相鉴别。目前，以 CVA 为目标适应证的中成药极少，且部分患者不愿意接受长期治疗，因此，传统医学在治疗方面积累了许多临床经验。中医药治疗 CVA 疗效好、副作用小、前景广阔，小儿咳喘颗粒的研发对市场具有很积极的作用，并可为同类药物试验设计提供参考。

小儿咳喘颗粒是北京四环科宝制药有限公司根据北京中医药大学东直门医院儿科教授刘弼臣先生的经验方研制的、针对小儿 CVA 的中药复方制剂，由辛夷、金银花、五味子等组成，具有宣肺降逆，祛风止咳的功效。前期药效学评价提示本品具有镇咳祛痰，减轻气道阻力，抑制呼吸道炎症作用，对变态反应性和内毒素感染性呼吸道炎症反应均有明显抑制作用，且解痉作用持续时间长。对小鼠二氧化硫引咳实验，小儿咳喘颗粒高、中、低剂量（9、4.5、2.25g 生药 /kg）组灌胃给药在 0~10 分钟，高剂量组在 10~20 分钟止咳作用明显；高、中剂量组可明显控制气管段酚红排泌实验小鼠肺组织中的 IL-10 和 TNF-α 的量，表明本品具有明显的祛痰作用。枸橼酸引咳实验结果显示，以本品 6、3、1.5g 生药 /kg 给豚鼠灌胃给药均能延长咳嗽潜伏期，减少豚鼠的咳嗽次数；6、3g/kg 可明显延长喘息潜伏期。本品高、中剂量（6、3g/kg）组在大鼠 Ach + HA 引喘后 30 秒，小剂量（1.5g/kg）组在引喘后 40 秒后各时间点，均具有明显的抑制大鼠呼吸阻力增加的作用；卵蛋白致敏引喘实验表明，本品 6、1.5g/kg 可明显抑制血清中 IgE 量的增高；急性炎症实验显示本品 6g/kg 在致炎后 0.5、4 小时作用明显；慢性炎症实验示 6、3g/kg 有一定作用。小儿咳喘颗粒的小鼠急性毒性试验（相当于人临床用药量的 381 倍）、长期毒性试验（相当于人临床用药的 38 倍）均提示无明显毒性反应。

根据《药品注册管理办法》《药物临床试验质量管理规范（GCP）》、原国家食品药品监督管理局 2012L00038 号临床研究批件、《中药新药临床研究指导原则》[7] 等要求，计划进行 II 期临床试验。本试验方案设计已在中国临床试验注册中心完成注册（ChiCTR-IPR-15006578）。

1 试验总体设计

采用分层的区组随机、双盲双模拟、剂量探索、阳性药平行对照、多中心临床试验的方法。设试验高剂量组、试验低剂量组、安慰剂组、阳性药组 4 组比例为 1：1：1：1。计划共纳入 144 例，每组 24 例，由北京中医药大学东直门医院、广东省中医院、河南中医学院第一附属医院、辽宁中医药大学附属医院、上海市中医医院、天津中医药大学第一附属医院等 6 家临床试验中心共同完成。

2 伦理学要求

本试验于 2014 年 12 月 8 日由天津中医药大学第一附属医院伦理委员会审查通过（TYLL2014［Y］字 033 号）。伦理委员会对试验方案与知情同意书的伦理性与科学性予以审核。儿童伦理特点是受试者或其法定代理人必须在参加试验之前充分知情并签署知情同意书，以保护受试儿童的合法权益。每个作者对自己承担的工作内容负责。所有作者均已阅读和认可方案终稿并声明没有利益冲突。

3　诊断标准

3.1　西医诊断标准

参照中华医学会儿科学分会呼吸学组、《中华儿科学杂志》编辑委员会《儿童支气管哮喘诊断与防治指南（2008 年修订）》和中华医学会儿科学分会呼吸学组慢性咳嗽协作组、《中华儿科杂志》编辑委员会《中国儿童慢性咳嗽诊断与治疗指南（2013 年修订）》。

3.2　中医辨证标准

参考《咳嗽变异性哮喘的中医证候学研究》以及小儿咳喘颗粒的功能主治制定。1）主症：咳嗽阵作；2）次症与舌脉：咽痒则咳，剧则气促，痰少，鼻塞，喷嚏，苔薄白或白，脉浮。具备主症，及次症与舌脉至少 3 项，即可辨证为风邪扰肺证。

4　受试者选择与退出

4.1　纳入病例标准

1）符合儿童咳嗽变异性哮喘的西医诊断标准；2）符合风邪扰肺证的中医证候诊断标准；3）年龄 4~7 岁（＜8 岁），性别不限；4）自愿参加本临床试验并签署知情同意书。

4.2　排除病例标准

1）胃食管反流性咳嗽、心因性咳嗽、药物诱发性咳嗽、耳源性咳嗽、先天性呼吸道疾病、异物吸入、特定病原体引起的呼吸道感染、迁延性细菌性支气管炎等所致慢性咳嗽，以及单纯上气道咳嗽综合征患者。2）入选前 2 周内曾使用哮喘控制治疗如吸入糖皮质激素（ICS）、白三烯调节剂、长效 β_2 受体激动剂、缓释茶碱等，以及全身糖皮质激素；入选前 1 周内使用过抗组胺药、抗变态反应药、全身速效 β_2 受体激动剂、茶碱者。3）对试验用药物及其组成成分过敏者。4）合并心、肝、肾、血液等系统严重疾病者，如肝功能≥正常上限 1.5 倍，肌酐（Cr）＞正常上限。5）试验前 3 个月参加过其他临床试验者。6）研究者认为不宜参加本临床试验者。7）随机化后，发现严重违反纳入标准或排除标准者。

4.3　受试者的退出（脱落）标准

1）研究者决定退出：①出现过敏反应或严重不良事件，应停止试验；②用药 7 天及以上，临床症状体征与入组前比较无任何改善或加重，需改用其他治疗措施者，应停止用药，完成相关实验室检查，结束试验；③受试者依从性差，或自动中途换药或加用本方案禁止使用的中西药物及其他疗法，影响疗效和安全性判断者；④各种原因的中途破盲病例；⑤随机化后，发现严重违反纳排标准者。2）受试者自行退出：①无论何种原因，患者不愿意或不可能继续进行临床试验，向主管医生提出退出试验要求而中止试验者；②受试者虽未明确提出退出试验，但不再接受用药及检测而失访者。

4.4　临床试验的中止

1）试验中发生严重不良反应，根据主要研究者建议，可中止试验；2）试验中发现临床试验方案有重大失误，或者方案虽好，但在实施中发生严重偏差，难以评价药物疗效，应中止试验；3）试验中发现药物治疗效果较差，不具备临床价值，应中止试验；4）申办者要求中止试验；5）行政主管部门撤销试验。

5 随机化过程

采用区组随机方法。运用 SAS v9.3 软件，按 6 个中心的病例分配数及随机比例产生总随机数字表。按随机数字大小（由小到大）分配中心编号，各处理组首先按汉语拼音排序（升序），然后结合随机数字大小（由小到大）分配组别代码，区组长度及盲底由试验负责单位及申办方共同保存。同时采用将试验用药装入外观相同，仅带有随机数字编号的盒子的方法进行随机隐匿。当患者确定入组并签署知情同意书后，研究助理人员按入组先后顺序到试验药房选择与试验用药编号相对应的盒子。此过程中，研究者及患者均不知道试验用药的随机分组。

6 盲法

本试验是以安慰剂为对照的双盲方法，且高、低剂量组，安慰剂对照组和阳性药对照组的病例数为 1：1：1：1，故本试验为二级盲法设计，设盲工作由统计人员完成。试验用药由申办单位提供，并根据随机分配表和盲法原则进行包装，完成编盲后的盲底分别单独密封，一式两份，分别存放于临床试验负责单位的药物临床试验机构和申办单位。

7 给药方案

7.1 试验用药物的名称与规格

试验药：小儿咳喘颗粒，规格：每袋 2.5g（折合 5g 生药），由北京四环科宝制药有限公司生产，产品批号 20150602-5。

试验药安慰剂：小儿咳喘颗粒安慰剂，规格：每袋 2.5g，由北京四环科宝制药有限公司生产，产品批号 20150602-6。

对照药：孟鲁司特钠咀嚼片（顺尔宁），规格：每片 5mg，由杭州默沙东制药有限公司生产，产品批号 K020400。

对照药安慰剂：孟鲁司特钠咀嚼片（顺尔宁）安慰剂，规格：每片 5mg，由杭州默沙东制药有限公司生产，产品批号 K020401。

7.2 试验用药物的名称与规格

（1）用法：试验高剂量组口服小儿咳喘颗粒 2 袋，孟鲁司特钠片（顺尔宁）安慰剂 1 片；试验低剂量组口服小儿咳喘颗粒及其安慰剂各 1 袋，孟鲁司特钠片（顺尔宁）安慰剂 1 片；安慰剂组口服小儿咳喘颗粒安慰剂 2 袋，孟鲁司特钠片（顺尔宁）

安慰剂 1 片；阳性药组口服小儿咳喘颗粒安慰剂 2 袋，孟鲁司特钠片（顺尔宁）1 片。颗粒剂 3 次/天，片剂每晚 1 次。疗程均为 4 周。

（2）合并用药规定：①试验过程中，可以临时使用吸入硫酸沙丁胺醇气雾剂，但需要如实记录使用次数和使用量，不得合并使用其他可能影响疗效判定的治疗药物，如糖皮质激素、白三烯调节剂、长效 β₂ 受体激动剂（LABA）、长效抗胆碱能药物、茶碱类、抗组胺药、口服速效 β₂ 受体激动剂（SABA），以及具有平喘作用的中药汤剂和成药。②合并疾病所必须继续服用的药物或治疗，必须记录在病例报告表上（包括药名、用量、使用次数以及时间等）。

8 临床试验流程

试验设置 −1~0 天导入期，判断是否符合诊断条件并作诊断性指标检测，记录基线咳嗽计分、疾病控制情况（记录用药前 1 周的活动受限、夜间症状、缓解药 / 急诊需求情况）、呼气峰流量（PEF）变异率。并分别在 2、4 周（±2 天）进行疗效评价。若疗后安全性指标存在异常，可于随访期做必要的理化检查。

9 观察指标

9.1 诊断性指标

胸部 X 线，变应原检测，1 秒用力呼气容积（FEV_1）。

9.2 疗效性指标

以咳嗽严重程度（日间＋夜间）的日平均分为主要疗效指标。次要疗效指标包括疾病控制情况评估，活动受限、夜间症状、缓解药 / 急诊需求情况，PEF 日变异率，以及中医证候疗效。除中医证候疗效无基线记录外，其余疗效指标均在基线和疗后 2、4 周（±2 天）记录。单项中医证候分级量化标准，见表 1。观察指标：①可能出现的不良事件，随时记录；②生命体征（体温、心率、呼吸、血压）；③血常规（WBC、RBC、HB、PLT）、尿常规（RBC、WBC、PRO）、肝功能（AST、ALT、TBIL、ALP、γ-GT）、肾功能（BUN、Scr、e-GFR）、心电图。第②③项均在基线、治疗后 4 周测量并记录。

10 疗效评定标准

10.1 咳嗽均分

日间咳嗽严重度或夜间咳嗽严重度的均分 = 日间或夜间咳嗽严重度总分 / 总天数。

10.2 疾病控制标准

控制（满足以下所有条件）：无活动受限（< 2 次 / 周），无夜间症状，无缓解药及急诊需求；部分控制（1 周内有如下任意一项）：活动受限 ≥ 2 次 / 周，或有夜间症状，或有缓解药及急诊需求；未控制（在任何 1 周内）：出现 ≥ 2 项部分控制症状。

10.3 中医证候疗效评价标准

临床痊愈：证候积分和减少率 ≥ 90%；显效：证候积分和减少率 ≥ 70%，< 90%；有效：证候积分和减少率 ≥ 30%，< 70%；无效：证候积分和减少率 < 30%。

总有效率 =（临床痊愈例数 + 显效例数 + 有效例数）/ 总病例数 ×100%。

11 数据采集

所有受试者的数据均由研究者于每个访视点询问、检测并记录，同时填写病例报告表（CRF）。审查后的 CRF 经双份独立输入并核对更正，进行盲态核查、数据库锁定及确定数据集划分。确定数据库后经两次揭盲分别进行统计和总结。

12 统计分析

对于定量数据，以例数、均数、标准差、最小值、中位数、最大值、上四分位数（Q_1）、下四分位数（Q_3）、95% 置信区间（95%CI）做描述性统计分析。若考虑协变量的影响，用协方差分析。

对于定性数据，以各种类的例数及其所占的百分比作描述性统计分析。计数资料各处理组组间的比较，用 χ^2 检验、Fisher 精确概率法；等级资料各处理组组间或组内治疗前后比较分析，采用 Wilcoxon 秩和检验。若考虑到中心或其他因素的影响，采用 CMH χ^2 检验。

所有统计计算均用 SAS v9.3 统计分析软件进行，假设检验均采用双侧检验，除特别说明外，各组间整体比较检验水准 α=0.05。

13 临床试验的质量控制与保证

13.1 质量控制措施

该部分包括：实验室的质控措施；参加临床试验的研究者的资格审查；临床试验开始前培训；采用药物计数法结合询问法监控受试者试验用药的依从性，并对受试者做好解释工作，加强随访，保证受试者依从性良好；告知受试者试验药物可能出现不良反应，及一旦发生不良反应要采取的处理方法。

13.2 质量保证措施

建立多中心试验协调委员会；由申办者任命有经验人员担任监察员，保证临床试验中受试者的权益得到保障，试验记录与报告数据准确、完整无误，保证试验遵循已批准的方案、《药物临床试验质量管理规范》和有关法规。

13.3 受试儿童的依从性判定

在临床试验过程中，受试儿童的依从性主要是按规定用药，应使受试儿童及其家长充分理解按时服药的重要性，严格按规定用药，避免自行加用其他治疗方法。试验用药依从性的判定，一般采用计数法：试验用药依从性 = 实际应用次数 / 方案要求应用次数。

14 讨论

小儿咳喘颗粒为第 6 类中药新药，其 Ⅱ 期临床试验方案在名老中医经验和前期动物实验研究基础上，探索 CVA 的有效性、安全性。本临床试验的设计需注意以下 6 个方面。

14.1 对照药选择

在应用缓解药物基础上可以考虑采用安慰剂对照设计。本病处于哮喘的早期阶段，其治疗方法与哮喘相同，由于针对哮喘已有明确的控制药物，因此，或可同时采用阳性药对照。

14.2 鉴别诊断

导致慢性咳嗽的病因包括特异性和非特异性咳嗽，除 CVA 外还有上气道咳嗽综合征（UACS）、非哮喘性嗜酸粒细胞性支气管炎（NAEB）、感染后咳嗽（PIC）、过敏性（变应性）咳嗽（AC）等。多数慢性咳嗽具有明确的临床特征，只有 NAEB 和 AC、PIC 易于混淆。可以通过"支气管扩张剂治疗有效"与 NAEB 和 AC 相鉴别，而 NAEB 痰液嗜酸性粒细胞检查异常，AC 多对抗组胺药物敏感；PIC 虽可能有一过性气道高反应，但一般咳嗽敏感性增高而没有气道高反应、有明确的呼吸道感染病史且咳嗽时间一般不超过 8 周，可与CVA 相鉴别。临床上亦可见到几种病因合并发作，纳入时需加以鉴别。

14.3 受试者选择

CVA 高发于 5 岁以下患儿，纳入患儿需考虑能够进行肺功能检查以及配合使用 SABA喷雾剂，故以大于 3~4 岁为宜。多存在 AHR 异常，如以肺功能（如 FEV_1、PEF 日变异率）

为主要指标，入选标准应对肺功能指标加以限定。另外需要注意的是，由于入组前患儿已有 4 周病史，无论应用短效速效缓解药物、长效控制类药物，均不得在药物的 6 个半衰期内入组，以免影响有效性评价。

14.4　合并用药

治疗 CVA 的中药新药定位在临床控制，故合并用药需尽量简化，且应禁止使用糖皮质激素、白三烯调节剂、LABA、长效抗胆碱能药物、茶碱类、抗组胺药、口服 SABA，以及具有平喘作用的中药汤剂和成药，避免造成不必要的干扰。

14.5　有效性指标

CVA 治疗中药的有效性评价指标，一般包括咳嗽症状、肺功能、缓解药的应用次数、活动受限情况，以及病情控制率、中医证候评分／疗效等，常以咳嗽症状或／和肺功能为主。对于咳嗽症状可以选择咳嗽症状积分、VAS 评分以及咳嗽特异性生活质量量表（CQLQ）、莱赛斯特咳嗽量表（LCQ）等。国外有文献认为 CQLQ、LCQ 和小儿咳嗽量表（PCQ）是评估咳嗽影响的有效工具。多数 CVA 患者有轻度 PEF 昼夜变化，而且这种波动与咳嗽的发生一致，可考虑把 PEF 变异率作为反映肺功能的评价指标，同时用于对咳嗽症状评价的辅助参考。有调研显示，在制定标准时多以自拟为主，大部分文献以咳嗽为主症（约占87.97%），将咳嗽症状消失、减轻为标准，并将疗效分为痊愈、有效、无效 3 个评价等级。

14.6　试验流程

根据主要指标，试验可设置 0~1 天导入期，记录咳嗽积分作为基线。一般情况下 CVA 经支气管扩张剂治疗 1 周后，症状会得到改善。但是，若治疗 2 周后仍无明显变化，则需要重新评估疾病。

通过小儿咳喘颗粒Ⅱ期临床试验方案的设计，对中成药治疗儿童咳嗽变异性哮喘的有效性与安全性进行了有益的探索，希望为同类药物试验设计提供参考，最终提高中成药的临床研究水平。

【评介】

小儿咳喘颗粒来源于中医儿科名家刘弼臣先生的经验方，具有宣肺降逆、祛风止咳的功效，拟开发为适用于儿童 CVA 的第 6 类中药新药。本文为该药治疗儿童 CVA Ⅱ期临床试验设计实例，由胡思源教授硕士研究生郑子琦整理成文，发表于《药物评价研究》2015年第 38 卷第 5 期。本方案试验设计规范，内容精练、全面，可操作性较强，可为同类药物试验设计提供参考。

（曾静）

三、中药治疗儿童咳嗽变异性哮喘系统评价／Meta 分析再评价

【摘要】

目的： 再评价中药治疗儿童咳嗽变异性哮喘（cough variant asthma，CVA）系统评价及 Meta 分析的文献报告质量、方法学质量和证据质量。**方法：** 计算机检索万方、CNKI、

VIP、Embase、PubMed、Cochrane Library 中的系统评价及 Meta 分析文献，检索时间为建库至 2020 年 10 月，2 名研究者独立进行文献筛选及资料提取，应用 PRISMA 声明、AMSTAR2 工具和 GRADE 系统对文献质量进行评价。**结果：**最终纳入 12 项 Meta 分析，PRISMA 声明显示 12 项研究文献报告质量较好，但均缺失方案注册报告；AMSTAR2 工具评价显示，12 项研究均未提供前期设计方案，8 项研究未提供纳入及排除文献清单、理由，5 项研究未进行发表偏倚分析，4 项研究未报告潜在的利益冲突；GRADE 系统分析显示，12 项研究共涉及 30 个结局指标，证据质量均为低或极低，主要降级因素为局限性、发表偏倚、不精确性和不一致性，未发现升级因素。**结论：**目前中药治疗儿童 CVA 有低质量的循证医学证据支持，但其系统评价及 Meta 分析方法学质量较差，证据质量低，规范性欠佳，原始文献质量较差是主要原因，需加强原始文献的顶层试验方案设计。

【正文】

咳嗽变异性哮喘（cough variant asthma，CVA）是以咳嗽为主要或唯一临床表现的特殊类型的哮喘，不伴喘息、气促等症状，病程＞4 周，具有气道高反应性。2013 年我国城区 0~14 岁儿童哮喘的流行病学调查显示，CVA 发病率为 9.7%，主要见于 4~5 岁儿童。2012 年全国一项流行病学儿童慢性咳嗽病因构成比多中心研究显示，CVA 是我国儿童慢性咳嗽最常见病因，构成比为 41.95%，多见于 3~6 岁儿童。若咳嗽持续反复发作，30% 的 CVA 会发展为典型哮喘。CVA 的治疗原则与典型哮喘相同，一般选用吸入糖皮质激素，但长期使用会引起口腔溃疡等不良反应，可能对儿童生长发育、肾上腺皮质功能有不良影响。中药、针灸、穴位敷贴等疗法在缓解儿童 CVA 咳嗽症状、控制病情、减少复发等方面效果显著。近年来，中医药治疗儿童 CVA 的循证证据逐年增加，多个系统评价表明，中医药治疗儿童 CVA 疗效良好，且安全性较好。但由于部分研究者对循证医学研究的报告规范及方法学理解程度不够，导致证据质量欠佳，对临床决策造成干扰。为了解目前中药治疗儿童 CVA 的二次研究现状，本研究对中药治疗儿童 CVA 的系统评价 /Meta 分析进行再评价，以期为中药治疗儿童 CVA 提供更可靠的循证医学证据。

1 资料与方法

1.1 纳入标准

①研究类型：随机对照试验（randomized controlled trial，RCT）的 Meta 分析、系统评价；②研究对象：各系统评价及 Meta 分析的纳入对象符合西医咳嗽变异性哮喘的诊断标准，男女均可，种族不限，年龄＜18 岁；③干预措施：治疗组采用中药单独治疗或联合常规西医治疗，对照组采用单独西医治疗；④语种：限定为中文及英文。

1.2 排除标准

①非 RCT 的 Meta 分析或系统评价，或研究中掺杂了非 RCT 研究；②结局指标等数据重要内容缺失，无法进行有效信息提取的文献；③干预措施为穴位敷贴、穴位注射、针灸、推拿等外用治法；④重复发表的文献，保留首次检索版本。

1.3 检索策略

检索万方、CBM、CNKI、维普中文科技期刊数据库、Embase、PubMed、Cochrane

Library 中的系统评价及 Meta 分析文献，同时手工检索专业资料、相关杂志以及互联网上的资料，检索时间为建库至 2020 年 10 月 31 日。检索词："中药""中医药""咳嗽变异性哮喘""儿童""少儿""小儿""学龄前""随机对照""系统评价""系统综述""荟萃分析""Meta 分析""traditional Chinese medicine""TCM""cough variant asthma""CVA""systematic reviews""Meta–analysis""Meta analysis""Meta analyses""systematic review" 等。

1.4 文献筛选、资料提取及质量评价

使用 NoteExpress3.2.0 文献管理软件梳理检索到的文献，由 2 名研究者独立阅读文献题目和摘要，排除明显不符合纳入标准的文献，对可能相关的文献予以全文阅读并讨论以确定最终纳入文献。由 2 名研究者对纳入文献的题目、作者、年份、试验总体设计、样本量、研究对象、干预方法、疗程、结局指标、质量评价工具、结论进行资料提取，同时采用 PRISMA 声明、AMSTAR2 工具和 GRADE3.2 系统分别评价所纳入系统评价 /Meta 分析的报告质量、方法学质量和证据质量。

2 结果

2.1 文献筛选及流程

初步检索得到文献 129 篇，其中万方数据 19 篇，CBM 15 篇，CNKI 22 篇，维普网 14 篇，Embase12 篇，PubMed 14 篇，Conchrane Library 33 篇。筛除重复文献 52 篇，阅读题目及摘要剔除非系统评价 /Meta 分析 52 篇，非中医药干预措施 10 篇，非 CVA 文献 1 篇，其余文献进一步阅读全文后剔除纳入穴位敷贴及注射等中医疗法的 RCT 文献 2 篇，最终纳入 12 篇系统评价。

2.2 纳入研究的基本特征

本研究共纳入 12 篇系统评价及 Meta 分析，其中中文 12 篇，英文 0 篇，期刊公开发表论文 10 篇，博、硕士学位论文 2 篇，发表年限为 2012~2018 年，7 篇干预措施采用中药单独治疗，5 篇使用加载设计，所有文献均以西药干预为对照。

方法学特征方面，4 篇文献采用 Jadad 量表进行 RCT 方法学质量评价，6 篇文献采用 Cochrane 协作网推荐的偏倚风险评价工具，2 篇同时采用上述工具；12 篇文献中，1 篇进行亚组分析，1 篇进行敏感性分析，7 篇采用漏斗图评估发表偏倚。见表 1。

表 1　12 项研究的基本特征

纳入研究	纳入文献数（样本量）	年龄（岁）	干预措施		结局指标	方法学特征			
			治疗组	对照组		质量评价工具*	亚组分析	敏感性分析	漏斗图
刘运泽 2018	13（1150）	< 18	小青龙汤类方	西药	临床有效率	①	否	否	是
司振阳 2017	34（2330）	< 16	中药	西药	疾病有效率；疾病复发率；不良反应	②	否	否	是
徐欣 2017	5（401）	< 16	苏黄止咳胶囊 + 西药	西药	临床疗效总有效率；临床疗效愈显率	①②	否	否	否

纳入研究	纳入文献数（样本量）	年龄（岁）	干预措施		结局指标	方法学特征			
			治疗组	对照组		质量评价工具*	亚组分析	敏感性分析	漏斗图
匡宇娟2018	3（330）	1~16	黄芪颗粒+西药	西药	总有效率	①②	否	否	否
聂柳燕2016	6（560）	≤12	小青龙汤或联合西药	西药	总有效率；复发率；不良反应	②	是	否	否
郭震浪2015	10（961）	<18	小青龙汤	西药	临床疗效；不良反应	②	否	否	是
赵阳2013	8（850）	<18	射干麻黄汤	西药	临床有效率；TNF-a含量；	②	否	否	否
陈照南2012	7（470）	–	射干麻黄汤	西药/安慰剂	总有效率	①	否	否	否
姚义忠2012	43（2581）	<16	中药	西药	临床疗效；IgE；肺功能；复发率；不良反应	①	否	否	是
吴东升2016	20（2336）	<14	中药+西药	西药	总有效率；复发率；咳嗽消失时间	①	否	否	是
郭震浪2015	33（3106）	<18	中药+西药	西药	临床疗效；FEV1%；PEF%；咳嗽消失时间；复发率；不良反应	②	否	否	是
徐超极2018	31(2191）	≤14岁	中药	西药	临床总有效率；复发率；IgE；不良反应	②	否	是	是

注：①Jadad 量表；②Cochrane 偏倚风险评价工具。

2.3 纳入研究的报告质量评价

依照 PRISMA 声明对 12 项系统评价 /Meta 分析进行报告质量评价，12 项研究均完整报告标题、结构式摘要、理论基础、目的、纳入标准、信息来源、检索、单个研究存在偏倚、概括效应指标、结果的综合（方法）、研究选择、研究特征、研究内部偏倚、单个研究的结果、结果的综合（结果）、证据总结、局限性及结论，11 项研究完整报告资料提取，8 项研究完整报告文献研究筛选、资料条目，7 项研究完整报告研究偏倚及研究间偏倚、资金，无研究报告方案注册，详见表 2。

表2　12项研究的 PRISMA 声明报告结果

PRISMA 条目		完整报告 / 篇数（%）	部分报告或未报告 / 篇数（%）
前言	1. 标题	12（100）	0
	2. 结构式摘要	12（100）	0
	3. 理论基础	12（100）	0
	4. 目的	12（100）	0
方法	5. 方案注册	0	12（100）
	6. 纳入标准	12（100）	0
	7. 信息来源	12（100）	0
	8. 检索	12（100）	0
	9. 研究选择	8（66.67）	4（33.33）
	10. 资料提取	11（91.67）	1（8.33）
	11. 资料条目	8（66.67）	4（33.33）
	12. 单个研究存在偏倚	12（100）	0
	13. 概括效应指标	12（100）	0
	14. 结果综合	12（100）	0
	15. 研究偏倚	7（58.33）	5（41.67）
	16. 其他分析	2（16.67）	10（83.33）
结果	17. 研究选择	12（100）	0
	18. 研究特征	12（100）	0
	19. 研究内部偏倚	12（100）	0
	20. 单个研究的结果	12（100）	0
	21. 结果的综合	12（100）	0
	22. 研究间偏倚	7（58.33）	5（41.67）
	23. 附加分析	2（16.67）	10（83.33）
讨论	24. 证据总结	12（100）	0
	25. 局限性	12（100）	0
	26. 结论	12（100）	0
	27. 资金	7（58.33）	5（41.67）

2.4 纳入研究的方法学质量评价

依照 AMSTAR2 评分条目评价纳入研究的方法学质量，其中高、中可信度研究 0 项，低可信度研究 3 项（25.00%），极低可信度研究 9 项（75.00%）。12 项研究的研究问题与纳入标准均遵循 PICO 原则，均对研究类型加以说明，采用了系统的检索策略，都采用合适的统计方法合并研究结果，均在研究结果中解释或讨论时需要考虑纳入研究的偏倚风险，并都对异质性进行合理的解释；12 项研究均未提供前期设计方案，未报告纳入研究的资助来源；7 项研究采用双人重复式文献筛选，10 项研究采用双人重复式数据提取；4 项研究提供部分排除文献清单及理由，1 项研究未对纳入研究的基本特征进行详细描述，3 项研究未评估纳入研究的偏倚风险对 Meta 分析结果或综合结果的影响，5 项研究未对发表偏倚进行分析，4 项研究未报告潜在的利益冲突，详见表4。

表 3　AMSTAR 2 评分条目

条目	内容
1	研究的问题及纳入标准是否包括 PICO
2	是否提供前期设计方案，研究与方案是否有明显偏倚
3	是否解释纳入的研究设计类型
4	是否进行系统的文献检索
5	是否采用双人重复式文献筛选
6	是否采用双人重复式数据提取
7	是否提供排除文献理由及清单
8	是否描述纳入文献基本特征
9	偏倚风险评估方法是否合理
10	报告中是否包括资助信息
11	合成纳入研究结果的方法是否恰当
12	是否评估纳入研究的偏倚风险对 Meta 分析结果的影响
13	在解释和讨论系统评价结果时，是否考虑了纳入研究的偏倚风险
14	对异质性的解释和讨论是否令人满意
15	是否评估发表文献的偏倚性及讨论其对结果的影响
16	是否说明潜在的利益冲突

表 4　12 项研究的 AMSTAR2 评分

纳入研究	1	2	3	4	5	6	7	8	9	10	11	12	13	14	15	16	质量评级*
刘运泽 2018	Y	N	Y	Y	Y	Y	N	PY	Y	Y	N	Y	N	Y	Y	N	极低
司振阳 2017	Y	N	Y	Y	N	N	Y	Y	Y	Y	Y	Y	Y	Y	Y	Y	低
徐欣 2017	Y	N	Y	Y	Y	Y	Y	Y	Y	Y	Y	Y	Y	N	Y	Y	极低
匡宇娟 2018	Y	N	Y	Y	Y	Y	Y	Y	Y	Y	Y	Y	Y	Y	Y	N	极低
聂柳燕 2016	Y	N	Y	Y	Y	Y	PY	Y	Y	Y	Y	Y	Y	Y	Y	Y	极低
郭震浪 2015	Y	N	Y	Y	N	N	Y	PY	Y	Y	Y	Y	Y	Y	Y	Y	低
赵阳 2013	Y	N	Y	Y	Y	Y	Y	Y	Y	Y	Y	Y	Y	Y	Y	Y	极低
陈照南 2012	Y	N	Y	Y	N	N	N	PY	Y	Y	Y	Y	Y	Y	Y	Y	极低
姚义忠 2012	Y	N	Y	Y	Y	Y	Y	Y	Y	Y	Y	Y	Y	Y	Y	Y	极低
吴东升 2016	Y	N	Y	Y	N	N	Y	PY	Y	Y	Y	Y	Y	Y	Y	Y	极低
郭震浪 2015	Y	N	Y	Y	N	N	Y	Y	Y	Y	Y	Y	N	Y	Y	Y	低
徐超极 2018	Y	N	Y	Y	Y	Y	Y	Y	Y	Y	Y	Y	Y	Y	Y	N	极低

注：Y 符合，PY 部分符合，N 不符合，－未进行 Meta 分析；*2,4,7,9,11,13,15 为 7 个关键条目，高：0 个或 1 个非关键条目不符合，中：超过 1 个非关键条目不符合，低：1 个关键条目不符合伴（或不伴）非关键条目不符合，极低：超过 1 个关键条目不符合伴（或不伴）非关键条目不符合。

2.5 纳入研究的证据质量评价

依照 GRADE 系统对纳入研究产生的证据质量进行评价，涉及的结局指标共 30 个，所形成的 30 个证据体中，低质量 11 个，占比 33.67%，极低质量 19 个，占比 63.33%，中高质量 0 个，对降级因素进行纵向分析，局限性（纳入的一个或多个随机对照试验存在中等偏倚）及发表偏倚（漏斗图不对称或纳入研究样本量小但均为阳性结果）是导致证据质量降低的主要因素，其次，不精确性（样本量小，95%CI 可信区间宽）和不一致性（异质性大），也对证据质量造成了一定影响；所有证据体不满足升级标准。详见表 6。

2.5.1 临床有效率

9 篇文献关注临床（总）有效率，3 篇关注临床疗效，其中 7 篇中药单独与西药比较，均显示干预组临床疗效优于对照组，1 篇证据质量分级为低，6 篇证据质量分级为极低；5 篇采用加载设计，均显示联合用药由于西药单独治疗，证据质量分级均为极低。

2.5.2 复发率

6 篇分析复发率，3 篇分析单用中药与西药比较，显示治疗组能明显降低复发率，1 篇证据质量为极低，2 篇证据质量为低；3 篇采用加载设计，显示联合治疗可明显降低复发率，证据质量均为低。

2.5.3 咳嗽消失时间

2 篇分析咳嗽消失时间，均采用加载设计，显示中西医结合治疗使用可缩短咳嗽消失时间，证据质量均为极低。

2.5.4 临床疗效愈显率

1 篇分析临床疗效愈显率，显示中西医结合治疗可提高临床愈显率，证据质量为极低。

2.5.5 肺功能、IgE、TNF-α 水平

2 篇分析了肺功能，1 篇显示中药单独治疗对肺功能无明显改善，证据质量为低，1 篇显示中西医结合治疗可明显改善肺功能，证据质量为极低；2 篇分析 IgE，均显示中药单独治疗可改善 IgE 水平，1 篇证据质量为低，1 篇为极低；1 篇分析了 TNF-α 水平，显示中药单用可改善 TNF-α 水平，证据质量为低。

2.5.6 不良反应

3 篇关注不良反应，均为单用中药治疗，显示单用中药治疗可明显减少不良反应，2 篇证据质量为低，1 篇证据质量为极低。3 篇仅描述不良反应，但未进行 Meta 分析，故不进行 GRADE 系统评价。

表 5　GRADE 质量分级表

等级	分级标准
高	不降级的随机试验和升 2 级的观察性研究
中	降 1 级的随机试验和升 1 级的观察性研究
低	降 2 级的随机试验和无升降级的观察性研究
极低	降 3 级的随机试验、降 1 级的观察性研究、病例分析／病例报告

表 6　12 项研究的 GRADE 质量分级

纳入研究	结局指标（纳入 RCT 数目）	降级因素					升级因素			证据质量
		局限性	不一致	不直接	不精确	发表偏倚	效应值	混杂因素	剂量-效应关系	
刘运泽 2018	临床有效率（13）	−1*	0*	0	−1	0	0	0	0	低
司振阳 2017	临床总有效率（34）	−1	0	0	−1	−1	0	0	0	极低
	复发率（8）	−1	−1	0	0	−1	0	0	0	极低
	不良反应（13）	−1	0	0	0	−1	0	0	0	低

527

纳入研究	结局指标（纳入 RCT 数目）	降级因素					升级因素			证据质量
		局限性	不一致	不直接	不精确	发表偏倚	效应值	混杂因素	剂量-效应关系	
徐欣 2017	临床疗效总有效率（5）	−1	0	0	−1	−1	0	0	0	极低
	临床疗效愈显率（5）	−1	0	0	−1	−1	0	0	0	极低
匡宇娟 2018	总有效率（3）	−1	0	0	−1	−1	0	0	0	极低
聂柳燕 2016	总有效率（6）	−1	0	0	−1	−1	0	0	0	极低
	复发率（1）	−1	0	0	0	−1	0	0	0	低
郭震浪 2015	临床疗效（10）	−1	−1	0	−1	−1	0	0	0	极低
赵阳 2013	临床有效率（8）	−1	0	0	−1	−1	0	0	0	极低
	TNF-α 含量（2）	−1	0	0	0	−1	0	0	0	低
陈照南 2012	总有效率（2）	−1	0	0	−1	−1	0	0	0	极低
姚义忠 2012	临床疗效（43）	−1	−1	0	0	−1	0	0	0	极低
	IgE（3）	−1	0	0	0	−1	0	0	0	低
	肺功能（4）	−1	−1	0	0	−1	0	0	0	低
	不良反应（4）	−1	0	0	0	−1	0	0	0	低
	复发率（10）	−1	0	0	0	−1	0	0	0	低
吴东升 2016	总有效率（20）	−1	0	0	−1	−1	0	0	0	极低
	复发率（7）	−1	0	0	0	−1	0	0	0	低
	咳嗽消失时间（7）	−1	−1	0	0	−1	0	0	0	极低
郭震浪 2015	临床疗效（32）	−1	0	0	−1	−1	0	0	0	极低
	FEV1%（3）	−1	−1	0	−1	−1	0	0	0	极低
	PEF%（7）	−1	0	0	−1	−1	0	0	0	极低
	咳嗽消失时间（7）	−1	−1	0	−1	−1	0	0	0	极低
	复发率（18）	−1	0	0	0	−1	0	0	0	低
徐超极 2018	临床总有效率（31）	−1	−1	0	0	−1	0	0	0	极低
	复发率（10）	−1	0	0	0	−1	0	0	0	低
	IgE（6）	−1	−1	0	−1	−1	0	0	0	极低
	不良反应（10）	−1	−1	0	0	−1	0	0	0	极低

注：−1 降 1 级，0 不降级。

3 讨论

中医药治疗儿童 CVA 具有独特优势，多个临床 RCT 表明中药在改善 CVA 患儿咳嗽症状、减少复发率，降低典型哮喘转变率及安全性方面有明显贡献。近年来，多个基于儿童 CVA 中医药 RCT 的系统评价显示出中医药与常规西医治疗（如吸入糖皮质激素、白三烯受体拮抗剂等）相比对患儿的有效性和安全性，但由于混杂因素的影响，系统评价质量不清楚。本研究对中药治疗儿童 CVA 的系统评价/Meta 分析进行再评价，亦为本课题组"十三五"标准化项目《小儿咳嗽变异性哮喘中药临床试验设计与评价技术指南》的制定提供参考。

3.1 文献报告质量较好

12 项系统评价 /Meta 分析中虽均报告了标题、摘要、理论基础、目的、纳入标准、信息来源、检索、资料提取、单个研究结果、证据总结、局限性等，但仍有部分系统评价未报告资料提取，研究选择、资料条目，研究偏倚及研究间偏倚、资金，导致无法判断资料的选取是否全面，是否受到人为因素的影响，增加偏倚风险。12 项研究无一报告方案注册，在一定程度上降低了研究的严谨性与可靠性。

3.2 文献方法学质量差

12 项研究均为低或极低可信度，方法学质量的局限主要集中于未提供前期设计方案、资助来源、利益冲突、排除文献清单及理由、文献筛选及文献提取、发表偏倚。其中，未提供前期设计方案，因而只能对研究发表的文献进行回顾分析，会对系统评价的严谨性、前瞻性造成不良影响；未报告资助来源及未提供利益冲突，会导致使用者难以评估可能存在的利益冲突，而评价结果带来的人为影响存在一定偏倚风险；未提供完整的排除文献清单、理由，可能存在选择偏倚；未采用双人重复式筛选及未进行双人重复式资料提取，可能会无法判断资料筛选及数据提取是否准确全面，从而影响使用者的信心；未对发表偏倚进行分析，会造成方法学质量下降，报告可靠性降低。12 项系统评价 /Meta 分析均存在方法学问题。

3.3 文献证据质量低

12 项系统评价 /Meta 分析均显示中药单用或联合西药治疗儿童 CVA 临床疗效更好，6 篇显示中药辨证治疗儿童 CVA 能有效降低复发率，6 篇显示不良反应更少，安全性更高。但本研究使用 GRADE 系统分析显示，12 项系统评价 /Meta 分析形成的 30 个证据体中，证据质量均为低级或极低级，说明以上证据可信度可能与临床真实情况存在差异，应谨慎参考，这与针对大部分成人疾病的系统再评价结果存在一定差异。导致降级的最主要因素为局限性，说明 RCT 的方法设计（随机、分组隐藏、盲法等不充分）存在较大偏倚，部分文献有发表偏倚导致评价结论发生偏倚，而纳排标准不合理、异质性较大、可信区间太宽，重叠较少、不直接发生也是导致不精确、不一致风险较大的主要因素。

结局指标是临床试验评价的关键环节，影响试验结论。中间结局指标能在一定程度上反映干预措施对疾病某环节的作用，但无法反映整个过程，终点结局指标应是中药治疗儿童 CVA 临床疗效的最有力证据。本研究 12 项系统评价 /Meta 分析中，结局指标均为中间结局指标，如临床疗效，说明目前中药治疗儿童 CVA 的系统评价 /Meta 分析对终点结局指标的评价仍需加强，但考虑儿童 CVA 的特殊性，RCT 试验中对终点结局指标的定义及选择仍需仔细斟酌。此外，本研究纳入文献设计的 30 个结局指标，存在临床疗效的名称不统一、定义不明确、科学性欠缺等缺陷，影响临床疗效的客观判定。在此背景下，儿童 CVA 中药临床试验核心指标集及临床试验设计与评价指南的制定尤为重要。

由于本研究纳排标准严格，且语种限定为中英文，纳入文献数量较少，可能有选择偏倚风险，并不能全面代表目前中药治疗儿童 CVA 文献的二次研究现状。目前，中药治疗儿童 CVA 显示出一定疗效，但相关系统评价 /Meta 分析的文献质量低，影响 RCT 研究的真实性。因此，建议科研工作者在今后的中药临床试验中加强试验方案顶层设计，按照中医治疗儿童 CVA 临床试验设计与评价的指南及规范严格进行试验设计、实施及报告，重视中间结局指标及终点结局指标的选择。此外，可考虑将真实世界研究引入该领域，以期为中药治疗儿童 CVA 提供真实可信、具有儿童特色的临床依据，文献的系统评价分析应选择科学评价方法，如 GRADE 系统等，以提供更高质量的循证证据。

【评介】

近年来，中药治疗儿童 CVA 的临床研究不断增加，多项系统评价评估了不同中药复方 / 中成药治疗 CVA 的临床疗效，但其分析方法不同，质量良莠不齐，得出的证据等级也存在一定差异，难以达到为临床决策提供科学依据的目的。在胡思源教授的指导下，博士研究生曾静和蔡秋晗博士等从口服中药干预儿童 CVA 的疗效角度出发，对本领域内相关文献进行检索、筛选及评价，并整理成文，发表于《中国中医药信息杂志》2022 年 1 月第 29 卷第 1 期。本文对 12 项基于 RCT 的系统评价 /Meta 分析进行了综合评估，结果显示，其报告质量尚佳，方法学质量较差，证据质量等级低，与针对成人 RCT 的系统再评价结果存在一定差异，提示今后应加强相关 RCT 研究的质量控制。

（曾静）

第十一章
变应性皮肤病

第一节　循证研究

一、羌月乳膏治疗儿童亚急性和慢性湿疹的随机对照、多中心临床研究

【摘要】

目的：评价羌月乳膏治疗儿童亚急性和慢性湿疹的临床有效性及安全性。**方法**：采用多中心、分层区组随机、双盲、安慰剂平行对照的设计方法。以中心为分层因素，计划入选240例，按1∶1随机分为试验组和对照组。试验组采用羌月乳膏，对照组采用基质乳膏，均涂敷于患处，每日3次，疗程4周。以靶皮损形态疗效、面积疗效、瘙痒疗效的有效率为主要有效性评价指标。**结果**：治疗2周及4周后，试验组靶皮损形态的有效率（46.96%、60.87%）均高于对照组（29.66%、44.91%）；试验组靶皮损面积有效率（37.39%、55.65%）均高于对照组（22.03%、38.14%）；试验组瘙痒疗效的有效率（48.65%、67.57%）均高于对照组（42.24%、51.72%），2组比较差异均有统计学意义（$P < 0.05$），且优效性检验均成立。随访3个月，2组痊愈患者的复发率比较，试验组（2.38%）低于对照组（17.24%），差异有统计学意义（$P < 0.05$）。试验组与对照组不良事件发生率分别为3.42%和8.47%，组间比较差异无统计学意义（$P > 0.05$）。**结论**：羌月乳膏局部治疗儿童亚急性和慢性湿疹，能显著改善皮损形态，缩小皮损面积，缓解瘙痒症状，且复发率低，具有较好的疗效和安全性。

【正文】

湿疹是由多种内外因素所引起的具有渗出倾向的皮肤炎症性疾病，临床以多样性皮损、剧烈瘙痒、易复发为特征，按皮损特征和病程可分为急性、亚急性及慢性。近年来，中医药在控制症状、减少和预防复发、提高患者生活质量方面的应用，已越来越广泛。

羌月乳膏是国家基本药物目录产品，适用于亚急性及慢性湿疹的治疗，为评价本药对于儿童亚急性和慢性湿疹的有效性和安全性，探索及完善其儿科用药信息，以天津中医药大学第一附属医院为组长单位的全国 17 家医疗机构，于 2015 年 11 月 ~2019 年 2 月开展本项临床研究，现将结果报告如下。

1 资料与方法

1.1 试验总体设计

本临床研究开始之前，试验方案获得研究负责单位天津中医药大学第一附属医院医学伦理委员会以及其余分中心伦理委员会的批准（批件号 TYLL2016［Y］字 006）。试验采用多中心、区组随机双盲、安慰剂（基质）平行对照的设计方法。以中心为分层因素，确定区组长度，计划入选 240 例，按 1 ：1 随机分为试验组和对照组。借助 SAS 统计软件，给定种子数，分别产生中心、试验病例、处理组分配随机数字，生成 240 例受试者所接受处理的随机安排，即列出流水号为 001~240 所对应的治疗分配（即整体随机编码表）。分二级设盲，分别由申办者和临床研究组长单位保存一级、二级盲底。

受试者入选标准：①符合《中国临床皮肤病学》中亚急性湿疹或慢性湿疹诊断标准者；②年龄 6 个月 ~6 岁（＜ 7 岁）者，性别不限；③皮损总面积≤体表面积 10% 的患儿；④入选时靶皮损长直径 2~10cm 患儿；⑤知情同意过程符合法定程序，受试者或法定监护人知情试验过程并签署知情同意书患儿。

排除标准：①急性湿疹，或亚急性湿疹有明显糜烂、渗出不适宜乳膏剂治疗，或慢性湿疹苔藓化严重必须合并角质松解剂治疗者；②治疗前 4 周内系统使用过免疫抑制剂或长效糖皮质激素者，和 / 或治疗前 1 周内系统或局部使用过抗组胺药及糖皮质激素者；③皮损合并细菌、病毒或真菌感染，及其他明显影响疗效评价的皮肤病患儿；④合并有心脑血管、肝、肾、内分泌、免疫、造血系统等严重原发性疾病，精神病患儿；⑤已知对试验用药物组成成分过敏者；⑥研究者认为不适合入选者。

退出或脱落标准：①出现过敏反应或严重不良事件，根据医生判断应停止试验者；②用药 2 周，靶皮损形态、面积、瘙痒程度未见明显改变甚至加重者；③试验过程中，患儿罹患其他疾病，影响疗效和安全性判断者；④受试者依从性差（试验用药依从性＜ 80%，或＞ 120%），或自动中途换药或加用本方案禁止使用的中西药物者；⑤各种原因的中途破盲患儿；⑥入组后发现严重违反纳入或排除标准者；⑦无论何种原因，患儿及其监护人不愿意或不可能继续进行临床试验，向主管医生提出退出试验要求而退出试验者；⑧虽未明确提出退出试验，但不再接受用药及检测而失访者。

1.2 方法

1.2.1 干预措施

羌月乳膏（每支 20g）及羌月乳膏模拟剂（每支 20g）均由健民药业集团股份有限公司提供。试验组和对照组分别用羌月乳膏或其基质乳膏（模拟剂）涂敷患处。在受累部位薄薄地涂一层药膏，并将药物在皮肤上轻轻揉擦直至完全吸收，每日 3 次。两组均给予生活方式干预，避免各种刺激因素和做好日常皮肤护理。具体包括：①穿着棉织品内衣，衣服以洗涤剂清洗后多用清水清洗；②饮食清淡，少进食海鲜、牛羊肉及辛辣食品（有明确过敏证据者禁食），食物温度不宜过高；③纠正皮肤（非皮损部位）干燥，使皮肤保持润泽；④日常合理沐浴，洗澡不宜过勤，洗澡时勿用力擦拭，使用温和沐浴品，水温不宜过热等。试验期间，不得使用对湿疹有治疗作用的中西药物及治疗方法。

1.2.2 有效性评价

（1）评价指标：①靶皮损形态疗效；②靶皮损面积疗效；③靶皮损瘙痒疗效；④全身皮损面积；上述评价指标均于基线、治疗 2 周、4 周记录及评价；⑤靶皮损复发率，于停药后 12 周内评价。

（2）终点指标定义和疗效评价标准：①复发，指靶皮损消退后，在观察期内皮损再次出现，且改进的湿疹面积及严重程度指数（EASI）评分≥该患儿基线 EASI 评分的 10%。②靶皮损形态或面积疗效判定标准，参照《中药新药临床研究指导原则》制定。痊愈：靶皮损消退；显效：靶皮损形态计分和/或面积减少≥ 70%，但未完全消退；有效：靶皮损形态计分和/或面积减少≥ 50%，但＜ 70%；无效：靶皮损形态计分和/或面积减少＜ 50%。③瘙痒疗效评价标准。痊愈：完全不痒；显效：评分等级降低 2 级，但不为 0；有效：评分等级降低 1 级，但不为 0；无效：评分等级未下降或加重。

（3）指标观测方法：①皮损形态、瘙痒程度分级量化标准，参照赵辨改进的 EASI 评分法，将皮损形态分为红斑（E）、水肿/丘疹（I）、渗出/结痂（C）、表皮脱落（Ex）、苔藓化（L）5 种；其严重程度的界定：0= 无，此体征仔细观察后也不能确定；1= 轻，此体征确存在，但须仔细观察才能见到；2= 中，此体征可立即看到；3= 重，此体征非常明显。瘙痒程度的界定：0= 无，无瘙痒；1= 轻度，偶尔瘙痒，不用药，不影响工作、学习和生活；2= 中度，阵发性瘙痒，时轻时重，影响工作、学习和生活，需用药；3= 重度，剧烈瘙痒，严重影响工作、学习和生活。②靶皮损面积实测值，采用透明方格法。③全身皮损面积，采用手掌法，以患儿手掌面积为全身面积的 1% 估算，不足一个手掌面积按照 0.5% 计算。

1.2.3 安全性评价

评价指标：①可能发生的不良事件及不良反应；②皮肤局部刺激；③一般项目：体温、呼吸、心率、血压；④实验室检查：血、尿、粪常规，心电图，肝、肾功能（一般项目及实验室检查于基线及治疗 4 周检测）。

1.3 **数据管理与统计学方法**

由研究者、数据管理者和统计学专家在数据管理盲态核查会议中共同商定数据集的划分。数据集划分标准：全分析数据集（FAS），包括随机入组、至少用药 1 次、并至少有 1 次访视记录的全部受试者，用全分析数据集进行意向性分析（ITT）。符合方案数据集（PPS），包括遵守试验方案、基线变量没有缺失、主要变量可以测定、没有对试验方案有重大违反的全部受试者。对发生不良事件而退出试验的受试者应纳入 PPS，按无效处理。安全性数据集（SS），至少接受 1 次治疗，且有安全性指标记录的实际数据，退出患儿不作数据接转。

所有数据分析均采用 SAS v9.2 软件进行，双侧检验，取 $\alpha=0.05$。定量数据，描述例数、均数、标准差及 95% 可信区间（CI）；组间比较采用 t 检验，治疗前、后比较采用配对 t 检验；考虑协变量的影响，采用协方差分析。定性数据，描述频数表、百分率或构成比；组间比较采用 Wilcoxon 秩和检验或 χ^2 检验、Fisher 精确概率法；治疗前、后比较采用 Wilcoxon 符号秩检验；考虑中心等因素的影响，采用分层卡方检验（CMH）等。$P < 0.05$ 为差异有统计学意义。

2 结果

2.1 入组与数据集划分

240 例患儿入组。其中，试验组 115 例、对照组 118 例，进入全分析数据集（FAS）；试验组 100 例、对照组 101 例，进入符合方案数据集（PPS）；试验组 117 例、对照组 118 例，进入安全数据集（SS）。试验中，试验组 20 例、对照组 19 例，因违反方案要求或失访，未进入 PPS；试验组 5 例、对照组 2 例，因疗程前合并违禁药物，未进入 FAS；试验组 3 例、对照组 2 例，因未用药或无安全性指标记录，未进入 SS。两组试验完成情况比较，差异均无统计学意义（$P > 0.05$）。

2.2 基线可比性分析

全部进入 FAS 患儿，其人口学资料、湿疹分期、靶皮损形态计分和、病程的组间比较，差异均无统计学意义（$P > 0.05$），具有可比性（表 1）。

表 1　两组亚急性和慢性湿疹患儿主要人口学特征和疾病相关资料比较（FAS，$\bar{x} \pm s$）

相关资料	试验组	对照组	方法	P 值
性别 / 例			Chi-sq 检验	> 0.05
男	66	62		
女	49	56		
年龄 / 岁	3.47 ± 1.82	3.70 ± 1.88	成组 t 检验	> 0.05
体重 /kg	17.01 ± 5.92	17.75 ± 6.46	成组 t 检验	> 0.05
湿疹分期 / 例			Chi-sq 检验	> 0.05
亚急性	59	64		
慢性	56	54		
靶皮损形态计分和 / 分	5.82 ± 2.83	6.25 ± 2.89	成组 t 检验	> 0.05
病程 /d	29.76 ± 51.88	31.09 ± 33.44	成组 t 检验	> 0.05

2.3 有效性分析

2.3.1 靶皮损形态疗效

FAS 分析，用药 2 周、4 周后，两组患儿靶皮损形态疗效有效率比较差异均有统计学意义（$P < 0.05$），试验组均高于对照组（表 2）。PPS 分析，用药 2 周后，两组靶皮损形态疗效有效率分别为 51.00%、31.68%；用药 4 周后，有效率分别为 66.00%、47.52%，两组比较差异均有统计学意义（$P < 0.05$），结论与 FAS 一致。

表 2　两组亚急性和慢性湿疹患儿治疗 2 周、4 周靶皮损形态疗效比较（FAS）

组别	n	疗效 / 例（%）				有效率 /%	χ^2 值	P 值
		痊愈	显效	有效	无效			
用药 2 周								
试验组	115	18（15.65）	13（11.30）	23（20.00）	61（53.04）	46.96	8.13	< 0.05
对照组	118	12（10.17）	7（5.93）	16（13.56）	83（70.34）	29.66		
用药 4 周								
试验组	115	42（36.52）	9（7.83）	19（16.52）	45（39.13）	60.87	6.23	< 0.05
对照组	118	30（25.42）	6（5.08）	17（14.41）	65（55.08）	44.91		

2.3.2 靶皮损面积疗效

FAS 分析，用药 2 周、4 周后，两组靶皮损面积疗效有效率比较差异均有统计学意义（$P < 0.05$），试验组均高于对照组（表 3）。PPS 分析，用药 2 周后，两组靶皮损面积疗效有效率分别为 42.00%、23.76%；用药 4 周后，有效率分别为 62.00%、40.59%，两组比较差异均有统计学意义（$P < 0.05$），结论与 FAS 一致。

表 3　两组亚急性和慢性湿疹患儿治疗 2 周、4 周靶皮损面积疗效比较（FAS）

组别	n	疗效 / 例（%）				有效率 /%	χ^2 值	P 值
		痊愈	显效	有效	无效			
用药 2 周								
试验组	115	18（15.65）	16（13.91）	9（7.83）	72（62.61）	37.39	7.28	< 0.05
对照组	118	12（10.17）	6（5.08）	8（6.78）	92（77.97）	22.03		
用药 4 周								
试验组	115	42（36.52）	16（13.91）	6（5.22）	51（44.35）	55.65	8.23	< 0.05
对照组	118	29（24.58）	9（7.63）	7（5.93）	73（61.86）	38.14		

2.3.3 瘙痒疗效

FAS 分析，用药 4 周后，试验组瘙痒疗效有效率高于对照组，差异有统计学意义（$P < 0.05$）（表 4）。PPS 分析，用药 2 周后，2 组瘙痒疗效有效率分别为 53.12%、44.44%，两组比较差异无统计学意义（$P > 0.05$）；用药 4 周后，2 组瘙痒疗效有效率分别为 73.96%、55.56%，2 组比较差异有统计学意义（$P < 0.05$），结论与 FAS 一致。

表 4　两组亚急性和慢性湿疹患儿治疗 2 周、4 周瘙痒疗效比较（FAS）

组别	n	疗效 / 例（%）				有效率 /%	χ^2 值	P 值
		痊愈	显效	有效	无效			
用药 2 周								
试验组	111	25（22.52）	1（0.90）	28（25.23）	57（51.35）	48.65	0.94	< 0.05
对照组	116	25（21.55）	3（2.59）	21（18.10）	67（57.76）	42.24		
用药 4 周								
试验组	111	58（52.25）	4（3.60）	13（11.71）	36（32.43）	67.57	5.60	< 0.05
对照组	116	42（36.21）	3（2.59）	15（12.93）	56（48.28）	51.72		

2.3.4 全身皮损面积实测值（%）

FAS 分析，用药 2 周、4 周后，两组全身皮损面积实测值均较基线明显减小，配对 t 检验结果示差异均有统计学意义（$P < 0.05$）。以基线为协变量、考虑中心与组别交互作用，

全身皮损面积实测值治疗前、后差值的组间比较，差异均无统计学意义（$P > 0.05$）（表5）。PPS 分析结论与 FAS 一致。

表5　两组亚急性和慢性湿疹患儿全身皮损面积实测值治疗前、后变化的协方差分析（FAS）

组别	最小乘方均数（LSMean）	标准误(StdErr)	95%CI 值	P 值
基线－用药2周				
试验组	0.61	0.13	0.35~0.87	
对照组	0.40	0.13	0.14~0.65	> 0.05
试验组－对照组	0.21		−0.12~0.54	
基线－用药2周				
试验组	0.85	0.28	0.30~1.41	
对照组	0.56	0.27	0.02~1.10	> 0.05
试验组－对照组	0.29		−0.40~0.99	

2.3.5 靶皮损复发率

停药后12周内，对两组4周靶皮损痊愈患儿进行追踪随访。试验组42例，复发1例（2.38%）；对照组29例，复发5例（17.24%）。两组靶皮损复发率比较，经 Fisher 检验，差异有统计学意义（$P < 0.05$），试验组复发率低于对照组，PPS 分析结论与 FAS 一致。

2.4 安全性分析

试验组发生不良事件4例（3.42%），均为急性上呼吸道感染；对照组10例（8.47%），其中急性上呼吸道感染6例，支气管炎、高热惊厥、急性腹泻、右手皮损加重各1例。经研究者判断，均与试验药物无关。两组不良事件发生率及皮肤刺激发生率的组间比较，差异均无统计学意义（$P > 0.05$）。此外，生命体征和理化检查也未发现与试验药物有关的异常改变。

3 讨论

羌月乳膏的主要成分为月见草油、羌活提取物，辅料中还包括维生素 E、硬脂酸、凡士林、羊毛脂、甘油、三乙醇胺，具有祛风、除湿、止痒、消肿之功效，适用于亚急性湿疹、慢性湿疹的治疗。前期药效学与毒性研究表明，本品具有抗炎、抗过敏、抗菌、镇痛、改善血液流变性等作用，对皮肤各种炎性反应和局部湿疹均有较好疗效，且临床应用的安全性良好。为此，本研究开展了羌月乳膏用于儿童亚急性和慢性湿疹的多中心临床研究，评价其在儿童这一特殊群体中使用的有效性和安全性，为本药在儿童的合理使用提供临床证据。

本次临床试验采用了随机双盲、安慰剂平行对照、多中心临床研究的方法，以靶皮损为主要观察对象，评价羌月乳膏改善靶皮损形态、减小靶皮损面积、缓解瘙痒症状、减少湿疹复发的疗效，观察其在儿童临床应用的安全性。本研究结果表明，应用羌月乳膏治疗2周，对于改善靶皮损形态、面积及瘙痒症状方面已有明显疗效，有效率分别为46.96%、37.39% 和48.65%，均优于安慰剂，提示用药2周后羌月乳膏已发挥治疗作用；应用4周后，对于靶皮损形态、面积及瘙痒症状，有效率分别达到60.87%、55.65% 和67.57%；且对于痊愈患儿，能够有效地减少复发，体现出较好的治疗价值。唯全身皮损面积，虽试验组与对照组患儿均较治疗前明显改善，但两组疗效比较，经协方差分析示差异无统计学意义（$P > 0.05$）。究其原因，可能与同一患儿的皮损往往几个分期形态共存而本药分期疗效有差别，基质乳膏也可改善临床症状有关。本研究中两组共发生不良事件 14 例，经研究者判断，均与试验药物无关。两组不良事件发生率及皮肤刺激发生率比较，差异均无统计学意义（$P > 0.05$）。上述研究结果提示羌月乳膏儿童临床应用的安全性较好。

综上所述，羌月乳膏局部治疗儿童亚急性、慢性湿疹，能显著改善皮损形态，缩小皮损面积，缓解瘙痒症状，且复发率低，具有较好的疗效和安全性，可以推广至儿科临床应用。

【评介】

羌月乳膏是国家基本药物目录产品，适用于亚急性及慢性湿疹。为评价该药治疗儿童亚急性和慢性湿疹的临床有效性及安全性，以天津中医药大学第一附属医院为组长单位的全国 17 家医疗机构于 2015 年 11 月 ~2019 年 2 月开展了本研究。胡思源教授主持了试验总体设计、统计分析和研究总结，李新民教授负责本中心的试验实施。本研究由原国家卫计委药政司"中药儿童用药相关政策建议"课题示范项目（CATCM-EKKT201405）立项，由博士研究生郭素香和晋黎执笔，发表于《临床皮肤科杂志》2022 年 51 卷第 2 期。研究结果表明，羌月乳膏治疗儿童亚急性、慢性湿疹，能显著改善皮损形态，缩小皮损面积，缓解瘙痒症状，且复发率低，具有较好的疗效和安全性，可推广至儿科临床应用。

（赵泽慧）

二、荆肤止痒颗粒与消风止痒颗粒对照治疗湿热型丘疹性荨麻疹临床研究

【摘要】

目的：评价荆肤止痒颗粒治疗丘疹性荨麻疹湿热证的有效性与安全性。**方法**：采用区组随机、双盲、阳性药对照、多中心的方法进行临床研究。**结果**：荆肤止痒颗粒对丘疹性荨麻疹湿热证的试验组愈显率 70.59%，总有效率 94.12%；对照组愈显率 53.85%，总有效率 84.62%，均有统计学差异（$P < 0.05$）；对中医证候的试验组愈显率 65.36%，总有效率 94.12%；对照组愈显率 46.15%，总有效率 82.69%；两组比较，差异均有显著性意义。两组风团样丘疹、局部瘙痒与水疱的疗效等单项症状治疗前后组内比较，差异有显著性意义。该试验，对照组出现头痛 1 例，占 1.89%。**结论**：荆肤止痒颗粒对丘疹性荨麻疹湿热证的治疗效果不劣于对照药消风止痒颗粒，且临床应用较之更为安全。

【正文】

荆肤止痒颗粒是由四川光大制药有限公司研制生产的中药制剂，适用于儿童湿热型丘疹性荨麻疹。2012 年 3 月至 9 月，为确切评价该药的有效性和安全性，天津中医药大学第一附属医院等 9 家参试单位，以消风止痒颗粒为对照，对该药进行中药保护临床试验研究，现报道研究结果。

1 方法

1.1 试验设计

采用区组随机、双盲、阳性药对照、多中心临床研究的方法。所选病证为丘疹性荨麻疹湿热证，计划试验组入选 180 例受试者，对照组为 60 例。鉴于该病病情无须住院治疗，故全部选择门诊病例。

1.2 诊断标准

（1）西医诊断标准：参照第 7 版《皮肤性病学》。皮损为红色风团样丘疹，直径 1~2cm，呈纺锤形或圆形，中央常有丘疱疹、水疱或大疱，多群集但较少融合。自觉瘙痒，反复搔抓可继发感染，病因未去除可反复发生。

（2）湿热证辨证标准：主症：风团样丘疱疹，局部瘙痒；次症：水疱，脓疱，结痂，身热，纳呆，尿黄。舌脉：舌红，苔黄腻，脉滑。具备全部主症和次症中至少 2 项，参考舌脉，即可确诊。

1.3 中医证候分级量化标准

主症（风团样丘疱疹、局部瘙痒）分无、轻、中、重四级，分赋 0、2、4、6 分；次症水疱、脓疱、结痂、身热分无、有两级，分赋 0、1 分，纳呆分无、轻、中、重四级，分赋 0、1、2、3 分，舌脉具体描述不计分。

1.4 纳入病例标准

（1）符合西医丘疹性荨麻疹诊断标准者。

（2）符合中医湿热证证候诊断标准者。

（3）年龄为 0~14 岁。

（4）法定监护人签署知情同意书。

1.5 排除病例标准

（1）不符合上述纳入标准者。

（2）合并严重心、肝、肾、血液等系统性疾病者。

（3）对试验用药成分过敏者。

（4）法律规定的残疾患者（盲、聋、哑、智力障碍、精神障碍、肢体残疾）。

（5）入组前 3 日内用过其他治疗药物者。

（6）1 个月内参加其他临床试验者。

（7）根据研究者判断，容易造成失访者，或不宜入选的其他原因。

1.6 脱落病例标准

（1）出现过敏反应或严重不良事件，根据医生判断应停止试验者。

（2）试验过程中病情恶化，根据医生判断应该停止临床试验者。

（3）受试者依从性差（试验用药依从性＜ 80%），或自动中途换药或加用本方案禁止使用的中西药物者。

（4）各种原因的中途破盲病例。

（5）无论何种原因，患者不愿意或不可能继续进行临床试验，向主管医生提出退出试验要求而中止试验者。

（6）受试者虽未明确提出退出试验，但不再接受用药及检测而失访者。

1.7 剔除病例标准

（1）严重违反纳入或排除标准，本不应随机化者。

（2）纳入后未曾用药者。

（3）其他。

1.8 用药方法

试验组应用荆肤止痒颗粒，开水冲服，1 岁以下每次 0.5 袋，一日 2 次；1~2 岁每次 0.5 袋，一日 3 次；3~5 岁每次 1 袋，一日 2 次；6~14 岁每次 1 袋，一日 3 次。对照组使用消风止痒颗粒，口服，1 岁以下每次 0.5 袋，一口 2 次；1~4 岁每次 1 袋，一日 2 次；5~9 岁每次 1 袋，一日 3 次；10~14 岁每次 2 袋，一日 2 次。为实现双盲，两组分别同时口服空白颗粒，服用方法同药物。疗程均为 6 天。

1.9 观测指标及时点

（1）人口学资料，包括性别、年龄、身高、体重等。

（2）疗效性指标，分疾病综合疗效、皮损数量改善、瘙痒改善、中医证候疗效、原皮损消退时间、新皮损发生率（试验过程中）。

（3）安全性评价指标，包括可能出现的不良反应症状（如心悸、失眠、多汗等）、一般体检项目，血常规、尿常规、便常规、心电图和肝功能、肾功能等实验室指标。

（4）人口学资料和一般体检项目：基线点诊查；中医证候：每次就诊时诊查；试验中出现的不良事件：用药后随时观察；实验室指标：基线点、试验终点诊查。属于安全性指标疗前正常疗后异常且有临床意义者，应定期复查至随访终点。

1.10 不良事件

不良反应判断按轻度、中度、重度判定 3 级。

1.11 疗效判定

疾病综合疗效评价标准：参照《中医病证诊断疗效标准》。痊愈：皮疹全部消退，无新疹出现，瘙痒消失，留有色素沉着；显效：皮疹数消退＞ 70%，无新疹出现，瘙痒明显减轻；有效：皮疹数消退＞ 50%，瘙痒有所减轻，或皮疹数虽消退＞ 70%，但仍有少许新皮疹出现；无效：皮疹消退不足 50%，瘙痒无减轻，新疹仍成批出现。

中医证候疗效标准：①痊愈："证候计分和"减少≥ 95%。②显效："证候计分和"减少≥ 60%，＜ 95%。③有效："证候计分和"减少≥ 30%，＜ 60%。④无效："证候计分和"减少＜ 30%。

1.12 统计分析方法

对定性数据，以频数表、百分率或构成比作描述性统计分析。两组组间或组内治疗前后对比分析，用 χ^2 检验、Fisher 精确概率法、Wilcoxon 秩和检验或 Wilcoxon 符号秩和检验；两分类指标及等级指标的比较若考虑到中心或其他因素的影响，采用 CMH χ^2 检验。若考虑基线混杂因素的影响，采用 Logistic 回归分析。除优效性检测外，假设检验统一使用双侧检验，取 α=0.05。

2 结果

2.1 病例分布

9 家试验中心共入选患者 212 例，其中，试验组 159 例、对照组 53 例；试验组剔除病例 0 例，脱落病例 6 例，对照组脱落病例 1 例。进入 PP 分析集者，试验组 153 例，对照组 52 例；进入 FAS 分析集者，试验组 156 例，对照组 53 例；进入安全性数据集者，试验组 156 例，对照组 53 例。

2.2 可比性分析

试验组和对照组人口学资料、生命体征、体格检查、合并疾病、皮损数量、主症计分和、证候计分和及中医证候单项评分等，两组之间差异均无显著性意义，具有可比性。

2.3 疗效分析

2.3.1 两组疾病疗效比较

试验组总有效率 94.12%，对照组总有效率 84.62%；组间比较，经单向有序系列 CMH χ^2 检验，χ^2=6.6697，$P < 0.05$，差异有统计学意义。即试验组疗效不劣于对照组，PPS 和 FAS 结果相同。见表 1。

表 1　两组疾病疗效评价（PP）

组别	n	临床痊愈/例（%）	显效/例（%）	有效/例（%）	无效/例（%）
试验组	153	78（50.98）	30（19.61）	36（23.53）	9（5.88）[1]
对照组	52	18（34.62）	10（19.23）	16（30.77）	8（15.38）

注：[1] 与对照组疗效比较，CMH χ^2=6.6697，P=0.0098。

2.3.2 两组中医证候疗效比较

试验组总有效率 94.12%，对照组总有效率 82.69%；组间比较，经单向有序系列 CMH χ^2 检验，χ^2=5.0215，$P < 0.05$，差异有统计学意义。即试验组疗效不劣于对照组，PPS 和 FAS 结果相同。见表 2。

表 2　两组疾病证候评价（PP）

组别	n	临床痊愈/例（%）	显效/例（%）	有效/例（%）	无效/例（%）
试验组	153	55（35.95）	45（29.41）	44（28.76）	9（5.88）[1]
对照组	52	16（30.77）	8（15.38）	19（36.54）	9（17.81）

注：[1] 与对照组疗效比较，CMH χ^2=5.021，P=0.0250。

2.3.3 两组治疗前后皮损数量改善比较

见表 3。

表 3　两组治疗前后皮损数量改善组内比较（PP）

组别	基线				观察终点			
	n	Mean ± SD	Median	Mix~Max	n	Mean ± SD	Median	Mix~Max
试验组	153	12.24 ± 6.56	12	3.00~40.00	153	14.04 ± 7.32	13	4.00~45.00[1]
对照组	52	2.54 ± 4.71	0	0.00~39.00	52	3.87 ± 4.47	2.5	0.00~16.00

注：[1] 与对照组疗效比较，S=5632.5、637.5，$P < 0.0001$。

2.3.4 两组治疗前后瘙痒改善比较

两组组内统计分析结果比较，差异均具有统计学意义，组间统计分析结果显示，试验组和对照组组间比较差异均无统计学意义。见表4。

表4 两组治疗前后瘙痒改善组内比较（PP）

组别	基线				观察终点			
	n	Mean ± SD	Median	Mix~Max	n	Mean ± SD	Median	Mix~Max
试验组	153	3.52 ± 1.34	4	2.00~6.00[1]	153	2.93 ± 1.35	4	0.00~6.00
对照组	52	3.92 ± 1.37	4	2.00~6.00	52	2.58 ± 1.79	2	0.00~6.00

注：[1] 与对照组疗效比较，S=5005.5、482.5，$P < 0.0001$。

2.3.5 两组症状变化情况比较：

主次症中，风团样丘疹、局部瘙痒与水疱的疗效在两组间比较有统计学差异。见表5、表6。

表5 两组治疗前后主症变化情况比较（PP，例）

组别	风团样丘疹				局部瘙痒			
	n	临床痊愈	显效	有效	无效	n	临床痊愈	显效	有效	无效
试验组	153	77	0	51	25[1]	153	108	0	33	12[1]
对照组	52	19	0	17	16	52	27	0	16	9

注：[1] 与对照组疗效比较，CMH χ^2=4.4522、7.4029，P=0.0349、0.0096。

表6 两组治疗前后次症变化情况比较（PP，例）

组别	n	水疱		脓疱		结痂		身热		纳呆	
		有效	无效	有效	无效	有效	无效	有效	无效	有效	无效
试验组	153	126	27[1]	41	112[1]	41	112[1]	51	102[1]	4	96[1]
对照组	52	35	17	10	42	21	31	18	34	21	31

注：[1] 与对照组疗效比较，χ^2=5.2116、1.1889、3.3961、0.0286、0.2202，P=0.0224、0.2755、0.0654、0.8658、0.6389。

2.3.6 原皮损消退时间、新皮损发生率比较

见表7。

表7 原皮损消退时间［PP，例（%）］

组别	n	1天内	2天内	3天内	4天内	5天内	6天内	未消退
试验组	153	1（0.65）	4（2.61）	22（14.38）	28（18.30）	44（28.76）	29（18.85）	25（16.34）[1]
对照组	52	0（0.00）	1（1.92）	5（9.62）	11（21.15）	19（36.54）	5（9.62）	11（21.15）

注：[1] 与对照组疗效比较，P=0.5991。

2.3.7 依从性分析

试验组 153 例，试验用药依从性在 83.3%~124.8% 之间；对照组 52 例，试验用药依从性在 83.3%~152.4% 之间。两组均数比较，差异无显著性意义（Z=0.6674，P=0.2522）。

2.4 安全性分析

此次试验仅对照组出现头痛 1 例，严重程度较轻，经研究者判断均与试验药物无关，

采用纠正治疗后继续服用试验药物。此次临床试验期间，试验组静息心率在试验前后比较有统计学差异，但对该疾病无意义。

3 讨论

丘疹性荨麻疹又名为荨麻疹样苔藓、婴儿苔藓，多见于婴幼儿及儿童，以1~7岁为主。春、夏、秋季多见，4~8月最多，主要与臭虫、跳蚤、虱、螨、蚊等昆虫叮咬有关，但少数患者可能与胃肠功能障碍、食物及药物过敏有关，临床特点为散在性、性质稍坚硬、顶端有小疱的丘疹。周缘有纺锤形红晕，自觉瘙痒。丘疹性荨麻疹中医学称为水疥。中医认为，该病的发生多因素体秉性不耐，湿热内蕴，特别是暑湿之邪困脾、风热之邪困表或过食生冷造成脾胃运化水湿不利，水湿停滞肌肤而发病，兼昆虫咬伤，毒邪内侵皮肤，或因过敏体质，由鱼虾食物、肠寄生虫等过敏而发生。

荆肤止痒颗粒由荆芥、地肤子、防风、野菊花、鱼腥草等组成，主治祛风、除湿，清热解毒、止痒。适用于儿童风热型或湿热型丘疹性荨麻疹。荆肤止痒颗粒对丘疹性荨麻疹湿热证的试验组愈显率70.59%，总有效率94.12%；对照组愈显率53.85%，总有效率84.62%，均有统计学差异（$P < 0.05$）；对中医证候的试验组愈显率65.36%，总有效率94.12%；对照组愈显率46.15%，总有效率82.69%；两组比较，差异均有显著性意义。两组风团样丘疹、局部瘙痒与水疱的疗效等单项症状治疗前后组内比较，差异有显著性意义。此次临床试验期间，仅对照组出现1例不良事件报告，发生率1.89%。不良事件发生率在两组之间的差异无统计学意义。证明试验药物具有较好的安全性。

荆肤止痒颗粒治疗丘疹性荨麻疹湿热证疗效确切，临床服用安全。因此，在湿热型丘疹性荨麻疹的临床治疗中，荆肤止痒颗粒具有较好的临床应用前景。

【评介】

荆肤止痒颗粒由荆芥、地肤子、防风、野菊花、鱼腥草等组成，适用于儿童风热型或湿热型丘疹性荨麻疹。为评价该药治疗丘疹性荨麻疹湿热证的有效性和安全性，天津中医药大学第一附属医院等9家参试单位联合，采用区组随机、双盲、阳性药对照、多中心的方法开展了本研究。胡思源教授主持了试验设计、统计分析和研究总结，李新民老师为主要研究者，在读研究生王楠参与数据分析和本文撰写工作。本研究为国家"十二五"重大新药创制资助项目（编号：2011ZX09302），发表于《山西中医》2013年10月第29卷第10期。研究结果提示，荆肤止痒颗粒对丘疹性荨麻疹湿热证的治疗效果不劣于对照药消风止痒颗粒。

（赵泽慧）

三、荆肤止痒颗粒治疗丘疹性荨麻疹风热证临床研究

【摘要】

目的：评价荆肤止痒颗粒治疗丘疹性荨麻疹风热证的有效性，并观察其安全性。**方法：**采取区组随机、双盲、阳性药对照、多中心临床研究，将228例患者分为试验组和对

照组，分别服用荆肤止痒颗粒（药用荆芥、地肤子、防风、野菊花等）及其模拟药，疗程 6 天。**结果：**荆肤止痒颗粒对丘疹性荨麻疹风热证的疗效试验组愈显率 82.72%，总有效率 96.30%；对照组愈显率 69.23%，总有效率 84.62%，两组比较，差异均有统计学意义（$P < 0.05$）。对中医证候的疗效试验组愈显率 68.52%，总有效率 97.53%；对照组愈显率 50.00%，总有效率 82.69%；两组比较，差异均有统计学意义。**结论：**荆肤止痒颗粒治疗丘疹性荨麻疹风热证疗效确切，疾病综合疗效和中医证候疗效均显著优于同类对照药，安全性良好。

【正文】

荆肤止痒颗粒是由四川光大制药有限公司研制生产的中药制剂，处方由荆芥、地肤子、防风、野菊花、鱼腥草、茯苓、山楂（炒焦）组成。功能主治：祛风、除湿，清热解毒、止痒。用于儿童风热型或湿热型丘疹性荨麻疹。症状可见脓疱疮、风团、水泡、瘙痒等。为探索其有效性和安全性，天津中医药大学第一附属医院等 9 家医院于 2012 年 3~9 月对该药进行了区组随机、双盲、阳性药对照、多中心临床研究。

1 资料与方法

1.1 试验设计

本项试验采用区组随机、双盲、阳性药对照、多中心临床研究的方法。所选病证为丘疹性荨麻疹风热证，计划试验组入选 171 例受试者，对照组为 57 例。鉴于本病病情无须住院治疗，故全部选择门诊病例。

1.2 诊断标准

丘疹性荨麻疹西医诊断标准参照第 7 版《皮肤性病学》。丘疹性荨麻疹可能与昆虫叮咬，肠道寄生虫及某些食物有关。患者常具有过敏性体质，多累及儿童及青少年，易于春、秋季发病。好发于腰背、腹、臀、小腿等部。皮损为红色风团样丘疹，直径 1~2cm 呈纺锤形或圆形，中央常有丘疱疹、水疱或大疱，多群集但较少融合。自觉瘙痒，反复搔抓可继发感染。一般发疹 1 周后逐渐消退，病因未祛除可反复发生。风热证辨证标准，参照《中医病证诊断疗效标准》。主症：①风团样丘疹；②局部瘙痒。次症：①抓痕；②恶风；③身热；④口渴；⑤尿黄。舌脉：舌边尖红，苔薄白或黄，脉浮。主症必备，次症 1 项，参考舌脉，即可诊断。

1.3 中医证候分级量化标准

主症风团样疹、局部瘙痒分无、轻、中、重 4 级，分赋 0、2、4、6 分；次症和异常舌脉分无、有 2 级，分赋 0、1 分。

1.4 纳入病例标准

（1）符合西医丘疹性荨麻疹诊断标准者。

（2）符合中医风热证证候诊断标准者。

（3）年龄为 0~14 岁。

（4）法定监护人签署知情同意书。

1.5 排除病例标准

（1）不符合上述纳入标准者。

（2）合并严重心、肝、肾、血液等系统性疾病者。

（3）对试验用药成分过敏者。

（4）法律规定的残疾患者（盲、聋、哑、智力障碍、精神障碍、肢体残疾）。

（5）入组前3天内用过其他治疗药物者。

（6）1个月内参加其他临床试验者。

（7）根据研究者判断，容易造成失访者，或不宜入选的其他原因。

1.6 脱落病例标准

（1）出现过敏反应或严重不良事件，根据医生判断应停止试验者。

（2）试验过程中病情恶化，根据医生判断应该停止临床试验者。

（3）受试者依从性差（依从性＜80%或＞120%）或自动中途换药或加用本方案禁止使用的中西药物者。

（4）各种原因的中途破盲病例。

（5）无论何种原因，患者不愿意或不可能继续进行临床试验，向主管医生提出退出试验要求而中止试验者。

（6）受试者虽未明确提出退出试验，但不再接受用药及检测而失访者。

1.7 剔除病例标准

（1）严重违反纳入或排除标准，本不应随机化者。

（2）纳入后未曾用药者。

（3）其他。病例的最终剔除与否，由数据库盲态核查会议确定。

1.8 用药方法

荆肤止痒颗粒及其模拟药：开水冲服，1岁以下每次0.5袋，日2次；1~2岁每次0.5袋，日3次；3~5岁每次1袋，日2次；6~14岁每次1袋，日3次。消风止痒颗粒及其模拟药：口服，1岁以下每次0.5袋，日2次；1~4岁每次1袋，日2次；5~9每次1袋，日3次；10~14岁每次2袋，日2次。试验组予荆肤止痒颗粒加消风止痒颗粒模拟药；对照组予荆肤止痒颗粒模拟药加消风止痒颗粒。

1.9 观测指标及时点

（1）人口学资料，包括性别、年龄、身高、体质量等。

（2）疗效性指标，包括疾病综合疗效、皮损数量改善、瘙痒改善、中医证候疗效、原皮损消退时间、新皮损发生率（试验过程中）。以疾病综合疗效、皮损数量改善、瘙痒改善为主要评价指标。

（3）安全性评价指标，包括试验中出现的不良事件（用药后随时观察）、一般体检项目（包括体温、静息心率、呼吸、血压等）、血常规、尿常规、便常规、心电图和肝功能（ALT、AST、ALP、GGT、TBIL）、肾功能（BUN、Cr）等。以不良反应发生率为主要安全性评价指标。

（4）观察时点，包括人口学资料和一般体检项目：基线点诊查；中医证候：每次就诊时诊查；试验中出现的不良事件：用药后随时观察；实验室指标：基线点、试验终点诊查。属于安全性指标疗前正常疗后异常且有临床意义者，应定期复查至随访终点。

1.10 不良事件轻重程度判断标准

轻度：受试者可忍受，不影响治疗，不需要特别处理，对受试者康复无影响；中度：受试者难以忍受，需要撤药终止试验或做特殊处理，对受试者康复有直接影响；重度：危及受试者生命，致死或致残，需立即撤药或做紧急处理。

1.11 疗效判定

参照《中医病证诊断疗效标准》。痊愈：皮疹全部消退，无新疹出现，瘙痒消失，留有色素沉着；显效：皮疹数消退＞70%，无新疹出现，瘙痒明显减轻；有效：皮疹数消退＞50%，瘙痒有所减轻，或皮疹数虽消退＞70%，但仍有少许新皮疹出现；无效：皮疹消退不足50%，瘙痒无减轻，新疹仍成批出现。

中医证候疗效标准，痊愈：临床症状、体征消失或基本消失，证候积分减少≥95%；显效：临床症状、体征明显改善，证候积分减少≥70%；有效：临床症状、体征均有好转，证候积分减少≥30%；无效：临床症状、体征无明显改善，甚或加重，证候积分减少不足30%。

1.12 统计学分析方法

（1）对定量数据，以均数 ± 标准差（$\bar{x} \pm s$）、例数、最小值和最大值，或加用中位数、上四分位数（Q_1）、下四分位数（Q_3）、95% 可信区间做描述性统计分析。两组组间或组内治疗前后对比分析，先对变量分布进行正态检验。服从正态分布时，用 t 检验或自身 t 检验；非正态分布，用非参数统计方法。若考虑到中心或其他因素的影响，用协方差分析。

（2）对定性数据，以频数表、百分率或构成比作描述性统计分析。两组组间或组内治疗前后对比分析，用 χ^2 检验、Fisher 精确概率法、Wilcoxon 秩和检验或 Wilcoxon 符号秩和检验；两个分类指标及等级指标的比较若考虑到中心或其他因素的影响，采用 CMH χ^2 检验。若考虑基线混杂因素的影响，采用 Logistic 回归分析。除优效性检测外，假设检验统一使用双侧检验，取 $\alpha = 0.05$。

2 试验结果

2.1 病例分布

本研究共入组 228 例（试验组 171 例、对照组 57 例），其中全分析集（FAS）222 例（试验组 167 例、对照组 55 例）占入组病例 97.37%；符合方案集（PPS）214 例（试验组 162 例、对照组 52 例）占入组病例的 93.86%；安全性分析集（SS）222 例（试验组 167 例、对照组 55 例）占入组病例 97.37%。

2.2 可比性分析

对两组受试者入组时人口学资料（年龄、身高、体质量、性别）、生命体征资料（静息心率、呼吸、血压、体温）、疾病基线情况、中医证候量化积分（中医证候总积分或各单项症状积分）、皮损基线资料等的可比性进行统计分析，结果显示试验组和对照组组间比较差异无统计学意义（$P > 0.05$），基线均具有良好可比性。

2.3 疗效分析

2.3.1 两组疾病综合疗效统计分析

见表1。

表1 两组疾病综合疗效比较［PPS，例（%）］

组别	例数	临床痊愈	显效	有效	无效	总有效率（%）
试验组	162	90（55.56）	44（27.16）	22（13.58）	6（3.70）	96.30#
对照组	52	20（38.46）	16（30.77）	8（15.38）	8（15.38）	84.62

注：# 与对照组比较，$P < 0.05$。

2.3.2 两组中医证候疗效统计分析

见表2。

表2 两组中医证候疗效比较［PPS，例（%）］

组别	例数	临床痊愈	显效	有效	无效	总有效率（%）
试验组	162	67（41.36）	44（27.16）	47（29.01）	4（2.47）	97.53#
对照组	52	16（30.77）	10（19.23）	17（32.69）	9（17.31）	82.69

注：# 与对照组比较，$P < 0.05$。

2.3.3 两组皮损数量改善评价比较

见表3。

表3 两组皮损数量改善评价比较（PPS）

组别		例数	Mean ± SD	Median	Mix~Max	统计量	P 值
基线	试验组	162	15.06 ± 11.18	12	2.00~99.00	$Z=-2.3256$	0.0200
	对照组	52	12.83 ± 6.84	12	3.99~36.00		
观察终点	试验组	162	2.06 ± 3.37	0	0.00~18.00		
	对照组	52	3.13 ± 4.64	1	0.00~18.00		

2.3.4 两组瘙痒改善评价比较

见表4。

表4 两组瘙痒改善评价比较（PPS）

组别		例数	Mean ± SD	Median	Mix~Max	统计量	P 值
基线	试验组	162	3.77 ± 1.29	4	2.00~6.00	$Z=-2.8953$	0.0038
	对照组	52	3.81 ± 1.39	4	2.00~6.00		
观察终点	试验组	162	0.58 ± 0.96	0	0.00~4.00		
	对照组	52	1.43 ± 1.79	0	0.00~6.00		

2.3.5 中医单项症状疗效分析

见表5、表6。

表5 两组主症变化百分比情况比较（PPS，%）

主症	试验组				对照组				两组疗效比较	
	临床痊愈	显效	有效	无效	临床痊愈	显效	有效	无效	统计量 CMH χ^2 值	P 值
风团样丘疹	53.09	0.00	34.57	12.35	36.54	0.00	44.23	19.23	4.4885	0.0341
局部瘙痒	72.22	0.00	25.93	1.85	51.92	0.00	30.77	17.31	11.3538	0.0008

表6 两组次症变化百分比情况比较（PPS，%）

次症	试验组				对照组				两组疗效比较	
	临床痊愈	显效	有效	无效	临床痊愈	显效	有效	无效	统计量 CMH χ^2 值	P 值
抓痕	—	—	50.62	49.38	—	—	51.92	48.08	0.0269	0.8698
恶风	55.56	—	3.70	40.74	44.23	—	9.62	46.15	1.4494	0.2286
口渴	42.59	—	2.47	54.94	30.77	—	1.92	67.31	Fisher	0.2614
身热	—	—	20.99	79.01	—	—	13.46	86.54	1.4396	0.2302
尿黄	—	—	35.19	64.81	—	—	36.54	63.46	0.0315	0.8592

2.3.6 依从性分析

试验组和对照组受试者依从性良好，两组之间差异无统计学意义。

2.4 安全性分析

对受试者治疗前后的临床观察以及安全性实验室检查指标情况的分析表明，试验组和对照组均无不良事件发生。

试验组静息心率与呼吸频率在试验前后比较有统计学差异，但无实际意义的变化，考虑该指标对本适应证影响较小，故不加以分析。其他生命体征指标无论试验组还是对照组，均在人体正常范围内，无实际意义的变化。试验前后进行的血、尿、便常规及心、肝、肾功能检测未发现明显异常，表明该药对心、肝、肾、胃肠及血液系统等无不良影响。证明试验药物具有较好的安全性。

3 讨论

丘疹性荨麻疹又名为荨麻疹样苔藓、婴儿苔藓，多见于婴幼儿及儿童，以1~7岁为主。春、夏、秋季多见，4~8月最多，本病主要与臭虫、跳蚤、虱、螨、蚊等昆虫叮咬有关，但少数患者可能与胃肠功能障碍、食物及药物过敏有关，临床特点为散在性、性质稍坚硬、顶端有小疱的丘疹，周缘有纺锤形红晕，自觉瘙痒。当患者被昆虫叮咬后产生迟发性过敏反应，致敏需10天左右，再受叮咬则促使皮疹发生，反复叮咬可产生脱敏作用。中医认为，该病的发生多因素体秉性不耐，湿热内蕴，特别是暑湿之邪困脾、风热之邪困表或过食生冷造成脾胃运化水湿不利，水湿停滞肌肤而发病，兼昆虫咬伤，毒邪内侵皮肤，或因过敏体质，由鱼虾食物，肠寄生虫等过敏而导致本病的发生。

荆肤止痒颗粒对丘疹性荨麻疹风热证的试验组愈显率82.72%，总有效率96.30%；对照组愈显率69.23%，总有效率84.62%，两组比较均有统计学意义（$P < 0.05$）。对中医证候的试验组愈显率68.52%，总有效率97.53%；对照组愈显率50.00%，总有效率82.69%；两组比较 $P < 0.05$，差异均有统计学意义。本临床试验表明：荆肤止痒颗粒治疗丘疹性荨麻疹（风热证）疗效确切，疾病综合疗效和中医证候疗效均显著优于同类对照药消风止痒颗粒，安全性良好。因此，在风热型丘疹性荨麻疹的临床治疗中，荆肤止痒颗粒具有较好的临床应用前景。

【评介】

荆肤止痒颗粒适用于儿童风热型或湿热型丘疹性荨麻疹，其主要成分中，荆芥、防风解表散风、透疹消疮；地肤子清热利湿、祛风止痒；野菊花、鱼腥草清热解毒。现代药理研究证实，该药具有抗炎、镇痛、解热、止痒的作用。胡思源教授及团队主持了该药治疗丘疹性荨麻疹风热证有效性及安全性的试验设计，并进行了统计分析和研究总结；研究生赵晶、王楠等参与了数据分析和文章撰写。本研究为国家"十二五"重大新药创制资助项目（编号：2011ZX09302），相关文章发表于《长春中医药大学学报》2013年4月第29卷第2期。研究结果提示，荆肤止痒颗粒治疗丘疹性荨麻疹（风热证）疗效确切，疾病综合疗效和中医证候疗效均显著优于同类对照药消风止痒颗粒，且安全性较好。

（赵泽慧）

第二节　方法学研究

一、中药新药治疗儿科湿疹类疾病临床研究设计技术要点

【摘要】

该文基于国内、外文献及最新研究进展，并结合作者的临床科研实践，对中药新药治疗小儿湿疹类疾病临床研究方案设计过程中的关键问题，从试验目的与试验设计、受试者的选择、治疗方案、试验流程、有效性评价、安全性评价、试验的质量控制和保证等方面，阐述了作者的认识，为中药新药治疗儿科湿疹类疾病的临床研究设计提出了具体的思路，以期为本病的中药新药临床试验设计提供借鉴。

【正文】

湿疹类疾病，包括湿疹（eczema）和以湿疹为主要表现的皮肤疾病如特应性皮炎（atopic dermatitis，AD）、接触性皮炎等。湿疹是由多种内外因素引起的一种具有明显渗出倾向的皮肤炎症反应。皮疹呈多样性，慢性期则局限而有浸润和肥厚，瘙痒剧烈，易复发。湿疹在小儿时期，以婴儿湿疹最为常见，其次是儿童湿疹，其中包括部分特应性皮炎的小儿，常造成患儿及其家长的严重不安和焦虑。

湿疹为一传统病名，而中医称为湿疮。湿疹类疾病的治疗药物可分为皮肤局部用药物和全身系统用药物2类。系统用药物，包括止痒的抗组胺类药物、钙剂、维生素C、硫代硫酸钠等，以及对广泛继发感染者应用的抗生素等。局部用药物，主要是皮质类固醇，迄今仍为治疗儿童过敏性皮肤病的主要药物。非激素类软膏，如新型钙调磷酸酶抑制剂，价格昂贵，且存在潜在风险。因此，积极寻找具有良好疗效的中药制剂具有重要的经济价值和社会效益。

1　适应证定位与试验目的

湿疹类疾病治疗用药的目标适应证，皮肤局部用药物一般针对皮肤局部表现（瘙痒和皮损），常定位在"湿疹"；系统用药物，根据药物的不同作用特点，可定位在"湿疹"或

"特应性皮炎"。

无论皮肤局部用药物或系统用药物，试验目的都是评价试验药物对患儿自觉症状（瘙痒）、体征（皮损面积、皮损形态）的有效性，同时评价临床用药的安全性。

湿疹类疾病的病程不规则，具有反复发作的特点，评价药物的远期疗效也有非常重要的临床意义，这方面可能也是中医药作用优势，为此，试验主要目的也可以定位于降低复发率。

2　试验设计

针对湿疹的中药、天然药物，多为局部外用药物，而针对特应性皮炎者多为系统用药物。根据疾病临床特点、药物作用特点和伦理学原则，局部外用药物可选择安慰剂对照或极低剂量（5%）对照。系统用药物，则可选择阳性药或安慰剂对照。在常规基础治疗的前提下，采用加载试验设计，也是一种选择。若用阳性药对照，在执行双盲时多需要双模拟，因此应科学设计药物的用法用量。对于特应性皮炎，应按年龄段分层设计。

3　诊断标准

出于权威性与前沿性的考量，湿疹的诊断标准推荐采用赵辨主编《临床皮肤病学》第3版标准。其他同类著作如《中药新药临床研究指导原则》（试行）、《口腔、皮肤科疾病诊断标准》等标准，与之基本相同，也可参考。特应性皮炎的诊断，常用标准为 Hanifin 及 Rajka 所制定的标准、国内康克非的修改标准，以及 Williams 制定的最低标准。

4　中医辨证标准

湿疹常见的中医辨证标准有《中药新药临床研究指导原则》《中医病证诊断疗效标准》，建议参照。特应性皮炎，中医称"四弯风"，《中医病证诊断疗效标准》分为血虚风燥、风湿蕴肤两型。此外，适应证也可以根据临床经验、药物及其适应证的特点，考虑小儿自身生理特点，依据中医理论自行制定，但应提供科学性、合理性依据，并有临床可操作性。

5　受试者的选择

5.1　纳入标准

适应证：首先，应明确适应证是湿疹还是特应性皮炎。然后，再确定具体分期，如急性、亚急性、慢性湿疹等。中医证候分型也是纳入标准之一。根据发病年龄特点，入选年龄范围，可以是婴儿期、儿童期和青春期，或三者共同入选。从临床可操作性出发，对于局部用药物，一般主要选择儿童期（2~12岁）、亚急性湿疹。

观察的目标皮损区域：对于局部用药物来说，为观察其安全性，往往需要整个皮损涂药，皮损受累面积一般选择为体表面积的 5%~10% 以内。应将最大皮损列为靶皮损，靶皮损面积及位置，一般确定在直径 2~10cm、位于四肢及躯干部。为避免病情过轻病例纳入，一般设定皮损症状体征积分的下限。对于系统用药物，一般不限定全身皮损受累面积，也无需设靶皮损。

5.2　排除标准

针对局部用药物，建议排除以下几类患者。包括需使用系统给药或用强效糖皮质激素外用治疗的严重湿疹患者；皮损局部合并细菌、病毒或真菌感染者；1个月内接受过糖皮质激素系统治疗、免疫抑制剂及紫外线照射者；2周内使用抗组胺药、局部外用糖皮质激素或其他外用有效药物者。如以糖皮质激素外用为对照者，皮损主要分布于面部、皮肤皱褶部位者应排除。无论是系统用药物，还是局部用药物，均要排除与湿疹、特应性皮炎相类似的疾病，如神经性皮炎、银屑病等。对于同属湿疹类疾病，一般要将可自愈的接触性皮炎排除。特别说明的是，以湿疹为适应证者，不宜也无法完全排除特应性皮炎，反之，以特应性皮炎为适应证者，却应排除湿疹患儿。

6 对照药品的选择

根据临床定位与药物的作用特点，可选择安慰剂或阳性药对照。为证实药物的绝对有效性，安慰剂对照是必需的。对于局部用药物，目前许多中、西药临床试验均采用安慰剂对照。如选阳性对照药，应为公认的有效药物，建议选择外用皮质类固醇，婴幼儿适合用中、弱效者，面部和间擦部位皮肤宜用弱效者，如弱效的 1% 氢化可的松霜、0.025% 地塞米松霜，中效的 0.1% 去炎松霜、0.1% 糠酸莫米松霜等。对于系统用药物，最好选择阳性药对照，最常用的是抗组胺类药物，如赛庚啶、开瑞坦、氯雷他定、氯苯那敏、刻免胶囊（盐酸曲普利啶）等。治疗湿疹类疾病的中药制剂，如有效性证据确凿，也可选用。

7 疗程、观察时点与随访

皮肤局部用药物，疗程一般 2~4 周，中药制剂建议选择 3~4 周。系统用药物，据资料报告，疗程设置在 2 周~6 个月，多选择 4~8 周。观察时点的设计，一般与疗程有关。疗程 2~4 周，宜每 1~2 周设一时点；疗程 4~8 周，宜每 2~4 周设一时点；疗程数月，应以每 4 周设一时点。随访，视具体目的而定，多为 6 个月~1 年，观察病情有无反复及次数。

8 有效性评价

8.1 评价指标

湿疹类疾病，无论是局部皮肤用药物还是全身系统用药物，其疗效评价指标均包括瘙痒症状、皮损面积、皮损程度（形态），以及中医证候、实验室检查等，以皮损症状体征为主要观察指标。

对于局部用药物，一般以局限性湿疹患者为观察对象。亚急性湿疹因具备病情不重、皮损渗出少等有利于外用药临床试验的条件，常被认为是最适合的湿疹分度。对于皮损的观察，常将全身最大的局部皮损设为靶皮损，以靶皮损程度和面积的改善作为皮损疗效评价依据。同时，对瘙痒症状、全身皮损总面积等进行单独评价。

对于系统用药物，常以特应性皮炎患儿为受试对象。此病患儿，皮损常局部、全身泛发，因此，一些科研常用的皮损严重度评分法，如湿疹面积及严重度指数评分（eczema area and severity index，EASI）法、AD 病情严重程度积分（scoring of atopic dermatitis，SCORAD）法、AD 六区域、六体征评分（six area six sign atopic dermatitis，SASSAD）法、Rajka 严重度计分分级法、AD 皮损严重度积分（atopic dermatitis severity score，ADS）法等，均适用。建议采用赵辨改良的 EASI 法、SCORAD 法。此外，对于特应性皮炎，还可选择血清 IgE、外周血嗜酸粒细胞、抑制性 T 淋巴细胞等实验室检查指标。

8.2 病证疗效评定标准

疾病疗效评价，以皮损程度、面积及瘙痒症状为主要评价指标。对于局部用药物，可根据靶皮损程度、面积，结合瘙痒症状进行综合评价，采用《中药新药临床研究指导原则》标准。对于系统用药物，多采用各种湿疹/AD病情严重程度量表评价。证候疗效与单项证候疗效的评价标准，建议采用《中药新药临床研究指导原则》标准。

9　主要指标常用测量方法

9.1 瘙痒程度

作为湿疹类疾病的主要临床症状，有些综合评价量表，如Rajka严重度积分分级法、AD病情严重程度积分（SCORAD）法，均有瘙痒的评价内容，可用于瘙痒症状的单独评价。其中，SCORAD中采用的视觉模拟刻度尺法（visual analogue scale，VAS），也是临床常用的评价方法，常用于系统用药物瘙痒症状的评价。

9.2 皮损面积

常用的评价方法包括中国九分法、中国新九分法、十分法、手掌法。在全身性用药的综合评价方法中，常用中国新九分法；对于局部用药物，如单独评价受累面积，则更适用于手掌法。手掌法即五指并拢，手掌面积即全身面积的1%，此法不论年龄大小与性别均适用。

9.3 靶皮损程度

可分为（急性）湿疹：红斑、糜烂、浸润、丘疹、渗出/结痂；亚急性湿疹：红斑、丘疹和/或丘疱疹和/或水泡、糜烂、鳞屑和/或结痂、浸润和/或肥厚；慢性湿疹：红斑、丘疹、渗出、糜烂、浸润及苔藓化、干燥、角化脱屑。可分无、轻、中、重。

9.4 皮损严重度的综合性评价方法

综合评价方法主要用于系统用药物治疗特应性皮炎的评价。其具体评价手段，也可以用于局部用药物症状体征的评价。

湿疹面积及严重度指数评分（EASI）法：1998年由Charil和Hanifin等参照鳞屑病的评分法提出。近年来，在特应性皮炎的新药研究中得到广泛应用。根据不同部位皮损症状严重程度，所占面积的大小再结合成人、儿童各部位面积占全身面积的比例的综合积分。EASI法更能全面反映湿疹皮炎类疾病急性、亚急性、慢性皮损不同阶段的表现，可用于特应性皮炎等湿疹类疾病的评分。

AD严重度积分分级法（Rajka）：1989年Rajka等提出了一个积分分级法。目的是使AD严重度数据化，便于客观分析病情变化和评价药物疗效。此方法优点是简便易行，因而被广泛采用。缺点是皮损面积一项不能反映出皮疹的各种形态及所占的确切比例，故在评价皮损严重度方面尚有不足之处。

AD皮损严重度计分（ADS）法：日本学者制定。该方法能较客观地反映以皮损为主的病情严重程度，对治疗效果的评价不易受主观因素影响，重复性好。不足之处是未将瘙痒纳入统计，而且不能反映皮损的具体部位。

AD病情严重程度积分（SCORAD）法：1993年欧洲AD特别工作组制定，适用于评价儿童及成人患者。该法包括皮肤病变范围、严重程度、瘙痒和睡眠影响3个维度，全面评价 AD 的严重程度，应用较广。

AD 六区域、六体征评分（SASSAD）法：1996 年由英国皮肤病专家 Sowden 提出。该法简便有效易行，儿童及成人患者均适用，尤其适用于动态病情观察。不足之处是没有纳入瘙痒情况，对全身体表面积的均匀区分也有偏差。

9.5 儿童皮肤病学生活质量指数（children's dermatology life quality index，CDLQI）与皮炎家庭影响调查表（DFI）

已有经过考评的中文版，可作为评价 AD 患儿及其家长的生活质量使用。CDLQI 适用于 3~16 岁患者。

10 安全性评价

除一般体检项目、血、尿、便常规和肝、肾功能等安全性指标外，还应根据处方特点、临床前毒理试验结果、适应证特点等选择具有针对性的安全性评价指标。应注意观察不良反应或未预料到的毒副作用，并追踪观察。

局部用药物应随时观察局部皮肤刺激症状。由于小儿皮肤薄嫩，体表面积相对较大，故药物经皮吸收量较成人为多，若使用时间过长，面积过大，则较成人更易通过全身吸收产生下丘脑垂体－肾上腺轴的抑制，即使弱效糖皮质激素长期应用于异位性皮炎也会出现生长阻抑现象。对于抗组胺药物，也常有嗜睡、头晕、乏力、口干、室早等不良反应。试验中应注意观察。

11 合并用药

皮肤局部用药物，一般不主张合并用药治疗。根据实际情况，如瘙痒程度较重，患儿常烦躁、哭闹不休，可适当予镇静药物，但应注意评价合并用药对试验药物疗效和安全性的影响。系统用药物，可采用加载试验设计。此外，应明确规定对有效性和安全性评价有影响的不能应用的药物。

12 试验的质量控制

对于湿疹类疾病，应当重点做好以下几点：一是避免各种刺激因素和做好日常皮肤护理。如穿着棉织品内衣，衣服以洗涤剂清洗后多用清水清洗，饮食清淡，少进食海鲜、牛羊肉及辛辣食品，温度不宜过高；纠正皮肤干燥，使皮肤保持润泽，日常合理沐浴，洗澡不宜过勤，洗澡时勿用力擦拭、使用温和沐浴品，水温不宜过热等。二是采用量表评价者，应对症状体征量表进行研究者的一致性培训，检验合格。三是要求提供按照统一 SOP 拍摄的治疗前后靶皮损照片。

13 关于儿童特殊的伦理考量

包括我国在内，多国的药事法律、法规为保护作为儿童这一弱势群体的权益，均有特别规定。儿童临床试验中，除一般临床试验应必备的医疗与保护措施外，还应考虑针对不同年龄段儿童的心理和医学支持，并考虑对于受试儿童的隐私保护。研究实施过程中，儿童受试者对于中止某项与研究相关的操作和退出研究的愿望均应受到充分尊重。一般而言，儿童受试者的任何反对与不配合临床研究的行为，均应得到尊重和认真考虑。需要说明的是，从法律意义上讲，儿童参加临床试验，一般只需获得其法定代理人签署的知情同意书，但研究者有责任告知受试儿童全面的研究相关信息并取得其同意。需要签署知情同意的具体年龄，并未明确规定。就临床实践而言，对于 10 岁以上具有部分民事行为能力的儿童受试者，可以同时签署知情同意书。

【评介】

中药治疗儿科湿疹类疾病的人用经验丰富，且疗效较好，副作用较少，有重要的经济价值和社会效益。目前，有诸多研究对湿疹类疾病的中药进行疗效评估，但存在试验设计质量偏低、信度欠佳等问题，难以为临床决策提供高质量的循证依据。胡思源教授及团队成员钟成梁、张淳，基于对国内外文献的研究，结合临床科研实践，对本病的设计要点进行提取、总结、精练，从试验目的与试验设计、受试者的选择、治疗方案、试验流程、有效性评价、安全性评价、试验的质量控制和保证等方面，提出了中药新药治疗儿科湿疹类疾病临床研究设计的具体思路，以期为研究设计标准化提供借鉴。本研究为国家"十二五"重大新药创制资助项目（编号：2011ZX09302），该文发表于《中国中药杂志》2013 年 6 月第 38 卷第 11 期。

（赵泽慧）

二、儿童特应性皮炎药物随机对照试验设计要素的文献研究

【摘要】

目的：系统评估儿童特应性皮炎（atopic dermatitis，AD）药物临床试验的设计要素，为不同试验结果的比较提供一定的可行性。**方法**：系统检索 PubMed、Cochrane 及 Embase 数据库，纳入儿童 AD 的随机对照临床研究的英文文献。**结果**：共收集 994 篇文献，最终纳入 18 篇文献。试验目的主要为控制皮损症状、减少 / 预防复发、缓解患者瘙痒症状或改善生活质量等；均采用随机、安慰剂对照；诊断标准中 7 项采用 Hanifin & Rajka 标准；干预措施中局部治疗 5 项，系统治疗 13 项；6 项设计了导入期；9 项设计了随访；主要评价指标中，联合皮肤病变范围、皮损严重程度、瘙痒程度和睡眠情况 12 项，次要评价指标中，联合皮损严重程度、瘙痒程度和睡眠情况 5 项、生活质量 5 项等。皮损严重程度评价量表中采用特应性皮炎积分指数（scoring of atopic dermatitis，SCORAD）量表 12 项、湿疹面积及严重程度指数（eczema area and severity index，EASI）量表 4 项、患者湿疹自我检查（patient oriented eczema measure，POEM）量表 4 项、研究者的整体评价法（investigator's global assessment，IGA）5 项；生活质量评价标准中主要为儿童皮肤病生活质量指数（children's dermatology life quality index，CDLQI）量表，占 6 项；安全性评价中，13 项有不良事件 / 不良反应观察设计。**结论**：纳入研究的文献信息完善、质量较高，结果涵盖了儿童 AD 临床研究设计的基本要素，为药物治疗 AD 的临床试验设计及评价提供思路和方法。

【正文】

特应性皮炎（atopic dermatitis，AD）是一种慢性、复发性、炎症性皮肤病，患者往往伴有剧烈瘙痒，生活质量受到严重影响，世界大多数国家多达 20% 的儿童与 2%~8% 的成年人受到影响，通常也是其他特应性疾病（如过敏性鼻结膜炎、哮喘、食物过敏）的第一步，多发生于儿童时期，并有广泛的症状和体征，导致严重的功能障碍，限制患儿日常生活、活动能力，造成社会心理的痛苦和耻辱。目前多数研究者认为 AD 是一种多因素疾病，其发病主要认为是遗传和环境综合作用而导致皮肤屏障功能障碍、免疫失调和皮肤微生物群失调的结果。

近几年，国内儿童 AD 的临床研究文献很多，但试验设计差异较大，给试验结果评估及二次文献研究带来了不利影响。为此，本课题组系统检索了 2015—2020 年以来发表在国外期刊中的相关英文文献，对其试验设计要素进行归类整理，以期通过今后的标准化临床研究设计，为不同试验结果之间的比较提供可行性数据支撑。

1 资料与方法

1.1 纳入标准

①明确诊断为 AD；②受试者为儿童；③干预措施为药物；④类型为随机对照试验（randomized controlled trial，RCT）；⑤语种为英语。

1.2 排除标准

①重复发表的文献；②非临床 RCT；③非药物试验；④试验设计错误或无法提取信息。

1.3 检索策略系统检索

检索 PubMed、Cochrane 和 Embase 三大英文数据库中的临床研究文献，时间为2015~2020 年。检索词："atopic dermatitis""atopic eczema""AD""AE""random""RCT""child"等。根据每个数据库检索规则的不同分别进行检索。

1.4 文献筛选、质量评价和资料提取

1.4.1 文献筛选

使用 NoteExpress 文献管理器由 2 位研究者独立阅读题目和摘要，排除明显不符合纳入标准的研究，并对可能符合的研究阅读全文，确定是否真正符合纳入标准，2 位研究者交叉核对，如有分歧由第 3 位研究者协助决定其是否纳入。

1.4.2 质量评价

采用 Cochrane 系统评价员手册提供的偏倚评价量表进行质量评价，包括 7 个条目：随机序列产生、分配隐藏、受试者及研究人员的盲法、结局评估者的盲法、结果数据不完整、选择性报告结果及其他问题等。每个条目根据偏倚风险判断分为"低风险""高风险""风险不清楚"。

1.4.3 资料提取

内容包括作者、题目、试验设计、诊断标准、纳入排除标准、干预措施、合并用药、疗程、疗效指标、安全性评价、导入期及随访等信息。

2 结果

2.1 检索结果

共搜集文献 994 篇，其中 PubMed 361 篇，Cochrane Library 327 篇，Embase 306 篇。筛除重复文献 212 篇；研究者仔细阅读题目及摘要，剔除非药物研究 253 篇、综述类 198 篇、非临床研究等 297 篇；剩余的文献阅读全文做进一步筛选，排除儿童和成人共同研究的文献 10 篇，排除有详细试验方案，未开展临床研究的文献 6 篇，最终纳入文献 18 篇。

18 项研究中，目标适应证均为儿童 AD 患者，共纳入 2059 例受试者（每项研究 48~367 例），年龄从出生至 19 岁，男、女分别 877、787 例（3 项纳入时性别比例未知）。

2.2 纳入研究的质量评价

18 篇文献总体偏倚风险较低，文献质量较高。12 篇（66.67%）描述了随机数字的产生方法，其中 8 篇（44.44%）为计算机产生，2 篇（11.11%）分别为卡片和信封抽签产生，1 篇（5.56%）借助随机数字表产生，1 篇（5.56%）为集中方案产生。14 篇（77.78%）使用分配隐藏，包括中心计算机网络、密闭信封、药房控制及交互式语音应答系统分配等。16 篇（88.89%）受试者及研究人员使用盲法，偏倚风险低；7 篇（38.89%）对评价者使用盲法，偏倚风险低；2 篇（11.11%）结果数据不完整的风险不清楚；5 篇（27.78%）研究发现选择性报告结果偏倚风险不清楚；17 篇（94.44%）存在的其他偏倚尚不清楚。

3 结果分析

3.1 研究目的

明确的研究目的是保证临床试验成功的根本。全部研究的试验目的主要为控制皮损症状、减少 / 预防复发、缓解患者瘙痒症状或改善生活质量等。全部 18 项（100%）研究均有以控制 AD 皮损症状为试验目的，其中 4 项（22.22%）又以减少 / 预防 AD 复发为试验目的，8 项（44.44%）又以改善生活质量为目的；17 项（94.44%）均有以缓解患者瘙痒症状为研究目的。

3.2 研究总体设计

研究总体设计主要包括随机、对照、盲法、样本量估算、检验类型及参研中心等内容。全部 18 项（100%）均采用随机、安慰剂对照的方法；16 项（88.89%）采用双盲设计，开放标签、单盲各 1 项（各 5.56%）；多中心研究 8 项（44.44%），单中心 9 项（50.00%），双中心 1 项（5.56%）；有样本量估算 10 项（55.56%）；选择优效性检验设计 13 项（72.22%），差异性检验设计 5 项（27.78%）。

3.3 受试者的选择与退出

3.3.1 病例纳入标准

纳入标准包括如下几方面：①按照文献纳入标准，18 项研究中 Hanifin & Rajka 标准 7 项（38.89%）；美国和日本皮肤病协会标准各 2 项（各 11.11%）；Williams 和英国工作组诊断标准各 1 项（各 5.56%）；5 项（27.78%）既往已诊断为 AD。②患儿年龄下限为 0~12 岁，上限为 2~19 岁。③17 项（94.44%）研究对基线进行规定，9 项（50.00%）对特应性皮炎积分指数（scoring of atopic dermatitis，SCORAD）评分进行规定，其中 8 项（44.44%）规定 SCORAD 评分 ≥ 15；4 项（22.22%）要求研究者整体评估（investigator's global assessment，IGA）评分 ≥ 2；4项（22.22%）对全身皮损体表面积（body surface area，BSA）评分进行限定，要求 5% ≤ BSA ≤ 40%；2项（11.11%）分别规定湿疹面积及严重程度指数（eczema area and severity index，EASI）评分 ≥ 16 或 21；2项（11.11%）规定瘙痒 11 点数字评分法（11-point numeric rating scale，NRS-11）评分 ≥ 4。④有诊前治疗规定的 5 项（27.78%），其中规定运用保湿润肤剂 3 项（16.67%）。（5）15 项（83.33%）明确要求签署知情同意书。

3.3.2 病例排除标准

全部 18 项研究均设计了排除标准。①与病种有关标准 8 项（44.44%）：7 项（38.89%）排除干扰 AD 评估的其他皮肤病。②全部 18 项均针对试验用药物进行排除：17 项（94.44%）排除影响试验药物有效性及安全性评价的其他药物，分别有 8 项（44.44%）、6 项（33.33%）、5 项（27.78%）排除近 2 周使用抗组胺药、钙调神经磷酸酶抑制剂、局部用糖皮质激素药，11 项（72.22%）、13 项（72.22%）、7 项（38.89%）排除近 4 周接受免疫抑制剂、系统用糖皮质激素、光照治疗，3 项（16.67%）排除近期使用生物制剂，4 项（22.22%）排除近期使用抗真菌、抗病毒、抗微生物等药。③17 项（94.44%）设计了通用排除标准：10 项（55.56%）排除合并其他系统疾病，8 项排除感染，5 项（27.78%）排除恶性肿瘤，3 项（16.67%）排除实验室检查结果异常。

3.3.3 退出（脱落）标准

18 项研究中，2 项（11.11%）研究设计了退出（脱落）标准，但 17 项（94.44%）有退出/脱落病例的描述，1 项（5.56%）在整个试验期间无人退出研究方案。17 项（94.44%）中均有研究者决定退出，包括失访、资料不全无法提取数据、出现不良事件、依从性差、中途破盲病例、服用违禁药物及病例入选后违反纳入排除标准等。17 项（94.44%）中存在自行退出，包括不再接受用药及检测而失访者、不愿意或不可能继续进行临床试验者及未明显起效监护人要求退出等。

3.4 干预措施

纳入的 18 项研究中，局部治疗 5 项（27.78%），系统治疗 13 项（72.22%）。局部治疗中磷酸二酯酶Ⅳ抑制剂、局部类固醇药物各 2 项（各 11.11%），局部用异丙酸钠 1 项（5.56%）。系统治疗中益生菌 5 项（27.78%），生物制剂 3 项（5.56%），维生素 D、系统用激素各 2 项（各 11.11%），免疫抑制剂、Janus 激酶抑制剂各 1 项（各 5.56%）。有基础治疗设计 8 项（44.44%），包括修复皮肤屏障和保湿等基础治疗措施，如润肤保湿剂。有合并用药设计 5 项（27.78%），主要针对患儿无法忍受的 AD 症状或皮损继发感染者，如使用抗组胺药、外用类固醇、糖皮质激素等。

3.5 疗程

试验疗程多与疾病发生发展规律、试验用药物作用特点、用药目的及观察指标等有关，18 项研究疗程 2~24 周，疗程 2 周 1 项（5.56%），4 周 2 项（11.11%），6 周 1 项（5.56%），8 周 4 项（22.22%），12 周 3 项（16.67%），3 个月 2 项（11.11%），16 周 2 项（11.11%），18 周 1 项（5.56%），24 周 2 项（11.11%）。

3.6 导入期与随访

设计导入期的目的是稳定基线、洗脱药物。6 项（33.33%）设计了导入期，时长 2 天至9周，其中1项（5.56%）2~30天，1项（5.56%）1周以内，1项（5.56%）2周，1项（5.56%）4周，1项（5.56%）35天，1项（5.56%）9周。随访的目的是观察药物对AD的远期疗效、疗效稳定性、疾病复发情况等，9项（50.00%）设计了1~24周的随访，1项（5.56%）1周，1项（5.56%）2周，2项（11.11%）1个月，4项（22.22%）12周，1项（5.56%）24周。

3.7 有效性评价

3.7.1 有效性指标

有效性指标均围绕患儿的自觉症状（瘙痒程度、睡眠情况）、客观体征（皮损严重程度、皮损面积）、生活质量、研究者的整体评价、其他药物需求量、某些实验室检查指标等制定。全部18项研究均设2~5项疗效指标，主要评价标准中，联合皮损严重程度、皮损面积、瘙痒程度、睡眠情况12项（66.67%）；联合皮损严重程度、皮损面积4项（22.22%）；研究者的整体评价5项（27.78%）；生活质量2项（11.11%）；实验室检查指标、其他药物需求量、单纯瘙痒程度各1项（各5.56%）。在次要评价标准中，联合皮损严重程度、瘙痒程度和睡眠情况4项（22.22%）；某些实验室检查指标6项（33.33%）；生活质量5项（27.78%）；瘙痒程度4项（22.22%）；皮损面积3项（16.67%）；其他药物使用量3项（16.67%）；睡眠情况2项（11.11%）。此外，以疾病复发中位时间或次数为次要评价指标2项（11.11%）。

3.7.2 指标评价标准（方法）

皮损严重程度、皮损面积、瘙痒程度、睡眠情况、生活质量、研究者的整体评估、其他药物使用量、某些实验室检查指标等直接反映了患者病情的严重程度。评价时分别有12项（66.67%）采用SCORAD量表，4项（22.22%）采用患者湿疹自我检查（patient oriented eczema measure，POEM）量表，5项（27.78%）采用IGA，4项（22.22%）采用EASI量表进行评分；生活质量评价标准中儿童皮肤病生活质量指数（children's dermatology life quality index，CDLQI）量表6项（33.33%）、皮炎生活质量指数问卷（infants' dermatitis quality of life index，IDQOL）量表3项（16.67%）、家庭皮肤病生活质量指数（family dermatology life quality index，FDLQI）、皮肤病学生活质量指数（dermatology life quality index，DLQI）及皮炎家庭生活影响指数（dermatitis family impact questionnaires，DFI）各1项（各5.56%），瘙痒程度除在SCORAD和POEM量表中评价外，分别有2项（11.11%）采用NRS-11、1项（5.56%）采用视觉模拟评分（visual analogue scale，VAS）、1项（5.56%）采用患者报告或研究者调查的瘙痒评分、1项（5.56%）瘙痒4分制严重程度量表、1项（5.56%）瘙痒5分制严重程度量表等进行评分，3项（16.67%）采用BSA单独对皮损面积进行评分，以实验室检查指标水平高低为标准进行评价一般与试验目的（如维生素D、褪黑色素及益生菌补充剂治疗AD）以及与AD有相关性的一些指标［如血清免疫球蛋白E、血清高敏 –C 反应蛋白（C-reaction protein，CRP）和嗜酸性粒细胞等］有关，以药物需求量为标准进行评估一般是以疾病复发或加重时使用抢救药（如类固醇药物）的次数或数量进行评价。

3.7.3 疗效评定标准

5项（27.78%）研究定义AD治疗成功为IGA评分减至1或0或相对于基线改善2分

及以上，3 项（16.67%）定义 AD 病情改善为 EASI 评分相对于治疗之前减少 75%，2 项（11.11%）定义 AD 治疗有效为 NRS 评分相对于基线改善 3 或 4 分及以上，1 项（11.11%）研究定义 AD 病情缓解为 SCORAD 评分 < 5 或相对于治疗前改善 ≥ 75%，1 项研究定义 AD 病情复发为 SCORAD 评分 > 5 或 ≥ 25% 初始 SCORAD 评分。

3.8 安全性评价

安全性评价标准主要包括选择不良事件 / 不良反应、实验室检查等。18 项研究中，有不良事件 / 不良反应观察设计 13 项（72.22%），实验室安全性指标检查设计 4 项（22.22%）。

3.9 试验结果的分析

全部研究中 17 项（94.44%）研究获得了阳性结果，干预措施为局部用磷酸二酯酶Ⅳ抑制剂、局部用类固醇药物各 2 项（各 11.11%），局部用异丙酸钠 1 项（5.56%）；系统用益生菌 5 项（27.78%）、生物制剂 3 项（16.67%）、激素 2 项（11.11%），维生素 D 补充剂、免疫抑制剂、Janus 激酶抑制剂各 1 项（各 5.56%）。1 项（5.56%）研究未得到阳性结果。以上试验结果可能会为阳性对照药的选择提供参考。

3.10 伦理学要求

全部研究中 17 项（94.44%）研究通过伦理委员会审查，有伦理批件号说明者 6 项（33.33%）。

4 讨论

本研究系统评价了自 2015 年以来儿童 AD 药物临床 RCT 的英文文献，所纳入的文献信息完善、质量较高，试图为中药治疗儿童湿疹 / 特应性皮炎临床随机对照试验的设计与评价提供方法和思路。通过归纳和提炼，分析出临床试验设计与评价相关的技术要点，主要包括：①研究目的应为控制 AD 皮损症状，减少 / 预防 AD 复发，缓解患者瘙痒症状或改善生活质量等；②试验总体设计应采用随机、对照、盲法、多中心研究的方法，推荐采用安慰剂对照，也可选择阳性药对照；③诊断标准建议采用 Hanifin & Rajka 标准；④纳入标准中，应对基线进行规定（如 IGA ≥ 2 或 NRS–11 ≥ 4 或根据病情轻重对 SCORAD 评分进行规定）；⑤排除标准中，主要排除需要与 AD 鉴别的其他皮肤病，以及近期服用可能影响有效性或安全性的药物者；⑥试验流程，疗程一般建议设为 8~12 周，以减少 / 预防 AD 复发为目的的试验，可设计 12~24 周，甚至考虑更长的疗程，建议设 2~5 周的导入期，根据研究目的不同，也可设计 12 周左右的随访；⑦主要有效性评价指标应为 AD 病情严重程度（包括皮肤病变范围、皮损严重程度、瘙痒程度和睡眠情况等）、研究者整体评估，主要指标的评价标准多为 SCORAD 量表、IGA 评分法，EASI 量表等，单纯评价瘙痒程度可选择 NRS–11 或 VAS 评分，此外对于生活质量评价指标则建议根据患儿年龄选择合适量表评价；⑧安全性评价主要选择临床不良事件 / 不良反应、实验室检查等常规指标，重点观察试验用药相关的不良反应；⑨伦理学要求，任何试验启动前，均应获得伦理委员会的批准。这些技术要点，基本包括了儿童 AD 药物随机对照试验设计的核心内容，具有较高的借鉴价值。

此外值得注意的是：①本研究是在制定《中药临床试验设计与评价技术指南·湿疹 / 特应性皮炎》指南下完成，而湿疹与 AD 并不完全相同。湿疹是由多种内外因素引起的具有明显渗出倾向的皮肤炎症反应，也是以形态学命名的一类慢性皮肤疾病，临床以多样性皮损、剧烈瘙痒、易复发为特征。AD 则是一种与遗传过敏性体质有关的慢性、复发性、炎症性皮肤病，临床表现为瘙痒、多形性皮损，其特征为本人或家族中可见明显的"特应性"。因此，湿疹类疾病范围更加广泛，AD 是其中最常见的一种。②关于中药适应证问题。局部用中药的适应证，一般可以在急性、亚急性或慢性湿疹分类中选择，或选择局限性湿疹，而不指定、但需排除某些转归和治疗具有各自特点的湿疹类疾病病种，如刺激性接触性皮炎、脂溢性皮炎等。无论是局部用或系统用中药，由于 AD 是临床最常见的湿疹类疾病，病因相对单纯，故建议选择 AD 为适应证。③本病有效性评价指标较多且复杂，针对湿疹/AD 的中医临床试验，在病证结合模式下，中医证候疗效评价一般作为次要指标，建议以非皮损类全身症状的单独评价为主。若要评价整体证候疗效，可以先对单项证候进行分级量化，按主次症赋予不同权重，再以尼莫地平法划分等级疗效，或直接定义终点指标。湿疹/AD 的分级量化，一般以皮损和瘙痒为主症，以各非皮损类症状为次症，可以包括或不包括舌象、脉象/指纹。④纳入的 18 项研究中共有 17 项对基线进行了规定，而其中 9 项对 SCORAD 评分进行规定，但是规定的评分相差较大，因其使用较多，建议可以统一 SCORAD 评分的主客观类型，并结合患者自身的严重程度，确定纳入时基线分值要求，以便更加方便、具体地对纳入的 AD 患儿的基线进行规定。

【评介】

国内儿童 AD 的临床研究因试验设计异质性较高，给试验结果评估及二次文献研究带来了不利影响。为提供不同试验结果间的可比性，胡思源教授及团队成员晋黎等，对 2015~2020 年以来发表在国外期刊中的相关英文文献进行了系统检索，从研究目的、试验总体设计、受试者的选择与退出、干预措施、疗程、导入期与随访、有效性评价、安全性评价、试验结果分析和伦理学要求等方面进行了归类整理，期望为药物治疗 AD 的临床试验设计及评价提供思路和方法。本研究为科技部国家"十三五"重大新药创制项目"儿童中药新药临床评价技术示范性平台建设"课题（编号：2020ZX09201-008），文章发表于《中草药》2022 年 1 月第 53 卷第 1 期。

（赵泽慧）

三、探索中药外治小儿亚急性湿疹湿热证的有效性与安全性——小儿湿疹净软膏Ⅱ期临床试验方案设计

【摘要】

目的：初步评价中药外用治疗小儿湿疹湿热证的有效性及安全性，为小儿湿疹外用药的临床研究设计提供范例。**方法**：采用区组随机、双盲、安慰剂平行对照、多中心临床研究的方法，将 240 例亚急性湿疹湿热证患儿以 1∶1 的比例分为试验组和对照组，分别应用小儿湿疹净软膏或安慰剂软膏治疗，疗程 4 周。以靶皮损形态计分和靶皮损面积为主要有效性评价指标，全身瘙痒单项疗效、全身皮损面积、中医证候疗效、单项中医症状疗效

以及随访 4 周内的皮损复发率为次要指标；以不良事件 / 反应发生率为主要安全性评价指标。**结果：**建立了用于靶皮损形态和中医证候评价的症状分级量化标准，制定了病例的纳入、排除、脱落和剔除标准，提出了保证湿疹外用药临床试验质量的办法。

【正文】

湿疹（eczema）一词来源于希腊语，意为"一种沸腾的溢出"，主要包括湿疹和以湿疹为主要表现的皮肤疾病如特应性皮炎、接触性皮炎等。目前，湿疹类疾病的局部用药物主要是皮质类固醇，非激素类软膏如新型钙调磷酸酶抑制剂，价格昂贵，且存在潜在风险。因此，研究有效、安全的中药外用制剂具有重要的经济价值和社会效益。

小儿湿疹净软膏是江西三九药业有限公司在名老中医临床经验基础上研制的小儿皮肤外用中药复方制剂，由黄柏、煅炉甘石、冰片、煅石膏及薄荷脑组成，具有清热解毒、燥湿敛疮、止痒之功效。组方中，黄柏味苦、性寒，可清热燥湿、泻火解毒，为君药；煅石膏、煅炉甘石收湿止痒，为臣药；冰片和薄荷脑不但能清热解毒，还可增强药物的透皮吸收，为佐使药。

前期药效学实验研究提示本品具有一定的抗菌、抗炎、止痒作用，并对湿疹有一定的治疗作用。对湿疹模型豚鼠、磷酸组胺致皮肤瘙痒模型豚鼠的起效剂量为 0.14g/kg，对角叉菜胶致足跖肿胀大鼠的起效剂量为 0.14g/kg，对二甲苯致耳郭肿胀小鼠、右旋糖酐致皮肤瘙痒小鼠及小鼠腹腔毛细血管通透性试验的起效剂量为 0.18g/kg。家兔皮肤涂抹小儿湿疹净软膏的最大耐受量为 3.0g/kg，折合生药 1.845g/kg，在此剂量下未观察到家兔有毒性反应。以 2、1、0.5g/kg（相当于生药 1.23、0.615、0.308g/kg）剂量给新西兰兔连续涂抹 3 个月的长期毒性实验结果显示，大剂量 2g/kg 对血液系统的淋巴、网织红细胞有不同程度的影响，对血液生化指标中的白蛋白、总胆固醇及总胆红素有不同程度的影响，其安全剂量为 1g/kg（相当于生药 0.615g/kg），折算成大鼠给药剂量为 1.4g/kg，是药效起效剂量 0.14g/kg 的 10 倍。皮肤刺激性实验结果表明，本品多次用药对家兔完整皮肤、破损皮肤均无刺激性。被动性过敏实验结果表明，本品无致敏性。

现根据《药品注册管理办法》、《药物临床试验质量管理规范（GCP）》、原国家食品药品监督管理局 2009L08242 号临床研究批件、《中药新药临床研究指导原则》等要求，计划进行 Ⅱ 期临床试验。

在迄今尚无小儿湿疹中药新药临床试验方案的情况下，试图通过本方案的设计和实施，初步评价小儿湿疹净软膏对亚急性湿疹湿热证的治疗作用、证候改善作用，并观察其临床应用的安全性，为同类药物的临床试验设计提供参考。

1 试验设计

采用区组随机、双盲、安慰剂平行对照、多中心临床研究，由北京市、天津市、湖北省、辽宁省、云南省、四川省的 6 家医院共同参与研究。试验设计严格遵循随机对照试验（RCT）的准则。小儿湿疹大多无须住院治疗，且试验药属于外用药，故宜选择门诊病例。

样本量：根据《药品注册管理办法》的相关规定，Ⅱ 期临床试验的试验组病例数一般不少于 100 例，本试验的试验组与对照组按 1∶1 设计，同时考虑不超过 20% 的脱落病例，故本试验的总病例数为 240 例（即试验组 120 例、对照组 120 例）。

2 伦理学要求

本试验于 2010 年 8 月 30 日由天津中医药大学第一附属医院伦理委员会审查通过（TYLL2010038 号）。伦理委员会对试验方案与知情同意书的伦理性与科学性予以审核。儿童伦理特点是受试者或其法定代理人必须在参加试验之前充分知情并签署知情同意书，以保护受试儿童的合法权益。每个作者对自己承担的工作内容负责。所有作者均已阅读和认可方案终稿并声明没有利益冲突。

3 受试者的选择

3.1 入选标准

（1）符合亚急性湿疹诊断标准者。

（2）符合中医湿热证者。

（3）年龄 2~14 岁，性别不限。

（4）皮损总面积不超过体表面积的 10%。

（5）入选时靶皮损长直径 2~10cm。

（6）自愿接受该药治疗，并签署知情同意书，知情同意过程符合 GCP 有关规定。

3.2 排除标准

（1）单纯的急、慢性湿疹患儿。

（2）皮损合并细菌、病毒或真菌感染，及其他明显影响疗效评价的皮肤病者。

（3）合并有心脑血管、肝、肾和内分泌、免疫、造血系统等严重原发性疾病，精神病患者。

（4）已知对本药组成分过敏者。

（5）近 2 周内内服过类固醇药物，和 / 或 1 周内内服过抗组胺类药物或外用过类固醇制剂者。

（6）研究者认为不适合入选者。

3.3 脱落标准

（1）试验过程中，用药 2 周患儿皮损不见好转的，研究者应决定该病例退出试验，判为"无效"，复查各项指标，入符合方案数据集（PPS）。

（2）试验中受试者发生了某些合并症、并发症、严重不良事件或特殊生理变化，不适宜继续接受试验。

（3）试验中受试者依从性差。

（4）试验中破盲或紧急揭盲的病例。

（5）试验中使用了方案规定的禁用药品或其他疗法。

3.4 剔除标准

（1）严重违反纳入、排除病例标准者。

（2）随机化后未曾用药者。

（3）其他。

病例的剔除最终由盲态核查会议决定。

4　随机化过程

采用区组随机方法。运用 SAS v9.3 软件，按 6 个中心的病例分配数及随机比例产生总随机数字表。按随机数字大小（由小到大）分配中心编号，各处理组首先按汉语拼音排序（升序），然后结合随机数字大小（由小到大）分配组别代码，区组长度及盲底由试验负责单位及申办方共同保存。同时采用将试验用药装入外观相同，仅带有随机数字编号的盒子的方法进行随机隐匿。当患者确定入组并签署知情同意书后，研究助理人员按入组先后顺序到试验药房选择与试验用药编号相对应的盒子。此过程中，研究者及患者均不知道试验用药的随机分组。

5　盲法

本试验是以安慰剂为对照的双盲方法，且试验组与对照组的病例数为 1：1，故本试验为二级盲法设计，设盲工作由统计人员完成。试验用药由申办单位提供，并根据随机分配表和盲法原则进行包装，完成编盲后的盲底分别单独密封，一式两份，分别存放于临床试验负责单位的药物临床试验机构和申办单位。

6　给药方案

6.1　药品规格

试验用药：小儿湿疹净软膏，规格：每支 10g，江西三九药业有限公司生产，批号 201106001，有效期至 2013 年 5 月。

对照药：小儿湿疹净软膏安慰剂，规格：每支 10g，江西三九药业有限公司生产，批号 201106002，有效期至 2013 年 5 月。

6.2　用法与用量

试验组应用小儿湿疹净软膏，对照组应用小儿湿疹净软膏安慰剂。两组患儿均外用，均匀涂敷全身患处，3 次 / 天。疗程 4 周，痊愈病例随访 4 周。

7　访视

分别于用药后第 2、4 周进行靶皮损疗效评价。若受试者在 4 周内靶皮损消失，立即到医院进行相关检查，并进入随访期，该病例应视为完成病例。靶皮损消失者，于治疗结束后 4 周进行随访，观察皮损复发情况。

8　观察指标

8.1　有效性指标

以靶皮损形态计分和靶皮损面积为主要评价指标。次要指标包括全身瘙痒单项疗效；全身皮损面积（采用手掌测量面积法，每个自身手掌面积为 1%，计 1 分，不足 1 个为 0.5%，不计分）；中医证候疗效；单项中医症状疗效；随访 4 周内的靶皮损复发率。于入组基线点、用药满 1 周（±1 天）、2 周（±2 天）、4 周（±4 天）时点各观察记录以下项目。单项中医证候的分级量化标准，见表 1。

8.2　安全性指标

（1）可能出现的不良反应症状，尤其是用药局部皮肤刺激症状，用药后随时观察。

（2）一般体检项目：体温、静息心率、呼吸、血压等。用药前及用药后第 1、2、4 周及随访 4 周各诊查 1 次。

（3）血常规＋网织红细胞、尿常规、大便常规、肝肾功能、总胆固醇、心电图。治疗前后分别检测 1 次，治疗前正常而治疗后异常者，应定期复查至正常或治疗前水平。以不良反应发生率为主要安全性评价指标。

表 1　中医证候分级量化标准

皮损严重程度		无（0分）	轻度（1分）	中度（2分）	重度（3分）
靶皮损形态	红斑	无	淡红色	红色	深红色
	丘疹/丘疱疹/水疱	无	1~2 个 /cm²	3~5 个 /cm²	≥ 6 个 /cm²
	糜烂	无	少有糜烂	有糜烂	—
	渗出/结痂/鳞屑	无	渗出/结痂/鳞屑少许	渗出/结痂/鳞屑较多	渗出/结痂/鳞屑很多
	浸润	无	皮损表面有细小或粗大丘疹	轻度浸润	—
靶皮损面积		无	较疗前减小 ≥ 2/3 但未消失 皮损部位：_____ 靶皮损长径__ __.__ cm 靶皮损面积__ __.__ cm²	较疗前减少 ≥ 1/3~ < 2/3	疗前皮损无论大小均计 3 分，疗后无效或加重
瘙痒		无	偶尔瘙痒，不影响学习生活或睡眠	瘙痒时轻时重，需用药，影响学习生活或睡眠	剧烈瘙痒，严重影响学习生活或睡眠
全身皮损面积		计算标准：每个自身手掌面积为 1%，计 1 分，不足 1 个为 0.5%，不计分实测值：__.__%（诊前不超过 10%）			

兼症	计0分	计1分	舌脉	计0分	计1分
心烦	无	有	舌质	正常	舌质红
口渴	无	有	舌苔	正常	苔黄腻
大便干	无	有	脉象	正常	脉滑
尿黄	无	有			

9　疗效评价标准

9.1　全身瘙痒疗效标准

痊愈：完全不痒。显效：评分等级降低 2 级，但不为 0。有效：评分等级降低 1 级，但不为 0。无效：评分等级未下降或加重。

9.2　中医证候疗效标准

临床痊愈：主症和兼症消失或基本消失，证候计分和减少率 ≥ 95%。显效：主症和兼症明显改善，95% ＞证候计分和减少率 ≥ 70%。有效：主症和兼症有好转，70% ＞证候计分和减少率 ≥ 30%。无效：主症和兼症无明显改善，甚或加重，证候计分和减少率 ＜ 30%。

10　数据采集

所有受试者的数据均由研究者于每个访视点询问、检测并记录，同时填写在 CRF 中。

11 统计分析

对定量数据，以例数、均数、标准差、最小值、中位数、最大值、上四分位数（Q_1）、下四分位数（Q_3）、95% 置信区间（95%CI）做描述性统计分析。各处理组间的比较，采用成组 t 检验。若考虑协变量的影响，用协方差分析。

对定性数据，以各种类的例数及其所占的百分比作描述性统计分析。计数资料各处理组组间的比较，用 χ^2 检验、Fisher 精确概率法；等级资料各处理组组间或组内治疗前后比较分析，采用 Wilcoxon 秩和检验。若考虑到中心或其他因素的影响，采用 CMH χ^2 检验。

所有统计计算均用 SAS v9.3 统计分析软件。除特别说明外，假设检验均采用双侧检验。两组间整体比较检验水准 α = 0.05。

12 试验的质量控制

12.1 靶皮损照片标准化的 SOP

选择位于四肢及躯干部的靶皮损。1）使用数码照相机拍照。2）每张照片上应标记有关信息，包括：试验中心号、病例随机号、受试者的姓名首字拼音缩写及访视时点等，以便于识别。如 01 中心 001 号 ZHSA 治疗前。3）拍摄选择所观察的靶皮损部位，随访拍摄时，选择同一部位，且相机的参数条件尽可能保持一致。4）拍摄时使用自动聚焦，并将病损区域放置在框架的中央。5）每次拍摄 2~3 张照片。6）所有照片必须以 *.bmp 格式统一保存到移动存储介质（U 盘）中。7）保存文件命名要求：试验中心号、病例随机号、受试者的姓名、访视时点及序号。如 01001 治疗前 1（01 中心 001 号病例治疗前第 1 张）。8）拍摄时点：治疗前、治疗结束时、随访时。

12.2 靶皮损的测量

制作本试验专用、10cm×10cm 的透明塑料板，基本刻度为 1cm。测量时，将透明塑料板罩在靶皮损上，计算靶皮损面积，计算单位为 cm²。

12.3 受试儿童的依从性判定

在临床试验过程中，受试儿童的依从性主要是按规定用药，应使受试儿童及其家长充分理解按时服药的重要性，严格按规定用药，避免自行加用其他治疗方法。试验用药依从性的判定，一般采用计数法：试验用药依从性＝实际应用次数 / 方案要求应用次数 ×100%

13 讨论

小儿湿疹净软膏为第 6 类中药新药。其 Ⅱ 期临床试验方案是在名老中医经验和前期动物实验研究的基础上，为探索其对亚急性湿疹患儿的有效性并观察安全性而设计的。设计中，笔者主要讨论了以下 5 方面问题。1）适应证的确定：急性湿疹和亚急性湿疹可以表现为中医湿热证候。急性湿疹往往渗出较多，不利于外用软膏的应用，因此，本研究选择表现为湿热证候的亚急性湿疹作为目标适应证。2）对照药的选择：迄今，尚未检索到符合公认有效、同类可比原则的小儿湿疹外用上市中药，因此采用安慰剂对照，以探索小儿湿疹净软膏的"绝对"有效性。鉴于本药为名老中医经验用药，没有设计剂量探索。3）选择靶皮损作为有效性研究的载体：评价湿疹外用药的有效性，主要是观察药物对皮损形态和面积的改善情况。对于全身系统用药，一般采用九分法计算全身皮损面积。本药为皮肤局部外用药，选择容易观测部位（四肢及躯干）的靶皮损，对于皮损形态和面积的观测均方便适用。纳入时，一般规定靶皮损的长直径在2~10cm。规定全身皮损面积不超过10%，是为了避免全身遗漏涂药影响疗效的评价。4）中医症状体征与舌脉的分级量化：小儿湿疹湿热证的中医证候评价基于本项目专家组制定的分级量化标准。该标准分皮损严重程度和兼症、异常舌脉3部分。其中，皮损形态也是有效性评价的主要指标之一。该标准（包括皮损形态）的制定，参考了国内外最新研究成果，在目前湿疹有效性评价缺乏公认标准的情况下，不失为一种行之有效的办法。5）试验的质量控制：作为皮肤局部用药，应重视两方面的质量控制。一是保证真实性和疗效评价所需的靶皮损照片，二是靶皮损面积的测量。为此，本方案制定了《靶皮损照片标准化的SOP》，制作了用于靶皮损面积测量的专用透明塑料板，对于皮损外用药的临床评价具有一定的借鉴价值。

总之，小儿湿疹净软膏Ⅱ期临床试验方案在设计上借鉴国内外最新研究成果，在确定目标人群、疗效评价方法等方面均有独到之处。在安全性评价方面，针对儿童弱势群体，遵循风险和不适、痛苦最小化的原则，保护受试儿童的健康与利益。

【评介】

小儿湿疹净软膏为拟开发的第6类中药新药之一，其Ⅱ期临床试验方案是在名老中医经验和前期动物实验研究的基础上，为探索其对亚急性湿疹患儿的有效性并观察安全性而设计的。在尚无小儿湿疹中药新药临床试验方案的情况下，胡思源教授作为该项目主要负责人，同湖北省中医院、辽宁中医药大学附属医院、云南省中医医院、中国中医科学院广安门医院和成都中医药大学附属医院等合作医院的专家一道，进行了试验方案的设计和讨论，并由硕士研究生张淳整理成本文，发表于《药物评价研究》2014年2月第37卷第1期。本研究为科技部国家"十二五"重大新药创制资助项目（2011ZX09302-006-03）。

（赵泽慧）

第三节　文献研究

一、中医药治疗小儿湿疹的研究进展

【摘要】

综述近年有关中医药治疗小儿湿疹的研究进展。主要从小儿湿疹的中医药内治法、外治法、非药物疗法等方面进行总结，分析在不同治疗策略下中医药治疗小儿湿疹的研究进展；同时也应考虑小儿生理特点，并结合日常调护，从而更好地达到小儿湿疹的治疗目的。

【正文】

湿疹是由多种内外因素引起的一种具有明显渗出倾向的炎症性皮肤病，伴有明显瘙痒，易复发。本病在儿科及皮肤科均为常见病。因为病因不明、用药范围受限、饮食和环境难以控制等因素，较之成人所患湿疹，小儿湿疹更易致迁延不愈，给治疗带来困难。西医治疗手段（如局部给予皮质类固醇等）对于湿疹的疗效较好，但停药后容易反复发作。传统中医药依据多年来临床用药经验，对于小儿湿疹的治疗取得了一定疗效。笔者现将近5年来有关中医药治疗小儿湿疹的研究进展，综述如下。

1 中药内治法

中药内治法（汤剂或中成药口服）作为常用的且具有中药优势的治疗方式，能基于小儿湿疹局部形态的不同，通过相对完善的辨证分型体系，更能针对小儿湿疹的血热／血燥、脾虚、湿热等病因，调节患儿体质，从整体上改善湿疹的病情。在此基础上，配合其他药物／非药物疗法，能更好地发挥中医药整体论治的优势。

张雅凤等观察中药内服并配合外洗治疗婴儿湿疹的临床疗效时，基于辨证分型（湿热型、血燥型、脾虚型）给予中药汤剂内服以清热利湿，同时配以局部的沐浴燥湿止痒，从而达到内外同治的效果。治疗时，主要是基于其自拟的祛湿方，随证加减。每日药浴2次，每次20分钟。治疗4周，30例患儿的总有效率97.1%。

王睿等治疗小儿湿疹时，基于"清热凉血，健脾利湿，养血祛风"治则辨证施治，同时也治疗小儿湿疹的兼症。辨证为"血热"时，采用清热凉血方加减，"脾虚湿蕴"时采用健脾利湿方加减，"血虚风燥"则采用养血活血方加减。痒甚者加槟榔、苦楝皮、鹤虱、贯众等杀虫止痒药。

王楠等治疗婴幼儿湿疹，以中药内服为主，同时兼以外用。其根据湿疹局部形态的不同，采用"清热利湿，养血润燥"治则。湿热内蕴型内服基本方以苍术、川厚朴、黄柏、土茯苓、陈皮、泽泻、赤芍、生薏苡仁、白鲜皮各半袋（华润三九中药颗粒剂）加减，外用基本方以苦参、赤芍、玄参、白鲜皮、防风各10g加减。每日1剂，水煎温敷患处，每日2次。血虚风燥型的内服基本方以黄芪、白术、当归、鸡血藤、白芍、云苓、扁豆、陈皮、防风各半袋加减，外用基本方以生黄芪、当归、鸡血藤、白鲜皮、苍术各20g加减。每日1剂，水煎温敷患处，每日2次。加减配伍生地黄、蝉蜕、党参、砂仁、酸枣仁、赤芍、丹参等。治疗2周，总有效率92.3%。

刁灿阳为了克服单一治疗手段起效慢的特点，则采用了"中药汤剂内外同治、药疗＋食疗"等中医多元疗法辨证治疗。如常予自拟三黄解毒汤配合自拟陈菖外洗方令患儿外用沐浴；或以浓缩千里退湿汤外擦湿疹皮肤；或配合针刺俞穴，刺络放血以解淤积热毒，或用穴位敷贴，利用经络腧穴的"外敏放大"效应，使药物更直接有效快捷地通过患儿娇嫩肌肤进入体内；或给予食疗茶饮方，以性味平淡之药充当小儿日常饮水；或以药物配合冬瓜、萝卜、梨、藕、红菜菔等水果蔬菜熬成糖浆，使患儿易于接受。

2 中药外治法

儿童喂服汤药不便，加上本病病位表浅，病灶外露，因此不仅是西药多采用外治法，中医外治法在小儿湿疹治疗也较为适合。中药的局部给药，能直达病所、调和气血，作用直接、起效快速。

卓鹰等结合维医、中医治疗皮肤病经验，应用苦甘方煎液治疗小儿湿疹。令患儿以苦甘方煎液，早晚外涂患处，疗程 15 天，总有效率为 99.3%。

矫承媛等治疗小儿湿疹，主要以中药膏外治，并予生活饮食方式调控。外治采用自制湿疹膏外涂于患处，每日 3 次。同时，嘱咐患儿及乳母禁食鸡、虾、鱼、蛋、牛肉、羊肉、葱、姜、蒜、螃蟹、辣椒等食物，不可以让儿童玩沙子、凉水、脏土、肥皂泡、洗衣粉等，少用肥皂、热水刺激，减少洗澡时间和次数，给患儿穿棉质宽大衣服，不可使用激素类外用药膏，以免引起激素性皮炎，难以治疗。治疗 2 周，痊愈率 66%。

张丽丽的小儿湿疹外治法，则是以自拟中药外洗方为主，同时配以适量中成药膏。其自拟外洗方为黄柏、苍术、苦参各 15g，艾叶、蛇床子各 10g，用凉水 5000mL，浸泡 1 小时，煎取药液 3000mL，候冷弃渣，外洗患处，每日 2 次，3 天为 1 个疗程。同时取适量消炎癣湿软膏薄薄地涂抹于患处，轻揉片刻，早晚各 1 次，连用 7 天后停药。36 例患儿中有效率为 88.9%。

黄向红的小儿湿疹外治法，主要基于其自拟的蛇肤外洗方，可以反复涂抹，不限部位。每日 3 次，每次 15 分钟。如全身皆有，即将此方的药量加倍，煎水洗澡，每日 3 次，洗后不用清水冲洗。治疗 7 天，总有效率 95%。

董梅给予湿疹患儿，以荆防合剂涂抹患处，渗出明显者将原液倒在一块纱布垫上敷在患部，每日 2 次，每次 0.5 小时；面积较大者将原液与纯净水 1∶9，混合稀释后全身浸泡，每日 2 次。治疗 14 天后，总有效率为 97.9%。

3 非药物疗法

除了药物疗法外，中医药的非药物疗法，如针灸、推拿等，也立足于辨证等手段，调理患儿体质，改善整体病情，经过一定治疗期（较之中医药的药物疗法时间要长），其疗效也是可以接受的。

何玉华采用按摩手法治疗小儿湿疹，在小儿体表穴位或一定部位施行特定的补泻手法。治疗婴幼儿湿疹的手法包括分阴阳、清补脾土、逆运八卦、推揗四横纹、揉小天心、揉外劳宫、揉乙窝风、清天河水、推六腑、揉风市、捏脊。治疗时间及疗程 2~6 个月每穴每次操作 1~4 分钟，6~12 个月每次每穴操作 3~5 分钟；1~3 岁每次每穴操作 3~7 分钟。推拿治疗应每日进行 1 次，每次 30 分钟，3 周为 1 个疗程。如 1 个疗程未获痊愈者，可进行第 2 个疗程治疗，其间不休息，至痊愈止，一般轻者 3 周，中度者 4 周，重者 6 周。

崔金星采用针刺治疗小儿湿疹。取穴：叩刺耳后静脉，针刺曲池、血海、大椎。风湿热型加风市、天枢；脾虚湿困型加足三里；阴虚内热型加三阴交、太溪；风湿瘀阻型加天枢。除大椎外均取双侧。风湿热型用泻法，其余各型均用平补平泻法。每周 2 次，5 次为 1 个疗程。68 例患儿经过 1~3 个疗程治疗，痊愈 36 例，有效 27 例，总有效率 92.6%。

4 总结

近年来中医药治疗湿疹积累了丰富的经验，围绕中医辨证论治这一核心，针对湿热、血虚、风燥等病因，明确了相应的治则，建立了丰富的治疗手段。

除了一般的中药内治外，近年来出现较多的是中药外洗液制剂治疗小儿湿疹的报道。应注意的是，小儿湿疹局部用药物应随时观察局部皮肤刺激症状。同时，由于小儿皮肤薄嫩，体表面积相对较大，故药物经皮吸收量较成人为多，使用时间过长或面积过大时，应该更注意评估可能的风险。因此中药外治法的使用更应考虑儿童自身的生理病理特点。

湿疹作为一种常见而不易根除的疾病，平素应注意预防及护理，尽早寻找到变应原及刺激原，避免诱发或加重因素，以达到去除病因、治疗的目的；避免搔抓及过度清洗，以防感染；而且本病易复发，建议患儿家属注意观察病情变化，定期复诊。同时中医讲究"正气内存，邪不外干"，平素应注意调节饮食和生活作息等，避免湿疹的发作。建立可操作性强的、完善的日常生活护理方案，将是临床治疗方案的有效补充手段和研究方向之一。

【评介】

湿疹是一种慢性复发性炎症性皮肤病，控制瘙痒和消除皮损是患者最迫切的治疗需求。药物治疗包括局部用药和系统用药。为总结中医药对小儿湿疹的治疗效果和临床用药经验，胡思源教授团队检索、归纳相关文献，从小儿湿疹的中医药内治法、外治法和非药物疗法 3 个方面，综述了 2008~2013 年有关中医药治疗小儿湿疹的研究进展，并由团队成员钟成梁和硕士研究生张淳撰写成文，发表于《中国中西医结合儿科学》2013 年 6 月第 5 卷第 3 期。

（赵泽慧）

二、儿童湿疹／特应性皮炎药物临床试验评价指标的研究进展

【摘要】

湿疹是儿科临床常见的皮肤病，特应性皮炎是其中最常见的一种。《儿童湿疹／特应性皮炎中药临床试验设计与评价技术指南》已正式发布，其中提到湿疹／特应性皮炎临床试验的核心指标集，包括客观体征、主观症状、生活质量和长期控制 4 个核心领域，并参考核心指标集所述，制定了疗效评价指标。综述国内外湿疹／特应性皮炎临床试验中关于上述 4 个核心领域以及中医证候疗效评价指标进展，并探讨了疗效评价指标相关问题，以期为临床和科研工作者开展儿童湿疹／特应性皮炎中药临床研究时选择合适的疗效评价指标提供指导。

【正文】

湿疹是由多种内外因素引起的具有明显渗出倾向的皮肤炎症反应，也是以形态学命名的一类慢性皮肤疾病，临床以多样性皮损、剧烈瘙痒、易复发为特征。特应性皮炎是一种与遗传过敏性体质有关的慢性、复发性、炎症性皮肤病，临床表现为瘙痒、多形性皮损，其本人或家族中可见明显的"特应性"。因此，特应性皮炎是儿童湿疹中最常见的一种类型，且由于特应性皮炎病因相对单纯，故在国内外药物临床试验中会选择特应性皮炎作为临床适应证。

目前国内外关于湿疹的临床研究非常广泛。然而由于在临床方法学上的高度异质性，故而湿疹／特应性皮炎临床试验缺乏足够的高质量的循证医学的证据。在此前提下，湿疹结局测量协调会议曾于 2017 年推荐了湿疹临床试验的核心指标集，内容包括客观体征、主

观症状、生活质量和长期控制 4 个核心领域。2021 年，《儿童湿疹 / 特应性皮炎中药临床试验设计与评价技术指南》（简称《指南》）已正式发布，《指南》中亦参考核心指标集所述制定湿疹 / 特应性皮炎疗效评价。本文综述了国内外湿疹 / 特应性皮炎临床试验中关于上述 4 个核心领域以及中医证候疗效评价指标进展，并就湿疹 / 特应性皮炎疗效评价相关问题进行了探讨，以期为临床和科研工作者开展儿童湿疹 / 特应性皮炎临床研究时选择合适的疗效评价指标提供指导，也为形成中医湿疹 / 特应性皮炎药物临床评价体系提供思路。

1 湿疹 / 特应性皮炎皮损评价量表

湿疹 / 特应性皮炎的皮损症状是其主要的客观体征。当前在我国评估湿疹面积、严重程度评分法尚无统一金标准。相关量表有很多，有 28 种以上，常用的包括湿疹面积和严重程度指数（eczema area and severity index，EASI）、特应性皮炎积分指数（scoring atopic dermatitis index，SCORAD）、研究者整体评价法（the investigator's global assessment，IGA）、体表面积下研究者整体评价（physician global assessment and affected percentage of body surface area，IGAxBSA）、六区域六体征评价法（six area, six sign atopic dermatitis，SASSAD）、源自患者的湿疹评价（patient oriented eczema measure，POEM）、皮损面积严重指数积分法（atopic dermatitis area and severity index scoring，ADASIS）、特应性皮炎严重指数（atopic dermatitis severity index，ADSI）。纵观湿疹 / 特应性皮炎皮损评价量表，以是否合并评价主观感受为分割点，因此将本部分量表分为皮损单维量表和皮损综合量表，前者常用的包括 EASI、IGA、SASSAD，后者常用的有 SCORAD、POEM、mEASI、SA-EASI。

1.1 皮损单维量表

EASI 是一项以评价皮损客观症状为主的评估方法，其评价的关键点在于急性和慢性皮损炎症特征（红斑、浸润 / 丘疹、表皮剥脱、苔藓化）的评价，内容不包括主观感受，如瘙痒或睡眠情况，以及一些非重要项目，如干皮症、鳞屑等。当前此表被广泛用于湿疹、特应性皮炎等疾病临床试验中。由于该评分法较复杂，故易出现观察者间变异。

IGA 是一种快捷简便的评价量表。皮损情况按照严重情况被分为 6 个等级，共 5 分，由研究者进行量表评分。由于其能相对快速在临床进行评估，因此也被应用于湿疹 / 特应性皮炎临床试验中，也曾被美国食品药品管理局推荐为湿疹 / 特应性皮炎的首要结局指标。然而，该评分的主观性非常强，且评估节点较少，准确性、可靠性无法与 SCORAD、EASI 评分相比，故不适用于不同患者之间严重程度的比较。同时受体表面积百分比的影响，IGA 未能捕捉如其他量表所能体现的疾病严重程度。故一种更新兴的、更直观评价皮损严重程度的量表 IGA 和体表面积的复合产物 IGAxBSA 被用于临床试验中。当前，部分试验显示此量表会更加快速判断特应性皮炎患儿疾病严重程度，不过还需要进一步进行验证。

SASSAD 量表是由 Berth-Jones 于 1996 年提出，将体表分为臂、手、腿、足、头颈和躯干 6 个区域。皮损表现分为红斑、渗出、干燥、裂纹（皲裂）、抓痕或表皮剥脱、苔藓化 6 种，根据其严重程度又划分为 4 个等级，并予以赋分。该量表评估方法简单、易于操作，然而仅对皮损体征进行客观评估，并不包括瘙痒、睡眠等主观症状指标，有一定的局限。

1.2 皮损综合量表

当前最常应用的综合量表是 1993 年欧洲特应性皮炎研究组所研制的 SCORAD 量表。SCORAD 量表评估了包括皮损面积、皮损严重程度、主观症状 3 个方面，广泛应用于特应性皮炎的临床研究中，其有效性、信度、敏感性、可接受性均得到临床验证，曾被认为是评价特应性皮炎病情严重程度的金标准。SCORAD 量表包括客观皮损分数（oSCORAD），也包括主观症状（睡眠/瘙痒），后者通过应用视觉模拟评分进行评价。临床中，可根据 oSCORAD 总分来确定皮损严重程度：0~23 分为轻度，24~37 分为中度，38~83 分为重度；也可根据主观及客观的总分来确定：0~28 分为轻度，29~48 分为中度，49~103 分为重度。

由于 EASI 未评估患者的主观感受，故又研制出改良 EASI（modified EASI，mEASI）以及自我测定的湿疹面积严重指数（self-administered eczema area and severity index，SA-EASI），意在增加对主观瘙痒症状的自我评价。研究显示，SA-EASI、EASI 量表高度一致，可以时刻跟踪疾病严重程度变化，从而更加详细评估特应性皮炎患者皮疹严重程度的变化情况。

与其他量表不同，POEM 量表是基于患者对疾病的感受而制定。该量表分为 7 个问题，针对过去 1 周皮损瘙痒、睡眠影响、流水或渗出透明液体、皮肤破裂、皮肤脱屑、是否感觉皮肤干燥或粗糙进行评估。本量表最大的优点是基于患者对疾病严重程度的认识，而不是医生认为患者病情严重的观点。因其避开微观指标且更重视患者的感受，故该量表被美国国立卫生与保健研究所推荐，且被认为更适合特异性皮炎/湿疹的中药临床试验。当前，该量表已被汉化并得以运用。

当前，用于评估湿疹/特应性皮炎皮损的量表还有很多，如皮肤症状略图法、成人双重评价法。湿疹结局测量协调会议于 2013 年对 16 种评分量表进行分析，鉴定其内容、结构有效性、内部一致性等指标，认为 EASI、SCORAD 仍是评估湿疹临床特征最理想的方法，此项推荐也同样体现在中药湿疹/特应性皮炎的儿童试验中。考虑到湿疹/特应性皮炎的主观症状应纳入到评价体系中，故建议在临床试验设计中，如若选择 EASI 作为皮损评价指标，则应联合主观症状评价量表，如对瘙痒或睡眠状态的评价量表。另外，结合中医药的人文性，也可推荐 POEM 作为湿疹症状的评价量表。

2 湿疹/特应性皮炎瘙痒症状量表

皮肤干燥、慢性湿疹样皮损、瘙痒是湿疹/特应性皮炎的特征性病变，故而瘙痒严重程度可直观反映湿疹/特应性皮炎病情严重程度。瘙痒存在痒感（itching）、搔抓（scratching）两层含义，因此研究者对于瘙痒的评价主要从主观瘙痒感觉的强弱、客观搔抓皮损程度和搔抓过程以及瘙痒对于情绪、精神、睡眠影响 3 个方面进行评价，其中瘙痒程度、瘙痒对患者生存质量的影响又是必须评估的 2 个方面。

2.1 瘙痒感觉

2.1.1 单维瘙痒强度量表

单维度瘙痒强度量表是当前运用于湿疹/特应性皮炎瘙痒感觉评估的最常用量表，如数值评定量表（numerical rating scale，NRS）、口述描绘评分法（verbal rating scale，VRS）

和视觉模拟量表（visual analogue scale，VAS），均已被广泛应用于湿疹/特应性皮炎临床试验。NRS 简单实用，具有较高的信效度，是临床皮肤科医生经常用来评定患者瘙痒程度的量表。VRS 是根据患者自己瘙痒程度的描述来评估的，患者容易理解，但评估不够精确。VAS 是通过测量从左端到患者标记点的距离来确定瘙痒程度，因此操作相对繁琐，且不够直观。这 3 种单维瘙痒强度量表的优点在于非常快速、简单地评估出瘙痒严重程度，其缺点也是不可忽视的。首先对于有记忆、认知障碍、定位障碍等患者如婴幼儿，此类量表并不适用。另外此类量表容易受到心理、社会、文化、个人差异的影响，因此当进行不同个体之间瘙痒程度比较时，此类量表并不适用。

2.1.2 多维瘙痒强度量表

除瘙痒程度外，瘙痒持续时间和范围同样提示病情严重程度。故而类似于四项目瘙痒量表（FIIQ）、瘙痒严重程度评分（ISS）、12 项目瘙痒严重程度量表（12-PSS）被研制出并应用于瘙痒的全方位评估。然而当前仅有 FIIQ、12-PSS 有中文版，上述量表是否适用于湿疹/特应性皮炎患者，需要进一步验证。

2.2 搔抓评估量表

2.2.1 搔抓皮肤表现

搔抓会引起皮肤的一系列变化，如抓痕、苔藓样变化等，可客观反映瘙痒感觉的程度。划痕症状评分（scratch symptom score，SSS）和痒疹活动表（prurigo activity scale，PAS）为评估此类情况的量表。与此同时，SCORAD 量表中的苔藓样病变等亦考虑与搔抓有关。因此，湿疹结局测量协调会议亦推荐皮损综合量表用于评价湿疹/特应性皮炎患儿搔抓后皮损表现。然而此评价的局限性在于，如若患者控制不去搔抓，则搔抓皮损无法反映真实搔抓过程。

2.2.2 搔抓过程评估

当搔抓皮损无法直接评价搔抓过程时，研究者试图通过仪器直观捕捉搔抓的活动过程。2004 年，Benjamin 使用手腕描记仪记录了搔抓过程，其结果与视频监控的结果高度一致。然而，瘙痒患者并不总是搔抓，而无瘙痒的患者也有可能搔抓。故而在 2011 年一种能去除搔抓混淆因素的记录仪被用于临床评估，结果显示出高灵敏性和高特应性。然而上述对搔抓过程的视频监控、声控等仪器目前尚未在国内试验中使用。

2.3 瘙痒症生存质量

瘙痒对患者的睡眠、身心健康均可造成严重影响，因此瘙痒症对于患者的生活质量也应该被纳入评估。基于患者自测的瘙痒生活质量评估（itchy quality of life，ItchyQoL）已经在特发性瘙痒患者人群中进行验证，信效度良好，是当前国外皮肤病领域评价瘙痒对生活质量的主要工具，更被专家们推荐作为瘙痒症生存量表。此表当前已经汉化，信效度、敏感度已被验证，期待此量表进一步在湿疹/特应性皮炎儿童临床试验中被验证、应用。

总体而言，瘙痒症状过于主观，对于认知、描述、理解、记忆均不完善的儿童，其评估瘙痒程度较之成人更加困难。当前对于高年龄段儿童推荐瘙痒的评估工具仍以 NRS、VAS 为主。但由于评估维度较为单一，缺少对患者的生活质量评估，故建议可以加入ItchyQol 或其他生存量表进行临床验证应用评估。而对于低年龄段婴幼儿瘙痒症的评估，则推荐采用类似于 SCORAD 等皮损综合量表，以通过客观评估瘙痒后皮损表现评估瘙痒情况。

3 湿疹 / 特应性皮炎生存质量评价量表

儿童湿疹 / 特应性皮炎所引发的瘙痒、睡眠、情绪等问题是影响患儿生活质量的主要问题，改善患者的生活质量是此病治疗的目的之一。评价患者特异性皮肤病的生存质量量表（quality of life，QoL）很多，包括皮肤病学生活质量指数（dermatology life quality index，DLQI）、皮肤病生活质量量表（dermatology quality of life scales，DQOLS）、糖尿病人生存质量特异性量表（diabetes specific quality of life scale，DSQL）。应用于儿童患者的QoL 量表分为自测、他测两类，前者包括儿童皮炎生活质量指数（children's dermatology life quality index，CDLQI）、皮炎家庭生活影响指数（dermatitis family impact，DFI）和DLQI 等，后者包括儿童特应性皮炎影响量表（childhood atopic dermatitis impact scale，CADIS）、婴儿皮炎生活质量指数（infants' dermatitis quality of life index，IDQOL）等。

3.1 他测 QoL 量表

由于婴幼儿表达困难、记忆、理解性均较差，因此针对婴幼儿湿疹的生活量表多采用父母或照顾人填写量表的方法，当前常用的包括 IDQOL、CADIS。IDQOL 量表适用于 0~4 岁学龄前期的婴幼儿，是近年来使用较为广泛的他评 Qol 量表，主要评估患儿皮炎严重程度和生活质量，是当前唯一汉化且已被验证的他评量表。CADIS 量表是当前唯一可同时评估湿疹对儿童和其照顾人员双方生活质量的量表，其信效度已被验证。CADIS 的美语版是唯一获得湿疹结局测量协调会议认可并推荐的婴幼儿湿疹 QoL 量表，然而该量表当前并没有中文简体版，故此量表的汉化研究未来可成为儿童湿疹 Qol 量表研究方向。

3.2 自测 QoL 量表

自测 Qol 量表主要有 DLQI、CDLQI、DFI 等。DLQI 由英国 Finlay 教授制定的，是一种适用于 16 岁以上成人回答的自测简化量表，可以考察多种皮肤病对患者的影响，2004年已被汉化，且信效度评价较高。然而该量表制定时间较早，且某些评价内容如性生活等与我国文化不符合，故部分学者认为其无法真实评测我国皮肤病患者生活质量。在此基础上，CDLQI 作为 DLQI 的儿童版是第一个被确认适合学龄期儿童的湿疹专用量表，专门评估 4~16 岁皮肤患儿的生活质量。CDLQI 的国际认可度、采纳度高，较为广泛应用于儿科临床，当前已被汉化。另外，DFI 量表也是当前使用较广泛的量表之一，该量表由患儿家长填写，用以评估过去 1 周由于其儿童的皮肤问题对家长的情绪所造成的影响。此量表已有简体中文版，并具备较高的信度、效度。除此之外，食物过敏生活质量问卷－父母版（FAQLQ–PF）也被用于湿疹患儿生存质量评估。此量表覆盖 0~12 岁儿童，分为 0~3 岁、4~6 岁、7~12 岁 3 个年龄阶段，由患儿和父母共同填写，从饮食层面研究湿疹 / 特应性皮炎患儿的生存质量。

然而，湿疹结局测量协调会议认为，当前所有的 Qol 量表均无法完全满足临床、科研需要，主要原因在于欠缺论证性数据，故其并不推荐生存表作为长期评价指标。在当前情况下，其推荐可暂用 CADIS 用于婴幼儿湿疹评估，并进一步验证 IDQOL、CDLQI。笔者建议，对于 4~16 岁患儿，一般采用 CDLQI 评价；对于婴幼儿，可以采用 IDQOL。DFI也已有中文版，可作为评价特应性皮炎患儿家长的生活质量使用。此外，今后临床中，建议进一步开展 CADIS 量表的汉化工作以及 CDLQI、IDQOL 量表进一步确证性验证。

4 湿疹 / 特应性皮炎长期控制评价

湿疹 / 特应性皮炎是一种慢性、反复发作的炎症性皮肤病，故而减少 / 预防皮疹的复发亦为本病主要治疗目的之一。有研究者总结了 196 篇湿疹 / 特应性皮炎随机对照试验文献中长期控制的评价内容和工具，主要包括：1）通过反复测量特应性皮炎患者的皮损严重程度以判断长期疗效。常用的测量指标包括 EASI、SCORAD、IGA。2）评价特应性皮炎患者的病情波动情况，如首次复发的时间、复发的次数、症状缓解时间、复发持续时间、症状完全控制时间等。3）一段时间内湿疹 / 特应性皮炎药物的使用情况。对随访期的时间，根据试验药物、目的不同有所差别，2 周 ~1.5 年的均有。湿疹结局测量协调会议推荐皮损严重程度应该用于评估长期疗效，量表可以沿用试验进行中采用的量表，应至少观察 3 个月。

5 湿疹 / 特应性皮炎的中医药疗效评价

中医学认为，湿疹 / 特应性皮炎隶属于"湿疮""浸淫疮"的病证范畴，临床常见湿热浸淫、脾虚湿蕴、阴虚血燥、风热蕴肤等证型，中医药辨证治疗湿疹已经显示出一定优势，《指南》中亦予以推荐。当前的湿疹 / 特应性皮炎的中医临床疗效评价是在病证结合模式下，无论是临床症状疗效，抑或是中医证候疗效评价，一般均作为次要指标。

5.1 临床症状疗效评价

症状疗效评价分为单项症状疗效评价和总体症状疗效评价，可按照治疗前后单项症状积分或总体症状积分的变化进行统计并分析。如评价单项症状瘙痒，可分为痊愈：完全不痒；显效：评分等级降低 2 级；有效：评分等级降低 1 级；无效：评分等级为下降或加重。综合疗效的评价可以根据瘙痒程度、皮疹分部、化验检查的总积分进行判断，可分为临床痊愈：皮损全部消退、症状消失，化验指标正常，积分值减少 ≥ 95%；显效：皮损大部分消退，症状明显减轻，或化验指标接近正常，95% ＞积分值减少 ≥ 70%；有效：皮损部分消退，症状有所改善，70% ＞积分值减少 ≥ 50%；无效：皮损消退不明显，症状未见减轻或反见恶化，积分值减少不足 50%。但这些症状的有无、是否好转的判断主要来源于医生自身的主观测评。

5.2 中医证候疗效评价

在湿疹 / 特应性皮炎儿童中药临床评价中，中医证候评价多是先对单项证候进行分级量化、按主次症赋予不同权重，再以尼莫地平法划分等级疗效，或直接定义终点指标。中医证候疗效的判定分为临床痊愈：主症和兼症消失或基本消失，证候积分减少率 ≥ 95%；显效：主症和兼症明显改善，95% ＞证候积分减少率 ≥ 70%；有效：主症和兼症均有好转，70% ＞证候积分减少率 ≥ 30%；无效：主症和兼症均无明显改善，甚或加重。证候积分减少这种方法在一定程度上规范了"证"的评价，促进了中药治疗湿疹研究的进步，但其证候指标选取、赋值、积分判定主观随意性很强，且缺乏规范的量表制定过程和性能检验，故科学可靠性有待提升。

6 结语

当前儿童湿疹 / 特应性皮炎的临床试验评价多围绕湿疹结局测量协调会议推荐的客观

体征、主观症状、生活质量和长期控制 4 个核心领域进行评价。在临床试验中，应根据不同的试验目的选取不同量表作为主要指标。《指南》中建议，以控制皮损症状为主的试验可选择基于 EASI、SCORAD、IGA 评分而定义的治疗成功、清除或改善的比例等作为主要指标；以减少 / 预防复发为主的试验，可以 EASI、SCORAD 等评分定义的复发的比例 / 时间为主要指标。此外，还可以选择瘙痒缓解的比例、生存质量评分作为主要指标。以靶皮损评价湿疹疗效，则常以 EASI 评分、皮损程度与面积评分作为主要指标。与此同时，在病证结合模式下，多选择以中医证候评分 / 疗效作为次要评价指标纳入到评价体系中，完善核心指标集。

然而，由于中国与国外人群对健康状态的认知等文化差异，湿疹结局测量协调会议所推荐的结局指标是否完全适合中国本土和中医临床评价是值得商榷的。因此，于长禾教授提出医患共建模式下的中医疗效评价指标体系，认为需要单独构建中医药干预特色的结局指标集，主要针对中医药具有代表性干预措施特色的结局指标变化的集合，也就是 TCM-SOS 是反映某一类干预措施（如辨证论治、针刺、推拿等）特色的结局指标集。

另外，诸多中医学者亦意识到，当前病证结合模式下的中医临床疗效评价体系从评价参数的采集、数据处理，到评价标准的建立，都不能完全体现中医学的整体观念、辨证论治的思想，沿用西医的结局指标体系来衡量中医中药的疗效，会忽视了"证"的改善。故而陈锦团团队试图构建基于证素原理的中医疗效动态评价体系，从而更体现中医特点，反映中医证的时空优势、证的轻重；唐志铭教授等提出，应在遵循中医整体观念、重视中医证候指标的重要作用、病证相结合的原则下，重构中医临床疗效体系。与此同时，中医药注重人文关怀的优点亦被注意到。陈秋平教授甚至提出，基于叙事循证医学对中医临床疗效进行评价也许会成为今后中药治疗慢性疾病的新型评价模式。

因此，在未来的中药治疗儿童湿疹 / 特应性皮炎的临床试验中，是否可以在现有对于疾病状态（主观症状、客观体征、长期疗效）等方面评价的基础上结合中医文化、中国国情，发挥中医人文关怀的特点，进一步完善中医证候指标的建设和验证，从多维度评价中药治疗儿童湿疹 / 特应性皮炎的临床疗效，从而真正体现中药对于本病的临床价值，是中医儿科临床医生以及中药评价工作者的目标。

【评介】

由于临床试验中湿疹疗效评价指标具有较高异质性，湿疹结局测量协调会议推荐了湿疹临床试验核心指标集。2021 年，胡思源教授团队发布了《儿童湿疹 / 特应性皮炎中药临床试验设计与评价技术指南》，制定了湿疹 / 特应性皮炎疗效评价标准。博士研究生晋黎等检索归纳相关文献，从皮损、瘙痒症状、生存质量、长期控制和中医证候疗效 5 个评价维度，综述国内外湿疹 / 特应性皮炎临床试验中疗效评价指标进展，并探讨了疗效评价指标相关问题。本研究为国家科技重大专项（民口）重大新药创制专项资助项目（编号：2020ZX09201-008），发表于《现代药物与临床》2022 年 4 月第 37 卷第 4 期，以期为临床和科研工作者开展儿童湿疹 / 特应性皮炎中药临床研究时选择合适的疗效评价指标提供指导。

（赵泽慧）

第十二章
流行性感冒

第一节　循证研究

一、抗感颗粒治疗小儿流行性感冒 120 例多中心随机对照双盲临床研究

【摘要】

目的： 评价抗感颗粒治疗小儿流行性感冒的疗效及安全性。**方法：** 采用随机、双盲双模拟、平行对照、多中心临床试验方法，将 240 例患儿分为治疗组和对照组各 120 例，治疗组口服抗感颗粒及利巴韦林颗粒模拟剂，对照组口服抗感颗粒模拟剂及利巴韦林颗粒，两组疗程均为 7 天，疗程中临床痊愈者，随时停药，按完成病例处理。观察两组患儿完全退热时间、临床痊愈时间、主要症状（发热、头痛、鼻塞、流涕、咽痛）的曲线下面积（AUC）以及中医证候疗效与安全性，同时采用全分析集分析（FAS）与符合方案分析集分析（PDS）。**结果：** 完全退热时 FAS 治疗组中位时间 32.00 小时，对照组为 72.00 小时（$P < 0.01$）。临床痊愈时间 FAS 治疗组中位时间为 56.00 小时，对照组 80.00h，PPS 与 FAS 结果相近，两组比较差异有统计学意义（$P < 0.01$）。治疗组患儿发热、咽痛 AUC 面积治疗组小于对照组（$P < 0.01$）。PPS 与 FAS 结果一致。两组患儿中医证候疗效比较：FAS 治疗组总有效率 100%，愈显率 92.50%。对照组分别为 91.67% 及 72.50%。PPS 治疗组总有效率 100%，愈显率 93.40%；对照组分别为 91.26% 及 73.79%。治疗组总有效率及愈显率均高于对照组（$P < 0.01$）。PPS 与 FAS 结果一致。两组患儿均未出现不良反应。**结论：** 抗感颗粒治疗小儿流行性感冒疗效优于利巴韦林颗粒，且安全性好。

【正文】

流行性感冒是人类面临的主要公共健康问题之一，突然暴发，迅速扩散，具有季节

性，发病率高，儿童为重症病例的高危人群。早期使用抗流感病毒药物治疗可以缓解流感症状，缩短病程，降低并发症发生率。抗感颗粒用于外感风热引起的感冒，症见发热、头痛、鼻塞、喷嚏、咽痛、全身乏力、酸痛。本研究主要观察抗感颗粒对于小儿流行性感冒退热及主要症状的影响，并观察安全性。本研究通过天津中医药大学第一附属医院伦理委员会审核。

1 临床资料

1.1 诊断标准

西医诊断标准参照 2011 年中华人民共和国卫生部发布的《流行性感冒诊断与治疗指南（2011 年版）》。中医诊断标准参照国家中医药管理局 2012 年发布的《中医病证诊断疗效标准》中小儿感冒风热犯表证标准。主症：发热、头痛、鼻塞、流涕、咽红肿痛；次症：恶寒、喷嚏、全身乏力、身痛。舌质红少津，苔薄黄，脉浮数。主症发热必备，其他 2 项或以上，兼次症 1 项或以上，参考舌脉即可诊断。

1.2 纳入标准

符合上述诊断标准者；年龄 1~14 岁；24 小时内腋温 ≤ 38.5℃；病程 ≤ 24 小时；家长或监护人签署知情同意书。

1.3 排除标准

1）血白细胞计数（WBC）≥ 10×10^9/L 者，或中性粒细胞百分比高于正常值上限；2）本次就诊前 24 小时内已使用其他药物者；3）严重营养不良、佝偻病患儿及合并心、脑、肝、肾及造血等系统严重原发性疾病者；4）血清门冬氨酸氨基转氨酶（AST）、丙氨酸氨基转氨酶（ALT）、肌酐（Cr）水平高于正常值上限者；5）对试验用药过敏或过敏体质者（对两种及以上食物或药物过敏）；6）研究者认为存在任何影响参与或完成研究因素的患儿。

1.4 脱落标准

1）出现过敏反应或严重不良事件，根据医生判断应停止试验者；2）试验过程中，患儿继发感染（中耳炎、鼻窦炎等），或发生其他疾病，影响疗效和安全性判断者；3）受试者依从性差（试验用药依从性 < 80% 或 > 120%），或自动中途换药；4）各种原因的中途破盲病例；5）无论何种原因，向主管医生提出退出试验者；6）受试者虽未明确提出退出试验，但不再接受用药及检测而失访者。

1.5 一般资料

纳入 2014 年 1~10 月在天津中医药大学第一附属医院、中国中医科学院西苑医院、漯河市中医院、西安医学院第二附属医院、长春市儿童医院、哈尔滨市中医医院、鄂州市中心医院、长治市人民医院儿科就诊的流行性感冒患儿 240 例。采用多中心、随机区组、双盲双模拟、平行对照研究方案。应用 SAS v9.1.3 统计软件给定种子数，产生 001~240 例受试者的随机编码表，治疗组和对照组各 120 例。治疗组中男 67 例，女 53 例；年龄 0.99~14 岁，平均（5.08 ± 3.20）岁；病程 0.50~24 小时，平均（11.67 ± 5.63）小时。对照组中男 57 例，女 63 例；年龄 1~13 岁，平均（4.68 ± 2.96）岁；病程 0.50~24 小时，平均（11.69 ± 5.93）小时。两组患儿一般资料比较差异无统计学意义（$P > 0.05$），具有可比性。

2 方法

2.1 盲法与揭盲

由与本试验临床观察、监察、统计分析等无关的工作人员根据已形成的处理编码将相应药物编号贴在药物外部包装醒目的位置。然后将包装好的试验用药一起送往各试验中心。治疗过程中若出现严重不良反应则进行单个揭盲，并立即进行相应处理。

2.2 治疗方法

治疗组：抗感颗粒（主要成分为金银花、赤芍、绵马贯众，比例为 3∶3∶1，每袋 5g，四川好医生攀西药业有限责任公司生产，批号 130701）；利巴韦林颗粒模拟剂（主要成分为淀粉，每袋 50mg）由好医生攀西药业有限责任公司生产。

对照组：利巴韦林颗粒（每袋 50mg，海南康芝药业股份有限公司生产，批号 130701）；抗感颗粒模拟剂（主要成分为淀粉，每袋 5g）由好医生攀西药业有限责任公司生产。

抗感颗粒及其模拟剂：开水冲服。1~5 岁，每次 0.5 袋；6~9 岁，每次 1 袋；10~14 岁，每次 1.5 袋。每日 3 次。

利巴韦林颗粒及其模拟剂：温开水冲服。1 岁，每次 1 袋；2~5 岁，每次 2 袋；6~14 岁，每次 3 袋。每日 3 次。两组患儿在治疗过程中，腋温 > 38.5℃时可酌情加用布洛芬混悬液（每瓶 100mL∶2g，上海强生制药有限公司生产，批号 130405258）口服。两组疗程均为 7 天。疗程中临床痊愈者，随时停药，按完成病例处理。

2.3 观察指标及方法

2.3.1 完全退热时间

腋温降到 37.2℃及以下且 24 小时不反弹所需要的时间。

2.3.2 临床痊愈时间

热退，且头痛、鼻塞、流涕、咽痛各症状均至少减轻至不影响日常生活者。

2.3.3 主要症状的曲线下面积（AUC）

包括发热、头痛、鼻塞、流涕、咽痛症状严重度－时间的曲线下面积。

2.3.4 安全性指标

1）可能发生的不良事件及不良反应；2）生命体征：腋温、静息心率、呼吸、休息 10min 后的血压（收缩压、舒张压）；3）血常规、尿常规、心电图和肝功能、肾功能。

2.4 中医证候疗效标准

参照《中医病证诊断疗效标准》。痊愈：症状基本消失，中医证候积分下降率 ≥ 95%；显效：症状明显改善，70% ≤ 中医证候积分下降率 < 95%；有效：症状有所改善，30% ≤ 中医证候积分下降率 < 70%；无效：症状无改善或加重，中医证候积分下降率 < 30%。

2.5 统计学方法

采用 SPSS17.0 统计软件进行，计量资料呈正态分布者用均数 ± 标准差（$\bar{x} \pm s$）表示，组间比较采用 t 检验，非正态分布呈用中位数（四分位间距表示）$[M(P_{25}, P_{75})]$，组间比较用计数资料采用 χ^2 检验，等级资料用秩和检验。以 $P < 0.05$ 为差异有统计学意义。

本研究同时采用全分析集分析（FAS）和符合方案集分析（PPS）；对安全性指标的评

价，采用安全性分析集分析（SS）。

3 结果

两组均无脱落病例。本研究全分析集分析（FAS）240 例（治疗组 120 例，对照组 120 例）；符合方案集分析（PPS）209 例（治疗组 106 例，对照组 103 例）。

3.1 两组患儿完全退热时间及临床痊愈时间比较

表 1 示，PPS 和 FAS 结果显示，治疗组完全退热时间均明显短于对照组（$P < 0.01$）。

3.2 两组患儿主要症状 AUC 面积比较

表 2 示，两组比较，发热、咽痛差异有统计学意义（$P < 0.01$），治疗组 AUC 面积小于对照组。头痛、鼻塞、流涕差异无统计学意义（$P > 0.05$）。PPS 和 FAS 结果一致。

3.3 两组患儿中医证候疗效比较

FAS 结果：治疗组 120 例中痊愈 57 例，显效 54 例，有效 9 例，无效 0 例，总有效率 100%，愈显率 92.50%。对照组 120 例中痊愈 46 例，显效 41 例，有效 23 例，无效 10 例，总有效率 91.67%，愈显率 72.50%。

PPS 结果：治疗组 106 例中痊愈 5 例，显效 47 例，有效 7 例，无效 0 例，总有效率 100%，愈显率 93.40%。对照组 103 例中痊愈 44 例，显效 32 例，有效 18 例，无效 9 例，总有效率 91.26%，愈显率 73.79%。两组中医证候疗效比较，治疗组总有效率及愈显率均高于对照组（$P < 0.01$）。PPS 和 FAS 结果一致。

表 1　两组流行性感冒患儿完全退热时间、临床痊愈时间 FAS 及 PPS 结果比较 $[M (P_{25}, P_{75}), \text{h}]$

组别	FAS		PPS		FAS		PPS	
	例数（截尾）	完全退热时间	例数（截尾）	完全退热时间	例数（截尾）	临床痊愈时间	例数（截尾）	临床痊愈时间
治疗组	117（3）	32.00（24.00，56.00）	106（0）	32.00（24.00，56.00）	117（3）	56.00（36.00，80.00）	106（0）	56.00（32.00，80.00）
对照组	117（3）	72.00（40.00，96.00）	103（0）	64.00（32.00，96.00）	102（18）	80.00（56.00，104.00）	90（13）	72.00（56.00，104.00）

注：截尾指疗程结束时未观察到完全退热时间，未纳入统计分析。

表 2　两组流行性感冒患儿主要症状 AUC 面积 FAS 与 PPS 结果比较（$\bar{x} \pm s$）

项目	组别	例数	发热	头痛	鼻塞	流涕	咽痛
FAS	治疗组	120	7.57 ± 4.62*	4.07 ± 3.25	7.85 ± 3.82	8.45 ± 4.29	6.98 ± 4.01*
	对照组	120	9.52 ± 5.44	5.98 ± 7.35	10.08 ± 7.51	10.82 ± 7.45	10.22 ± 8.40
PPS	治疗组	106	7.53 ± 4.43*	4.09 ± 3.19	7.94 ± 3.27	8.77 ± 4.02	7.30 ± 3.84*
	对照组	103	9.38 ± 5.17	6.25 ± 7.75	10.56 ± 7.76	11.46 ± 7.61	10.97 ± 8.65

注：* 与对照组比较，$P < 0.01$。

3.4 安全性分析

两组患儿治疗前后血、尿、便常规及心、肝、肾功能检测未发现明显异常。

4 讨论

流行性感冒是由流感病毒引起的常见急性呼吸道传染病。流行性感冒与中医学中的

"时行感冒"相似。发病原因为"非时之气",亦称为四时不正之气。儿童是流行性感冒的易感群体,6个月至3岁的婴幼儿是流行性感冒的高危人群,5岁至18岁的儿童和青少年是流感的高发年龄组,感染率可在50%以上,比成人高1.5~3倍。中医学认为,小儿脏腑娇嫩、形气未充,感受时邪疫毒后传变迅速,小儿乃纯阳之体,感邪后易从火化,热毒炽盛,内陷厥阴,引发各种危重变证。利巴韦林是临床上比较常用的广谱抗病毒药,对流感病毒RNA多聚酶有抑制作用,并能干扰病毒复制,迫使病毒复制与传播中断。近年来报道利巴韦林有致突变性、致畸性、致癌性及溶血性贫血,其安全性问题引起重视,临床应用逐渐减少。

抗感颗粒是由中国中医科学院研发的一种以抗病毒为主的中成药,由金银花、绵马贯众、赤芍组方而成。金银花临床主要用于治疗丹毒、风热感冒、温病发热、痈肿疔疮、喉痹等。现代研究表明,金银花具有显著的抗流感病毒、呼吸道合胞病毒等作用。绵马贯众用于风热感冒、热毒疮疡、痄腮肿痛、虫积腹痛等。现代研究表明,绵马贯众对流感病毒、副流感病毒、呼吸道合胞病毒具有显著的抑制作用。赤芍可清热凉血,散瘀止痛,临床用于温毒发斑、痈肿疮疡等。三药合用,具有较好的清热解毒作用。

前期研究表明,抗感颗粒能抑制流感病毒在鸡胚中的复制;能明显减轻实验小鼠的发病症状,降低流感病毒感染小鼠的死亡率,延长其存活时间。临床研究亦表明,抗感颗粒对儿童急性上呼吸道感染效果显著,能有效抑制病毒,缓解发热、鼻塞流涕、咽痛、头痛等症状,对病毒性疾病有良好的临床效果。本研究结果显示,抗感颗粒治疗小儿流行性感冒能缩短完全退热时间、临床痊愈时间;提高中医证候疗效,缓解发热、咽痛,优于利巴韦林颗粒,同时具有良好的安全性。抗感颗粒可以替代利巴韦林用于儿童抗病毒治疗,值得进一步研究和推广。

【评介】

抗感颗粒属是四川好医生攀西药业有限责任公司生产的成人儿童共用中成药,由金银花、绵马贯众、赤芍3味中药组成,具有广谱抗病毒作用,用于外感风热引起的感冒。本文为抗感颗粒治疗小儿流行性感冒的多中心临床研究结果,发表于《中医杂志》2018年3月第59卷第6期。胡思源教授作为该项目的协调研究者,负责主持试验设计、统计分析和研究总结工作。研究结果表明,抗感颗粒能有效缓解儿童流感症状,退热效果显著且安全性良好。同时,通过该研究明确了儿童分年龄段用法用量,为该药扩大适应证和细化用法用量打下良好基础。

(陈月月)

二、Efficacy and safety of Qinxiang Qingjie oral solution for the treatment of influenza in children: a randomized, double-blind, multicenter clinical trial

【摘要】

Background: Qinxiang Qingjie (QXQJ), an oral solution containing various Chinese herbs, is indicated for pediatric upper respiratory tract infections. The treatment of influenza also shows potential advantages in shortening the duration of illness and improving symptoms. However, there is still a lack of high-quality clinical evidence to support this. The trial was to explore the efficacy and safety of QXQJ for treating pediatric influenza and provide an evidence-based basis for expanding its applicability.

Methods: A randomized, double-blind, double-dummy, positive-controlled, multicenter clinical trial was conducted in 14 hospitals in China. Children aged 1–13 years with influenza and "exterior and interior heat syndromes" as defined by traditional Chinese medicine (TCM) were randomly assigned to two groups with 1 ∶ 1 radio. Children in the test group received QXQJ oral solution and Oseltamivir simulant, while the control group received Oseltamivir phosphate granules and QXQJ simulant. The duration of treatment was five days, followed by a two-day follow-up period. The primary endpoint was the clinical recovery time. Secondary endpoints included the time to defervescence, incidences of complications and severe or critical influenza, negative conversion rate, improvement of TCM syndromes, and safety profiles of the therapeutics, which mainly contained the adverse clinical events and adverse drug reactions.

Results: A total of 231 children were randomized to either the QXQJ (*n*=117) or Oseltamivir (*n*=114) group. The FAS and PPS results showed that both groups experienced a median clinical recovery time of three days ($P > 0.05$). The median time to defervescence of both groups were 36 hours in FAS and PPS ($P > 0.05$), and two groups did not differ in terms of the other secondary endpoints ($P > 0.05$). 14 patients (12.39%) in the QXQJ group and 14 patients (12.50%) in the Oseltamivir group reported at least one adverse event, respectively. One serious adverse event occurred in the QXQJ group. There was no significant difference in the incidence of adverse events or adverse drug reactions between the groups.

Conclusions: The efficacy of QXQJ oral solution was comparable to that of Oseltamivir for treating influenza in children, with an acceptable safety profile.

【正文】

1 Introduction

Influenza is an acute contagious respiratory disease caused by influenza viruses and can result in seasonal epidemics and pandemics; thus, it is a serious global health problem. The influenza A subtypes H1N1 and H3N2 as well as the influenza B subtypes Victoria and Yamagata are the most commonly detected influenza viruses, causing uncomplicated symptoms such as fever (39–40℃), chills, headache, myalgia, fatigue, and loss of appetite; respiratory-tract symptoms such as cough, sore throat, runny nose, and nasal obstruction may also result. Each year, approximately 20%–30% of children, the high-risk population for influenza, experience seasonal influenza epidemics, with an annual infection rate of up to 50% worldwide. Furthermore, about 30% of children develop influenza complications, with children under the age of five years old and infants under the age of two years old at an increased risk of developing severe cases with complications. Evidence has demonstrated that influenza accounts for 10%–15% of pediatric hospitalizations each year, resulting in increased mortality as well as massive social and economic burdens. A 3–year epidemiological study conducted in Hong Kong has demonstrated that influenza caused a total of 662–1046 days of school absence and 214–336 days of parental work loss per 10000 children younger than 18 years old per year; moreover, on average, each school–aged child was absent from school for five days due to influenza and the cost of hospitalization due to influenza was $1300 per person.

Four classes of anti–influenza drugs, including neuraminidase inhibitors, M2 ion channel blockers, hemagglutinin inhibitors, and RNA polymerase inhibitors are available. However, circulating influenza virus strains have been found to be resistant to M2 ion channel blockers such as amantadine and rimantadine. Meanwhile, there is scant evidence to support the clinical use of the hemagglutinin inhibitor umifenovir in children. In China, RNA polymerase inhibitors such as baloxavir and favipiravir are not approved. Although the oral drug Oseltamivir is considered a first–line drug and an optimal treatment for pediatric influenza, the Oseltamivir–resistant seasonal influenza A virus H1N1 has rapidly spread throughout the world. In addition, Oseltamivir causes gastrointestinal, mental, and neurological adverse events, which can result in patient deterioration and death.

Therefore, the exploration of novel influenza treatments has also gained attention in traditional Chinese medicine (TCM). The TCM treatment of influenza is multi–pronged, and includes combating influenza viruses, enhancing the immune response, and achieving satisfactory clinical outcomes with less drug resistance and fewer adverse drug reactions. Furthermore, TCM has antibacterial, antipyretic, and analgesic properties, implying that the development of TCMs for treating influenza in children is clinically significant.

Qinxiang Qingjie (QXQJ) oral solution is a traditional Chinese herb preparation, which is composed of Huang qin (*Radix scutellariae*), Guanghuoxiang (Patchouli), Chan tui (*Periostracum cicadae*), Shi gao (*Gypsum fibrosum*), Ge gen (Kudzu Root), Da huang (*Radix et RhizomaRhei*), Chi shao (*Radix Paeoniae Rubra*), Ban lan gen (*Radix isatidis*), Jiegeng (*Radix platycodi*), Xuan shen (*Radix scrophulariae*), Shan dou gen (*Sophora subprostrata*), and Gan cao (*Radix glycyrrhizae*). It is used for dispersing wind–heat, clearing the internal heat, detoxification, and relieving a sore throat. A previous study has reported antipyretic, analgesic, antitussive, expectorant, anti–inflammatory, and antibacterial effects of QXQJ. *In vitro* studies found that patchouli alcohol, polyphenolic compounds from Patchouli and baicalin, Flavonoids–enriched extract from Scutellariabaicalensis root could exert some inhibitory effects on the virus. The acute and long–term toxicity reactions suggest that QXQJ has low toxicity and high safety. Chinese medicine is multi–component and multi–targeted, acting integrally on the body rather than having a single effect. Compared to western chemical antiviral western chemical antiviral agents, herbal medicine has potential advantages in restoring the body's functional balance and improving overall symptoms with a higher safety profile. However, due to the complex composition, the chemical composition and mechanism of action of QXQJ have not been adequately studied. It is widely used to treat upper respiratory tract infections in children with TCM syndromes of both the exterior and interior heat types. However, there is a lack of scientific evidence supporting the use of QXQJ to treat pediatric influenza. To address this gap, we conducted a randomized, double-blind, double-dummy, positive-controlled, multicenter, noninferiority clinical study comparing the efficacy and safety of the QXQJ oral solution to those of Oseltamivir in children with influenza.

We present the following article in accordance with the CONSORT reporting checklist (available at https:// tp.amegroups.com/article/view/10.21037/tp-22-201/rc).

2 Methods

2.1 General information

From March 2019 to May 2020, this randomized, double-blind, double-dummy, positive-controlled, multicenter clinical trial was conducted in 14 hospitals throughout China in accordance with the Declaration of Helsinki (as revised in 2013) and Good Clinical Practice. The study protocol was reviewed and approved by the Ethics Committee of the First Teaching Hospital of Tianjin University of Traditional Chinese Medicine (No. TYLL2018 [Y] 019). All other participating hospitals (Maternity and Child Health Care of Zaozhuang, The First Affiliated Hospital of Guangzhou University of Traditional Chinese Medicine, Shanghai Children's Medical Center, Ezhou Central Hospital, The First Affiliated Hospital of Henan University of Chinese Medicine, Shanghai Municipal Hospital of Traditional Chinese Medicine, Handan Hospital of Traditional Chinese Medicine, Affiliated Hospital of Shandong University of Traditional Chinese Medicine, Maternal and Child Health Care Hospital of Yuncheng, Taiyuan Maternity and Child Health Care Hospital, Dongfang Hospital Beijing University of Chinese Medicine, Luohe Hospital of Traditional Chinese Medicine, Changzhi People's Hospital) were informed and agreed with this study. All parents/guardians of the patients provided written informed consent before enrollment. Participants over the age of 8 also gave written consent after understanding the risks and benefits of the study.

2.2 Participants

The inclusion criteria for eligibility were as follows: (Ⅰ) aged 1–13 years; (Ⅱ) met both the diagnostic criteria for influenza and TCM syndromes of the exterior and interior heat types; and (Ⅲ) developed a fever with an axillary temperature of $\geq 38\,^{\circ}\mathrm{C}$ in 48 hours. The exclusion criteria were as follows: (Ⅰ) pharyngoconjunctival fever, herpangina, or suppurative tonsillitis; (Ⅱ) complications of sinusitis, otitis media, bronchitis, or pneumonia; (Ⅲ) severe or critical influenza; (Ⅳ) received antiviral drugs within 48 hours prior to enrollment; (Ⅴ) received an influenza vaccination within 12 months before enrollment; (Ⅵ) currently receiving systemic corticosteroids or immunosuppressive therapy; (Ⅶ) history of epilepsy, febrile convulsions, or recurrent respiratory infections; (Ⅷ) severe malnutrition or rickets, or severe primary heart, brain, liver, kidney, or hematopoietic disease; (Ⅸ)allergic to the study drugs or prone to develop allergic reactions (allergic to ≥ 2 foods or drugs); and (Ⅹ) lost to follow-up.

2.3 Sample size

This trial aimed to add a new functional specialty of QXQJ. According to the Drug Registration Regulation issued by National Medical Products Administration in 2007, the sample size of each group must be at least 100 cases. We finally designed to enroll 240 patients, with 120 for each group, considering a dropout rate of 20%.

2.4 Randomization, allocation concealment, and blinding

A random sequence with a 1 ∶ 1 allocation ratio to the QXQJ or Oseltamivir group was generated using SAS software (SAS Inc., Cary, NC, USA). The clinical setting was considered as the stratification factor. Personnel unrelated to this clinical trial performed the randomization procedures, assigned the participants, and prepared the random codes and emergency letters. After the medications were coded, they were sealed and blindly stored until completion of the study. All patients, investigators, and statisticians were unaware of the group assignment. The first unblinding was performed after verifying and locking the database, and the second unblinding occurred following the completion of the statistical analysis report. The investigators properly retained the emergency letters distributed to the centers along with the medications. Only in an emergency, when the participant's medication situation required clarification, could the blinding be uncovered urgently. Following the opening of the emergency letter, the signer, the date of the opening, and the reason for the opening needed to be indicated.

After producing the placebo, the sponsor invited some people to taste whether it was difficult to distinguish between the placebo and the herbal and control drugs. We used the same packaging and coded the medications according to a random number table. Researchers dispensed the medicines in order during the trial. The blinding code was managed by third-party personnel not involved in test trials. After the study was completed, we confirmed the integrity of the blinding code and checked if the emergency letters had been opened illegally.

2.5 Interventions

The corresponding simulants were prepared consistently with QXQJ and Oseltamivir in terms of the appearance, odor, and taste. Sucrose and purified water were used to make the QXQJ simulant. Sucrose, sodium carboxymethyl cellulose, and purified water were the components of the Oseltamivir simulant. The administered doses of QXQJ and the corresponding simulant were as follows: 10 mL for children aged 1–2 years old, 15 mL for those aged 3–6 years old, and 20 mL for those aged 7–13 years old; four times daily for children with a fever or three times daily when the children were fever-free, for five days. Oseltamivir phosphate granule and the corresponding simulant were administered based on body weight: 30 mg (≤ 15 kg), 45 mg (15–23 kg), 60 mg (23–40 kg), and 75 mg (> 40 kg or age ≥ 13 years old); orally twice daily for 5 days.

Guangzhou ApicHope Pharmaceutical Co., Ltd., Guangdong, China, provided the study interventions, which were distributed through each setting's central pharmacy.

2.6 Protocol

The study was divided into two phases: a 5-day treatment period and a 2-day medical observation period. The participants were assigned randomly to receive either QXQJ oral solution or Oseltamivir, but no other specific influenza medications or therapies were allowed, with the exception of physical cooling. For patients with an axillary temperature of > 38.5 ℃, paracetamol was prescribed at a maximum dose of 10 mg/kg every 4–6 hours, as needed, and no more than four times daily with the investigator's consent. If the fever persisted, additional antipyretic and analgesic medications could be prescribed. In the case report forms and the medical records, the generic names, administration times, dosages, and reasons for prescribing the concomitant medications were recorded. The follow–up visits occurred on days 5 and 7 following treatment initiation. During the medical observation period, the patient diary and the Canadian Acute Respiratory Illness Flu Scale (CARIFS) were recorded by the caregivers every 24 hours. In addition, the axillary temperature was measured every 6 hours. We used the verified and adjusted Chinese version of CARIFs in this study. The Chinese version of CARIFs differs slightly from the English version in that it includes 16 items covering three domains: symptoms (headache, sore throat, muscle aches or pain, fever, cough, nasal congestion, runny nose, vomiting), function (poor appetite, not sleeping well, irritable/cranky/fussy, feels unwell, low energy, tired, unable to get out of bed), and theparental impact (crying more than usual, needing extra care, clinging). The 4–point ordinal scale was as follows: 0= none, 1= mild, 2= moderate, 3= severe. Considering the limited comprehension and expression abilities of infants younger than 2 years old, the four items of feels unwell, headache, sore throat, and muscle aches or pain can be evaluated as "do not know" or "not applicable". The final CARIFS score was calculated by adding the scores of all applicable items.

2.7　Efficacy evaluation

The primary study endpoint was the clinical recovery time, defined as complete defervescence for at least 24 hours and a CARIFS symptom dimension score of 0 or 1. The secondary study endpoints were as follows: (Ⅰ) time to defervescence, defined as the time period during which a participant's axillary temperature dropped to 37.2 ℃ for the first time in the following 24 hours; (Ⅱ) incidences of complications (such as sinusitis, otitis media, bronchitis, pneumonia, or hospitalization due to influenza) and severe or critical influenza; (Ⅲ) negative conversion rate, which referred to the rate of conversion to testing influenza negative within five days; (Ⅳ) improvement in the interior and exterior heat types of TCM syndromes. According to the TCM criteria detailed (see Tables S1,S2), clinical efficacy was classified as clinical recovery, remarkable improvement, effective, or ineffective, using the gradational scoring method.

2.8　Safety evaluation

Safety profiles, including adverse clinical events and adverse drug reactions, were evaluated by physical examination (body temperature, resting heart rate, breathing rate, and blood pressure), electrocardiogram, and laboratory tests (white blood cell count, red blood cell count, neutrophil %, lymphocyte %, hemoglobin, platelet, C–reactive protein, alanine aminotransferase, aspartate aminotransferase, total bilirubin, gamma–glutamyl transferase, blood urea nitrogen, creatinine, urine white blood cell count, urine red blood cell count, and protein in urine).

2.9 Statistical analysis

The software SAS v9.2 (SAS Institute, Cary, NC, USA) was used for all statistical analyses. A P value < 0.05 was considered statistically significant. Normally distributed quantitative data were presented as the mean and standard deviation, and intergroup comparisons were performed by the t–test. The analysis of covariance, including the test center, influenza virus strain type, and patient baseline data, was also conducted. Meanwhile, non–normally distributed data were presented as the median and analyzed using the Kruskal–Wallis rank–sum test. Qualitative data were expressed as numbers and percentages and analyzed by the chi–squared test or Fisher's exact test.

Efficacy was assessed by the full analysis set (FAS) and the per protocol set (PPS), whereas safety evaluation was analyzed using the safety set (SS). The last observation carried forward approach was utilized for dealing with missing values in the primary outcome. Considering other factors such as the clinical setting, the Cochran–Mantel–Haenszel chi–squared test was added to the analyses. The Wilcoxon rank sum test was considered when comparing the ranked data in multiple settings. Kaplan–Meier curves of survival data were used to describe the censoring rate and the survival time for both groups, and then the Log–rank test was conducted for comparison. The accelerated failure time model was adopted because some important non–treatment factors (such as the clinical setting, baseline characteristics, and the course of disease) had an impact on the primary outcome. According to the minimum information principle, the model with the best fitting degree was chosen to calculate the ratio of the median recovery time between the two groups and the 95% confidence interval (CI).

According to a previous study, the median recovery time for children with influenza was four days (101 h) for Oseltamivir and less than one day for QXQJ oral solution, indicating that Oseltamivir was not inferior to QXQJ. Thus, the lower limit of the 95% CI of the median recovery time ratio was set as > 0.8.

3 Results

3.1 Baseline characteristics

A total of 231 enrolled patients were randomly assigned to receive either QXQJ oral solution (n=117) or Oseltamivir (n=114) from March 2019 to May 2020. As shown in the Consolidated Standards of Reporting Trials (CONSORT) flowchart (Figure 1), 224 patients were included in the FAS analysis (n=112/group), 212 in the PPS analysis (n=106/group), and 225 in the SS analysis (n=113 for QXQJ, n=112 for Oseltamivir). As shown by the consistent results of the FAS and PPS analyses (Table 1), there were no significant differences in the baseline characteristics between the two groups.

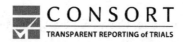

CONSORT 2010 Flow Diagram

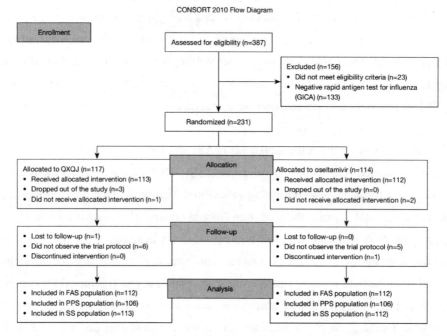

Figure 1 The CONSORT flowchart. CONSORT, Consolidated Standards of Reporting Trials; QXQJ, Qinxiang Qingjie; FAS, full analysis set; PPS, per protocol set; SS, safety set.

Table 1 Baseline characteristics of study subjects

Baseline	FAS analysis			PPS analysis		
	QXQJ (*n*=112)	Oseltamivir (*n*=112)	*P* value	QXQJ (*n*=112)	Oseltamivir (*n*=112)	*P* value
Age/y（mean ± SD）	7.019 ± 3.025	6.629 ± 2.670	0.3073[a]	7.043 ± 3.085	6.567 ± 2.654	0.2298[a]
Height/cm（mean ± SD）	121.201 ± 20.147	118.605 ± 18.399	0.3151[a]	121.288 ± 20.214	118.413 ± 18.314	0.2792[a]
Weight/kg（mean ± SD）	25.432 ± 10.347	23.836 ± 8.657	0.2118[a]	25.758 ± 10.497	23.657 ± 8.559	0.1116[a]
Gender/*n*（%）						
Male	60（53.57）	54（48.21）	0.4226[b]	58（54.72）	50（47.17）	0.2717[b]
Female	52（46.43）	58（51.79）		48（45.28）	56（52.83）	
Ethnicity/*n*（%）						
Han	111（99.11）	111（99.11）	1.0000[c]	106（100.0）	105（99.06）	1.0000[c]
Others	1（0.89）	1（0.89）		0（0.00）	1（0.94）	
Type A flu/*n*（%）						
Positive	103（91.96）	100（89.29）	0.4917[b]	99（93.40）	95（89.62）	0.3243[b]
Negative	9（8.04）	12（10.71）		7（6.60）	11（10.38）	
Type B flu/*n*（%）						
Positive	11（9.82）	12（10.71）	0.8258[b]	9（8.49）	11（10.38）	0.6384[b]
Negative	101（90.18）	100（89.29）		97（91.51）	95（89.62）	
Flu classification/*n*（%）						

Continued

Baseline	FAS analysis			PPS analysis		
	QXQJ (*n*=112)	Oseltamivir (*n*=112)	*P* value	QXQJ (*n*=112)	Oseltamivir (*n*=112)	*P* value
A＋B	2（1.79）	0（0.00）	0.4066[c]	2（1.89）	0（0.00）	0.2706[c]
A	101（90.18）	100（89.29）		97（91.51）	95（89.62）	
B	9（8.04）	12（10.71）		7（6.60）	11（10.38）	
Course of disease/h （mean ± SD）	19.232 ± 11.641	20.179 ± 13.439	0.5738[a]	18.868 ± 11.477	20.623 ± 13.629	0.3118[a]
Pre–diagnostic T_{max}/℃ （mean ± SD）	38.887 ± 0.652	38.819 ± 0.586	0.4134[a]	38.869 ± 0.645	38.822 ± 0.587	0.5783[a]
Family history/*n*（%）						
Yes	0（0.00）	0（0.00）	—	0（0.00）	0（0.00）	—
No	112（100.0）	112（100.0）		106（100.0）	106（100.0）	
History of allergy/*n*（%）						
Yes	3（2.68）	0（0.00）	0.2466[c]	2（1.89）	0（0.00）	0.4976[c]
No	109（97.32）	112（100.0）		104（98.11）	106（100.0）	
Medical history/*n*（%）						
Yes	1（0.89）	5（4.46）	0.2124[c]	0（0.00%）	5（4.72）	0.0596[c]
No	111（99.11）	107（95.54）		106（100.0）	101（95.28）	
Pre–diagnostic treatment/ *n*（%）						
Yes	40（35.71）	47（41.96）	0.3372[b]	38（35.85）	43（40.57）	0.4797[b]
No	72（64.29）	65（58.04）		68（64.15）	63（59.43）	
CARIFS score （mean ± SD）	21.482 ± 10.285	20.696 ± 7.786	0.5199[a]	21.594 ± 10.491	20.849 ± 7.779	0.5575[a]
TCM syndrome score （mean ± SD）	7.286 ± 2.729	7.482 ± 2.695	0.5884[a]	7.358 ± 2.751	7.538 ± 2.709	0.6331[a]

[a], *t*–test; [b], χ^2 text; [c], Fisher's exact test. QXQJ, Qinxiang Qingjie; FAS, full analysis set; PPS, per protocol set; SD, standard deviation; CARIFS, the Canadian Acute Respiratory Illness and Flu Scale; TCM, traditional Chinese medicine; T_{max}, maximum temperature.

Table 2　Primary and secondary study endpoints of efficacy

Efficacy outcomes	FAS analysis			PPS analysis		
	(*n*=112)	(*n*=112)	*P* value	(*n*=106)	(*n*=106)	*P* value
Clinical recovery time （days）, Med[Q_1–Q_3]	3［2–5］	3［2–4］	0.5328[a]	3［2–5］	3［2–4］	0.6995[a]
Time to resolution of fever （hours）, Med[Q_1–Q_3]	36［24–54］	36［24–54］	0.2552[a]	36［24–54］	36［24–54］	0.4826[a]
Incidence rate of complications/*n*（%）	5（4.46%）	1（0.89%）	0.2124[b]	4（3.77%）	0（0.00%）	0.1215[b]
Incidence rate of severe or critical influenza/*n*（%）	0（0.00%）	0（0.00%）	—	0（0.00%）	0（0.00%）	—

Continued

Efficacy outcomes	FAS analysis			PPS analysis		
	(*n*=112)	(*n*=112)	*P* value	(*n*=106)	(*n*=106)	*P* value
Improvement in TCM syndromes/*n*（%）	91（81.25%）	96（85.71%）	0.3683^c	90（84.91%）	94（88.68%）	0.4171^c
Difference of TCM syndrome scores before and after treatment（mean ± SD）	5.330 ± 3.687	5.563 ± 3.187	0.6147^d	5.528 ± 3.623	5.764 ± 3.051	0.6087^d

^{a}, Log−rank; ^{b}, Fisher's exact test; ^{c}, Wilcoxon rank sum test; ^{d}, *t*−test. QXQJ, Qinxiang Qingjie; FAS, full analysis set; PPS, per protocol set; TCM, traditional Chinese medicine; SD, standard deviation.

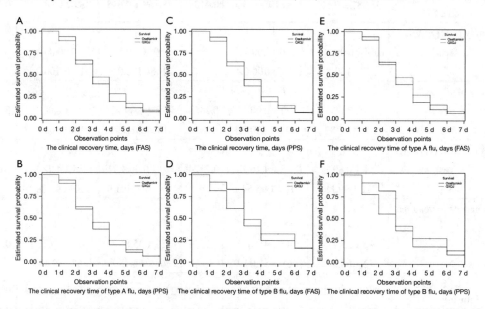

Figure 2 The clinical recovery time (days) in the two groups according to the following analyses: (A) FAS, (B) PPS, (C) FAS of the influenza A virus subgroup, (D) PPS of the influenza A virus subgroup, (E) FAS of the influenza B virus subgroup, and (F) PPS of the influenza B virus subgroup. FAS, full analysis set; PPS, per protocol set.

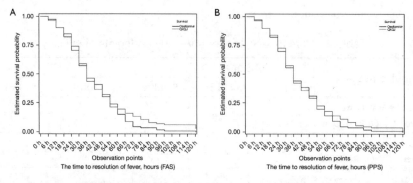

Figure 3 The time (hours) to defervescence in the two groups according to the (A) FAS and (B) PPS analyses. FAS, full analysis set; PPS, per protocol set.

Table 3　Comparison of CARIFs scores between groups

Baseline-to-posttreatmentchange in CARIFs score	FAS analysis			PPS analysis		
	QXQJ	Oseltamivir	P value[a]	QXQJ	Oseltamivir	P value[a]
Day 1	7.147 ± 10.014	5.198 ± 6.855	0.0931	7.295 ± 10.156	5.472 ± 6.809	0.1268
Day 2	11.926 ± 10.127	10.655 ± 8.750	0.3221	12.125 ± 10.185	10.952 ± 8.768	0.3733
Day 3	15.551 ± 10.745	14.946 ± 8.122	0.6385	15.596 ± 10.853	15.217 ± 7.964	0.7729
Day 4	17.944 ± 10.460	17.648 ± 8.059	0.8165	18.048 ± 10.570	17.798 ± 7.979	0.8475
Day 5	19.467 ± 10.379	18.745 ± 7.961	0.5654	19.519 ± 10.500	18.906 ± 7.889	0.6322
Day 6	20.159 ± 10.331	19.236 ± 7.931	0.4607	20.240 ± 10.441	19.377 ± 7.883	0.4993
Day 7	20.626 ± 10.155	19.627 ± 7.808	0.4168	20.712 ± 10.258	19.726 ± 7.785	0.4334

[a], t-test.

3.2 Primary study endpoints

The FAS and PPS results showed that the median clinical recovery time was 3 days in both the QXQJ and oseltamivir groups, with no significant difference (FAS, P=0.5328; PPS, P=0.6995). Subgroup analyses indicated that the median clinical recovery time for patients with type A (FAS, P=0.4417; PPS, P=0.6818) or type B influenza (FAS, P=0.8291; PPS, P=0.8674) was 3 days, with no significant intergroup difference. According to the accelerated failure time–lognormal distribution model, the median time ratio was 0.993 (95% CI: 0.866 to 1.139) for the FAS and 0.983 (95% CI: 0.856 to 1.129) for the PPS, when the clinical setting and disease course were considered. The efficacy of oseltamivir was not inferior to that of the QXQJ oral liquid with a cut–off value of 0.80 (Table 2 and Figure 2).

3.3 Secondary study endpoints

According to the FAS and PPS analyses, the median time to defervescence was 36 hours in both the QXQJ and oseltamivir groups, with no significant difference (FAS, P=0.2552; PPS, P=0.4826) (Table 2 and Figure 3). The FAS and PPS analyses also showed that the incidence rate of complications was 4.46% and 3.77%, respectively, in the QXQJ group and 0.89% and 0.00%, respectively, in the oseltamivir group, with no remarkable difference (FAS, P=0.2124; PPS, P=0.1215). There was no severe or critical influenza in either group (Table 2). In addition, the FAS and PPS analyses of the improvement in TCM syndromes revealed that the proportion of patients who reported clinical recovery and remarkable improvement was 81.25% and 84.91%, respectively, for QXQJ and 85.71% and 88.68%, respectively, for oseltamivir, without significant differences (FAS, P=0.3683; PPS, P=0.4171) (Table 2). Moreover, the FAS and PPS analyses of the TCM syndrome scores revealed that the difference of the TCM syndrome scores before and after treatment was 5.330 ± 3.687 and 5.528 ± 3.623, respectively, in the QXQJ group and 5.563 ± 3.187 and 5.764 ± 3.051, respectively, in the oseltamivir group, with no significant differences (FAS, P=0.6147; PPS, P=0.6087) (Table 2). As shown in Table 3, after treatment, there are no significant differences in the changes in CARIFs scores at each visit point relative to their baseline values between groups. Furthermore, there were no significant differences in the proportion of patients testing negative for influenza A or influenza B in both groups, with the FAS and PPS analyses showing comparable results (Table 4).

Table 4 Swab tests results of the patients

Patients	Database	Results	QXQJ group	Oseltamivir group	P value
Type A flu（positive）/n（%）	FAS	1	57（55.34）	55（55.00）	1.000
		2	2（1.94）	1（1.00）	
		3	44（42.72）	44（44.00）	
		Total	103	100	
Type A flu（positive）/n（%）	PPS	1	56（56.57）	52（54.74）	0.8696
		2	2（2.02）	1（1.05）	
		3	41（41.41）	42（44.21）	
		Total	99	95	
Type B flu（positive）/n（%）	FAS	1	3（27.27）	6（50.00）	0.6802
		2	1（9.09）	1（8.33）	
		3	7（63.64）	5（41.67）	
		Total	11	12	
Type B flu（positive）/n（%）	PPS	1	3（33.33）	6（54.55）	0.4959
		2	1（11.11）	0（0.00）	
		3	5（55.56）	5（45.45）	
		Total	9	11	
Influenza（positive）/n（%）	FAS	1	58（51.79）	61（54.46）	0.8655
		2	3（2.68）	2（1.79）	
		3	51（45.54）	49（43.75）	
		Total	112	112	
Influenza（positive）/n（%）	PPS	1	57（53.77）	58（54.72）	0.7739
		2	3（2.83）	1（0.94）	
		3	46（43.40）	47（44.34）	
		Total	106	106	

1: positive (baseline) – negative (outcome); 2: positive (baseline) – positive (outcome); 3: positive(baseline) – data missing (outcome). QXQJ, Qinxiang Qingjie; FAS, full analysis set; PPS, per protocol set.

Table 5 Safety profile

outcomes	SS analysis		
	QXQJ (n=113)	Oseltamivir (n=112)	P value
AE/n（%）	14（12.39）	14（12.50）	0.9799[a]
SAE/n（%）	1（0.88）	0（0.00）	1.0000[b]
ADR/n（%）	1（0.88）	3（2.68）	0.3694[b]

[a], χ^2 text; [b], Fisher's exact test. AE, adverse event; SAE, serious adverse event; ADR, adverse reaction; SS, safety set; QXQJ, Qinxiang Qingjie.

3.4 Safety profiles

A total of 28 adverse events, including vomiting, abdominal discomfort, abnormal blood tests, abnormal liver function tests, and complications, were reported, with 14 (12.39%) in the QXQJ group and 14 (12.50%) in the oseltamivir group. One patient (0.88%) who received the QXQJ oral solution was hospitalized due to a serious adverse event of pneumonia, leading to withdrawal from the study. Four adverse drug reactions were observed, including 1 (0.88%) in the QXQJ group and 3 (2.68%) in the oseltamivir group. The incidences of adverse events, serious adverse events, and adverse drug reactions did not differ significantly between the two groups (Table 5). In addition, there were no significant differences in vital sign changes or laboratory test results, with the exception of the platelet count normal/ abnormal (baseline)—abnormal (outcome) rate, which was 25% in the oseltamivir group and 10.48% in the QXQJ group ($P=0.006$).

4 Discussion

In this clinical trial, we demonstrated that QXQJ was comparable to oseltamivir in terms of efficacy and safety for treating pediatric influenza. This study employed both TCM syndrome scores and laboratory test results to investigate the efficacy of a TCM in a quantitative and comprehensive manner. Our results showed that the clinical recovery time for both the QXQJ and oseltamivir groups was three days, with no significant differences in the incidence of complications, cases of severe or critical influenza, or negative conversion. Moreover, QXQJ oral solution was as safe and acceptable as oseltamivir in terms of adverse events, serious adverse events, and adverse reactions. Both groups experienced common clinical complications associated with influenza, including otitis media, bronchitis, and pneumonia. Due to their immature immune development, children are more susceptible to complications than adults, which suggests that they should be treated for influenza as soon as possible to minimize the risk of complications.

Favorable effects of QXQJ have been extensively reported. A previous pharmacodynamic study demonstrated that the QXQJ oral solution inhibits influenza virus proliferation in chicken embryos at a minimum inhibitory concentration of 0.062 g/mL, indicating its inhibitory effect on viral replication. In addition, QXQJ may reduce the release of inflammatory mediators, thereby lowering cytokine levels and regulating immunity. Besides, patchouli alcohol, a monomer derived from patchouli, has been shown to have activities against influenza virus in vitro. Similarly, Wu et al. reported that patchouli down–regulates the expression of inflammatory cytokines such as interferon–γ (IFN–γ) and interleukin–4 (IL4). According to Liu et al., polyphenolic compounds isolated from patchouli may have potential as novel anti–influenza agents due to their neuraminidase inhibitory activity. *Radix scutellariae*, another component of the QXQJ oral solution, has been confirmed to protect influenza A virus–infected mice by inhibiting neuraminidase activities and remarkably decreasing lung virus titers. Another study revealed that *Radix scutellariae*extracts, namely, baicalin, baicalein, wogonin, chrysin, and oroxylin A, have lower half–maximal inhibitory concentration values than oseltamivir phosphate and that free flavonoids exhibited greater anti–H1N1 effects than O–glycosides and C–glycosides. Other ingredients of the QXQJ oral solution have been reported to help patients recover from the flu by inhibiting neuraminidase, attenuating the expression of IL6, reducing reactive oxygen species and nitric oxide production, imposing antipyretic effects, and promoting blood circulation.

Previous randomized controlled trials have explored the roles of several TCMs, for example, Antiwei granules, Maxingshigan, and Yinqiaosan ban lan gen granules, in the treatment of influenza when compared with placebo and oseltamivir. These results demonstrate the benefits of TCMs in fever resolution, symptom relief, and flu recovery. As opposed to antiviral drugs like oseltamivir, the clinical value of TCM lies in a comprehensive treatment of influenza from multiple targets and multiple levels. The main objective is to shorten the course of the disease, which is why clinical recovery time is the prime indicator of this medicine, while virological indicator is an important secondary indication. This is the first study to examine the efficacy and safety of QXQJ in children with influenza by introducing a double–dummy technique to enhance clinical operability and minimize bias. In addition, we considered the clinical recovery time together with TCM syndrome scores, creating an objective and comprehensive evaluation system for efficacy. However, several limitations should be acknowledged. For example, there was no placebo–controlled group to evaluate the absolute efficacy of this trial. There are several reasons for not using a placebo control in this study. At first, oseltamivir phosphate remains the first–line treatment option and a recognized positive control drug according to pediatric influenza guidelines in both China and USA. Second, Chinese parents have a low acceptance for placebo, making it difficult to recruit study participants. Furthermore, children are more susceptible to flu complications and severe illness. According to basic medical ethics principles, the use of placebos does not aid in the clinical recovery of children with influenza. Moreover, some participants failed to completely recover by the endpoint of this study due to the short observation period. Although throat swabs were collected from all patients at baseline, only 124 (55.36%) patients had their throat swabbed at the study endpoint. Considering that most children resist the throat swab examination, this study did not force children to undergo sample collection following treatment, resulting in missing data. However, the virus negative conversion rate is a secondary indicator that has no bearing on our primary conclusions.

5 Conclusions

This study found that the QXQJ oral solution and oseltamivir are equally effective and safe for the treatment of influenza in children.

【评介】

芩香清解口服液为广州一品红制药有限公司生产的三类儿童中药新药，具有清表里之热、解毒利咽的功效，主要适用于小儿急性上呼吸道感染。本研究以磷酸奥司他韦颗粒作为阳性对照，采用非劣效检验的方法，评价了该药治疗儿童流行性感冒的有效性和安全性，发布于 *Translational Pediatrics* 2018 年 6 月第 11 卷第 987~1000 页。本研究为多中心随机对照临床试验，由天津中医药大学第一附属医院牵头，与北京儿童医院、深圳市儿童医院首都医科大学附属北京友谊医院等 14 家单位共同实施。在马融教授指导下，由胡思源教授主持方案设计，其团队成员钟成梁和蔡秋晗等进行数据统计和临床总结。研究结果表明，芩香清解口服液在缓解流感症状、缩短病程方面非劣于磷酸奥司他韦颗粒，在安全性方面尚可接受。

（陈月月）

三、小儿金翘颗粒治疗儿童轻型流行性感冒风热证多中心随机对照临床研究

【摘要】

目的：评价小儿金翘颗粒治疗儿童轻型流行性感冒风热证的疗效及其安全性。**方法**：采用分层区组随机、阳性药平行对照、非劣效检验、多中心临床试验设计。计划纳入 240 例受试儿童，按 1 : 1 比例随机分为治疗组和对照组。治疗组予小儿金翘颗粒，对照组予磷酸奥司他韦颗粒，疗程 5 天并随访 2 天。比较两组疾病临床痊愈时间，完全退热时间，CARIFS 症状维度分与时间的曲线下面积，并发症、重症及危重症发生率，中医证候疗效（痊愈率）和安全性指标。**结果**：共纳入临床诊断患儿 240 例，其中 229 例进入全分析数据集（FAS），200 例进入符合方案数据集（PPS），233 例进入安全性数据集（SS）。治疗后，主要指标疾病临床痊愈中位时间，治疗组与对照组均为 3 天，组间比较差异均无统计学意义（$P > 0.05$），采用加速失效 – 对数正态模型，按 0.75 的非劣标准，治疗组非劣效于对照组，PPS 与 FAS 分析结论一致。次要指标，治疗组和对照组的完全退热中位时间分别为 42 小时、36 小时，组间比较，FAS 分析差异有统计学意义（$P < 0.05$），PPS 分析差异无统计学意义（$P > 0.05$）；CARIFS 症状维度评分与时间曲线下面积，并发症、重症及危重症发生率，以及中医证候疗效（痊愈率）组间比较差异均无统计学意义（$P > 0.05$）。治疗中，治疗组与对照组分别发现 23 例次、18 例次不良事件。治疗组不良反应 9 例次、对照组 10 例次。不良事件与不良反应发生率的组间比较，差异均无统计学意义（$P > 0.05$）。**结论**：小儿金翘颗粒治疗儿童轻型流行性感冒具有缩短病程作用，疗效非劣于磷酸奥司他韦颗粒，临床应用的安全性较好。

【正文】

流行性感冒简称流感，是由流感病毒引起的急性呼吸道传染病。儿童是流感的高发人群及发生重症病例的高危人群，在流感流行季节，可有超过 40% 的学龄前儿童及 30% 的学龄儿童罹患流感。目前，针对儿童群体进行流感的防治已成为国内外研究的热点。小儿金翘颗粒已被临床广泛用于治疗儿童急性上呼吸道感染、急性扁桃体炎、手足口病等。为评价小儿金翘颗粒治疗儿童流行性感冒风热证对病程及病情的影响，并观察临床应用的安全性，开展本次临床研究。现报告如下。

1 临床资料

1.1 诊断标准

西医诊断标准参照《流行性感冒诊疗方案（2018年版）》临床诊断标准：1）具有流感临床表现，有流行病学证据或流感快速抗原检测阳性，且排除其他引起流感样症状的疾病；2）确定诊断标准：具有流感临床表现，流感病毒核酸检测阳性，咽拭子病毒病原学检测：采用胶体金免疫层析法筛选，逆转录–聚合酶链式反应法（RT-PCR）确诊。

中医辨证标准参照《儿童甲型H1N1流感中医药防治指南》拟定风热证辨证标准。1）主症：发热，头身疼痛，咽红；2）次症：咳嗽，鼻塞，喷嚏，流涕；3）舌脉指纹：舌红，苔薄黄，脉浮数，指纹浮紫。具备主症至少2项+次症至少2项，参考舌脉指纹，即可辨证为风热证。

1.2 纳入标准

1）符合上述诊断标准及辨证标准，咽拭子病毒病原学检测阳性；2）1岁≤年龄＜14岁；3）发热病程≤48小时，最高腋温≥38℃；4）知情同意，法定监护人或与受试儿童（≥8岁）共同签署知情同意书。

1.3 排除标准

1）合并咽结合膜热、疱疹性咽峡炎、化脓性扁桃体炎等需要与流感鉴别的疾病；2）已出现流感并发症如鼻窦炎、中耳炎、支气管炎等；3）流感重症或危重病例；4）本次就诊前48小时内已使用抗病毒药物；5）治疗开始前12个月内接种过流感疫苗；6）正系统接受类固醇治疗或其他免疫抑制剂治疗；7）有癫痫或高热惊厥病史、反复呼吸道感染史；8）严重营养不良、佝偻病患儿及合并心、脑、肝、肾及造血等系统严重原发性疾病；9）对试验用药过敏或过敏体质（对两种及以上食物或药物过敏）；10）根据研究者的判断，具有降低入组可能性或使入组复杂化的其他病变或情况，如生活环境不稳定、交通不便等易造成失访的情况。

1.4 脱落标准

1）出现过敏反应或严重不良事件，或中途发现有合并支原体感染，根据医生判断应停止试验；2）用药后病情恶化，出现并发症或转为重症、危重症流感，应立即退出研究；3）受试者依从性差（试验用药依从性＜80%或＞120%），或自行中途换药；4）病情加重入院治疗者；5）无论何种原因，患者不愿意或不可能继续进行临床试验，向主管医生提出退出试验而中止试验；6）受试者虽未明确提出退出试验，但不再接受用药及检测而失访。

1.5 剔除标准

随机化后发现严重违反纳入标准或排除标准，或未曾服用药物，或无任何治疗后访视记录者。

1.6 一般资料

本研究自2018年12月至2019年2月，由天津中医药大学第一附属医院牵头，河南省漯河市中医院、陕西省咸阳市中心医院、辽宁省丹东市第一医院、河北省秦皇岛市第二医院、河南省南阳市中医院、陕西省铜川矿务局中心医院、山西省太原市妇幼保健院、陕西省汉中市三二零一医院、辽宁省本溪市中医院 10 家医院共同参与完成。本研究采用分层区组随机、阳性药平行对照、非劣效检验、多中心临床试验设计，以中心为分层因素，运用 SAS v9.3 统计软件，生成随机数字分组表，按 1 : 1 比例随机分为治疗组和对照组。本研究通过天津中医药大学第一附属医院伦理委员会批准，伦理批件号：TYLL2018〔Y〕字 021。

2 方法

2.1 治疗方法

治疗组：小儿金翘颗粒（每袋 5g，四川凯京制药有限公司生产，国药准字 Z20000056，批号 20181002），由金银花、连翘、葛根、大青叶、山豆根、北柴胡、甘草组成，药物比例为 15 : 15 : 10 : 13 : 7 : 7 : 6，每袋含生药 16.06g。1~4 岁，每次 1 袋，每日 3 次；5~7 岁，每次 1.5 袋，每日 3 次；8~10 岁，每次 1.5 袋，每日 4 次；11~13 岁，每次 2 袋，每日 3 次。

对照组：磷酸奥司他韦颗粒（每袋 15mg，宜昌长江药业有限公司，批号 0371804022）。体重 ≤ 15kg，每次 2 袋；15kg ＜ 体重 ≤ 23kg，每次 3 袋；23kg ＜ 体重 ≤ 40kg，每次 4 袋；体重 ＞ 40kg，每次 5 袋，每日 2 次。若年龄 ≥ 13 岁，则按照每次 5 袋，每日 2 次服用。

两组疗程均为 5 天，停药观察 2 天。治疗期间禁止使用其他治疗儿童流行性感冒的中西药物以及与本病治疗相关的其他方法，允许采用物理降温的方法。若患者体温（腋温）＞ 38.5℃，为保护受试者，研究者可根据情况加用对乙酰氨基酚。持续高热不退，可以酌情选加其他解热镇痛药，并如实记录。

2.2 观察指标和方法

临床痊愈时间为主要观察指标，其余为次要观察指标。

2.2.1 疾病临床痊愈时间

基线及治疗后每天进行加拿大急性呼吸道疾病和流感量表（CARIFS）评分 1 次。治疗后完全退热，CARIFS 症状维度评分为 0 或 1 分，且维持 24 小时以上认为疾病临床痊愈。随访终点评价。

2.2.2 完全退热时间

首次服药后，每 6 小时测量腋温 1 次，治疗后腋温下降至 37.2℃ 及以下，且维持 24 小时以上。治疗终点评价。

2.2.3 CARIFS 症状维度评分与时间的曲线下面积

基线、治疗后每天评定 CARIFS 评分 1 次，试验终点评价。

2.2.4 并发症、重症及危重症发生率

本试验并发症指鼻窦炎、中耳炎、支气管炎；重症及危重症的定义见《流行性感冒诊疗方案（2018 年版）》。试验终点评价。

2.2.5 中医证候评分

评分标准根据《小儿急性上呼吸道感染中药新药临床试验设计与评价技术指南》拟定，基线、治疗终点记录，治疗终点评价。

2.2.6 安全性指标

包括临床不良事件及不良反应发生情况、生命体征、血常规、尿常规、肝功能、肾功能、心肌酶（选做）、心电图。

2.3 中医证候疗效标准

参照《中药新药临床研究指导原则（试行）》，临床痊愈：中医临床症状消失或基本消失，证候积分下降率≥95%。

2.4 统计学方法

2.4.1 数据集定义与选择

（1）全分析数据集（FAS）：包括随机入组，至少用药一次，并至少有一次访视记录的全部受试者，用全分析数据集进行 ITT 分析。对主要疗效评价标准的缺失值，采用最近一次观测数据结转到试验最终结果的方法（LOCF 法）。

（2）符合方案数据集（PPS）：包括遵守试验方案、基线变量没有缺失值、主要变量可以测定、没有对试验方案有重大违反的全部受试者。

（3）安全数据集（SS）：至少接受一次治疗，且有安全性指标记录的实际数据，退出病例不做数据结转。以 FAS、PPS 进行疗效评价，以 SS 进行安全性评价。

2.4.2 统计分析方法

采用 SAS v9.3 统计学软件进行。定量数据正态分布用 $\bar{x} \pm s$ 标示，各组间比较采用 t 检验；非正态分布用 M（$Q_1 \sim Q_3$）表示，组间比较采用 Wilcoxon 秩和检验。定性数据描述用例数及百分比表示，组间比较采用 χ^2 检验 /Fisher 精确概率法。若考虑到中心或其他因素的影响，采用 Logistic 回归分析。生存资料采用 Kaplan–Meier 法估计中位时间，组间比较采用 Log–rank 检验。主要指标采用加速失效模型（AFT）进行分析，根据最小信息量原则，选择拟合度较好的模型，估计组间风险比（HR）及 95% 置信区间（CI）。若对照组与治疗组风险比 95%CI 下限大于 0.75，则认为治疗组非劣于对照组。各组间整体比较检验水准 α=0.05。

3 结果

3.1 研究完成情况与数据集划分

本次研究共纳入 240 例受试儿童，治疗组和对照组各 120 例。其中，剔除 11 例（治疗组 7 例、对照组 4 例），脱落 29 例（治疗组 18 例、对照组 11 例）。剔除脱落原因，包括随机化后未用药（治疗组 5 例次、对照组 2 例次），随机化后严重违反纳入排除标准（治疗组 6 例次，对照组 2 例次）；疗程中违规合并用药（治疗组 14 例次，对照组 11 例次），入组前违规合并用药（对照组 2 例次），用药依从性差（治疗组 2 例次），发生严重不良事件（治疗组 2 例次）。数据集划分结果：229 例进入 FAS（治疗组 113 例，对照组 116 例），200 例进入 PPS（治疗组 95 例，对照组 105 例），233 例进入 SS（治疗组 115 例，对照组 118 例）。

3.2 基线可比性分析

采用 FAS 分析。治疗组 113 例，男 49 例，女 64 例；年龄 1~12 岁，平均（5.42±2.62）岁；病程 2~48 小时，平均（21.47±11.21）小时；咽拭子 R T-PC R 流感病毒核酸检测阳性 110 例。对照组 116 例，其中男 57 例，女 59 例；年龄 1~13 岁，平均（5.87±3.21）岁；病程 5~48 小时，平均（25.66±11.88）小时；咽拭子 RT-PCR 流感病毒核酸检测阳性 111 例。两组基线比较，除病程外，差异均无统计学意义（$P > 0.05$）。

3.3 有效性分析

3.3.1 两组患者疾病临床痊愈时间的比较

FAS/PPS 结果显示，治疗组中位时间 3/3 天，对照组 3/3 天，Log-rank 检验结果显示，差异无统计学意义（$P > 0.05$），且 PPS 与 FAS 分析结论一致。采用 AFT 估计组间 HR 及 95%CI、校正中心、病程、流感分型影响后，对照组相对于治疗组的结果显示，FAS 为 0.97（0.84-1.10），PPS 为 1.02（0.88~1.17），按 0.75 的非劣标准，治疗组非劣效于对照组。见表 1。

3.3.2 两组患者完全退热时间比较

FAS 结果显示，治疗组中位时间 42 小时，对照组 36 小时，经 Log-rank 检验，组间比较差异有统计学意义（$P < 0.05$），PPS 结果差异无统计学意义（$P > 0.05$）。见表 1。

表 1 两组儿童轻型流行性感冒风热证患者疾病临床痊愈时间和完全退热时间比较 [$M(Q_1 \sim Q_3)$]

组别	例数	疾病临床痊愈时间 /d	完全退热时间 /h
治疗组	113	3（2~4）	42（30~66）*
对照组	116	3（2~4）	36（24~54）

注：FAS 分析：* 与对照组比较，$P < 0.05$。

3.3.3 两组患者 CARIFS 症状维度评分与时间的曲线下面积比较

FAS 分析结果，CARIFS 症状维度评分与时间的曲线下面积治疗组、对照组分别为（28.77±18.97）分·天、（27.94±13.61）分·天，两组比较差异无统计学意义（$P > 0.05$），PPS 与 FAS 分析结论一致。

3.3.4 两组患者并发症、重症及危重症发生率比较

试验终点，两组均未发现并发症及危重症病例，仅治疗组继发肺炎 2 例，重症发生率为 1.77%，但两组比较差异无统计学意义（$P > 0.05$）。

3.3.5 两组患者中医证候疗效比较

FAS 结果显示，治疗组痊愈 55 例（痊愈率 48.67%）；对照组痊愈 65 例（痊愈率 56.03%），采用考虑中心、病程、流感分型的 Logistic 回归分析，两组比较差异无统计学意义（$P > 0.05$），PPS 与 FAS 分析结论一致。

3.4 安全性分析

参照《药品不良反应报告和监测工作手册》中的标准，本研究共发现 26 例、41 例次不良事件，治疗组 13 例、23 例次（20.00%），对照组 13 例、18 例次（15.25%）。主要表现为恶心、呕吐、腹痛、一过性良性肌炎，血常规、肝功能检查异常。研究者将治疗组 7 例、9 例次（7.82%），对照组 8 例、10 例次（8.47%），判断为不良反应。治疗组发现 2 例次（1.74%）严重不良事件，系因病情发展，并发肺炎而住院，判断为非严重不良反应。两组不良事件、严重不良事件和不良反应发生率比较，差异均无统计学意义（$P > 0.05$）。

4 讨论

儿童是流感高发人群和易感人群，且并发症、重症、危重症病例较多。目前，接种疫苗是预防流感病毒感染的主要手段，但流感病毒亚型多，易发生抗原漂移和转变，可能会导致疫苗株与每年的流行株不匹配，继而影响疫苗的预防效果。因此，针对已患病人群，早期应用抗病毒药物如奥司他韦、扎那米韦、帕拉米韦、巴洛沙韦等，是公认有效的治疗措施。目前，针对儿童轻型流感的抗病毒药物，仅限于奥司他韦，故本试验将其选作阳性对照药。

小儿金翘颗粒中金银花为君药，清热解毒，疏散风热；臣以连翘，清热解毒，消肿散结，疏散风热。君臣相配，两药并走于上，轻清升浮宣散，清热解毒力量增强，可退外感高热，消咽喉疼痛。葛根、大青叶、柴胡、山豆根共为佐药，以助清热解毒之功；使以甘草，一是重在清咽解毒以消肿止痛，二则调和药性。诸药合用，共奏清热解毒、利咽消肿之功效。

本研究主要结果表明，小儿金翘颗粒和磷酸奥司他韦颗粒的临床痊愈中位时间均为3天，与文献报告的奥司他韦疗效相近。采用AFT校正后，按0.75的非劣标准，治疗组非劣效于对照组，PPS与FAS分析结论一致，说明试验药具有较好的缩短病程作用。两组完全退热中位时间分别为42小时、36小时，治疗组长于对照组，FAS分析差异有统计学意义，而PPS分析差异无统计学意义，尚不能得出试验药的疗效差于对照药的结论。CARIFS症状维度评分与时间曲线下面积，中医证候疗效（痊愈率），以及并发症、重症及危重症发生率组间比较，差异均无统计学意义，提示该药还具有一定的改善流感病情的作用。另外，治疗组与对照组分别发现23例次、18例次不良事件。其中，治疗组9例次、对照组10例次，经研究者判断为轻度不良反应。不良事件与不良反应发生率的组间比较，差异均无统计学意义，提示该药临床应用的安全性较好，与对照药近似。

本研究存在一定局限性：考虑到中药模拟剂制作困难，以及儿童用药量小、服用困难的特点，为保障试验的依从性，未采用盲法设计和安慰剂对照。但是，主要观察指标的定义系基于具有科学依据、国内外常用的CARIFS量表，阳性对照药的疗效与文献相近，试验结果仍具有可信性。

【评介】

小儿金翘颗粒（又称小儿青翘颗粒），属《国家基本医疗保险、工伤保险和生育保险药品目录》乙类药品，由四川凯京制药有限公司生产，具有疏风清热、解毒利咽、消肿止痛之功效，适用于儿童急性上呼吸道感染、急性扁桃体炎、手足口病等。本试验由马融老师和胡思源教授牵头主持方案设计和研究实施，钟成梁和郭圣璇负责数据统计，许雅倩进行研究总结。试验选用治疗流感公认药奥司他韦作为阳性对照药，采用非劣效性设计，选择信效度均较高的CARIFS量表作为指标测量工具，评价其对儿童轻型流行性感冒缩短病程/热程，改善病情的作用。研究结果表明，小儿金翘颗粒具有缩短儿童轻型流行性感冒病程的作用，且非劣于奥司他韦，并能改善流感病情，但尚不能证明其缩短热程疗效差于对照组，其临床应用的安全性也较好，可临床推广使用。本文发表于《中医杂志》2020年7月第61卷第14期。

（许雅倩）

第二节 方法学与量表研究

一、中药治疗儿童流行性感冒临床试验设计与评价概要

【摘要】

流行性感冒（流感）是儿童常见的呼吸道传染性疾病。参考国内外儿童流感诊疗指南、流感药物临床试验指导原则及相关注册或已发表的临床试验等，结合天津中医药大学第一附属医院临床试验中心的实践经验，系统阐述中药治疗儿童流感临床试验设计和评价等方面的技术要点和特点，以期丰富儿科疾病中药临床评价的方法学内容。

【正文】

流行性感冒（influenza），简称"流感"，是由流感病毒引起的急性呼吸道传染病。其流行病学特点为：突然暴发，迅速扩散，造成不同程度的流行，具有季节性，发病率高。在流感流行季节，可有超过 40% 的学龄前儿童及 30% 的学龄儿童罹患流感。一般健康儿童感染流感病毒，多为单纯型流感，主要表现为高热，体温达 39~40℃，伴畏寒、寒战、头痛、全身肌肉酸痛、极度乏力、食欲减退等全身症状，有咳嗽、咽痛、流涕、鼻塞，或恶心、呕吐、腹泻等症。大多数无并发症的流感患儿症状在 3~7 天缓解，但咳嗽和体力恢复需 1~2 周。年龄 < 5 岁者较易发展为重症病例，年龄 < 2 岁者更容易发生严重并发症。

凡临床诊断病例和确诊病例的流感患儿，应在发病 48 小时内尽早口服抗病毒药物治疗，首选奥司他韦。近年来，奥司他韦的耐药现象不断增多，使中医药治疗流感的传统优势日益突显。

流感相当于中医学的"时行感冒""风温"等病证。临床常见风热犯卫、风寒束表、表寒里热、湿遏卫气、热毒闭肺、毒盛气营等证候。

1 临床定位

治疗儿童流感中药品种的临床定位，主要是单纯性流感。其主要试验目的是缩短病程/热程，改善临床症状，或减少并发症。

2 试验总体设计

一般采用随机、双盲、安慰剂和/或阳性药平行对照、优效/非劣效检验、多中心临床研究的方法。

（1）对照：单纯性流感大多病程自限，延迟用药不会产生严重后果，可以选择安慰剂对照。本病已有国际公认有效的治疗药物，在保护受试者安全的前提下，也可采用奥司他韦等神经氨酸酶抑制剂作阳性药对照。考虑到抗病毒药可能的耐药，也常采用以安慰剂和阳性药为对照的三臂试验设计。

（2）随机：建议采用区组随机法。可做分层随机设计，分层因素建议按照用药的年龄

段、流感病毒（毒株）类型以及是否接种过流感疫苗。

（3）盲法：为解决偏倚，原则上应采用双盲法。如试验药与对照药在规格与使用方法等不同，可以采用双 / 单模拟技术。未设计盲法者，应说明理由和计划采取的偏倚控制措施。

（4）多中心：临床试验需要在多中心（至少 3 家）同期进行，具备地域代表性。

（5）样本量估算：确证性试验需要计算有效性评价所需要的样本量。样本量的估算，除了设定一、二类错误的允许范围外，还需要确定优效界值 / 非劣效界值，以及试验药和 / 或对照药的前期临床研究数据。此外，还应根据筛选时所采用的流感病毒检测方法的确诊率，按比例扩大样本量。对于新药，其样本量应符合相关法规基于安全性规定的最小样本量。

3 诊断标准

流感的诊断标准，建议参考国家卫生健康委员会发布的《流行性感冒诊疗方案（2019年版）》。

儿童流感的中医辨证，可以参照本项目组依据国家卫生健康委员会《流行性感冒诊疗方案（2019 年版）》和原国家卫生和计划生育委员会《流行性感冒诊断与治疗指南（2011年版）》制定的标准。因流感病毒（毒株）类型、流行季节与地域环境等多因素影响，中医辨证标准存在一定差异，各课题组可根据实际情况调整主次症的设置，或参照其他临床指南 / 指导原则，自行制定。

4 受试者的选择和退出

4.1 受试人群与纳入标准

本病各年龄组均可罹患，一般将 1~13 岁（＜ 14 岁）儿童作为受试人群。其纳入标准包括以下几点：①纳入病例应符合西医诊断和中医辨证标准，可以选择快速胶体金免疫层析法检测阳性的确定诊断病例，也可先纳入临床诊断病例，再根据 RT–PCR 或病毒分离培养结果进行亚组分析。②本病多为自限性疾病，为减少对有效性评价的影响，以缩短病程 /热程为主的试验，其病程一般应限定 24~48 小时及以内。③根据试验目的，可对诊前体温予以限制，如体温＞ 38.5℃。④知情同意过程应符合伦理学要求，监护人或与受试儿童（≥ 8 岁）共同签署知情同意书。

4.2 排除标准

具有病种特点的排除标准，包括以下几点：①应排除需与流感相鉴别的疾病，如咽 –结合膜热、疱疹性咽峡炎、麻疹、幼儿急疹、急性咽炎、化脓性扁桃体炎等其他呼吸道感染疾病、传染病。②应除外非适应证的流感病例，如以单纯性流感为适应证，应排除重症、危重病例以及合并鼻窦炎、中耳炎、支气管炎等一般并发症者。③入组前使用过免疫抑制剂、抗病毒药物等者，如对有效性评价可能有较大影响，也应排除。④对于近期已接种流感疫苗的患儿，应根据具体临床试验分期考虑是否排除。

4.3 受试儿童退出（脱落）标准

为保护受试者安全，首次用药 3~5 天后，若持续高热不退（≥ 39℃），或用药后任何时间病情恶化，超出目标适应证范畴，研究者应决定其退出研究。

5 治疗方案

5.1 试验药物的用法用量

应根据研究目的，试验药物给药途径、疗效作用特点，既往临床经验，以及前期研究结果，确定各年龄段给药的剂量和次数。根据研究的需要，也可以在试验阶段内或试验阶段间做剂量调整。一般情况下，建议以国内普遍采用的年龄分期为基础，划分用药年龄段。具备条件时，也可以采用依据体质量计算用药剂量的方法。

5.2 合并用药

为保护受试者，试验中应允许给予退热、止咳等缓解药物治疗。如腋温 ≥ 38.5℃时，可以采用解热镇痛药物治疗，建议选择对乙酰氨基酚，但禁用阿司匹林及其他水杨酸制剂。有细菌感染指征者，可合并使用抗生素。除试验药外，一般禁止使用抗病毒化学药、同类中药，以及可能对儿童流行性感冒具有治疗作用的其他药物。

6 试验流程

本病为自限性疾病，病程短，无法设置导入期。考虑到流感发病的自然病程为3~7天，疗程建议为5~7天。治疗观察期，至少应设置基线、治疗观察结束2个访视时点。缩短病程/热程的试验，建议通过《受试者日志》，每6~8小时记录1次体温，每12~24小时记录一次CARIFs量表；若需观察退热起效时间，可选择入组时的发热病例，在首次用药后每0.5~1小时测量体温1次。一般需要设置一定时间的随访期，以缩短病程/热程为主的试验，至少需要1天。

7 有效性评价

7.1 基线指标

包括人口学资料、病程、病情、合并疾病及治疗等。

7.2 评价指标体系

有效性指标主要包括疾病/症状缓解时间，完全退热时间，加拿大急性呼吸道疾病和流感量表（the Canadian acute respiratory illness and flu scale，CARIFs）症状维度评分及其与时间的曲线下面积（AUC），重返日托/学校或恢复正常活动所需时间，并发症发生率，中医证候疗效，病毒转阴率等。建议选择疾病/症状缓解时间或完全退热时间为主要评价指标。

7.3 指标测量方法

（1）CARIFs：是一个适用于评估患有急性呼吸道感染（包括流感）儿童疾病严重程度的测量工具，由加拿大学者1999年研制。天津中医药大学第一附属医院胡思源团队对该量表进行了修订、调试，形成中文版本，经研究证实其具有良好的信度、效度和反应度。CARIFs适用于0~12岁患儿，分症状、功能及对父母的影响3个维度，一共16个条目。每个条目行无（0分）、轻度（1分）、中度（2分）、重度（3分）4点有序赋分。其中感觉不舒服、头痛、喉咙痛和肌肉酸痛4个条目，由于2岁以内小儿无法表述清楚，故不赋分。

（2）流感轻症中医证候分级量化标准：参照国家卫生健康委员会发布的《流行性感冒诊疗方案（2019年版）》和原国家卫生和计划生育委员会发布的《流行性感冒诊断与治疗

指南（2011 年版）》和《中药新药临床研究指导原则（试行）》制定。具体见表 1。

表 1　流行性感冒轻症的中医证候分级量化标准

项目		正常	轻	中	重
主症	发热	诊前 24 小时最高腋温 ≤ 37.2℃	诊前 24 小时最高腋温 37.3~37.9℃	诊前 24 小时最高腋温 38~39℃	诊前 24 小时最高腋温＞ 39℃
	恶寒	无		有	
	头身痛	无	头部不适，对休息和睡眠无影响	头痛，对休息和睡眠有一定影响	剧烈头痛，严重影响休息和睡眠
	鼻塞流涕	无		有	
	咽红肿痛	无	咽轻度充血，不痛或微痛	咽充血水肿，疼痛吞咽时明显	咽充血水肿，疼痛较剧，吞咽困难
	咳嗽	无	偶尔咳嗽，对休息和睡眠无影响	间断咳嗽，对休息和睡眠有一定影响	昼夜频繁咳嗽，严重影响休息和睡眠
	咯痰	无		有	
兼症	目赤	无	白睛微红	白睛红	白睛红肿，有分泌物
	口渴喜饮	无	口微渴	口渴喜饮	烦渴引饮
	呕吐	无	恶心	每日呕吐 1~2 次	每日呕吐＞ 2 次
	腹泻	无	溏便	稀水便	水样便
	便秘	无	大便干，排便不费力或稍费力	大便干燥，排便困难，但能自行排出	大便秘结，排便困难，需手法或药物助排

7.4 终点指标定义和疗效评价标准

（1）完全退热：定义为首次用药后体温降至 37.2℃ 以下且持续 24 小时以上。

（2）疾病缓解：一般定义为首次用药后，完全退热，无寒战，且头痛、肌肉酸痛、乏力、鼻塞流涕、咽喉痛、咳嗽等症状均评为无或轻度，且患儿恢复疾病前正常活动，并且以上状态保持 24 小时以上。

（3）症状缓解：一般定义为首次用药后，完全退热，无寒战，且头痛、肌肉酸痛、乏力、鼻塞流涕、咽喉痛、咳嗽等症状均评为无或轻度，且持续 24 小时以上。

（4）中医证候疗效评价标准：依据证候的儿童流感症状体征分级量化标准，采用尼莫地平法，分临床痊愈、显效、有效、无效 4 级。

（5）退热起效：一般定义为即刻发热病例用药后体温下降 0.5℃ 及以上。

8　安全性观察

治疗流感的中药制剂，一般只需选用常规安全性指标。如果选用奥司他韦等神经氨酸酶抑制剂作阳性对照，应关注其可能导致的神经、精神相关不良反应以及胃肠道副作用。

9　试验的质量控制

流感中药临床试验的质量控制，应重点做好以下 4 点：①为提高纳入受试者的确诊率，应制定流感快速抗原检测的 SOP，在试验前对研究者进行咽拭子采样、流感病毒检测试剂盒使用方法等操作的培训。②为提高受试儿童的依从性，应尽量减少采血量，采用非创伤性标本。③为提高数据记录的准确性及可溯源性，推荐使用《受试者日志》，其内容根据研究目的和评价指标决定，可以包括体温记录、CARIFs 评分、学校出勤情况及退热药等缓解药物的使用次数等，规定每日填写时间，并对记录者进行相关培训。④为减除对评价结果的干扰，若试验中使用了对乙酰氨基酚等解热镇痛药物，数据核查时应逐例核实，并评估其对观测指标的影响。

10 结语

纵观古代中医典籍以及现代基础研究和临床实践，中医药治疗儿童流行性感冒具有诸多优势，可以改善临床症状，缩短病程，调节免疫机能，降低并发症发生率，并且安全性较高，不良反应少。抗病毒药物现已被证实存在耐药性，中药治疗流行性感冒简便有效，而目前国内尚缺乏统一的针对中药治疗儿童流感的临床试验设计指南。本研究综合国内外儿童流感诊疗指南、临床评价指南及临床随机对照试验，系统阐述了中药治疗儿童流感临床试验设计和实施等方面的技术要点和特点，以期丰富儿科疾病中药临床评价的方法学内容，促进治疗儿童流感的中药新药研发和临床再评价水平的提高。

【评介】

本研究受《儿科系列常见病中药临床试验设计与评价技术指南》与"天津市卫生和计划生育委员会中医中西医结合科研课题"项目资助，为中药治疗儿童流感临床试验设计、实施与评价的技术要点和特点的系统总结。本文由胡思源教授博士研究生郦涵执笔，发表于《中草药》2020年8月第51卷第16期。文章简要介绍了儿童流行性感冒的流行病学、诊断、治疗等方面的新认识，系统阐述了中药治疗儿童流感临床试验在总体设计、诊断标准、受试者的选择、合并用药、试验流程、有效性评价、安全性观察、试验的质量控制等方面的技术要点和特点，以期丰富儿科疾病中药临床评价的方法学内容，提高儿童流感临床试验设计水平，为儿童流感的中药临床研究制定科学、合理的方案设计提供参考。

（陈月月）

二、《加拿大急性呼吸道疾病和流感量表》中文版本的修订与信度效度检验

【摘要】

目的： 对《加拿大急性呼吸道疾病和流感量表》（CARIFS）行跨文化调适，检验其中文版本的信度、效度和反应度。**方法：** ①对CARIFS进行翻译、回译，语言、儿科临床和量表专家组成的专家委员会对CARIFS翻译版本进行讨论、修改后，形成中文CARIFS预试验版。②约请20名儿科临床专家和40名急性上呼吸道感染患儿监护人分别填写中文CARIFS预试验版，行初步内容效度和表面效度检验，形成中文版CARIFS。③依据纳入和排除标准对有发热的急性上呼吸道感染患儿家长采用相关系数法、克朗巴赫系数法等检验中文版CARIFS的信度，并行正式内容效度和反应度检验。**结果：** 中文CARIFS预试验版将"不爱玩耍"和"对任何事情都提不起兴趣"2个条目删除形成中文版CARIFS；中文版CARIFS初步内容效度指数为0.8906，内容效度良好；40名急性上呼吸道感染患儿

监护人均认为中文版 CARIFS 条目清楚易懂，完成时间均在 15 分钟以内，表面效度良好。纳入 193 例急性上呼吸道感染患儿行中文版 CARIFS 信度和正式内容效度检验。①分半信度为 0.851，总克朗巴赫系数为 0.812，信度较好；②正式内容效度：功能维度、影响父母维度和症状维度，与中文版 CARIFS 总分的相关系数分别为 0.848、0.700 和 0.632；对每个维度拟合所建立的不同维度模型（模型 1：功能维度，模型 2：功能 + 症状维度，模型 3：功能 + 症状 + 影响父母维度）与中文版 CARIFS 总分行逐步回归分析并行拟合优度检验，上述模型均有统计学意义，其中模型 3 高度显著，3 个维度得分对总分均有贡献；③间隔 3 天来院复诊 142 例、电话随访 51 例，功能、症状、影响父母 3 个维度评分及总分经配对 t 检验第 1 次和 3 天后差异均有统计学意义（P 均为 0.000），反应度很好。**结论：**中文版 CARIFS 信度、效度和反应度均良好，适用于中国有发热的儿童急性上呼吸道感染病情严重程度评估。

【正文】

《加拿大急性呼吸道疾病和流感量表》（CARIFS）是一个适用于评估患有急性呼吸道感染疾病（包括流感）儿童疾病严重程度的测量工具，由加拿大学者 1999 年研制。目前，CARIFS 在加拿大（急性上呼吸道感染和流感）、英国（下呼吸道感染）等英语语系国家进行了普适性研究，结果显示其内容覆盖全面，语言简单易懂，临床操作简单，依从性高，内部一致性良好，对健康情况改善的反应灵敏，是一个很有价值的临床评价工具。CARIFS 被广泛应用于临床评价疾病的病情，临床药物、天然保健品的疗效。Norman 等用 CARIFS 评价儿童急性上呼吸道感染病情严重程度，发现高热、病情加重是促使家长咨询医生的主要因素；Masters 等用 CARIFS 和咳嗽日记评价慢性咳嗽患儿病情加重与支气管软化病灶的关系。

目前，国内尚缺乏评价儿童急性上呼吸道感染的科学测量工具。2013 年 5 月，本课题组联系了 CARIFS 研制者并取得了其授权，引进 CARIFS 行中国本土化调适，并进行信度、效度和反应度检验。

1 方法

1.1 加拿大 CARIFS 概况

CARIFS 包含了症状、功能和影响父母 3 个维度，通过文献检索、咨询临床医生和呼吸道感染患儿家长最终确定 21 个条目，其中 18 个条目采用 4 点有序等距赋分，3 个条目（药物治疗、上学、咨询医生）以"是"或"否"作答。3 个是与否作答条目作为附加问题不进入考评。本文引进了 18 个 4 点有序评分条目。

1.2 CARIFS 翻译

①翻译：1 名临床医生和 1 名英语专业教授分别独立对 CARIFS 翻译，对产生的 2 个翻译稿进行讨论和综合后产生中文 CARIFS 初稿。②回译：另外的 2 名英语专业教授将中文 CARIFS 初稿翻译为英文，并与 CARIFS 比较。③专家共识：重新召集翻译和回译的专家并邀请 1 名量表学专家，对所有翻译的 CARIFS 再次讨论和修改，形成中文 CARIFS 预试验版。

1.3 纳入标准

上呼吸道感染诊断标准参照全国防治感冒科研协作座谈会标准。①发热必备：腋温 ≥ 37.3 ℃ 且在 24 小时以内。②至少有以下 1 个局部症状：鼻塞流涕、咳嗽和咽痛；或有以下 2 个全身症状：食欲不振、睡眠不好、烦躁易怒挑剔、全身不适、精神差易疲劳、肌肉酸痛、头痛、呕吐。③年龄 0~12 岁。④家长和 / 或患儿了解研究目的并自愿参与。

1.4 排除标准

①伴有化脓性扁桃体炎、疱疹性咽峡炎、鼻窦炎、中耳炎、毛细支气管炎、肺炎、EB 病毒感染、慢性鼻炎和急性过敏性鼻炎等急性或慢性疾病。②重度营养不良，严重心、肝和肾等系统原发病。③父母为文盲或看不懂量表。

1.5 样本量计算

根据跨文化调试量表指南规定，评价引进量表的信度、效度和反应度样本量应该为量表条目数的 10 倍，考虑 3 天内 5% 的失访拟纳入 190 例。

1.6 中文版 CARIFS 反应度检测填写的要求

①每个条目行 4 点有序赋分：无为 0 分、轻为 1 分、中为 2 分、重为 3 分；②头痛、喉咙痛和肌肉酸痛 3 个条目在小年龄儿童中无法清楚和准确表达，≤ 2 岁儿童不赋分。③选择天津中医药大学第一附属医院（我院）6 位儿科主任医师参与本研究，在充分理解本研究目的前提下，根据纳入和排除标准选择其门诊病例入组；④为上述 6 位主任医师各配备 1 名研究生作为调查员，对入组病例行人口学信息的采集、知情同意告知和量表漏填或误填监督，但不对量表条目做解释；⑤反应度测量，要求入组病例第 1 次量表填写后 3d 来我院复诊并再次填写量表，对不能来我院复诊的病例由调查员电话回访，患儿家长对量表条目逐项选择，调查员客观记录。

1.7 干预方案

行中西医常规对症处理，嘱其多喝水和休息，但不给抗生素治疗。

1.8 内容效度检验

效度是评价实际测量结果与理论值、真值或金标准的一致程度。分为内容效度、结构效度、实证效度和表面效度，本文重点报道内容效度和表面效度。

1.8.1 初步内容效度检验

采用专家咨询法，邀请 20 名 5 年以上主治医师资质的儿科医生对中文 CARIFS 预试验版条目与 CARIFS 条目的吻合程度相关性作出判断，非常不相关为 1 分、需修改否则不相关为 2 分、尚可但仍需修改为 3 分、非常相关为 4 分。①条目水平的内容效度指数（I-CVI），对各个条目的内容效度做出评价，就每一条目赋 3 或 4 分的专家人数除以参评的专家人数即为相应的 I-CVI，为避免专家对选项进行随机选择（即选项不代表专家意见），采用随机一致性概率（PC）进行校正，计算调整后的 Kappa 值（K^*）。$K^* < 0.59$ 为一般，0.59~0.74 为良好，> 0.74 为优秀。K^* 为一般的条目被摒弃。②全体一致量表水平的内容效度指数（S-CVI/UA），即被所有专家均赋 3 或 4 分的条目数占全部条目的百分比。

1.8.2 表面效度检验

在门诊任意选取 40 名急性上呼吸道感染患儿的监护人，在没有解释的前提下，自主对中文 CARIFS 预试验版进行实验性填写，即从题目表面是否容易看出量表设计者的意向，统计是否有需要解释的条目和完成时间。

1.8.3 正式内容效度检验

评价中文版 CARIFS 每个条目的得分与其所属维度得分的相关性。相关系数无统计学意义，表示该条目与该维度关系不大；如有统计学意义，对每个维度拟合所建立的不同维度模型（模型 1：功能维度，模型 2：功能＋症状维度，模型 3：功能＋症状＋影响父母维度）与中文版 CARIFS 总分行逐步回归分析并行拟合优度检验进一步评价内容效度。

1.9 信度检验

信度是指量表测量结果的精密度、稳定性和一致性的程度，即测量过程中随机误差造成测定值变异程度的大小。采用克朗巴赫系数评价量表的同质信度；将中文版 CARIFS 按奇数条目为一组，偶数条目为一组，计算两组的相关性，检验量表的分半信度。

1.10 反应度检验

是指量表能测出同一对象在不同时间目标特征变化的能力。第 1 次和 3d 后对中文版 CARIFS 条目选择按 0 分（无）、1 分（轻度）、2 分（中度）和 3 分（重度）赋分，不同维度和总分未回答者若 $< 10\%$，以缺失值处理。行配对 t 检验以评价反应度。

1.11 统计学分析

数据录入采用 Access2003 软件，由专人对数据进行双次录入并核对保存，采用 SPSS19.0 软件对数据进行统计学处理与分析。

2 结果

2.1 初步内容效度检验

经翻译、回译和专家共识所得到的中文 CARIFS 预试验版 I-CVI 如表 1 所示，症状维度 7 个条 K^* 均为优秀，功能维度对任何事情提不起兴趣、不爱玩耍 2 个条目 K^* 为一般，余 5 个条目 K^* 均为良好以上，影响父母维度 4 个条目 K^* 均为良好以上。功能维度 $K^* < 0.59$ 条目（对任何事情提不起兴趣，不爱玩耍）与病情相关性不佳删除，中文版 CARIFS 保留 16 个条目。中文 CARIFS 预试验版（18 个条目）S-CVI/UA 为 0.7917，中文版 CARIFS（16 个条目）S-CVI/UA 为 0.8906，后者较前者表现出更好的内容效度。

表 1 20 位专家中文 CARIFS 预试验版内容效度评价及指数

维度／条目	赋 3 或 4 分专家数 4 分专家数	I-CVI	Pc	K^*	评价
症状维度					
头痛	19	0.950	0.000	0.950	优秀
咽痛	20	1.000	0.000	1.000	优秀
肌肉酸痛	19	0.950	0.000	0.950	优秀
发热	20	1.000	0.000	1.000	优秀
咳嗽	20	1.000	0.000	1.000	优秀
鼻塞、流涕	20	1.000	0.000	1.000	优秀
呕吐	15	0.750	0.015	0.746	优秀

维度 / 条目	赋 3 或 4 分专家数 4 分专家数	I-CVI	Pc	K^*	评价
功能维度					
食欲欠佳	16	0.800	0.005	0.799	优秀
睡眠不好	14	0.700	0.037	0.688	良好
烦躁、易怒、挑剔	13	0.650	0.074	0.622	良好
感觉不舒服	15	0.750	0.015	0.746	优秀
精神差，易疲劳	16	0.800	0.005	0.799	优秀
不爱玩耍	11	0.550	0.160	0.464	一般
对任何事情提不起兴趣	10	0.500	0.176	0.393	一般
影响父母维度					
比平时爱哭	14	0.700	0.037	0.688	良好
卧床	13	0.650	0.074	0.622	良好
需要额外照顾	15	0.750	0.015	0.746	优秀
黏人	15	0.750	0.016	0.746	优秀

注：I-CVI：内容效度指数；Pc：一致性概率；K^*（调整后的 Kappa 值）的评价标准是：＜ 0.59 为一般，~0.74 为良好，＞ 0.74 为优秀。

2.2 表面效度检验

40 名急性上呼吸道感染患儿的监护人在我院儿科门诊当场填写中文 CARIFS 预试验版，均无需对量表条目进行解释，量表填写完整，完成时间＜ 15 分钟，反映量表条目表达清楚，易于理解。

2.3 纳入病例的一般情况

2013 年 5 月 11 日至 6 月 28 日在我院儿科门诊符合纳入标准的急性上呼吸道感染病例 203 例，其中 10 例因误诊或合并其他疾病（幼儿急疹、疱疹性咽峡炎、化脓性扁桃体炎）被排除，193 例进入本文分析。男 98 例，女 95 例；0~2 岁 51 例，2~6 岁（不含 2 岁）112 例，6~12 岁（不含 6 岁）30 例，平均年龄（4.1±2.4）岁；父母文化程度：高中以下 29 例，中专、大专和大学 149 例，硕士和博士 15 例；体温 37.3~38℃ 66 例，38~39℃（不含 38℃）97 例，＞ 39℃ 30 例，平均体温（38.4±0.6）℃。

2.4 信度检验

中文版 CARIFS 克朗巴赫系数为 0.812，其中症状、功能和影响父母维度克朗巴赫系数分别为 0.456、0.770 和 0.823。奇数和偶数条目克朗巴赫系数分别为 0.700 和 0.633，相关系数 0.740，分半信度 0.851。中文版 CARIFS 的内部一致性较好。

2.5 正式内容效度检验

症状、功能和影响父母 3 个维度与中文版 CARIFS 总分的相关性分别为 0.632、0.848 和 0.700（P 值均＜ 0.01），说明 3 个维度与中文版 CARIFS 总分内容效度很好；表 2 显示，条目与所属维度的相关性均有统计学意义，相比较而言，发热、咳嗽、鼻塞流涕、呕吐 4 个条目与症状维度的相关系数较低。表 3 显示，用 3 个维度得分与中文版 CARIFS 总分行逐步回归分析，结果显示复相关系数 R=1.000，表明模型 3 高度显著，所有维度均进入回归方程。方差分析显示，各模型均有统计学意义；模型 3 的各个系数的检验结果显示 3 个维度得分对总分均有贡献（P 值均为 0.000）。

表 2　条目与维度的相关性系数

条目	相关系数
症状维度	
头痛（$n=142$）	0.560
咽痛（$n=142$）	0.603
肌肉酸痛（$n=142$）	0.629
发热（$n=193$）	0.249
咳嗽（$n=193$）	0.373
鼻塞、流涕（$n=193$）	0.203
呕吐（$n=193$）	0.265
功能维度	
食欲欠佳（$n=193$）	0.629
睡眠不好（$n=193$）	0.544
烦躁、易怒、挑剔（$n=193$）	0.581
感觉不舒服（$n=142$）	0.711
精神差，易疲劳（$n=193$）	0.719
卧床（$n=193$）	0.542
影响父母维度	
比平时爱哭（$n=193$）	0.759
需要额外照顾（$n=193$）	0.843
黏人（$n=193$）	0.879

注：上述条目相关系数的 P 值均 < 0.05。

表 3　3 个维度模型的拟合优度检验

模型	复相关系数	决定系数	校正的决定系数	估计值标准误
1	0.883	0.780	1.000	2.795
2	0.951	0.905	0.904	1.842
3	1.000	1.000	1.000	0.000

注：模型 1：功能维度；模型 2：功能 + 症状维度；模型 3：功能 + 症状 + 影响父母维度。

2.6 反应度检验

142 例上呼吸道感染患儿家长 3 天后来我院复诊时完成了中文版 CARIFS 评分，51 例超过预定时间未来我院复查，调查员电话回访完成中文版 CARIFS 评分。表 4 显示 2 个时点的中文版 CARIFS 各条目回答频率，第 1 次未回答者占 7.3%（225/3088），3 天后未回答者占 7.0%（217/3088），所有条目 3 天后均较第 1 次回答频率均向好，符合上呼吸道感染的自限性过程。

症状维度第 1 次和 3 天后赋分分别为 5.48 ± 2.60 和 1.78 ± 2.29（$t=13.112$）；功能维度第 1 次和 3 天后赋分分别为 4.53 ± 3.14 和 1.86 ± 2.65（$t=8.958$）；影响父母维度第 1 次和 3 天后赋分分别为 2.27 ± 2.24 和 0.77 ± 1.36（$t=8.191$）；总分第 1 次和 3 天后赋分分别为 12.28 ± 6.29 和 4.42 ± 5.53（$t=12.030$），前后比较差异均有统计学意义（P 值均 < 0.00）；3

个维度赋分与中文版 CARIFS 总赋分差异有统计学意义，说明中文版 CARIFS 反应度非常灵敏。

表4　193 例第 1 次 /3 天后中文版 CARIFS 各条目的回答频率

维度 / 条目	无	轻度	中度	重度	未回答
症状维度					
头痛	82/133	32/4	15/1	7/1	57/51
咽痛	41/118	51/14	34/6	10/1	57/54
肌肉酸痛	94/129	24/9	10/0	5/0	60/55
发热	0/169	51/17	112/4	30/3	0/0
咳嗽	69/95	75/68	43/26	6/3	0/1
鼻塞、流涕	84/115	80/68	27/9	2/1	0/0
呕吐	147/183	38/7	8/3	0/0	0/0
功能维度					
食欲欠佳	57/114	97/62	33/13	6/4	0/0
睡眠不好	102/162	61/24	25/6	5/1	0/0
烦躁、易怒、挑剔	81/154	71/27	34/6	7/5	0/1
感觉不舒服	26/96	75/38	34/7	7/1	51/51
精神差，易疲劳	72/160	83/21	32/11	6/0	0/1
卧床	144/183	38/9	10/1	1/0	0/0
影响父母维度					
比平时爱哭	114/168	53/22	22/1	4/2	0/0
需要额外照顾	82/155	79/32	22/5	10/1	0/0
黏人	80/152	66/30	33/10	14/1	0/0
总回答频次	1275/2286	974/452	494/109	120/24	225 /217

3 讨论

中文版 CARIFS 在 CARIFS 原版的基础上对各条目进行了严格的翻译和回译，并召集翻译和回译专家、量表学专家，对中文 CARIFS 预试验版进行讨论和修改，基本做到了与 CARIFS 原版达成概念对等性、语义对等性和内容对等。

初步内容效度检验中，以专家咨询法邀请了 20 名儿科临床专家对中文 CARIFS 预试验版条目行赋分筛选，I–CVI 评价结果显示，功能维度 "对任何事情提不起兴趣""不爱玩耍" 2 个条目 K^* 为一般。中文 CARIFS 预试验版中 "精神差、易疲劳" 条目可导致 "不爱玩耍"，而且表现内容互相重叠，"不爱玩耍" 条目 K^*0.464 明显低于 "精神差、易疲劳" K^*0.799，故予删除；"对任何事情都不感兴趣" 不仅与上呼吸道感染相关，可能还与其他非自限性严重疾病，或与精神心理性疾病相关，而且临床很难以 "对任何事情都不感兴趣" 来反映上呼吸道感染病情，K^* 仅为 0.393，予以删除。睡眠不好，烦躁、易怒、挑剔，比平时爱哭，卧床条目虽然表述清楚，但 K^*0.60~0.74 为良好，说明这些条目在儿童上呼吸道感染中较少受到关注。

40 名上呼吸道感染患儿家属行中文版 CARIFS 表面效度检验显示，中文版 CARIFS 表面效度较好，一方面说明量表的普适性好，另一方面也与本研究排除了文盲家长，受到较为完善系统教育（中专以上学历）患儿父母达到 77.7%（150/193）有关。

本研究结果显示，中文版 CARIFS 的分半信度值为 0.851，内部一致性信度为 0.812，体现了较好的内部一致性。本研究未对重测信度进行检验。重测信度是指用同一量表前后

2 次测量同一批被访者得分的简单相关系数 r，一般要求 > 0.7。适于研究某些比较稳定的特征，且要求以稳定的人口为前提。重测间隔时间最短可 1 小时，一般为 14 天左右。加拿大一项 CARIFS 重测信度研究时间相隔 12 小时，英国一项 CARIFS 重测信度研究时间相隔 8 小时。重复测量存在以下局限：①研究对象的特征可能随时间发生变化，2 次测量的差异不单纯由误差引起；上呼吸道感染病程短，症状多样，多以舒适程度来表现，在中国由于科普知识普及程度不深入和广泛，儿童上呼吸道感染初期，患儿家长常积极自行给药，影响自然病情的演变规律。②重测一定程度上会受"记忆效应"影响，另外重测者态度是否认真同样影响重测结果。基于以上原因本研究未做重测信度检验。

中文版 CARIFS 正式内容效度各维度与量表总分的相关性分别为 0.848（功能）、0.700（影响父母）、0.632（症状）；发热、咳嗽、鼻塞流涕、呕吐与症状维度的相关性较低，其他均在 0.4 以上。量表的 3 个维度组成的模型 3 得分与总分的逐步回归分析复相关系数 $r=1.000$，表明该模型高度显著，所有维度均可进入回归方程，3 个维度得分对总分均有贡献。

症状维度与中文版 CARIFS 总分相关性较低则与上呼吸道感染病情多样，病情变化快有关。如服用退热药，填表时发热程度由重到轻，相关性就会受到影响；咳嗽多在上呼吸道感染中后期出现；而鼻塞流涕是上呼吸道感染最早出现的症状，症状比较轻微，或不在意，或用药以免病情加重。到医院就诊的患儿，起病多比较严重，主要症状多为发热、咽痛等；呕吐是上呼吸道感染中较发热、鼻塞流涕、咳嗽等出现较少的症状，所以相关性不高。

影响父母维度与量表总分相关性较低可能与中国的国情、社会文化有关。在中国，很多孩子由退休的隔代人看护，对看护人的生活和工作影响不突出。

对 193 例患儿第 1 次就诊后的 CARIFS 测量和间隔 3 天再 1 次测量的两次评分结果进行配对 t 检验，各维度及量表总分差异均具有显著性统计学意义，反应度非常灵敏，适用于临床评价。

CARIFS 虽然区分了症状、功能和影响父母 3 个维度，但对于呼吸道局部常见症状描述不全，如喷嚏、流泪、声嘶等并未体现，对于上呼吸道感染最重要的体征咽部充血水肿未列入；对于患儿由于夜间咳嗽导致父母睡眠质量受影响也并未考虑。

本研究结果的局限性：①病例来源于中国北方的单中心，样本代表具有局限性。②由于东西方文化的差异，中外儿童的体质、生活环境、饮食习惯及对疾病感受的表达习惯等情况的不同，可能对量表的考核有一定影响。③ CARIFS 是急性呼吸道感染病情程度的评价量表，是否适用于流感和下呼吸道感染，有待进一步拓展。

【评介】

《加拿大急性呼吸道疾病和流感量表》（简称 CARIFS），由加拿大学者于 1999 年研制，旨在测量评估儿童急性呼吸道感染（包括流感）的疾病严重程度。本文为 CARIFS 量表的本土化研究，由硕士研究生徐田华执笔，发表于《中国循证儿科杂志》2014 年 2 月第 9 卷第 1 期。在获得量表授权和技术支持后，胡思源教授团队联合由多学科专家组成的专家委员会对 CARIFS 量表进行翻译、回译、回译审查后形成中文 CARIFS 预试验版，并邀请多名儿科专家和急性呼吸道感染患儿监护人对其进行信效度检验，经过修订、调试后形成中文版 CARIFS。研究结果显示，中文版 CARIFS 信度、效度和反应度均良好，可作为评估我国急性上呼吸道感染儿童病情严重程度的可靠测量工具，是否适用于流感和下呼吸道感染，有待进一步研究拓展。本研究受国家"十二五"重大新药创制项目资助。

（陈月月）

三、《加拿大急性呼吸道疾病和流感量表》中文版在儿童普通感冒中的最小临床重要差异值研究

【摘要】

目的：建立儿童普通感冒的有效性评估工具加拿大急性呼吸道疾病和流感量表（CARIFS）的最小临床重要差异（MCID）。**方法：**采用前瞻性、观察性研究的方法，将纳入的普通感冒患儿，记录就诊前和治疗后 1~3d 每日 CARIFS 量表和临床疗效总评量表（CGI-I）评分。基于锚定法分析，以 CGI-I 为校标，将受试者分为 2 组，报告为"极大改善"和"明显改善"的病例为"有效"，其余为"无效"。根据 CARIFS 评分的变化，绘制受试者工作特征曲线（ROC），获取"有效"的最佳截点，其所对应的 CARIFS 评分变化，即为 MCID。然后通过 Bootstrap 法，进行 500 次随机抽样，得到稳健的 MCID 及其 95% 可信区间。**结果：**共 87 例患儿参与评估，获得 191 份可用评估记录，其中有效 111 份（58.12%），无效 80 份（41.88%）。CARIFS 减分值和减分率与 CGI-I 的相关系数分别为 –0.72 和 –0.78，提示两者具有显著性相关（$P < 0.001$）。Bootstrap 的分析结果显示，CARIFS 减分值的 MCID 为 7（7~7），ROC 面积 0.87，敏感性 70.45%，特异性 88.7%，减分率的 MCID 为 46.67%（41.18%~50%），ROC 面积 0.92，敏感性 77.78%，特异性 90.69%；CARIFS 症状维度减分值的 MCID 为 2（2~2）分，ROC 面积 0.86，敏感性 92.79%，特异性 63.75%，减分率的 MCID 为 44.44%（44.44%~45.45%），ROC 面积 0.89，敏感性 77.9%，特异性 87.69%。上述结果中，仅有减分率的敏感性和特异性均大于 75%。**结论：**基于保守的考虑，CARIFS 总表和症状维度在儿童普通感冒中的 MCID 值，采用减分率表示，分别为 50%、45%。

【正文】

加拿大急性呼吸道疾病和流感量表（Canadian Acute Respiratory Illness and Flu Scale，CARIFS）是一个适用于儿童普通感冒疗效评估的综合性量表，由加拿大学者于 1999 年研制。CARIFS 内容全面、语言简单易懂、内部一致性高，对健康情况改善程度的反应性良好，在部分欧美国家已完成了普适性研究，目前已广泛应用于儿童普通感冒的临床评价。2013 年，天津中医药大学第一附属医院胡思源教授团队对 CARIFS 进行了本土化研究，经修订、调试，形成了中文版，经研究证实其具有良好的信度、效度和反应度。

尽管 CARIFS 中文版已被证实在儿童普通感冒的评估中具有较好的可靠性，但对于科研工作者和临床医生而言，量表评分至少变化多少才具有临床价值，目前仍不明确。在

临床研究中，治疗前后的显著性差异通常被认为是重要的或有意义的改变，然而统计学上的显著性变化对患者而言可能不太重要；此外，当样本量小时，显著性差异可能是一种随机抽样误差，而当样本足够大时，小的变化也能检测出显著性差异。基于此，有学者提出最小临床重要差异（Minimum Clinically Important Difference，MCID）的概念。MCID 为测量工具得分变化值的阈值，用于解释观察到的变化对患者而言是否重要，或者具有临床价值，即大于 MCID 的改变才被认为是有临床意义的变化。目前，暂无 CARIFS 中文版 MCID 的相关研究，为了补充、完善 CARIFS 在儿童普通感冒疗效评价方面的应用，笔者开展了本次研究，拟通过患者角度，确定其具有临床价值或重要意义的最小变化值。

1 资料与方法

1.1 一般设计

本研究为一项基于问卷调查的前瞻性、观察性研究。病例来源于 2020 年 9~12 月就诊于天津中医药大学第一附属医院、山西省运城市中医院、北京中医药大学东直门医院、河北省迁安市中医院和天津中医药大学第二附属医院儿科门诊的患儿。所有的问卷以日志卡的形式发放于受试者，研究者每日通过网络或电话的形式确认日志卡的完成情况，并及时回收，或采取受试儿童来院的方式，每日填写。

1.2 受试者的选择

（1）纳入标准：①符合儿童普通感冒的诊断标准；②年龄 ≤ 12 岁；③ CARIFS 的症状维度，至少有 2 项症状，且有 1 项为中度及以上；④病程 ≤ 5 天；⑤依从性良好，表示愿意接受随访，完成受试者日志；⑥知情同意过程符合规定，法定代理人或与受试儿童（≥ 8 岁）共同签署知情同意书。

（2）排除标准：①急性支气管炎、肺炎、急性细菌性鼻窦炎、化脓性扁桃体炎、变应性鼻炎等需要与普通感冒相鉴别的疾病；②无法理解 CARIFS 各条目的含义和填写方法。

1.3 资料收集

（1）一般资料：包括人口学特征（性别、年龄、身高、体质量、民族），疾病特征（病程），于入组基线时填写。

（2）CARIFS：适用于 0~12 岁患儿，包含症状、功能、对父母的影响 3 个维度，共涉及 16 个条目。其中，症状维度 7 项，包括头痛、咽痛、肌肉酸痛、发热、咳嗽、鼻塞流涕、呕吐；功能维度 6 项，包括食欲欠佳，睡眠不好，烦躁、易怒、挑剔，感觉不舒服，精神差、易疲劳，卧床；对父母的影响 3 项，分别为比平时爱哭、需要额外照顾、黏人。各条目按严重程度分为无、轻度、中度、重度 4 个等级，分别赋 0、1、2、3 分。基线以及入组后第 1、2、3 天每日记录。

（3）临床疗效总评价表（Clinical Global Impression–Improvement，CGI-I）：受试儿童监护人每日通过日记卡记录以下问题："在过去的 1 天里，您孩子的感冒与就诊前相比，缓解程度如何？"①极大改善，②明显改善，③轻微改善，④没有变化，⑤轻微加重，⑥明显加重，⑦极度加重。入组后第 1、2、3 天每日记录。

1.4 数据管理

纳入分析的病例，疗后至少应有 1 次完整的日志卡记录。在 3 次记录中，每 1 次完整的记录，按 1 次合格的记录纳入分析集，若出现完全相同的记录（CGI–I 评分和 CARIFS 的各条目评分均相同），则将首次出现的评估，纳入分析。

1.5 统计分析

采用 SAS v9.2 软件进行统计分析。采用描述性分析的方法，对纳入研究患儿的基本情况进行分析。定量数据，描述均数、标准差；定性数据，描述频数、构成比。估计 CARIFS 和 CGI–I 的 Spearman 相关系数。采用锚定法中的受试者工作特征曲线（ROC）的方法来确定 MCID。以 CGI–I 的分组结果为锚，"极大改善"或"明显改善"定义为"有效"，其他 5 种评分定义为"无效"。根据量表评分变化的率绘制 ROC 曲线，选取约登指数（敏感性＋特异性 –1）的最大值为截点，即假阴性与假阳性分类最小的点，其所对应的变化值即为 MCID。采用 Bootstrap 进行 500 次抽样，每次随机抽取 80% 的样本，基于 ROC 法计算每个样本的 MCID，组成 MCID 值的样本，获取其中位数及 95% 置信区间（95%CI），置信区间采用百分位数法。ROC 的曲线下面积的评估，0.5 表示结果是偶然发生的，大于 0.7 是可接受的，大于 0.8 被认为是极好的。

2 结果

2.1 纳入情况及基线特征

本次研究共入组 104 人，于基线、入组后第 1、2、3 天连续发放问卷。第 1、2、3 天分别回收有效数据 87、67、37 份，最终 191 份数据进入分析。

对至少有 1 次有效回复的 87 例受试者进行基线特征分析，男孩 46 例（52.87%）、女孩 41 例（47.12%）；平均年龄（3.35 ± 2.27）岁，多集中于 3~6 岁年龄段（51.72%），其次为 < 3 岁（37.93%）、> 6 岁（10.34%）；平均身高（101.09 ± 19.32）cm，体质量（16.35 ± 6.01）kg；病程（1.76 ± 0.99）天。基线 CARIFS 总分（13.83 ± 5.97）分，其中症状维度（5.84 ± 2.23）分，功能维度（4.98 ± 3.28）分。所有患儿均签署知情同意书。

2.2 CARIFS 和 CGI–I 的相关性分析

CGI–I 与 CARIFS 总分、症状维度和功能维度的 Spearman 相关性分析显示，绝对变化（下降值）的相关系数为 –0.78、–0.71、–0.61；相对变化（减分率）的相关系数为 –0.72、–0.75、–0.59，均呈显著性相关（$P < 0.001$）。

2.3 数据分布情况

以 GCI–I 为锚，依据其结果，将 CARIFS 数据分为 2 组，其中有效组 111 份（58.12%），无效 80 份（41.88%）。有效组 CARIFS 总表、症状维度及功能维度的绝对变化为分别为 9.7 ± 5.29、3.68 ± 1.9、3.76 ± 2.88，相对变化分别为 61.63% ± 19.67%、59.16% ± 19.69%、61.9% ± 47.97%。CGI-1 评分分级与 CARIF 总表及各维度评分变化情况见表 1，CGI–I 中"极度加重"为 0 次。结果显示，无论是有效组还是"极大改善""明显改善""轻微改善"，CARIFS 总表与症状维度的变化趋势相同，结果相近。

表 1　基于 CGI-I 不同分组的 CARIFS 总分及维度评分分析

分组	CGI-I	有效份数	CARIFS 绝对变化（下降值）			CARIFS 相对变化（减分率）		
			总表	症状维度	功能维度	总表	症状维度	功能维度
有效	极大改善	27	11.92 ± 5.19	4.48 ± 1.69	4.67 ± 3.28	74.46% ± 18.69%	69.92% ± 17.46%	80.05% ± 21.29%
	明显改善	84	8.98 ± 5.16	3.43 ± 1.9	3.46 ± 2.69	57.51% ± 18.23%	55.71% ± 19.2%	55.92% ± 52.69%
	有效总计	111	9.7 ± 5.29	3.68 ± 1.9	3.76 ± 2.88	61.63% ± 19.67%	59.16% ± 19.69%	61.9% ± 47.97%
无效	轻微改善	39	4.67 ± 3.43	1.95 ± 1.41	2.03 ± 1.92	32.26% ± 16.21%	30.69% ± 24.36%	38.29% ± 39.69%
	没有变化	21	0.95 ± 3.11	0.43 ± 0.97	0.19 ± 1.99	5.79% ± 33.76%	9.88% ± 20.12%	−20.63% ± 105.01%
	轻微加重	12	−4.08 ± 2.87	−0.67 ± 1.97	−2.27 ± 1.95	−46.17% ± 31.25%	−16.27% ± 40.98%	−62.42% ± 51.4%
	明显加重	8	−7.38 ± 4.44	−1.87 ± 1.25	−3.87 ± 3.32	−71.51% ± 54.68%	−45.42% ± 41.36	−171.51% ± 207.19%
	无效总计	80	1.18 ± 5.35	0.78 ± 1.9	0.28 ± 2.93	3.17% ± 46.58%	10.57% ± 37.42%	−14.65% ± 111.13%
总计		191	6.13 ± 6.78	2.47 ± 2.38	2.26 ± 3.34	37.15% ± 44.3%	38.81% ± 37.21%	30.45% ± 88.38%

2.4 基于 ROC 的 MCID 分析

基于 ROC 分析结果显示，CARIFS 总分、CARIFS 症状维度和功能维度评分相对变化的 MCID 分别为 7、2、2 分，绝对变化的 MCID 为 50%、44.44%、55.55%，无论是绝对变化还是相对变化，ROC 的曲线下面积显著大于 0.5，提示患儿或家长对疾病整体疗效判断与 CARIFS 评分变化具有极好的一致性。见表 2。

表 2　基于 ROC 的 CARIFS 总分及不同维度 MCID

指标	CARIFS 绝对变化（下降值）				CARIFS 相对变化（减分率）			
	MCID	ROC 面积	敏感性	特异性	MCID	ROC 面积	敏感性	特异性
CARIFS 总表	7	0.87	70.27%	88.75%	50.00%	0.92	74.77%	92.5%
CARIFS 症状维度	2	0.86	92.79%	63.75%	44.44%	0.89	77.48%	87.5%
CARIFS 功能维度	2	0.81	78.89%	68.42%	55.55%	0.79	68.81%	80.26%

2.5 基于 Bootstrap 的 MCID 分析

在 191 份数据中，基于 Bootstrap 法每次随机抽取 80%（152 份）进行分析，共抽取 500 次。分析结果显示，CARIFS 总分、症状维度和功能维度的 ROC 面积均在 0.79~0.92，远大于 0.5，提示患儿或家长对疾病整体疗效评估与 CARIFS 评分变化具有极好的一致性，敏感性和特异性均超过 60%。绝对变化的结果显示，CARIFS 总分、症状维度和功能维度的 MCID 及其 95%CI 别为 7（7~7）分、2（2~2）分、2（2~2）分；相对变化的结果分别为 46.67%（41.18%~50%）、44.44%（44.44%~45.45%）、50%（28.57%~55.55%）。

3 讨论

锚定法是通过将测量工具分数的变化与 1 个外部有意义的锚或事件相比较，从而计算 MCID 的方法，是目前患者结局报告量表 MCID 研究中最常使用的方法之一。CGI-I 是最常使用的锚，分为患者自评和医生评两种。普通感冒在不同患儿之间，症状的表现形式、严重程度及持续时间存在较大差异，因此，本研究采用患儿或家长自评的方法，分别以 CARIFS 的绝对变化和相对变化进行描述。考虑到本病为急性、自限性疾病，为更全面、即时地记录，笔者分别在入组后第 1、2、3 天进行了重复评价。本研究 CGI-I 分级采用了 7 点李克特的方法，考虑到对于普通感冒的治疗期望，微小变化（起效）往往无法满足临床评价的实际需求，故选择将 CGI–I 中的"极大改善"和"明显改善"作为 MCID 所对应的分级。在总体设计上，本次研究采用了一种类似于诊断性试验的方法，以 CGI–I 的"有效"和"无效"分组作为诊断的"金标准"，基于敏感性和特异性来估计 CARIFS 在儿童普通感冒中的 MCID。通过 ROC 寻找 MCID 所对应的最佳截点，即敏感性和特异性最大的点。高的敏感性和特异性使得错误分类的概率极大减少，因此有学者建议，当敏感性和特异性均小于 75% 时，所得到 MCID 不再建议用于个体疗效的评估。最后通过非参数 Bootstrap 的 500 次模拟抽样，生成一个 MCID 的经验分布，获取其 95%CI，从而得到 1 个更加稳健和保守的 MCID。

研究结果显示：CGI–I 评分和 CARIFS 变化之间显著相关，除了功能维度外，所有的 ROC 面积均大于 0.8，说明 CGI–I 的分组能很好地反应"诊断"的准确性。然而仅有 CARIFS 总分和 CARIFS 症状维度评分相对变化的敏感性和特异性大于 75%。综上，基于保守的考虑，CARIFS 总表及症状维度的 MCID 采用减分率描述，分别取值 50%、45%。

但是，本研究也存在以下 2 点局限性：1）本次研究为观察性研究，未限定干预措施，无盲法，患儿或家长对干预措施的偏好，例如对某种干预措施充满信心，选择费用更高或低的治疗方案等，这些可能会产生潜在的偏倚，因此，建议在双盲且以安慰剂为对照的临床试验中测定 MCID；2）本次研究未对入组患儿的 CARIFS 功能维度评分做出限定，基线中约有 10% 的人群功能维度评分小于 2 分，使得功能维度的 MCID 出现较大波动，敏感性和特异性均较低。CARIFS 的功能维度主要针对患儿的生活质量，可能更适用于年幼儿的评估，建议在扩大样本的前提下，分年龄段分析 CARIFS 的 MCID。本研究以 CARIFS 为例，确定其在儿童普通感冒中的 MCID 值，丰富了儿童普通感冒临床评价中病情改善程度的评估方法，同时，也对其他疾病临床评价涉及的患者自我报告结局量表 MCID 的测定，提供了切实可行的借鉴。

【评介】

临床研究不仅关注统计学上显著性差异（$P < 0.05$），更关注研究效应是否具有临床意义，MCID 的提出为临床意义的判断提供了依据。CARIFS 是一个由加拿大学者研制的可用于评估儿童急性呼吸道感染严重程度的综合性量表。2014 年，胡思源教授团队将其引入中国，并完成本土化研究。为更好将其用于中国儿童急性呼吸道感染的疗效评价，同时补充、完善《儿科系列常见病中药临床试验设计与评价技术指南·急性上呼吸道感染》的指标评价内容，胡思源教授带领团队与 4 家医疗机构通力合作，开展了 CARIFS 中文版的 MCID 研究。在设计上，充分考虑到疾病的特点，观察记录 3 天内每日的量表评分，以获得足够的可分析样本，减少纳入人群的总数，加速研究进程；统计分析上，以锚定法为主要分析策略，同时采用 Bootstrap 法，评估结果的稳健性。研究结果由博士研究生郭圣璇整理，发表于《药物评价研究》2021 年第 44 卷第 5 期。

（郭圣璇）

第十三章

手足口病

第一节　循证研究

一、抗病毒口服液治疗小儿手足口病肺脾湿热证的随机对照、多中心临床研究

【摘要】

目的： 评价抗病毒口服液治疗普通型小儿手足口病肺脾湿热证的有效性及安全性。**方法：** 采用随机、双盲、安慰剂平行对照、多中心临床试验方法，计划纳入 288 例患儿，按 1∶1 的比例随机分为试验组和对照组。试验组服用抗病毒口服液，对照组服用安慰剂，剂量均为 1~2 岁每次 5mL、3~6 岁每次 10mL，每天 3 次，疗程 5 天。以完全退热时间为主要有效性指标。**结果：** 实际入组 287 例，其中试验组 144 例、对照组 143 例。试验组完全退热中位时间为 24 小时（PPS 数据集，下同），对照组为 48 小时，两组比较差异有显著性（$P < 0.05$）；试验组皮疹 / 疱疹开始消退中位时间为 24 小时、对照组为 40 小时，试验组皮疹 / 疱疹完全消退中位时间为 96 小时、对照组为 112 小时，试验组中医证候疗效总愈显率为 92.62%、对照组为 72.32%，两组比较，差异均有统计学意义（$P < 0.05$）。试验组与对照组不良事件发生率分别为 4.35% 和 2.99%，组间比较，差异无统计学意义。**结论：** 抗病毒口服液治疗小儿手足口病普通型肺脾湿热证，可以缩短退热时间、皮疹 / 疱疹消退时间，促进口腔黏膜疱疹 / 溃疡愈合，改善中医证候，临床使用有效、安全。

【正文】

手足口病是一种由肠道病毒（主要为 EV71 和 CoxA16）引起的急性传染性疾病，临床主要表现为发热，手、足、口腔等部位的斑丘疹、疱疹，多在 1 周内痊愈，预后良好。少数病例尤其是 3 岁以下患儿，病情进展迅速，可发生心、肺、脑等严重并发症。本病多见

5 岁以下儿童，一年四季均可发生，以夏秋季节为多见。从 2008 年开始手足口病在我国大范围流行，至今仍是我国发病率最高、死亡病例数最多的丙类传染病，严重影响儿童健康。抗病毒口服液是广州市香雪制药股份有限公司生产的中药制剂，主要用于风热感冒，温病发热及上呼吸道感染，流感、腮腺炎病毒感染疾患，临床研究发现其治疗手足口病亦有一定的疗效。为进一步评价抗病毒口服液治疗小儿手足口病肺脾湿热证的有效性和安全性，故开展本次多中心的临床研究。

1 临床资料

1.1 诊断标准

小儿手足口病（普通型）西医诊断标准：采用原卫生部《手足口病诊疗指南（2010 年版）》标准。肺脾湿热证中医辨证标准：参考原卫生部《手足口病诊疗指南（2010 年版）》。主症：发热，手、足或 / 和臀部出现斑丘疹、疱疹，口腔黏膜出现散在疱疹；次症：咽红，流涎，神情倦怠，舌淡红或红，苔腻，脉数，指纹红紫。具备主症 3 项、次症 2 项或以上，参考舌脉指纹，即可辨证。

1.2 纳入标准

1）符合上述诊断标准者；2）诊前 24 小时内最高体温 ≥ 37.3℃且 ≤ 38.5℃；3）病程 ≤ 24 小时；4）年龄 1~6 岁（< 7 岁）；5）发病后未使用过对本病有影响的药物（如抗生素、抗病毒类）或其他治疗手段者；6）知情同意，法定监护人自愿签署知情同意书。

1.3 排除标准

1）手足口病重症患者（具有神经系统受累、抽搐、昏迷或脑疝等重症及危重表现），或具有可能发展成重症病症的征象（持续高热、手足抖动、呼吸增快、心率增快、血压升高、四肢冷、外周血白细胞计数升高等），或水痘、疱疹性咽峡炎、不典型麻疹、幼儿急疹、带状疱疹以及风疹、丘疹性荨麻疹患者；2）血糖增高者；3）丙氨酸氨基转移酶（ALT）、天门冬氨酸氨基转移酶（AST）≥ 1.5 倍参考值上限（ULN）者；4）严重营养不良、佝偻病患者及合并心、脑、肺、肝、肾及造血等系统严重原发性疾病，以及精神病患者；5）过敏性体质（对 2 类以上物质过敏者），或对试验药物组成成分过敏者；6）根据医生判断，容易造成失访者；7）近 1 周内参加其他临床试验者。

1.4 一般资料

采用分层区组随机、双盲、安慰剂平行对照、多中心临床研究的方法，自 2013 年 6 月 ~2015 年 1 月，纳入受试者 287 例，均来自天津中医药大学第一附属医院、辽宁中医药大学附属医院、成都中医药大学附属医院、首都医科大学附属地坛医院、山东中医药大学附属医院、河南中医学院第一附属医院、广州市妇女儿童医疗中心。使用 SAS v9.3 软件产生随机编码，按 1：1 比例随机分为试验组和对照组各 144 例。两组患儿的一般资料见表 1，比较差异无统计学意义，具有可比性。

本研究经临床研究负责单位天津中医药大学第一附属医院医学伦理委员会批准（批件号 TYLL2012［Y］字 025），获得所有入组患儿家长知情同意，并签署知情同意书。

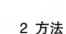
2 方法

2.1 治疗方法

试验组：口服抗病毒口服液（香雪制药股份有限公司提供，每支 10mL，生产批号 201303004），1~2 岁每次 5mL，3~6 岁每次 10mL，均每天 3 次。

对照组：口服抗病毒口服液模拟剂（香雪制药股份有限公司提供，每支 10mL），用法用量同试验组。

两组疗程均为 5 天，5 天以内痊愈的病例随时结束治疗。试验期间不能使用糖皮质激素治疗、抗病毒治疗、干扰素治疗，或给予与本试验用药功效相似的药物。对于合并其他病症需要用药者，合并使用的药物必须记录。

2.2 观察指标

2.2.1 有效性评价指标

1）完全退热时间。2）皮疹/疱疹、口腔黏膜疱疹开始消退时间。3）皮疹/疱疹完全消退时间。4）口腔黏膜疱疹/溃疡愈合时间；以上均为每 8 小时检测 1 次。5）中医证候疗效。6）单项症状消失率。7）普通型转重症率。8）咽拭子病毒转阴率。以上均为用药满 5 天，或治疗结束时评价。其中，以完全退热时间为主要疗效指标。

普通型转重症率 = 转重症例数/总例数 ×100%。

咽拭子病毒转阴率 = 疗后阴性例数/疗前阳性例数 ×100%。

2.2.2 指标定义和评价标准

1）完全退热：指体温降到 37.2℃及以下且 24 小时不再反弹。2）皮疹/疱疹开始消退：指服药后再无新疹出现；皮疹/疱疹、口腔黏膜疱疹/溃疡的完全消退：指服药后皮疹/疱疹，或口腔黏膜疱疹/溃疡完全消退。3）中医证候疗效标准，参照《中药新药临床研究指导原则》（2002）制定。临床痊愈：症状基本消失，证候积分减少 ≥ 95%；显效：症状明显改善，70% ≤证候积分减少＜95%；有效：症状有所改善，30% ≤证候积分减少＜70%；无效：症状无明显改善或加重，证候积分减少＜30%。4）以普通型转重症率，咽拭子病毒转阴率评价临床疗效。

总愈显率 =（临床痊愈例数＋显效例数）/总例数 ×100%。

2.2.3 安全性评价指标

1）可能发生的不良事件及不良反应；2）生命体征：体温、脉搏、心率、血压；3）实验室检查：血、尿、便常规、心电图、肝功能和肾功能。以临床不良事件/不良反应发生率为主要安全性评价指标。

2.3 统计学方法

所有统计计算均用 SAS v9.3 统计分析软件进行。定量数据组间比较采用 t 检验，并描述其例数、均数、标准差等；定性资料采用 Wilcoxon 秩和检验或 χ^2 检验、Fisher 精确概率法；时序资料的描述性统计采用 $M（P_{25}，P_{75}）$，分别指中位时间（下四分位时间，上四分位时间），组间比较采用 Log-rank 检验。若考虑到中心或其他因素的影响，采用 CMH χ^2 检验，或 Logistic 分析，或 COX 回归分析。各组间整体比较检验水准双侧 α=0.05。

3 结果

3.1 进入各数据集情况

共入选受试者 287 例，其中试验组 144 例、对照组 143 例。236 例受试者进入全分析数据（FAS）集，试验组为 123 例、对照组为 113 例；234 例受试者进入符合方案数据（PPS）集，试验组为 122 例、对照组为 112 例；272 例受试者进入安全数据（SS）集，试验组为 138 例、对照组为 134 例。本次研究共 51 例受试者未入 FAS，试验组为 21 例（14.58%）、对照组为 30 例（20.97%）。

3.2 完全退热时间

两组整体及不同年龄分层（1~2 岁、3~6 岁）的完全退热时间比较，经 Log-rank 检验，差异均有统计学意义。考虑年龄段因素影响的 COX 回归分析结果显示，两组间整体完全退热时间比较，差异有统计学意义（$P < 0.05$），试验组短于对照组。FAS、PPS 的分析结论一致，FAS 结果见表 2。

表 1　两组人口学特征的基线比较 (FAS)

组别	n/例	性别/例		年龄/例		平均年龄/岁	身高/cm	体质量/kg
		男	女	1~2 岁	3~6 岁			
对照	113	65	48	59	54	3.20 ± 1.41	96.70 ± 12.32	15.47 ± 3.87
试验	123	70	53	62	61	3.07 ± 1.28	95.29 ± 12.54	14.75 ± 3.08

表 2　两组整体及不同年龄分层完全退热中位时间的比较（FAS，h）

组别	整体		1~2 岁		3~6 岁	
	n/例	$M(P_{25},P_{75})$	n/例	$M(P_{25},P_{75})$	n/例	$M(P_{25},P_{75})$
对照	113	48（32,56）	59	48（32,56）	54	48（32,56）
试验	123	24（16,32）*	62	24（16,32）*	61	24（16,32）*

注：* 与对照组比较，$P < 0.05$。

3.3 皮疹/疱疹开始消退时间

两组整体及不同年龄分层（1~2 岁、3~6 岁）的皮疹/疱疹开始消退时间比较，经 Log-rank 检验，差异均有统计学意义（$P < 0.05$）。FAS、PPS 分析的结论一致，FAS 结果见表 3。

表 3　两组整体及不同年龄分层皮疹/疱疹开始消退中位时间的比较（FAS，h）

组别	整体		1~2 岁		3~6 岁	
	n/例	$M(P_{25},P_{75})$	n/例	$M(P_{25},P_{75})$	n/例	$M(P_{25},P_{75})$
对照	113	40（32,48）	59	48（40,48）	54	40（32,48）
试验	123	24（16,40）*	62	28（16,40）*	61	24（16,32）*

注：* 与对照组比较，$P < 0.05$。

3.4 皮疹/疱疹完全消退时间

两组整体及不同年龄分层（1~2 岁、3~6 岁）的皮疹/疱疹完全消退时间比较，经 Log-rank 检验，差异均有统计学意义（$P < 0.05$），FAS 结果见表 4。

表 4　两组整体及不同年龄分层皮疹／疱疹完全消退中位时间比较（FAS，h）

组别	整体		1~2 岁		3~6 岁	
	n/ 例	$M(P_{25},P_{75})$	n/ 例	$M(P_{25},P_{75})$	n/ 例	$M(P_{25},P_{75})$
对照	113	112（104,120）	59	112（104,120）	54	112（96,120）
试验	123	96（72,104）*	62	96（64,104）*	61	88（72,104）*

注：* 与对照组比较，$P < 0.05$。

3.5 口腔黏膜疱疹／溃疡愈合时间

两组整体及不同年龄分层（1~2 岁、3~6 岁）的口腔黏膜疱疹／溃疡愈合时间比较，经 Log-rank 检验，差异均有统计学意义（$P < 0.05$）。FAS、PPS 分析结论一致，FAS 结果见表 5。

表 5　两组整体及不同年龄分层口腔黏膜疱疹／溃疡愈合中位时间比较（FAS，h）

组别	整体		1~2 岁		3~6 岁	
	n/ 例	$M(P_{25},P_{75})$	n/ 例	$M(P_{25},P_{75})$	n/ 例	$M(P_{25},P_{75})$
对照	113	96（80,96）	59	96（80,96）	54	88（80,104）
试验	123	88（64,88）*	62	88（64,88）*	61	72（64,88）*

3.6 中医证候疗效（FAS）

治疗满 5 天，两组中医证候疗效等级疗效、总愈显率的分析结果显示，差异均有统计学意义（$P < 0.05$）。FAS、PPS 分析结论一致，FAS 结果见表 6。

表 6　治疗 5 天两组中医证候疗效比较

组别	n/ 例	临床痊愈 / 例	显效 / 例	有效 / 例	无效 / 例	总愈显率 /%
对照	113	18	6	25	7	71.68
试验	123	36	78	8	1	92.68*

注：* 与对照组比较，$P < 0.05$。

3.7 单项症状消失率

疗后 5 天的各单项症状（发热、皮疹／疱疹／溃疡部位与数量、疹色、疱液、咽红、流涎、神情倦怠）消失率，试验组均高于对照组，除发热症状外，差异均有统计学意义（$P < 0.05$）。FAS、PPS 分析结论一致，FAS 分析结果见表 7。

表 7　疗后 5 天两组单项证候消失率比较

单项证候	组别	n/ 例	证候消失 / 例	证候未消失 / 例	证候消失率 /%
发热（腋温）	对照	113	108	5	95.58
	试验	123	122	1	99.19*
皮疹／疱疹／溃疡部位与数量	对照	113	79	34	69.91
	试验	123	116	7	94.31*
疹色	对照	113	100	13	88.50
	试验	123	118	5	95.93*
疱液	对照	91	80	11	87.91
	试验	81	79	2	97.53*

单项证候	组别	n/例	证候消失/例	证候未消失/例	证候消失率/%
咽红	对照	112	55	57	49.11
	试验	121	74	47	61.16*
流涎	对照	91	60	31	65.93
	试验	98	78	20	79.59*
神情倦怠	对照	89	63	26	70.79
	试验	86	74	12	86.05*

注：* 与对照组比较，$P < 0.05$。

3.8 咽拭子病毒转阴率

3 个类型的基线咽拭子病毒（通用型、EV71、CoxA16）阳性受试者治疗后病毒转阴率的组间比较，EV71 型病毒的转阴率试验组低于对照组，其余两种类型的转阴率试验组均高于对照组，但这 3 组间比较差异均无统计学意义（$P > 0.05$）。FAS、PPS 分析结论一致，FAS 结果见表 8。

表 8　　两组咽拭子病毒转阴率比较（FAS）

咽拭子病毒类型	组别	疗前阳性/例	疗后阳性/例	疗后阴性/例	疗后缺失/例	病毒转阴率/%
通用型	对照	75	15	50	10	66.67
	试验	85	14	62	9	72.94
EV71	对照	24	3	17	4	70.83
	试验	18	4	12	2	66.67
CoxA16	对照	25	6	17	2	68.00
	试验	29	3	22	4	75.86

3.9 普通型转重症率

普通型转重症率，试验组为 0.81%（1/123）、对照组为 1.77%（2/113），组间比较差异无统计学意义（$P > 0.05$）。

3.10 安全性分析

本次试验中，共发现不良事件 10 例。其中，试验组 6 例（4.35%），对照组 4 例（2.99%）。经研究者判断为不良反应 7 例，其中试验组 4 例（2.90%），表现为发热、便秘、呕吐、碱性磷酸酶异常和疗后白细胞异常；对照组 3 例（2.24%），表现为发热、血小板增高。两组生命体征及实验室检查未见有明显临床意义的改变。

4 讨论

小儿手足口病在古代医籍中无此病名，属于中医学"疮疹""疱疹""温疫"范畴，本病由外感手足口病时邪，病位主要在肺脾，可波及心肝，临床以肺脾湿热证、湿热毒盛证常见，治疗以清热祛湿解毒为基本原则。

抗病毒口服液以经典名方"白虎汤"和"清瘟败毒饮"为组方基础，由板蓝根、石膏、芦根、地黄、郁金、知母、石菖蒲、广藿香、连翘组方经过提取等工艺制成口服制剂，具有清热祛湿，凉血解毒之功效。研究显示其可增强患儿免疫功能，有效激活抗体，增强免疫细胞和免疫球蛋白吞噬作用，杀死病毒，从而清除病毒；还可明显抑制小鼠耳郭肿胀，消除大鼠棉球肉芽肿，降低大鼠体温，提示具有抗炎、解热作用；急性和长期毒性实验均未见明显异常改变。

综合上述组方特点及前期研究结果，本次试验以评价抗病毒口服液治疗小儿手足口病缩短病程、缓解症状、改善中医证候为主要目的。鉴于年幼儿童在症状表现程度、预后、安全性风险等方面较年长儿童有所不同，故以年龄段（1~2岁及3~6岁）为分层因素进行随机分组。考虑到普通型手足口病具有自限性，延缓治疗不会产生严重影响，故采用安慰剂为对照。试验过程中规定可辅助退热治疗，对体温＜38.5℃的患者可以采用物理降温，对体温≥38.5℃的患者采用药物降温，给予西药退热剂口服。根据疾病特点、受试者的选择与保护等要求，在临床试验方案制订时对照组采用安慰剂治疗，并已通过临床研究负责单位天津中医药大学第一附属医院医学伦理委员会批准。

在受试者选择方面，本病多发生于学龄前儿童，尤以3岁以下年龄组发病率最高，故纳入1~6岁患儿；为保护受试者，将重症患儿予以排除，血糖是否发生应激性改变作为与普通型手足口病鉴别的参考因素，将其列入排除标准；考虑到本病自然病程一般为3~5天，故纳入起病24小时内的患儿。研究开始至2015年1月最后1例受试者入组，又进行了数据录入、多中心数据管理、盲态核查、统计分析、统计报告、总结会议等工作，所有的研究完成后才开始撰写文章，因此本研究的历时较长。

本次研究结果显示，抗病毒口服液在缩短完全退热时间，皮疹/疱疹、口腔黏膜疱疹/溃疡消退时间，提高中医证候疗效等方面明显优于安慰剂，提示本品可缩短手足口病病程及热程，改善肺脾湿热证证候，具有退热、促进皮疹、疱疹愈合，改善咽红、流涎、倦怠等症状的作用。与安慰剂组相比，服用抗病毒口服液后未增加安全性风险。本次试验中，试验组的转重症率与安慰剂组相比，差异无统计学意义，可能与受试患儿感染病毒的种类和分布有关；咽拭子病毒转阴率与安慰剂组比较，差别无统计学意义，但病程和各临床症状均有显著改善，考虑可能由观察时点错后导致，可做进一步研究。

综上所述，抗病毒口服液治疗普通型小儿手足口病肺脾湿热证，可以缩短退热时间、皮疹/疱疹消退时间，促进口腔黏膜疱疹/溃疡愈合，改善中医证候，临床使用有效、安全。

【评介】

抗病毒口服液是广州市香雪制药股份有限公司生产的中药制剂，具有清热祛湿、凉血解毒功效，用于治疗风热感冒、温病发热及上呼吸道感染、流行性感冒、腮腺炎、病毒感染等。该药临床用途广泛，2012年被国家中医药管理局医政司发布的《中医药治疗手足口病临床技术指南（2012年版）》列为治疗手足口病用药，2009年，2017年和2019年，抗病毒口服液被连续收入《国家基本医疗保险、工伤保险和生育保险药品目录》清热解毒剂（乙类）。本研究为该药增加手足口病适应证的临床试验，由胡思源教授负责试验设计、数据统计和临床总结，刘虹老师作为主要研究者，其研究结果，发表于《药物评价研究》2019年5月第42卷第5期。研究结果表明，抗病毒口服液能够有效缓解普通型小儿手足口病肺脾湿热证症状和中医证候，临床应用安全、有效。

（周子楠）

二、Therapeutic effect of Jinlian Qingre Effervescent Tablet for children with hand, foot and mouth disease: a randomized, double-blind, placebo-controlled multi-center trial

【摘要】

Objective: To assess the efficacy and safety of Jinlian Qingre effervescent tablet (JLQR) on treating children with uncomplicated hand, foot and mouth disease (HFMD). **Methods:** In this two-arm, double-blind, stratified block randomization, placebo-controlled and multicenter design,288 patients (aged 3-6 years) with uncomplicated HFMD (highest armpit temperature: 37.3℃ -38.6℃ , diseased course ≤ 24 hrs), recruited from 6 centers, were randomized into JLQR group (*n*=145) and placebo group (*n*=143), treating for 5 days. The primary outcome was fever clearance time. The start-subsiding and disappearing time of rash/herpes on skin and oral mucosa, recovery rate of traditional Chinese medicine (TCM) syndrome, disappearing rate of TCM symptoms, and case severity rate were also measured as secondary outcomes. Adverse reaction rate was used for safety evaluation. **Results:** The median fever clearance time was much shorter in JLQR group (16 hrs) than in placebo group (48 hrs) ($P < 0.01$); The median start-subsiding of rash/herpes on skin and oral mucosa, disappearing time of rash/herpes on skin and disappearing time of herpes/ulcers on oral mucosa were 24 hrs, 64 hrs (95%CI, 56 to 72) and 56hrs (95%CI, 48 to 64) in JLQR group separately；compared to them in Placebo group were 48hrs(95%CI, 40 to 56), 96 hrs and 80 hrs (95%CI, 72 to 88) ($P < 0.01$).Recovery rate of TCM syndrome of JLQR group (79.72%) was much higher than placebo group (19.86%) (P=0.0001). Only one adverse reaction (diarrhea) was founded in JLQR group. **Conclusions:** JLQR, with good safety, significantly accelerated fever clearance time, healing time of typical skin or oral mucosa and improved TCM symptoms in children with mild HFMD.

【正文】

1. Introduction

Hand, foot and mouth disease (HFMD) is an important infectious disease of children mainly infected by the enterovirus group A, particularly CoxA16 and EV71. It can be transmitted through bodily contact and respiratory tract droplets, and easily outbreaks in thickly populated area, such as schools, kindergartens and community. HFMD has resulted in major outbreak across the world in the past three decades, especially in eastern and southeastern Asia, including Singapore, Japan, China, etc. In recent years, HFMD, as a public health issue, has posed a great threat to children in China. Over 3.58 million HFMD cases, younger than 5 years old, were reported to the National Diseases Reporting System (NDRS) between May 1, 2008, and May 31, 2011 in China. Thus, the Chinese Ministry of Health (MOH) had listed HFMD as a Class "C" notifiable disease since May 2008. Mostly, HFMD is mild and self-limiting. Sometimes, serious neurological and cardiopulmonary complications may occur, particularly affected by EV71.Uncomplicated HFMD is characterized by a brief febrile illness and typical skin rash, with or without mouth ulcers. Typically, the rash is papulovesicular and affects the palms or soles. In some cases the rash may be maculopapular without vesicles, and may also involve the buttocks, knees or elbows, particularly in younger children and infants.

TCM physicians consider HFMD, affected by "heat, toxic and dampness", as one of the "plague" in TCM theory. The pathogenesis is "pathogen (damp-heat and toxin) invading lung and stomach together". Then, evils spread outward to four limbs and up to mouth and throat, manifesting as fever, rashes on hand, food and mouth, etc.

Currently, there is no specific treatment for HFMD. WHO guide pointed out that treating HFMD depends on clinical symptoms mainly. At meantime, they mentioned that some broad-spectrum antiviral drugs, such as ribavirin, acyclovir, ganciclovir and interferon, lack of specificity and clinical efficacy. In China, traditional Chinese herbal medicine, combined with some conventional therapies (such as anti-febrile, anti-infection, fluid infusion therapies), is also the good therapy recommended by Chinese Health Ministry for treating HFMD. The main functions of these traditional herbs are clearing heat, relieving toxin and eliminating dampness.

During several recent epidemics of HFMD in China, some of the herbs or herbal preparations have shown therapeutic efficacy against the disease, including ameliorating the symptoms and shortening the course of HFMD. Jinlian Qingre Effervescent Tablet, a kind of Chinese patent medicine extracted from the herbs including Jinlianhua, Daqingye, Shigao, Zhimu, Shengdihuang, Xuanshen, Kuxingren, which holds functions of clearing heat and toxin, relieving throat and producing fluids.This tablet has been put into market for nearly 7 years(license number: Z20103076), which is used for upper respiratory infection, influenza and other disease, and verified in ClinicalTrials. Pharmacological experiments showed that JLQR tablets has certain inhibitory effects on CoxA16 and EV71.Meanwhile, In clinical practice and previous study, this tablet can reduce fever clearance time, and healing time of typical skin or oral mucosa lesions in children with HFMD. However, there was insufficient evidence to support its widespread clinical use in the treatment of HFMD. Furthermore, few of study shows strong evidence on HFMD by using Chinese compound prescription. Most of previous studies on Chinese compound herbal formulation had limitations of methodology. They provide little high-rank data to verify the efficacy of Chinese compound herbal formulations for mild HFMD.

Therefore, in order to supply a high-quality evidence of JLQR for treating HFMD, we conducted this double-blind, randomized, placebo controlled trial. We hypothesized that patients in the JLQR group would have greater reductions in time to fever clearance and disappearance of rash/herpes and ulcers on skin and oral mucosa.

2. Methods

Setting and Participants

It was designed as a multicenter, block and stratified randomization (1 : 1), double–blind, and placebo–controlled clinical study conducted in China. All eligible children were recruited between May to July in 2012, from 6 centers in China.

The study took into account the standards of "Declaration of Helsinki" and Good Clinical Practice (GCP). Also, the study was approved by the local ethics committee (Ethic Committee of the First Affiliated Hospital of Tianjin University of TCM). The protocol was registered on Chinese Clinical Trial Register (ChiCTR) (http://www.chictr.org), which is a World Health Organization International ClinicalTrials Registry Platform (WHO ICTRP) Primary Register. The registration number is ChiCTR–TRC–12002355.

Inclusion criteria

Clinical diagnosis of HFMD (based on the guideline from diagnosis and treatment of HFMD, issued by Chinese Ministry of Health 17 in 2010); Pathogen invading lung and stomach in traditional Chinese medicine; Within 24 h of onset; Armpit temperature in 37.3℃ –38.6℃ ; Aged 3–6 years (< 7 years); No related effective medication or treatment was used before recruitment, such as antibiotics, antivirus drugs, etc; Parents or guardian informed consent was received.

Excluded criteria

Diagnosed as suspected severe HFMD, chicken pox, herpes angina, atypical measles, children acute rash, herpes zoster, rubella or urticaria; Cold deficiency of spleen and stomach syndrome in TCM; Another signs or diseases, such as hyperglycemia, ALT, AST $\geqslant$ 1.5 ULN, severe malnutrition, rickets, heart, brain, lung, kidney or hematopoietic system diseases or mental disorders; Allergic constitution, known allergy to any component in JLQR; Participated in another study during the last week.

3. Randomization

We adopted block randomization method. The random allocation was performed by the statistician from the statistic unit, so as to ensure independence from the researchers and physicians involved in the treatment. Randomization sequence was generated by using SAS (v9.2) statistical software. Then the block–size and result of blinding were kept by responsible research unit and sponsor together. JLQR and placebo had similar appearance and smell. They were pre–packed in identical boxes with consecutively number for each patient according to the randomization schedule. After eligibility had been determined and consent had been obtained, research assistance, which was independent from the recruitment process, searched the number of the drug in central randomization system and found its corresponding box in trial pharmacy. In above process, researchers and patients were kept blinded to the allocation.

4. Interventions

Children were randomly assigned to receive 4 g of JLQR or its matched placebo for 5 days, 4 times a day separately. Patients, whose fever faded on the 5th day, should be followed up for next

1 day. Each of time, children take one tablet dissolved in hot water (50mL).Each patient of both groups received the conventional therapy based on the guideline from the diagnosis and treatment of HFMD (china, 2010) (i.e., isolation; good rest with light diet; carefully oral and skin care; taking symptomatic treatments, such as anti–febrile, anti–infection and fluid infusion).

The ibuprofen suspension (Motrin, Johnson & Johnson) was also used for treating children whose temperature exceeded 38.5 ℃ . Usually, it was administrated once every 4–6 hrs if the temperature did not decrease under 38.5 ℃ , but no more than 4 times a day. With strict and necessary indications, antibiotics should be recorded in the CRF for details, such as drugs, dosage, and time and so on. Principally, it's disapproval to use glucocorticoid, drugs with similar therapeutic function, anti–viral drugs or interferon.

5. Outcomes and Measurement

Primary outcome measures

Fever clearance time: means armpit temperature below 37.2℃ and lasting for at least 24 hrs.

The axillary temperature was measured using mercury–thermometers for 5 mins each time and recorded in the temperature card by the children's parents with the help of investigators every 8 hrs each day. Children's parents can measure axillary temperature at any time, if children got fever between two time points. If the temperature was tested normal (< 37.2℃) at least 24 hrs, recording of temperature could be terminated. If the temperature began to subside on the 5th day, it should be followed up to the 6th day.

Secondary outcomes measures

(1) Start–subsiding time of rash/herpes on skin and oral mucosa lesions, defined as the time (h) that no more new rash/herpes or ulcer appears after treatment.

(2) Disappearing time (h) of rash/herpes on skin.

(3) Disappearing time (h) of herpes/ulcers on oral mucosa.

(4) Recovery/disappearing rate of TCM syndrome:

With the help of investigators, the parents also completed symptom diaries by assessing if their child had the following symptoms or not: fever, color of herpes, herpes fluids, cough, throat pain, anorexia, nausea and vomiting, and constipation. And then investigators recorded the proportion of the children who were free of these symptoms every day as a secondary outcome.TCM syndrome was ranked as following levels. 1)Clinical Recovery: The main clinical symptoms disappeared completely, "Syndromes Score" decreases ≥ 95% of baseline score; 2)Clinical Significance: "Syndromes Score" decreases ≥ 70% of baseline score; 3) Clinical Effective: "Syndromes Score" decreases ≥ 30% of baseline score; 4) Clinical Ineffective: "Syndromes Score" decreases < 30% of baseline score. "Syndromes score =score of syndromes + score of tongue and pulse".

(5) Case severity rate, defined as the rate of mild HFMD deteriorate to severe HFMD on the 5th day.

Except for TCM syndrome, which was measured before and after the intervention, other outcomes were measured only after the treatment.

Safety outcome measures

Safety outcome measures include monitoring of adverse events. In addition to routine tests of blood, urine, stool, hepatic and renal functions, and myocardial markers, electrocardiography will also be performed at baseline and again after treatment, to assess safety for each group. Patients will be required to record any unexpected symptoms or signs during the treatment period.

Sample Size Calculation

Given the results from a previous trial of JLQR on mild HMFD, the median fever clearance time of JLQR group was 8 (72) hrs at 5th day. Using SAS Power software, setting one-side alpha = 0.025, beta = 0.2, the sample size for JLQR group and placebo group is 14 separately. Based on Provisions for Drug Registration, taking about 20% potential drops out and subgroup of combining febrile drugs into account, we calculated that we would need a sample size of 288 patients (144 cases for each group) to give 80% power in detecting a significant difference between two groups.

6. Statistical Analysis

Randomized subjects were assessed by comparing baseline characteristics between two groups, using unpaired *t*-test for continuous variables and Chi-squared test or Wilcoxon rank-sum test for categorical variables. Analysis of covariance (ANCOVA) was used for taking covariate into account, while was used for considering subgroups' or centers' influence. The primary analysis was performed on the intent to treat (ITT) approach including all randomized patients with at baseline value and at least one treatment period measurement. Missing data were imputed by using the last observation carried forward (LOCF) method. All hypothesis testing adopted two-sided test, with significance level as 0.05 between groups. The safety evaluation included all randomized patients, at least one treatment and one time safety estimate. The number and percentage of patients reporting clinical adverse event were summarized. All statistical procedures were performed with SAS version 9.1.3 statistical analysis software by statistic unit in the First Affiliated Hospital of Tianjin University of TCM.

7. Quality Control

We improved the clinical quality by setting SOPs on collecting data, measuring temperature, testing virus from throat, and training every researcher before study, etc.

8. Results

Study process and participants baseline characteristics

A total of 288 participants were recruited to the study, and 278 patients finished the treatment and follow-up assessment. 145 and 143 patients were randomized to JLQR group and placebo group respectively. 8 patients were drop-out, and 2 were in JLQR group and 6 were in placebo group. Furthermore, 2 patients were withdrawn from the study.

Except for the positive rate of CoxA16, there was no difference in demographics characteristics and baseline measures between groups.

Primary outcomes

Compared with placebo, JLQR reduced 66.7% in fever time within 5 days. The median clearance fever time were 16 hrs (95%CI, 16 to 24) for JLQR group and 48hrs (95%CI, 40 to 48) for placebo group (P=0.0001). In the subgroup of patients without using antipyretics, the median clearance fever time were 16 hrs (95%CI, 16 to 24) and 48 hrs (95%CI, 40 to 48) in JLQR and Placebo group (P=0.0001).

Secondary outcomes

Compared to placebo group, JLQR group can significantly shorten start–subsiding and disappearing time of rash/herpes. The median start–subsiding of rash/herpes time on skin and oral mucosa were 24 hrs for JLQR group and 48hrs (95%CI, 40 to 56) for placebo group ($P < 0.01$). The median disappearing time of rash/herpes on skin were 64hrs (95%CI, 56 to 72) for JLQR group and 96hrs for placebo group ($P < 0.01$). For the disappearing time of herpes/ulcers on oral mucosa, the median time were 56hrs (95%CI, 48 to 64) for JLQR group and 80hrs (95%CI, 72 to 88) for placebo group. JLQR group shortened 24 hours as compared to placebo group ($P < 0.01$).

Recovery rate of TCM syndrome of JLQR group (79.72%) was much higher than placebo group (19.86%) with significant statistical difference (P=0.0001).Furthermore, for the improvements of some individual TCM symptoms (the color, fluids of herpes, cough, throat pain, anorexia and constipation), JLQR group were better than placebo group.

During the study, we didn't find any condition that ordinary case turned to severe case.

In this study, only one slight adverse event (diarrhea), appearing in JLQR group, was determined as adverse reaction, with manifestations of abdominal pain, pasty stools 5 times/day without pus and blood. The rate of adverse reaction was 0.69%.

9. Discussion

In our study, the results showed JLQR effervescent tablet is potentially an effective therapy for children with HFMD. Combined with conventional therapy, JLQR has better effect in accelerating fever clearance time, rash subsiding time and the oral ulcers subsiding time. Moreover, JLQR tablets can obviously improve TCM symptoms, i.e. the color and fluid of rash, cough, throat pain, anorexia, nausea, vomiting and constipation. In addition, there was no uncomplicated case turning deteriorating to severe case. As we all known, because of the strong pain on throat and skin caused by herpes/ulcer, children refused to eat and drink, presenting a risk of dehydration and fluid imbalance, especially in infants. Therefore, early control of fever time and rash/herpes can reduce the risk of transmission of HFMD, relieve the corresponding symptoms and improve the quality of life on HFMD patients.

In TCM theory, JLQR has functions of clearing away heat and toxin, producing fluid and relieving sore throat. In this prescription, Jinlianhua (*Trollius chinensis* Bunge) and Daqingye (*Isatis indigodica* Fort) are considered as king–drug, enhancing clearing away heat and toxin; Shengshigao ($CaSO_4 \cdot 2H_2O$) combined with Zhimu (*Anemarrhena asphodeloides* Bge), can clear way heat in qi–phase and subside fever; Shengdi (*Rehmannis glutinosa* Libosch), Xuanshen

(*Scrophularia ningpoensis* Hemsl) and Ku xingren (*Prunnus armeniaca* L. var. ansu Maxim), considered as adjuvant, can increase yin–fluid. Many clinical studies have reported positive clinical effectiveness of TCM formulations for mild HFMD. One of previous clinical trial showed, combined with conventional therapy, JLQR had good effect in accelerating fever clearance time, rash subsiding time and the oral ulcers subsiding time. Similarly, our findings are consistent with the results from previous trials. In this study, clinical results suggest that JLQR combination therapy can shorten the duration of fever. In addition, JLQR, with a big clinical prevalence, reduced by half in start–subsiding time of skin and oral mucosa lesions, one third in disappearing time of skin rash, three out of ten in disappearing time of oral mucosa lesions as compared to placebo combination therapy separately.

Moreover, JLQR tablets can obviously improve TCM symptoms, i.e. the color and fluid of rash, cough, throat pain, anorexia, nausea, vomiting and constipation. There was no severe adverse reaction appeared in both groups. Therefore, being different from some other herbal injection, ranked as second reason causing adverse reaction in China for HFMD, JLQR effervescent tablet is relative more safe. Thus, the tolerance is well.

Strengths of the study are (1) its internal validity: This study randomized study design, double–blind, placebo–controlled method, validated outcome measures, the multicenter approach, high qualified pediatric physicians and well–defined inclusion and exclusion criteria. Setting SOPs on collecting data and measuring temperature improved the clinical quality. Hence, our prospective study provides relatively strong evidence on JLQR. (2) High sample representative: patients, recruited from 6 clinical centers: Tianjin (north), Jinan, Nanjing (east), Chengdu (southwest), Zhengzhou (middle), Guangzhou (south), can represent most of HFMD patients in China.

On the other side, there were also a number of limitations. We have to point out that we do not make the validation of Chinese syndrome scale. This scale, produced by groups of pediatricians, hadn't been tested before the study. In addition, all study centers were set only at the provincial capitals, which may limit generalizability. Another limitation of this study was that we only collected outcome measures for 5 days after enrollment and did not report long–term follow up after the treatment, like all published trials. On the other hand, due to the lack of long–term follow–up, it's hard to conclude the safety of JLQR for HFMD. Fourthly, in our study, JLQR was only treated for HFMD with mild symptoms based on its clinical application for decades. Therefore, we should pay more attention to the higher risk cases on more patients.

10. Conclusions

In conclusion, through our clinical study, we confirm that JLQR play a comprehensive effect on shortening the duration of fever and typical skin rashes/herpes, improving individual TCM symptoms of 3–6 age patients with mild HFMD. The findings are consistent with the recommendation published by the Ministry of Health of China that JLQR can be used in the treatment protocol of mild HFMD. Finally, we concluded that JLQR is a good choice for treating mild HFMD.

11. **Financial disclosure and conflict of interests**

This study was sponsored by Tianjin Horus C&K Pharmaceutical Co., Ltd. The sponsor and researchers of all centers designed this trial together. Each researcher had declared that he/she had no interest conflicts with study. The primary investigator (PI), from responsible unit, had final responsibility for the decision to submit for publication.

12. **Acknowledgements**

We wish to thank the center coordinators for their valuable contribution, pediatric experts from all centers for data acquisition and data management. We also thank for the support from Tianjin Horus C&K Pharmaceutical Co., Ltd. This support played no role in influencing data gathering or interpretation, write–up, or the decision to publish.

【评介】

金莲清热泡腾片由天津中盛海天制药有限公司生产的纯中药复方制剂，具有清热解毒、利咽生津、止咳祛痰之功效，主治外感热证，亦适用于流行性感冒、上呼吸道感染。本试验为该药增加主治的新药注册临床研究。研究采用了随机双盲、安慰剂对照临床试验设计，以评价金莲清热泡腾片治疗手足口病（轻症）患儿的有效性和安全性。作为多中心临床试验协调研究者，胡思源教授主持了本研究的方案设计、协调实施、统计分析和研究总结。本文由团队成员晋黎负责整理。研究结果表明，金莲清热泡腾片可缩短轻症患儿发热持续时间和皮疹／疱疹消退时间，改善单项症状和中医证候，且安全性较好。

（晋黎）

第二节　方法学及文献研究

一、小儿手足口病中药新药临床研究技术要点

【摘要】

在收集国内外资料的基础上，结合自身的临床科研实践，在试验目的与设计、诊断标准选择、受试者的入选与退出、有效性评价、安全性评价、合并用药及质量控制等方面，总结了中药新药防治小儿手足口病临床研究技术要点，提出了作者自己的观点，以期为本病的中药新药临床试验设计提供借鉴。

【正文】

手足口病（HFMD）多是由肠道病毒［以柯萨奇 A 组 16 型（CoxA16）、肠道病毒 71 型（EV71）为主］引起的急性传染病，多发生于学龄前儿童。患者和隐性感染者均为传染源，主要通过消化道、呼吸道和密切接触等途径传播。其流行无明显的地区性，一年四季

均可发病，以夏秋季多见，冬季的发病较为少见。主要症状表现为手、足、口腔等部位的斑丘疹、疱疹。少数病例可表现出脑干脑炎、脑炎、脑脊髓膜炎、肺水肿、循环障碍等，多由 EV71 感染引起，致死原因为脑干脑炎及神经源性肺水肿。

2008 年起始于安徽阜阳的新一轮疫情持续至今，发病率、病死率居高不下，且有逐年增长趋势。中国已于 2008 年 5 月 2 日起，将手足口病纳入"丙类"传染病管理。目前西医治疗本病尚无特效药物，只能以对症支持疗法为主。而中医药具有控制传染病的悠久历史。虽然在传统病名中没有"手足口病"之称，但在治疗过程中中药能够发挥整体治疗疾病的特点，与手足口病的易累及多系统的疾病特点相符。鉴于中医药对本病的良好疗效，近年来相关科研和新药开发项目不断增加。为此，笔者在收集国内外资料的基础上，结合自身的临床科研实践，撰写此文，希望对本病的中药新药临床试验乃至中医药临床科研设计提供借鉴。

1 临床定位和试验目的

手足口病中药新药的适应证定位单纯。临床上，一般不专门进行皮肤黏膜的局部用药研究，多为系统用药。试验目的主要是缩短病程，加速皮疹 / 疱疹、口腔溃疡和发热的消退，以及防止并发症，同时评价临床用药的安全性。

2 试验设计

试验设计应遵循临床科研的一般原则，即随机、双盲、平行对照、多中心临床研究。建议在Ⅱ期临床试验中，根据处方药物的作用特点，选择不同病情患者，设置合理的疗程，并考虑采用安慰剂对照，以评价其绝对有效性；Ⅲ期临床试验可采用阳性药对照和 /或安慰剂对照，确证评价其绝对有效性和相对有效性。

3 诊断标准

手足口病的诊断标准及临床分类，在《手足口病诊疗指南》，赵辨主编的《临床皮肤病学》第 3 版等著作中均有基本相同的记载。临床研究中，有关手足口病的诊断和临床分类，建议采用原卫生部 2010 年修订的《手足口病诊疗指南》。

4 中医诊断与辨证

中医证候的选择应符合方证合一、权威公认的原则。目前，原卫生部印发《手足口病诊疗指南（2010 年版）》中新增了中医治疗部分，分为 5 个证型，包括肺脾湿热证、湿热郁蒸证、毒热动风证、心阳式微肺气欲脱证、气阴不足余邪未尽证，并加入了中医外治法。国家级规划教材《中医儿科学》也有明确的诊断标准和辨证标准可选用。此外，适应证候也可以根据临床经验、药物及其适应证的特点自行制定，但应提供科学性、合理性依据，并有临床可操作性。

5 受试者的选择和退出

5.1 纳入标准

根据试验目的、处方特点及临床试验结果选择合适的纳入病例标准，包括疾病的分类诊断、中医证候。病例选择应符合伦理学要求。一般应选普通型为入组病例。入选患者年龄段应符合手足口病的好发年龄范围，一般为 1~7 岁，同时考虑临床可操作性。

5.2 排除标准

需根据药物的特点、适应证及其鉴别诊断情况，考虑有效性、安全性、依从性及伦理学等因素合理制定。首先应排除重型病例。其次，应排除与手足口病相近的发疹性疾病，如水痘、不典型麻疹、幼儿急疹、带状疱疹以及风疹等。丘疹性荨麻疹也应重点提示排除。

5.3 退出标准

安慰剂对照，应制定控制性脱落标准。可将病情加重至重型作为控制性脱落标准。

6 对照药品的选择

根据临床试验目的、药物作用特点，可选择安慰剂或阳性药对照。手足口病主要为病毒感染所致，多为自限性病程，在保护受试者安全的前提下，可以选择安慰剂对照，如有公认安全有效、同类可比的药物，也可设计阳性药对照，或安慰剂和阳性药双对照。阳性对照药应具备相应的条件，可在国家标准所收载的同类病证药物中择优选用，最好是经过随机双盲、安慰剂对照试验证实为安全、有效的药物。对于以抗病毒、即时解热为主者，可选用抗病毒药如更昔洛韦、利巴韦林静滴、盐酸伐昔洛韦分散片等，作为阳性对照。

7 疗程和观察时点设计

应根据试验目的、观测需要和试验药物（包括对照药）的作用特点等，合理设定疗程。参考中西医治疗文献，其疗程一般在 3~7 天，为评价疗效需要，考虑临床可操作性，治疗观察期可每 1~3 天设一个观察时点。

8 有效性评价

8.1 评价指标

手足口病为自限性疾病，其主要疗效评价指标，目前多主张采用热程或完全退热时间，同时也要重点评价皮疹 / 疱疹开始消退时间（无新疹出现所需的时间），皮疹 / 疱疹完全消退时间、口腔黏膜疱疹 / 溃疡完全消退时间、各项症状的治疗消失率，以及对疾病和证候的综合疗效。

8.2 疗效评价标准

对于中医证候疗效评价，一般根据课题组讨论确定的《症状体征分级量化标准》，按尼莫地平法分级，分为痊愈（减少率 ≥ 95%）、显效（减少率 ≥ 70%）、有效（减少率 ≥ 30%）、无效（减少率 < 30%）。

9 安全性指标

除一般体检项目、血、尿、便常规和肝、肾功能等安全性指标外，还应根据处方特点、临床前毒理试验结果、适应证特点等选择具有针对性的安全性评价指标。应注意观察不良反应或未预料到的毒副作用，并追踪观察。重点分析实验室理化检查指标及临床不良事件，特别是严重的不良事件和其他重要的不良事件。分析时比较试验组和对照组的不良事件的发生率，最好结合事件的严重程度及因果判断分类进行。选择阳性对照药时要注意其安全性问题，如利巴韦林是一种广谱抗病毒药物，但有白细胞减少、骨髓抑制等不良反应，其对病毒腺苷激酶依赖性太强，且易产生耐药，使其临床疗效受到限制。使用时应注意。

10　合并用药

根据目标适应证和临床试验设计特点，可以规定，试验期间不能使用糖皮质激素治疗，不能给予与本试验用药功效相似的药物治疗，原则上不给予抗病毒治疗和干扰素治疗。对于合并其他病症需要用药者，合并使用的药物必须记录。根据实际情况，如年幼儿口腔疱疹破溃后形成小溃疡，疼痛较剧，年长表现烦躁、哭闹、流涎、拒食，可适当予镇静药物，但应注意评价合并用药对试验药物疗效和安全性的影响。

11　试验的质量控制

应遵循临床试验管理规范（GCP）的有关规定，严格把握试验质量。临床试验质量的好坏与研究者临床操作与受试者的依从性皆有关系。对参加临床试验的研究者应进行资格审查，对研究人员进行临床试验开始前培训，经一致性检验合格后，方可进入临床试验。对于手足口病，应当重点做好以下几点：1）对皮疹及其周围皮肤应注意消毒，保持干燥、清洁。2）应保持口腔清洁，预防细菌继发感染。餐后应用温水漱口。3）应进食高蛋白、高维生素、营养丰富、刺激性小、易消化的流质或半流质饮食，保持营养均衡。吃饭要定时定量，少吃或不吃零食。对于因拒食、厌食而造成脱水、酸中毒的患儿，要及时补液，纠正酸碱失衡。

【评介】

作为中药治疗的优势病种，小儿手足口病的中药新药临床试验日益增多。但由于相关试验设计、操作、实施质量良莠不齐，得出的证据等级也存在一定差异。2013 年，由胡思源教授主持的儿科中药新药临床评价技术平台项目正式启动。为总结中药新药治疗小儿手足口病的临床试验设计与评价技术要点，硕士研究生赵晶通过对国内外相关文献的检索、分析和总结撰成此文，发表于《天津中医药》2014 年 3 月第 31 卷第 3 期。本文从临床试验定位和试验目的、试验设计、病人选择、有效性评价、质量控制等多环节出发，归纳总结并给予建议，为本病中药新药临床试验的设计与实施提供了确切可行的借鉴与参考。

（周子楠）

二、小儿手足口病随机对照试验设计要素的文献研究

【摘要】

目的： 研究小儿手足口病（HFMD）临床随机对照试验的设计要素，为本病临床试验的标准化设计提供借鉴和指导，提高不同试验结果比较的可行性。**方法：** 通过文献研究，系统检索中国知网、万方数据库、维普数据库、PubMed、Cochrane Library、Embase 等数据库中近 10 年 HMFD 随机对照临床试验（RCT）中英文文献，对符合纳入标准的文献进行资料提取、分析、归纳，提炼该病临床试验设计与评价的主要技术要点。**结果：** 检索出 1081 篇文献，最终纳入 14 篇。小儿 HFMD 其临床试验目的均以缩短热程为主，2 期 / 重

症重型适应证也以减少危重症发生为主；试验总体设计均采用随机盲法，其中双盲设计 5 项（35.71%）；受试者选择均有明确的诊断标准或相应描述，以及纳入标准、排除标准设计；干预措施包括中药 / 中成药（4 项，28.57%）、中药注射液（5 项，35.71%）、抗病毒药（4 项，28.57%）、免疫抑制剂（1 项，7.14%）；14 项研究均无导入期设计；总疗程 3~10 天，普通型试验以 3~7 天为主，重症重型研究以 7~10 天为主；6 项（42.86%）研究设计了 3~15 天的随访期；主要有效性指标，多围绕发热（8 项，57.14%）、危重症发生率（3 项，21.43%）、皮疹（2 项，14.29%）等进行评估。次要指标，可选择肠道病毒载体量 / 转阴率、住院时间、中医证候积分 / 疗效、病死率等。安全性指标以不良事件 / 不良反应为主要观察指标（13 项，92.86%）。**结论：**纳入本研究的文献质量高，信息完善，研究结果涵盖了小儿手足口病临床试验设计与评价的主要技术要素，具有较高的借鉴价值。

【正文】

手足口病（HFMD）是由肠道病毒（EV）感染引起的一种儿童常见传染病，其中以柯萨奇病毒 A 组 16 型（CV–A16）和肠道病毒 71 型（EV–A71）病毒最为常见。本病好发于 5 岁以下儿童，发病率为 37.01/10 万 ~205.06/10 万，重症率约为 0.5%，病死率在 6.46/10 万 ~51.00/10 万之间。根据发生发展过程，本病分为 1 期（出疹期）、2 期（神经系统受累期）、3 期（心肺功能衰竭前期）、4 期（心肺功能衰竭期）、5 期（恢复期）。其中，1 期属于手足口病普通型，部分病例仅表现为皮疹或疱疹性咽峡炎，多在 1 周内痊愈，预后良好。2~4 期属于重症病例重型及危重型，多在发病 1~5 天进展而成。

国内关于小儿 HFMD 的临床研究文献较多，但试验设计差异较大，其干预措施、试验设计与评价指标都不尽相同，给试验结果评估及二次文献研究带来了不利影响。为此，本课题组系统检索了 2011~2020 年发表在国内外期刊文献，总结、提炼设计与评价要素，以期为小儿手足口病药物临床试验的标准化设计提供借鉴和指导。

1 资料与方法

1.1 纳入标准

1）研究适应证：手足口病（HFMD）。2）研究类型：临床随机对照试验（RCT）。3）受试人群：年龄为 0.5~14 岁儿童。4）干预措施：口服 / 静脉用药物（中药 / 西药）。5）发表语种：中文、英语。

1.2 排除标准

1）疱疹性咽峡炎患儿。2）重复发表的文献。3）非临床随机对照研究（如动物实验、综述、会议文献、个案报道或单臂临床试验等）。4）有试验设计明显错误或无法提取获取有效信息的文献。

1.3 检索策略

中文数据库检索中国知网（CNKI）、万方数据库（Wanfang）、维普数据库（VIP）、中国生物医学文献数据库（SinoMed），外文数据库检索 PubMed、Cochrane Library、Embase 等，检索时间为 2011 年 1 月 1 日 ~2020 年 12 月 30 日。检索词："手足口病" "hand foot and mouth disease" "hand–foot–and–mouth disease" "hand, foot, and mouth

disease""HFMD""幼儿""儿童""小儿""婴幼儿""青少年""child*""pediatric"
"infant""adolescent""随机""临床试验""random*""clinicaltrial""RCT"等。

1.4 文献筛选、质量评价和资料提取

1.4.1 文献筛选

参考 Cochrane 协作网系统评价员手册制定文献纳入方法：1）将所有文献导入
NoteExpress 文献管理软件中并查重，剔除重复文献；2）阅读剩余文献题目和摘要，排除
不符合要求的文献；3）下载相关文献全文并阅读，剔除不符合纳入标准的文献。

1.4.2 质量评价

1）改良 Jadad 量表 > 4 分的文献视为高质量文献。2）采用 Cochrane 系统评价员手册提
供的偏倚评价量表进行质量评价，主要包括 7 个方面：①随机分配方法；②是否分配隐藏；
③实施盲法；④评价盲法；⑤结局数据的完整性；⑥选择性报告研究结果；⑦其他偏倚。

1.4.3 资料提取

由两位研究者分别提取纳入文献的信息并整理到 Excel 表中，对存在有争议的文献由
第 3 位评价者核对。提取内容包括作者、题目、试验、设计（随机、盲法、分配隐藏的使
用等）、样本量、诊断标准、纳入标准、排除标准、干预措施、合并用药、疗程、有效性
指标及安全性指标（观察指标、评价时点、评估工具、指标测量方法及定义）、导入期及
随访等信息。

2 结果

2.1 文献检索结果

共搜索文献 1081 篇，中文文献共搜索 909 篇，其中 CNKI422 篇，Wanfang138 篇，
VIP204 篇，SinoMed145 篇；英文文献共搜集 172 篇，其中 PubMed72 篇，CochraneLiberary57
篇，Embase43 篇。筛除重复文献 316 篇；研究者仔细阅读题目及摘要，剔除研究类型不符
合 149 篇、非药物研究 102 篇、综述类 98 篇等 349 篇；剩余的文献阅读全文，排除改良
Jadad 量表评分 ≤ 3 分 301 篇，诊断标准不符合 79 篇，等共 402 篇，最终纳入文献 14 篇。
文献筛选流程，见图 1。

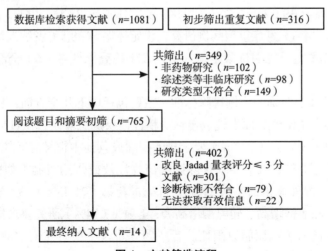

图 1 文献筛选流程

2.2 纳入研究的质量评价

纳入研究 14 篇文献，其总体偏倚风险较低，文献质量较高。14 篇文献详细描述了随机的产生方法，主要为电脑产生随机数字；9 篇研究使用分配隐藏，主要为中心分配；5 篇（35.71%）对研究者及患者实施了双盲设计，综合考虑盲法对结局指标的影响，有 2 篇（14.29%）存在评价者盲法高风险；所有研究均未发现有选择性报告的风险；1 篇（7.14%）的研究可能存在其他偏倚。

3 结果分析

3.1 研究目的明确的研究

明确的研究目的是保证临床试验成功的根本。当前纳入的文献研究，均以 1 期 / 普通型及 2 期 / 重症重型 HFMD 病例为目标适应证，前者共 9 项（64.29%），试验目的均为缩短整体病程 / 热程；后者共 5 项（35.71%），其中 2 项（14.29%）研究目的为缩短热程，2 项（14.29%）为降低危重症发生率，1 项（7.14%）为改善总体疗效。

3.2 研究总体设计

研究总体设计主要包括随机、盲法、对照、检验类型、样本量估算及参研中心等内容。全部 14 项研究（100%）均采用随机设计，双盲设计 5 项（35.71%），1 项（7.14%）仅提及使用盲法；对照药物选择中，安慰剂对照 5 项（35.71%），阳性药对照 7 项（50%）；共 5 项试验采用三臂试验设计；8 项（57.14%）有样本量估算；10 项（71.43%）为多中心研究。

3.3 受试者的选择与退出

14 项研究均设计了病例纳入标准，主要包括以下几个方面：1）适应证：全部 14 项研究均纳入符合 HFMD 诊断的病例。2）年龄：全部研究纳入的患儿年龄下限为 0.5~1 岁，上限为 5~13 岁。3）病程设定：8 项普通型研究（57.14%）限定病程 / 热程时间，其中 24 小时内者 2 项（14.29%），48 小时内 5 项（35.71%），72 小时内 1 项（7.14%）；5 项重症重型病例研究，3 项（21.43%）限定神经系统症状出现 24 小时内者纳入。4）入组时体温限定：5 项（35.71%）研究规定了入组时体温，4 项（28.57%）为普通型病例研究，2 项（14.29%）设定体温 < 39.0℃，1 项（7.14%）设定体温 > 38℃，1 项（7.14%）设定体温 < 38.5℃；1 项（7.14%）重症重型病例研究，设定体温 > 38.5℃者纳入。5）病原体规定：1 项（7.14%）重症重型研究明确限定纳入 EV-A71 检查阳性者。6）全部研究均要求签署知情同意。

14 项研究均设计了明确的病例排除标准，主要包括以下几个方面：1）全部 14 项研究均明确要求排除存在基础性、原发性、慢性、精神性疾病患者及过敏性体质或对试验药物存在过敏者，其中 1 项研究（7.14%）要求排除癫痫或其他中枢神经系统疾病。2）影响基线的药物：6 项研究（42.86%）要求排除影响药物疗效或作用机制类似的其他治疗药物，如激素（28.57%），丙种球蛋白（14.29%），抗病毒药物（21.43%）。3）实验室指标：1 项（7.14%）研究要排除血糖增高、转氨酶增高者；1 项（7.14%）研究要求排除胆红素轻度升高，伴血管内增高溶血（或尿胆原阳性）者。4）其他：1 项研究（7.14%）要求排除继发细菌感染者（CRP > 8mg/L）。

3.4 干预措施

纳入研究干预措施包括 4 项（28.57%）中药 / 中成药口服（抗病毒合剂，金莲清热泡腾片，金振口服液、中药汤剂），均针对普通型病例；5 项（35.71%）中药注射液（喜炎平注射液、热毒宁注射液），其中 3 项（21.43%）针对重症重型病例，2 项（14.29%）是普通型病例；4 项（28.57%）抗病毒药（利巴韦林、干扰素），1 项（7.14%）为重症重型病例研究，3 项（21.43%）为普通型病例研究；1 项（7.14%）免疫抑制药物（丙种球蛋白），为重症重型病例。

3.5 疗程

纳入的 14 项研究试验疗程均在 3～10 天。普通型试验，疗程以 3～7 天为主，其中疗程 3 天、5 天、3～7 天、5～7 天、5～8 天、6 天各 1 项（7.14%），疗程 7 天共 3 项（21.43%）；重症重型研究，疗程以 7～10 天为主，5 天 1 项（7.14%），7 天 1 项（7.14%），7～10 天 3 项（21.43%）。

3.6 导入期与随访

设立导入期的目的一般有 2 个，一则清洗既往治疗用药，二则收集或稳定基线数据。14 项研究均没有设计导入期。14 项研究中，6 项（42.86%）设计了 3～15 天的随访期。其中，普通型病例研究共 3 项（21.43%），分别为 3 天及 10 天；重症重型病例研究共 3 项（21.43%），其中 5 天 1 项（7.14%），15 天 2 项（14.29%）。

3.7 有效性评价

全部 14 项研究均设 1～2 项主要疗效指标，主要围绕发热、皮疹 / 疱疹、重症 / 危重症病例发生率设立。其中，8 项（57.14%）围绕发热设立主要疗效指标，2 项（14.29%）围绕皮疹 / 溃疡消退设立主要指标，2 项（14.29%）以疾病总体疗效为主要指标，3 项（21.43%）以危重症病例发生率为主要指标。12 项（85.71%）试验设立发热相关评价指标，分别为完全退热时间 11 项（78.57%）、退热起效时间 1 项（7.14%）、退热人数 1 项（7.14%），其中 8 项（57.14%）以完全退热时间作为主要评价指标。其次，14 项试验中，有 10 项（71.43%）观察了皮疹 / 口腔疱疹消退情况，皮疹 / 疱疹完全消退时间 8 项（57.14%）皮疹消退比例 / 人数 2 项（14.29%），皮疹开始消退时间 1 项（7.14%），1 项（7.14%）以皮疹消退时间作为试验主要评价指标。最后，4 项（28.57%）试验观察了转重症 / 危重症发生率，普通型病例 1 项（7.14%），重症重型 3 项（21.43%），后者中有 2 项（14.29%）以此为主要评价指标。次要指标的选择，多选择肠道病毒载体量 / 转阴率（4 项，28.57%），住院时间（3 项，21.43%），单项症状（4 项，28.57%），中医证候积分 / 疗效（1 项，7.14%）等指标。重症重型病例研究中，病死率（2 项，14.29%）及某特异性实验室指标，例如神经特异性烯醇化酶（NSE）、T 细胞亚群水平等（1 项，7.14%），也可以作为次要指标之一。

3.8 安全性评价

14 项研究中，13 项（92.86%）对不良事件 / 不良反应进行了详细描述，1 项（7.14%）未提及；5 项（35.71%）设计了实验室检查指标，如肝肾功能、血常规指标；5 项（35.71%）设计了生命体征检查；1 项（7.14%）设计了心电图检查。

3.9 试验结果的分析

纳入的 14 项研究中，其中有 12 项（85.71%）获得了阳性结果。其中普通型病例 8 项，抗病毒合剂，金莲清热泡腾片，金振口服液、中药汤剂、喜炎平注射液、热毒宁注射液、利巴韦林、干扰素联合利巴韦林、干扰素雾化各 1 项。重型病例研究结果阳性者共 4 项，喜炎平注射液 2、热毒宁 1 项、干扰素 1 项。以上结果可能会为阳性对照药的选择提供参考。

4 讨论

本研究系统检索了 CNKI、Wanfang、VIP、SinoMed、PubMed、Cochrane Library、Embase 等国内外主要医学文献数据库从 2011 至 2020 年间小儿 HMFD 临床随机对照试验文献，采用 Cochrane 系统评价员手册，应用改良 Jadad 量表评分评估，最终纳入了 14 篇高质量文献。

归纳小儿 HMFD 药物临床试验设计要点，主要包括：1）HFMD 主要的适应证定位，以 1 期 / 普通型或 2 期 / 重症重型为主。其临床试验目的以缩短热程为主。2 期 / 重症重型适应证，也可以减少危重症发生。2）临床设计一般应采用随机、双盲、安慰剂平行对照、优效性检验、多中心研究的设计方法。3）西医诊断与分期分型建议参照最新版指南，国家卫生健康委员会《手足口病诊疗指南（2018 年版）》。4）纳入标准中，应对年龄（一般将 0.5~5 岁的 HFMD 患儿作为受试人群）、病程（以第 1 期 / 普通型为适应证者，一般限定入选病程在 24~48h 及以内）以及神经系统损害症状出现时间进行限定。5）排除标准中，首先应排除需要与 HFMD 相鉴别的疾病以及其他器质性、基础性、慢性疾病者；其次应注意除外入组前使用过对有效性评价有较大影响药物的患者。6）导入期设置：HFMD 普通型自然病程短，重症重型病情严重，一般不设置导入期。7）疗程设置：第 2 期 / 重症重型适应证，一般设计 7~10 天的治疗观察期；第 1 期 / 普通型病例一般设计 5~7 天的疗程。8）随访期：若评价完全退热时间或临床痊愈时间，建议设计至少 1 天的随访；重症重型病例，为随访神经系统后遗症，一般设计至少 2 周的随访期。9）主要评价指标选择中，定位于第 1 期 / 普通型适应证的试验，可采用完全退热时间 / 比例或临床痊愈时间 / 比例；定位于第 2 期 / 重症重型适应证的临床试验，可采用转危重症率、完全退热时间。上述结果涵盖了儿童手足口病临床研究设计的基本要素，具有一定的借鉴价值。

在文献质量评价中，课题组先用改良 Jadad 量表评价研究质量，一方面可以在海量筛选的过程中，将质量量化，快速筛选出符合质量要求的文献，缩短前期工作的时间。另一方面，指南的制定需要高质量的研究支撑与指导，可以通过量化粗略地分别出较高质量的文献。在入选后，通过目前公认的 Cochrane 偏倚风险评估工具，对所有文献的设计细节进行评价，以评估其偏倚的风险。两者的结合，一方面加快了研究进度，快速筛除低质量文献，另一方面又细致地对入选文献进行了多方位评价，满足了指南制定的需求。

另外，纳入的 14 篇文献中，共有 6 篇文献采用双盲设计。考虑到 HFMD 的有效性评价指标多为完全退热时间、皮疹消退时间、转重症率等为客观指标，故在进行偏倚风险分析时，将其归属于低风险，但本文仍建议采用双盲试验设计。其次，HFMD 是以症状命名的疾病，同时也是一类肠道病毒性传染病，病原学检测对于疾病诊断、预后判断和疗效评价，均具有重要价值。综合考虑病原学检测的方法学局限性及其在本病有效性评价中的价值，故仍建议以热程 / 病程和重症危重症发病比例作为主要评价指标，将病毒学指标作为次要指标。此外，需要注意的是，HFMD 病例的退热时间和皮疹 / 口腔疱疹消退时间应该是平行的。但部分 HFMD 病例可能存在复发性阿弗他溃疡病史，口腔疱疹破溃后易于形成溃疡，愈合时间延后（溃疡病程 7~10 天甚至更长），会影响皮疹 / 疱疹完全消退时间的评价。若以缩短病程为目的，可考虑以皮疹 / 疱疹消退 / 开始消退时间（不起新疹）为主要评价指标，而不用皮疹 / 疱疹完全消退时间。

【评介】

2019 年，由胡思源教授牵头制定的中华中医药学会标准化项目 –《儿科系列常见病中药临床试验设计与评价技术指南·手足口病》开始启动。为总结小儿手足口病临床试验设计与评价技术要素，团队成员系统检索、提取、归纳、整理及分析了国内外相关药物临床试验文献，由博士研究生晋黎撰写此文，发表于《天津中医药》2022 年 4 月第 39 卷第 4 期。本文基于 PICOs 原则制定检索策略，系统检索了 2011 至 2020 年发表在国内外的期刊文献，为指南的制定奠定了文献基础。

（周子楠）

三、金莲清热泡腾片治疗儿童手足口病（普通型）疗效评价的 Meta 分析

【摘要】

目的：评价金莲清热泡腾片治疗儿童手足口病的临床疗效与安全性。**方法**：采用 Cochrane 系统评价方法，检索 Cochrane Library 中系统评价资料库和 Cochrane 临床对照试验中心注册库，荷兰医学文摘数据库（Embase），美国国家医学检索（PubMed），中国生物医学文献数据库（CBM），中国期刊全文数据库（CNKI），VIP 中文科技期刊数据库，万方数据库，查找有关金莲清热泡腾片治疗手足口病的随机对照试验（RCT），检索时限均从建库至 2016 年 6 月。由 2 名评价者按纳入和排除标准独立筛选文献、提取资料和评价质量后，采用 RevMan5.2 软件进行 Meta 分析。**结果**：共纳入 8 篇文献，共 1170 例，试验组 591 例，对照组 579 例，与对照组相比，金莲清热泡腾片组治疗手足口病有效率高于对照组（OR=5.05，95%CI［3.07，8.29］），能有效缩短退热时间（WMD=–51.42，95%CI［–58.22，–44.61］）及皮疹完全消退时间（WMD=–1.96，95%CI［–2.60，–1.33］），差异有统计学意义。**结论**：金莲清热泡腾片治疗手足口病有一定的优势，但所纳入的文献数量较少，质量相对较差，仍需更多大样本、设计严谨的随机对照临床试验证实。

【正文】

儿童手足口病（hand–foot–mouth disease，HFMD）是由 20 多种肠道病毒引起，以肠道病毒 71 型（EV71）及柯萨奇病毒组（CoxA16）为主的发疹性传染病，临床以手足、口咽部发生疱疹为特征，少数可出现神经系统受累、抽搐、昏迷或脑疝等重症及危重表现，

尤其以感染 EV71 者居多。本病发病率居法定传染病之首，2015 年全年累计报告近 200 万例。常见于 5 岁以下小儿，儿童主要通过消化道、呼吸道和密切接触等途径传播。

目前，西医学对于手足口病（普通型）主要采用隔离，避免交叉感染，适当休息，清淡饮食，做好口腔和皮肤护理，以及对症治疗等。在尚无特效抗病毒药物的情况下，仍以抗病毒治疗为主要原则，中医药通过整体多方位的综合效应取得了良好的疗效，并对此进行了随机对照的临床研究。现将金莲清热泡腾片治疗手足口病（普通型）随机对照临床试验文献进行 Meta 分析。

1 资料与方法

1.1 文献检索

以"金莲清热泡腾片、手足口病、肠道病毒感染、EV71、CoxA16"为关键词，检索中国生物医学文献数据库（CBM），中国期刊全文数据库（CNKI），VIP 中文科技期刊数据库，万方数据库。同时以"jinlianqingre Effervescent Tablets、HFMD、HFMD"为关键词检索 Cochrane Library，荷兰医学文摘数据库（Embase），美国国家医学检索（PubMed）。

1.2 文献纳入标准

①研究类型：金莲清热泡腾片治疗手足口的临床随机对照试验（RCT），且不受语种限制；②纳入研究对象：符合儿童手足口临床诊断的患者，病程不限；③干预措施：双臂试验，试验组为金莲清热泡腾片或合并其他药物及疗法，对照组为西药或安慰剂；④结局指标：有效率、退热时间、皮疹完全消退时间、轻转重症的发生率等。

1.3 文献排除标准

①不符合手足口病（普通型）诊断标准者；②同一临床试验重复发表的文献；③疗效评定未详细公布治疗结果者。

1.4 资料提取和文献质量评价

由 2 位研究者按照纳入与排除标准独立筛选文献，用事先设计的资料提取表提取信息，内容包括研究基本信息、研究方法、观察对象情况、干预措施、疗程、样本量、结局指标、试验结果。采用 JADAD 量表对文献质量进行评分，意见不一致时通过和第三位评价者讨论决定。

1.5 统计学方法

采用 Cochrane 协作网提供的 RevMan5.2 软件进行数据分析。无统计学异质性（$P > 0.1$ 或 $I^2 < 50\%$）测量结果采用固定效应模型；若异质性明显，查找原因，去除影响较大的研究后进行比较；若未找出临床及方法学异质性，则采用随机效应模型进行合并，并谨慎解释研究结果。计数资料用优势比（OR)，计量资料采用加权均数差（WMD)，以 95%CI 表示。采用 χ^2 检验分析，显著性水平设定 $\alpha=0.01$。

2 结果

2.1 纳入文献基本情况及质量评价

2.1.1 检索结果

中国期刊全文数据库（CNKI）检索到 14 篇文献，万方数据库检索到 15 篇文献，VIP 中文科技期刊数据库检索到 9 篇文献，美国国家医学检索（PubMed）检索到 1 篇文献，荷兰医学文摘数据库（Embase）检索到 2 篇文献，Cochrane Library 检索到 1 篇文献，共 50 篇文献，去除重复文献 31 篇，综述 2 篇，基础研究 3 篇，回顾性研究 1 篇，无统计学方法文献 1 篇，对照组为中药汤剂文献 1 篇，对照组及试验组均使用了金莲清热泡腾片文献 1 篇，重复报道（会议论文集和硕士毕业论文）文献 1 篇，研究病例数与结果分析不一致文献 1 篇。共纳入 8 篇文献，其中 7 篇为中文，1 篇为英文。共纳入病例 1170 例，试验组 591 例，对照组 579 例。

2.1.2 纳入各研究文献的基本情况及文献质量

表 1　纳入各研究的基本情况及文献质量

研究者及发表年份	男/总	年龄	试验组	对照组	病程	疗程	观察指标	Jadad
吕勇 2014	102/160	8 个月~11 岁	利巴韦林气雾剂 + 金莲清热泡腾片	利巴韦林气雾剂	未描述	5~7 天	②③④	2
李超贤 2013	141/198	试验组 5 个月~14 岁 对照组 7 个月~12 岁	阿糖腺苷注射液 + 金莲清热泡腾片	阿糖腺苷注射液	1~3 天	10 天	③	3
何善辉 2012	37/60	试验组 0.9~3.2 岁 对照组 0.8~3.3 岁	利巴韦林注射液 + 金莲清热泡腾片	利巴韦林注射液	1~3 天	5 天	②④⑤	3
韩志敏 2012	44/71	1~14 岁	金莲清热泡腾片（配合常规治疗）	其模拟剂（配合常规治疗）	< 48 小时	3~7 天 随访 3 天	①②⑥⑧⑨	7
郝娟芝 2015	74/148	试验组 3.0±2.4 岁 对照组 3.3±2.1 岁	金莲清热泡腾片	利巴韦林注射液	试验组 1.5±0.6 天；对照组 1.4±0.7 天	5 天	③	2
蔡达 2014	39/68	≤ 14 岁	金莲清热泡腾片配合常规治疗	常规治疗	< 48h	3~7 天 随访 3 天	①②⑥⑨	2
孙小鸿 2014	97/105	6 个月~5 岁	金莲清热泡腾片	利巴韦林注射液	< 3 天	5 天	①②③④⑤	0
LiyunHe 2014	181/288	1~13 岁	金莲清热泡腾片配合常规治疗	常规治疗	< 48 小时	7~10 小时	②④⑥⑦⑨	7

注：①皮疹/口腔溃疡开始消退时间；②退热时间；③有效率；④典型皮疹/口腔溃疡完全消退时间；⑤总疗程；⑥临床合并症状和体征完全消失时间；⑦住院时间；⑧重症转化率；⑨中医证候疗效。

2.2 疗效分析

2.2.1 两组退热时间的 Meta 分析

8 个研究中有 6 个研究观察了退热时间，其中 2 篇采用中位退热时间，根据文献估算平均退热时间及标准差，1 篇未报告标准差，对剩余 5 篇进行 Meta 分析。其中，3 篇文献退热时间单位为小时（h），2 篇为天（d），单位不同，将单位统一为小时，采用加权均数差（WMD），异质性检验（$P < 0.01$，$I^2=100\%$）有统计学意义，采用随机效应模型，WMD=−51.42，95%CI［−58.22，−44.61］，可能提示金莲清热泡腾片单独使用或联合抗病

毒药物均能缩短退热时间。

2.2.2 两组皮疹完全消退时间的 Meta 分析

4 个研究观察了皮疹完全消退时间，其中 1 篇未报告标准差，将剩余 3 篇进行 Meta 分析，异质性检验（$P < 0.01$，I^2=85%）有统计学意义，采用随机效应模型，WMD=−1.96，95%CI［−2.60，−1.33］，提示金莲清热泡腾片单独使用或联合抗病毒药物皮疹消退时间短于抗病毒药物。

2.2.3 两组有效率 Meta 分析

8 个研究中有 6 个观察金莲清热泡腾片治疗手足口病的有效率 / 痊愈率。具体分析如下：①2 个研究观察金莲清热泡腾片联用抗病毒药物（利巴韦林注射液或喷雾剂、阿糖腺苷注射液）治疗手足口病，与单纯使用抗病毒药物对照，异质性检验（P=0.88，I^2=0）无统计学意义，采用固定效应模型，OR=4.13，95%CI［1.33，12.79］，提示金莲清热泡腾片联合抗病毒药物治疗手足口病的有效率（退热时间及皮疹 / 口腔疱疹消退时间）优于单纯使用抗病毒药物。②2 个研究观察金莲清热泡腾片不联用抗病毒药物治疗手足口病，与安慰剂对照或空白对照，异质性检验（P=0.99，I^2=0）无统计学意义，采用固定效应模型，OR=5.79，95%CI［1.57，21.34］，提示金莲清热泡腾片疗效优于空白对照组或安慰剂。③2 个研究观察单纯使用金莲清热泡腾片或利巴韦林治疗手足口病，异质性检验（P=0.34，I^2=0）无统计学意义，采用固定效应模型，OR=5.20，95%CI［2.64，9.55］，提示单纯使用金莲清热泡腾片疗效优于单纯使用利巴韦林。各亚组间异质性检验（P=0.95，I^2=0）无统计学意义，采用固定效应模型，合并分析结果，OR=5.05，95%CI［3.07，8.29］，提示金莲清热泡腾片联用或不联用抗病毒药物，其疗效优于单纯使用抗病毒药物。

2.2.4 偏倚性分析

对所收集的临床研究资料进行偏倚性分析。漏斗图大致对称，提示可能存在一定的发表性偏倚，这可能与未能纳入阴性结果的研究有关。

3 讨论

儿童手足口病主要由病毒感染所致，因此在治疗上以抗病毒为主。目前，临床上西医最常用的抗病毒药物是利巴韦林，根据其发病特点和临床表现，中医认为本病属"疫病""疱疹""湿瘟"等范畴，以祛除温热疫毒为主要治疗原则。金莲清热泡腾片由金莲花、大青叶、石膏等组成，具有清热解毒等功效，主治高热、口渴、咽干等症。采用细胞病变 CPE 法测定本品对 CoxA16 和 EV71 的半数抑制浓度（IC_{50}），结果表明本品及其原料药对柯萨奇病毒和肠道病毒均有一定的抑制活性作用。此外，现代药理研究证实金莲花、大青叶、石膏等单味清热解毒中药，具有明显的抗菌、抗病毒等作用，其抗内毒素作用可提高机体吞噬毒素、减轻和对抗各种毒性反应的能力，从而可避免严重病理改变。笔者对金莲清热泡腾片治疗儿童手足口病的疗效进行了 Meta 分析，主要从退热时间、皮疹 / 口腔溃疡完全消退时间、有效率三个方面对原始文献进行分析。结果显示，金莲清热泡腾片治疗本病，在缩短皮疹完全消退时间及退热时间、提高有效率方面有一定的优势，且与抗病毒药物联合使用优于单独使用抗病毒药物。金莲清热泡腾片与抗病毒药物（利巴韦林）相比，在退热时间、皮疹完全消退时间及有效率方面均优于利巴韦林。金莲清热泡腾片的空白对照及安慰剂对照研究显示，本品治疗手足口病有一定疗效。本病为自限性疾病，一般病程在 1 周左右，因此常选择退热时间、皮疹 / 口腔疱疹开始或完全消退时间，并以两者为主要内容的有效率为主要评价指标。纳入的研究，疗效评定标准主要从体温、皮疹 / 口腔疱疹两个方面制定，选取合理便于观察。但纳入文献数量及质量有限，且无法联系原文作者，对文献的质量评价可能与实际不符，从而影响评价的质量，期待以后的研究者在报道研究成果时，尽可能详细地报道随机方法、盲法及分配隐藏的操作等内容。

【评介】

金莲清热泡腾片是根据汉·张仲景《伤寒论》中的白虎汤和清代吴鞠通《温病条辨》中的增液汤加减化裁而来的纯中药复方制剂，具有清热解毒、利咽生津、止咳祛痰之功效。近年来，研究者们开展了多项金莲清热泡腾片治疗小儿手足口病（普通型）的临床试验，但质量良莠不齐，得出的证据等级也存在一定差异，难以达到为临床应用提供科学依据的目的。鉴此，在胡思源教授的指导下，硕士研究生武建婷等采用 Cochrane 系统研究方法，从有效性角度对既存文献进行系统性检索、筛选、评价、分析，并总结成文发表于《河南中医》2017 年第 37 卷第 9 期。本文最终纳入 8 项 RCT 试验，分析结果显示金莲清热泡腾片在缩短退热时间、皮疹完全消退时间，提高有效率上存在一定优势。然而，由于所纳入文献数量较少、质量较低，其研究结果的真实性需进一步校验，故提示仍需更多高质量的 RCT 进一步支持。

（周子楠）

第十四章

精神疾病

第一节　循证研究与经验

一、金童颗粒治疗小儿抽动障碍的临床研究

【摘要】

目的：观察金童颗粒治疗小儿抽动障碍肾阴亏损、肝风内动证的有效性及临床应用的安全性。**方法：**试验采用分层区组随机、阳性药平行对照、双盲双模拟、多中心临床研究的方法，7 家医疗机构计划观察小儿抽动障碍肾阴亏损、肝风内动证患者 469 例，按3：1 比例分为试验组和对照组。两组分别用金童颗粒和泰必利片，疗程为 6 周。**结果：**疾病疗效、证候疗效愈显率、总有效率的组间比较，差异均无显著性意义（$P > 0.05$）；设 $\alpha=0.05$、$\beta=0.2$、$\Delta=0.15$，疾病疗效的非劣效性检验成立，试验组不低于对照组；YGTSS积分、运动性抽动积分、发声性抽动积分的疗前、疗后、治疗前后差值的组间比较，除疗后 YGTSS 积分、运动性抽动积分外，差异均无显著性意义（$P > 0.05$）。**结论：**金童颗粒治疗小儿抽动障碍肾阴亏损、肝风内动证有效，疗效不劣于阳性对照药泰必利片，且临床使用安全。

【正文】

金童颗粒是北京首儿金童医药科技开发有限公司申办的中药六类新药，主治小儿抽动障碍肾阴亏损、肝风内动证。天津中医药大学第一附属医院等全国 7 家临床试验机构，于2005 年 11 月至 2006 年 10 月对该药进行了Ⅲ期确证性临床试验，现报告试验结果。

1 资料与方法

1.1 试验设计

本项试验采用区组随机、阳性药平行对照、双盲双模拟、多中心临床研究的方法。所

选病证为小儿抽动障碍肾阴亏损、肝风内动证，按 3 ∶ 1 比例分为试验组和对照组。计划试验组入选 357 例，对照组 119 例，共 476 例。

1.2　诊断标准

1.2.1　西医诊断标准参照 1994 年美国精神病学会出版的《精神神经病诊断统计手册》第四版（DSM- Ⅳ）中的抽动障碍的诊断标准。儿童抽动障碍病情分度参照耶鲁抽动症整体严重程度量表（YGTSS）制定。

1.2.2　中医证候辨证标准（肾阴亏损、肝风内动证）参考普通高等教育"十五"国家级规划教材《中医儿科学》制定。主症：运动抽动；发声抽动。次症：两颧潮红；手足心热；潮热盗汗；急躁易怒；失眠多梦，眩晕耳鸣。舌苔脉象：舌红少津；苔光剥；脉弦或弦细数。具备主症 1 项 + 次症 2 项以上，参考舌苔脉象，即可确立辨证。

1.3　中医证候分级量化标准

主症运动性抽动、发声性抽动，以 YGTSS 评分 0 分、1~10 分、10~18 分、19~25 分，分为（－）（＋）（＋＋）（＋＋＋）四级，分别记 0、2、4、6 分。次症及舌脉，按症状的轻重有无，分为无、有二级，分别记 0、1 分。

1.4　纳入标准

1）符合"小儿抽动障碍"诊断标准，并符合中医肾阴亏损、肝风内动证辨证标准；2）年龄 4~14 岁；3）抽动持续 2 周以上，近 2 周内未使用过任何相关治疗药物；4）家长或其他法定监护人签署了知情同意书。

1.5　排除标准

1）舞蹈症、肝豆状核变性、癫痫肌阵挛、药源性锥体外系症状和其他锥体外系疾病；2）重度抽动症患者，和抽动症伴发多动症者；3）合并心血管、肝肾和造血系统等原发性疾病患者；4）不能用试验病证病情解释的血肌酐（Cr）、血尿素氮（BUN）谷丙转氨酶（GPT）或谷草转氨酶（GOT）增高，尿蛋白"++"以上和尿红细胞"++"以上者；5）过敏性体质（对两类以上物质过敏）或对已知本制剂组成成分过敏者；6）患儿不能合作或正在参加其他药物试验者；7）根据医生判断，容易造成失访者。

1.6　脱落病例标准

1）出现过敏反应或严重不良事件，根据医生判断应停止试验者；2）试验过程中，患者继发感染，或发生其他疾病，影响疗效和安全性判断者；3）受试者依从性差（试验用药依从性＜80％），或自动中途换药或加用本方案禁止使用的中西药物者；4）各种原因的中途破盲病例；5）无论何种原因，患者不愿意或不可能继续进行临床试验，向主管医生提出退出试验要求而中止试验者；6）受试者虽未明确提出退出试验，但不再接受用药及检测而失访者。

1.7　剔除病例标准

1）随机化后，发现不符合纳入标准或符合排除病例标准者；2）随机化后未曾服用试验药物者；3）随机化后即自动脱落失访，无疗后访视记录者。

1.8　用药方法

试验组金童颗粒（每袋 6g）：4~7 岁，每次 6g，每日 2 次；7⁺~10 岁，每次 9g，每日 2 次；10⁺~14 岁，每次 12g，每日 2 次，口服。同时服用空白泰必利片模拟药。疗程 6 周。

对照组泰必利片（每片 100mg）：4~7 岁，每次 50mg，每日 2 次；7$^+$~10 岁，每次 75mg，每日 2 次；10$^+$~14 岁，每次 100mg，每日 2 次，口服。同时服用空白金童颗粒模拟药。疗程 6 周。

1.9 观察指标及时点

1）人口学资料，在基线点进行观察。2）疗效性指标，分疾病疗效、证候疗效、YGTSS 计分和、证候计分和，以及主症、次症和异常舌脉，在基线点、第 2 周末 ±2 天、4 周末 ±4 天、6 周末 ±6 天（试验终点）观察。3）安全性评价指标，包括可能出现的不良反应症状、一般体检项目、血、尿、便常规、心电图、肝、肾功能等实验室指标，在基线点和试验终点观察；对于临床控制病例，于用药结束后第 6 周末 ±1 周进行随访。对于发生不良事件应追踪观察，直到得到妥善解决或病情稳定。

1.10 不良事件观察

不良反应判断肯定有关、可能有关、无法判定、可能无关、肯定无关五级。前 3 项视为药物的不良反应。

1.11 疗效判定

1.11.1 疾病疗效评价标准

1）临床控制：抽动发作完全缓解，即使偶有轻度发作不需用药即可缓解；YGTSS 评分改善率 > 95%。2）显效：抽动发作较治疗前明显减轻；YGTSS 评分改善率 > 75%，≤ 95%。3）有效：抽动症状有所减轻；YGTSS 评分改善率 > 50%，≤ 75%。4）无效：临床症状无改善或反而加重；YGTSS 评分改善率 ≤ 50%。YGTSS 评分改善率 = [（疗前总积分 – 疗后总积分）] / 疗前总积分 ×100%。

1.11.2 中医证候疗效标准

1）临床控制："证候计分和"减少 > 95%。2）显效："证候计分和"减少 > 70%，≤ 95%。3）有效："证候计分和"减少 > 30%，≤ 70%。4）无效："证候计分和"减少 ≤ 30%。

1.12 统计分析方法

所有临床病例资料经认真审核确认完整无误后交统计分析师，利用 Access 进行数据双输录入，经核对无误后将数据锁定，再运用 SAS v8.2 统计软件按要求进行全分析集（FAS）和符合方案分析集（PPS）的相应统计处理与分析，得出两组各项指标差异是否有统计学意义的结论。根据研究目的和资料的性质选用适合的统计方法，如 χ^2 检验、t 检验、方差分析、Wilcoxon 符号秩和检验等。应用 CMH χ^2 检验比较两组的有效率以控制各中心混杂因素的影响。除非劣效检验外，所有的检验水准均定为 0.05。

2 结果

2.1 病例分布

共入选 469 例受试者，试验组 352 例，其中剔除 11 例，脱落 8 例；对照组 117 例，其中剔除 1 例，脱落 4 例。按统计分析计划，449 例患者进入 PP 分析总体，457 例患者 ITT 分析总体和安全性分析总体。全部病例均签署知情同意书。

2.2 可比性分析

试验前两组基线特征，除感染因素、4~7岁运动性抽动、10~14岁发声性抽动及YGTSS积分外，两组之间差异均无显著性意义，PP分析、ITT分析的结论一致，具有可比性。

2.3 疗效分析

2.3.1 两组疾病疗效比较（PP）

金童颗粒组336例，临床控制29例，显效73例，有效155例，无效79例，控显率为30.33%，总有效率为76.46%；泰必利组113例，临床控制8例，显效23例，有效51例，无效31例，疾病控显率为27.43%，总有效率为72.56%。组间差异无统计学意义（CMH χ^2=0.918, P=0.338）；两组疾病疗效控显率的非劣效检验成立，即试验组疗效不劣于对照组（统计值 u=4.046, $P < 0.05$），说明两种药物疗效相近。ITT分析与PP分析的结论一致。

2.3.2 两组中医证候疗效比较（PP）

金童颗粒组336例，临床控制22例，显效94例，有效200例，无效20例，愈显率为34.48%，总有效率为94%；泰必利组113例，临床控制5例，显效33例，有效68例，无效7例，愈显率为33.6%，总有效率为93.78%。两组比较，差异无统计学意义（CMH χ^2=0.124，$P > 0.05$）。ITT分析与PP分析的结论一致。

2.3.2 两组运动性抽动积分、发声性抽动积分、YGTSS积分变化情况比较（PP）

金童颗粒组运动性抽动、发声性抽动、YGTSS积分治疗前后自身比较，Z值分别为20.679、13.27、19.745，$P < 0.001$，治疗后较疗前抽动症状明显改善。上述三项指标疗前、疗后和治疗前后差值的组间比较，只运动性抽动积分、YGTSS积分，组间差异有显著性意义，试验组积分小于对照组外，其余差异均无显著性意义，见表1。

表1 两组运动性抽动、发声性抽动、YGTSS积分变化情况比较（PP）

时间	试验组			对照组			统计量	P 值
	n	Mean	Std	n	Mean	Std		
运动性抽动积分								
疗前	336	14.43	3.49	113	14.28	4.33	Z=-0.37	0.71
疗后	336	5.85	3.47	113	6.58	3.96	Z=2.056	0.04
疗前－疗后	336	8.58	3.97	I13	9.12	3.61	Z=-1.769	0.077
发声性抽动积分								
疗前	336	8.51	5.9	113	2.08	3.2	Z=0.552	0.58
疗后	336	2.52	3.59	113	3.04	3.8	Z=1.286	0.20
疗前－疗后	336	5.99	5.33	113	6.12	4.93	Z=0.247	0.805
YGTSS 积分								
疗前	336	22.93	7.7	113	23.43	8.83	Z=-0.02	0.98
疗后	336	8.3	5.86	113	9.58	6.73	Z=2.056	0.04
疗前－疗后	336	14.6	7.48	113	13.9	7.53	Z=-1.054	0.292

2.3.3 中医证候单项评分

各中医证候单项评分历时变化的组间比较结果显示，两组差异均无显著性统计学意义；自身前后比较，两组疗后2周、4周、6周的改善值差异均有显著性意义，PP分析、ITT分析的结论一致。

2.3.4 试验影响因素

两组合并用药、用药依从性比较，差异均无显著性意义。PP 分析、ITT 分析的结论一致。

2.4 安全性分析

本次试验共发生 13 例不良事件，其中试验组 8 例，包括上感 4 例，肺炎 2 例，头晕 2 例；对照组 5 例，包括上感 2 例，头晕 2 例，肺炎 1 例，经研究者判断，两组各有 2 例头晕可能与试验用药有关，另外 9 例均与试验用药无关，两组比较差异无显著性统计学意义，上述不良反应均属轻度，未见严重不良事件发生。两组实验室检查均无与试验用药有关的异转或异常加重。两组生命体征变化差异均无显著性意义。

3 讨论

小儿抽动障碍近年来发病率呈逐渐上升的趋势，患儿的生活和学习受到了严重的影响，造成了患儿及家属的极大痛苦。小儿抽动障碍属于中医学"内风证"范畴，《内经》云："诸风掉眩皆属于肝。"肝肾同源，肝藏血主筋，肾为先天之本，藏精，内藏元阴元阳，精血互生，抽动的发生可属于筋失濡养之证，其根本是肝肾亏虚，水不涵木，以本虚标实为其基本病机。

金童颗粒是治疗小儿抽动障碍的临床经验方，由北京首儿金童医药科技开发有限公司研制，其处方组成为天麻、熟地黄、钩藤、龙胆、龙骨、青礞石、法半夏等，具有滋阴补肾、平肝息风、化痰宁神之功能。主治小儿抽动障碍，证属肾阴亏损、肝风内动型，症见头、颈、五官及躯干部肌肉时有不自主抽动或喉中发出异常声音，神思涣散，注意力欠集中，小动作多，性情急躁等，舌红苔少，脉弦细。

方中熟地滋补肝肾之阴以治本，钩藤、天麻平肝息风，龙胆清肝以治标。由于肾生髓，脑为髓海，脑肾相通，肾阴不足，肝风上越，扰动脑神，因此，患儿常出现神不守舍，注意力不能集中，故用龙骨重镇安神。中医理论认为"怪病多痰"，青礞石、法半夏可清化痰浊。诸药合用可起到滋补肝肾、镇肝息风、化痰宁神之功。

本项研究表明，金童颗粒治疗小儿抽动障碍肾阴亏损、肝风内动证有效，其疗效不劣于阳性对照药泰必利片，对于运动性抽动，其疗效好于泰必利片，且安全性较好。充分证实了该药滋阴补肾、平肝息风、化痰宁神之功效，适用于治疗小儿抽动障碍。

【评介】

金童颗粒（即九味熄风颗粒）是由北京首儿金童医药科技开发有限公司开发研制的第 6 类中药新药，具有滋阴补肾、平肝息风、化痰宁神之功效，主治肾阴亏损、肝风内动证小儿抽动障碍。该药是国内首个经规范临床研究上市的、用于儿童抽动障碍的中药新药。本研究为该药的Ⅲ期临床试验，胡思源教授在马融教授指导下，主持了方案设计、统计分析和研究总结工作。本文发表于《环球中医药》2010 年第 3 卷第 1 期。结果表明，该药在改善肾阴亏损、肝风内动型儿童抽动障碍的抽动症状疗效不劣于对照药泰必利片，且安全性较好。

（李瑞本）

二、九味熄风颗粒治疗小儿抽动障碍肾阴亏损、肝风内动证的疗效观察

【摘要】

目的：评价九味熄风颗粒治疗小儿抽动障碍肾阴亏损、肝风内动证的有效性和安全性。**方法**：采用随机、双盲、安慰剂平行对照、多中心临床研究、优效性检验的方法。将天津中医药大学第一附属医院等4家中心就诊的抽动障碍患儿144例，按照1:1比例随机分配至治疗组和对照组，每组72例。治疗组服用九味熄风颗粒，对照组服用其安慰剂。疗程为6周。**结果**：治疗后，对照组和治疗组疾病疗效总有效率分别为25.00%、78.26%，中医征候疗效总有效率分别为67.65%、95.65%，两组比较差异有统计学意义（$P < 0.05$）。治疗后，两组运动积分、发声积分、总积分均显著降低，同组治疗前后差异有统计学意义（$P < 0.05$）；治疗后治疗组运动积分、发声积分、总积分低于对照组，治疗组YGTSS积分变化差值大于对照组，两组比较差异有统计学意义（$P < 0.05$）。治疗后，治疗组运动抽动评分、发声抽动评分中2分的患者例数明显多于对照组，4分的患者例数明显少于对照组；治疗组发声抽动评分中0分的患者例数明显多于对照组，两组比较差异有统计学意义（$P < 0.05$）。治疗组手足心热、潮热盗汗、急躁易怒的0分评分患者例数明显多于对照组，1分的患者例数少于对照组，两组比较差异有统计学意义（$P < 0.05$）。**结论**：九味熄风颗粒治疗小儿抽动障碍肾阴亏损、肝风内动证有效，优于安慰剂，且使用安全。

【正文】

九味熄风颗粒（原金童颗粒）是江苏康缘药业股份有限公司生产的用于治疗小儿抽动障碍肾阴亏损、肝风内动证的6类中药新药。Ⅱ、Ⅲ期临床试验结果表明，九味熄风颗粒治疗小儿抽动障碍肾阴亏损、肝风内动证，可改善YGTSS评分及各项症状，并在疾病疗效和证候疗效方面不劣于盐酸硫必利片，且未发现严重不良事件。应原国家食品药品监督管理局药品审评中心《补充材料通知》（药审补字［2009］150号）要求，开展了九味熄风颗粒与安慰剂对照治疗小儿抽动障碍肾阴亏损、肝风内动证分层区组随机、双盲、平行对照、多中心临床试验。

1 资料和方法

1.1 试验目的
评价九味熄风颗粒治疗小儿抽动障碍肾阴亏损、肝风内动证的有效性和安全性。

1.2 试验设计
采用按分层区组随机、双盲双模拟、安慰剂平行对照、多中心临床研究、优效性检验的方法。所选病证为小儿抽动障碍肾阴亏损、肝风内动证，纳入受试者共144例，按1:1随机分配至治疗组和对照组，由天津中医药大学第一附属医院、辽宁中医药大学附属医院、湖北中医药大学附属医院、河南中医药大学第一附属医院共4家中心共同承担。

1.3 诊断标准

1.3.1 西医标准

抽动障碍的诊断标准参照 1994 年美国精神病学会出版的《精神神经病诊断统计手册》第四版制定。

1.3.2 中医标准

肾阴亏损、肝风内动证中医证候辨证标准 参考全国高等中医药院校规划教材《中医儿科学》拟定。主症：运动抽动；发声抽动。次症：两颧潮红；手足心热；潮热盗汗；急躁易怒；失眠多梦；眩晕耳鸣。舌苔脉象：舌红少津、苔光剥、脉弦有力或弦细数。具备主症 1 项＋次症 2 项以上，参考舌苔脉象，即可确立辨证。

1.4 受试者选择与退出

1.4.1 纳入标准

符合"抽动障碍"西医诊断标准和中医肾阴亏损、肝风内动辨证标准；年龄 4~14 岁；抽动持续 1 年以上，近 4 周内未使用过任何相关治疗药物；患儿父母或其他法定监护人知情同意，并签署知情同意书。

1.4.2 排除标准

难治性 Tourette 综合征（即经过常规药物氟哌啶醇、盐酸硫必利片等治疗 1 年以上效果不好，病程迁延不愈者），尚未界定的抽动障碍和抽动症伴发多动症者；舞蹈症、肝豆状核变性、癫痫肌阵挛、药源性锥体外系症状和其他锥体外系疾病；合并心血管、肝肾和造血系统等原发性疾病患者；不能用所试验病证病情解释的血肌酐、血尿素氮和谷丙转氨酶、谷草转氨酶增高，尿蛋白"++"以上和尿红细胞"++"以上者；过敏性体质（对两类以上物质过敏）或对已知本制剂组成成分过敏者；患儿不能合作或正在参加其他药物试验者；根据医生判断，容易造成失访者。

1.4.3 受试者入选情况

共入选受试者 144 例，治疗组、对照组均为 72 例；剔除 2 例，脱落 5 例。137 例患者进入 PPS 分析，144 例进入 FAS 分析，143 例进入安全性分析。入选受试者男性120 例，女性 24 例；年龄 4~14 岁，平均年龄（9.49 ± 2.71）岁；病程 1~8 年，平均病程（1.94 ± 1.29）年。其中，治疗组男性 61 例，女性 11 例；年龄 4~14 岁，平均年龄（9.79 ± 2.85）岁；病程 1~8 年，平均病程（2.04 ± 1.50）年。对照组男性 59 例，女性 13 例；年龄 4~14 岁，平均年龄（9.18 ± 2.55）岁；病程 1~8 年，平均病程（1.83 ± 1.04）年。

1.4.4 可比性分析

全部进入 PPS、FAS 分析总体的患者，两组之间基线特征（人口学资料、家族史、疾病情况、YGTSS 抽动积分、社会损害程度、YGTSS 量表抽动单项评分及中医单项证候评分）比较差异均无统计学意义，具有可比性。

1.5 药物

九味熄风颗粒由江苏康缘药业股份有限公司生产，规格为每袋 6g，产品批号 090401；九味熄风颗粒模拟剂由江苏康缘药业股份有限公司生产，规格为每袋 6g，产品批号 090401。

1.6 治疗方法

治疗组和对照组分别口服九味熄风颗粒、九味熄风颗粒模拟剂，4~7 岁，每次 6g；

7~10 岁，每次 9g；10~14 岁，每次 12g，每日 2 次。两组均连续治疗 6 周。试验期间，受试者不得使用本方案规定以外的镇静药、抗精神病药及可乐定、肌苷等西药和具有补益肝肾、平肝息风类中药。

1.7 有效性评价

1.7.1 有效性指标

疾病疗效总有效率；YGTSS 量表中抽动积分、社会功能受损情况、运动性抽动和发声性抽动因子分；中医证候疗效、中医证候单项评分。其中以疾病疗效总有效率为主要指标。

1.7.2 中医证候评分量表

参照《中医儿科学》《中药新药临床研究指导原则（试行）》制定。主症为"发声抽动""运动抽动"，按有、10 <抽动总分≤ 15、15 <抽动总分≤ 20、20 <抽动总分≤ 25，分别赋分 0、2、4、6 分。次症为"两颧潮红""手足心热""潮热盗汗""急躁易怒""失眠多梦""眩晕耳鸣"，分别按照有、无，赋分 0、1 分。舌质淡红为 0 分，舌红少津为 1 分；舌苔薄白为 0 分，苔光剥为 1 分；平脉为 0 分，脉弦有力或弦细数为 1 分。

1.7.3 YGTSS 量表

包括 YGTSS 抽动症状严重程度评分和功能损害严重程度情况评分两个部分。前者分为运动性抽动和发声性抽动两个维度，分别对抽动类型、抽动频度、抽动强度、复杂程度、干扰性 5 个条目评分，每条作 0~5 分。后者按严重程度作 0~50 分，六级评分。

1.7.4 疗效评价标准

（1）疾病疗效评定标准。临床控制：抽动发作完全缓解，即使偶有轻度发作不需用药即可缓解，YGTSS 抽动积分减分率＞ 95%；显效：抽动发作较治疗前明显减轻，75% < YGTSS 抽动积分减分率≤ 95%；有效：指抽动症状有所减轻，50% < YGTSS 抽动积分减分率≤ 75%；无效：临床症状无改善或反而加重，YGTSS 抽动积分减分率≤ 50%。

YGTSS 抽动积分减分率＝（治疗前 YGTSS 抽动积分－治疗后 YGTSS 抽动积分）/治疗前 YGTSS 抽动积分 ×100%。

总有效率＝（临床控制例数＋显效例数＋有效例数）/总例数 ×100%。

（2）中医证候疗效评定标准。临床控制：证候计分值减少率＞95%；显效：证候计分值减少率 70%~95%；有效：证候计分值减少率 30%~70%；无效：指证候计分值减少率＜ 30%。

证候计分值减少率＝（治疗前总积分和－治疗后总积分和）/治疗前总积分 ×100%。

总有效率＝（临床控制例数＋显效例数＋有效例数）/总例数 ×100%。

1.8 安全性评价

1.8.1 安全性指标

临床不良事件和 / 或不良反应发生率；生命体征；实验室检查（血尿便常规、肝肾功能）。

1.8.2 不良事件与试验药物因果关系判断标准

采用国家中医药管理局推荐的评分法（1994 年版），将肯定、很可能、可能、可疑 4 项视为药物的不良反应。

1.9 统计学方法

采用 SAS v9.3 统计分析软件对所得数据进行统计学处理。对定量数据，各组间的比较，采用方差分析。对定性数据，各组间比较，用 χ^2 检验 /Fisher 精确概率法、Wilcoxon 秩和检验；若考虑到中心或其他因素的影响，采用 CMH χ^2 检验；主要指标进行优效性检验（Δ=0.25）。除特别说明外，各组间整体比较检验水准，取双侧 α=0.05。

2 结果

2.1 两组疾病疗效比较

PPS 分析结果显示，对照组患者临床控制 2 例，显效 5 例，有效 10 例，总有效率为 25.00%；治疗组临床控制 4 例，显效 18 例，有效 32 例，总有效率为 78.26%，两组总有效率比较差异有统计学意义（$P < 0.05$）。其总有效率组间差值的 97.5%CI，治疗组 – 对照组为 53.26%（0.3653，+ ∞），提示在治疗小儿抽动障碍（肾阴亏损、肝风内动证）的疾病疗效方面，治疗组在优效界值为 0.25 的情况下，优于对照组。FAS 分析与其结论一致。见表 1。

表 1　两组疾病疗效比较

组别	n/ 例	临床控制 / 例	显效 / 例	有效 / 例	无效 / 例	总有效率 /%
对照	68	2	5	10	51	25.00
治疗	69	4	18	32	15	78.26*

注：* 与对照组比较：$P < 0.05$。

2.2 两组中医证候疗效比较

治疗后，对照组显效 9 例，有效 37 例，总有效率为 67.65%；治疗组临床控制 3 例，显效 23 例，有效 40 例，总有效率 95.65%，两组总有效率比较差异有统计学意义（$P < 0.05$），见表 2。

表 2　两组中医证候疗效比较

组别	n/ 例	临床控制 / 例	显效 / 例	有效 / 例	无效 / 例	总有效率 /%
对照	68	0	9	37	22	67.65
治疗	69	3	23	40	3	95.65*

注：* 与对照组比较，$P < 0.05$。

2.3 两组 YGTSS 积分比较

治疗后，两组运动积分、发声积分、总积分均显著降低，同组治疗前后差异有统计学意义（$P < 0.05$）；治疗后治疗组运动积分、发声积分、总积分低于对照组，治疗组 YGTSS 积分变化差值大于对照组，两组比较差异有统计学意义（$P < 0.05$），见表 3。

表 3　两组 YGTSS 积分比较

组别	n/ 例	观察时间	运动积分 / 分	发声积分 / 分	总积分 / 分
对照	68	治疗前	12.72 ± 4.08	8.21 ± 5.27	20.93 ± 7.65
		治疗后	8.79 ± 4.46*	4.88 ± 5.01*	13.68 ± 8.43*
		变化差值	3.93 ± 3.93	3.32 ± 4.10	7.25 ± 6.78

组别	n/ 例	观察时间	运动积分 / 分	发声积分 / 分	总积分 / 分
治疗	69	治疗前	12.77 ± 2.96	8.29 ± 5.55	21.06 ± 7.68
		治疗后	$5.35 \pm 3.28^{*▲}$	$2.30 \pm 3.50^{*▲}$	$7.65 \pm 6.02^{*▲}$
		变化差值	$7.42 \pm 3.53^{\#}$	$5.99 \pm 4.82^{\#}$	$13.41 \pm 7.2^{\#}$

注：*与组治疗前比较，$P < 0.05$；▲与对照组治疗后比较，$P < 0.05$；#与对照组比较，$P < 0.05$。

2.4 两组中医证候单项评分比较

治疗后，治疗组运动抽动评分、发声抽动评分中 2 分的患者例数明显多于对照组，4分的患者例数明显少于对照组；治疗组发声抽动评分中 0 分的患者例数明显多于对照组，两组比较差异有统计学意义（$P < 0.05$）。治疗组手足心热、潮热盗汗、急躁易怒的 0 分评分患者例数明显多于对照组，1 分的患者例数少于对照组，两组比较差异有统计学意义（$P < 0.05$），见表 4、5。PPS 分析、FAS 分析的结论一致。

表 4 两组中医证候主症评分比较（例）

组别	n	运动抽动评分				发声抽动评分			
		0分	2分	4分	6分	0分	2分	4分	6分
对照	68	7	37	22	2	28	32	7	1
治疗	69	8	55^{*}	6^{*}	0	42^{*}	26^{*}	1^{*}	

注：*与对照组比较，$P < 0.05$。

表 5 中医证候次症评分比较（例）

组别	n	两颧潮红		手足心热		潮热盗汗		急躁易怒		失眠多梦		眩晕耳鸣	
		0分	1分	0分	1分	0分	1分	0分	1分	0分	1分	0分	1分
对照	68	56	12	33	35	41	27	28	40	51	17	66	2
治疗	69	57	12	47^{*}	22^{*}	53^{*}	16^{*}	40^{*}	29^{*}	59	10	68	1

注：*与对照组比较，$P < 0.05$。

2.5 安全性分析

本次试验中，共有 5 例不良事件发生。治疗组有 1 例"足背感染"，1 例"上感"，对照组有 1 例"气管炎"，2 例"上感"，均由研究者判定为与试验用药肯定无关，不属于药物不良反应。临床不良事件发生率，治疗组为 2.82%，对照组为 4.17%，两组比较差异无统计学意义。各组生命体征（体温、呼吸、心率、血压）与实验室检查（血尿便常规、肝肾功能）治疗前后变化分析，未发现与九味熄风颗粒有关的异常临床改变。

3 讨论

抽动障碍是起病于儿童或青少年时期，以不自主、反复、突发、快速、重复、无节律性的一个或多个部位抽动和 / 或发声抽动为主要特征的一组综合征。近年来其发病率呈逐渐增高的趋势，5%~20% 的学龄儿童曾有短暂性抽动障碍病史，慢性抽动障碍儿童少年期患病率为 1%~2%，Tourette 综合征患病率为 0.1%~0.5%，以男孩多见。其发病机制尚不明确，现认为可能与遗传因素、生物因素、环境因素、免疫功能紊乱等在儿童生长发育过程中的相互作用有关。

九味熄风颗粒（原金童颗粒）是北京著名老中医邹治文的临床经验方，主要组分为天麻、熟地黄、钩藤、龙胆、龟甲、龙骨、僵蚕、青礞石、法半夏，具有滋阴补肾、平肝息风、化痰宁神之功效，主治小儿抽动障碍（肾阴亏损、肝风内动证），喉中发出异常声音，神思涣散，注意力欠集中，小动作多，性情急躁等。有关九味熄风颗粒药理机制的研究表明，本品可能通过降低大鼠纹状体内多巴胺水平，改善大鼠神经生化因素，以及降低 CD^{8+} 的比例，调节免疫功能来改善抽动障碍的临床表现。古代中医学文献中并无此病名，现多认为属"慢惊风""抽搐""瘛疭""肝风证"等范畴。本病责之于肝、肾、脾，以肝肾亏虚，水不涵木，筋失濡养，肝风内动的本虚标实为根本病机，治疗以补肾滋阴息风、健脾祛痰为主。九味熄风颗粒中诸药共用，奏补肾、平肝、止痉、化痰之效。

研究结果表明，九味熄风颗粒治疗小儿抽动障碍肾阴亏损、肝风内动证有效，且在改善抽动及发声症状、减低社会功能受损程度、改善肝肾亏虚、肝风内动证方面疗效较好，临床应用安全性良好。

【评介】

九味熄风颗粒（上市前称金童颗粒、天地草颗粒）是由江苏康缘药业股份有限公司生产的用于治疗小儿抽动障碍肾阴亏损、肝风内动证的第 6 类中药新药。本研究为该药的注册补充临床试验。试验设计采用了分层区组随机、双盲、多中心临床试验的方法。试验结果表明，九味熄风颗粒具有明显改善肾阴亏损、肝风内动型抽动障碍患儿的抽动及发声症状、减低社会功能受损程度、改善中医证候等功效，且临床应用安全。本试验由胡思源教授带领团队负责方案设计、统计分析和研究总结等工作。相关研究结果由团队成员杜春燕整理成文，发表于《现代药物临床》2017 年 4 月第 32 卷第 4 期。

（李瑞本）

三、菖麻熄风片治疗小儿多发性抽动症肝风内动夹痰证Ⅲ期临床研究

【摘要】

目的：确证评价菖麻熄风片治疗小儿多发性抽动症肝风内动夹痰证的有效性和安全性。**方法：**采用区组随机、双盲双模拟、阳性药平行对照、多中心临床研究的方法。438 例患者进入全分析数据集，治疗组 328 例，对照组 110 例。治疗组口服菖麻熄风片与硫必利片模拟药，3 次 / 天，4~6 岁，1 片 / 次；7~11 岁，2 片 / 次，12~18 岁，3 片 / 次；对照组口服硫必利片与菖麻熄风片模拟药，2 次 / 天，4~6 岁，1/3 片 / 次；7~11 岁，1/2 片 / 次；12~18 岁，1 片 / 次。两组均治疗 4 周。观察两组的 YGTSS 抽动积分、临床疗效、YGTSS 社会功能损害、中医证候疗效和单项证候疗效，并对其依从性和安全性进行评价。**结果：**治疗组和对照组临床疗效的总有效率分别为 86.59%、82.73%，且治疗组患儿抽动的疗效不劣于对照组。YGTSS 抽动积分、社会功能损害、中医证候疗效和单项证候疗效的组间比较，差异均无统计学意义。PPS 与 FAS 分析结论一致。试验中，未发现菖麻熄风片的不良反应，不良反应发生率低于硫必利片且有统计学意义。**结论：**菖麻熄风片对小儿多发性抽

动症肝风内动夹痰证有效，疗效不劣于硫必利片，并且未提示更高的临床应用风险。

【正文】

菖麻熄风片（原名熄风止动片）是根据黑龙江省名老中医卢芳教授多年临床经验方，由黑龙江省济仁药业有限公司按中药新药第 6 类的要求研发而成，组方包括白芍、天麻、石菖蒲、珍珠母、远志。Ⅱ期探索性临床试验结果表明该药对于小儿多发性抽动症肝风内动夹痰证治疗有效，与临床常用的一线抗抽动药物硫必利片比较，差异无显著性意义，且临床应用安全性较好。本次Ⅲ期临床试验目的在于确证评价菖麻熄风片相对于硫必利片的临床有效性和安全性。

1 资料与方法

1.1 一般资料

采用中心分层的区组随机、双盲双模拟、阳性药平行对照、多中心临床研究的方法。所选病证为小儿多发性抽动症肝风内动夹痰证。分别由河南中医学院第一附属医院、黑龙江中医药大学附属第一医院、湖北省中医院、辽宁中医药大学附属医院、山东中医药大学附属医院、天津中医药大学第一附属医院 6 家临床研究中心共同承担，每中心 76 例。本试验 6 家参试单位实际入选患者 444 例，其中，试验组入选 333 例，对照组入选 111 例；脱落 15 例，剔除 6 例。按统计分析计划，423 例患者进入符合方案数据集（PPS），438 例患者进入全分析数据集（FAS），439 例患者进入安全性数据集（SS）。全部病例均签署知情同意书。

1.2 诊断标准

小儿多发性抽动症西医诊断标准参照《中国精神障碍分类与诊断标准》第 3 版（CCMD–Ⅲ）。肝风内动夹痰证参考《实用中医儿科学》《现代儿童心理行为疾病》。

1.3 纳入标准

1）符合小儿多发性抽动症西医诊断标准，并符合肝风内动夹痰辨证标准者；2）年龄在 4~18 岁者；3）法定监护人及受试患儿知情同意，并签署知情同意书者。

1.4 排除标准

1）可用其他疾病解释的不自主运动者，如风湿性舞蹈病、亨廷顿舞蹈病、肝豆状核变性、手足徐动症、肌阵挛、急性运动障碍、癔症的痉挛发作、癫痫和儿童精神分裂、药源性锥体外系症状和其他锥体外系疾病等；2）抽动症伴发多动症者；3）脑电图检查见有痫性放电者；4）合并心脑血管、肝肾和造血系统等原发性疾病患者；5）过敏性体质（对两类以上物质过敏）或对已知本制剂组成成分过敏者；6）患儿不能合作或正在参加其他药物试验者；7）根据医生判断，容易造成失访者。

1.5 药物

菖麻熄风片，规格每片 0.53g，产品批号 100202，菖麻熄风片模拟药，每片 0.1g，产品批号 100203，均由黑龙江省济仁药业有限公司提供；硫必利片，规格每片 0.1g，产品批号 P3606005，硫必利片模拟药，每片 0.53g，产品批号 100201，均由天津中新药业集团股份有限公司新新制药厂生产。

1.6 分组与用药方法

根据Ⅱ期临床试验结果，菖麻熄风片和硫必利片治疗小儿多发性抽动症的总有效率均为81.48%，设非劣效界值δ=0.12，α=0.05，β=0.2，并考虑安全性观察的需要和10%脱落剔除率，按非劣效检验样本量估算公式，最终计划纳入治疗组328例，对照组110例。其中治疗组男265例，女63例，平均年龄（9.86±2.92）岁，平均身高（139.93±17.64）cm，平均体质量（35.28±13.67）kg，既往史情况无324例，有4例，药物过敏史无318例，有10例；对照组男87例，女23例，平均年龄（9.35±2.94）岁，平均身高（137.7±18.16）cm，平均体质量（34.39±13.1）kg，既往史情况无106例，有4例，药物过敏史无103例，有7例。两组比较差异均无统计学意义。FAS与PPS分析结论一致，具有可比性。

治疗组口服菖麻熄风片与硫必利片模拟药，3次/天，4~6岁，1片/次；7~11岁，2片/次，12~18岁，3片/次；对照组口服硫必利片与菖麻熄风片模拟药，2次/天，4~6岁，1/3片/次；7~11岁，1/2片/次；12~18岁，1片/次。两组均治疗4周。试验中，纳入观察病例不得使用本方案规定以外的镇静药、抗精神病药及可乐宁、肌苷等西药和具有平肝息风、豁痰开窍类中药。

1.7 疗效观察及判定

耶鲁综合抽动严重程度量表（YGTSS）中疗效判定分为抽动（运动性、发声性）和社会功能损害2个维度。

1.7.1 YGTSS抽动积分

运动性、发声性抽动，各包括抽动类型、抽动频度、抽动强度、复杂程度、干扰性5个条目，每条按严重程度分别记0~5分，总计50分。主症（运动性和发声性抽动）分为正常、轻度、中度、重度4级，分别赋0、2、4、6分；次症（头晕心悸、多梦易醒、烦躁易怒）分正常、轻度、中度、重度4级，分别赋0、1、2、3分，异常舌脉不计分。

1.7.2 临床疗效的判定

临床控制：抽动积分值较疗前下降≥90%；显效：60%≤抽动积分值较疗前下降＜90%；有效：30%≤抽动积分值较疗前下降＜60%；无效：抽动积分值较疗前下降＜30%。总有效率＝（临床控制例数＋显效例数＋有效例数）/总例数×100%。

1.7.3 YGTSS社会功能损害

按严重程度分别记0、10、20、30、40、50分。两组社会功能损害治疗前后变化情况比较，按单项有序资料处理，以抽动社会损害程度治疗前后变化的差值等级表示，其中"–10"指治疗后比治疗前加重一个等级，其余以此类推。

1.7.4 中医证候疗效评价标准

临床控制：证候计分和减少率≥90%；显效：60%≤证候计分和减少率≤90%；有效：30%≤证候计分和减少率＜60%；无效：证候计分和减少率＜30%。总有效率＝（临床控制例数＋显效例数＋有效例数）/总例数×100%。

1.7.5 中医单项证候

两组单项中医症状（头晕心悸、多梦易醒、烦躁易怒）治疗前后变化情况比较，按单项有序资料处理，以单项证候治疗前后变化的差值等级表示，其中"–1"指治疗后比治疗前加重一个等级，其余以此类推。

1.8 不良反应

1）安全性指标：可能出现的不良事件 / 反应症状，生命体征，血常规、尿常规、便常规、心电图和肝功能（ALT 和 AST）、肾功能（BUN 和 Cr）。临床不良事件于用药后随时观察，于治疗前后检测，以不良反应发生率为主要指标。2）按肯定有关、很可能有关、可能有关、可疑有关、不可能有关 5 级，判断与试验药物的关系，将前 4 项视为药物的不良反应。

1.9 统计学方法

采用 SAS v9.1.3 统计分析软件进行数据处理。定量数据采用 t 检验，考虑协变量的影响用协方差分析。定性数据用 χ^2 检验、Fisher 精确概率法或 Wilcoxon 符号秩和检验，考虑到中心或其他因素的影响采用 CMH χ^2 检验。假设检验取双侧 α=0.05。两组疾病疗效的非劣效检验，基于总有效率的率差，采用置信区间法。

2 结果

2.1 两组的 YGTSS 抽动积分比较

治疗后，两组的 YGTSS 抽动积分均比治疗前明显下降，差异均有统计学意义（P < 0.001）。组间比较，差异均无统计学意义。见表 1。

表 1 两组的 YGTSS 抽动积分比较（FAS）

组别	n/ 例	治疗前	治疗后	治疗前－治疗后
治疗	328	22.71 ± 7.37	10.19 ± 6.52*	12.52 ± 7.21
对照	110	22.66 ± 7.00	10.53 ± 6.80*	12.14 ± 7.10

注：*与同组治疗前比较，P < 0.05。

2.2 两组的临床疗效比较

治疗后，治疗组患者临床控制 40 例，显效 104 例，有效 140 例，无效 44 例，总有效率 86.59%；对照组患者临床控制 14 例，显效 33 例，有效 44 例，无效 19 例，总有效率 82.73%。两组总有效率，经中心分层的 CMH χ^2 检验，差异无统计学意义。但以单侧 α=0.025、β=0.2，两组（治疗－对照）率差的 95%CI 为（-3.72%，11.44%），以非劣界值 δ=0.12 的非劣效检验成立，说明治疗组患儿抽动的疗效不劣于对照组。PPS 与 FAS 分析结论一致，见表 2。

表 2 两组的临床疗效比较（FAS）

组别	n/ 例	临床控制 / 例	显效 / 例	有效 / 例	无效 / 例	总有效率 /%
治疗	328	40	104	140	44	86.59
对照	110	14	33	44	19	82.73

2.3 两组的 YGTSS 社会功能损害比较

治疗后，两组的 YGTSS 社会功能损害程度治疗前后变化情况，经 Wilcoxon 符号秩和检验，差异均无显著统计学意义，PPS 与 FAS 分析结论一致，见表 3。

表 3 两组的 YGTSS 社会功能损害比较（FAS）

组别	n/ 例	治疗前—治疗后积分变化情况						
		-10	0	10	20	30	40	50
治疗	328	15	115	117	67	13	1	0
对照	110	2	38	47	17	4	1	1

2.4 两组的中医证候疗效比较

治疗后，治疗组患者临床控制 30 例，显效 127 例，有效 132 例，无效 39 例，总有效率 88.11%；对照组患者临床控制 10 例，显效 39 例，有效 43 例，无效 18 例，总有效率 83.64%。两组总有效率比较，经中心分层的 CMH χ^2 检验，差异无统计学意义。PPS 分析与 FAS 分析结论一致，见表 4。

表 4 两组的中医证候疗效比较（FAS）

组别	n/ 例	临床控制 / 例	显效 / 例	有效 / 例	无效 / 例	总有效率 /%
治疗	328	30	127	132	39	88.11
对照	110	10	39	43	18	83.64

2.5 两组的单项证候改善情况比较

治疗后，各单项症状与治疗前比较，经 Wilcoxon 符号秩和检验，差异有统计学意义（$P < 0.05$）。组间比较，经 Wilcoxon 符号秩和检验，差异无统计学意义。PPS 与 FAS 分析结论一致，见表 5。

表 5 两组单项证候疗效比较（FAS）

单项症状	组别	n/ 例	治疗前—治疗后积分变化情况					
			-2	-1	0	1	2	3
头晕心悸	治疗	328	1	7	158*	135*	27*	0
	对照	110	1	3	52	40	13	1
多梦易醒	治疗	328	0	2	106*	157*	59*	4
	对照	110	0	1	29	56	22	2
烦躁易怒	治疗	328	2	0	85*	131*	82*	28
	对照	110	1	1	26	47	30	5

注：* 与同组治疗前比较，$P < 0.05$。

2.6 依从性分析

采用药物计数法评价菖麻熄风片的依从性，结果显示，治疗组 274 例全程服用，37 例偶尔漏服，7 例服用80%以上；对照组 92 例全程服用，11 例偶尔漏服，2 例服用80%以上。两组间差异无统计学意义。

2.7 安全性分析

本次试验中，治疗组发现 1 例腹泻，1 例气管炎，1 例上呼吸道感染，经研究者判断与试验用药关系均为不可能，不认为药物不良反应；对照组发现 1 例睡眠增多、无力，1 例头晕、嗜睡，1 例头晕、乏力，1 例恶心，1 例呕吐，1 例头晕，经研究者判断与试验用药关系为极可能、可能或可疑，均视为药物的不良反应，不良反应发生率为 5.45%。两组不良反应发生率比较，差异有统计学意义（$P < 0.05$），对照组不良反应发生率明显高于治疗组。

3 讨论

多发性抽动症，又称抽动秽语综合征、Tourette 综合征、发声和多种运动联合抽动障碍，是一种具有明显遗传倾向的神经精神疾病。多数起病于儿童和青少年时期，表现为不自主、反复、快速的一个部位或多个部位肌肉的运动性抽动和发声性抽动，随着病情发展抽动逐渐多样化，常在情绪紧张或焦虑时症状明显，临床治疗常采用抗精神病类药物。硫必利片属苯酰胺类药物，对中脑边缘系统多巴胺能神经功能亢进有抑制作用，对纹状体多巴胺能神经运动障碍有拮抗作用，从而产生安定、镇静作用，其特点为对感觉运动方面神经系统疾病及精神运动行为障碍具有良效。该药治疗效果明显，且较氟哌啶醇、利培酮等其他同类药物的不良反应少，是治疗小儿多发性抽动症的首选药物，目前在临床治疗中广泛使用。

菖麻熄风片具有平肝息风、豁痰止痉、安神宁志的功能，主治小儿多发性抽动症肝风内动夹痰证。临床前药效学研究报告显示，本品治疗对亚氨基二丙腈所致抽动秽语综合征模型大鼠有效，急性毒性试验、长期毒性试验显示毒性低微，在临床用药范围内应用是较安全的。

本研究以硫必利片为对照的Ⅲ期临床试验结果表明，菖麻熄风片对小儿多发性抽动症肝风内动夹痰证具有改善抽动症状和中医症状的作用，其抽动疗效不劣于对照药硫必利片。试验中，菖麻熄风片未见不良反应发生，而硫必利片的不良反应发生率为5.45%，组间比较差异有统计学意义。据此认为，菖麻熄风片与临床常用的硫必利片一样，治疗小儿多发性抽动症肝风内动夹痰证有效，且不良反应发生率较之硫必利片更低，有临床推广应用价值。

【评介】

菖麻熄风片（原名熄风止动片）由黑龙江省济仁药业有限公司研制的第6类中药新药。该药具有平肝息风，兼豁痰开窍之功效，适用于治疗轻中度儿童多发性抽动症（肝风内动夹痰证）。本研究为该药的Ⅲ期临床试验，由胡思源教授负责试验设计、数据统计和临床总结。相关研究成果发表于《现代药物与临床》2014年9月第29卷第9期。研究结果表明，菖麻熄风片可有效改善小儿多发性抽动症（肝风内动夹痰证）的抽动症状和中医症状，其抽动疾病疗效不劣于阳性对照药硫必利片，且安全性较高。

（李瑞本）

四、熄风止动片与安慰剂对照治疗小儿抽动障碍肝风内动夹痰证的临床研究

【摘要】

目的：评价熄风止动片治疗小儿抽动障碍肝风内动夹痰证的有效性和安全性。**方法**：采用分层区组随机、双盲、安慰剂平行对照、多中心、优效性检验的方法。160 例受试者随机分为试验组与对照组，每组 80 例。试验组应用熄风止动片治疗，对照组采用安慰剂治疗。疗程 4 周。有效性指标，主要指标为耶鲁综合抽动严重程度量表（Yale global tic severity scale，YGTSS）抽动积分；次要指标包括社会功能受损改善情况、疾病疗效、中医证候单项指标及中医证候疗效；安全性指标包括生命体征，血、尿、大便常规，肝、肾功能，心电图以及临床不良事件。**结果**：主要指标，YGTSS 抽动积分，试验组治疗前后分别为（22.10±6.38）分和（11.34±6.58）分；对照组治疗前后分别为（22.65±6.70）分和（16.82±6.53）分，与本组治疗前比较，治疗后两组 YGTSS 抽动积分均下降，差异有统计学意义（$P < 0.01$），且治疗后试验组较对照组下降更为显著（$P < 0.05$）。次要指标，疾病疗效，试验组与对照组总有效率分别为 83.54%、34.18%，组间比较差异有统计学意义（$P < 0.05$）；社会功能受损改善情况，治疗后试验组无损害、极轻度、轻度、中度、明显的等级分别有 20、38、16、3、1 例，对照组为 1、24、45、7、0 例，试验组对社会功能受损改善情况优于对照组（$P < 0.05$）；中医证候疗效，试验组与对照组总有效率分别为 87.34%、64.56%，试验组优于对照组（$P < 0.05$）；单项证候改善情况，运动性抽动、烦躁易怒、多梦、异常舌质、舌苔及脉象的消失率，试验组分别为 78.67%、34.72%、62.26%、34.62%、58.97%、39.74%，对照组分别为 34.67%、13.11%、21.82%、15.58%、25.97%、19.48，试验组高于对照组，差异具有统计学意义（$P < 0.05$）。试验中，共发现 5 例不良事件，试验组和对照组的发生率分别为 3.75% 和 2.53%。**结论**：熄风止动片治疗 4 周，能够明显减少 YGTSS 抽动积分，改善社会功能受损程度和中医证候，且未发现不良反应。

【正文】

抽动障碍是起病于儿童或青少年时期，以不自主的、反复的、快速的一个或多个部位的运动抽动和 / 或发声抽动为主要特征的一组综合征，可根据发病年龄、临床表现、病程长短和是否伴有发声抽动而分为短暂抽动障碍、慢性运动或发声性抽动障碍、Tourette 综合征。该病对人格的不良影响十分常见，有的甚至抽动控制后仍不能适应社会，病理心理问题突出，因此受到患儿家长和医生的广泛关注和重视。熄风止动片是由黑龙江省济仁药业有限公司研制的第 6 类中药新药，其以平肝息风为主，兼以豁痰开窍，已完成的Ⅱ期、Ⅲ期临床试验，证明该药对于小儿 Tourette 综合征肝风内动夹痰证具有改善抽动症状作用，疗效不劣于临床常用的一线抗抽动药物硫必利片。现根据原国家食品药品监督管理局临床研究批件 2004L04210 号和药审补字［2010］159 号文件，采用分层区组随机、双盲、安慰

剂平行对照的方法，以进一步评价熄风止动片治疗小儿抽动障碍的有效性和安全性。

1　资料与方法

1.1　诊断标准

小儿抽动障碍参照 1994 年美国精神病学会出版的《精神神经病诊断统计手册》。病情严重程度评估，采用耶鲁综合抽动严重程度量表（Yale global tic severity scale，YGTSS）评定。

1.2　中医辨证标准

肝风内动夹痰证参考《中医儿科学》和《实用中医儿科学》制定。1）主症：运动性抽动和 / 或发声性抽动。2）次症：①烦躁易怒，②眩晕，③多梦，④胸闷呕恶。3）舌象及脉象：①舌红，②苔白腻，③脉弦滑。主症必备与次症、舌象及脉象至少 2 项出现即可确立辨证。

1.3　纳入及排除标准

纳入标准：1）符合诊断标准，并符合中医肝风内动夹痰证辨证标准；2）年龄 4~18岁；3）抽动持续 1 年以上，近 4 周内未使用过任何相关治疗药物；4）患儿父母或其他法定监护人知情同意，并签署知情同意书。

排除标准：1）舞蹈症、肝豆状核变性、癫痫肌阵挛、药源性锥体外系症状和其他锥体外系疾病；2）一过性抽动障碍，或难治性 Tourette 综合征（指经常规药物如氟哌啶醇、泰必利及安定类药物等治疗效果不好、病程迁延不愈的患者，临床特点为症状严重和多肌群抽动，并存行为和情绪障碍），或抽动症伴发多动症者；3）合并心血管、肝肾和造血系统等原发性疾病患者；4）不能用所试验病证病情解释的血肌酐（Cr）、血尿素氮（BUN）和谷丙转氨酶（ALT）、谷草转氨酶（AST）增高，尿蛋白"+"以上和尿红细胞"+"以上者；5）过敏性体质（对两类以上物质过敏）或对已知本制剂组成成分过敏者；6）患儿不能合作或正在参加其他药物试验者；7）根据医生判断，容易造成失访者。

1.4　退出试验标准

1）出现过敏反应或严重不良事件，根据医生判断应停止试验者；2）试验过程中，发生其他疾病，中途停药超过 1 周以上者；3）受试者依从性差（试验用药依从性 < 80%，或 > 120%），或自动中途换药或加用本方案禁止使用的中西药物者；4）各种原因的中途破盲病例；5）无论何种原因，患者不愿意或不可能继续进行临床试验，向主管医生提出退出试验要求而中止试验者；6）受试者虽未明确提出退出试验，但不再接受用药及检测而失访者。

1.5　剔除标准

1）严重违反纳入标准或排除标准者；2）随机化后未曾用药者。

1.6　一般资料

采用以中心为分层因素的区组随机、双盲、安慰剂平行对照、多中心临床研究的方法。所选病例为于 2010 年 8 月 ~2011 年 4 月间在天津中医药大学第一附属医院儿科、湖北省中医院儿科、河南中医学院第一附属医院儿科、辽宁中医药大学附属医院儿科、浙江省中医院儿科共 5 家中心就诊的 160 例抽动障碍肝风内动夹痰证患儿。运用 SAS 统计软件，按 5 个中心的病例分配数及随机比例，生成随机数字分组表。样本量的确定根据Ⅲ期临床试验结果，熄风止动片治疗前后 YGTSS 抽动积分差值均值为 12.86 分、标准差为 7.02 分，故预设公共标准差为 $\sigma = 7.02$ 分，预计治疗后试验组比对照组优 $\delta=3.5$ 分，设 $\alpha=0.05$，$\beta = 0.2$，根据两样本均数比较的例数估算公式，计算结果为每组 63 例。考虑脱落、剔除因素，最终决定本试验样本量为试验组、对照组各 80 例。

1.7 用药方法

试验组应用熄风止动片（主要由白芍、天麻、石菖蒲、珍珠母、远志组成，黑龙江省济仁药业有限公司生产，批号：100202，每片 0.53g）口服治疗，对照组使用安慰剂（黑龙江省济仁药业有限公司生产，批号：100201，每片 0.53g）口服治疗，其外包装、气味等与原制剂基本相同。熄风止动片与安慰剂的使用方法：4~7 岁患儿，每次 1 片，每日 3 次；7~12 岁患儿，每次 2 片，每日 3 次；12~18 岁患儿，每次 3 片，每日 3 次。疗程为 4 周。

1.8 观测指标及时点

1）人口学资料：性别、年龄、身高、体重。2）诊断性指标：脑电图。3）疗效性指标：主要指标，YGTSS 抽动积分（运动性抽动和发声性抽动按抽动类型、频度、强度、复杂程度以及对生活或行为干扰程度的严重程度分别赋 1、2、3、4、5 分，合计 50 分）；次要指标，YGTSS 社会功能受损程度改善情况（无损害、极轻度、轻度、中度、明显、严重6 级，分别指抽动对自尊、家庭生活、社交、学习或工作上，未带来任何困难、带来一点困难、带来少量的困难、带来明显的问题、带来严重的困难、带来极大的困难，分别记 0、10、20、30、40、50 分）、疾病疗效、证候疗效、中医证候单项指标（运动性抽动、发声性抽动、烦躁易怒、眩晕、多梦、胸闷呕恶）。4）安全性指标包括生命体征，血、尿、大便常规，肝、肾功能，心电图以及临床不良事件。人口学资料，只在导入期诊查；脑电图只在基线点诊查；疗效性指标和一般体检项目每次复诊（复诊日期分别为用药满 2 周 ±3 天，及用药满 4 周 ±3 天）时观察；安全性指标基线点、试验终点观察。

1.9 不良事件观察

临床不良事件用药后随时观察，不良反应判断按肯定有关、很可能有关、可能有关、可疑有关、不可能有关 5 级进行判断，前 4 项视为药物的不良反应。

1.10 疾病疗效判定

以 YGTSS 抽动积分减分率作为疾病疗效的判断标准。YGTSS 抽动积分减分率（%）=[（治疗前 YGTSS 抽动积分 – 治疗后 YGTSS 抽动积分）/ 治疗前 YGTSS 抽动积分] × 100%。1）临床控制：抽动发作完全缓解，即使偶有轻度发作不需用药即可缓解，YGTSS 抽动积分减分率≥ 90%；2）显效：抽动发作较治疗前明显减轻，YGTSS 抽动积分减分率为 60%~89%；3）有效：抽动症状有所减轻，YGTSS 抽动积分减分率为 30%~59%；4）无效：临床症状无改善或反而加重，YGTSS 抽动积分减分率< 30%。

1.11 中医证候疗效评定标准

中医证候分级量化标准：主症（运动抽动、发声抽动）分为无、轻、中、重 4 级，分别赋 0、3、6、9 分；次症和异常舌脉分无、有 2 级，分别赋 0、1 分。证候轻重度划分标准：轻度，10~15 分；中度，16~20 分；重度，21~25 分。1）临床控制：证候计分减少率≥ 90%；2）显效：证候计分减少率为 60%~89%；3）有效：证候计分减少率为 30%~59%；

4）无效：证候计分减少率＜ 30%。

1.12 统计学方法

采用 SAS v9.1.3 统计分析软件进行数据处理。对计量数据，以均数、标准差、例数做描述性统计分析。两组组间治疗前后对比分析，服从正态分布时，用 t 检验；非正态分布，用非参数统计方法。若考虑协变量的影响，用协方差分析。对定性数据，以频数表、百分率或构成比作描述性统计分析。两组组间或组内治疗前后对比分析，用 χ^2 检验、Fisher 精确检验、单项有序 CMH χ^2 检验；两分类指标及等级指标的比较，若考虑到中心因素的影响，采用 CMH χ^2 检验。所有的统计检验均采用双侧检验，$P < 0.05$ 为差异有统计意义。

2 结果

2.1 入组情况

5 家中心共入组病例 160 例，对照组和试验组各 80 例。其中，违背入选标准者，试验组 1 例，对照组 2 例；脱落或中途退出者，试验组、对照组各 1 例；试验用药依从性＜ 80% 或＞ 120%，试验组 3 例，对照组 2 例；访视超窗，对照组 3 例，试验组 4 例。试验组和对照组，分别有 71 例和 72 例进入符合方案数据集（PPS），各有 79 例进入全分析数据集（FAS），分别有 80 例、79 例进入安全性数据集（SS）。

2.2 基线可比性分析

两组性别、年龄、病程、西医治疗史、中医治疗史、抽动类型、体温、脉搏、呼吸、收缩压、舒张压、体重和身高的基线资料比较，差异均无统计学意义（$P > 0.05$），FAS 与 PPS 分析结论一致，具有可比性，见表 1。

表 1　两组一般资料比较

项目	对照组（79 例）	试验组（79 例）
性别（男 / 女）	70/9	66/13
平均年龄 / 岁（$\bar{x} \pm s$）	9.797 ± 2.618	9.190 ± 2.542
平均病程 / 月（$\bar{x} \pm s$）	27.620 ± 15.739	27.658 ± 16.172
西医治疗史（无 / 有）	67/12	67/12
中医治疗史（无 / 有）	42/37	44/35
抽动类型 / 例（%） 单纯运动 单纯发声 混合型	17（21.52） 1（1.27） 61（77.22）	16（20.25） 4（5.06） 59（74.68）
体温 /℃（$\bar{x} \pm s$）	36.514 ± 0.236	36.519 ± 0.217
脉搏 / 次·分$^{-1}$（$\bar{x} \pm s$）	82.215 ± 9.970	84.873 ± 9.358
呼吸 / 次·分$^{-1}$（$\bar{x} \pm s$）	20.443 ± 2.135	20.532 ± 2.177
收缩压 /mmHg（$\bar{x} \pm s$）	99.190 ± 8.164	98.544 ± 9.229
舒张压 /mmHg（$\bar{x} \pm s$）	69.405 ± 7.752	68.684 ± 7.966
体重 /kg（$\bar{x} \pm s$）	34.997 ± 10.527	33.886 ± 12.050
身高 /cm（$\bar{x} \pm s$）	140.962 ± 14.226	136.278 ± 16.606

2.3 疗效分析

2.3.1 YGTSS 抽动积分比较

两组治疗后 YGTSS 抽动积分均比治疗前明显下降，组内治疗前后比较，差异均有统计学意义（$P < 0.05$）。以基线为协变量的两组治疗前后下降值的协方差分析结果，试验组 YGTSS 抽动积分下降值明显大于对照组。两组优效性检验（$\delta = 3.5$、$\alpha = 0.05$、$\beta = 0.2$）结果，试验组 YGTSS 抽动积分治疗后下降值明显大于对照组。PPS 分析结论与 FAS 分析一致。试验组患儿 YGTSS 抽动积分改善情况明显优于对照组，差异有统计学意义（$P < 0.05$）见表 2。

表 2　两组 YGTSS 抽动积分比较（FAS）（$\bar{x} \pm s$，分）

组别	例数	治疗前	治疗后	差值
试验组	79	22.101 ± 6.380	$11.342 \pm 6.581^*$	$10.759 \pm 5.921^\triangle$
对照组	79	22.646 ± 6.699	$16.823 \pm 6.530^*$	5.823 ± 4.266

注：*与本组治疗前比较，$P < 0.05$；$^\triangle$与对照组比较，$P < 0.05$；两组优效性检验，效应差值及 95% 置信区间（CI）下限为 $4.937（3.578）$。

2.3.2 两组疾病疗效比较

两组总有效率，经中心分层的 CMH χ^2 检验，差异均具有统计学意义（$P < 0.05$），且 PPS 分析与 FAS 分析结论一致，见表 3。

表 3　两组疾病疗效比较（FAS）[例（%）]

组别	例数	临床控制	显效	有效	无效	总有效
试验组	79	4（5.06）	23（29.11）	39（49.37）	13（16.46）	66（83.54）*
对照组	79	0（0）	6（7.59）	21（26.58）	52（65.82）	27（34.18）

注：*与对照组比较，$P < 0.05$。

2.3.3 两组中医证候疗效比较

试验组与对照组总有效率分别为 87.34%、64.56%，经中心分层的 CMH χ^2 检验，差异均具有统计学意义（$P < 0.05$）。PPS 分析与 FSA 分析结论一致，见表 4。

表 4　两组中医证候疗效比较（FAS）[例（%）]

组别	例数	临床控制	显效	有效	无效	总有效
试验组	79	8（10.13）	50（63.29）	11（13.92）	10（12.66）	69（87.34）*
对照组	79	1（1.27）	11（13.92）	39（49.37）	28（35.44）	51（64.56）

注：*与对照组比较，$P < 0.05$。

2.3.4 两组 YGTSS 社会功能受损程度改善情况比较

治疗后，两组 YGTSS 社会功能受损程度治疗前后变化情况，经单向有序 CMH χ^2 检验，差异有统计学意义（$P < 0.05$），PPS 分析与 FAS 分析结论一致，试验组优于对照组，见表 5。

表 5 两组 YGTSS 社会功能受损治疗前后变化情况比较（FAS，例）

组别	时间	例数	无损害（0 分）	极轻度（10 分）	轻度（20 分）	中度（30 分）	明显（40 分）
试验组	治疗前	79	0	7	28	35	9
	治疗后	78	20	38	16	3	1
对照组	治疗前	79	0	5	27	41	6
	治疗后	77	1	24	45	7	0

注：YGTSS 社会功能受损治疗前后变化值，与对照组比较，$P < 0.05$；根据统计计划，3 例脱落病例的 FAS 分析未进行结转。

2.3.5 两组单项证候改善情况比较

治疗后，两组运动性抽动，烦躁易怒，多梦，异常舌质、舌苔与脉象的消失率比较，试验组高于对照组，差异均有统计学意义（$P < 0.05$），见表 6。

表 6 疗后 4 周两组单项症状治疗后症状消失情况比较（FAS）

单项证候	试验组（79 例）				对照组（79 例）			
	例数	消失 / 例	未消失 / 例	消失率 /%	例数	消失 / 例	未消失 / 例	消失率 /%
运动性抽动	75	59	16	78.67*	75	26	49	34.67
发声性抽动	34	26	8	76.47	36	29	7	80.56
烦躁易怒	72	25	47	34.72*	61	8	53	13.11
眩晕	28	17	11	60.71	24	9	15	37.50
多梦	53	33	20	62.26*	55	12	43	21.82
胸闷呕恶	27	23	4	85.19	33	24	9	72.73
异常舌质	78	27	51	34.62*	77	12	55	15.58
异常舌苔	78	46	32	58.97*	77	20	57	25.97
异常脉象	78	31	47	39.74	77	15	62	19.48

注：*与对照组比较，$P < 0.05$。

2.4 安全性分析

试验中，共发现 5 例不良事件，试验组和对照组不良事件发生率分别为 3.75% 和 2.53%，组间差异无统计学意义（$P > 0.05$）。经研究者判断，两组不良事件均不视为药物不良反应。两组生命体征用药前后变化情况比较，差异无统计学意义（$P > 0.05$）。两组理化检查（血尿便常规、肝肾功能、心电图）用药的异转率比较，差异也无统计学意义（$P > 0.05$）。

3 讨论

中医学无"抽动障碍"病名，根据其临床表现，应属"瘛疭""筋惕肉瞤""痉病""慢惊""风证"等病证范畴。中医学认为，"风主动"，"风气通于肝"，肝为风木之脏，故本病的病位在肝。小儿"肝常有余"而"脾常不足"，故内外致病因素均易引动肝风而动摇，也易脾失健运而生痰。风痰相合，痰借风势，风夹痰邪，扰动头面、四肢，则抽动；痰阻心窍，心神失主，主不明则失控，可出现不自主发声、秽语。可见，本病多以风痰内动为基本病机，治宜平肝息风、豁痰开窍为法。

目前，市场上缺乏治疗本病的上市中成药。熄风止动片来源于黑龙江省名老中医卢芳教授的临床经验方，以平肝息风兼豁痰开窍立法组方，适用于小儿抽动障碍肝风内动夹痰证。方中，重用白芍为君，养血柔肝，平抑肝阳，息风止动，兼以制肝健脾；天麻息风止痉，平肝潜阳，石菖蒲豁痰开窍，共为臣药，以助其力；珍珠母平肝潜阳，远志去痰开窍，佐君、臣药息风止动、通利心窍之功。

本试验是在熄风止动片Ⅱ、Ⅲ临床试验基础上进行的、以安慰剂为对照的有效性确证试验。为稳定基线，设计了为期1周的导入期。试验开始前，全部研究者进行YGTSS量表的一致性培训。结果，治疗4周后，主要疗效指标YGTSS抽动积分，以及次要指标YGTSS社会功能受损程度、以YGTSS抽动积分减分率为标准的疾病疗效、中医证候疗效及运动性抽动、烦躁易怒、多梦、异常舌质、舌苔与脉象等单项证候，均有显著的改善，确证了该药对于小儿抽动障碍肝风内动夹痰证的临床疗效。试验过程中，未发现与药物有关的不良反应，无严重不良事件发生，未出现有临床意义的生命体征变化和理化检查异常，提示该药的安全性较好。

【评介】

熄风止动片（即菖麻熄风片）是黑龙江省济仁药业有限公司开发研制的第6类中药新药，具有平肝息风、豁痰开窍功效，适用于小儿抽动障碍（肝风内动夹痰证）。本研究为新药注册的补充临床试验，采用分层区组随机、双盲、安慰剂平行对照、多中心、优效性检验的设计方法，由天津中医药大学第一附属医院牵头，在国内5家临床试验机构开展，评价其临床应用的有效性和安全性。该项目由马融教授牵头，胡思源教授带领团队负责试验方案设计、试验实施、数据统计和临床总结。本文由晋黎老师整理，发表于《中国中西医结合杂志》2014年4月第34卷第4期。研究结果表明，熄风止动片可显著降低YGTSS抽动积分，改善患儿社会功能损害和中医证候，且安全性较好。

（蔡莉莉）

五、评价抽动宁胶囊治疗小儿多发性抽动障碍脾虚痰聚证有效性和安全性的分层区组随机、双盲双模拟、三臂平行对照、多中心、Ⅲ期临床研究

【摘要】

通过对8家中心588例患者的一项分层区组随机、三臂平行对照、双盲双模拟、多中心临床研究，确证评价抽动宁胶囊治疗小儿多发性抽动障碍脾虚痰聚证的有效性和临床应用的安全性。研究将符合纳入标准的患者以3∶1∶1随机分配到试验组、阳性对照组和安慰剂组。试验组口服抽动宁胶囊与泰必利片模拟药、阳性对照组服用泰必利片与抽动宁胶囊模拟药、安慰剂组服用2种药的模拟剂，疗程为6周。有效性观察指标为抽动分级疗效、YGTSS积分及其因子分、社会功能损害程度、中医证候疗效等；安全性指标有临床不良事件/不良反应、生命体征、实验室检测等。结果显示，YGTSS抽动疗效的总有效率，

试验组为 75.92%，阳性对照组为 72.65%，安慰剂组为 37.29%，阳性对照组疗效优于安慰剂组，且试验组疗效不劣于阳性对照组。YGTSS 抽动积分、运动性抽动、发声性抽动因子分、社会功能损害、中医证候疗效的 3 组间比较，差异均有统计学意义。试验过程中，试验组出现不良反应 5 例（1.42%），泰必利组出现 10 例（8.55%），安慰剂组 3 例（2.54%），试验组不良反应发生率低于阳性对照组，组间比较差异有统计学意义。根据试验结果可以认为，抽动宁胶囊治疗小儿多发性抽动障碍脾虚痰聚证有效，其疗效不劣于临床常用的泰必利片，且不良反应发生率较泰必利片更低，有临床推广应用价值。

【正文】

抽动障碍（tic disorders, TD）是一种起病于儿童期的神经精神疾病，根据临床特点和病程长短，可分为短暂性抽动障碍（TTD）、慢性运动性或发声性抽动障碍（CTD）和多发性抽动障碍，即抽动秽语综合征，又称 Tourette's 综合征（Tourette's syndrome, TS）。TS 起病年龄为 2~21 岁，以 5~10 岁最多见，病情通常在 10~12 岁最严重，男性明显多于女性，男女之比为（3：1）~（5：1）。患病率分别为 5%~7%，1%~2%，0.1%~0.5%。中医学无"抽动障碍"病名，根据其临床表现，将其归为肝风证、慢惊风、瘛疭等范畴，肝亢风动、痰火扰神、气郁化火、脾虚痰聚、脾虚肝亢及阴虚风动等是其常见中医证候，研究显示，脾虚痰聚证在小儿多发性抽动症的比例为 22.2%~44.4%。中医药治疗本病的目的多为控制抽动症状、提高患儿的社会功能，改善其中医证候。

抽动宁胶囊是由河南清阳实业有限公司研制，根据小儿多发性抽动障碍临床经验方研发的第 6 类中药新药（临床研究批件号 2006L01184），该药由人参、钩藤、石菖蒲、天麻等组成，具有健脾益气、化痰止抽的功效。

1 资料与方法

1.1 研究设计

研究采用分层区组随机、三臂平行对照、双盲双模拟、非劣效检验、多中心临床研究。

于 2009 年 10 月至 2013 年 6 月，在天津中医药大学第一附属医院、首都医科大学附属北京儿童医院、湖北省中医院、辽宁中医药大学附属医院、吉林大学第一医院、浙江省中医院、陕西省人民医院、河南中医学院第一附属医院共 8 家临床研究中心进行。分层区组随机，运用 SAS 统计软件，按 8 个中心的病例分配数及 3：1：1 的随机比例，生成随机数字分组表，采用随机信封进行随机化操作，对医生、患者和统计分析人员实施盲法。根据 II 期临床试验结果，对照组的平均总有效率约为 72.97%，试验组的平均总有效率约为 75.68%，按非劣临床试验样本含量估计公式，设 $\alpha=0.05$，$\beta=0.1$（90% 把握度），试验组约需 210 例患儿，对照组约需 70 例患儿；以安慰剂为对照计算样本含量，依据文献资料，安慰剂或未予特殊治疗的最高显效率为 46.85%，按优效性临床试验样本含量估计公式，取 $\alpha=0.05$，$\beta=0.20$，差别量设为 0.3，以显效率计算，所需病例数为每组 42 例；按照《药品注册管理办法》中有关 III 期临床试验试验组不低于 300 例的规定，最终决定，样本含量为 600 例，其中，试验组 360 例，阳性对照组和安慰剂对照组各 120 例。

1.2 研究对象

1.2.1 纳入标准

①符合小儿多发性抽动障碍西医诊断标准，并符合脾虚痰聚辨证标准者（由中医师进行辨证）；②年龄 4~17 岁；③法定代理人及受试患儿知情同意，并已签署知情同意书。

1.2.2 排除标准

①可用其他疾病解释的不自主运动者，如风湿性舞蹈病、亨廷顿舞蹈病、肝豆状核变性、手足徐动症、肌阵挛、急性运动障碍、癔症的痉挛发作、癫痫和儿童精神分裂、药源性锥体外系症状和其他锥体外系疾病等；②暂时性抽动障碍，或抽动症伴发多动症者；③脑电图检查见有痫性放电者；④合并心脑血管、肝肾和造血系统等原发性疾病患者；⑤过敏性体质（对 2 类以上物质过敏）或对已知本制剂组成成分过敏者；⑥患儿不能合作（包括不能服用胶囊剂型）或正在参加其他药物试验者；⑦根据医生判断，容易造成失访者。

1.2.3 退出试验标准

①出现过敏反应或严重不良事件，根据医生判断应停止试验者；②试验过程中，患儿罹患其他疾病，影响疗效和安全性判断者；③受试者依从性差；④各种原因的中途破盲病例；⑤无论何种原因，患儿不愿意或不可能继续进行临床试验，向主管医生提出退出试验要求而中止试验者；⑥受试者虽未明确提出退出试验，但不再接受用药及检测而失访者。

1.2.4 西医诊断小儿多发性抽动障碍诊断标准

参照《中国精神障碍分类与诊断标准》第 3 版（CC-MD-Ⅲ）；病情严重程度评估，采用耶鲁综合抽动严重程度量表（Yale global tic severity scale，YGTSS）。

1.2.5 中医辨证标准

脾虚痰聚证中医辨证标准，参照新世纪全国高等中医药院校规划教材《中医儿科学》制定。①主症：运动性抽动，发声性抽动；②次症：面黄，体瘦，精神不振，胸胁胀闷，夜睡不安，纳少厌食；③舌苔脉象：舌质淡，苔白或腻，脉沉滑或沉缓。具备主症与次症至少 3 项，结合舌脉，即可确立辨证。

1.3 伦理学要求

本研究经天津中医药大学第一附属医院伦理委员会（伦理批件号 TYLL2009012），并已在中国临床试验注册中心注册，临床试验注册号 ChiCTR-TRC-13003552。

1.4 治疗方法

试验药抽动宁胶囊，胶囊剂，每粒 0.45g，批号 20090601；对照药泰必利片，片剂，每片 0.1g，江苏天士力帝益药业有限公司生产，批号 200902051；分别制备各自的模拟剂，其外包装、气味等应与原制剂相同，批号、规格同前。上述试验用药由河南清阳实业有限公司提供。所有试验用药均经检验合格。

试验组：抽动宁胶囊 + 泰必利模拟剂；阳性对照组：抽动宁胶囊模拟剂 + 泰必利；安慰剂组：抽动宁胶囊模拟剂 + 泰必利模拟剂。抽动宁胶囊及其模拟剂的服用方法：4~7 岁，2 粒 / 次；7⁺~12 岁，3 粒 / 次；12⁺~18 岁，4 粒 / 次，每日 3 次。泰必利片及其模拟剂的服用方法：4~7 岁，1/3 片 / 次，每日 2 次；7⁺~12 岁，1/2 片 / 次，每日 2 次；12⁺~18 岁，1 片 / 次，每日 2 次。所有药物均为口服给药，共服 6 周。试验过程中，不得使用本方案规定以外的镇静药、抗精神病药，及可乐定、肌苷等西药和具有平肝息风、豁痰开窍类中药。合并疾病的用药要记录在合并用药表上。

1.5 观测指标

1.5.1 安全性指标

①可能出现的临床不良事件 / 反应；②一般体检项目（体温、安静时心率、呼吸、血压等）；③血常规、尿常规、便常规、心电图和肝功能（ALT 和 AST）、肾功能（BUN 和 Cr）等。以①为主要指标，用药后随时观察。经研究者判断与药物关系为肯定相关、极可能相关、可能相关、可疑的不良事件均视为不良反应。

1.5.2 有效性指标

① YGTSS 分级疗效（总有效率）；② YGTSS 总分变化；③运动性抽动、发声性抽动因子分；④社会功能损害异常消失率；⑤中医证候疗效（总有效率）。以①为主要指标，①～④于基线点，用药后 2、4、6 周各评价 1 次，⑤于用药后 6 周评价。

1.6 判定标准

1.6.1 抽动症疗效判定标准临床控制

YGTSS 积分值下降 ≥ 90%；显效：YGTSS 积分值下降 ≥ 60%，< 90%；有效：YGTSS 积分值下降 ≥ 30%，< 60%；无效：YGTSS 积分值下降 < 30%。

1.6.2 中医证候疗效评定标准临床控制

证候计分值减少率 > 95%；显效：证候计分值减少率 > 70%，≤ 95%；有效：证候计分值减少率 > 30%，≤ 70%；无效：证候计分值减少率 ≤ 30%。

社会功能受损评分为 0，视为消失。

1.7 统计学分析

本研究中使用全分析数据集（full analysis set, FAS）、符合方案数据集（per-protocol set, PPS）、安全数据集（safety set, SS）。FAS 包括随机入组、至少用药 1 次，并至少有 1 次访视记录的全部受试者，用 FAS 进行意向性分析；PPS 包括遵守试验方案、基线变量没有缺失、主要变量可以测定、没有对试验方案有重大违反的全部受试者；SS 指至少接受 1 次治疗，且有安全性指标记录的实际数据。

研究数据采用 SAS v8.1 统计软件进行分析。假设检验均采用双侧检验，检验水准 α = 0.05。$P < 0.05$ 认为差别具有统计学意义。对主要疗效评价指标的缺失值，采用最近一次观测数据结转到试验最终结果的方法（LOCF 法）。以 FAS、PPS 进行疗效评价，以 SS 进行安全性评价。

2 结果

本试验 8 家参试单位共入组患者 600 例，试验组 360 例，阳性对照组 120 例，安慰剂组 120 例。入 PPS 集者 527 例，入 FAS 集者 588 例，入 SS 集者 588 例。整个研究进程中，脱落或中途退出病例 53 例（试验组 28 例，阳性对照组 10 例，安慰剂对照组 15 例），剔除 9 例（试验组 8 例，阳性对照组 1 例）。3 组试验完成情况的组间比较，差异无统计学意义。全部病例均签署知情同意书。各中心入选病例见表 1。

表 1　入选病例分布（例）

研究中心	试验组			对照组			安慰剂组		
	FAS	PPS	SS	FAS	PPS	SS	FAS	PPS	SS
1	24	19	24	8	6	8	7	7	7
2	30	29	30	10	9	10	10	9	10
3	50	49	54	17	16	17	18	18	18
4	42	41	42	14	13	14	14	14	14
5	90	75	90	30	27	30	30	25	30
6	20	23	24	8	8	8	8	6	8
7	73	59	72	23	18	23	24	20	24
8	24	23	24	7	7	7	7	6	7

注：研究中心中 1 为首都医科大学附属北京儿童医院；2 为湖北省中医院；3 为辽宁中医药大学附属医院；4 为天津中医药大学第一附属医院；5 为吉林大学第一医院；6 为浙江省中医院；7 为陕西省人民医院；8 为河南中医学院第一附属医院。

2.1　基线可比性

人口学特征的比较分析表明，除年龄段的组间比较差异具有统计学意义（ $P < 0.05$ ）外，其他如性别、民族、年龄、身高、体重的组间比较，差异均无统计学意义。生命体征（体温、静息心率、呼吸、收缩压、舒张压）及病史相关特征（病程、家族史、严重疾病史、药物过敏史、感染因素、感染因素类型、心理应激、心理应激原因、环境因素、环境因素类型、合并疾病或症状、诊前治疗）的组间比较，差异均无统计学意义，见表 2。

表 2　人口学特征的基线比较

组别	性别 / 例（%）		年龄 / 例（%）		
	男	女	≤ 7 岁	7⁺ ~12 岁	> 12 岁
试验	287（81.3）	66（18.7）	73（20.68）	218（61.76）	62（17.56）
阳性对照	91（77.78）	91（77.78）	18（15.38）	67（57.26）	32（27.35）
安慰剂	99（83.9）	19（16.1）	32（27.12）	67（56.78）	19（16.1）

组别	民族 / 例（%）		身高均值 /cm	体重均值 /kg
	汉族	其他		
试验	341（96.6）	12（3.4）	136.573 ± 16.82	33.314 ± 11.903
阳性对照	113（96.58）	4（3.42）	138.692 ± 17.511	35.883 ± 15.059
安慰剂	114（96.61）	4（3.39）	135.432 ± 17.418	33.088 ± 12.332

注： * 年龄段的组间比较， $P < 0.05$ 。

2.2　有效性分析（FAS，PPS 分析）

2.2.1　YGTSS 分级疗效

治疗满 6 周，YGTSS 分级疗效按年龄分段分层校正后，试验组总有效率（控显率）为 75.92%（44.48%），阳性对照组为 72.65%（41.03%），安慰剂组总有效率为 37.29%（13.56%），经双向无序 CMH χ^2 检验，组间比较差异具有统计学意义（ $P < 0.05$ ）。采用 BONFER–RONI 校正，控制 MEER，按照 α' = α/c 调整 Ⅰ 型错误水平（即在 α = 0.05 条件下，以 α' < 0.017 为显著）后进行组间两两比较，结果显示，阳性对照组 – 安慰剂组差异有统计学意义，见表 3。以阳性对照组为参比组，进行单侧非劣效性检验（–δ=–10%，α =

0.05），试验组 – 阳性对照组总有效率差值 95%CI 的下限为 –4.47%，大于非劣效界值 δ，同时经率的正态近似（单侧）检验，$P < 0.05$，即非劣效性检验合格。FAS 和 PPS 检验的结果一致，见表 4。

表 3 按年龄段分层校正的抽动疗效组间比较

组别	n	临床控制 / 例	显效 / 例	有效 / 例	无效 / 例	总有效率 /%	控显率 /%
试验	353	31	126	111	85	75.92	44.48
阳性对照	117	6	42	37	32	72.65	41.03
安慰剂	118	1	15	28	74	37.29	13.56

注：总有效率＝临床控制率＋显效率＋有效率；控显率＝临床控制率＋显效率；3 组间总有效率和控显率的组间比较，差异均有显著性意义，$P < 0.01$；试验组与安慰剂组、阳性对照组与安慰剂组总有效率和控显率的组间比较，差异均有显著性意义，$P < 0.01$。

表 4 试验组与阳性对照组抽动症总有效率的非劣效性检验（FAS 分析）

组别	试验组 /%	阳性对照组 /%	率差值（95%CI 下限）/%	统计量	P 值
试验	72.65	75.92	–3.27（–11.01）	1.4296	0.0764
对照	75.92	72.65	3.27（–4.47）	2.8188	0.0024[*]

注：试验组与阳性对照组比较，非劣效检验成立，[*]$P < 0.05$；统计方法均为率的正态近似（单侧）；非劣界值均为 –10%。

2.2.2 YGTSS 总分比较

治疗结束后，各组 YGTSS 总分均较疗前明显下降，YGTSS 总分、治疗前后差值的组间比较，差异均有统计学意义；各组自身前后比较，差异均有统计学意义，见表 5。

表 5 YGTSS 总分比较（FAS 分析）

组别	n	药前 YGTSS 总分	药后 YGTSS 总分	差值
试验	353	43.479 ± 14.737	20.091 ± 13.722	23.388 ± 14.539
阳性对照	117	44.496 ± 15.293	22.846 ± 14.961	21.650 ± 14.892
安慰剂	118	41.644 ± 14.486	29.542 ± 14.368	12.102 ± 11.484

注：3 组药后 YGTSS 总分的组间比较、YGTSS 差值的组间比较，差异有统计学意义，$P < 0.01$；3 组 YGTSS 总分的自身前后比较，差异均有统计学意义，$P < 0.01$。

2.2.3 运动性抽动、发声性抽动因子分析

3 组间用药结束后运动性抽动、发声性抽动因子分总分，治疗前后差值的组间比较，试验组均高于阳性对照组，且阳性对照组均高于安慰剂组，差异均有统计学意义；3 组治疗前后自身比较差异均有统计学意义。

2.2.4 社会功能受损程度

治疗结束后，社会功能受损程度异常消失率的组间比较，试验组为 35.03%，阳性对照组为 32.99%，安慰剂组总有效率为 7.78%，组间差异具有显著统计学意义（$P < 0.05$）；两两比较，试验组高于阳性药组，且阳性药组高于安慰剂组，差异有统计学意义，见表 6。

表6 社会功能受损程度异常消失率的比较（FAS 析）

组别	用药前异常例数	用药后		P 值
		异常消失例数	异常消失率 /%	
试验	294	103	35.03*	0.000*
阳性对照	97	32	32.99*	0.000*
安慰剂	90	7	7.78*	0.000*

注：3 组社会功能受损程度异常消失率的组间比较，差异均有统计学意义，$P < 0.01$。

2.2.5 中医证候疗效

治疗结束后，中医证候疗效的组间比较，试验组总有效率为 85.84%，阳性对照组为 77.78%，安慰剂组总有效率为 49.15%，组间差异具有显著统计学意义（$P < 0.05$）；两两比较，试验组高于阳性药组和安慰剂组，同时阳性药组高于安慰剂组，差异有统计学意义，见表7。

表7 中医证候疗效总有效率比较（FAS 分析）

组别	n	临床控制 / 例	显效 / 例	有效 / 例	无效 / 例	总有效率 /%
试验	353	11	81	211	50	85.84
阳性对照	117	3	14	74	26	77.78
安慰剂	118	0	8	50	60	49.15

注：总有效率 ＝ 临床控制率＋显效率＋有效率；控显率 ＝ 临床控制率＋显效率；3 组间总有效率和控显率的组间比较，差异均有显著性意义，$P < 0.01$；试验组与安慰剂组、阳性对照组与安慰剂组总有效率和控显率的组间比较，差异均有显著性意义，$P < 0.01$。

2.3 安全性分析（SS 分析）

试验过程中，共出现不良事件 51 例，试验组 27 例（7.65%），阳性对照组 16 例（13.68%），安慰剂组 8 例（6.78%），组间差异无显著统计学意义。其中，试验组经研究者判断视为药物的不良反应 5 例（1.42%），表现为"头痛、头晕" 3 例，"便秘""腹泻"各 1 例；阳性对照组 10 例（8.55%），表现为"活动减少、嗜睡" 3 例，"呕吐" 2 例，"便秘""头痛、头晕""出汗""食欲减退""唾液增多"各 1 例；安慰剂组 3 例（2.54%），表现为"皮肤蜕皮""便秘""腹痛"。经 R×C 卡方检验，3 组不良反应发生率的比较，差异有统计学意义（$P < 0.05$）。

3 组生命体征用药前后变化、理化检查（血尿便常规、肝肾功能、心电图）、用药后异转率的组间比较，差异均无统计学意义。

3 讨论

抽动宁胶囊的临床前主要药效学实验结果表明，本品具有镇静、抗惊厥、提高免疫力、改善记忆等作用；急性毒性实验结果显示，成年小鼠最大生药给药量 116.55g·kg^{-1}（相当于临床用量的 281.5 倍），幼年小鼠最大生药给药量 77.7g·kg^{-1}（相当于临床用量的 187.7 倍），未见明显毒性反应；大鼠长期毒性实验结果显示，该药在 20.7g·kg^{-1}·d^{-1} 剂量（相当于临床人用量 50 倍）下连续灌胃 90 天，无明显蓄积性毒性和延迟性毒副作用。Ⅱ期临床试验结果显示，试验组和泰必利片对照组抽动疗效总有效率分别为 72.97%，75.68%，非劣效检验成立，试验组非劣于对照组。

本次Ⅲ期临床研究以泰必利片和安慰剂的三臂平行对照试验结果显示，YGTSS 抽动疗效的总有效率，试验组为 75.92%，阳性对照组为 72.65%，安慰剂组为 37.29%，阳性对照组疗效优于安慰剂组，且试验组疗效不劣于阳性对照组。YGTSS 抽动积分、运动性抽动、发声性抽动因子分、社会功能损害、中医证候疗效的 3 组间比较，差异均有统计学意义。试验中，试验组出现不良反应 5 例（1.42%），泰必利组出现 10 例（8.55%），安慰剂组 3 例（2.54%），试验组不良反应发生率低于阳性对照组，组间比较差异有统计学意义。据此认为，抽动宁胶囊治疗小儿多发性抽动障碍脾虚痰聚证有效，其疗效不低于临床常用的泰必利片，且不良反应发生率较泰必利片更低，有临床推广应用价值。

【评介】

抽动宁胶囊是河南清阳实业有限公司拟开发的第 6 类中药新药，具有健脾益气、化痰止抽的功效，用于小儿多发性抽动障碍（脾虚痰聚证）。本研究采用分层区组随机、三臂平行对照、双盲双模拟、非劣效检验、多中心临床研究的设计方法，由天津中医药大学第一附属医院牵头，在国内 8 家临床试验机构开展。以控制抽动症状和改善患儿的社会功能为研究目的，评价该药的有效性和安全性。研究结果表明，抽动宁胶囊治疗儿童抽动障碍的疗效非劣于对照药泰必利片，可提高 YGTSS 抽动疗效的总有效率，改善抽动症状、社会功能损害和中医证候，且不良反应发生率低。胡思源教授作为主要研究者，在马融教授指导下，带领团队负责方案设计、数据统计和临床总结。本文由杨娜博士整理，发表于《中国中药杂志》2016 年 8 月第 41 卷第 16 期。

（蔡莉莉）

六、小儿智力糖浆治疗儿童注意缺陷多动障碍 36 例临床研究

【摘要】

目的：观察小儿智力糖浆治疗儿童注意缺陷多动障碍（ADHD）的疗效及其特点。**方法**：将 72 例 ADHD 首诊患儿随机分为治疗组与对照组各 36 例，分别给予小儿智力糖浆与静灵口服液治疗，疗程 8 周。治疗前后分别观察两组 4~6 岁与 7~14 岁年龄层患儿 ADHD 症状及脑功能相关指标的变化。**结果**：两组不同年龄层患儿范德比尔特评定量表父母随访问卷（VADPRS）总分下降值均随治疗时间延长持续提高，两组比较差异无统计学意义（$P > 0.05$）。治疗 8 周后，治疗组 4~6 岁患儿多动冲动症状改善优于对照组（$P < 0.05$）。治疗 6、8 周后，治疗组 4~6 岁患儿儿童总体评价量表（CGAS）复常率分别为 52.63%、94.74%，对照组为 44.44%、72.22%；治疗组 7~16 岁患儿 CGAS 复常率为 47.06%、64.71%，对照组为 50.00%、77.78%，两组比较差异均无统计学意义（$P > 0.05$），但两组 4~6 岁年龄层患儿均显示更高的复常率。两组不同年龄层患儿治疗后 4、6、8 周指鼻试验、翻手试验、轮替试验阳性率及言语智商与操作智商差值比较，差异均无统计学意义（$P > 0.05$）。**结论**：小儿智力糖浆较静灵口服液对 4~6 岁 ADHD 儿童的多动冲动症状改善更显著，且有对 4~6 岁 ADHD 患儿症状及脑功能改善优于 7~14 岁患儿的趋势。

【正文】

注意缺陷多动障碍（attention deficit hyperactivity disorder，ADHD）是儿童期最常见的行为障碍性疾患，主要表现为与患儿年龄不相称的注意力分散、不分场合的过度活动、冲动、控制力差。我国 ADHD 的患病率高达 3%~10%，是儿童心理卫生门诊中最多见的病种。ADHD 的发病机制不明，西医主要以中枢兴奋剂治疗，但鉴于中枢兴奋剂的安全性和副作用，其临床应用受到较大限制。中医认为 ADHD 以肾虚为本，而补肾、益智、开窍法在临床治疗中显示出较突出的疗效。本研究观察小儿智力糖浆治疗 ADHD 的作用特点，旨在指导临床合理用药。本研究由天津中医药大学第一附属医院伦理委员会审批同意（伦理批件：TYLL2011［K］字 006）。

1 临床资料

1.1 诊断标准及中医辨证标准

西医诊断标准参照《美国精神障碍诊断与统计手册（第 4 版）》（DSM- IV）中有关 ADHD 的诊断标准；全部入组病例均由儿科多动症专科门诊副主任医师以上职称的专科医生进行诊断和相关评估。

肝肾阴虚证辨证标准参考国家中医药管理局制定的《中医病证诊断疗效标准》及汪受传主编的《中医儿科学》。

1.2 纳入标准

符合上述西医诊断标准与中医辨证标准；年龄 4~16 岁；初诊患者；中国韦氏儿童（幼儿）智力量表评分 75~100 分；患儿家长签署知情同意书。

1.3 排除标准

抽动障碍、对立违抗障碍、学习障碍等其他发育行为障碍性疾病。

1.4 一般情况

收集 2011 年 12 月至 2012 年 10 月就诊于天津中医药大学第一附属医院儿科多动症专科门诊的 ADHD 首诊儿童 72 例。按照患儿就诊时间的先后顺序参照随机数字表分为治疗组与对照组各 36 例，并将患儿分为 4~6 岁年龄层与 7~16 岁年龄层。治疗组中4~6 岁年龄层 19 例，其中男 14 例，女 5 例；年龄 4~6 岁，平均（5.46±1.08）岁；病程（23.00±12.89）个月。7~16 岁年龄层 17 例，其中男 14 例，女孩 3 例；年龄 7~14 岁，平均（10.03±2.52）岁；病程（23.00±12.89）个月。对照组中 4~6 岁年龄层 18 例，年龄 4~6岁，平均（5.47±0.98）岁；病程（24.67±14.36）个月。7~16 岁年龄层 18 例，其中男 14例，女 4 例；年龄 7~15 岁，平均（9.59±2.39）岁；病程（31±26.23）个月。两组两年龄层患儿一般资料分别比较，差异均无统计学意义（$P > 0.05$），具有可比性。

2 方法

2.1 治疗方法

治疗组予小儿智力糖浆口服，由葵花药业集团（重庆）有限公司生产，每支 10mL，国药准字 Z51021867。年龄 < 7 岁，每日 3 次，每次 10mL；7~10 岁，每日 3 次，每次15mL；11~16 岁，每日 3 次，每次 20mL。共服药 8 周。

对照组予静灵口服液口服，由辽宁东方人药业有限公司生产，每支 10mL，国药准字 Z10910056。年龄＜ 7 岁，每次 5mL，每日 2 次；7~14 岁，每日 2 次，每次 10mL；＞ 14 岁，每日 3 次，每次 10mL。共服药 8 周。

2.2 观察指标及方法

2.2.1 核心症状及行为评估

采用范德比尔特评定量表，父母随访问卷（VADPRS），共包括 26 项条目，由家长根据孩子的行为表现进行评价，按照行为出现的频率采用"无"到"总是"进行 4 级评分。两组治疗前及治疗后 4、6、8 周各记录 1 次。VADPRS 量表总分下降值 = 治疗后不同时间 VADPRS 量表总分 – 治疗前 VADPRS 量表总分。VADPRS 量表核心症状评分下降值 = 治疗后不同时间 VADPRS 量表核心症状评分 – 治疗前 VADPRS 量表核心症状评分。

儿童总体评价量表（CGAS，≤ 70 分为异常）。治疗前及治疗后 6、8 周各记录 1 次，计算不同时间两组不同年龄层患儿 CGAS 复常率。

2.2.2 临床脑功能评估

①治疗后 4、6、8 周各记录 1 次神经系统软体征（NSS），比较两组患儿指鼻试验、翻手试验、轮替试验阳性患儿例数。②治疗前及治疗 8 周后采用韦氏智商量表测定患儿言语智商与操作智商差值。③治疗前及治疗 8 周后采用脑电地形图（南京韦思医疗科技有限责任公司，VEEG-2000 型）根据 θ、α 及 β 波功率对患儿进行定性评定，比较两组患儿异常脑电地形图例数。

2.3 统计学方法

采用 SAS v9.3 统计软件进行数据处理。计量资料采用均数 ± 标准差（$\bar{x} \pm s$）表示，组间比较采用 t 检验。计数资料采用例数及其所占百分比进行描述，组间比较采用 χ^2 检验、Fisher 精确概率法。等级资料组间比较采用 Wilcoxon 秩和检验。$P < 0.05$ 为差异有统计学意义。

3 结果

3.1 两组患儿治疗后不同时间 VADPRS 总分与核心症状评分下降值比较

表 1 示，两组不同年龄层患儿 VADPRS 总分下降值均随治疗时间延长而提高，但治疗 4、6、8 周后 VADPRS 总分下降值比较差异均无统计学意义（$P > 0.05$）。

表 1　两组注意缺陷多动障碍患儿治疗后不同时间 VADPRS 总分下降值比较（$\bar{x} \pm s$，分）

组别	年龄	例数	治疗 4 周	治疗 6 周	治疗 8 周
治疗组	4.6 岁	19	10.95 ± 1.09	16.09 ± 1.33	21.74 ± 1.53
	7.16 岁	17	9.77 ± 0.74	11.61 ± 1.19	13.09 ± 1.00
对照组	4.6 岁	18	10.43 ± 1.12	14.95 ± 1.37	19.27 ± 1.57
	7.16 岁	18	9.70 ± 0.72	11.80 ± 1.16	12.41 ± 0.97

注：VADPRS，范德比尔特评定量表父母随访问卷。

表 2 示，第 8 周时，治疗组 4~6 岁患儿多动冲动下降值评分优于对照组（$P < 0.05$），两组间其他结果比较差异无统计学意义（$P > 0.05$）。

表2 两组注意缺陷多动障碍患儿治疗后不同时间 VADPRS 核心症状评分下降值比较（$\bar{x} \pm s$，分）

组别	年龄	例数	注意缺陷			对照组		
			治疗4周	治疗6周	治疗8周	治疗4周	治疗6周	治疗8周
治疗组	4~6岁	19	5.08 ± 0.50	7.29 ± 0.53	9.56 ± 0.71	5.00 ± 0.62	6.89 ± 0.69	8.82 ± 0.73
	7~16岁	17	3.97 ± 0.67	6.82 ± 0.51	8.98 ± 0.59	3.32 ± 0.50	4.31 ± 0.55	5.91 ± 0.58
对照组	4~6岁	18	4.80 ± 0.52	6.91 ± 0.55	7.79 ± 0.73	3.44 ± 0.64	5.10 ± 0.71	6.34 ± 0.75*
	7~16岁	18	5.29 ± 0.65	6.27 ± 0.49	8.68 ± 0.57	2.58 ± 0.49	4.37 ± 0.54	6.02 ± 0.57

注：VADPRS，范德比尔特评定量表父母随访问卷；* 与治疗组同年龄同时间比较，$P < 0.05$。

3.2 两组患儿治疗后不同时间 CGAS 复常率比较

全部病例治疗前 CGAS 均异常（≤ 70 分）。治疗6周后，治疗组 4~6 岁年龄层患儿 CGAS 复常率为 52.63%（10/19），治疗8周后达到 94.74%（18/19）；治疗6周后对照组 4~6 岁年龄层患儿 CGAS 复常率为 44.44%（8/18），治疗8周后达到 72.22%（13/18）。两组治疗6、8周后复常率差异无统计学意义（$P > 0.05$）。治疗6周后，治疗组 7~16 岁年龄层患儿 CGAS 复常率为 47.06%（8/17），治疗8周后达 64.71%（11/17）；治疗6周后对照组 7~16 岁年龄层患儿 CGAS 复常率为 50.00%（9/18），治疗8周后达 77.78%（14/18），两组比较，6、8 周复常率差异均无统计学意义（$P > 0.05$）。但两组 4~6 岁年龄层患儿均较 7~16 岁患儿显示出更高的复常率，且治疗组 4~6 岁患儿改善趋势最为明显。

3.3 两组患儿治疗后不同时间神经系统软体征比较

表3示，两组不同年龄层患儿治疗后4、6、8周指鼻试验、翻手试验、轮替试验阳性率比较，差异均无统计学意义（$P > 0.05$）。

表3 两组注意缺陷多动障碍患儿治疗后不同时间神经系统软体征比较 [例（%）]

组别	年龄	时间	例数	指鼻试验		翻手试验		轮替试验	
				阴性	阳性	阴性	阳性	阴性	阳性
治疗组	4~6岁	治疗4周	19	15（78.95）	4（21.05）	17（89.47）	2（10.53）	12（63.16）	7（36.84）
		治疗6周	19	16（84.21）	3（15.79）	18（94.74）	1（5.26）	14（73.68）	5（26.32）
		治疗8周	19	16（84.21）	3（15.79）	18（94.74）	1（5.26）	17（89.47）	2（10.53）
	7~16岁	治疗4周	17	14（82.35）	3（17.65）	16（94.12）	1（5.88）	12（70.59）	5（29.41）
		治疗6周	17	15（88.24）	2（11.76）	16（94.12）	1（5.88）	13（76.47）	4（23.53）
		治疗8周	17	16（94.12）	1（5.88）	16（94.12）	1（5.88）	14（82.35）	3（17.65）
对照组	4~6岁	治疗4周	18	11（61.11）	7（38.89）	13（72.22）	5（27.78）	6（33.33）	12（66.67）
		治疗6周	18	12（66.67）	6（33.33）	15（83.33）	3（16.67）	7（38.89）	11（61.11）
		治疗8周	18	12（66.67）	6（33.33）	15（83.33）	3（16.67）	10（55.56）	8（44.44）
	7~16岁	治疗4周	18	14（77.78）	4（22.22）	18（100）	0	10（55.56）	8（44.44）
		治疗6周	18	16（88.89）	2（11.11）	18（100）	0	14（77.78）	4（22.22）
		治疗8周	18	16（88.89）	2（11.11）	18（100）	0	16（88.89）	2（11.11）

3.4 两组患儿治疗前后智商变化比较

表4示，两组不同年龄层患儿治疗前后言语智商与操作智商差值比较，差异均无统计学意义（$P > 0.05$）。

表4　两组注意缺陷多动障碍患儿治疗前后言语智商与操作智商差值比较（$\bar{x}\pm s$，分）

组别	年龄	时间	例数	言语智商与操作智商差值
治疗组	4~6岁	治疗前	19	15.52 ± 16.23
		治疗8周	19	7.73 ± 5.72
	7~16岁	治疗前	17	12.64 ± 6.68
		治疗8周	17	9.05 ± 7.58
对照组	4~6岁	治疗前	18	13.77 ± 15.51
		治疗8周	18	10.16 ± 8.14
	7~16岁	治疗前	18	11.72 ± 6.89
		治疗8周	18	8.94 ± 8.18

3.5 两组患儿治疗前后脑电地形图变化比较

表5示，治疗8周后两组不同年龄层患儿脑电地形图正常率均较治疗前升高，但两组正常率比较差异无统计学意义（$P > 0.05$）。治疗组改善趋势更明显。两个年龄层比较，4~6岁年龄层患儿较7~16岁患儿显示出更高的复常率。

表5　两组注意缺陷多动障碍患儿治疗前后脑电地形图正常率比较［例（%）］

组别	年龄	时间	例数	异常	正常
治疗组	4~6岁	治疗前	19	3（15.79）	16（84.21）
		治疗8周	19	1（5.26）	18（94.74）
	7~16岁	治疗前	17	5（29.41）	12（70.59）
		治疗8周	17	4（23.53）	13（76.47）
对照组	4~6岁	治疗前	18	7（38.89）	11（61.11）
		治疗8周	18	6（33.33）	12（66.67）
	7~16岁	治疗前	18	7（38.89）	11（61.11）
		治疗8周	18	7（38.89）	11（61.11）

4 讨论

目前，神经心理病理研究认为脑神经的物质发育成熟迟缓导致"执行功能障碍"和"厌恶延迟"等心理功能障碍，从而出现ADHD的各项核心症状，如注意力的涣散、活动过度和冲动等。而异常的行为问题又会反作用于大脑功能网络，从而干扰正常的脑功能发展，如此反复，导致神经发展障碍的恶性循环，最终影响儿童的正常身心发展及社会功能发展。本病起病于7岁之前，幼年患儿突出表现在注意力缺陷方面，儿童期患儿更突出的症状表现则是活动过度。近5~10年，研究者们对ADHD的干预形式和方法进行不断地探索，从药物治疗到行为治疗、心理治疗、物理治疗，甚至家庭治疗等，取得了一些进展，但对学龄前儿童多动症的治疗没有根本性突破。

我们认为，小儿脑病的治疗当立足于肾，以补肾为治疗大法，并明确指出ADHD的核心病机是"肾虚，脑髓发育迟缓"，确立了"益肾填精"的治疗法则，在用药中以血肉有情之品滋补肝肾、填精益髓。小儿智力糖浆源于中医经典古方"孔圣枕中丹"，出自唐代孙思邈所著的《备急千金要方》，主要由龟甲、龙骨、远志、石菖蒲、雄鸡等组成。方中龟甲和雄鸡为血肉有情之品，具有益肾填精的作用，配以龙骨、远志、石菖蒲等药，调补阴阳，开窍益智。《千金翼方》认为，"此方治读书善忘，常服令人大聪"。本研究结果显示，小儿智力糖浆对 4~6 岁年龄层患儿核心症状多动冲动的改善趋势优于静灵口服液（$P < 0.05$）。小儿智力糖浆对 4~6 岁患儿 CGAS 复常率、言语智商与操作智商差值改善均优于静灵口服液。7~16 岁年龄层在上述各指标的统计中，两组之间比较均未显示出统计学意义及改善趋势的差异。本研究为小样本、单中心、随机、阳性药平行对照研究，后期应扩大样本量，延长疗程以便得出更加科学明确的结论。

【评介】

小儿智力糖浆为重庆葵花药业集团有限公司生产的中药复方制剂，具有调补阴阳、开窍益智的功效，可用于儿童注意缺陷多动障碍治疗。本研究为单中心随机对照临床试验，在马融教授的指导下，由胡思源教授主持方案设计，李亚平和张喜莲老师主要参与研究实施，钟成梁和徐强等进行数据统计和总结。研究结果发表于《中医杂志》2015 年 10 月第 56 卷第 20 期。既往国内临床试验多以 Conners、SNAP–Ⅳ 等量表或自拟疗效评价标准作为观察指标。本研究采用美国儿科学会的范德比尔特父母随访问卷，作为主要评价指标，同时进行脑功能评估。研究结果表明，小儿智力糖浆可改善 4~6 岁年龄层患儿多动冲动症状，CGAS 复常率、言语智商与操作智商差值的改善，均有优于静灵口服液的趋势。相比于 7~16 岁，该药对于 4~6 岁患儿的改善趋势更加明显。

（蔡莉莉）

第二节　方法学与文献研究

一、中药治疗小儿抽动障碍临床研究技术要点

【摘要】

针对中药治疗小儿抽动障碍临床研究设计中的关键问题，从试验目的、总体设计、诊断与辨证标准的选择、纳排标准的确定、控制性脱落的运用、对照药的选择、疗程设计、观察期与观测时点、有效性评价、安全性评价、试验结束后的医疗措施、合并用药、质量控制等方面，提出了具体的设计思路和做法，为中药治疗小儿抽动障碍的临床评价提供借鉴和思考。

【正文】

抽动障碍（TD）是一种起病于儿童和青少年时期、具有明显遗传倾向的神经精神性障碍，主要表现为不自主的、反复的、快速的一个部位或多部位肌肉运动性抽动和发声性抽动，并可伴有注意力不集中、多动、强迫性动作、思维或其他行为症状。根据病程和临床特征一般分为短暂性（暂时性、一过性）抽动障碍（TD）、慢性运动性或发声性抽动障碍（CTD）、发声和多种运动联合抽动障碍（TS 又称 Tourette 综合征、多发性抽动症、抽动–

秽语综合征）3 种类型。

据国外文献报，10%~24% 儿童在童年时期曾出现过抽动障碍，其中最严重的类型为 TS 其发病率为 0.05%~3.0%。近年来小儿抽动障碍的发病率有增多趋势，针对小儿抽动障碍的中药临床研究也逐渐增多。本文立足于国内外研究进展和实践经验对中药临床试验设计的若干关键问题进行探讨。

1 试验目的与总体设计

抽动障碍的临床定位相对单纯，试验目的主要是控制抽动症状和改善中医证候。建议在 Ⅱ 期临床试验中，根据处方药物的作用特点，选择不同病情患者，设置合理的疗程，并考虑采用安慰剂对照，以评价其绝对有效性；Ⅲ 期临床试验可采用阳性药对照和 / 或安慰剂对照，正确评价其绝对有效性和相对有效性。对于病情严重如所谓难治性抽动症患者，可考虑采用基础治疗前提下的加载试验设计方法。

2 诊断标准的选择

抽动障碍的诊断目前仍以临床现象学诊断为主。由于其病因和发病机制迄今尚未明确，一些客观指标如神经系统体征、脑电图、神经影像学检查、实验室检查和神经心理测试等，均为非特异性异常，只能作为辅助诊断依据。

关于抽动障碍的分类和诊断标准，一般采用美国精神病学会出版的《精神神经病诊断统计手册》第 4 版（DSM- Ⅳ）、《国际疾病分类》第 10 版（ICD-10），或《中国精神障碍分类与诊断标准》第 3 版（CCMD-3）标准。3 个标准虽大同小异，但也有差别，目前国内外多数学者倾向采用 DSM- Ⅳ 或 CCMD-3 中 TS 诊断标准。此外，1998 年 Robertson 等提出单纯性抽动障碍（pure-TS）、全面发展的抽动障碍（full-blown TS）、TS 附加症（TS+）的临床分类，此分类虽临床实用简洁，但应用并不广泛。

3 中医辨证标准

中医证候的选择应符合方证合一、权威公认的原则。目前，抽动障碍的中医辨证，一般采用新世纪全国高等中医院校规划教材《中医儿科学》的证治分类。该书将本病分为气郁化火、脾虚痰聚、阴虚风动 3 种证型。除运动性抽动和发声性抽动的临床表现外，气郁化火证以病程较短、抽动频繁有力、面红耳赤、烦躁易怒、舌红苔黄、脉弦数有力为特征。兼痰火者，可见粗言骂人、喜怒不定、睡眠不安、舌红苔黄、脉滑数。脾虚痰聚证以面黄、精神不振、胸闷纳少、舌淡苔白腻、脉滑为特征。阴虚风动证以形体消瘦、两颧潮红、五心烦热、舌红绛、苔光剥、脉细数为特征。

此外，适应证候也可以根据临床经验、药物及其适应证的特点，依据中医理论自行制定，但应提供科学性、合理性依据，并有临床可操作性。

4 受试者的选择

4.1 纳入标准

根据试验目的、处方特点及临床前试验结果选择合适的纳入病例标准，包括疾病的分类诊断、中医证候。病例选择应符合伦理学要求。入选患者年龄段应符合抽动障碍的好发年龄范围，最好包括青少年在内，一般选择 4~18 岁。试验前服用其他治疗抽动障碍药物

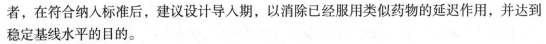

者，在符合纳入标准后，建议设计导入期，以消除已经服用类似药物的延迟作用，并达到稳定基线水平的目的。

4.2 排除标准

需根据药物的特点、适应证及其鉴别诊断情况，考虑有效性、安全性、依从性及伦理学等因素的合理制定。就一般情况而言，应该首先排除短暂性抽动障碍和难治性抽动障碍（用于描述经过常规药物氟哌啶醇、泰必利等治疗 1 年以上效果不好，病程迁延不愈的 TS 病人），前者自发性症状缓解的概率高，而后者病情较重，对常规药物的反应性差，除非以之为目标适应证，一般不选。对于可用其他疾病解释的不自主运动者，如风湿性舞蹈病、亨廷顿舞蹈病、肝豆状核变性、手足徐动症、肌阵挛、急性运动障碍、癔症的痉挛发作、癫痫和儿童精神分裂、药源性锥体外系症状和其他锥体外系疾病等，应进一步明确排除。对于抽动障碍常见的共病，如多动症（ADHD）、强迫症（OCD）、学习困难、睡眠障碍、情绪障碍、自伤行为、猥亵行为等，由于发生率高，一般难以排除，必要时可借助非抽动量表如 ADHD、OCD 评定量表等，同时评估行为障碍的病情，根据药物作用特点和试验目的，做出纳入或限制纳入的规定。

5 受试者退出标准

退出标准包括受试者自行退出和研究者决定退出 2 个方面。对于疗效过低造成的临床研究不安全和伦理学问题，应制定控制性脱落标准，设立中止试验标准，必要时中止整个试验以避免资源浪费。根据药物前期研究结果，对于治疗 2~4 周疗效不佳的抽动障碍病例，研究者应决定其退出，安慰剂对照的临床试验尤应如此，并设计相应的临床试验观察病例退出的统计学处理原则。为排除药物剂量不足导致过多的控制性脱落病例，II 期临床试验可以设计分阶段（如 II a、II b）剂量探索。

6 对照药的选择

根据临床试验目的结合药物的作用特点，可选择安慰剂或阳性药对照。为证实药物的绝对有效性，安慰剂对照是必需的。由于抽动障碍属于精神类疾病范畴，缺乏客观指标，霍桑效应明显，而且延迟治疗大多不至于发生严重不良后果，尽管儿童使用安慰剂存在伦理问题，但至少在 II 期临床试验阶段，仍建议使用安慰剂对照。

阳性对照药应为已知的有效药物，可在国家标准所收载的同类病证药物中择优选用。建议选择经过严格临床试验验证，具有明确的安全性、有效性研究数据的药物。由于迄今尚无治疗抽动障碍的中药新品问世，建议选用西药做对照。氟哌啶醇与泰必利均为治疗抽动障碍的有效药物。前者疗效略优于后者，但具有明显的毒副作用如肥胖、嗜睡、锥体外系反应等；后者安全性较好，在中国已普遍应用，在欧洲一些国家也已作为一线治疗药物应用。国内一般认为，对于轻或中等程度的抽动障碍病人，首选泰必利；对重症病人可首选氟哌啶醇。

7 疗程设计

应根据试验目的、观测需要和试验药物（包括对照药）的作用特点等，合理设定疗程。抽动障碍临床试验可能以西药和 / 或安慰剂为对照，而西药的临床应用，部分病例往往有一个逐渐加量直至取效的过程，这一过程一般需 2~3 周，疗效稳定且患儿可以耐受后再观察 1 周，评价周内抽动症状发生情况，因此，观察近期疗效，疗程至少 4 周。由于抽动障碍为慢性病程，取效后往往需要连续服药 2~3 个月再改用维持剂量，若观察稳定疗效，疗程应在 8 周以上，最好 12 周。

8 观察期与观察时点

导入期一般设 1~2 周。为评价疗效需要，考虑临床可操作性，治疗观察期宜 2 周设一个观察时点。为观察药物的远期疗效，可设 4~8 周的随访期。

9 有效性评价

9.1 抽动障碍评价量表

临床常用抽动严重程度和疗效评定量表有以下几种，包括耶鲁综合抽动严重程度量表（Yale Global Tic Severity Scale，YGTSS），TS 综合量表（Tourette Syndrome Global Scale，TSGS），Hopkins 抽动量表（Hopkins Motor and Vocal Tic Scale，HMVTS），综合抽动评定量表（Global Tic Rating Scale，GTRS）等。其中，临床常用的是由美国耶鲁大学儿童研究中心研制的 YGTSS。YGTSS 积分和的前 50 分为抽动症状严重程度评分，后 50 分为社会功能的损害情况评分。年幼儿社会功能损害情况评估困难，因此一般主张抽动症状严重程度和社会功能损害程度分别评价。由于抽动障碍通常伴有较多的行为障碍，如 ADHD、OCD 和情绪障碍等，使本病的病情变得复杂和严重，临床可采用非抽动量表（Non-tic Scales）如 ADHD 评定量表和 OCD 评定量表等，评估共病病情严重程度，必要时进行疗效评价。

9.2 评价指标

根据试验目的确定主、次要疗效评价指标。主要疗效指标一般设 1 项，为 YGTSS 积分和 / 或抽动疗效（根据 YGTSS 减分率分级评定）。次要疗效指标可设若干项，包括抽动社会损害评分、运动性抽动和发声性抽动因子评分、证候疗效、中医证候单项指标等。

9.3 抽动疗效评价标准

目前，尚无统一的抽动疗效评价标准。较多采用抽动严重程度量表如 YGTSS 等评分的治疗前后变化，按尼莫地平法分级为临床控制（减分率 95% 以上）、显效（减分率 95%~60%）、有效（减分率 60%~30%）、无效（减分率 < 30%）。如用 YGTSS 量表，建议只采用前 50 分，包括抽动的数量、频度、发作强度、复合性和干扰；后 50 分，即社会功能损害情况单独评价。此外，还有以发作频率减少程度或进步率作为观察指标者，临床并不常用。

9.4 中医证候评价

对于中药制剂来说，中医证候疗效评价必不可少。目前，中医证候评价多采用量表的方式进行，即将该证候涵盖下的症状、体征根据临床经验赋予相应的权重，然后根据证候总分的减分率，划分为临床控制（证候总分减少率 > 95%）、显效（证候总分减少率 70%~95%）、有效（证候总分减少率 30%~70%）、无效（证候总分减少率 < 30%）4 级。建议尽可能选择经过信度、效度验证的中医证候评价量表。如以证候改善为主要试验目的者，则必须应用相应的证候量表。

10 安全性评价

除血、尿、便常规，肝、肾功能和心电图等安全性指标外，还应根据处方特点、临床前毒理试验结果、适应证特点等选择具有针对性的安全性评价指标。

试验过程中出现不良事件和实验室指标的异常后，应及时观察患者伴随症状，并及时复查、跟踪，分析原因。对于严重不良事件，应按 GCP 规定，及时报告。

对于成人精神类疾病，在评价药物的不良反应时常用 TESS 量表。该量表专为成人编制，儿童一般不用。

11 试验结束后的医疗措施

抽动障碍治疗时间较长，应关注临床试验结束后患者治疗方案的合理设计。如采用试验药或阳性对照药，且病情得到控制、试验结束后应告知受试者继续服药，直至完成规定疗程，避免突然停药，保证受试者安全。对于疗效不佳病例，也应规定受试者的后续治疗问题。

12 合并用药

抽动障碍常合并行为障碍，属于共病。部分药物可能同时对共病有效，属于适应证的选择问题，一般不主张合并用药治疗。若试验药物针对的是共病，则可以考虑加载试验的方法，即在基础治疗前提下，应用试验药物。此时，应注意评价基础用药对试验药物疗效和安全性的影响。此外，应明确规定对有效性和安全性评价有影响的不能应用的药物。

13 试验的质量控制

试验的质量控制，应遵循 GCP 的有关规定。抽动障碍的临床评价经常应用耶鲁综合抽动严重程度量表，具有一定的主观性，因此，要求评定者首先具备抽动障碍的临床经验，并且在试验前对全部研究者进行量表的一致性培训，经一致性检验合格后，方可进入临床试验。

【评介】

鉴于抽动障碍发病率的攀升，为指导中药临床试验设计与评价，胡思源教授率领团队进行了中药治疗儿童抽动障碍临床试验技术要点的研究。本研究综合国内外临床与试验设计研究进展和实践经验，对设计中的试验目的、总体设计、诊断与辨证标准的选择等 13 方面的关键问题进行梳理并提出具体的设计思路。文章发表在《中医儿科杂志》2011 年 1 月第 7 卷第 1 期，其技术要点内容可为儿童抽动障碍中药新药临床试验的设计与评价提供借鉴与参考。

（李瑞本）

二、中药新药防治儿童注意缺陷－多动障碍临床研究设计与评价要点

【摘要】

在收集国内外资料的基础上，结合临床科研实践，在试验目的与设计、诊断标准选择、受试者的入选与退出、有效性评价、安全性评价、合并用药及质量控制等方面，总结了中药新药防治儿童注意缺陷－多动障碍临床研究技术要点，以期为本病的中药新药临床试验设计提供借鉴。

【正文】

注意缺陷－多动障碍（attention-deficit hyperactivity disorder, ADHD）主要表现为与年龄不相称的注意力易分散，注意广度缩小，不分场合地过度活动，情绪冲动并伴有认知障碍和学习困难，智力正常或接近正常，常与对立违抗、品行障碍、焦虑障碍、心境障碍、抽动障碍等共病。它不仅影响儿童的学校、家庭和校外生活，而且容易导致儿童持久的学习困难、行为问题以及影响自尊心。从 20 世纪 70 年代初开始有关本病的中医药研究，可发现中医药较西医治疗疗效持久而稳定，停药反跳慢，特别是基本无毒性及不良反应。笔者在收集国内外资料的基础上，结合临床科研实践，总结了中药新药防治儿童 ADHD 临床研究技术要点，以期为本病的中药新药临床试验设计提供借鉴。

1 试验目的与设计

治疗儿童 ADHD 的中药新药，其临床试验目的主要是探索或确证试验用药对注意缺陷、多动冲动等核心症状的有效性。同时研究药物对某些共病的有效性。安全性考察也是主要试验目的之一。

试验设计应遵循随机、盲法、对照、多中心原则。本病是儿童最常见的精神障碍，无自杀倾向等严重后果，可以考虑采用安慰剂对照。如有治疗机制相同、治疗结果可比、公认安全有效的中西药，也可以采用阳性药对照。根据研究目的，加载试验也可作为设计选项。

2 受试者的选择

2.1 诊断标准

2.1.1 西医诊断标准

ADHD 的西医诊断标准主要有：1）美国精神病学会制定的《精神疾病诊断和统计手册》第 4 版（DSM-Ⅳ，1994）标准；2）《国际疾病分类》第 10 版（ICD-10, 1994）标准；3）我国精神病学界 1996 年制订的适合中国国情的《中国精神障碍分类与诊断标准》第 3 版（简称 CCMD-3）。鉴于 DSM-Ⅳ将 ADHD 分成 3 个亚型，使仅有注意缺陷或多动冲动的儿童能够得到早期诊断，国内《儿童注意缺陷多动障碍防治指南》推荐应用该标准。其具体内容为：1）注意缺陷症状或多动－冲动症状至少 6 项，至少已持续 6 个月，达到适应不良的程度，并与发育水平不相称。注意缺陷症状：①在学习、工作或其他

活动中，往往不能密切注意细节或常常发生由于粗心大意所致的错误；②在学习、工作或游戏活动中，常常难以保持注意力；③与之对话时，往往心不在焉，似听非听；④往往不能听从指导以完成功课作业、日常家务或工作任务（不是由于违抗行为或对指导不理解）；⑤组织任务或活动的能力常常受损；⑥往往逃避，不喜欢或不愿参加那些需要持续集中注意力的工作，如家庭作业；⑦常常遗失作业或活动所需的物品，如玩具、作业本、铅笔、书本或工具；⑧常常因外界刺激而分散注意；⑨常常在日常活动中忘记事情。多动－冲动症状：①手或脚常常动个不停，或在座位上不停扭动；②在课堂上或其他应该坐好的场合，常常擅自离开座位；③在不恰当的场合常常过多地走来走去或爬上爬下（青少年或成人可能只有坐立不安的主观感受）；④往往不能安静地参加游戏或课余活动；⑤常常不停地活动，好像"受发动机驱动"；⑥经常讲话过多；⑦往往在他人问题尚未问完时便急于回答；⑧往往难以静等轮换；⑨常中断或干扰其他人，如插嘴或打断别人的游戏。2）多动－冲动或注意问题均出现于 7 岁以前。3）某些表现存在于 2 个以上场合，如学校、工作室（或诊室）、家。4）在社交、学校或职业等功能上，有临床缺损的明显证据。5）排除广泛性发育障碍、精神分裂症或其他精神障碍的可能，不能用其他精神障碍进行解释，如心境障碍、焦虑障碍、分离性障碍或人格障碍等。须同时满足 1~5 项才能诊断为 ADHD。

为从儿童和／或父母处全面系统地获得儿童的病史、症状和功能状况，ADHD 诊断前，常要进行"诊断访谈"。诊断访谈分正式的定式访谈、半定式访谈，以及非正式的访谈。目前，常用的正式访谈工具，有学龄期儿童情感性障碍和精神分裂症定式访谈问卷（K-SADS-PL）、美国国立精神卫生研究所儿童诊断访谈提纲（DISC-Ⅳ）、儿童青少年诊断访谈（DICA）、精神发育和健康状况评定量表（DAWBA）等，这些工具被认为是诊断的金标准。由于定式访谈和半定式访谈工具耗时多（约 1 小时），且需要对访谈者进行认真培训，因此，从临床可操作性出发，非正式的诊断访谈有时也可以采用，其具体方法是按照 DSM-Ⅳ 诊断标准的症状对家长和儿童进行访谈，临床可以采用范德比尔特（Vanderbilt）评定量表（父母问卷）。

2.1.2 中医辨证标准

儿童 ADHD 可以表现为若干中医证候类型。目前，根据中华中医药学会《中医儿科常见病诊疗指南》（2012 年）将本病分为肝肾阴虚证、心脾两虚证、痰火扰心证、脾虚肝旺证、肾虚肝亢证；中华人民共和国行业标准《中医病证诊断疗效标准》分肾虚肝亢证、心虚脾旺证两型；汪受传主编新世纪全国高等中医院校规划教材《中医儿科学》将本病分为肝肾阴虚、心脾两虚、痰火内扰三证；徐荣谦主编《中医儿科学》分精血亏虚、肝肾阴虚、心脾两虚、痰火内扰四证；以多动、冲动、注意力不集中为主症，主症特点结合兼症与舌脉确立辨证。上述分型均可酌情选用。目前，常选用《中医儿科常见病诊疗指南》中的分型作为中医辨证标准。

2.2 纳入标准

符合小儿 ADHD 诊断和中医辨证标准。为避免病情过轻患者入选影响评价，一般将临床总体印象－总体严重度量表（CGI-ADHD-S）评分限定为 4 分及以上。本病高发于学龄前儿童，最好包括青少年在内，一般选择 3~14 岁入选。本病诊断需要症状出现至少 6 个月。受试者的选择和入组过程应符合伦理学要求。

2.3 排除标准

精神发育迟滞、广泛性发育障碍、儿童精神分裂症、躁狂发作和双相障碍、特殊性学习技能发育障碍、Tourette 综合征等严重心理、精神疾患所导致的多动症状等。ADHD 患儿一般智力在正常范围，为排除精神发育迟滞，常采用中国修订韦氏智力量表（C-WISC,1993）进行智力测验，常将儿童韦氏智商小于 70 作为排除标准。听力障碍导致类似儿童注意缺陷多动障碍表现者。各种药物的不良反应所导致的多动症状等。合并严重心、肝、肾、消化及造血系统和神经系统等严重器质性疾病，如：甲亢、慢性肾炎、肝炎、先天性心脏病、小儿舞蹈症、亚急性脑炎等。对试验药物或其成分过敏。

2.4 退出标准

退出标准包括研究者决定退出和受试者自行退出两方面。主要包括出现过敏反应或严重不良事件，根据医生判断应停止试验者；试验过程中，患者罹患其他疾病，影响疗效和安全性判断者；受试儿童依从性差（试验用药依从性＜ 80%，或＞ 120%），或自动中途换药或加用本方案禁止使用的中西药物者；各种原因的中途破盲病例；用药 2~4 周后，患儿病情加重，应停止用药，采取有效治疗措施，该患儿完成各项实验室检查，退出试验，按治疗无效病例处理；无论何种原因，患者不愿意或不可能继续进行临床试验，向主管医生提出退出试验要求而中止试验者；受试儿童虽未明确提出退出试验，但不再接受用药及检测而失访者。

3 治疗方法

3.1 对照药的选择

根据临床试验目的结合药物的作用特点，可选择安慰剂或阳性药对照。由于 ADHD 有公认有效的多种类西药，如使用非劣／等效设计，可以选之为阳性对照药。鉴于目前缺乏大样本、多中心、随机双盲试验证明安全有效的中药机制，不建议采用中药制剂，即便采用，也应进行优效设计。

3.2 合并用药

ADHD 的治疗，除药物治疗外，非药物治疗如行为治疗、家长培训、学校干预也是行之有效的方法。对于病情较重或共病患者，临床上一般主张采用综合治疗方案。但是，由于该病为精神类疾患，延迟治疗并不会产生严重的伦理问题，加之 ADHD 治疗药物对于共病往往同时有效，因此，在药物临床试验中，一般不主张应用合并用药或其他治疗。当然，在某些特殊情况下，如重症患者，也可以考虑加载试验的设计方法，即在基础治疗前提下，应用试验药物。此时，应注意评价基础用药对试验药物疗效和安全性影响。应明确规定对有效性和安全性评价有影响的不能应用的药物。

4 试验流程

试验前服用其他治疗药物者，在符合纳入标准后，建议设计导入期，导入期一般设1~2 周，用以消除已经服用类似药物的延迟作用，并稳定基线水平。根据疗程，设置基线、中间访视和治疗结束若干个时点。中间访视，需要 1~4 周 1 次，门诊受试者应设立受试者日志。ADHD 病程长，为观察药物长期疗效及其长期应用的安全性，可以设置治疗性随访，时间数月甚至更长。建议确证性试验中的部分病例（最好超过 100 例）治疗随访 1 年以上。如试验中出现不良事件，应随访至恢复正常或稳定。

5 有效性评价

中药新药防治 ADHD 的有效性观察指标可分 2 类。一类是可将量表总分、因子分，或其分级疗效作为评价 ADHD 的有效性主要评价指标，也可将中断治疗率与药物的使用剂量等作为次要指标；另一类是评价中医证候疗效及单项症状分级等。

评价 ADHD 及其共病的有效性，主要采用相应的评价量表，一般分为专用于评估 ADHD 核心症状的量表和用于评估多种症状的量表。主要用于评估 ADHD 核心症状的量表：多以 DSM-Ⅳ 18 种症状为基础，用于监测治疗及疗效评价。常见的有 Vanderbilt 评定及随访量表（分别包括父母、教师问卷）、SNAP-Ⅳ 和 ADHD 诊断量表父母版（ADHDRS-Ⅳ-Parent: Inv）。其中，Vanderbilt 父母和教师评定量表及其随访量表是被美国儿科学会（AAP）和国家儿童保健质量机构（NICHQ）推荐用于儿科初级保健的量表。初始量表中还有症状条目筛查另外的 3 种共病—对立违抗障碍、品行障碍和焦虑/抑郁的若干条目。随访量表，由 DSM-Ⅳ 18 种症状加上 8 个行为表现条目组成。国外研究认为，该量表具有良好的内部一致性和因子结构，与 DSM-Ⅳ 诊断结果较为符合。由台湾学者翻译的中文版的 SNAP-Ⅳ 量表是一个具有良好信效度的量表。用于评估多种症状的量表：常用于支持诊断和评价 ADHD 及其共病。主要有 Conners 父母症状问卷（PSQ）和教师评定量表（TRS）、IOWA Conners 父母和教师评定量表、Achenbach 儿童行为量表（父母版，CBCL）等。PSQ 包括 5 个因子如品行问题、学习问题、心身问题、冲动–多动、焦虑，以及多动指数；TRS 包括 3 个因子如品行问题、多动、注意缺陷–被动，以及多动指数。该量表在国内外应用较为广泛，信度与效度较好，PSQ 中的品行问题、冲动–多动、多动指数对儿童多动症有良好的鉴别能力。此外，CGI 中的 SI、K-SADS-PL 中的 CGAS，也常用于评价 ADHD 患者的总体情况。

ADHD 有效性评价指标选择的建议：1）选择包括诊断要求的行为表现在内的、有中文版及信效度评价的 SNAP-Ⅳ 评价量表；2）ADHD 的诊断必须在至少 2 种环境中有症状，整个评价体系中应包括父母和教师量表；3）以量表总分及其因子分作为主要评价指标；4）若同时评价 ADHD 共病的有效性，应加用相应的评价量表。

6 安全性评价

除血、尿、便常规，肝、肾功能和心电图等安全性指标外，还应根据被试药处方特点、临床前毒理试验结果、适应证特点等选择具有针对性的安全性评价指标，必要时定期监测身高和体重变化。ADHD 治疗西药不良事件/反应较多，选用阳性对照药时，应重点观察其已知不良反应，并与被试药对照评价。

7 试验的质量控制和保证

ADHD 的诊断与评价均需要量表。试验前，应对多中心的全体研究者进行量表一致性培训，经一致性检验合格后，方可进入临床试验。本病高发于学龄前儿童，受试者年龄较小，一些必需的损伤性检查如血生化等，不易操作；门诊患者作"受试者日志"；合理设置观察时点，尽量减少随访次数，避免家长产生厌烦情绪等。

本文从试验目的与设计、诊断标准选择、受试者的入选与退出、有效性评价、安全性评价、合并用药及质量控制等方面进行分析，总结了中药新药防治儿童 ADHD 临床研究的关键问题，推荐了西医诊断标准和中医辨证标准，以及评估 ADHD 及其共病的常用量表等，以期为儿童 ADHD 的中药新药临床试验设计提供借鉴。

【评介】

儿科中药评价方法学研究的相对滞后在一定程度上影响了儿童中药的研发进程。为突破这一壁垒，中华中医药学会儿科分会以天津中医药大学第一附属医院牵头，联合全国其他药物临床试验机构儿科专业，筹建儿科中药临床评价学组，于 2010 年启动《儿科常见疾病中药新药临床试验设计与评价技术指南·儿童注意缺陷 – 多动障碍》的制定工作。在马融老师的指导下，胡思源教授及团队成员系统收集国内外文献，结合临床科研实践，总结了儿童 ADHD 临床研究关键技术要点，由博士研究生沈雯撰写，发表于《中国中西医结合杂志》2015 年 5 月第 35 卷第 5 期。本文从试验目的与设计、诊断标准选择、受试者的入选与退出、有效性评价、安全性评价、合并用药及质量控制等方面对指南的核心内容进行归纳总结，突出重点，为研究者设计临床试验方案提供借鉴。

（蔡莉莉）

三、儿童抽动障碍安慰剂效应的系统评价和 Meta 分析

【摘要】

目的：系统评价儿童抽动障碍随机对照试验的安慰剂效应，并探索其影响因素。**方法：**检索中国学术期刊全文数据库（CNKI）、维普中文期刊全文数据库（VIP）、万方数据库、中国生物医学文献数据库（CBM）、PubMed、Cochrane 图书馆、Embase 中关于儿童抽动障碍随机对照试验（RCT）中英文文献。使用 R 软件对耶鲁综合抽动严重程度量表抽动总分（YGTSS-TTS）、耶鲁综合抽动严重程度量表（YGTSS）总分及基于其定义的有效率进行定量资料或定性资料的 Meta 分析，探索影响安慰剂效应的因素，并对影响因素进行亚组分析。**结果：**共纳入 11 项 RCTs。对于 YGTSS-TTS 变化均值及其有效率，Meta 分析结果分别为 [7.2（95%CI 6.23，8.18）] 和 36% [95%CI（28%，45%）]；根据有效率的不同定义阈值（减分率 ≥ 25%、≥ 30% 和 ≥ 50%）做亚组分析，其合并效应值分别为 48% [95%CI（43%，53%）]、42% [95%CI（35%，49%）] 和 20% [95%CI（12%，29%）]。对于 YGTSS 总分及其有效率，Meta 分析结果分别为 13.89 [95%CI（12.4，15.38）] 和 32% [95%CI（24%，41%）]；根据有效率的不同定义阈值（减分率 ≥ 30% 和 ≥ 50%）做亚组分析，其合并效应值分别为 40% [95%CI（34%，47%）] 和 22% [95%CI（14%，31%）]。对各结局指标分别进行了 Meta 回归分析，结果提示疾病严重程度和疗程，与安慰剂效应呈正相关。**结论：**儿童抽动障碍具有一定的安慰剂治疗效应，其安慰剂效应可能与入组严重程度、疗程等因素有关，其效应值随着定义阈值的升高而降低。

【正文】

儿童抽动障碍（tic disorders，TD）是起病于儿童和青少年时期的一种神经发育障碍，临床表现以快速、不自主的运动性和/或发声性抽动为主要临床表现。根据其临床症状和持续时间分为短暂性抽动障碍（transitory tic disorder，TTD）、慢性运动性或发声性抽动障碍（chronic motor or vocal tic disorder，CTD）和Tourette综合征（Tourette's syndrome，TS）。本病发病率为6.1%，以5~10岁多见，10~12岁病情最严重。约半数TD患儿共患一种或多种行为障碍，共患病增加了TD的复杂性和严重性，可严重影响患儿及家庭成员日常生活、学习和社会活动。TD的治疗有非药物治疗和药物治疗，后者更是国内TD治疗研究的热点。

近年来，药物治疗TD的临床随机对照试验（random control trials，RCT）日益增多，其中以安慰剂为对照的试验设计占比74.3%。安慰剂对照可反映试验药物的"绝对"有效性和安全性，验证效率高，但研究实施中仍存在较多问题。一方面，有研究显示，在精神类疾病中，安慰剂效应明显，但在不同研究中的波动较大。另一方面，在儿童安慰剂对照临床试验中，不均衡的获益-风险使试验操作难度加大，且具有一定的伦理风险。为此，本文采用定量资料或定性资料的Meta分析方法，定量评价安慰剂在儿童TD临床研究中的效应值，并探索其影响因素，以期为以安慰剂为对照或外部对照的TD临床研究设计，提供借鉴与参考。

1 方法

1.1 纳入标准

1）研究类型：随机对照试验，即在研究设计中明确提及"随机"字样，或详细描述了采用的随机方法；2）研究对象：符合TD的诊断标准的18岁以下儿童；3）干预措施：研究至少有1组为安慰剂，其他组别干预措施不做限定；4）结局指标：耶鲁综合抽动严重程度量表（Yale global tic severity scale，YGTSS）总评分、YGTSS抽动总分（tic total scale，YGTSS-TTS），或基于以上量表定义的疾病有效率，至少具备上述一项结局指标。

1.2 排除标准

具备以下任意一项的研究予以排除：1）同一研究在不同时间和期刊重复发表的文献；2）仅报告研究方案，未涉及试验结果；3）纳入TTD的研究；4）无样本量计算依据且安慰剂组样本量<20例的研究；5）Jadad评分<4分；6）文献中关键数据无法获取或存在明显错误。

1.3 文献检索

通过计算机检索国内外公开发表的文献，以抽动障碍、抽动-秽语综合征、安慰剂、随机对照试验等为主题词，检索中文数据库，包括中国学术期刊全文数据库（CNKI）、万方数据库、中国生物医学文献数据库（CBM）、维普生物医学数据库（VIP）；以tic disorders、tourette's syndrome、placebo、randomized controlled trial为主题词，检索英文数据库，包括Medline（via PubMed）、Cochrane Library、Embase。检索时间限定为建库至2021年11月，语种为中文或英文。手动检索已发表的系统评价或Meta分析中符合纳入标准的 RCT，检索到源文献并纳入。

1.4 文献筛选和数据提取

组织两位研究者通过阅读题目和摘要根据纳入排除标准对文献进行初步筛选。初筛后进一步阅读全文，确定是否完全符合纳排标准，以上过程中若遇到分歧，两位研究人员讨论协商或者请第 3 者决定是否纳入。

数据提取也由上述两位研究者采用 Excel 对文献的资料进行提取，提取的内容：1）基本信息，包括作者、发表年份、安慰剂组样本量、年龄；2）疾病信息，包括疾病类型、严重程度、有无共患病；3）干预措施，包括治疗方案、疗程；4）结局指标和结果，包括 YGTSS-TTS、YGTSS 总评分、有效率等；5）偏倚风险评价的相关信息。

当研究数据缺失时，研究者通过电子邮件联系试验作者来获取原始数据。如果试验作者没有提供治疗前后差值的标准差（standard deviation，SD），则根据文章中报道的 t 值、置信区间或标准误差计算。若未报告治疗前后评分变化的情况，但分别具有基线和治疗后评分的平均值和 SD，则通过计算差值和相同研究的相关系数估算。

1.5 纳入文献质量评价

参考 Cochrane 协作网中系统评价手册 6.2，对纳入 RCTs 进行质量评价。内容包括 6 个方面 7 个条目，分别为随机序列生成、分配隐藏、对患儿和试验人员实施盲法、对结局评估者实施盲法、结果数据的不完整、选择性报告以及其他偏倚，对每个方面的偏移风险进行独立评估，通过判断为"低风险""高风险"和"不确定"完成。其中"低风险"即表示该研究中存在的偏倚不会严重影响研究结果、"高风险"为存在的偏倚会严重干扰研究结果、"不确定"表示可能会降低结果的可信度。风险偏倚结果以图形进行展示，图形采用 Review Manager 5.3 软件进行绘制。由两位评价员对纳入研究独立进行方法学质量评价，如遇分歧则与第 3 方讨论协商解决。

1.6 统计分析方法

本研究采用 R 4.1 中的 "Meta" 程序随机效应模型（random effect model，RM）包，对数据进行统计合并分析。对原始率分别进行对数转换、Logit 转换、反正弦转换和双重反正弦转换，采用 Shapiro-Wilk 检验对原始率和 4 种转化率分别进行正态性检验，选择最接近或服从正态检验分布（P 值最大）的率进行 Meta 分析，计算合并效应值；对连续型变量采用未调整均数（MRAW）作为效应指标，各效应量均提供 95% 置信区间（95%CI）。采用 Q 检验分析各研究结果间异质性，检验水准 $\alpha = 0.1$，并结合 I^2 判断异质性大小。当 $P < 0.1$、$I^2 > 50\%$ 时，说明各研究效应量存在显著统计学异质性，进一步根据试验设计特征的不同进行敏感性分析。

根据"发表年份""地区""试验设计特征（对照设置）""受试者特征（年龄和男性占比）""疾病特征（疾病类型、是否合并共患、纳入疾病严重程度、基线 YGTSS-TTS 和 YGTSS 总分）"和"干预措施（对照药种类和疗程）"因素进行单因素 Meta 回归分析，报告回归系数及 95%CI 和 P 值，以 $P < 0.05$ 确定为安慰剂效应的可能影响因素。

2 结果

2.1 文献的检索与筛选

系统检索国内外中英文数据库，共检索 463 篇文献，将文献题录导入 Notepress 软件，通过查重删除 155 篇重复文献，剩余文献通过阅读题目和摘要，依据纳排标准排除 282 篇，进一步阅读全文排除 15 篇，最终纳入 11 项研究。文献检索和筛选过程，见图 1。

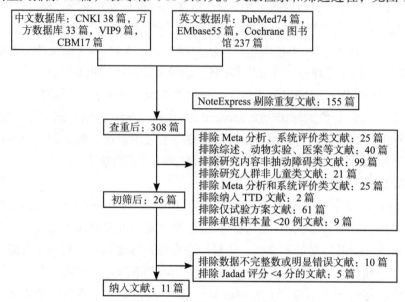

图 1　文献检索和筛选过程

2.2 纳入研究基本信息

研究人员对纳入的 11 项研究中的所需数据逐一提取，发现有 6 项研究所需信息不完整，经发邮件与通讯作者联系咨询缺失数据，共收到 4 项研究的缺失数据回复，2 项研究治疗前后差值的 SD 缺失，根据计算相关系数进一步估算补充。归纳整理基本信息如下：研究发表时间为 2000 年至 2021 年，研究所在国家包括中国、韩国和美国。安慰剂对照组总计 606 例，年龄分布为 4~18 岁（不包括 18 岁）。研究中纳入疾病类型分类，包括 TS 和 CTD+TS。试验组药物为中药研究共 4 项，化学药为 7 项。治疗周期为 4~12 周。纳入 RCTs 基本信息，见表 1。

表 1　纳入研究基本信息

纳入研究	疾病类型	年龄	入组疾病程度限定	共患病	干预措施	疗程	指标
Jankovic J 2021	TS	6~16	YGTSS–TTS ≥ 20	有	T：丁苯嗪；C：安慰剂	12 周	③⑤
Gilbert DL 2018	TS	7~17	YGTSS–TTS ≥ 20	有	T：依考匹泮；C：安慰剂	4 周	①②
Sallee F 2017	TS	7~17	YGTSS–TTS ≥ 20	有	T：阿立哌唑；C：安慰剂	8 周	③④⑤
Zheng Y 2016	CTD+TS	5~18	YGTSS 总分 ≥ 30	无	T：芍麻止痉颗粒；C1：安慰剂；C2：硫必利	8 周	①②③④⑤⑥

纳入研究	疾病类型	年龄	入组疾病程度限定	共患病	干预措施	疗程	指标
Yoo, HK 2013	CTD+TS	6~18	YGTSS-TTS ≥ 22	有	T：阿立哌唑；C：安慰剂	10周	③
Kurlan R 2012	TS	6~17	YGTSS-TTS ≥ 22	有	T：普拉克索溴；C：安慰剂	6周	③④
Smith-Hicks C 2007	TS	8~16	YGTSS-TTS ≥ 20	有	T：左乙拉西坦；C：安慰剂	4周	①②
Bloch MH 2016	CTD+TS	8~17	YGTSS-TTS ≥ 20	有	T：N-乙酰半胱氨酸；C：安慰剂	12周	①⑤
杜春燕 2017	CTD+TS	4~14	未限定	无	T：九味熄风颗粒；C：安慰剂	6周	①③④⑤⑥
杨娜 2016	TS	4~17	未限定	无	T：抽动宁胶囊；C1：安慰剂；C2：硫必利	6周	②⑥
马融 2014	CTD+TS	4~18	未限定	无	T：熄风止动片；C：安慰剂	4周	③④⑤⑥

注：T-试验组；C-对照组；① YGTSS-TTS；② YGTSS 总分；③ YGTSS-TTS 差值；④ YGTSS 总分差值；⑤ YGTSS-TTS 减分定义有效率；⑥ YGTSS 总分减分率定义有效率。

2.3 文献质量评价

纳入的 11 项研究中均使用计算机随机，9 项研究说明有中心药房或固定药师分配实现分配隐藏。全部研究均采用双盲，其中 4 项研究实现了结局评估者盲法；全部研究均出现受试者脱落或剔除，但组间缺失的人数相似，不影响对比；所有研究结果报告完整，其他偏倚不明确。

2.4 Meta 分析结果

2.4.1 YGTSS-TTS

共 9 项研究报告了安慰剂治疗前后的 YGTSS-TTS 差值，共计 465 例，合并效应值为 [MRAW=6.51，95%CI（5.18，7.84），I^2=78%，$P < 0.1$]。经敏感性分析，排除 2 项交叉设计的研究后，合并效应值为 [MRAW=7.2，95%CI（6.23，8.18），I^2=46%，P=0.08]。Meta 回归分析显示，入组疾病严重程度和疗程为影响因素，见表 2。其中，入组疾病严重程度的亚组分析结果显示，入组人群限定于较高疾病严重程度时 [MRAW=7.9，95%CI（6.97，8.83）]，与不对疾病严重程度进行限定 [MRAW=6.19，95%CI（5.17，7.2）] 相比，安慰剂效应更高（$P < 0.05$）。疗程对安慰剂效应影响分析结果提示，研究设计疗程越长，安慰剂效应越高（$P < 0.05$），每增加 1 周疗程，YGTSS 差值增加 0.4。

2.4.2 基于 YGTSS-TTS 定义的有效率

共 6 项研究报告了 379 例接受安慰剂治疗的患儿，有效率在 10.1%~54.8%。经标准化处理并比较正态性后选择双重反正弦转换方法合并计算，得合并效应值为 [Proportion=36%，95%CI（28%，45%）]。

根据有效率的不同定义做亚组分析，当定义为 YGTSS-TTS 减分率 ≥ 25%、≥ 30% 和 ≥ 50% 时，合并效应值分别为 [Proportion=48%，95%CI（43%，53%）]、

［Proportion=42%，95%CI（35%，49%）］和［Proportion=20%，95%CI（12%，29%）］。

Meta 回归分析显示，不同定义有效率组内的发表年份、试验设计和疾病特征等均非影响因素，详见表 3。

2.4.3 YGTSS 总分

共 6 项研究报告了安慰剂治疗儿童 TD 治疗前后 YGTSS 总分差值，共计 447 例患儿，合并效应值为［MRAW=13.89，95%CI（12.4，15.38）］。

Meta 回归分析显示，发表年份、地区、试验设计和疾病特征等均非影响因素，详见表 2。

2.4.4 基于 YGTSS 总分定义的有效率

共 4 项研究报告了 385 例接受安慰剂治疗的患儿，有效率在 13.9%~46.6% 之间。经标准化处理并比较正态性后选择没有转换的原始率合并计算，得合并效应值为［Proportion=32%（95%CI 24%，41%）］。

根据有效率的不同定义做亚组分析，当定义为 YGTSS 总分减分率 ≥ 30% 和 ≥ 50% 时，合并效应值分别为［Proportion=40%（95%CI 34%，47%）］和［Proportion=22%（95%CI 14%，31%）］。

Meta 回归分析显示，不同定义有效率组内的发表年份、试验设计和疾病特征等均非影响因素，详见表 4。

表 2　YGTSS-TTS 和 YGTSS 总分变化差值 Meta 回归分析汇总表

项目	YGTSS-TTS			YGTSS 总分		
	研究	回归系数（95%CI）	P 值	研究	回归系数（95%CI）	P 值
发表年份	7	−0.1（−0.3，0.2）	0.62	6	−0.1（−1.4，1.2）	0.88
地区 亚洲 美洲	4 3	−0.6（−2.9，1.6） —	0.57 —	4 2	−0.5（−6.1，5.0） —	0.85 —
类型 双臂（1：1） 三臂（3：1：1）	1 6	−0.7（−2.8，1.4） —	0.51 —	5 1	2.6（0.003，5.2） —	0.05 —
年龄 男性占比	5 5	0.5（−0.7，1.8） −0.1（−0.4，0.1）	0.42 0.34	5 5	1.1（−1.4，3.6） −0.002（−0.6，0.6）	0.38 0.99
疾病类型 CTD+TS TS	4 3	— 0.7（−1.6，2.9）	— 0.57	3 3	— −2.3（−4.8，0.2）	— 0.07
共患病 有 无	4 3	1.4（−0.6，3.4） —	0.17 —	2 4	0.5（−4.9，6.1） —	0.85 —
限定严重程度 是 否	5 2	1.8（0.6，3.0） —	0.005 —	3 3	1.7（−1.3，4.7） —	0.27 —
基线 YGTSS-TTS	5	0.1（−0.1，0.4）	0.36	4	−0.2（−0.9，0.6）	0.71
基线 YGTSS 总分	4	0.1（−0.1，0.3）	0.23	5	0.2（−0.1，0.5）	0.18

续表

项目	YGTSS-TTS			YGTSS 总分		
	研究	回归系数（95%CI）	P 值	研究	回归系数（95%CI）	P 值
对照药						
中药	3	−1.2（−3.9, 1.4）	0.36	4	−1.6（−9.7, 6.6）	0.71
一线化学药	2	0.3（−3.1, 3.7）	0.85	1	−1.8（−12, 8.9）	0.73
其他化学药	2	—	—	1		
疗程	7	0.4（0.2, 0.7）	0.002	6	0.3（−0.8, 1.4）	0.63

表 3　YGTSS-TTS 减分率定义有效率 Meta 回归分析汇总表

项目	YGTSS-TTS ≥ 25%			YGTSS-TTS ≥ 30%			YGTSS-TTS ≥ 50%		
	研究	回归系数（95%CI）	P 值	研究	回归系数（95%CI）	P 值	研究	回归系数（95%CI）	P 值
发表年份	6	0.02（−0.01, 0.04）	0.20	3	0.05（−0.01, 0.10）	0.09	4	0.05（−0.03, 0.13）	0.24
地区									
亚洲	4	0.03（−0.11, 0.17）	0.66		NA			NA	
美洲	2								
类型									
双臂（1:1）	1	−0.02（−16, 0.12）	0.78	2	−0.03（−0.25,0.18）	0.75	3	−0.15（−0.36,0.05）	0.15
三臂（3:1:1）	5	—	—	1	—	—	1	—	—
年龄	6	0.001（−0.06, 0.07）	0.96	3	−0.10（−0.38, 0.19）	0.51	4	−0.02（−0.17, 0.12）	0.75
男性占比	6	−0.01（−0.02, 0.002）	0.10	3	−0.02（−0.04, 0.003）	0.09	4	−0.01（−0.03, 0.02）	0.70
疾病类型					NA				
CTD+TS	4	—	—	1			3	—	—
TS	2	0.06（−0.06, 0.18）	0.34		−0.04（−0.35, 0.26）		0.78		
共患病					NA				
有	3	0.16（−0.11, 0.14）	0.79	3			1	−0.04（−0.35, 0.26）	0.78
无	3	—	—						
限定严重程度									
是	4	0.03（−0.08, 0.14）	0.58	1	0.03（−0.17, 0.25）	0.75	2	0.09（−0.13, 0.32）	0.43
否	2	—	—	2	—	—	2	—	—
基线 YGTSS-TTS	6	0.003（−0.01, 0.02）	0.62	3	−0.05（−0.18, 0.07）	0.42	4	−0.01（−0.04, 0.03）	0.74
基线 YGTSS 总分	6	0.004（−0.01, 0.02）	0.57	3	−0.01（−0.06, 0.04）	0.66	4	−0.002（−0.02, 0.02）	0.81
对照药				NA					
中药	3	0.02（−0.13, 018）	0.38				3	0.04（−0.26, 0.35）	0.78
一线化学药	1	0.10（−0.12, 0.32）	0.77	1	—	—	—		
其他化学药	2	—	—		NA				
疗程	6	0.005（−0.02, 0.02）	0.63	3	0.02（−0.02, 0.06）	0.30	4	0.04（−0.005, 0.09）	0.08

注：NA，不适用。

表 4　YGTSS 总分减分率定义有效率 Meta 回归分析汇总表

项目	YGTSS 总分 ≥ 30%			YGTSS 总分 ≥ 50%		
	研究	回归系数（95%CI）	P 值	研究	回归系数（95%CI）	P 值
发表年份	4	0.04（−0.01，0.10）	0.14	3	−0.001（−0.1，0.1）	0.99
地区		NA			NA	
类型 双臂（1∶1） 三臂（3∶1∶1）	2 2	−0.03（−0.18，0.11） —	0.65 —	2 1	−0.07（−0.3，0.18） —	0.54 —
年龄	4	0.01（−0.20，0.22）	0.90	3	−0.09（−0.5，0.31）	0.67
男性占比	4	−0.02（−0.04，0.01）	0.14	3	−0.03（−0.06，0.001）	0.05
疾病类型 CTD+TS TS	3 1	— −0.04（−0.2，0.12）	— 0.59		NA	
共患病		NA			NA	
限定严重程度 是 否	1 3	0.09（−0.02，0.20） —	0.12 —	1 2	0.07（−0.18，3.2） —	0.58 —
基线 YGTSS−TTS	4	−0.02（−0.07，0.03）	0.50	4	−0.05（−0.2，0.13）	0.58
基线 YGTSS 总分	4	0.005（−0.02，0.03）	0.65	3	−0.01（−0.07，0.06）	0.81
对照药		NA			NA	
疗程	4	0.03（−0.001，0.07）	0.6	3	0.03（−0.01，0.08）	0.1

注：NA，不适用。

2.5 发表偏倚

YGTSS−TTS 治疗前后差值均值没有显著的发表偏倚风险（$P > 0.05$）。由于研究数量有限，未对 YGTSS 总分治疗前后差值、均值及有效率进行发表偏倚分析。

3 讨论

本文针对 TD 临床研究中常用的主要评价指标，采用定量资料或定性资料 Meta 分析的方法，系统定量评价了国内外抽动障碍随机对照试验文献中的安慰剂效应。研究结果，在 YGTSS−TTS 维度评分、YGTSS 总评分以及基于此两者定义的有效率方面，均显示出一定的安慰剂治疗效应。其影响因素分析结果显示，TD 疾病严重程度、疗程及安慰剂组入组率是 TD 安慰剂效应的可能影响因素。其中，疾病严重程度和疗程，与安慰剂效应呈正相关，该结果与既往发表的其他儿童精神障碍疾病安慰剂效应系统评价结果趋于一致，提示在临床研究设计时，可通过合理限定入组基线的疾病严重程度和疗程，调控安慰剂效应。

因 YGTSS−TTS 包括运动性和发声性抽动症状而不包括主要由共患病所致社会功能受损，以其定义的有效率可以直接反映临床意义和价值，且可为以安慰剂为对照或外部对照的临床研究样本量估算提供依据，我们对其效应值进行了分析。结果，基于各定义阈值（YGTSS−TTS 减分率 ≥ 25%、≥ 30% 和 ≥ 50%）的有效率总的合并效应值为 36%（95%CI 28%，45%）。亚组分析结果，以 YGTSS−TTS 减分率 ≥ 25%、≥ 30% 和 ≥ 50% 定义的有效率，分别为 48%（95%CI 43%，53%）、42%（95%CI 35%，49%），以及 20%（95%CI 12%，29%），可见随着有效率定义阈值的升高，安慰剂效应降低。这些结果提示，在临床试验设计和样本量估算中，选

择以减分率 ≥ 50% 定义有效率，所需要的样本量最小；安慰剂效应值可以选择总的合并效应值或各亚组结果，因后者纳入的研究较少，前者更为稳妥；具体效应值，可以选用中位数或其 95%CI 上限，后者较为稳妥，但所需要的样本量会明显加大。

本研究存在一定的局限性。第一，因需要纳入具有高级别循证证据的文献，导致纳入文献的数量较少，故仅对影响因素进行了单因素 Meta 回归分析，使本研究结论属于探索性质。第二，本研究的结果基于文献研究得出，将其直接作为外部对照数据用于统计推断，依据尚不十分充分，建议主要用于未来安慰剂对照临床试验的样本量估算。

4　结论

儿童 TD 具有一定的安慰剂治疗效应，其安慰剂效应可能与入组严重程度、疗程等因素有关，其效应值随着定义阈值的升高而降低。这些结果，可以为以安慰剂为对照的临床试验设计和样本量估算，提供借鉴与参考。

【评介】

2019~2021 年，随着"三结合"中药新药注册审评体系的建立与完善，单臂临床试验作为人用经验提供探索性试验证据逐步成为业内共识。为单臂临床试验提供外部对照，以 TD 病种为例，胡思源教授指导团队成员李瑞本、蔡秋晗等进行儿童 TD 安慰剂效应的系统评价和单组 Meta 分析。该研究受"十三五"国家科技重大专项"儿童中药新药临床评价技术示范性平台建设项目"资助，其结果发表于《药物评价研究》2022 年 4 月第 45 卷第 1 期。文章系统评价国内外儿童 TD 随机对照试验文献中不同试验设计和受试者特征条件下的安慰剂效应，为以安慰剂为对照或外部对照的临床试验设计和样本量估算提供借鉴与参考。

（李瑞本）

四、评价九味熄风颗粒（牡蛎替龙骨）治疗儿童轻中度抽动障碍有效性和安全性的随机对照临床试验方案

【摘要】

背景与目的：九味熄风颗粒是已经在国内上市的用于治疗儿童抽动障碍的中成药。由于本品组成中的龙骨是国家保护的珍稀药物，且价格昂贵，因此考虑用具有相同功效的牡蛎将其替代。本次试验的目的在于评价九味熄风颗粒（牡蛎替代龙骨）与九味熄风颗粒（原制剂）的临床等效性。**方法与结果：**采用多中心、随机、双盲、平行对照、等效性临床试验。计划将 288 名受试者按照 1：1 比例被分配到九味熄风颗粒（牡蛎替代龙骨）试验组与原制剂对照组。疗程 6 周，随访 2 周。主要指标是治疗 6 周 YGTSS-TTS 评分变化值。次要指标包含抽动疗效总有效率、YGTSS 总分及运动性抽动、发声性抽动、社会损害因子分，CGI-S 评分，中医证候有效率。**讨论：**本试验方案设计参考了大量的同类研究设计要点，并且征求了行业内相关专家的意见，其以原制剂对照做等效性检验的随机、双盲

的试验设计也将为国内外中药/植物药替代药味的临床试验设计提供借鉴与参考。

【正文】

1 研究背景与目的

抽动障碍（tic disorders，TD）是一种起病于儿童和青少年时期的神经发育障碍，主要表现为不自主、无目的、快速、重复、刻板的单一或多部位肌肉运动性抽动和/或发声性抽动。抽动障碍的治疗通常为心理教育—行为干预—药物治疗三个阶段。行为治疗已成为TD的一线治疗手段，但因其需要专业的干预人员和消耗较长的干预时间而受到限制。中重度抽动障碍或在行为治疗无效时，一般采用抗多巴胺能药物（泰必利、氟哌啶醇、阿立哌唑、丁苯那嗪等）、α肾上腺素能受体激动剂（胍法辛、可乐定）进行治疗，但它们往往会带来诸多的不良反应，安全较好的泰必利仍会出现高达25%的镇静或嗜睡，同时会引起女性催乳素水平异常导致闭经等。

中医药对抽动障碍的认识和治疗有着悠久的历史。抽动症状最早见于2000多年前的《黄帝内经》的中的"肝风""瘛疭"，宋朝钱乙的《小儿药证直诀》中提出相应的治疗方药。随着时间推移，中医药对抽动障碍认识愈加深刻，辨治经验愈加丰富完备，并总结了优秀有效的中医方药。九味熄风颗粒源于治疗小儿抽动障碍肾阴亏损、肝风内动证的临床经验方，由熟地黄、天麻、龙胆、龟甲、钩藤、龙骨、僵蚕、青礞石、法半夏共九味中药组成。江苏康缘药业股份有限公司将其研发成中成药，于2004~2009年，完成以泰必利对照的Ⅱ、Ⅲ期临床试验和安慰剂对照的补充试验，并通过中国药审中心审查，由原国家食品药品监督管理局于2012年12月31日批准该产品生产上市（批准文号：国药准字Z20120034）。

国务院于2010年9月颁布《古生物化石保护条例》，其中规定任何单位和个人不得擅自买卖重点保护古生物化石，方药之一的龙骨为一级重点保护古生物化石，鉴于国家对龙骨的保护及政策法规等问题，节约资源，考虑将九味熄风颗粒处方中龙骨替代成牡蛎。龙骨和牡蛎在中药中的作用相近，并且在中药复方中经常替代使用。通过对龙骨和牡蛎的化学成分分析，发现二者基本一致。同时我们也开展了三种动物模型（IDPN致抽障碍样大鼠模型、APO致抽动障碍样小鼠模型、DOI致抽动障碍样大鼠模型）的药效学研究，将九味熄风颗粒（采用牡蛎替代龙骨）和原九味熄风颗粒进行对比，结果显示，二者均能减轻抽动相关评价指标的评分，组间比较，差异无统计学意义。为了进一步确证，采用牡蛎替代龙骨可行性，我们向国内药物监督管理局提交了申请，将通过规范的临床试验进一步验证。

在国际上已注册的儿童抽动障碍临床试验较多，以化学药物居多，如一线治疗药物阿立哌唑和苯并嗪类等新药的临床试验对照总体设计均为以安慰剂作对照，优效性检验来证明其有效性和安全性；中药新药治疗儿童TD的临床试验逐渐成熟，近年来五灵颗粒、宁动颗粒等成方对照安慰剂/阳性药治疗儿童TD的研究日益增多；植物药如 *Bacopaand Passion flower* 等治疗精神障碍类疾病的研究逐渐增多，且总体设计与化药临床试验基本相同。由此可见，以安慰剂为对照是儿童TD药物临床试验的主要对照类型。具体到本研究中九味熄风颗粒（牡蛎替代龙骨）的临床评价又有其特殊性，首先九味熄风颗粒为已上市且具有良好的治疗效果，其二龙骨和牡蛎在中医性味功能相近且现代化学分析成分基本一致，考虑中医药实际临床应用中牡蛎替代龙骨具有成熟的实践经验，结合前期的药效学研究结果，故拟进行新处方对照原处方的临床等效性试验，以评价二者在有效性和安全性方面具备相同的功效。本方案按照 CONSORT 声明和 SPIRIT 声明进行了严格设计。

2 方法与结果

2.1 总体设计

这是一项多中心、随机、前瞻性、双盲、九味熄风颗粒（原制剂）平行对照的等效性临床试验。本试验经过 CFDA 批准（SFDACYZB1805909），并在中国临床试验注册中心注册（注册号 ChiCTR2000032312）。试验流程见图 1。

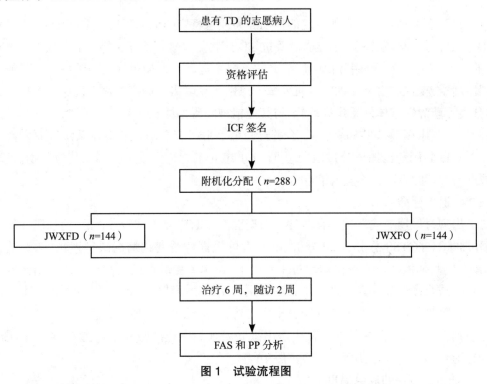

图 1　试验流程图

2.2 受试者的选择与退出

2.2.1 诊断标准

西医诊断标准参考美国精神病学会出版的《精神障碍诊断与统计手册》第 5 版（DSM-5）。中医辨证标准参照汪受传主编新世纪全国高等中医药院校规划教材《中医儿科学》。中医诊断标准如下表。患儿必须具备主要症状至少 1 项和次要症状至少 2 项，同时参考舌象和脉象可辨证。

TD 病情严重程度分度参照中华医学会儿科分会神经学组发布的《儿童抽动障碍诊断与治疗专家共识（2017 实用版）》，即依据耶鲁综合抽动严重程度量表（Yale Global Tic Severityb Scale，YGTSS）评分划分，YGTSS 总分 < 25 分属轻度，YGTSS 总分 25~50 分属中度，YGTSS 总分 > 50 分属重度。

表 1　中医辨证标准

类别	症状
主要症状	运动抽动，发声抽动
次要症状	两颧潮红，手足心热，潮热盗汗，急躁易怒，失眠多梦，眩晕耳鸣
舌象	舌红少津，苔少或光剥
脉象	脉细数或弦细无力

2.2.2　纳入标准

1）符合轻度和中度抽动障碍诊断标准和中医肾阴亏损、肝风内动辨证标准；2）年龄 4~14 岁；3）抽动持续 1 年以上，诊前 2~4 周（＞洗脱药物 6 个半衰期 +1 周）未使用过任何 TD 相关治疗药物；4）患儿父母或其他法定监护人知情同意，并签署知情同意书。

2.2.3　排除标准

1）暂时性抽动障碍、其他特定的抽动障碍或未特定的抽动障碍，重度 TD，以及难治性 TD（指经过盐酸硫必利、阿立哌唑等抗 TD 药物足量规范治疗 1 年以上无效，病程迁延不愈的 TD 患者）；2）可用其他疾病解释的不自主运动者，如风湿性舞蹈病、亨廷顿舞蹈病、肝豆状核变性、手足徐动症、肌阵挛、急性运动障碍、癔症的痉挛发作、癫痫和儿童精神分裂、药源性锥体外系疾病；3）与其他精神障碍如注意缺陷 – 多动障碍、强迫障碍、学习障碍、睡眠障碍等共病者；4）合并严重心、肝、肾、消化和造血系统等原发性疾病者；5）对试验用药已知成分过敏的患儿；6）患儿不能合作或正在参加其他药物试验者；7）根据研究者的判断，不宜入组者。

2.2.4　退出标准

1）出现过敏反应或严重不良事件，根据医生判断应停止试验者；2）治疗满 4 周，患儿病情加重（YGTSS 总分＞ 50 分），研究者可根据病情变化情况决定退出；3）试验过程中，发生其他疾病，中途停药超过 1 周以上者；4）受试者依从性差（试验用药依从性＜ 80%），或自动中途换药或加用本方案禁止使用的中西药物者；5）各种原因的中途破盲病例；6）随机化后发现严重违反纳、排标准者；7）无论何种原因，患者不愿意或不可能继续进行临床试验，向主管医生提出退出试验要求而中止试验者；8）受试者虽未明确提出退出试验，但不再接受用药及检测而失访者。

2.3　随机、盲法和应急揭盲

将 288 例受试者按照 1∶1，随机分配到试验组和对照组。随机序列由天津中医药大学第一附属医院流行病学室一位独立的统计学专家通过计算机软件 SAS v9.2 生成。按照中心分层，进行区组随机，区组数为 8，分为 36 个区组。随机序列一式两份，保存在密闭信封中，由每个中心的项目管理员和申办方管理，他们不会涉及受试者的招募、随访、评价和统计分析。受试者，研究者，临床研究协调员（clinical research coordinator, CRC），统计学家均处于盲态。试验中的试验用药和对照药的颜色和口味，经过适龄儿童评估是基本一致的，所以本次试验未采用双模拟的方法。

应急信件保存在每个中心，一一对应每一个随机号，只有发生以下紧急情况时，研究者才能打开：1）患者发生严重不良事件；2）病人病情恶化，需要紧急治疗。

2.4 干预措施

试验组的药物为九味熄风颗粒（以牡蛎替代龙骨），生产批号 190701，对照组的药物为九味熄风颗粒（原制剂），生产批号 190702。规格均为 6g/袋。服药方法均相同：4~6 岁，每次 6g；7~9 岁，每次 9g；10~14 岁，每次 12g，日 2 次，口服。疗程为 6 周，并随访 2 周。治疗期间，每 2 周访视 1 次，共进行 4 次访视。设受试者日志，记录患儿服药等情况。

每位受试者所用药品独立包装，内含 2 周加 3 天的药物。在试验用药物的"标签"中均注明："九味熄风颗粒临床研究用药"、国药准字号、药品编号、药物名称、包装量、用法用量、贮存条件，以及药物提供单位等信息。所有试验用药物均由江苏康缘药业股份有限公司提供。

2.5 合并用药

试验中，受试者将不得使用对抽动障碍有治疗作用的中、西药，如泰必利、可乐定、氟哌啶醇、丙戊酸钠、阿立哌唑、利培酮、丁苯那嗪、匹莫齐特、氟奋乃静、舒必利、肌苷等，以及补益肝肾、平肝熄风类中药。考虑本研究中纳入的 TD 儿童严重程度为轻中度，即 YGTSS 评分 < 50 分，符合九味熄风颗粒（原制剂）的适应证，因此，在限定试验期间不适用其他药物的情况下，理论上不会对患者造成更大的伤害。为保护受试儿童，如果在试验期间患儿病情加重，可根据病情变化情况决定退出。另外，在试验中出现与抽动障碍无关的不良事件时，需要使用其他药物干预是允许的。研究过程中的任何其他治疗将会被记录在病例报告表（case report form，CRF）中。

2.6 有效性评价

2.6.1 主要指标

主要指标是 YGTSS-TTS（YGTSS-total tic scale，YGTSS-TTS）在治疗 6 周与基线的变化值。YGTSS 是 1989 年由美国耶鲁大学 Leckman 等专门研制的用于评价抽动障碍严重程度的量表。它包含运动性和发声性抽动、社会功能损害三个部分，YGTSS-TTS 指的是前 2 个部分的积分和（总分 50 分）。

2.6.2 次要指标

次要指标包含抽动疗效总有效率、YGTSS 总分及运动性抽动、发声性抽动、社会功能损害因子分，临床疗效总评量表 – 病情严重程度评估（clinical global impression-severity scale，CGI-S）评分，中医证候有效率。

抽动疗效总有效率根据 YGTSS-TTS 评分变化判断，定义疗效评价标准为 YGTSS-TTS 评分减少 ≥ 25%。CGI-S 用于评价症状严重程度和变化的量表，采用 0~7 分的 8 级记分法，根据具体的病人的病情与同一研究的其他同类病人比较，做出评定。以上指标加 YGTSS 总分及运动性抽动、发声性抽动、社会功能损害因子分在均基线、治疗满 2、4、6 周和治疗结束后 2 周随访评价。

中医证候有效率和单项症状消失率的数据由根据参照中华中医药学会儿科分会《儿童抽动障碍中药新药临床试验设计与评价技术指南》制定的基于中医证候的症状和体征量表收集，见表 1。将在基线检查时和治疗满 2、4、6 周评估中医证候有效率和单项症状消失率。中医证候疗效定义为用药后中医证候评分下降 50%。单项症状消失定义为用药后该项症状中医证候评分降至 0 分。

表 1　基于证候的症状体征分级量化标准

症状体征分级	（－）	（＋）	（＋＋）	（＋＋＋）
主症	计 0 分	计 2 分	计 4 分	计 6 分
运动抽动	无	抽动总分 3~9	抽动总分 10~17	抽动总分 18~25
发声抽动	无	抽动总分 3~9	抽动总分 10~17	抽动总分 18~25
次症	计 0 分	计 1 分		
两颧潮红	无	有		
手足心热	无	有		
潮热盗汗	无	有		
急躁易怒	无	有		
失眠多梦	无	有		
眩晕耳鸣	无	有		
舌脉	计 0 分	计 1 分		
舌质	淡红	舌红少津	其他：	
舌苔	薄白	苔少或光剥	其他：	
脉象	平脉	弦细无力或细数	其他：	
其他				

注：因患儿年龄原因，不能准确表达的症状，填不适用。

2.7 安全性评价

不良事件的发生率将作为安全性评价的主要指标。在治疗前和治疗后都将进行体检和一些实验室测试，以进行安全性评估。体检包括体温、呼吸、血压、心率。实验室测试包括血常规、尿常规、肝功能、肾功能和心电图，治疗前后检测。

不良事件将会被记录在病例报告表中的"不良事件记录表"，内容包括：不良事件的发生时间、结束时间、持续时间、严重程度、采取的措施和转归等，并对不良事件与试验药物的关系做出判断。

2.8 试验流程

本试验不设导入期。疗程 6 周。治疗期间，每 2 周设一访视点。停药后 2 周进行随访。设受试者日志，记录患儿服药等情况。具体试验流程见表 2。

表 2　试验流程表

项目	基线期	治疗期 访视 1	治疗期 访视 2	治疗期 访视 3	随访期
	–7~0 天	2 周 ±2 天	4 周 ±4 天	6 周 ±7 天	停药后 2 周
签署知情同意书	×				
填写人口学资料	×				
既往病史	×				
诊前合并疾病与用药	×				
生命体征	×	×	×	×	× *
体格检查	×				× *
YGTSS 评分	×	×	×	×	×
CGI-S 评分	×	×	×	×	×
中医证候评分	×	×	×	×	

续表

项目	基线期	治疗期 访视 1	治疗期 访视 2	治疗期 访视 3	随访期
	−7~0 天	2 周 ±2 天	4 周 ±4 天	6 周 ±7 天	停药后 2 周
血、尿常规	×			×	×*
肝功能、肾功能	×			×	×*
心电图	×			×	×*
分发、回收试验药物	×	×	×	×	
记录不良事件		×	×	×	
合并用药记录		×	×	×	
试验总结				×	×

注：*随访至正常或恢复到基线水平。

2.9 样本量

基于前期研究结果，九味熄风颗粒（原制剂）治疗 TD 后 YGTSS 积分下降值的差值为 5.91（3.74~8.08），标准差 7.2，设等效界值为 3，α 为 0.025（双单侧），考虑 15% 的脱落率，每组需要 144 例能保证把握度达到 80%。

2.10 数据收集、管理和审核

本试验设计专用的《研究病历》，用于记录受试儿童第一手临床试验数据资料。试验过程中由 2 名 CRC 独立地将《研究病历》中的数据录入 eCRF 中，录入时间，不超过每次访视后 1 周，录入完成后，由研究者、数据管理员分别审核并签名。其中 eCRF 中任何数据修改，均需要填写修改原因，并会留下修改记录。

根据数据管理员制定的数据核查计划进行数据核查。数据核查方式分为系统核查和手工核查（系统核查通过 EDC 的逻辑核查规则进行，手工核查部分由 SAS v9.2 编程或数据管理员人工实现）。数据核查产生的疑问，由研究者尽快解答并返回，数据管理员根据研究医生 / 研究者的回答进行数据修改，必要时可以再次发出 DRQ，直至所有疑问被解答。

申办者、研究者、数据管理员和统计师共同对数据中未解决的问题进行最终审核，并形成《盲态审核报告》。数据审核时对所有数据质疑、脱落和方案偏离的病例、合并用药和不良事件的发生情况进行讨论，进行统计分析人群划分。一旦达成协议，数据库将被锁定，此后不允许进行任何修改。统计分析人员在盲态下进行数据分析。

2.11 统计分析

本试验采用了等效性检验的试验设计。全分析数据集包括所有随机、接受至少一次药物和至少 1 次访视记录的儿童。符合方案数据集仅包括履行方案的患者。如果安全性结果被记录，所有服用过实验药物的受试者的数据都将包含在安全数据集中。有效性分析选择全分析数据集和符合方案数据集。安全性分析选择安全数据集。主要疗效指标的缺失将采用 LOCF 结转。独立统计学家将使用 SAS v9.2 进行统计分析。所有假设检验均采用双侧检验，整体比较检验水平为 0.05 的 α 值。

对于定量数据，使用平均值、标准偏差、最小值、中位数、最大值、上四分位数、下四分位数和 95% 置信区间来描述数据。t 检验或配对 t 检验用于两组或组内治疗前后数据的统计分析。如果考虑中心或其他混杂因素的影响，则使用协方差分析。

对于定性数据，使用频率表、百分比或构成比来描述数据。对于两组或组内治疗前后的数据统计分析，采用 χ^2 检验、Fisher 精确概率法、Wilcoxon 秩和检验或 Wilcoxon 符号秩和检验。考虑中心因素的影响，采用 CMH χ^2 检验；考虑其他混杂因素的影响，采 Logistic 回归分析。

主要指标采用置信区间法，进行等效性检验，等效界值为 3。统计分析采用 SAS v9.2 软件完成。

2.12 质量控制

为了保证试验质量，所有参与研究的人员都会接受统一的培训，并按照标准操作程序进行试验的管理。特别是参与评价的研究者，我们将会对其进行 YGTSS 量表、CGI-S 量表和中医症状分级量表的一致性培训。CRC 负责定期联系受试者，提醒他们注意服药和随访。临床研究监查员定期监查试验的质量，保证它们的准确和完整。

组建一个由临床专家、统计学家、药学专家、药理学和毒理学专家组成的独立专家委员会，以盲法监测和评估患者安全性和疗效数据。它还将评估参与者是否得到了良好的临床护理和安全问题的解释和适当解决，以及对方案修改的建议，甚至是基于疗效和安全性终止研究的建议和决定。

独立于研究人员和赞助商的审计员将进行月度审查，系统地审查与研究相关的活动和文件，以评估研究是否按照研究方案、GCP 和相关监管要求进行，以及试验数据是否及时、真实、准确和完整地记录。

2.13 伦理

本试验的方案通过天津中医药大学第一附属医院伦理委员会批准（TYLL2019［Y］字017）和其他 12 家医院的伦理委员会。受试者将在 13 家医院进行招募，包括天津中医药大学第一附属医院、山东中医药大学附属医院、大庆市人民医院、天津中医药大学第二附属医院、无锡市儿童医院、北京中医药大学东直门医院、苏州大学附属儿童医院、河南中医药大学第一附属医院、河北医科大学第二医院、泰州市中医院、湖南中医药大学第一附属医院、黑龙江中医药大学附属第一医院、德阳市人民医院。每个中心选择数位具有资质和经验的医生作为研究者；试验招募方面，同时发放电子招募广告（微信、QQ 和微博等社交软件）和张贴纸质招募广告（如展牌、海报等）。

在筛选之前，研究者应向监护人和儿童解释项目所有的流程与细节，使他们能够充分理解并考虑充分。《中华人民共和国民法通则》第二十条规定："未满八周岁的未成年人是无民事行为能力人，由其诉讼代理人代理民事法律行为。"所有年龄 ≥ 8 岁患儿和其监护人均应在进入研究前签署知情同意书，8 岁以下的儿童应签署其监护人的知情同意书。研究人员应让孩子们意识到参与是完全自愿的，他们有权随时退出研究。研究方案基于 SPIRIT 清单。这项研究的结果将提交给同行评审的期刊。

3 讨论

中医药历史悠久，在治疗多种精神疾病方面具有优势，但因缺乏相关领域的高质量证据，并不受到国际医学界推荐的重视。九味熄风颗粒（原制剂）在中国上市已有十多年的历史，被证实是一种可以明显改善中国儿童抽动障碍症状且副作用小的中成药。

中药组方药物用相近功效药物替代是中医药临床治疗的特色，本研究中以相同功用的牡蛎代替龙骨，对减少对化石类资源的破坏和降低儿童 TD 的经济成本具有重大意义。本研究团队结合中医药特点，通过循证研究确定临床定位与主要评价指标。经过儿科医生、统计学家和方法学专家等多学科专家召开的高层设计会议和可行性研究会议，最终制定了临床试验方案。较传统安慰剂对照，与原制剂对照可明显降低临床试验的伦理学风险，提高患儿依从性和试验的可操作性，且本次以原制剂对照做等效性检验的随机、双盲的试验设计也将为国内外中药 / 植物药替代药味后的临床试验设计提供借鉴与参考。

【评介】

九味熄风颗粒是江苏康缘药业股份有限公司根据名老中医经验方（熟地黄、天麻、龙胆、龟甲、钩藤、龙骨、僵蚕等）研制的治疗属肾阴亏损、肝风内动证儿童 TD 的中成药。该药于 2012 年批准上市，2019 年成为《中医儿科常见病诊疗指南》推荐用药。鉴于国务院 2010 年颁布的《古生物化石保护条例》对龙骨的保护及政策法规等问题，考虑用性味功效相近且化学成分基本一致的牡蛎替代九味熄风颗粒处方中的龙骨。受江苏康缘药业股份有限公司委托，胡思源教授带领团队郭圣璇博士、博士研究生李瑞本等，负责制定以原制剂为对照、随机、双盲、等效性检验的临床试验方案。本文发表于 *Trials* 2022 年 10 月第 1 期第 23 卷。其设计思路可为国内外中药 / 植物药替代药味的临床试验设计提供借鉴与参考。

（李瑞本）

第十五章
心肌炎及心律失常

第一节 临证经验与循证研究

一、荣心丸治疗儿童病毒性心肌炎（气阴两虚或兼心脉瘀阻证）的多中心临床研究

【摘要】

目的： 观察荣心丸治疗儿童病毒性心肌炎（气阴两虚或兼心脉瘀阻证）的有效性以及临床应用的安全性。**方法：** 采用随机、双盲双模拟法试验，从 6 家中心选择儿童病毒性心肌炎（气阴两虚或兼心脉瘀阻证）患者 280 例，按 3 : 1 比例分为试验组 210 例、对照组 70 例。试验组口服荣心丸每次 4.5~9g，3 次 / 天；对照组口服辅酶 Q_{10} 胶囊每次 10~20mg，2 次 / 天。疗程均 28 天。观察治疗前后心肌炎症状积分和、心电图、超声心动图、心肌酶，以及中医证候疗效、疾病疗效的改善情况。**结果：** 疗后 28 天的 FAS（PPS）分析结果显示，试验组、对照组的心肌炎症状积分和下降均值分别为 5.975（6.000）、4.721（4.788），证候疗效的总有效率分别为 91.62%（90.59%）、70.59%（71.21%），疾病疗效的总有效率分别为 90.14%（92.08%）、72.06%（72.73%），试验组高于对照组，组间差异有统计学意义（$P < 0.05$）。研究者共报道临床不良事件 3 例，经研究者判断，与试验药物均不可能有关，均不属于药物不良反应。**结论：** 荣心丸治疗儿童病毒性心肌炎（气阴两虚或兼心脉瘀阻证）疗效优于辅酶 Q_{10}，并且未提示更高临床应用风险。

【正文】

病毒性心肌炎是小儿时期的常见病。我国九省市小儿心肌炎协作组曾对部分地区小儿病毒性心肌炎的发病情况做过调查，报道其发病率为 1.827/ 万，患病率为 2.183/ 万。目前，病毒性心肌炎已经成为严重影响人类尤其是青少年健康的临床常见病，防治该病应引起广

泛的重视。病毒性心肌炎至今尚无特效治疗方法，一般嘱咐患者充分休息、防治感染，并采用营养心肌等对症支持治疗。维生素 C、辅酶 Q_{10}、1,6- 二磷酸果糖等可改善心肌细胞代谢、减轻心肌细胞钙负荷及清除自由基，常作为基础治疗用药，中医药在国内仍是目前最常采用的针对该病的较好疗法。

荣心丸为国家二级中药保护品种，由玉竹、炙甘草、五味子、丹参、降香、山楂、大青叶、苦参 8 味中药组成，功效为益气养阴、活血解毒，治疗气阴两虚或气阴两虚兼心脉瘀阻所致的胸闷、心悸、气短、乏力、头晕、多汗、心前区不适或疼痛；轻、中型病毒性心肌炎见上述证候者。根据国家有关规定和申办者要求，对其进行上市后多中心临床研究。结果显示，荣心丸治疗成人病毒性心肌炎疗效可靠，且未提示更高临床应用风险。为进一步评价荣心丸治疗儿童病毒性心肌炎（气阴两虚或兼心脉瘀阻证）的有效性以及临床应用的安全性，进行了多中心临床研究。

1 资料与方法

1.1 基本资料

本项试验采用平行组设计、分层区组随机、阳性药对照、双盲双模拟、多中心临床研究的方法。所选病证为病毒性心肌炎气阴两虚或兼心脉瘀阻证。用 SAS 软件生成随机数字表，按 3∶1 比例分为试验组和对照组，分别应用荣心丸和辅酶 Q_{10} 胶囊，疗程为 28 天。计划入组 280 例，其中试验组 210 例、对照组 70 例，分别由河南省漯河市中心医院、河南省南阳市中医院、河南省南阳市中心医院、天津中医药大学第一附属医院、河南省新乡市中心医院、上海市儿童医院 6 家临床评价中心共同承担完成。

1.2 诊断标准

西医诊断标准参照 1999 年全国小儿心肌炎、心肌病学术会议制定的《病毒性心肌炎诊断标准（修订草案）》制定。

1.3 中医辨证标准

属于气阴两虚或兼心脉瘀阻证。①症状：心悸，气短，乏力，头晕，多汗，胸闷憋气或长出气、心前区不适或疼痛。②舌脉：舌质淡，尖红，或发暗；苔少或剥脱；脉细数、无力或结代。

1.4 纳入、排除、脱落及剔除标准

1.4.1 纳入标准

①符合儿童病毒性心肌炎（急性期轻型、中型，迁延期）西医诊断标准；②符合中医气阴两虚或兼心脉瘀阻证辨证标准；③就诊时至少具备下列 1 项具有诊断意义的心电图［包括 24 小时动态心电图（Holter）]、超声心动图或肌酸磷酸激酶同工酶（CK–MB）异常；④年龄在 3~18 岁的患者；⑤与患者或 / 和法定代理人签署知情同意书。

1.4.2 排除标准

①病毒性心肌炎的急性期重型或慢性期患者；②明确诊断为 β– 受体功能亢进、甲状腺功能亢进、原发性心内膜弹力纤维增生症、先天性房室传导阻滞、心脏自主神经功能异常、风湿性心肌炎、中毒性心肌炎、先天性心脏病、原发性心肌病、结缔组织病以及代谢性疾病等影响心肌疾病的患者；③合并脑、肺、肝、肾及造血等系统严重原发性疾病；

④对已知试验用药品过敏者；⑤根据医生判断，容易造成失访者。

1.4.3 脱落标准

①出现过敏反应或严重不良事件，根据医生判断应停止试验者；②试验过程中，患者继发感染，或发生其他疾病，影响疗效和安全性判断者；③受试者依从性差（试验用药依从性＜80%），自动中途换药或加用本方案禁止使用的中西药物者；④各种原因的中途破盲病例；⑤无论何种原因，患者不愿意或不可能继续进行临床试验，向主管医生提出退出试验要求而中止试验者；⑥受试者虽未明确提出退出试验，但不再接受用药及检测而失访者。

1.4.5 剔除标准

①严重违反纳入病例标准或排除病例标准者；②随机化后未曾用药者；③其他原因。

1.5 治疗方案

试验组每次口服给予荣心丸（由上海玉丹药业有限公司生产，规格为每丸1.5g，产品批号130101）+辅酶Q_{10}胶囊模拟剂（由上海玉丹药业有限公司提供）；对照组每次口服给予荣心丸模拟剂（由上海玉丹药业有限公司生产）+辅酶Q_{10}胶囊（由海南中化联合制药工业股份有限公司生产，规格为每粒10mg，产品批号20130801）。荣心丸及其模拟药的剂量：3~6岁，每次3丸；7~12岁，4丸/次；13~18岁，5丸/次；18岁以上，6丸/次；均3次/天。辅酶Q_{10}胶囊及其模拟药剂量：3~6岁，1粒/次；7~12岁，1粒/次；13~18岁，2粒/次；均3次/天。两组疗程均28天。

1.6 观察指标及方法

1.6.1 疗效性指标

①心肌炎症状（乏力、心悸、短气、汗出、头晕、面色少华、心痛、心前区不适、胸闷憋气）积分和（基线、治疗14、28天记录）；②心电图复常率（基线、治疗28天检查）；③Holter早搏次数及其有效率（基线、治疗28天检查）；④超声心动图的腔室扩大率、左心室射血分数（EF%）（基线、治疗28天）；⑤心肌酶CK-MB复常率（基线、治疗28天检查）；⑥中医证候疗效（治疗28天评价）；⑦心肌炎疾病疗效（治疗28天评价）；⑧心脏体征（心音低钝，心律不齐，心动过速、过缓，心脏杂音）单项计分（基线、治疗14、28天记录）。以心肌炎症状积分和作为主要有效性评价指标。

1.6.2 安全性指标

①可能出现的不良反应症状体征、疾病/综合征；②一般体检项目，如体温、脉搏、呼吸、血压等；③血常规、尿常规和肝功能：丙氨酸氨基转移酶（ALT）、天冬氨酸氨基转移酶（AST）、总胆红素（TBIL）和肾功能血肌酐（Cr）（基线、治疗28天检查）。疗前正常、疗后异常者，应定期复查至随访终点。以不良反应发生率作为主要安全性评价指标。

1.6.3 观察时点

开始用药后，于满2周（第15±2天）复诊1次，全面复查症状体征，进行体格检查（心脏听诊），并记录在案，观察、记录不良事件发生情况，询问试验用药品的应用情况、分发下一阶段用药并记录。用药满4周（第29±4天）后，除观察、记录上述指标外，复查实验室检查指标，作临床疗效评价及安全性评估。

1.7 中医证候分级量化标准

研究者制定的中医证候、体征分级量化标准，见表1。用症状积分和舌脉的积分和评价证候疗效，用症状与体征的积分和评价疾病疗效。

表1 中医证候、体征分级量化标准

指标	表现	积分			
		0分	1分	2分	3分
症状	乏力	无	活动后稍觉乏力	活动后明显乏力	乏力倦怠，不愿活动
	心悸	无	偶觉心悸	经常心悸	频繁心悸
	短气	无	活动后稍觉短气	活动后明显短气	活动后气喘
	汗出	无	活动量稍大时汗出	活动后汗出	稍动即汗出
	头晕	无	头晕	头晕目眩	晕厥
	面色少华	无	面色少华		
	心痛	无	偶有	经常心痛	频繁心痛
	心前区不适	无	偶有	经常不适	频繁不适
	胸闷憋气	无	偶有	经常胸闷憋气	频繁胸闷憋气
舌象	舌质	淡红	舌质淡，或舌质红		
	舌苔	薄白	舌稍黄，少苔或剥脱苔		
脉象	平脉	脉细数，无力或结代			
体征	心音低钝		第一心音低钝	心音低	
	心律不齐		不齐	早搏	
	心动过速过缓		有		
	心脏杂音		有		

1.8 疗效判定标准

1.8.1 中医证候疗效标准

研究者制定疗效标准。①临床痊愈：证候积分和减少≥90%。②显效：证候积分和减少≥60%~90%。③有效：证候积分和减少≥30%~60%。④无效：证候积分和减少＜30%。减少率＝（疗前总积分和－疗后总积分和）/疗前总积分和×100%。

1.8.2 心肌炎疾病疗效评定标准

研究者制定疗效评定标准。①临床痊愈：临床症状、体征消失，症状积分和减少≥90%，心脏电生理指标、超声心动图心脏腔室扩大指标及CK-MB指标均恢复正常范围。②显效：临床症状、体征大部分消失，症状积分和减少≥60%~90%，心脏电生理指标、超声心动图心脏腔室扩大指标及CK-MB指标2项或以上恢复正常或有明显改善。③有效：临床症状、体征部分消失或有改善，症状积分和减少≥30%~60%，心脏电生理指标、形态学指标及CK-MB指标至少1项恢复正常或有明显改善。④无效：不符合以上标准者。（注：明显改善是指心电图ST-T改变明显好转或涉及导联数减少；24小时动态心电图所示早搏数减少50%以上；房室传导阻滞二度转一度，或PR间期明显缩短；其他的心电图异常改变明显好转；超声心动图所示扩大的心脏腔室内径减小或扩大的腔室数减少；CK-MB升高值下降50%以上。）

总有效率=（临床痊愈例数＋显效例数＋有效例数）/ 总例数 ×100%。

1.9 统计学方法

1.9.1 数据集的定义与选择

全分析数据集（FAS）：包括随机入组、至少用药 1 次并至少有 1 次访视记录的全部受试者，用 FAS 进行意向性分析（ITT）。对主要疗效评价指标的缺失值，采用最近 1 次观测数据结转到试验最终结果的方法（LOCF 法）。

符合方案数据集（PPS）：包括遵守试验方案、基线变量没有缺失、主要变量可以测定、没有对试验方案有重大违反的全部受试者。

安全数据集（SS）：至少接受 1 次治疗，且有安全性指标记录的实际数据，退出病例不作数据结转。

以 FAS、PPS 进行疗效评价，以 SS 评价安全性。

1.9.2 统计方法

使用 SAS v9.3 软件进行统计分析，采用 χ^2 检验、Fisher's 精确概率检验、协方差分析、Wilcoxon 秩和检验和 t 检验。考虑中心效应，主要疗效指标的比较采用 CMH χ^2 检验。假设检验均采用双侧检验。各组间整体比较检验水准。

2 结果

2.1 入组情况

6 家参试单位共入选受试者 280 例，其中试验组 210 例、对照组 70 例。268 例受试者进入 PPS 分析总体，271 例受试者进入 FAS 分析总体，280 例受试者进入 SS 分析总体。共 12 例受试者未纳入 PPS，其中试验组 8 例、对照组 4 例。

2.2 可比性分析

全部进入 FAS、PPS 分析总体的患者，其人口学资料（性别、民族、年龄、身高、体质量）差异无显著性意义，具有可比性，见表 2。疾病情况（既往疾病史）的组间比较，差异无显著性意义，具有可比性，Fisher 分析显示 FAS（$P=0.4225$）、PPS（$P=0.4045$）分析结论一致，见表 3。基线的疗效相关性指标，如心电图、Holter、超声心动图、心肌炎症状计分和、中医证候积分和、心肌炎疾病积分和、单项症状评分（乏力、心悸、气短、汗出、头晕、面色少华、心痛、心前区不适、胸闷憋气）及舌脉、心脏体征（心音低顿、心律不齐、心动过速或过缓、心脏有杂音）单项评分，除 Holter 早搏次数、舌苔外，组间比较差异均无统计学意义，且 FAS、PPS 分析结论一致。

2.3 心肌炎症状积分和分析

疗后 14 天心肌炎症状计分和的均值，对照组高于试验组，差异无统计学意义；疗后 28 天的均值，对照组高于试验组，差异有统计学意义（$P < 0.05$）。FAS、PPS 分析结论一致，见表 4。

各组基线与疗后 14 天下降值的均值，试验组高于对照组，差异无统计学意义；基线与疗后 28 天下降值的均值，试验组高于对照组，差异有统计学意义（$P < 0.05$）。FAS、PPS 分析结论一致，见表 5。

各组基线与疗后各访视点心肌炎症状积分和的自身前后对比，差异均有统计学意义

（ *P*=0.001 ），且 FAS、PPS 分析结论一致，见表 6。

2.4 证候疗效分析

疗后 28 天中医证候疗效总有效率的 FAS（PPS）分析结果显示，试验组总有效率为 91.62%（90.59%）、对照组的为 70.59%（71.21%），试验组高于对照组。中医证候疗效等级、总有效率的组间比较，差异均有统计学意义，且 FAS、PPS 分析结论一致。

2.5 疾病疗效分析

疗后 28 天心肌炎疾病总有效率的 FAS（PPS）分析结果显示，试验组为 90.14%（92.08%）、对照组为 72.06%（72.73%），试验组高于对照组。心肌炎病疗效等级、总有效率的组间比较，差异均有统计学意义，且 FAS、PPS 分析结论一致。

表 2　两组基线人口学特征的组间比较

组别	类别	民族		性别		年龄 / 岁		身高 /cm		体质量 /kg	
		汉族	非汉族	男	女	均数	标准差	均数	标准差	均数	标准差
对照	FAS	66	1	38	30	7.39	3.564	122.752	19.893	25.984	10.291
	PPS	64	1	36	30	7.447	3.593	122.945	20.138	26.180	10.374
试验	FAS	202	1	123	80	7.259	3.317	123.515	20.357	26.605	12.220
	PPS	201	1	123	79	7.241	3.314	123.324	20.226	26.514	12.182
统计方法		Fisher		Fisher		Chi-sq		成组 *t*		成组 *t*	
P 值		< 0.05		< 0.05		< 0.05		> 0.05		> 0.05	

表 3　入组前 1~3 周各组基线既往病史的组间比较

组别	无病史 / 例		流行感冒 / 例		麻疹 / 例		水痘 / 例		猩红热 / 例		流行性腮腺炎 / 例		其他 / 例	
	FAS	PPS	FAS	PPS	FAS	PPS	FAS	PPS	FAS	PPS	FAS	PPS	FAS	PPS
对照	7	7	22	21	1	1	1	1	0	0	0	0	17	16
试验	21	21	71	71	0	0	1	1	0	0	0	0	52	51

表 4　各组各访视点心肌炎症状积分和的组间比较

时间	类别	组别	n/ 例	均数	标准差	统计方法	*P* 值
基线	FAS	对照	68	8.000	2.615	成组 *t*	0.2048
		试验	203	8.414	2.362		
	PPS	对照	66	8.045	2.628	成组 *t*	0.2035
		试验	202	8.431	2.356		
14 天	FAS	对照	68	4.765	2.247	成组 *t*	0.4056
		试验	203	4.586	1.661		
	PPS	对照	66	4.773	2.265	成组 *t*	0.4097
		试验	202	4.589	1.665		
28 天	FAS	对照	68	3.279	2.747	成组 *t*	0.0071
		试验	203	2.438	2.005		
	PPS	对照	66	3.258	2.781	成组 *t*	0.0091
		试验	202	2.431	2.007		

表 5 基线与疗后各访视点心肌炎症状计分和下降值的组间比较

时间	类别	组别	n/ 例	均数	标准差	统计方法	P 值
基线 –14 天	FAS	对照	68	3.235	2.938	成组 t	0.0781
		试验	203	3.828	2.179		
	PPS	对照	66	3.273	2.928	成组 t	0.0931
		试验	202	3.842	2.175		
基线 –28 天	FAS	对照	68	4.721	3.424	成组 t	0.0022
		试验	203	5.975	2.704		
	PPS	对照	66	4.788	3.426	成组 t	0.0033
		试验	202	6.000	2.688		

表 6 各组基线与疗后各访视点心肌炎症状计分和的自身前后对比

时间	类别	组别	R 值	P 值
基线 –14 天	FAS	对照	908.5	0.001
		试验	9939	0.001
	PPS	对照	855.5	0.001
		试验	9840	0.001
基线 –28 天	FAS	对照	1027	0.001
		试验	10050	0.001
	PPS	对照	995	0.001
		试验	9950	0.001

2.6 心电图复常率分析

基线心电图异常者治疗 28d 心电图复常率的 FAS（PPS）分析结果显示，试验组为 66.19%（66.19%）、对照组为 57.14%（58.54%），试验组高于对照组，差异无统计学意义，且 FAS、PPS 分析结论一致。

2.7 HOLTER 早搏次数分析

以 "Holter 早搏次数下降 ≥ 50%" 为有效标准，治疗 28 天 Holter 有效率的 FAS（PPS）分析结果显示，试验组的 17 例受试者有效率为 58.82%（58.82%）、对照组的 5 例受试者有效率为 20.00%（20.00%），差异均无统计学意义，且 FAS、PPS 分析结论一致。

2.8 超声心动图分析

两组超声心动图腔室扩大情况的组间比较，差异均无统计学意义，且 FAS、PPS 分析结论一致。两组心脏射血分数基线、治疗 28 天及其差值的组间比较，差异均无统计学意义，且 FAS、PPS 分析结论一致。两组基线与治疗 28 天心脏射血分数的自身前后比较，差异无统计学意义，且 FAS、PPS 分析结论一致。

2.9 心肌酶 CK–MB 复常率分析

CK–MB 基线异常者治疗 28d 的复常率，试验组为 70.47%（70.47%），对照组为 74.51%（75.51%），对照组高于试验组，两组比较差异无统计学意义，且 FAS、PPS 分析结论一致。

2.10 心脏体征评分分析

用药 14、28 天，各组心脏听诊单项体征（心音低钝，心律不齐，心动过速、过缓，心脏杂音）评分的组间比较，差异无统计学意义，且 FAS、PPS 分析结论一致。除对照组基线 −14 天心脏杂音外，其余各单项症状治疗前后自身对比，差异均有统计学意义，且 FAS、PPS 分析结论一致。

2.11 安全性分析

本次试验中，研究者共报道临床不良事件 3 例，各组临床不良事件发生率的组间比较，差异无显著性意义。试验组发生上感 2 例、对照组发生上感 1 例，经研究者判断，与试验药物均不可能有关，均不属于药物不良反应。实验室各项指标包括血常规（WBC、N、RBC、HB、PLT）、肝肾功能（ALT、AST、TBIL、Cr）、尿常规各检查项目异转率的组间比较，差异均无统计学意义。除治疗 28 天体温外，生命体征各项指标（体温、心率、呼吸、收缩压、舒张压）各访视点测定值的组间比较，差异均无统计学意义。生命体征各访视点与基线治疗前后的自身对比，除各组的血压外，差异均有统计学意义。

3 讨论

病毒性心肌炎是一种临床常见的心血管疾病，属于中医理论的"心悸""胸痹""怔忡"等范畴。本病的基本病因病机为外感邪毒，侵入心体，伤及心用，造成心之气血阴阳的偏盛偏衰，及其产生的瘀血、痰浊相互为用所致，属本虚标实之证。辨证一般分为邪热犯心、湿热扰心、痰热扰心、气阴两虚、气滞血瘀、心阳虚衰六证。《内经》记载："邪之所凑，其气必虚。"《景岳全书》曰："怔忡之类，惟阴虚劳损之人乃有之。"也有众多医家认为病毒性心肌炎多因素体虚弱，正气不足，风热邪毒，循经入里，内舍于心，风热邪毒，留恋不去，必耗气伤阴，以致心失所养，气阴两虚，心脉瘀阻而发病。因此，临床上以气阴两虚或兼心脉瘀阻证最为多见。荣心丸针对病毒性心肌炎气阴两虚病机而设，佐以清热、解毒、活血之品，全方由玉竹、五味子、丹参、降香、大青叶、苦参和甘草等组成，具有益气养阴、活血化瘀、清热解毒、强心复脉之效。组方中的玉竹甘平滋阴；丹参活血、凉血、化瘀；五味子酸温敛阴；降香理气散瘀；大青叶、苦参均苦寒入心，专司清热解毒；甘草甘平益气。

辅酶 Q_{10} 是与维生素具有共同特征的脂溶性醌类化合物，主要存在心肌细胞的线粒体中，在细胞代谢信息传递过程中作为辅酶参与机体氧化还原反应。研究显示，与常规治疗对照组比较，辅酶 Q_{10} 对病毒感染的心肌具有显著的改善心功能效应，即正性收缩作用，与试验药同类可比，所以选为阳性对照药。

本试验以病毒性心肌炎气阴两虚或兼心脉瘀阻证为目标适应证，以心肌炎症状积分和、心电图、超声心动图、心肌酶，以及中医证候疗效、疾病疗效等为评价指标，探索荣心丸治疗病毒性心肌炎的有效性和安全性。研究结果表明，本品疗效优于辅酶 Q_{10}，荣心丸可改善病毒性心肌炎患儿的心电图异常、心肌酶 CK−MB 异常，能提高射血分数、减少 Holter 早搏次数，提高心肌炎的疾病痊愈率。提示本药能较好地改善心肌炎症状及理化检查结果，且未提示更高的临床应用风险。

另外，由于病毒性心肌炎治疗周期较长，除进行常规的安全性评价外，还可对其安全性做更深入研究，进行更多的大样本安全性临床研究，以观察该药长期用药的安全性。这些都是后续实验应该考虑的。

【评介】

荣心丸为国家二级中药保护品种，由上海玉丹药业有限公司生产，具有益气养阴、活血解毒的功效，可用于治疗轻、中型病毒性心肌炎（气阴两虚或气阴两虚兼心脉瘀阻证）。本项试验采用平行组设计、分层区组随机、阳性药对照、双盲双模拟、多中心临床研究的方法，进一步评价荣心丸治疗儿童病毒性心肌炎（气阴两虚或兼心脉瘀阻证）的有效性以及临床应用的安全性，胡思源教授作为协调研究者，主持了该项目的试验设计、统计分析和研究总结。相关文章发表于《药物评价研究》2017年1月第40卷第1期。研究结果表明，荣心丸治疗儿童病毒性心肌炎（气阴两虚或兼心脉瘀阻证）疗效优于辅酶 Q_{10}，并且未提示有更高临床应用风险。

（朱荣欣）

二、通脉口服液治疗小儿病毒性心肌炎的临床研究

【摘要】

目的：评价通脉口服液对小儿病毒性心肌炎心脉瘀阻证的疗效。**方法**：采用随机对照试验的设计方法，将544例病毒性心肌炎患儿按3∶1比例随机分为中药组405例和西药组139例，中药组给予通脉口服液，西药组采用西药一般疗法。**结果**：通脉口服液治疗小儿病毒性心肌炎的总有效率为91.85%，明显优于西药一般疗法（$P < 0.001$）。中药组对急性期、恢复期、迁延期的有效率均高于西药组，其中急性期差异有显著性意义（$P < 0.001$）。中药组对周身乏力、心悸怔忡、心前区疼痛、多汗、面色苍白、异常舌质、异常脉象的治疗消失率，均高于对照组，差异有显著性意义（$P < 0.05 \sim 0.001$）；对 X 线胸片心胸比例的治疗前后差值，明显大于对照组（$P < 0.001$）；对超声心动图所示心腔扩大的有效率高于对照组（$P < 0.001$）；对心电图窦性心律失常、各种传导阻滞、ST-T 改变的治疗消失率明显高于对照组（$P < 0.05$ 或 0.001）。临床应用未发现本药有毒副作用。**结论**：通脉口服液治疗小儿病毒性心肌炎心脉瘀阻证具有较好的疗效，适用于各期患儿，安全可靠，值得进一步深入研究并推广使用。

【正文】

通脉口服液是根据我院陈宝义教授临床经验而研制的纯中药制剂，主治小儿病毒性心肌炎心脉瘀阻证。为了全面系统地观察该药的临床疗效，我院小儿心肌炎专科自1992年起，重点观察了通脉口服液对小儿病毒性心肌炎心脉瘀阻证的疗效，并与西药一般疗法进行对照观察，现报告如下。

1 临床资料

1.1 一般资料

共纳入研究对象 544 例，临床诊断按照 1994 年 5 月第六届全国小儿心脏病学术会议修订的小儿病毒性心肌炎诊断标准，按 3：1 比例随机分为中药组（405 例）与西药组（139例）。中药组：男 190 例，女 215 例；年龄＜4 岁 29 例，4~7 岁 166 例，7$^+$~10 岁 175 例，10$^+$~14 岁 35 例；病程＜1 个月 153 例，1~6 个月 150 例，6$^+$~12 个月 11 例，＞12 个月 91 例；西药组：男 65 例，女 74 例；＜4 岁 13 例，4~7 岁 59 例，7$^+$~10 岁 52 例，10$^+$~14 岁 15 例；病程＜1 个月 40 例，1~6 个月 68 例，6$^+$~12 个月 4 例，＞12 个月 27 例。发病前 1~3 周有病毒感染史者 525 例，上呼吸道感染史 384 例，支气管炎或肺炎 65 例，病毒性传染病 55例，病毒性肠道感染 21 例。

1.2 临床表现

544 例患儿中，治疗前有周身乏力 417 例，胸闷憋气 465 例，心悸怔忡 133 例，心前区疼痛 123 例，头晕 100 例，多汗 109 例，面色苍白 74 例，四肢发凉 23 例，肌肉痛 8 例，晕厥 8 例，舌质呈红绛、淡、隐青或有瘀斑者 481 例；舌苔呈少苔、剥苔、薄黄、黄腻、白或白腻者 470 例；脉象呈滑数、细数、细弱、迟缓、涩或结代、促者 532 例。

1.3 心电图改变

全部异常。其中窦性心动过速 226 例，窦性心动过缓 53 例，各种游走节律 14 例；各种早搏 170 例，异位心动过速 7 例，冠状窦性心律 2 例；窦房传导阻滞 9 例，房室传导阻滞 117 例，束支传导阻滞 50 例；ST-T 改变 286 例；Q-T 间期延长 9 例，低电压 30 例，左室高电压 46 例。

1.4 X 线胸片和超声心动图

心胸比例增大 94 例，其中＞60% 18 例，＜60% 76 例。心脏房室腔扩大 144 例，其中多房室扩大 21 例，左室扩大 85 例，右室扩大 23 例，左房扩大 13 例，右房扩大 2 例；左室后壁、室间隔或二尖瓣运动幅度减弱 164 例。

1.5 心肌酶谱改变

434 例至少一项增高。其中天冬氨酸转氨酶（AST）升高 141 例，肌酸磷酸激酶（CPK）升高 122 例，肌酸激酶同工酶（CK-MB）升高 99 例，羟基丁酸脱氢酶（HBDH）升高 195 例。

2 治疗方法

2.1 中药组

给予通脉口服液（由当归、赤芍、山楂、降香、三七、姜黄等组成，每毫升含生药0.3g，每瓶 100mL，本院药厂提供）连续口服，＜4 岁每次 15mL，4~7 岁每次 20mL，7$^+$~10 岁每次 25mL，＞10 岁每次 30mL，均为每日 3 次，连用 4~6 周。

2.2 西药组

采用西药一般疗法，给予辅酶 Q_{10} 10mg、维生素 B_1 10mg、肌苷 0.2g、维生素 C 0.1g，均为每日 3 次口服，连用 4~6 周。住院病例加用能量合剂（ATP 20mg、辅酶 A 100U、细胞色素 C 15mg）合维生素 C 每次 100~200mg/kg，加入适量葡萄糖液静脉滴注，每日 1 次，连用 2~4 周。

3 观察方法

将确诊的患儿按 3 ：1 比例随机分为中药组和西药组。两组治疗前一般资料、舌脉、症状以及实验室检查异常改变的出现率，经 χ^2 检验均无显著性差异（$P > 0.05$），具有可比性。全部病例治疗前记录症状、体征，检测心电图、心肌酶、X 线胸片、超声心动图。疗程中每 1~7 天记录症状、体征变化 1 次，并描记心电图，于 4~6 周时复查心肌酶、X 线胸片及超声心动图。将完成疗程并定期随诊 6 个月 ~1 年者作为统计病例。

4 结果

4.1 总疗效

疗效评定标准参照《中药新药治疗病毒性心肌炎临床研究指导原则》中拟定的标准。中药组 405 例，痊愈 184 例，显效 107 例，有效 81 例，无效 33 例，总有效率 91.85%；西药组 139 例，痊愈 38 例，显效 30 例，有效 42 例，无效 29 例，总有效率 79.14%。两组比较，经比 Ridit 分析，差异有显著性意义（$P < 0.001$），中药组优于西药组。

4.2 分期疗效

中药组对急性期、恢复期、迁延期患儿的治疗总有效率分别为 94.06%、100% 和 83.52%；西药组分别为 82.04%、100% 和 62.96%，中药组均高于西药组，其中急性期差异有显著性意义（$P < 0.001$）。

4.3 分项疗效

4.3.1 症状与舌苔脉象

治疗后，中药组周身乏力、胸闷憋气、心悸怔忡、心前区疼痛、头晕、多汗、面色苍白、异常舌质以及异常脉象的消失率分别 93.31%、86.36%、84.31%、90.00%、90.79%、95.18%、83.33%、84.57% 和 80.45%；西药组分别为 82.50%、79.65%、69.74%、57.58%、87.50%、76.92%、60.00%、72.50% 和 71.42%。中药组均高于西药组，其中对周身乏力、心悸怔忡、心前区痛、多汗、面色苍白、异常舌质及异常脉象的差异有显著性意义（$P < 0.05~0.001$）。

4.3.2 心肌酶谱

中药组 327 例中，298 例恢复正常，有效率 91.13%；西药组 107 例中，96 例恢复正常，有效率 89.72%。两组比较差异无显著性意义（$P > 0.05$）。

4.3.3 X 线胸片

中药组 70 例治疗前后心胸比例差值平均为 4.4 ± 3.30（%）；西药组 24 例平均为 1.9 ± 2.55（%）。两组比较，中药组优于西药组（$P < 0.001$）。

4.3.4 超声心动图

中药组 105 例房室腔扩大者，29 例恢复正常，49 例部分恢复正常（房室腔有所减小或扩大的房室数目减少），27 例未恢复，有效率 74.29%；西药组 39 例中，恢复正常、部分恢复正常、未恢复分别为 7 例、14 例、18 例，有效率 53.85%。两组比较，中药组明显优于西药组（$P < 0.05$）。中药组 119 例左室运动幅度减弱者，61 例恢复正常，57 例部分恢复正常（室壁运动幅度有所增加或左室后壁、室间隔及二尖瓣活动减弱由 2~3 项减少为

l~2 项），1 例未恢复，有效率为 80.67%；西药组 45 例中分别为 11 例、18 例、16 例，有效率为 64.44%。中药组明显优于西药组（$P < 0.05$）。

4.3.5　心电图

中药组窦性心律失常 219 例、异位心律失常 136 例、各种传导阻滞 127 例、ST–T 改变 209 例、其他改变 63 例的治疗消失率分别为 89.95%、42.65%、66.14%、91.39%、34.92%；西药组分别为 68 例、44 例、49 例、77 例、21 例，其治疗消失率分别为 79.14%、36.36%、53.06%、81.82% 和 28.57%。中药组窦性心律失常、各种传导阻滞、ST–T 改变的疗效明显优于西药组（$P < 0.05$ 或 $P < 0.001$）。

5　讨论

病毒性心肌炎隶属于中医学"心悸""怔忡""心痹""胸痹""温病"等病证范畴。中医学认为，小儿为稚阴稚阳之体，易于感受温热毒邪，热毒入侵，壅于血脉，耗气伤阴而发为心肌炎。温热之邪最易伤阴耗气，邪气侵心之后，易于造成气、阴虚损。"心主血脉"，心气（阳）虚，则势必造成血液运行不畅，心脉瘀阻；心阴（血）虚，则易于导致血液运行涩滞，心脉瘀阻。若病程迁延日久，"久病入络为瘀血"，则更能导致心脉瘀阻。因此认为，心脉瘀阻是小儿病毒性心肌炎全病程共同的病理特征，心脉瘀阻证是临床最常见的辨证类型，从而确立了活血化瘀、养血通脉、标本同治、治标为主、邪去正复的基本治疗大法。通脉口服液正是基于这一治疗大法而研制的。

研究结果表明，通脉口服液对小儿病毒性心肌炎的总有效率为 91.85%，明显优于西药一般疗法。中药组对急性期、恢复期、迁延期的有效率均高于西药组，其中急性期差异有显著性意义（$P < 0.001$）。中药组对周身乏力、心悸怔忡、心前区疼痛、多汗、面色苍白、异常舌质、异常脉象的治疗消失率，也均高于对照组，差异有显著性意义（$P < 0.05$~0.001）；对 X 线胸片心胸比例的治疗前后差值，明显大于对照组（$P < 0.001$）；对超声心动图所示心腔扩大的有效率高于对照组（$P < 0.001$）；对心电图窦性心律失常、各种传导阻滞、ST–T 改变的治疗消失率明显高于对照组（$P < 0.05$ 或 0.001）。此外，临床应用未发现本药有毒副作用。说明通脉口服液对小儿病毒性心肌炎心脉瘀阻证具有较好的疗效，适用于各期患儿，安全可靠，值得进一步深入研究并推广使用。

【评介】

通脉口服液，又名通脉合剂、通脉液，是根据陈宝义教授临床经验而研制的天津中医药大学第一附属医院医疗机构制剂，主治小儿病毒性心肌炎（心脉瘀阻证）。我院小儿心肌炎专科自 1992 年起，重点研究了通脉口服液对小儿病毒性心肌炎心脉瘀阻证的临床疗效。本文为通脉口服液治疗小儿病毒性心肌炎的临床研究结果，发表于《中国医药学报》2001 年第 16 卷第 6 期。在陈宝义教授的指导下，主要由刘虹老师和胡思源教授完成临床试验的设计与实施、数据统计、结果总结和文章的撰写。研究结果表明，通脉口服液对小儿病毒性心肌炎心脉瘀阻证具有较好的疗效，适用于各期患儿，安全可靠，值得进一步深入研究并推广使用。

（柳平）

三、通脉合剂对病毒性心肌炎急性期患儿胶原代谢的临床研究

【摘要】

目的：研究通脉合剂对急性病毒性心肌炎患儿胶原代谢的影响。**方法**：将57例病毒性心肌炎急性期患儿按2：1比例随机分为试验组和对照组，两组在一般治疗的基础上，试验组加用通脉合剂口服，疗程6~8周。**结果**：患儿疗前HA、LN、PC Ⅲ、Ⅳ-C的组间比较，差异均无显著性意义（$P > 0.05$），具有可比性；疗后PC Ⅲ的组间比较，差异有显著性意义（$P < 0.05$），两组治疗前后自身比较，试验组PC Ⅲ水平疗后较疗前明显升高，差异有显著性意义（$P < 0.05$）。**结论**：在常规治疗的基础上加用通脉合剂具有调节病毒性心肌炎胶原代谢、干预心肌纤维化的作用，特别是对胶原代谢的敏感指标PC Ⅲ的调节作用尤为突出。

【正文】

1 资料与方法

1.1 一般资料

将2009年4月~2011年1月经临床确诊的病毒性心肌炎急性期住院患儿（天津中医药大学第一附属医院儿科）作为研究对象，共有57例，治疗前检测了血清胶原指标。将入组病例按2：1比例随机分为试验组与对照组，其中，试验组38例，对照组19例，50例患儿疗后复查了血清胶原指标。两组患儿的性别、年龄、病程比较，经统计学分析，差异均无显著性意义（$P > 0.05$），具有可比性。

1.2 诊断标准

小儿病毒性心肌炎诊断参照中华医学会儿科学分会心血管学组1999年9月在昆明召开的全国小儿心肌炎、心肌病学术会议修订的标准。

1.3 研究方法

1.3.1 治疗方法

试验组、对照组均采用临床基础治疗，试验组在此基础上加用通脉合剂。①基础治疗：毒热证候突出者，予双黄连粉针60mg/kg或痰热清注射液8~15mL；气虚证候突出者，予黄芪注射液8~20mL；气阴两虚证候突出者，予参麦注射液8~20mL，均加于适量的葡萄糖液中静滴。所有患儿中合并急性感染者，临时加用抗生素或其他对症治疗药物。②通脉合剂治疗：中成药院制剂，天津中医药大学第一附属医院儿科研制。由当归、赤芍、三七、山楂、姜黄、降香组成，每毫升含生药0.3g。服用方法：1~7岁，每次15mL；7~14岁，每次25mL；14~18岁，每次50mL，早晚分2次口服。

1.3.2 疗程

6~8周为1个疗程。

1.4 观察指标及其检测方法血清胶原指标

包括透明质酸（HA）、层粘连蛋白（LN）、Ⅲ型前胶原（PCⅢ）、Ⅳ型前胶原（Ⅳ–C）。于清晨空腹抽血，24 小时内分离血清并贮存在 –20℃下以备检测，用放免法测定血清中 HA、LN、PCⅢ、Ⅳ–C 水平。试剂盒由天津协和医疗有限公司提供。

1.5 统计学方法

计量资料用例数（n）、均数 ± 标准差（$\bar{x}\pm s$）表示，显著性检验采用 t 检验、配对 t 检验、秩和检验等，设检验统一用双侧检验，取 α=0.05。所有数据均采用 SPSS11.5 统计分析软件进行统计学处理．

2 研究结果

患儿疗前 HA、LN、PCⅢ、Ⅳ–C 的组间比较，差异均无显著性意义（$P > 0.05$），具有可比性；疗后 PCⅢ 的组间比较，差异有显著性意义（$P < 0.05$），且治疗前后差值的组间比较，试验组变化数值大于对照组，但经统计学处理，差异无显著性意义（$P > 0.05$）。见表1、表2、表3、表4。2 组治疗前后自身比较，试验组 PCⅢ 水平疗后较疗前明显升高，差异有显著性意义（$P < 0.05$），试验组Ⅳ–C 也有此趋势，但差异均无显著性意义（$P > 0.05$）。

表 1 治疗前后急性心肌炎患儿血清 HA 的变化情况（$\bar{x}\pm s$）

组别	治疗前		治疗后	
	n	HA/$\rho \cdot \mu g^{-1} \cdot L^{-1}$	n	HA/$\rho \cdot \mu g^{-1} \cdot L^{-1}$
试验组	38	84.96 ± 30.15	33	84.99 ± 35.16
对照组	19	86.12 ± 42.55	17	86.14 ± 34.85

表 2 治疗前后急性心肌炎患儿血清 LN 的变化情况（$\bar{x}\pm s$）

组别	治疗前		治疗后	
	n	LN/$\rho \cdot \mu g^{-1} \cdot L^{-1}$	n	LN/$\rho \cdot \mu g^{-1} \cdot L^{-1}$
试验组	38	130.87 ± 57.61	33	127.77 ± 30.92
对照组	19	128.47 ± 47.98	17	127.32 ± 40.77

表 3 治疗前后急性心肌炎患儿血清 PCⅢ 的变化情况（$\bar{x}\pm s$）

组别	治疗前		治疗后	
	n	PCⅢ/$\rho \cdot \mu g^{-1} \cdot L^{-1}$	n	PCⅢ/$\rho \cdot \mu g^{-1} \cdot L^{-1}$
试验组	38	235.02 ± 99.55	33	267.93 ± 73.55
对照组	19	225.01 ± 84.35	17	225.33 ± 61.03

表 4 治疗前后急性心肌炎患儿血清Ⅳ–C 的变化情况（$\bar{x}\pm s$）

组别	治疗前		治疗后	
	n	Ⅳ–C/$\rho \cdot \mu g^{-1} \cdot L^{-1}$	n	Ⅳ–C/$\rho \cdot \mu g^{-1} \cdot L^{-1}$
试验组	38	95.87 ± 37.65	33	113.8 ± 52.66
对照组	19	92.33 ± 50.23	17	107.43 ± 47.47

3 讨论

病毒性心肌炎隶属于"心瘅""心悸""怔忡""温病"等病证范畴。许多古代医家认为，瘀阻心脉，血液运行不畅，心血亏虚，心失所养，是其发病机制的重要方面。如《血证论》说："血虚则神不安而怔忡，有瘀血亦怔忡"；《医林改错》也说："心跳心忙，用归脾安神等方不效，用此方（血府逐瘀汤）百发百中"；《济生方》谓："有冒风寒暑湿，闭塞诸经，令人怔忡"。天津中医药大学一附院小儿心肌炎专科多年来一直倡导应用活血化瘀法治疗小儿病毒性心肌炎，已取得2项科技成果，并致力于开发中成药制剂—通脉合剂。该药由当归、三七、降香、山楂、片姜黄、赤芍6味中药组成，方中重用当归为主药，性味甘温，活血、补血、和血，辅以小量三七，甘温微苦，活血补血，化瘀定痛，重在补血，以助其力，片姜黄"味苦甘辛、大寒无毒"（李杲语），为血中气药，化瘀兼行气，降香味辛性温，为气中血药，降气而散瘀，两药均内寓"气行则血行"之意，以加强活血通脉之效。入苦凉之赤芍，既能活血散瘀，"通顺血脉"（《别录》），又具清热凉血之功，以佐诸药之偏温；山楂酸甘微温，用之既为健胃悦脾，又能助散瘀之力，《本草经疏》指出："其功长于化饮食、健脾胃、行结气、消瘀血，小儿宜多食之"，同为佐药。六药同入血分，而"心主血脉"，故不再另设使药。诸药合用，药性平和，不温不凉，寓柔于刚，效专力宏，祛瘀而不伤正，共奏活血化瘀、养心通脉之功，切中小儿病毒性心肌炎心脉瘀阻的主要病机。

该研究中将病毒性心肌炎急性期的患儿，在常规治疗的基础上加用通脉合剂，并以单纯基础治疗为对照组进行了胶原指标对照观察，结果，治疗后试验组血清PC Ⅲ水平较疗前明显升高，Ⅳ–C 也有升高趋势，对照组则变化不明显；两组治疗后比较，试验组血清PC Ⅲ水平明显高于对照组，两组治疗前后差值比较，试验组也有大于对照组的趋势（$P=0.0679$）。有研究表明，PC Ⅲ水平与心肌间质纤维化程度有关，是反应心肌纤维化活动的最好指标，Ⅳ型胶原是基底膜网状结构主要组成成分，在细胞内合成后直接以前胶原形式参与细胞外基质的构成，因此血清中Ⅳ型含量实际反映了基底膜胶原的更替情况。HA为葡萄糖胺多聚糖，由FBC分泌，广泛存在于细胞间质中，属细胞外重要间质之一，是结缔组织的重要成分。LN又称为基底膜黏连蛋白，属非胶原糖蛋白，实验表明LN可促使FBC大量增生，导致胶原合成增加，而HA可造成间质水肿，两者均参与了心肌纤维化的形成。因此，血清PC Ⅲ、Ⅳ–C、LN、HA水平的监测作为一种无创伤的方法，可间接反应心肌纤维化的程度。病毒性心肌炎的胶原增生分两种过程，即修复性纤维化和反应性纤维化。修复性纤维化属机体自身的一种保护机制，有利于维持正常的心功能，而反应性纤维化则是胶原表达失控的结果，属病理性增生，是心肌炎发展为心肌病的重要环节。有动物实验结果，心肌炎急性期以修复性纤维化为主。

总结所得，通脉合剂能够提高小儿病毒性心肌炎急性期血清PC Ⅲ水平，有利于心肌炎性坏死病灶的修复，同时也为应用活血化瘀法治疗小儿急性心肌炎提供了又一临床证据，但由于疗程尚短、例数较少，仍需今后进一步深入研究。

【评介】

通脉合剂是根据陈宝义老师临床经验处方而研制的中成药院制剂，由当归、三七、降香、山楂、片姜黄、赤芍组成，具有活血化瘀、养心通脉之功效，主要用于治疗小儿病毒性心肌炎（心脉瘀阻证）。本研究为单中心随机对照临床试验，目的是研究通脉合剂对急性病毒性心肌炎患儿胶原代谢的影响。研究结果表明，在常规治疗的基础上加用通脉合剂具有调节病毒性心肌炎胶原代谢、干预心肌纤维化的作用，特别是对胶原代谢的敏感指标PC Ⅲ的调节作用尤为突出。本文由胡思源教授硕士研究生张华静实施并整理成文，发表于《河南职工医学院学报》2011年12月第23卷第6期。

（朱荣欣）

四、自制通脉液对小儿急性病毒性心肌炎左心功能的影响

【摘要】

目的： 评价通脉液对急性病毒性心肌炎患儿左心功能的影响。**方法：** 采用随机对照试验的设计方法，将64例急性病毒性心肌炎住院患儿按2∶1比例随机分为中药组42例和西药组22例，中药组口服通脉液，西药组静脉滴注能量合剂加维生素C。**结果：** 中药组各项参数治疗前后比较，除LVET外，其余各项左室收缩功能参数（PEP、PEP/LVET、Q–Z、HI）和心脏泵功能参数（EF、SV、CO、CI），差异均有显著性意义（$P < 0.05\sim0.001$）；西药组各项参数治疗前后比较，只左室收缩功能参数PEP/LVET、Q–Z、HI差异有显著性意义（$P < 0.05\sim0.01$）；两组各项参数的治疗前与治疗后差值比较，PEP/LVET、EF、SV 3项参数差异有显著性意义（$P < 0.05\sim0.01$），中药组大于西药组。两组治疗前后左室舒张功能参数A/E–O比较，中药组差异有显著性意义（$P < 0.05$），西药组差异无显著性意义（$P > 0.05$），两组比较，差异无显著性意义（$P > 0.05$）。**结论：** 通脉液对急性病毒性心肌炎患儿多项心脏泵血功能参数与心肌收缩功能参数有明显的改善作用，对左室舒张功能参数A/E–O也有一定的改善作用，且对PEP/LVET、EF、SV的改善作用明显优于能量合剂加大剂量维生素C的西药疗法。提示通脉液在改善急性病毒性心肌炎患儿左室收缩与舒张功能方面均有较高的疗效。

【正文】

病毒性心肌炎患儿存在着左心室功能减退，许多文献均有报道。本研究于1993年5月~1994年11月，将通脉液与能量合剂加维生素C进行了随机对照研究，分别采用心阻抗图（ICG）法和心尖搏动图（ACG）法检测病毒性心肌炎患儿左心室收缩及舒张功能，证实了通脉液有改善左心功能作用，现报道如下。

1 临床资料

观察对象为我院儿科急性病毒性心肌炎住院患儿，共64例，按2∶1比例随机分成中药组和西药组。诊断和分型按九省市心肌炎协作组制定的标准《病毒性心肌炎诊断依据参考》（1981）和《关于＜病毒性心肌炎诊断依据＞修改的几点说明》（1984）。治疗前绝大多数患儿有乏力、胸闷、憋气等症状表现。

1.1 中药组

共42例，男19例，女23例；年龄＜7岁12例，7~12岁28例，＞12岁2例；病程＜1

个月 31 例，1~3 个月 9 例，＞3 个月 2 例；病情轻型 12 例，中型 23 例，重型 7 例。治疗前心脏扩大 12 例，ST-T 改变 26 例，过早搏动 7 例，房室传导阻滞 4 例，完全性右束支传导阻滞 2 例，心房扑动 1 例，心肌酶谱至少 1 项增高 39 例。

1.2 西药组

共 22 例，男 10 例，女 12 例；年龄＜7 岁 6 例，7~12 岁 15 例，＞12 岁 1 例；病程＜1 个月 13 例，1~3 个月 7 例，＞3 个月 2 例；病情轻型 8 例，中型 11 例，重型 3 例。治疗前心脏扩大 5 例，ST-T 改变 12 例，过早搏动 5 例，房室传导阻滞和完全性右束支传导阻滞各 1 例，QT 间期延长 1 例，心肌酶谱至少 1 项增高者 18 例。

1.3 正常组

共 30 名，为我院体检的健康儿童自愿者。男 15 名，女 15 名，年龄＜7 岁 7 名，7~12 岁 21 名，＞12 岁 2 名。检测前均经询问病史、体检、X 线及心电图检查排除心、肺疾患。

各组之间各种项目均经 χ^2 检验，差异无显著性意义（$P > 0.05$），具有可比性。

2 治疗方法

诊前检测心功能，以及 X 线胸片、彩色多普勒超声心动图、心电图、心肌酶谱等，然后分别用药。中药组予通脉液（由当归、丹参、川芎、降香、赤芍、姜黄、山楂、三七组成，每毫升含生药 1g，本院制剂室提供），＜7 岁每次 25mL，每日 2 次；7~12 岁每次 25mL，每日 3 次；＞12 岁每次 50mL，每日 2 次，连续口服 4~6 周。西药组予能量合剂（ATP 20mg、辅酶 A 100U、细胞色素 C 15mg）加维生素 C 3~6g，溶于 10% 葡萄糖 100~200mL 中静脉滴注，每日 1 次，10 次为 1 个疗程，用 2~3 个疗程，疗程间隔 3~4 天。疗程结束后，复查心功能及其他观察指标，用 t 检验法统计各项心功能参数的显著性意义。

心功能检测仪器采用日本产 RM 6000 型八导生理记录仪（软件自制）。被检查者先卧床休息 10~15 分钟，于平静呼气末同步描记心音图、心电图、阻抗图、微分图以及心尖搏动图，纸速为 50mm/s，连续记录 5~10 个波形清晰的心动周期图形，测量并计算左室收缩功能参数射血前期（PEP）、射血期（LVET）、PEP/LVET 比值、左心功能指数（Q-Z）、心肌收缩指数（HI），心脏泵功能参数：射血分数（EF）、心搏量（SV）、心输出量（CO）、心脏指数（CI），左室舒张功能参数：房缩波与室缩波之比 (A/E-O)、等容舒张期 (A2-O)。

3 结果

3.1 通脉液对病毒性心肌炎患儿左室收缩功能的影响

中药组除 LVET 以外的各项左室收缩功能参数和心脏泵功能参数，治疗前、后比较差异均有显著性意义（$P < 0.05~0.001$），而西药组治疗前、后比较，只左室收缩功能参数 PEP/LVET、Q-Z、HI 差异有显著性意义（$P < 0.05~0.01$）。两组各项参数的治疗前与治疗后差值比较，PEP/LVET、EF、SV 3 项参数差异有显著性意义（$P < 0.05~0.01$），中药组大于西药组，见附表。说明通脉液在改善心肌炎患儿左室收缩功能方面，优于能量合剂加大剂量维生素 C 的西药疗法。

3.2 通脉液对病毒性心肌炎患儿左室舒张功能的影响

左室舒张功能参数 A/E-O，中药组治疗前后比较差异有显著性意义（$P < 0.05$），而西药组治疗前后比较则差异无显著性意义（$P > 0.05$）。两组比较，差异亦无显著性意义（P

表 1 各组治疗前后左心室功能参数比较（$\bar{x} \pm s$）

组别	时间	LVET/ms	PEP/ms	PEP/LVET/%	Q-Z/ms	HI/$\Omega \cdot S^{-2}$	EF/%	SV/mL	CO/$L \cdot min^{-1}$	CI/$L \cdot min^{-1} \cdot m^{-2}$	A/E-O/%
中药 n=42	疗前	263.30±21.35	103.94±10.11△△△	40.08±5.70△△△	148.53±10.17△△△	36.69±10.16△△△	66.48±7.54△△△	50.14±15.65△△△	4.54±1.44△△△	4.59±1.37△△	11.95±5.18△
	疗后	273.37±24.04	93.85±12.19*	34.63±6.35****	140.00±10.53***	40.97±10.13	73.26±7.05****	55.74±17.5***	4.99±1.58*	5.04±1.56**	9.95±5.21*
	差值	-10.05±27.34	10.08±13.82	5.46±5.69▲	8.31±12.94	-3.94±9.72	-6.39±6.17▲	-5.67±6.37▲▲	-0.39±1.16	-0.55±1.17	1.98±5.86
西药 n=22	疗前	262.07±26.65	103.36±15.16△△	39.85±6.10△△△	146.11±10.19△	37.25±11.29△	67.04±8.13△△△	53.28±13.87△	4.65±1.33△	4.72±1.45△	12.05±5.38
	疗后	266.29±28.44	98.20±16.27	37.33±6.60*	137.14±10.30**	39.55±11.92*	69.63±7.71	53.65±16.83	5.07±1.42	5.15±1.60	11.81±5.87
	差值	-4.22±20.15	5.46±12.99	2.36±4.68	8.89±11.56	-2.97±5.58	-2.55±5.94	-0.37±7.75	-0.40±0.96	-0.51±1.27	0.67±4.80
健康 n=30		273.95±24.25	93.25±10.29	34.02±3.94	138.79±12.53	45.30±10.30	74.19±4.45	64.12±13.10	5.48±1.51	5.74±1.48	9.72±3.37

注：与健康组比较，$^{△}P < 0.05$，$^{△△}P < 0.01$，$^{△△△}P < 0.001$；与治疗前比较，$^{*}P < 0.05$，$^{**}P < 0.01$，$^{***}P < 0.001$，$^{****}P < 0.001$；与西药组比较，$^{▲}P < 0.05$，$^{▲▲}P < 0.001$。

> 0.05）。见表 1。

此外，本组心肌炎患儿在左心功能获得改善的同时，其临床症状、心电图、X 线胸片、心肌酶谱等异常表现也多有相应的改善。

4 讨论

采用 ICG 法测定左心室收缩功能，其指标全面，结果客观尤其是在自身对照中，其准确性可信。ACG 法是测定左心室舒张功能得到普遍承认的方法，较 ICG 法更为精确。为此，我们选用此两法来观察通脉液对心肌炎患儿左心室收缩与舒张功能的影响。结果表明，通脉液对多项心脏泵血功能参数和心肌收缩功能参数有明显的改善作用，对左室舒张功能参数 A/E-O 也有一定的改善作用。现代医学对病毒性心肌炎尚无特效疗法，通常采用能量合剂加大剂量维生素 C 治疗。通过与通脉液的对比观察，我们发现，该治法仅对 PEP/LVET、Q-Z、HI 等部分心肌收缩功能参数有改善作用，而对心脏泵血功能参数和左室舒张功能参数的改善作用不明显。从中、西药治疗前后各项心功能参数差值的比较中也可看出，中药组对 PEP/LVET、EF、SV 的改善作用明显优于西药组。从而提示通脉液在改善急性病毒性心肌炎患儿左室收缩与舒张功能方面均有较高的疗效。究其作用机理，可能与该药的主要成分丹参、川芎、当归等具有的对病毒感染心肌细胞的保护作用以及增强冠脉流量、改善心肌缺血、增强细胞吞噬功能、促进心肌细胞再生等综合治疗作用有关。

【评介】

通脉液，又名通脉合剂、通脉口服液，是根据陈宝义老师临床经验方研制的天津中医药大学第一附属医院医疗机构制剂。全方由当归、三七、姜黄、降香、赤芍、山楂 6 味药组成，具有活血化瘀、养心通脉的功效，主治小儿病毒性心肌炎心脉瘀阻证，既可用于各临床分期小儿心肌炎的辅助治疗，也可用于心肌炎后遗症的长期治疗。本文为通脉液治疗小儿急性病毒性心肌炎的临床研究结果，发表于《中国中西医结合杂志》1995 年第 15 卷第 7 期。在陈宝义教授的指导下，主要由胡思源教授完成临床试验的设计与实施、数据统计、结果总结和文章的撰写。研究结果表明，通脉液在改善急性病毒性心肌炎患儿左室收缩与舒张功能方面均有较高的疗效。

（柳平）

五、安心律胶囊控制小儿迁延性心肌炎期前收缩的临床研究

【摘要】

目的：验证中药复方制剂安心律胶囊控制期前收缩的效果，丰富小儿迁延性心肌炎的治疗方案内容。**方法：**以小儿迁延性心肌炎并见期前收缩持续不愈者为试验对象，采用 1：1 随机分组、平行对照的方法进行研究，试验组应用迁延性心肌炎治疗方案加安心律胶囊，对照组单用迁延性心肌炎治疗方案评价其控制期前收缩疗效，观察有无不良反应发生。**结果：**加用安心律胶囊的试验组经治 6~12 个月后，对期前收缩的治愈率为 51.61%，总有

效率为 90.32%，明显高于未加用安心律胶囊的对照组（$P < 0.05$）；试验组对迁延性心肌炎的总有效率达 96.77%，较对照组有一定程度的提高。**结论：** 安心律胶囊具有一定的控制期前收缩效果运用该药治疗合并呈现期前收缩的小儿迁延性心肌炎患者，可相应提高临床疗效。

【正文】

笔者研制了纯中药抗期前收缩制剂安心律胶囊，用于心肌炎的综合治疗方案中，既取得了较好的控制期前收缩效果，又提高了迁延性心肌炎的临床疗效。

1 临床资料

1.1 一般资料

试验组 31 例，男 14 例，女 17 例；对照组 32 例，男 19 例，女 13 例。年龄 1~16 岁。病程 6 个月 ~5 年。病情波动次数；就诊前病情波动 1~8 次。诊前用药情况：应用抗心律失常药物 5 例，其中试验组 2 例，对照组 3 例。

初诊时临床症状与舌脉治疗前出现心肌炎临床症状，试验组 27 例，对照组 29 例。48 例合并轻重不等的呼吸道感染症状，试验组 22 例，对照组 26 例。

1.2 治疗前实验室检查

1.2.1 心电图

均有各种期前收缩。试验组：室性 l4 例，结性 8 例，房性 3 例，多源性 6 例，其中呈联律、成对或短阵室速 7 例，频发 18 例，偶发 6 例；对照组：室性 l8 例，结性 5 例，房性 5 例，多源性 4 例，其中呈联律、成对 8 例，频发 14 例，偶发 4 例。有 28 例兼有其他心电图异常。

1.2.2 动态心电图

试验组 31 例，平均检测时间为（23.19 ± 0.64）小时，平均总心率为（124938 ± 16194）次 /24 小时，平均早搏出现次数（432.5 ± 376.4）次 / 小时；对照组 32 例，平均检测时间为（23.24 ± 0.54）小时，平均总心率为（131850 ± 18981）次 / 24 小时，平均早搏出现次数为（407.8 ± 342）次 / 小时。

1.2.3 其他 X 线胸片

试验组心脏扩大 2 例，心腰饱满 2 例；对照组心脏扩大 2 例，心腰饱满 3 例，超声心动图；试验组心脏腔室扩大 5 例，室壁活动减弱 8 例，室壁肥厚 1 例；对照组心腔扩大 7 例，室壁活动减弱 10 例。心肌酶谱；有 36 例至少 1 项增高，占 57.14%。其中，试验组 15 例，对照组 21 例。CVB–IgM 抗体：有 11 例进行检查，阳性 4 例，占 36.36%。

治疗前，两组一般资料、临床症状与舌脉、实验室检查比较，差异均无显著性意义，具有可比性。

2 研究方法

2.1 试验设计

将在心肌炎专科门诊就诊的病例，随机分为试验组和对照组。

2.2 病例入选标准

1）符合全国小儿心肌炎、心肌病学术会议修订的《小儿病毒性心肌炎诊断标准》和

《迁延期分型标准》。2）有持续存在的各种期前收缩。3）病情波动在1次以上，病程不少于6个月。4）就诊年龄在1~16岁之间。具备以上4项者，方可纳入研究。

2.3 治疗方法

2.3.1 期前收缩治疗方法

应用安心律胶囊（由当归、羌活、鳖甲、苦参等组成，每粒胶囊含生药0.5g），<3岁每次3粒，3~7岁每次4粒，7[+]~12岁每次5粒，>12岁每次6粒，均每天3次，持续口服。

2.3.2 迁延性心肌炎治疗方案

1）通脉口服液（由当归、三七等组成，每毫升含生药0.3g，本院制药厂生产），<3岁每次15mL，3~7岁每次20mL，7[+]~12岁每次25mL，>12岁每次30mL，均每天2次，口服。2）病程中合并上呼吸道感染时，以双黄连粉针60mg/（kg·d），加入适量5%~10%葡萄糖溶液静滴，连用4~7天，和/或给予清心汤（由野菊花、连翘等组成）加减治疗；病程中并发其他感染性疾病者，用常规中西医方法治疗。

试验组应用迁延性心肌炎治疗方案加安心律胶囊，对照组单用迁延性心肌炎治疗方案。总疗程为6个月~1年。

2.4 观察方法

病例入选后，诊前应用抗心律失常药物者停用3天，有明显感染兼症者待感染基本控制后，诊查记录患儿的一般情况、症状体征与舌脉，常规检测心电图，X线胸片和/或超声心动图、心肌酶、CVB-IgM抗体，做24小时动态心电图。然后，按上述方案分组用药。试验中，至少在1.5~3个月间进行1次24小时动态心电图复查，在6~12个月进行全面复查，以评价疗效。将用药时间不足6个月，或自行加用其他抗心律失常药物，或未正规服药者，按剔除病例处理。

2.5 疗效评定标准

2.5.1 期前收缩疗效标准

临床治愈：24小时期前收缩为偶发或完全消失；显效：期前收缩减少80%以上；有效：期前收缩减少50%~80%；无效：期前收缩减少50%以下。

2.5.2 心肌炎疗效标准

临床治愈：症状体征基本消失，实验室检查异常结果恢复至正常范围，且随访至少6个月未复发者；显效：症状体征基本消失，实验室检查的主要异常指标至少1项恢复正常，其他项目有明显改善，或符合临床治愈标准，但随访时间不足6个月者；有效：临床症状、体征及实验室检查结果均有明显改善；无效：症状体征及实验室检查异常结果无明显改善。

3 结果与分析

3.1 两组期前收缩总疗效比较

试验组31例，其中临床治愈16例，显效6例，有效6例，无效3例，治愈率51.61%，总有效率90.32%；对照组32例，其中临床治愈9例，显效7例，有效8例，无效8例，治愈率28.13%，总有效率75.00%。Ridit分析：$u=2.053$，$P<0.05$。

3.2 试验组对不同类型早搏的疗效比较

见表1。

表1　试验组不同类型的期间疗效比较

期前收缩类型	例数	临床治愈	显效	有效	无效	治愈率 /%	总有效率/%
室上性	11	8	2	0	1	72.73	90.91
室性	14	6	3	4	1	42.86	92.86
多源性	6	2	1	2	1	33.33	83.33

注：Ridit 分析，χ^2=2.962，$P > 0.05$。

3.3 试验组对不同频度的期前收缩疗效比较

见表2。

表2　试验组不同频度的期前收缩疗效比较

期前收缩类型	例数	临床治愈	显效	有效	无效	治愈率 /%	总有效率/%
偶发	6	3	1	2	0	50.00	100.00
频发	18	11	2	4	1	61.11	94.44
联律	7	2	3	0	2	28.57	71.43

注：Ridit 分析，χ^2=1.368，$P > 0.05$。

3.4 两组治疗后不同时期动态心电图期前收缩减少次数比较

见表3。

表3　两组治疗后不同时期动态心电图期前收缩减少次数比较（$\bar{x} \pm s$，次数 /h）

组别	例数	治疗差值	
		1.5~3 个月	6~12 个月
试验组	31	287.85 ± 295.35	338.18 ± 319.80
对照组	32	183.85 ± 207.34	277.47 ± 311.95

注：t 检验，t=1.622、0.763，均 $P > 0.05$。

3.5 两组心肌炎综合疗效比较

试验组 31 例，临床治愈 9 例，显效 13 例，有效 8 例，无效 1 例，治愈率 70.97%，总有效率 96.77%；对照组 32 例，临床治愈 6 例，显效 11 例，有效 11 例，无效 4 例，治愈率 53.13%，总有效率 87.50%。Ridit 分析：u=1.204，$P > 0.05$。

3.6 两组配合用药情况比较

见表4。

表4　两组配合用药情况比较

组别	例数	通脉口服液	双黄连粉针	清心汤
试验组	31	31	7	15
对照组	32	32	6	17

注：χ^2 检验，与对照组比较，均 $P > 0.05$。

4 讨论

据陈宝义教授的实践经验，认为本病的主要病理改变为热毒损伤心体之后造成的"心脉瘀阻"，期前收缩的主要病机是"血虚风动"，遂研制出安心律胶囊以养血复脉、潜阳息风。本研究中两组患儿辅助治疗的应用大体相同（$P > 0.05$），对安心律胶囊的临床疗效观察无明显影响。

研究结果表明，加用安心律胶囊的试验组经治 6~12 个月后，期前收缩治愈率为51.61%，总有效率为90.32%，明显高于未加用安心律胶囊的对照组（$P < 0.05$）；试验组对迁延性心肌炎的愈显率、总有效率较对照组均有一定幅度的提高。说明安心律胶囊对于有期前收缩持续存在的迁延性心肌炎患者，能够相应提高疗效。

疗效分析可见，其治愈率以室上性期前收缩疗效最高，但对呈联律存在的期前收缩，治愈率偏低；对用药 1.5~3 个月、6~12 个月动态心电图所示的期前收缩减少量，也均较对照组大。以上这些似说明该药的抗期前收缩作用比较广谱，按现有常规剂量应用，作用强度稍弱，起效时间也较长。在研究过程中，部分患儿连续用药 1 年以上，未发现任何毒副反应，提示安心律胶囊副作用很小。这一点解决了许多学者一般不主张在迁延性心肌炎患者中长期应用抗心律失常西药的问题。

【评介】

安心律胶囊是根据陈宝义教授临床经验方研制的儿科中成药院制剂，由当归、羌活、鳖甲、苦参等组成，具有养血复脉、滋阴息风的功效，适用于治疗小儿各种过早搏动。本研究为胡思源教授第一个全日制硕士研究生邢雁伟毕业课题。研究结果表明，安心律胶囊具有一定的控制期前收缩效果，运用该药治疗合并呈现期前收缩的小儿迁延性心肌炎患者，可相应提高临床疗效。相关论文发表于《天津中医》2002 年 8 月第 19 卷第 4 期。

（朱荣欣）

六、黄芪穴位注射减少迁延性心肌炎患儿病情波动的临床研究

【摘要】

目的：观察黄芪穴位注射减少迁延性心肌炎患儿病情波动的效果，探讨其调整机体免疫功能作用。**方法：**将迁延性心肌炎患儿按 1∶1 的比例随机分为试验组和对照组，试验组在心肌炎常规方案治疗的基础上，加用黄芪足三里穴位注射，对照组则单用心肌炎常规方案。疗程均为 3 个月，并随访至少 1 年，观察治疗前后的免疫功能改善以及随访期病情波动情况。**结果：**两组患儿病情波动次数均较疗前明显减少，治疗前后差值比较，差异均有非常显著性意义（$P < 0.001$）；组间比较，差异也有显著性意义（$P < 0.05$），试验组低于对照组。两组各项免疫指标比较，疗后 T 淋巴细胞亚群、自然杀伤（NK）细胞活性、免疫球蛋白均有改善，两组 CD3$^+$、NK 细胞活性治疗前后差异均有显著性意义（$P < 0.05$），且 CD3$^+$、NK 细胞活性组间比较差异有显著性意义（$P < 0.05$），试验组优于对照组。**结论：**心肌炎常规方案加用黄芪穴位注射，可以明显减少迁延性心肌炎患儿病情波动次数，且具有一定的免疫调节作用。

【正文】

有研究表明，迁延性心肌炎患儿病情反复波动大多由反复呼吸道感染引起，且与患儿免疫功能紊乱有关。本院儿科心肌炎专病组于2000~2003年间，对迁延性心肌炎患儿，在心肌炎常规治疗方案的基础上加用黄芪注射液足三里穴位注射，取得了较好效果。

1　资料与方法

1.1　病例选择

本组病例均来自本院儿科心肌炎专科，59例均有急性心肌炎病史，迁延性心肌炎的诊断符合1999年9月全国小儿心肌炎、心肌病学术会议修订的诊断、分期标准。将符合诊断标准、年龄3~14岁患儿列为纳入对象，按1：1的比例随机分为试验组和对照组。共入选病例63例，其中7例因不符合纳入标准、失访剔除外，余59例符合研究方案，其中试验组30例，对照组29例。

1.1.1　一般情况

试验组，男12例，女18例；年龄4~14岁，平均（8.35±3.34）岁；病程6个月~7年，平均（4.39±1.49）年；病情波动次数平均（2.66±1.03）次/年。对照组，男13例，女16例，年龄4~13岁，平均（8.63±2.81）岁；病程6个月~4年，平均（4.27±0.90）年；病情波动次数（2.48±1.09）次/年。两组性别、年龄、病程、病情比较，差异无显著性（$P > 0.05$）具有可比性。

1.1.2　临床表现与实验室检查

本组59例患儿，入选时51例病情处于波动期，试验组25例，对照组26例。其症状表现，胸闷憋气53例，乏力42例，憋气8例，头晕7例，心痛6例，心悸7例，多汗9例；体征，心动过速13例，心动过缓2例，心律不齐14例，心脏杂音3例，心音低钝2例，心界扩大3例；心电图，窦性心律失常18例，异位心律失常9例，各种传导阻滞15例，ST-T改变30例，低电压3例；超声心动图，心腔扩大19例，左室运动幅度减低20例；心肌酶CK-MB，正常23例，异常17例；CVB-IgM，阳性9例，阴性34例。

1.2　治疗方案

心肌炎常规治疗方案：病情波动期，按辨证给予中药汤剂，另加双黄连粉针或参麦注射液或复方丹参粉针10~15mL加5%葡萄糖液150~250mL中静脉滴注，10天为1个疗程，连用1~3个疗程；平稳期用通脉合剂（由当归、山楂、赤芍等组成，含生药0.3g/mL），3~7岁每次25mL，每天2次口服，7~10岁每次25mL，每天3次口服，10~14岁每次50mL，每天2次口服。疗程3~6个月。

黄芪穴位注射：用黄芪注射液0.5~1mL，注射患儿双侧足三里穴，每周2次，6周为1个疗程，连用2~3个疗程。

试验组在心肌炎常规治疗方案基础上，加用黄芪穴位注射；对照组单用心肌炎常规治疗方案。

1.3　观察方法

病例分组后，先记录患者一般状况、病程及病情波动次数等，采用心肌炎常规方案治疗；待病情平稳后，检查免疫功能指标（外周血 T 淋巴细胞亚群、NK 细胞活性测定采用免疫荧光法，血清免疫球蛋白测定采用速率散射浊度法），加用黄芪穴位注射；疗程结束后，复查免疫功能指标；随访至少 1 年，记录病情波动情况。治疗及随访期内两组均不得加用其他免疫调节剂。结果用均数 ± 标准差表示，采用 t 检验。

2 结果

2.1 迁延性心肌炎病情波动判断标准

①常有罹患呼吸道、胃肠道感染，过劳等诱因；②症状、体征及心电图异常重新出现，或明显加重；③心肌酶 CK–MB 增高，或心肌肌钙蛋白阳性。具备②项，结合①或③项，即确定病情波动。

2.2 结果与分析

2.2.1 两组治疗前后病情波动次数比较

见表 1。

表 1　两组治疗前后病情波动次数比较（$\bar{x} \pm s$）

组别	n	平均随访时间 / 年	病情波动次数 / 次·年$^{-1}$		
			治疗前	治疗后	差值
试验组	30	$1.15 \pm 0.31^{\triangle}$	$2.66 \pm 1.03^{\triangle}$	$0.32 \pm 0.44^{*}$	$2.34 \pm 1.13^{\blacktriangle\blacktriangle\blacktriangle}$
对照组	29	1.25 ± 0.42	2.48 ± 1.09	0.62 ± 0.58	$1.82 \pm 1.31^{\blacktriangle\blacktriangle\blacktriangle}$

注：与对照组比较，$^{\triangle}P > 0.05$；与对照组比较，$^{*}P < 0.05$；自身配对比较，$^{\blacktriangle\blacktriangle\blacktriangle}P < 0.001$。

2.2.2 两组治疗前后各项免疫指标的变化情况

见表 2。

3 讨论

一般认为，机体的免疫功能失调，对外防御能力下降，反复罹患各种致病微生物感染，是导致心肌炎病情反复波动、迁延不愈的主要原因。有研究表明，迁延性心肌炎患儿存在着机体细胞与体液免疫功能低下，具体表现为 IgG、IgA，以及 CD3、NK 细胞活性降低。NK 细胞是正常人体内具有的能够杀伤靶细胞的一组淋巴细胞，有抗病毒及调节免疫的功能，研究认为心肌炎患者对病毒的易感性与体内 NK 细胞功能低下有关。

有资料表明，黄芪多糖对细胞免疫、体液免疫均具有良好的免疫调节作用，并能增强 NK 细胞的活性，刺激 NK 细胞增殖，黄芪注射液可以调节人体 T 淋巴细胞亚群的平衡，治疗小儿反复呼吸道感染有较好疗效。足三里穴具有扶正培元的作用，针刺足三里可使神经末梢兴奋性加强，从而实现针刺的神经 – 内分泌 – 免疫网络的整体调节。

既往，本院采用心肌炎常规疗法，即病情平稳期单用口服通脉合剂，治疗迁延性心肌炎，取得了一定的疗效。本研究以心肌炎常规疗法加用黄芪足三里穴位注射，集中药和针灸于一体，各取所长，共同发挥治疗作用。研究结果显示，加用黄芪穴位注射后，患儿罹患感染的次数明显减少，并相应降低了迁延性心肌炎的病情波动频率；细胞及体液免疫功能指标，特别是 NK 细胞活性明显改善。这些都为以减少病情波动、缩短疗程为主要目标的迁延性心肌炎临床治疗提供了依据。

表 2　两组各项免疫指标的比较（ $\bar{x} \pm s$ ）

组别		n	T 细胞亚群 /%				NK 活性 /%	免疫球蛋白 /mg·dL^{-1}		
			CD3	CD4	CD8	CD4/CD8		IgG	IgA	IgM
试验组	疗前	27	65.81 ± 3.09 △	44.11 ± 3.82 △	25.70 ± 3.56 △	1.74 ± 0.17 △	8.90 ± 2.33 △	711.67 ± 115.31 △	76.82 ± 36.73 △	102.48 ± 33.02 △
	疗后	25	71.34 ± 3.55 *#	45.11 ± 2.95	26.89 ± 2.52	1.69 ± 2.52	11.40 ± 2.81 #	732.96 ± 113.99	87.52 ± 25.31	100.56 ± 30.26
	差值	23	-5.82 ± 3.70 ▲▲▲	-0.55 ± 3.97	-1.00 ± 4.60	0.05 ± 0.28	-2.61 ± 2.97 ▲▲▲	-36.78 ± 89.90	-9.17 ± 45.36	3.57 ± 46.90
对照组	疗前	25	65.86 ± 3.61	43.90 ± 3.50	24.69 ± 3.51	1.73 ± 0.16	8.77 ± 2.08	706.04 ± 75.55	83.96 ± 37.27	97.44 ± 28.62
	疗后	24	68.17 ± 3.70 #	44.94 ± 2.99	26.83 ± 2.66 #	1.68 ± 0.13	9.97 ± 1.98 #	731.75 ± 57.18	81.13 ± 14.48	98.96 ± 34.00
	差值	21	-1.85 ± 4.61	-0.89 ± 3.61	-1.09 ± 3.64	0.04 ± 0.18	-0.76 ± 1.83	-23.19 ± 70.18	7.24 ± 42.47	-0.38 ± 45.23

注：与对照组比较，△$P > 0.05$；与对照组比较，*$P < 0.05$；与本组疗前比较，#$P < 0.05$，▲▲▲$P < 0.001$。

【评介】

迁延期心肌炎的患儿病情反复波动，迁延不愈。本研究为单中心随机对照临床试验，以心肌炎常规疗法加用黄芪注射液足三里穴位注射，集中药和针灸于一体，各取所长，共同发挥治疗作用，以观察黄芪穴位注射减少迁延性心肌炎患儿病情波动的效果，探讨其调整机体免疫功能作用。本文由胡思源教授主持方案设计，并带领团队成员硕士研究生王卉、乔卫平老师进行临床实施和数据统计，总结发表于《天津中医药》2005 年 4 月第 22 卷第 2 期。研究结果表明，心肌炎常规方案加用黄芪穴位注射，可以明显减少迁延性心肌炎患儿病情波动次数，且具有一定的免疫调节作用。

（朱荣欣）

七、清心液为主治疗小儿柯萨奇病毒性心肌炎邪毒侵心证的临床研究

【摘要】

目的：评价清心液治疗小儿柯萨奇病毒性心肌炎邪毒侵心证的有效性。**方法：**纳入就诊于天津中医药大学第一附属医院的柯萨奇病毒性心肌炎患儿 136 例，随机分为试验组 70 例，对照组 66 例。试验组以口服清心液为主，酌加黄连粉针剂、黄芪注射液治疗；对照组予西医常规治疗（辅酶 Q_{10}、维生素 B_1、肌苷、维生素 C 等），连续使用 1~2 周。观察两组疾病疗效、乏力、胸闷憋气、心痛等主要症状改善程度、心肌酶谱异常、X 线心胸比异常等体征的恢复状况。**结果：**试验组痊愈 31 例、显效 13 例、有效 22 例、无效 4 例，对照组痊愈 21 例、显效 12 例、有效 15 例、无效 18 例，试验组总有效率（94.29%）高于对照组（72.73%），差异具有统计学意义（$P < 0.05$）；试验组乏力、胸闷憋气、心痛、咽红肿痛、咳嗽等症状消失率均高于对照组，差异具有统计学意义（$P < 0.05$）；试验组心肌酶谱异常（$P > 0.05$）、心胸比异常（$P > 0.05$）、房室腔扩大（$P < 0.05$）、左室活动减弱（$P < 0.05$）、心电图异常（$P < 0.05$）恢复率均高于对照组。**结论：**以清心液为主治疗儿童柯萨奇病毒心肌炎邪毒侵心证可提高疾病疗效，可改善乏力、胸闷憋气、心痛、咽红肿痛、咳嗽等主要症状，可提高心肌酶谱异常、X 线心胸比异常、房室腔扩大、心电图异常等体征的恢复率，其作用明显优于西药常规治疗。

【正文】

病毒性心肌炎为儿科临床常见疾病。据报道，约有一半以上病例系由柯萨奇 B 组病毒（CVB）引起。我院小儿心肌炎专科自 1996 年起，重点观察了清心液为主的中医药疗法对小儿 CVB 心肌炎邪毒侵心证的疗效，并与西药一般疗法进行对照研究，现报告如下。

1 临床资料

1.1 一般资料

本组 136 例，临床诊断按照 1994 年 5 月第六届全国小儿心脏病学术会议修订的《小

儿病毒性心肌炎诊断标准》，病毒病原学诊断以免疫酶染色法检测患儿血中 CVB–IgM，邪毒侵心证辨证标准参照《中药新药治疗病毒性心肌炎临床研究指导原则》。随机分为中药组 70 例，男 33 例，女 37 例；≤ 3 岁 3 例，3^+~7 岁 25 例，7^+~10 岁 27 例，10^+~14 岁 15 例；病程 1 个月 24 例，1^+~3 个月 37 例，3^+~6 个月 9 例；西药组 66 例，男 30 例，女 36 例；≤ 3 岁 2 例，3^+~7 岁 21 例，7^+~10 岁 27 例，10^+~14 岁 16 例；病程 ≤ 1 个月 15 例，1^+~3 个月 42 例，3^+~6 个月 9 例。两组一般资料比较差异无显著性意义（$P > 0.05$），具有可比性。

1.2 临床表现

本组 136 例临床表现主要为乏力、胸闷憋气、心悸、心痛、头晕、多汗、面色苍白，偶见肢端发凉、晕厥。多数患者咽红肿或痛，亦有咳嗽、发热、肌痛、皮疹。舌质红或尖红，舌苔黄或薄黄，脉数或疾数或脉结、代或促，亦有少数脉迟缓。

1.3 心电图改变

窦性心动过速 73 例，窦性心动过缓 16 例，游走心律 5 例；室性早搏 24 例，房性早搏 6 例，结性早搏 3 例，阵发性室上性心动过速 5 例；窦房传导阻滞 7 例，房室传导阻滞 20 例（一度 12 例，二度 Ⅰ 型 6 例，二度 Ⅱ 型、三度各 1 例），左前分支阻滞 2 例，右束支传导阻滞 8 例（3 例为完全性）；ST–T 改变 70 例；低电压 13 例；QT 间期延长 4 例。

1.4 X 线胸片和超声心动图

心胸比例增大 34 例，其中 ≥ 60% 15 例，< 60% 19 例；心脏房室腔扩大 59 例，其中左室扩大 31 例，右室扩大 6 例，左房扩大 3 例，多房室扩大 19 例；左室后壁、室间隔或二尖瓣运动幅度减弱 48 例。

1.5 心肌酶谱改变

129 例至少一项增高。其中，天冬氨酸转氨酶（AST）升高 52 例，乳酸脱氢酶（LDH）升高 72 例，肌酸磷酸激酶（CPK）升高 83 例，肌酸激酶（CK–MB）升高 91 例。

2 治疗方法

中药组应用清心液（由连翘、野菊花、贯众、苦参、虎杖、赤芍、丹皮、丹参、生地黄、麦冬、黄芪、炙甘草等组成，每毫升含生药 0.5g）。≤ 3 岁每次 25mL，3^+~7 岁每次 50mL，7^+~10 岁每次 75ml，10^+~14 岁每次 100mL，均为每日 3 次口服，连用 4~6 周。部分住院病例热毒证候较重者还予双黄连粉针剂（60mg/kg），气虚证候明显者予黄芪注射液（4~12mL），均加入适量葡萄糖液静脉滴注，每日 1 次，连用 1~2 周。

西药组给予辅酶 Q_{10} 10mg、维生素 B_1 10mg、肌苷 0.2g、维生素 C 0.1g，每日 3 次口服，连用 4~6 周。住院病例加用能量合剂（ATP 20mg、辅酶 A 100U、细胞色素 C 15mg）合维生素 C 每次 100~200mg/kg，加入适量葡萄糖液静脉滴注，每日 1 次，连用 2 周。有明显感染征象者，加用病毒唑或青霉素、红霉素等静滴或口服，应用 1~2 周。

3 观察方法

全部病例治疗前记录症状体征，检测心电图、心肌酶、X 线胸片、超声心动图。疗程中每 1~7 天记录症状体征变化 1 次并描记心电图，于 4~6 周时复查心肌酶、X 线胸片及超声心动图。将完成疗程并定期随诊 6 个月以上者作为统计病例。

4 结果

疗效评定标准参照《中药新药治疗病毒性心肌炎临床研究指导原则》中拟定的标准。结果中药组 70 例，痊愈 31 例，显效 13 例，有效 22 例，无效 4 例，总有效率 94.3%；对照组 66 例，痊愈 21 例，显效 12 例，有效 15 例，无效 18 例，总有效率 72.7%。两组疗效比较，差异有显著性（$P < 0.05$）。中药组乏力、胸闷憋气、心痛、咽红肿痛、咳嗽等症状的消失率分别为 95.2%、85.5%、85.7%、95.7%、100%，西药组分别为 69.1%、64.7%、40.0%、77.8%、78.9%。中药组明显优于西药组（$P < 0.05$ 或 $P < 0.01$）。对舌质红、苔黄、脉数的改善情况，亦以中药组为优。

中药组心肌酶谱 55 例恢复正常，有效率 85.9%；西药组 47 例恢复正常，有效率 75.8%。组间差异无显著性（$P > 0.05$）。X 线心胸比例中药组 6 例恢复正常，7 例部分恢复正常，4 例未恢复，有效率 76.5%；西药组分别为 2 例、5 例、8 例，有效率 46.7%。组间差异无显著性（$P > 0.05$）。超声心动图房室腔扩大者中药组 12 例恢复正常，15 例部分恢复正常（房室腔有所减小或扩大的房室腔数目减少），5 例未恢复，有效率 84.4%；西药组分别为 8 例、8 例、11 例，有效率 59.3%。中药组明显优于西药组（$P < 0.05$）。左室活动减弱者中药组 13 例恢复正常，9 例部分恢复正常（室壁运动幅度有所增加或左室后壁、室间隔及二尖瓣活动减弱由 2~3 项减少为 1~2 项），4 例未恢复，有效率 84.6%；西药组分别为 6 例、7 例、9 例，有效率 59.1%。中药组明显优于西药组（$P < 0.05$）。心电图的改善情况中药组在窦性心律失常、传导阻滞、ST-T 改变方面明显优于西药组（$P < 0.05$ 或 0.01），见表 1。

表 1 两组治疗后心电图改善情况比较 [例（%）]

项目	中药组				西药组			
	例数	消失	好转	无变化	例数	消失	好转	无变化
窦性心律失常	52	42（80）	6（11.5）	4（7.7）	42	24（57.1）	6（14.3）	12（28.6）
异位心律失常	20	11（5.5）	5（25）	4（20.0）	18	5（27.8）	8（44.4）	5（27.8）
各种传导阻滞	18	10（55.6）	5（27.5）	3（16.6）	19	5（26.8）	3（15.8）	11（57.9）
ST-T 改变	40	34（85.0）	3（7.5）	3（7.5）	30	18（60.0）	3（10.0）	9（30.0）
低电压	7	4（57.2）	0	3（42.8）	6	2（33.3）	2（33.3）	2（33.3）
QT 间期延长	2	1（50）	0	1（50.0）	2	1（50.0）	0	1（50.0）

5 讨论

中医学认为，病毒性心肌炎系由热毒入侵，内壅心脉，损阴耗气所致。通过临床观察，我们发现绝大多数心肌炎患儿发病前或同时均有邪毒感染病史，在急性期常兼见不同程度的咽红肿痛、咳嗽、发热等症状，表现为邪毒侵心证。邪毒侵心，最易从阳化热，造成热毒之邪留恋于心，一则进一步损阴耗气，加重气阴虚损而易于复感外邪，二则必然壅滞心脉，导致心脉不畅，妨碍热毒散解，两方面均可造成恶性循环，致使病情反复波动、迁延难愈。我们以清心解毒、顾护气阴、散瘀通脉为大法研制出清心液，并以该药为主治疗病毒性心肌炎邪毒侵心证患儿。

研究结果表明，以清心液为主的中医药疗法对小儿 CVB 心肌炎邪毒侵心证的总有效率为 94.3%，明显高于西药一般疗法。中药组乏力、胸闷憋气、心痛等主要症状的治疗消失率，咽红肿痛、咳嗽、舌质红、苔黄、脉数等热毒兼症的消失率，心电图窦性心律失常、各种传导阻滞及 ST-T 改变的有效率，以及超声心动图房室腔扩大和室壁运动减弱的有效率，均明显高于对照组，说明以清心液为主的中医药疗法对小儿病毒性心肌炎邪毒侵心证具有良好疗效，值得临床试用并进行深入的研究。

【评介】

清心液，又名清心解毒方，是陈宝义教授的临床经验方。全方由连翘、野菊花、贯众、苦参、虎杖、赤芍、丹皮、丹参、生地黄、麦冬、黄芪、炙甘草等 12 味药组成，具有清心解毒、顾护气阴的功效，主治小儿急性病毒性心肌炎（邪毒侵心证）。本文为清心液治疗小儿柯萨奇病毒性心肌炎的临床研究结果，发表于《中医杂志》1999 年 5 月第 40 卷第 5 期。在陈宝义教授的指导下，主要由胡思源教授完成临床试验设计与实施、数据统计、结果总结和文章的撰写。研究结果表明，以清心液为主治疗儿童柯萨奇病毒心肌炎邪毒侵心证可提高疾病疗效，改善乏力、胸闷憋气、心痛等主要症状，并能提高心肌酶谱异常、X 线心胸比异常、房室腔扩大、心电图异常等体征的恢复率，其作用明显优于西药常规治疗。

（张依）

八、小儿急性病毒性心肌炎 65 例中西药对照治疗观察

【摘要】

本文报告 65 例小儿病毒性心肌炎的中、西药对照治疗观察结果。中药组运用以通脉口服液为主的活血化瘀法，西药组采用以能量合剂为主的一般疗法。结果：中药组 43 例的总有效率为 93.02%，高于西药组的 72.73%，$P < 0.05$。中药组在消除患儿症状体征、缩小心胸比率、恢复心电图异常、改善左心功能诸方面均优于西药组（$P < 0.005 \sim 0.05$）。据此认为，以通脉口服液为主的中医活血化瘀法，是治疗小儿病毒性心肌炎的较好方法。

【正文】

小儿病毒性心肌炎是临床常见疾病。我们自 1991 年初开始，对本病急性期患儿，分别采用以自制通脉口服液为主的中医活血化瘀法与以能量合剂为主的西医一般疗法进行前瞻性疗效对照观察，现报告如下。

1 临床资料

1.1 一般资料

本组 65 例小儿急性病毒性心肌炎的诊断，按九省市小儿心肌炎协作组制定的标准。性别：中药组，男 21 例，女 22 例；西药组，男 10 例，女 12 例。年龄：最小 3 岁，最大 13 岁。中药组，< 6 岁 14 例，6~10 岁 20 例，> 10 岁 9 例；西药组< 6 岁 6 例，6~10 岁 10 例，> 10 岁 6 例。病程：中药组，< 1 个月 12 例，1~2 个月 13 例，$2^+ \sim 3$ 个月 9 例，> 3 个月 9 例；西药组，< 1 个月 5 例，1~2 个月 8 例，$2^+ \sim 3$ 个月 6 例，> 3 个月 3 例。两组比较，经 χ^2 检验均无显著性差异（$P > 0.05$）。发病前 1~3 周均有病毒感染史，计上呼

吸道感染 46 例，支气管炎、肺炎 8 例，肠炎 4 例，水痘、腮腺炎各 3 例，风疹 1 例。

1.2 临床表现

65 例患儿中，治疗前有胸闷憋气 53 例，乏力 52 例，心悸怔忡 16 例，心胸疼痛 13 例，自汗盗汗 17 例，头晕头痛 7 例，发热 6 例，肌肉疼痛 5 例，晕厥、面色苍白各 4 例，腹痛呕恶 3 例，手脚发凉 2 例。

1.3 治疗前实验室检查

1.3.1 心肌酶谱

52 例至少 1 项增高，占 80%。其中，谷草转氨酶（GOT）增高 18 例，乳酸脱氢酶（LDH）增高 24 例，肌酸磷酸激酶（CPK）增高 14 例，羟基丁酸脱氢酶（HBDH）增高 28 例。

1.3.2 X 线

心脏测量 14 例心界扩大，占 21.54%。其中心胸比率 > 60% 6 例，< 60% 8 例。

1.3.3 心电图

全部异常。其中，窦性心动过速 10 例，心动过缓 6 例，游走心律 2 例；房性早搏 2 例（1 例呈二联律），结性早搏 1 例，室性早搏 5 例（2 例为多源性），室上性心动过速 1 例，结性逸搏心律 1 例；窦房传导阻滞 2 例，房室传导阻滞 10 例（一度 5 例、二度 I 型 3 例、二度 II 型和三度各 1 例），右束支传导阻滞 6 例（1 例为完全性），左前分支传导阻滞 1 例；ST-T 改变 33 例（5 例伴左室高电压），低电压 4 例，Q-T 间期延长 1 例。

1.3.4 二维超声心动图

39 例异常，占 60%。其中左室后壁、室间隔和 / 或二尖瓣运动幅度减低 29 例（1 项 16 例，2 项 9 例，3 项 4 例），左室后壁和 / 或室间隔增厚 5 例，心腔扩大 17 例。

1.3.5 心阻抗图测量收缩时间间期（STI）

41 例至少一项异常，占 63.08%。其中，左室射血前期（PEP）延长 29 例，左室射血期（LVET）缩短 21 例，PEP/LVET 比值增高 34 例，左心功能指数（Q-Z 间期）延长 32 例。

2 治疗观察方法

2.1 治疗方法

2.1.1 中药组

通脉口服液（由当归、赤芍、山楂、降香、三七、丹参、姜黄、川芎等组成，每毫升含生药 1g，每瓶 100mL，本院制剂室提供）持续口服，< 6 岁每次 20mL，6~10 岁每次 25mL，> 10 岁每次 30mL，每日 2 次。治疗初期，另用复方丹参液（上海第一制药厂出品，每毫升含丹参、降香各 1g）6~12mL，溶于 10% 葡萄糖 100~200mL 中静脉滴注，每日 1 次，10 次为一疗程，用 1~3 个疗程，疗程间隔 3~4 天。

2.1.2 西药组

以能量合剂（ATP 20mg、辅酶 A 50U、细胞色素 C 15mg、维生素 B_6 50mg）加维生素 C 1~3g，溶于 10% 葡萄糖 100~200mL 内静脉滴注，每日 1 次，10 次为一疗程，用 2~4 个疗程，疗程间隔 3~4 天。同时口服维生素 B_1 10mg，维生素 C 1g，每日 3 次。静脉滴注结束后，另加 ATP 20mg 口服，每日 3 次。两组患儿在治疗过程中，均卧床休息；有病毒感染兼症者，按中医辨证治疗或西药对症处理。

2.2 观察方法

将确诊的住院患儿按 2 ∶ 1 比例随机分为中药组（43 例）和西药组（22 例）。两组治疗前主要临床症状以及实验室检查异常改变的出现率，经 χ^2 检验均无显著性差异（$P >$ 0.05），具有可比性。入院时，详细记录症状体征，检测心电图、心肌酶、X 线胸片、超声心动图和心阻抗图。治疗过程中，每 1~2 天记录症状体征变化 1 次，每 1~4 天描记心电图 1 次，6~8 周复查心肌酶，3 个月时复查胸片。治疗前超声心动图、心阻抗图提示左心功能异常者，治疗 6~8 周复查。将观察时间在 3 个月以上（包括门诊随访）复查记录完整者作为统计病例。

3 结果与分析

3.1 疗效评定标准

参考九省市小儿心肌炎协作组第四次会议的规定，将疗效分为：1）治愈：症状与阳性体征完全消失，X 线胸片心影形态及心胸比率正常，心电图正常，运动试验结果阴性。2）显效：原主要指标项数明显减少或消失。3）进步：原主要指标好转，症状体征明显改善。4）无效：原主要指标无变化，症状体征无明显改变，或病情恶化者。

3.2 治疗结果

中药组 43 例，治愈 19 例，显效 7 例，进步 14 例，有效率 93.02%；西药组 22 例，治愈 7 例，显效 4 例，进步 5 例，有效率 72.73%。两组比较有显著性差异（$P < 0.05$），中药组疗效优于西药组。

3.3 疗效分析

3.3.1 两组治疗后临床症状消失情况比较

中药组治疗后，各种症状的总消失率，以及胸闷憋气、周身乏力、心胸疼痛的消失率，与西药组相比，有显著性差异（$P < 0.05~0.005$）；中药组优于西药组。见表 1。

表 1 两组治疗后临床症状消失情况比较（例）

临床症状	中药组			西药组		
	消失	未消失	消失率 /%	消失	未消失	消失率 /%
胸闷憋气	33	3	91.67*	11	6	64.71
周身乏力	32	1	96.97*	13	6	68.42
自汗盗汗	12	0	100	5	0	100
心悸怔忡	10	2	83.33	2	2	50
心胸疼痛	7	1	87.5**	1	4	20
头晕头痛	4	1	80	0	2	0
晕厥	2	0	100	2	0	100
肌肉疼痛	4	0	100	1	0	100
面色苍白	2	1	66.67	1	0	100
手脚发凉	1	0	100	0	1	0
发热	4	0	100	2	0	100
腹痛呕恶	0	0		3	0	100
合计	111	9	92.5***	41	21	66.13

注：与西药组比较，*$P < 0.05$，**$P < 0.025$，***$P < 0.005$。

3.3.2 两组治疗后心电图改善情况比较

中药组对各种心电图异常改变的总有效率，以及对 ST-T 改变、各种传导阻滞的有效率，与西药组相比，有显著性差异（$P < 0.025 \sim 0.01$）。见表 2。

表 2 两组治疗后心电图改善情况比较（例）

心电图改变	中药组				西药组			
	消失	好转	无变化	有效率 /%	消失	好转	无变化	有效率 /%
窦性心律失常	7	2	2	81.28	4	1	2	71.43
异位心律失常	3	3	1	85.57		2	1	66.67
各种传导阻滞	6	4	2	83.33*	1	1	5	28.56
ST-T 改变	20	3		100*	6	1	3	70
低电压	1		1	50	2			100
QT 间期延长					1			100
合计	37	12	5	89.09**	14	5	11	63.33

注：与西药组比较，*$P < 0.025$，**$P < 0.01$。

3.3.3 两组治疗后心肌酶谱恢复情况比较

治疗前中药组、西药组分别有 35 例、17 例心肌酶增高，治疗后两组分别有 29 例（82.86%）、13 例（76.47%）恢复正常。两组比较，无显著性差异（$P > 0.05$）。

3.3.4 两组治疗后心胸比率差值比较

治疗后与治疗前的心胸比率差值，中药组（9 例）平均为 $-5.14 \pm 3.64\%$，西药组（5 例）为 $-1.14 \pm 1.76\%$，两组比较，有显著性差异（$P < 0.05$）。中药组在缩小心胸比率方面，优于西药组。

3.3.5 两组治疗后左室活动异常变化情况比较

两组治疗前二维超声心动图检查左心室活动减弱 19 例，治疗后，完全恢复 10 例，部分恢复（指左室活动由二、三项减弱转为一、二项减弱或室壁运动增强但未完全恢复正常）6 例，有效率为 84.21%；西药组治疗前左心室活动减弱 10 例，治疗后，完全恢复 2 例，部分恢复 2 例，有效率为 40%，二组比较，有显著性差异（$P < 0.025$），中药组优于西药组。

3.3.6 两组治疗前后 STI 差值比较

治疗后与治疗前 PEP、PEP/LVET 差值，两组比较，有显著性差异（$P < 0.05 \sim 0.01$），中药组优于西药组。见表 3。

表 3 两组治疗前后 STI 差值比较 （$\bar{x} \pm s$）

STI 差值	中药组（$n=26$）	西药组（$n=15$）
LVET/ms	1.63 ± 22.63	-3.25 ± 31.29
PEP/ms	$-10.53 \pm 13.03*$	-0.44 ± 13.70
PEP/LVET/%	$-5.42 \pm 6.54*$	0.43 ± 4.55
Q-Z/ms	-10.72 ± 10.34	-3.18 ± 18.73

注：与西药组比较，*$P < 0.05$，**$P < 0.01$。

4 讨论

活血化瘀是中医治疗小儿病毒性心肌炎的主要方法之一，动物实验结果证明，活血化瘀类中药对病毒感染的培养乳鼠心肌细胞具有明显的保护作用，而且优于清热解毒、益气养阴类中药。故此，我们将临床与实验筛选出的活血化瘀中药进行优化组合，制成通脉口服液。结果对小儿急性病毒性心肌炎的总有效率为93.02%。西医学对本病迄今尚无特效治疗。我们参考《儿科治疗学》介绍的方法，与中医活血化瘀法进行对照治疗观察，结果西药组的疗效明显低于中药组（$P < 0.05$）。中药组治疗后症状体征的消失率明显高于西药组（$P < 0.005$），其中以出现率较高的胸闷憋气、乏力、心胸疼痛最明显；心界扩大的缩小程度明显大于西药组（$P < 0.05$）；心电图改善的有效率也明显高于西药组（$P < 0.01$），其中尤以心肌缺血和各种传导阻滞改变差别最著；心肌酶谱的恢复正常率，则与西药组无明显差别（$P > 0.05$），这似与心肌酶多在短期内自然恢复有关。

据文献报道，心肌炎患者可出现左室功能减退，在二维超声心动图上多显示左室运动减弱，在心阻抗图上，可显示 STI 和 / 或心输出量指标异常，而在病程早期，前者较后者敏感。我们选择左室活动情况和 STI 为观察指标。结果，治疗前两者分别有44.62%和63.08%的患儿显示异常。治疗后，中药组对左室运动减弱的有效率为84.21%，明显高于西药组（$P < 0.025$）；在 STI 指标中，中药组治疗后的 PEP/LVET 比值增加量及 PEP 减少量，均明显高于西药组（$P < 0.01~0.05$）。提示对左室功能的改善，中药组优于西药组。

综上所述，我们认为以通脉口服液为主的中医活血化瘀法对小儿急性病毒性心肌炎具有良好的治疗作用，疗效优于西药一般疗法。

【评介】

中医活血化瘀法是治疗小儿病毒性心肌炎的主要方法之一，通脉口服液是活血化瘀法的基础方药。本文为以通脉口服液为主的中医活血化瘀法与以能量合剂为主的西医一般疗法对照治疗小儿急性病毒性心肌炎的临床研究结果，发表于《中国中西医结合杂志》1994年第14卷第4期。本研究是胡思源教授主管儿科病房期间（1993~1995年）完成的，全面负责了研究设计、实施、统计和总结，也是胡老师为陈宝义老师创立的小儿心肌炎专科撰写的第一篇心肌炎力作。研究结果表明，以通脉口服液为主的中医活血化瘀法对小儿急性病毒性心肌炎在消除症状体征、缩小心胸比率、恢复心电图异常、改善左心功能方面具有良好的治疗作用，疗效优于西药一般疗法。

（柳平）

九、解毒散瘀法治疗小儿病毒性心肌炎房室传导阻滞 38 例

【摘要】

目的：评价解毒散瘀法治疗小儿病毒性心肌炎房室传导阻滞的临床疗效。**方法：**采用回顾性病例系列的设计方法，纳入我院病毒性心肌炎房室传导阻滞住院患儿，共计 38 例，

给予自拟解毒散瘀汤加味治疗，收集患儿的临床资料，包括一般资料、临床表现及实验室检查，根据疗效评定标准评估治疗效果。**结果：** 解毒散瘀法对小儿病毒性心肌炎各型房室传导阻滞均有一定疗效，其总有效率为81.58%。对病程超过1年者与1年以内者的疗效比较，差异有显著性意义，$P < 0.025$，后者优于前者。**结论：** 解毒散瘀法对病毒性心肌炎所致的房室传导阻滞疗效较好，值得临床进一步深入研究。

【正文】

房室传导阻滞（AVB）是小儿病毒性心肌炎病程中常见的一种心律失常。我们自1991年3月开始，采用解毒散瘀法治疗此病，效果较好。

1 临床资料

全部38例为住院患儿，均符合九省市小儿病毒性心肌炎临床诊断标准。房室传导阻滞诊断参照《实用小儿心电图学》。

1.1 一般资料

男18例，女20例。年龄在4~15岁之间，7岁以下9例，7~12岁24例，12岁以上5例。病程最短3天，最长8年，3个月以下15例，3~6个月7例，6^+~12个月4例，12^+~24个月7例，24个月以上5例。阻滞类型一度20例，二度Ⅰ型13例，二度Ⅱ型3例，三度2例。发病前38例均有病毒感染史。

1.2 临床表现

34例入院前有典型症状表现，胸闷憋气28例，乏力23例，头晕11例，心前区不适或疼痛7例，四肢发凉5例，晕厥1例。38例均伴咽部红肿或痛，13例伴咳嗽，2例伴发热，1例伴皮疹。心脏听诊第一心音低钝11例，心动过速与心动过缓各6例，心律不齐18例。

1.3 实验室检查

入院时全部患儿心电图监测除示房室传导阻滞外，兼ST-T改变12例，兼过早搏动3例（1例为房性早搏未下传、2例为室性），兼二度Ⅰ型窦房传导阻滞1例，兼室性逸搏1例。X线胸片示心胸比率增大和/或超声心动图示腔室扩大12例。心肌酶谱至少1项增高21例，谷草转氨酶7例，肌酸磷酸激酶11例，乳酸脱氢酶10例，羟基丁酸脱氢酶15例。

2 治疗方法

以解毒散瘀为基本治则。采用自拟解毒散瘀汤加味：野菊花、大青叶各15g，赤芍、丹参各9g，山楂15g，甘草9g。每日1剂，水煎分2次口服。咽痛，加牛蒡子、元参、射干各9g；发热，加柴胡6g，黄芩12g；咳嗽，加桔梗、枳壳、桃杏仁各9g；便秘，加生地30g；便稀，加苍术15g；舌红少苔，加麦冬、玉竹各15g；舌红苔腻，加藿香、厚朴、川连各6g。本剂量适用于7~12岁患儿，其他年龄酌情增减，疗程为6~8周。治疗初期，另加复方丹参液（上海第一制药厂出品，内含丹参、降香各1g/mL）6~12mL，溶于10%葡萄糖100~200mL中静滴，日1次，10次为一疗程，用1~3个疗程，疗程间隔3~4天。将完成疗程，门诊随访时间在6个月以上者作为统计病例。

3 治疗结果

3.1 疗效评定标准

采用 1979 年全国中西医结合防治冠心病、心绞痛及心律失常研究座谈会修订的标准。显效：一度或二度 AVB 消失，或三度 AVB 变为一度 AVB；有效：一度 AVB 的 PR 间期缩短 0.04 秒以上，或二度 AVB 变为一度 AVB，或三度 AVB 变为二度 AVB；无效：用药后无变化。

3.2 结果与分析

本治法对各型房室传导阻滞均有一定疗效，其总有效率为 81.58%，见表 1。对病程超过 1 年者与 1 年以内者的疗效比较，差异有显著性意义，$P < 0.025$，后者优于前者，见表 2。

表 1   解毒散瘀疗法对各型房室传导阻滞的临床疗效

类型	例数	临床疗效			有效率 /%
		显效	有效	无效	
一度	20	13	4	3	85
二度 I 型	13	6	5	2	84.46
二度 II 型	3	1	1	1	66.67
三度	2	1	0	1	50
合计	38	21	10	7	81.58

表 2   解毒散瘀疗法对不同病程房室传导阻滞的临床疗效

病程	例数	临床疗效			有效率 /%
		显效	有效	无效	
≤ 1 年	26	18	6	2	92.31*
> 1 年	12	3	4	5	58.33

注：* 与病程 > 1 年组比较，$P < 0.025$。

4 验案举例

刘某某，男，11 岁。1994 年 3 月 12 日入院。1 年 6 个月前患病毒性心肌炎后出现一度 AVB 持续不愈，PR 间期波动在 0.20~0.28 秒之间。1 周前患感冒后胸闷憋气、乏力之症复发。体检：体温 36.9℃，精神可，咽充血，扁桃体 I 度肿大，双肺（－），心率 82 次/分，第一心音低钝，心律不齐，腹软。舌质红，苔黄，脉涩。心电图示 PR 间期 0.26~0.28 秒，心电监护发现偶发一度 I 型 AVB。心肌酶 HBDH 255U/L、LDH 198U/L。胸片（－）。诊断：迁延性心肌炎。中医辨证属疫毒内侵，壅滞于心，心脉不畅。治以解毒散瘀汤化裁：野菊花、大青叶各 15g，元参、射干、赤芍、丹参各 9g，山楂 15g，麦冬 9g，甘草 9g。日 1 剂，水煎 150mL 分 2 次服。并以复方丹参液 12mL 加入 10% 葡萄糖溶液 200mL 中静滴，日 1 次。治疗 3 天，二度 I 型 AVB 消失。继用 7 天，咽红肿明显减轻，胸闷、乏力诸症消失，PR 间期恢复至 0.18~0.20 秒，后用原方化裁治疗 4 天出院转门诊治疗，随访 8 个月未见复发。

5 讨论

西医学认为，房室传导阻滞的产生是激动自心房传至心室过程中，因受了阻碍，而致传导速度过于缓慢，或激动完全性或部分性地不能通过。病毒性心肌炎所致的房室结区及房室束的病理改变是造成此类心律失常的常见原因之一。我们通过多年临床观察发现，由病毒性心肌炎所致的房室传导阻滞，无论是疾病始发，抑或是病情反复波动，迁延不愈，几乎均以外感邪毒为主要病因，并认为邪毒化热，热毒壅滞于心，致使心脉不畅是其基本病机，因此确立了解毒散瘀的治疗大法。本组 38 例患儿入院时均伴有咽红肿或痛、咳嗽或发热等热毒之证，佐证了这一理论认识的合理性。经用解毒散瘀法治疗，在热毒证候消减的同时，房室传导阻滞也多有相应的改善。从疗效分析中可以看出，不同阻滞类型对疗效的影响不大，而病程超过 1 年者的疗效却明显逊于病程在 1 年以内者，这似与病程较长者多有永久性病灶形成有关。

综上所述，我们认为，解毒散瘀法对病毒性心肌炎所致的房室传导阻滞疗效较好，值得临床进一步深入研究。

【评介】

房室传导阻滞是小儿病毒性心肌炎病程中常见的一种心律失常，胡思源教授等通过多年临床观察，确立了中医解毒散瘀法为此病的治疗大法，自 1991 年初开始，以解毒散瘀法立法组方治疗此病。本文为解毒散瘀法治疗小儿病毒性心肌炎房室传导阻滞的临床研究结果，发表于《天津中医学院学报》1996 年第 1 期。在陈宝义教授的指导下，主要由胡老师完成临床观察、数据统计、结果总结和文章的撰写。研究结果表明，解毒散瘀法对小儿病毒性心肌炎所致的房室传导阻滞疗效较好，值得临床进一步深入研究。

（柳平）

十、小儿阵发性室上性心动过速治验

【摘要】

小儿阵发性室上性心动过速是小儿最常见的一种快速心律失常，主要临床表现为突然发生和突然停止的心动过速、烦躁不安、心悸胸闷、皮肤湿冷、哭闹不止、面色青灰、脉搏细弱，部分患儿会出现恶心、呕吐、心前区不适等，通常持续时间较短。目前西医治疗主要以减慢房室传导、减慢心率为主，但可能导致继发性房室传导阻滞的发生。而中医辨证治疗有较为理想的临床疗效，且其不易引起继发缓慢性心律失常。现分享医案 2 则以期为小儿阵发性室上性心动过速的治疗提供新思路。

【正文】

1 素体不足，肝肾阴亏，水不济火，心阳浮越

李某，男，11 岁。住院号：34682。因阵发性心悸、憋气 5 个月，持续发作 13 小时入

院。发作时伴面色苍白、出冷汗。平素查心电图示 PR 间期 0.08~0.10 秒。本次发作后持续 13 小时不缓解，本院急诊予毒毛旋花子苷 K 等救治 4 小时无效而入院。入院时，患儿心悸、憋气、头晕、时呕恶、有尿。体检：神志清，精神弱，面白唇青，双肺呼吸音粗，心音低，心率 176 次 / 分，肝肋下 4cm，肝颈静脉回流征（＋）。舌质红，少苔，脉细促。心电监护示持续室上性心动过速。诊断：1. 阵发性室上性心动过速；2. 急性心力衰竭；3. 变异型预激综合征。辨证：素体不足，肝肾阴亏，水不济火，心阳浮越。治以滋阴潜阳，宁心复脉为法。子三甲复脉汤化裁：炙甘草 20g，白芍、太子参、天麦冬、生龙牡、龟板、鳖甲各 15g，生地 30g，川连 5g，苦参、丹参各 10g。日 1 剂，水煎 150mL 分 2 次口服，并予能量合剂静滴支持治疗。首次服药后 3 小时，患儿恢复正常窦性心律，心力衰竭随之逐渐纠正。后守法治疗 6 周出院，门诊随访 2 年未再复发。

2 热毒内侵、心阴受损，下及肝肾，阴亏阳亢

何某，男，8 岁。住院号：40126。因上呼吸道感染后出现乏力、憋气、阵发性心悸 3 个月入院。体检：精神可，面色苍白，双肺（－），心率 98 次 / 分，可闻及频发早搏 20~24 次 / 分，心音有力，肝脾肋下未及。舌红少苔，脉细结代。病初查心肌酶增高、胸片心胸比例正常。门诊查心电图示频发结性早搏，时呈二联承或三联律。入院当日，患儿心悸、憋气突然加重，神情烦躁，心电监护示室上性心动过速、心率 186 次 / 分，予西地兰静注 10 分钟后发作终止。诊断：1. 阵发性室上性心动过速；2. 病毒性心肌炎。辨证：热毒内侵、心阴受损，下及肝肾，阴亏阳亢。治以滋阴潜阳，养心复脉为法。予三甲复脉汤化裁：炙甘草、麦冬、白芍、玉竹、生牡蛎各 15g，五味子 5g，生地 30g，鳖甲、龟板、连翘、苦参各 10g。日 1 剂，水煎 150mL 分 2 次口服。药后 1 周内，室上性心动过速发作 3 次，但为时仅 2~3 分钟，且能自行缓解。后守法治疗 8 周出院，未再复发。门诊随访 1 年，患儿无症状表现，心电图示偶发结性早搏。

3 按语

三甲复汤脉方出自吴鞠通《温病条辨》具有滋阴复脉、潜阳息风之功效，主治温邪深入下焦，肝肾阴亏，阴维脉失养和虚风内动而引起的"热深厥深，脉细促，心中憺憺大动，甚则心中痛"之证。阵发性室上性心动过速有两个临床特点，均与三甲复脉汤证相符合。一是发作的突然起止，符合中医"风者善行而数变"的内风致病特点；二是临床表现为心悸、心前区不适、头晕、面色苍白、皮肤湿冷、脉搏细弱而数等，同阴维脉失养所致的心动而痛等证候特点也相吻合。因此，我们选用三甲复脉汤化裁治疗本病。从以上两个病案可以看出，该方既有终止发作之效，又能预防复发，值得临床试用并进行深入研究。

【评介】

小儿阵发性室上性心动过速可归属中医学"心悸""怔忡"范畴，病机较为复杂。三甲复脉汤以加减复脉汤为基础方，方中生地黄、阿胶、白芍等能够达到滋阴补血的功效，麦冬可润燥生津，龟甲、鳖甲可潜阳育阴，牡蛎能够镇惊宁神；诸药合用，共同达到滋阴复脉、潜阳息风的功效。本文由胡思源教授撰写发表于《四川中医》1995 年第 12 期，总

结了三甲复脉汤治疗小儿阵发性室上性心动过速治验的临床经验，体现了该方能够有效改善患儿症状，预防病情反复，具有较高的临床应用价值。

（朱荣欣）

十一、病毒性心肌炎康复三大法宝——充分休息、适当锻炼、合理饮食

【摘要】

病毒性心肌炎通常是由病毒感染引起的炎症性心肌病，若治疗不及时，可发展成心肌炎后遗症或慢性心肌炎、扩张型心肌病等，甚至危及生命。因此，在恢复期间，自我调养显得很重要。这需要患者充分休息、适当锻炼、合理饮食。

【正文】

1 休息对治疗病毒性心肌炎作用大

实验研究表明，给小鼠接种柯萨奇 B_3 病毒后强迫其游泳，该小鼠血清和心脏中病毒滴度比感染病毒而不运动的小鼠高。上海中山医院曾发现有 1 例反复有一度房室传导阻滞表现者，经治疗、休息 2 年后基本稳定，未再出现房室传导阻滞，但体力较前为差，未再参加剧烈体育活动。又过了 1 年后，在一次偶然被邀参加篮球比赛中出现胸闷、出冷汗，次日心电图 P-R 间期由原来 0.18 秒延长到 0.20 秒。因此笔者认为在某些病毒性心肌炎患者中，过度劳累可使病情恶化。休息对治疗病毒性心肌炎患者有十分重要的意义。

充分休息、防止过劳是治疗病毒性心肌炎的关键，尤其是在目前尚未有治疗心肌炎特效药的情况下意义更加重要。该病一旦确诊，应卧床休息到体温恢复至正常 3~4 周，待心电图及 X 线变化恢复正常，再逐渐起床活动。休息的目的是减轻心脏负担，防止心脏扩大和病情进一步恶化。过度劳累一方面增加了心脏负荷，另一方面也会诱发心力衰竭和心律失常，甚至导致猝死。

通过休息，身体需要的血流量减少，心脏的工作量也必然减少。因此，适当的休息在心肌炎并发心衰患者的治疗上也有极其重要的意义。休息可使血压降低，减轻或消除呼吸困难，减慢心率，从而使心脏耗氧量降低，有轻度心衰者有时仅通过休息便可达到控制心衰的目的。反之，有些程度较轻的心衰患者，由于不注意休息，也可引起急性肺水肿或急性左心衰竭。

2 休息也要把握"度"

一旦病毒性心肌炎恢复或心衰得以控制，则不宜给予无限制的休息，过度的休息对疾病康复也是不利的。长期卧床弊多利少，可引起静脉血栓形成、肺栓塞、消化不良、食欲不振、大便秘结、肌肉萎缩、骨质疏松、情绪忧郁、机体抵抗力减弱、心脏储备力低下及褥疮等不良恶果。这里我们提倡的积极休息，并非绝对卧床休息，而是从整体出发，采取动静结合的原则，并根据患者体力恢复情况，逐渐增加活动量，以不感到劳累为度。活动量不宜一下子增加过大、过快，要循序渐进，量力而行。对一些暂时还需卧床休息的患

者，也应鼓励其在床上活动，如常做深呼吸运动及下肢被动或主动运动。

3 病毒性心肌炎患者应科学选择运动方式

除了病毒性心肌炎急性期禁止体育锻炼外，一旦病情开始恢复，即可进行适当的运动。病毒性心肌炎患者不宜采取剧烈的锻炼方式，一般采取散步、慢跑、打拳、体操、气功、骑自行车等。

3.1 散步

散步运动量较小，对刚恢复的患者尤其适合，是最方便、最安全的运动方式。散步可以消除疲劳，减少忧虑，调整食欲，增加睡眠，改善心肺功能。步行时应昂首挺胸，两手摆动，使身体各个部分都得到舒展。步子的快慢可根据健康情况而定，以不感到疲劳为度。开始可以平时走路的速度为起点，然后逐渐提高速度，加大步伐，延长时间和距离。散步的时长比速度更重要，每天至少 2 次，每次在 20~30 分钟，必须长期坚持，方能有效。

3.2 慢跑

简单易行，效果较佳，有"健身跑"之称。但慢跑对心肌炎患者而言仍是较为剧烈的运动，应该审慎。病情较轻，平时活动量较大的，可在快步行走的基础上逐渐试行慢跑；体质弱，平时活动晕比较小的患者不要轻易跑，可由散步逐渐过渡到慢跑。

3.3 太极拳或太极剑

太极拳或太极剑姿势放松，动作柔和，节奏稳定，也是比较适宜心肌炎患者的运动。若能结合散步，则效果更佳。运动械的大小也应根据病情和体力而定。体力差的可打简化太极拳，重复锻炼。体力好的可练全套太极拳。

3.4 气功

练气功对增强体质以及慢性疾病的康复治疗有其独到之处，对心肌炎后遗症患者尤其适合，可根据病情及兴趣选择练功，一般以松静功为宜。

3.5 骑自行车

如果以往习惯于骑自行车而且已适应慢跑的患者，可以结合骑车锻炼，但距离和速度应严格限制，若有不适，应停止锻炼。

4 病毒性心肌炎的营养治疗

凡注意营养治疗的病毒性心肌炎患者均预后好、康复快。

4.1 急性期不宜大补

一般病毒性心肌炎急性期患者，宜采用低钠、低热能的饮食，且宜清淡、平衡。因热能过高会增加心脏负担，反之低热能膳食能减低心脏负担。一些患者及亲属在急性期常给予大补，则可能适得其反。应给予容易消化且富含维生素和蛋白质的食物，如瘦肉、鸡蛋、鱼、大豆以及柑橘、番茄等。富有营养的食物能改善机体包括心肌细胞的营养供给，以保护和维持心脏功能，促进患者早日康复。若同时注意钠、钾平衡，适当增加镁的摄入，能防止或减轻并发症，尤其是阻止心律失常和心力衰竭的发生和发展。

4.2 恢复期饮食与常人一样

病毒性心肌炎恢复期的饮食与常人相同，为平衡膳食，但应避免食用强烈刺激性的食物如葱、蒜、辣椒等，油炸饮食及其他不易消化的食品也应少用或不用。烹调应多样化，注意色、香、味，以增进食欲。每日进餐 3 次，以总热能 9200~10900kJ，蛋白质 70~90g 为宜。无心功能不全者可不必限盐。

4.3 热能的供给，应根据心衰程度决定

由于进食后消化道血流量需要增加，使耗氧量增多，也就增加了心脏负担，尤其是饱餐及高热能饮食对心脏的影响更大。因此，应根据心衰患者的实际情况选择合适的食物种类和进餐方法，控制总热能摄取，以使胃肠道得以休息，从而减轻心脏负担。轻度心衰患者只将热能稍加限制即可，一般每日 6300kJ；对于中、重度心衰患者，应较严格限制热能摄入，以减轻心脏负荷。住院最初几天，每日给 4200kJ 热能，病情改善后，可逐渐将热能增加到 5000~6300kJ。一般轻度心衰，宜进食易消化的清淡食物，如大米饭、鸡蛋、鲜肉、淡水鱼、豆腐、新鲜蔬菜、水果等。中度及重度心衰患者，应进食流质或半流质食物，尤其是治疗开始阶段，给予豆浆、大米粥、小米粥、牛奶等流质食物。每日要少食多餐，可进食 4~6 次。对夜间有阵发性呼吸困难者，可将晚餐提前，并且进食量要少，禁忌饱餐。

4.4 演变为扩张型心肌病者应控制热能

若病毒性心肌炎演变成扩张型心肌病，则饮食应适当控制热能摄入，对肥胖或超重者应降低体重，以减轻心脏负担。除非合并有严重的心力衰竭，原则上应适当增加蛋白质摄入。适当补充多种维生素，尤其是维生素 B_1、B_6、C 和叶酸等。并适当增加一些有益的无机盐和微量元素硒、钾、镁、锌等。

4.5 合并心力衰竭者应限制钠盐

心肌炎若并发心力衰竭，必须控制饮食，特别是限制钠盐的摄入量。低盐饮食可以防止或消除体内液体的潴留，可以缓解或消除心衰的症状。

【评介】

文章总结了病毒性心肌炎患者康复的三大法宝。第一法宝为充分休息，休息对治疗病毒性心肌炎作用大，休息也要把握"度"；第二法宝为适当锻炼，病毒性心肌炎患者应科学选择运动方式：散步、慢跑、太极拳或太极剑、气功、骑自行车；第三法宝为病毒性心肌炎的营养治疗：急性期不宜大补、恢复期饮食与常人一样、热能的供应根据心衰程度决定、演变为扩张型心肌病者应控制热能、合并心力衰竭者应限制钠盐。本文由胡思源教授撰写发表于《中国社区医师》2013 年第 48 期（第 29 卷总第 582 期），为病毒性心肌炎患者康复期提供指导。

（朱荣欣）

第二节 临床路径与文献研究

一、儿童病毒性心肌炎中医临床路径与诊疗方案（2018版）

【摘要】

《儿童病毒性心肌炎中医临床路径与诊疗方案（2018版）》为国家中医药管理局委托中华中医药学会组织制定的《中医优势病种临床路径和诊疗方案（2018版）》之一，目的是进一步规范诊疗行为，保障医疗质量安全，为中医药治疗优势病种提供参考依据。其主要内容，包括儿童病毒性心肌炎诊疗方案（疾病诊断标准、中医证候诊断、中西医治疗方法、疗效评价标准等）和临床路径（住院流程、住院表单等）两个部分。

【正文】

1 儿童病毒性心肌炎中医诊疗方案（2018年版）

1.1 诊断

1.1.1 疾病诊断

参照1999年9月全国小儿心肌炎、心肌病学术会议制订的《病毒性心肌炎诊断标准（修订草案）》中小儿病毒性心肌炎的诊断标准。

（1）临床诊断依据

①心功能不全、心源性休克或脑心综合征。

②心脏扩大（X线、超声心动图检查具有表现之一）。

③心电图改变：以R波为主的2个或2个以上主要导联（Ⅰ、Ⅱ、aVF、V_5）的ST-T改变持续4天以上伴动态变化，窦房传导阻滞、房室传导阻滞，完全性右或左束支阻滞，成联律、多形、多源、成对或并行性早搏，非房室结及房室折返引起的异位性心动过速，低电压（新生儿除外）及异常Q波。

④CK-MB升高或心肌肌钙蛋白（cTnI或cTnT）阳性。

（2）病原学诊断依据

确诊指标：自患儿心内膜、心肌、心包（活检、病理）或心包穿刺液检查，发现以下之一者可确诊心肌炎由病毒引起：①分离到病毒；②用病毒核酸探针查到病毒核酸；③特异性病毒抗体阳性。

参考依据：有以下之一者结合临床表现可考虑心肌炎系病毒引起：①自患儿粪便、咽拭子或血液中分离到病毒，且恢复期血清同型抗体滴度较第一份血清升高或低于原来的1/4；②病程早期患儿血中特异性IgM抗体阳性；③用病毒核酸探针自患儿血中查到病毒核酸。

（3）确诊依据

①具备临床诊断依据2项，可临床诊断为心肌炎。发病同时或发病前1~3周有病毒感

染的证据支持诊断者。

②同时具备病原学确诊依据之一，可确诊为病毒性心肌炎，具备病原学参考依据之一，可临床诊断为病毒性心肌炎。

③凡不具备确诊依据，应给予必要的治疗或随诊，根据病情变化，确诊或除外心肌炎。

④应除外风湿性心肌炎、中毒性心肌炎、先天性心脏病、结缔组织病以及代谢性疾病的心肌损害、甲状腺功能亢进症、原发性心肌病、原发性心内膜弹力纤维增生症、先天性房室传导阻滞、心脏自主神经功能异常、β受体功能亢进及药物引起的心电图改变。

（4）病程分期标准

①急性期：新发病，症状及检查阳性发现明显且多变，一般病程在半年以内。

②迁延期：临床症状反复出现，客观检查指标迁延不愈，病程多在半年以上。

③慢性期：进行性心脏增大，反复心力衰竭或心律失常，病情时轻时重，病程1年以上。

（5）病情分型标准

参照《诸福棠实用儿科学》（第8版），本病急性期可分为轻、中、重三型。

①轻型：可无症状或仅有一过性心电图ST-T的改变，或有非特异性症状，精神不好、无力、食欲缺乏、第一心音减弱，或有奔马律，心动过速，心界大都正常，病情较轻，经治疗于数天或数周内痊愈，或呈亚临床经过。

②中型：除以上症状外，多有充血性心力衰竭，起病多较急、患儿拒食、面色苍白、呕吐、呼吸困难、干咳。儿童可诉心前区疼、头晕、心悸，可有急性腹痛及肌痛、呼吸困难、端坐呼吸、烦躁不安、面色发绀、心界扩大、心音钝、有奔马律或心律紊乱。双肺出现啰音，肝大有压痛，而水肿往往不著。可并发神经系统及肾脏损伤。如及时治疗，多数病例经数月或数年后可获痊愈，部分患儿于急性期死于急性充血性心力衰竭，或迁延未愈，遗留心肌损害。

③重型：可因严重心律失常，如完全性房室传导阻滞、室性心动过速、心室颤动致晕厥发作或猝死；或暴发心源性休克，患儿烦躁不安、呼吸困难、面色苍白、末梢发绀、皮肤湿冷、多汗、脉搏细弱、血压下降或不能测出、心动过速、有奔马律；部分患儿以严重腹痛或肌痛发病，病情进展急剧，如抢救不及时，可于数小时或数天内死亡。重型也有以急性或慢性充血性心力衰竭起病，症状如中型病例，部分因急性心力衰竭急速发展未能控制而死亡，少数病例从急性转为慢性，因感染或过劳，心力衰竭反复发生，迁延数年，心脏明显增大，呼吸困难，肝大，水肿明显，心力衰竭难以控制而死亡。慢性经过者，常并发栓塞现象，或心律失常。脑栓塞者有偏瘫、失语、肾栓塞有血尿等症状。

1.1.2 证候诊断

参考《中医儿科常见病诊疗指南》（中华中医药学会发布，2012年）中小儿病毒性心肌炎的证候诊断标准拟定。本病病位主要在心，涉及肺、脾、肾，总属本虚标实之证。以下证候可以单独出现，也可以兼夹出现。

（1）标实证

①热毒犯心证：低热不退，或反复发热，咽红肿痛，咳嗽，肌痛，皮疹，舌质红，苔

薄，脉浮数或滑数。

②湿毒侵心证：发热起伏，汗出不解，全身疼痛，咽喉红肿，恶心呕吐，腹痛，泄泻，纳呆，倦怠乏力，胸闷腹胀，舌质红，苔腻，脉濡数或濡缓。

③气滞血瘀证：面色暗滞，口唇发青，心中刺痛，心悸怔忡，乏力盗汗，胸中窒闷，心脏扩大，舌质隐青或有瘀斑，苔薄，脉涩或弦细或结代促。

④痰湿痹阻证：胸闷憋气或长出气，心悸气短，头晕目眩，食少纳呆，胸痛，舌体胖，苔白腻，脉濡滑或结代。

（2）本虚证

①气阴虚损证：明显乏力，头晕，多汗，心悸，心烦，口干舌燥，舌质淡或红，苔少，脉细数无力或结代。

②阳气虚弱证：面色苍白，四肢发凉，心悸，气短，乏力，自汗，甚则肢体浮肿、尿少，胸闷气急，舌质淡或淡胖，苔薄白，脉迟缓无力或结代。

③气血不足证：面色苍白或萎黄，心悸怔忡，乏力，头晕，自汗气短，舌质淡，苔薄，脉细或结代。

1.2　治疗方法

1.2.1　辨证论治

（1）标实证

①热毒犯心证

治法：疏风清热，解毒护心。

推荐方药：银翘散（《温病条辨》）加减。野菊花、大青叶、射干、玄参、生地、赤芍、丹皮、川连、玉竹、甘草等。或具有同类功效的中成药（包括中药注射剂）。偏风热，加薄荷、荆芥穗、金银花、连翘；偏热毒，加贯众、虎杖、重楼。或改用柴琥清心饮（验方），常用柴胡、人参、半夏、炙甘草、瓜蒌、连翘、琥珀。

②湿热侵心证

治法：化湿清热，解毒宁心。

推荐方药：葛根黄芩黄连汤（《伤寒论》）加减。葛根、黄芩、黄连、甘草、焦神曲等。或具有同类功效的中成药。偏湿重，加厚朴、茵陈、茯苓、藿香；偏热重，加苦参、板蓝根。

③滞血瘀证

治法：活血化瘀，养血通脉。

推荐方药：血府逐瘀汤（《医林改错》）加减。当归、生地、桃仁、红花、柴胡、生山楂、赤芍、川芎、枳壳等。或具有同类功效的中成药（包括中药注射剂）。偏气滞，加厚朴、降香；偏血瘀，加丹参、生山楂、三七、片姜黄。

④痰湿痹阻证

治法：化痰理气，宽胸通阳。

推荐方药：二陈汤（《太平惠民和剂局方》）合瓜蒌薤白半夏汤（《金匮要略》）加减。瓜蒌、薤白、半夏、陈皮、茯苓、枳壳、郁金、甘草等，或具有同类功效的中成药。偏痰湿，加炒白术、桂枝、橘红、炒薏苡仁；偏水湿，加葶苈子、泽泻、猪苓。

（2）本虚证

①气阴虚损证

治法：益气养阴。

推荐方药：生脉散（《备急千金要方》）加减。太子参、麦冬、五味子、玉竹、黄精、炙甘草等。或具有同类功效的中成药（包括中药注射剂）。偏气虚，加黄芪、党参；偏阴虚，加生地、玄参。

②阳气虚弱证

治法：温阳益气。

推荐方药：桂枝甘草龙骨牡蛎汤（《伤寒论》）合麻黄附子细辛汤（《伤寒论》）加减。桂枝、炙甘草、煅龙骨、煅牡蛎、炙麻黄、制附子、细辛、黄芪等。或具有同类功效的中成药（包括中药注射剂）。阳虚重，加淫羊藿、鹿角霜。心阳虚衰，用参附龙牡汤（《正体类要》）加减。

③气血不足证

治法：益气养血复脉。

推荐方药：炙甘草汤（《伤寒论》）加减。炙甘草、生熟地、麦冬、阿胶珠、当归、苦参、太子参、桂枝等。或具有同类功效的中成药（包括中药注射剂）。脉结代（过早搏动），加甘松、苦参、羌活。

1.2.2 其他中医特色疗法

（1）体针：主穴取心俞、巨阙、间使、神门，配穴取内关、足三里、三阴交（温针灸）。用于心肌炎心律失常。

（2）推拿：开天门、推坎宫、运太阳，各100次；清肺经、清天河水，各300次；擦膻中，按弦走搓摩，各2分钟；摩腹3分钟，捏脊5次；补胃经、补脾经、补肾经，各300次；揉内关、足三里、神门、心俞、膈俞、脾俞、胃俞等穴，各2分钟。以上手法可随证加减。每次治疗20~30分钟，隔日1次。用于心肌炎。

（3）穴位贴敷：以黄芪、沙参、丹参、党参、苦参、冰片等作为基本处方做成药饼；选取膻中、厥阴俞、巨阙、心俞等穴位。患者取坐位，穴位局部常规消毒后，取药贴于相应穴位，2~4小时后取下即可，隔日1次，14天为1个疗程。用于心肌炎过早搏动。

（4）穴位注射：以益气或益气养阴类中药注射剂，主穴取足三里，隔日1次，15次为1个疗程。用于心肌炎迁延期。

1.3 西药治疗

参照《诸福棠实用儿科学》（第8版），采用卧床休息、镇静及镇痛处理、免疫抑制剂、免疫球蛋白、对症治疗（抗心律失常、抗心力衰竭），以及其他治疗，包括维生素C、辅酶Q_{10}、1,6-二磷酸果糖、黄芪、抗病毒药物等。

1.4 护理调摄要点

1.4.1 密切观察患儿病情变化，一旦出现面色青紫、心率明显增快或减慢、严重心律失常、呼吸急促、血压异常下降等，应及时抢救。

1.4.2 起居护理：注意休息，尽量保持安静。急性期卧床休息3~6周，重者宜6个月~1年；待热退后3~4周，心衰控制，心律失常好转，心电图改变好转时，可逐渐增加活动量。

1.4.3 饮食调理：鼓励摄入低盐、清淡、易消化及富含维生素和蛋白质的食物，忌暴饮暴食，忌过于肥甘厚腻或辛辣刺激之品。

1.5 疗效评价

1.5.1 疗效评价标准

（1）疾病综合疗效评价标准

参照《中药新药临床研究指导原则（第一辑）》中病毒性心肌炎的疗效评价标准拟定，标准如下：

①临床治愈：临床症状和体征完全消失，具有诊断意义的心脏电生理、胸部 X 线或超声心动图及 CK–MB、心肌肌钙蛋白等指标，全部恢复正常。

②显效：临床症状和体征大部分消失，具有诊断意义的心脏电生理、胸部 X 线或超声心动图及 CK–MB、心肌肌钙蛋白等指标，大部分恢复正常或有明显改善。

③有效：临床症状、体征部分消失或有改善，具有诊断意义的心脏电生理、胸部 X 线或超声心动图及 CK–MB、心肌肌钙蛋白等指标，部分恢复正常或有明显改善。

④无效：不符合以上标准者。

（2）证候疗效评定标准

①痊愈：中医临床症状、体征消失或基本消失，证候积分减少≥ 95%。

②显效：中医临床症状、体征明显改善，70% ≤证候积分减少＜ 95%。

③有效：中医临床症状、体征均有好转，30% ≤证候积分减少＜ 70%。

④无效：中医临床症状、体征均无明显改善，甚或加重，证候积分减少＜ 30%。

1.5.2 评价方法

根据患儿入院和出院时的病情，按照疗效标准进行小儿病毒性心肌炎疗效评价。

2 儿童病毒性心肌炎中医临床路径（2018 年版）

路径说明：本路径适用于西医诊断为病毒性心肌炎，病程分期属急性期或迁延期，病情分型属轻型或中型的住院患儿。

2.1 儿童病毒性心肌炎中医临床路径标准住院流程

2.1.1 适用对象

西医诊断：第一诊断为病毒性心肌炎（ICD–10 编码：I40.001/I41.1）。

2.1.2 诊断依据

（1）疾病诊断：参照 1999 年 9 月全国小儿心肌炎、心肌病学术会议制订的《病毒性心肌炎诊断标准（修订草案）》中小儿病毒性心肌炎的诊断标准拟定。

（2）病程分期标准

①急性期

②迁延期

③慢性期

（3）急性期病情分型标准

①轻型

②中型

③重型

（4）证候诊断

1）标实证

①热毒犯心证

②湿毒侵心证

③气滞血瘀证

④痰湿痹阻证

2）本虚证

①气阴虚损证

②阳气虚弱证

③气血不足证

2.1.3 治疗方案的选择

（1）诊断明确，第一诊断为病毒性心肌炎。

（2）患者适合并接受中医治疗。

2.1.4 标准住院日

≤21天。

2.1.5 进入路径标准

（1）第一诊断必须符合病毒性心肌炎。

（2）病程分期符合急性期或迁延期。

（3）急性期病情分型符合轻型或中型。

（4）合并心源性休克、阿-斯综合征、严重心律失常的患儿，不进入路径。

（5）风湿性心肌炎、中毒性心肌炎、先天性心脏病、结缔组织病以及代谢性疾病的心肌损害、甲状腺功能亢进症、心肌病、原发性心内膜弹力纤维增生症、先天性房室传导阻滞、心脏自主神经功能异常、β受体功能亢进及考虑药物引起的心电图改变的患儿，不进入路径。

（6）患儿同时患有其他疾病，但在住院期间不需特殊处理，也不影响第一诊断的临床路径流程实施时，可进入本路径。

2.1.6 中医证候学观察

四诊合参，收集该病种不同证候的主症、次症、舌、脉及病因、病程特点，确立辨证，注意证候间的相互兼夹、孰轻孰重及动态变化。

2.1.7 入院检查项目

（1）必需的检查项目：12 导联心电图，24 小时动态心电图，超声心动图，胸片，心肌酶谱（CK、CK–MB、LDH、AST），心肌肌钙蛋白（cTNT、cTnI），病毒 IgM 检测（柯萨奇病毒及其他肠道病毒），血浆 B 型钠尿肽（BNP）或 B 型钠尿肽前体（NT–proBNP），C 反应蛋白（CRP），抗链球菌素 O（ASO），红细胞沉降率（ESR），肝肾功能，血电解质，凝血功能，血常规＋白细胞分类，尿常规，便常规，以及传染性疾病筛查。

（2）可选择的检查项目：心电图平板运动试验，心得安试验，放射性核素显像检查，心脏磁共振显像（CMR），心内膜心肌活检术（组织学、免疫组化、病毒 PCR 分析），心包穿刺术，血清自身心肌抗体，B 超（肝、胆、脾、胰、肾），血气分析等。

2.1.8 治疗方法

（1）辨证选择口服中药汤剂、中成药

1）标实证

①热毒犯心证：疏风清热，解毒护心。

②湿热侵心证：化湿清热，解毒宁心。

③气滞血瘀证：活血化瘀，养血通脉。

④痰湿痹阻证：化痰理气，宽胸通阳。

2）本虚证

①气阴虚损证：益气养阴。

②阳气虚弱证：益气温阳。

③气血不足证：益气养血复脉。

（2）辨证选择静脉滴注的中药注射液

（3）其他中医特色治疗

①体针

②推拿

③穴位贴敷

④穴位注射

（4）西药治疗

（5）护理调摄要点

2.1.9 出院标准

（1）主要临床症状和体征好转。

（2）心功能不全恢复正常或明显改善。

（3）具有诊断意义的理化检查结果大多恢复正常或改善。

（4）没有需要住院处理的并发症和 / 或合并症。

2.1.10 变异及原因分析

（1）病情变化，需要延长住院时间，增加住院费用。

（2）存在使心肌炎进一步加重的其他疾病，需要特殊处理，导致住院时间延长，费用增加。

（3）治疗过程中发生了病情变化，出现严重并发症（如心源性休克、严重心律失常）者，需积极对症处理，完善相关检查，向家属解释并告知病情、导致住院时间延长、增加住院费用的原因，必要时转入重症监护病房等。

（4）因患者及其家属意愿而影响本路径的执行时，退出本路径。

2.2 儿童病毒性心肌炎中医临床路径标准住院表单

适用对象：第一诊断为病毒性心肌炎（ICD10 编码：I40.001/I41.1）

患者姓名：　　性别：　　　　年龄：　　　　门诊号：　　　　　　　　住院号：

发病时间：　年 月 日 时 分　　　住院日期：　年 月 日　　出院日期：　年 月 日

标准住院日≤21 天　　　　　　　实际住院日：　　天

时间	年　　　月　　　日（入院第 1 天）	
目标	初步诊断，评估病情，选择治疗方案	
主要诊疗工作	□完成病史采集与体格检查 □采集中医四诊信息 □西医诊断（病因、病理解剖、病理生理诊断等） □中医诊断（病名和证型） □完成住院病例和首次病程记录 □初步拟定诊疗方案 □向患者家属交代病情 □辅助检查项目 □中医治疗	
重点医嘱	长期医嘱 □儿科心肌炎常规护理 □Ⅰ级或Ⅱ级护理 □普通饮食，必要时限液限钠 □卧床 □中药汤剂辨证论治 □中药静脉注射剂（□清热解毒类□益气类□益气养阴类□温阳益气类□活血化瘀类） □口服中成药 □其他中医特色疗法（□体针□推拿□穴位贴敷□穴位注射） □西药 □对症治疗类 □抗心律失常类（□原剂量□剂量减少□剂量增加） □抗心力衰竭类 □利尿剂（□原剂量□剂量减少□剂量增加） □血管活性剂（□原剂量□剂量减少□剂量增加） □强心剂（□原剂量□剂量减少□剂量增加） □其他治疗类 □维生素 C（□原剂量□剂量减少□剂量增加） □辅酶 Q_{10}（□原剂量□剂量减少□剂量增加） □1,6- 二磷酸果糖（□原剂量□剂量减少□剂量增加） □磷酸肌酸钠（□原剂量□剂量减少□剂量增加） □抗病毒药物（□原剂量□剂量减少□剂量增加） 选用 □心电、血压监护 □吸氧	临时医嘱 必须检查医嘱 □12 导联心电图 □24 小时动态心电图 □超声心动图 □胸片 □心肌酶谱（CK、CK-MB、LDH、AST） □心肌肌钙蛋白（cTnT、cTnI） □病毒 IgM 检测 □血浆 B 型钠尿肽（BNP）或 B 型钠尿肽前体（NT-proBNP） □C 反应蛋白（CRP） □血沉（ESR） □抗链球菌素 O（ASO） □肝肾功能 □血电解质 □凝血功能 □血常规＋白细胞分类 □尿常规 □便常规 □传染性疾病筛查 选择检查项目 □心电图平板运动试验 □心得安试验 □放射性核素显像检查 □心脏磁共振显像（CMR） □心内膜心肌活检术（组织学、免疫组化、病毒 PCR 分析） □心包穿刺术 □血清心肌自身抗体 □B 超（肝、胆、脾、胰、肾） □血气分析

时间	年 月 日（入院第 1 天）	
主要护理工作	□入院宣教 □发放临床路径告知书 □饮食起居护理教育□治疗教育	□生命体征监测、出入量记录 □根据医嘱指导完成相关检查
病情变异记录	□无 □有，原因： 1. 2.	
责任护士签名		时间
医师签名		时间

时间	年　　月　　日（第2~7天）	年　　月　　日（第8~14天）
目标	完善检查，明确病因并予以纠正	初步评估治疗效果，调整治疗方案
主要诊疗工作	□上级医师查房 □完成主治医师、主任医师查房 □整理送检项目报告，有异常者及时汇报上级医师，并予相应处置 □明确病因并予以纠正 □防治并发症 □中医治疗	□上级医师查房 □完成主任医师查房记录 □根据病情和辅助检查结果调整方案 □防治并发症 □中医治疗
重点医嘱	长期医嘱 □儿科心肌炎常规护理 □Ⅰ级或Ⅱ级护理 □普通饮食，必要时限液限钠 □卧床休息 □中药汤剂辨证论治 □中药静脉注射剂（□清热解毒类□益气类□益气养阴类□温阳益气类□活血化瘀类） □口服中成药 □其他中医特色疗法（□体针□推拿□穴位贴敷□穴位注射） □西药 □对症治疗类 □抗心律失常类（□原剂量□剂量减少□剂量增加） □抗心力衰竭类 □利尿剂（□原剂量□剂量减少□剂量增加） □血管活性剂（□原剂量□剂量减少□剂量增加） □强心剂（□原剂量□剂量减少□剂量增加） □其他治疗类 □维生素C（□原剂量□剂量减少□剂量增加） □辅酶Q_{10}（□原剂量□剂量减少□剂量增加） □1,6-二磷酸果糖（□原剂量□剂量减少□剂量增加） □磷酸肌酸钠（□原剂量□剂量减少□剂量增加） □抗病毒药物（□原剂量□剂量减少□剂量增加） 选用 □心电、血压监护 □吸氧 临时医嘱 □继续完善入院检查 □复查心电图 □对症处理	长期医嘱 □儿科心肌炎常规护理 □Ⅰ级或Ⅱ级护理 □普通饮食，必要时限液限钠 □卧床休息 □中药汤剂辨证论治 □中药静脉注射剂（□清热解毒类□益气类□益气养阴类□温阳益气类□活血化瘀类） □口服中成药 □其他中医特色疗法（□体针□推拿□穴位贴敷□穴位注射） □西药 □对症治疗类 □抗心律失常类（□原剂量□剂量减少□剂量增加） □抗心力衰竭类 □利尿剂（□原剂量□剂量减少□剂量增加） □血管活性剂（□原剂量□剂量减少□剂量增加） □强心剂（□原剂量□剂量减少□剂量增加） □其他治疗类 □维生素C（□原剂量□剂量减少□剂量增加） □辅酶Q_{10}（□原剂量□剂量减少□剂量增加） □1,6-二磷酸果糖（□原剂量□剂量减少□剂量增加） □磷酸肌酸钠（□原剂量□剂量减少□剂量增加） □抗病毒药物（□原剂量□剂量减少□剂量增加） 选用 □心电、血压监护 □吸氧 临时医嘱 □复查异常指标 □必要时复查心电图、超声心动图、24小时动态心电图 □对症处理

续表

时间	年　　月　　日（第2~7天）	年　　月　　日（第8~14天）
主要护理工作	□定时测量体温、脉搏、心律、血压 □严格记录出入量 □指导完成相关检查 □饮食起居护理教育	□定时测量体温、脉搏、心律、血压 □指导完成相关检查 □治疗教育 □饮食起居护理教育
病情变异记录	□无　□有，原因： 1. 2.	□无　□有，原因： 1. 2.
责任护士签名	时间	时间
医师签名	时间	时间

时间	年　月　日（第 15~20 天）	年　月　日（第 21 天内，出院日）
目标	巩固治疗效果	初步评估治疗效果，调整治疗方案
主要诊疗工作	□住院医师查房，上级医师定期查房 □书写病程记录 □根据病情调整诊疗方案 □中医治疗	□上级医师查房确定出院 □完成查房、出院记录及出院诊断书 □评估疗效 □如果患者不能出院，在病程记录中说明原因和继续治疗的方案
重点医嘱	长期医嘱 □儿科心肌炎常规护理 □Ⅱ级护理 □普通饮食，必要时限液限钠 □卧床休息 □中药汤剂辨证论治 □中药静脉注射剂（□清热解毒类□益气类□益气养阴类□温阳益气类□活血化瘀类） □口服中成药 □其他中医特色疗法（□体针□推拿□穴位贴敷□穴位注射） □西药 □对症治疗类 □抗心律失常类（□原剂量□剂量减少□剂量增加） □抗心力衰竭类 □利尿剂（□原剂量□剂量减少□剂量增加） □血管活性剂（□原剂量□剂量减少□剂量增加） □强心剂（□原剂量□剂量减少□剂量增加） □其他治疗类 □维生素 C（□原剂量□剂量减少□剂量增加） □辅酶 Q_{10}（□原剂量□剂量减少□剂量增加） □ 1,6- 二磷酸果糖（□原剂量□剂量减少□剂量增加） □磷酸肌酸钠（□原剂量□剂量减少□剂量增加） □抗病毒药物（□原剂量□剂量减少□剂量增加） 临时医嘱 □复查血常规 □复查肝肾功能 □复查心肌酶谱 □复查肌钙蛋白 □复查血清病毒 IgM 抗体 □复查心电图 □复查动态心电图 □复查胸片 □复查超声心动图 □复查其他异常指标	长期医嘱 □停长期医嘱 临时医嘱 □出院带药

时间	年 月 日（第15~20天）	年 月 日（第21天内，出院日）
主要护理工作	□生命体征监测、出入量记录 □指导完成相关检查 □治疗教育 □饮食起居护理教育 □疾病转归及预后教育	□出院宣教 □发放出院心肌炎健康教育手册 □治疗教育，指导患者门诊复诊 □饮食起居护理教育 □帮助患儿家属办理离院手续
病情变异记录	□无 □有，原因： 1. 2.	□无 □有，原因： 1. 2. □如延期出院，原因：
责任护士签名	时间	时间
医师签名	时间	时间

【评介】

《儿童病毒性心肌炎中医临床路径与诊疗方案（2018版）》，由胡思源教授受国家中医药管理局医政司和中华中医药学会委托，牵头组织国内中医、中西医结合儿科专家制定，由博士研究生李晓璇执笔。该文件的出台，为儿童病毒性心肌炎的诊断和中西医治疗提供了标准化路径和方案。

（张依）

二、西医常规加黄芪注射液治疗小儿病毒性心肌炎临床疗效及安全性的系统评价

【摘要】

目的：评价西医常规加黄芪注射液（AMI）治疗小儿病毒性心肌炎（VMC）的临床疗效和安全性。**方法：**制定原始文献的纳入标准、排除标准及检索策略，检索Cochrane图书馆临床对照试验数据库、PubMed数据库、中国期刊全文数据库、维普中文科技期刊数据库，获得AMI治疗小儿VMC的相关文献；使用Cochrane协作网推荐的方法进行文献质量评价；采用RevMan4.2.10软件对满足纳入标准的有关AMI治疗小儿VMC的随机对照试验文献进行Meta分析；以临床总有效率、心肌酶、心电图、心功能和不良反应发生率作为观察指标，进行定性及定量综合评估。**结果：**共检索到291篇文献，符合纳入标准的22项研究（934/847）进入Meta分析。Jadad评分所有研究得分均低于3分，属低质量文献。Meta分析结果显示：21项研究（894/807）临床总有效率RR及95%CI为4.53［3.33,6.17］。7项研究（342/322）肌酸激酶同工酶（CK-MB）的WMD及95%CI为-10.19［-14.02,-6.36］。7项研究（302/264）心电图改善率RR及95%CI为4.47［2.73,7.31］。1项研究（44/39）射血分数的WMD及95%CI为2.30［-3.22,7.82］。系统评价结果显示,AMI与对照组比较，临床总有效率、心电图改善率、心肌酶CK-MB差异有统计学意义（P < 0.00001）。**结论：**AMI可明显提高患儿临床总有效率、心电图改善率，降低血清CK-

MB，且临床安全性较好。但由于纳入研究文献质量普遍较低，影响研究结果的可靠性，要进一步验证其疗效及安全性，尚需进行设计合理、执行严格、多中心大样本且随访时间足够的随机对照试验。

【正文】

病毒性心肌炎（viral myocarditis，VMC）是感染性心肌疾病的一个亚类，主要是病毒对心肌产生直接损伤或通过自身免疫反应引起心肌细胞变性、坏死或间质性炎症细胞浸润以及纤维渗出为主要病理变化的一种疾病。本病在婴幼儿到老年人的各个年龄段均可发生，但以儿童和青少年发病率高。西医多采用包括营养心肌、抗脂质过氧化、抗感染、调节免疫、抗心律失常等一般疗法，尚无"特效治疗"。

中药黄芪注射液（astragalus membranaceus injection，AMI）被中西医生广泛用于心肌炎的治疗。研究表明，黄芪内含黄芪皂苷、黄芪多糖、黄酮、γ- 氨基丁酸、微量元素（硒、锰、铁、钙等）等多种有效成分，具有抗病毒、改善心功能、免疫调节、抑制细胞内钙超载、稳定细胞膜、抗生物氧化、抗细胞凋亡等作用，临床治疗 VMC 有效。为系统评价 AMI 的有效性和安全性，笔者收集了 1979~2007 年国内外临床随机对照试验（RCT）文献，对其治疗小儿 VMC 临床疗效与安全性进行系统评价，为临床治疗提供参考依据。

1 资料与方法

1.1 文献纳入标准

同时满足以下条件的文献被纳入：1）研究对象为 VMC 患儿。VMC 诊断标准符合：① 1994 年威海会议修订小儿病毒性心肌炎诊断标准；② 1999 年昆明全国小儿心肌炎、心肌病学术会议小儿心肌炎、心肌病学术会议制定小儿病毒性心肌炎诊断标准。2）年龄 1~16 岁，性别、种族不限。3）研究类型为临床 RCT 研究文献（包括发表和未发表），不受语种限制。4）干预措施：①试验组在西医常规治疗基础上加用 AMI，静脉滴注给药，剂量不限；②对照组采用西医常规治疗。

1.2 文献排除标准

满足下列条件之一的文献均被排除：1）非 RCT；2）除 AMI 外同时采用其他中药制剂；3）与 AMI 具有相似药理作用的药物、可能引起效用叠加的非常规制剂（如牛磺酸、干扰素、丙种球蛋白等）；4）样本例数少于 20 例。

1.3 观察指标

1）主要观察指标：临床总有效率、不良反应发生率；2）次要观察指标：心肌酶、心电图、心功能。

1.4 文献检索策略

1.4.1 数据库

Cochrane 图书馆临床对照试验数据库（2007 年第 4 期）、PubMed 数据库（2007-12）、中国期刊全文数据库 CNKI（1979/2007）、中文科技期刊数据 VIP（1980/2007）。

1.4.2 中英文检索式

（1）英文检索式："astragalus membranaceus AND astragalus membranaceus injection""viral myocarditis OR children viral myocarditis""clinical study OR clinical trail AND randomized controlled trail"；2）中文检索式："黄芪注射液，病毒性心肌炎，临床研究"。此外，手工检索所有试验的参考文献，相关学术会议论文集，向厂家收集未发表的临床研究资料并手工检索全国危重病急救医学学术会议论文集（2004年）、世界中西医结合大会论文摘要集。

1.4.3 原文获取途径

1）检索电子期刊全文数据库获取；2）直接给作者写信索取。

1.5 文献质量评价方法

1.5.1 纳入和排除文献

由2名评价者在对作者和单位等情况不知晓的条件下完成。评价者按照检索策略独立完成初步检索，独立核对文献摘要，同时对入选文献的设计、实施和分析过程进行再评价。2名评价者有分歧时，通过讨论决定。

1.5.2 资料提取

1）一般信息：编号、评价者、文献题目、作者及联系方式、原始文献出处、语种、是否有资助、样本量及随机化方法；2）研究对象的一般情况：性别、年龄；3）干预措施：所用药物剂量和生产厂家；4）临床主要观察指标和次要观察指标。

1.5.3 临床试验质量评价

对纳入RCT文献方法学的质量评价采用Jadad评分法。内容包括随机方法是否正确、是否采用盲法、是否做到分配隐藏、有无失访或退出，如有失访或退出时，是否采用意向治疗分析。若评分在3~5分，发生偏倚的可能性最低，为高质量文献；若评分在0~2分，则该研究存在相应偏倚的高度可能性，为低质量文献。由2名评价者独立检索并提取资料，意见不一致时通过讨论解决。

1.5.4 偏倚状况分析

采用Egger's回归和漏斗图检验是否存在发表偏倚。

1.6 统计学方法

应用RevMan 4.2.10软件进行Meta分析，将资料进行定量综合。首先采用χ^2检验进行异质性检验（检验水准为$\alpha=0.05$），若研究间无统计学异质性，以固定效应模型进行数据合并分析，若研究间存在统计学异质性，明确异质性来源，合并分析时采用随机效应模型表达。计数资料采用比值比（relative risk，RR），计量资料采用加权均数差值（weighted mean difference，WMD）作为合并统计量，二者均以95%CI表示。采用漏斗图分析潜在的发表偏倚。

2 结果

2.1 一般情况

共检出相关文献291篇，其中中文文献280篇，英文文献11篇。通过阅读文题、摘要信息筛除包括综述、经验报道、动物实验、合并其他中西药物试验、重复发表等在内文献117篇，174篇文献经初筛纳入，均为中文文献。进一步阅读全文，排除非小儿VMC临床研究111篇、非RCT试验11篇、半RCT 2篇、临床实验研究2篇、不符合小儿VMC诊断标准6篇、样本含量过小6篇、剂型不符2篇、合并其他中西药物10篇、重复发表1篇、对照措施不符 1 篇，共计 152 篇。最终 22 篇 RCT 文献被纳入本系统评价。所有纳入研究均在国内进行，无临床多中心协作研究。22 项研究共纳入患者 1781 例，其中试验组 934 例，对照组 847 例，平均样本数为 80.95 例。患儿年龄最小 1 岁，最大 16 岁；男性 876 例（49.19%）略少于女性 905 例。全部研究均提及符合小儿 VMC 诊断标准，其中符合 1999 年的标准 16 篇，符合 1994 年的标准 4 篇，未明确 2 篇。22 项研究均在西医常规治疗的基础上加 AMI。22 项研究均未述及病例脱落、剔除标准及随访情况。纳入文献的基本情况见表 1。

表 1 纳入 22 项 RCT 研究的基本情况

第一作者	发表年份	n 试验组	n 对照组	性别（男/女）	年龄/岁	干预措施 试验组*		对照组	观测指标	疗程/周	药物生产厂家
罗悦性	2005	32	32	28/36	5~14	AMI	10~20mL	RT	总有效率	4	未注明
谢红	2004	40	28	29/39	2~11	AMI	1.2mL/kg	RT	总有效率、心肌酶	2	上海福达制药有限公司
蒋宝凤	2002	40	28	44/24	5~13	AMI	5.10mL	RT	总有效率、心电图、心肌酶	2	成都地奥九泓制药厂
彭拥军	2006	40	40	46/34	1~12	AMI	10~20mL	RT	心肌酶	2	未注明
董新华	2006	62	63	64/61	5.57	AMI	2.15mL	RT	总有效率、心肌酶	3	石家庄河北神威药业
吴茜	2002	76	75	79/72	3~14	AMI	5.20mL	RT	总有效率	2	未注明
刘冰	2005	60	28	46/42	1~14	AMI	5.20mL	RT	总有效率、心肌酶、心电图	4	上海丰禾制药有限公司
陈美芸	2004	31	30	33/28	3~14	AMI	5.30mL	RT	总有效率、心肌酶、心电图	2	成都地奥九泓制药厂
章德峰	2001	84	78	76/86	82~83	AMI	1.2mL/kg	RT	总有效率、心肌酶、心电图	4	上海福达制药有限公司
史艳平	2006	30	28	30/28	2~15	AMI	10~20mL	RT	总有效率、心肌酶	4	成都地奥九泓制药厂
史静	2004	32	31	35/28	3~14	AMI	5.20mL	RT	总有效率	4	正大青春宝药业
陈晓培	2007	24	24	26/22	5~14	AMI	10~20mL	RT	总有效率、心功能	2	未注明

注：AMI：黄芪注射液；RT：常规治疗（包括卧床休息、抗炎、抗病毒、改善心肌代谢、营养心肌、抗心律失常）；*试验组均在常规治疗基础上每日静脉滴注 AMI。

2.2 文献质量

22 项研究均提及随机分组，除 2 项研究提到采用抽签法、随机数字表法，其余 20 项研究均未明确采用何种随机方法。所有试验随机方案是否隐藏均不详。除 1 项研究采用单盲法，其余均未采用盲法。所有研究均未报道脱落、剔除情况。9 项研究未述及是否发生不良反应，1 项研究报道发生口腔炎，其余均未发生不良反应。按照 Jadad 的量表质量评价标准对每项研究的方法学质量进行评价，除 3 项研究为 2 分外，其余 19 项研究均为 1 分，22 项研究均属低质量文献。纳入研究的文献质量评价见表 2。

表 2　纳入研究的文献质量评价一览表

第一作者	发表年份	设计	随机方法	分配隐藏	盲法	脱落/剔除	意向治疗分析	基线可比性	等级	不良事件
罗悦性	2005	RCT	未说明	未说明	否	无	无	可比	1	无
谢红	2004	RCT	未说明	未说明	否	无	无	可比	1	无
蒋宝凤	2002	RCT	未说明	未说明	否	无	无	可比	1	无
彭拥军	2006	RCT	未说明	未说明	否	无	无	可比	1	无
董新华	2006	RCT	未说明	未说明	否	无	无	可比	1	无
吴茜	2002	RCT	未说明	未说明	否	无	无	可比	1	无
刘冰	2005	RCT	未说明	未说明	否	无	无	可比	1	未记录
陈美芸	2004	RCT	未说明	未说明	否	无	无	可比	1	未记录
章德峰	2001	RCT	未说明	未说明	单盲	无	无	可比	2	未记录
史艳平	2006	RCT	未说明	未说明	否	无	无	可比	1	未记录
史静	2004	RCT	未说明	未说明	否	无	无	可比	1	无
陈晓培	2007	RCT	未说明	未说明	否	无	无	可比	1	无
谭运标	2003	RCT	抽签	未说明	否	无	无	可比	2	无
范世慧	2004	RCT	未说明	未说明	否	无	无	可比	1	无
庄泽吟	2007	RCT	未说明	未说明	否	无	无	可比	1	口腔炎
王晓林	2003	RCT	未说明	未说明	否	无	无	可比	1	未记录
于东游	2003	RCT	未说明	未说明	否	无	无	可比	1	未记录
张新利	2005	RCT	未说明	未说明	否	无	无	可比	1	未记录
叶承志	2002	RCT	未说明	未说明	否	无	无	可比	1	未记录
袁显文	2001	RCT	未说明	未说明	否	无	无	可比	1	无
张自珍	2006	RCT	随机数字表	未说明	否	无	无	可比	2	未记录
赵玉洁	2004	RCT	未说明	未说明	否	无	无	可比	1	未记录

对报道 AMI 治疗小儿 VMC 临床总有效率的 21 篇文献进行 Egger′s 回归分析，并绘制漏斗图，图形显示不对称分布，提示可能存在发表偏倚及方法学质量低下，发表偏倚提示阴性结果试验可能未发表，也可能与试验组及对照组采用的药物种类、剂量及疗程的不同，以及样本量偏小等有关。

2.3　临床总有效率

除 1 项研究外，21 项研究（894/807）均报道了 AMI 治疗小儿 VMC 的临床疗效，其中 9 项研究分治愈、显效、有效、无效 4 级判断疗效，余 12 项研究分治愈、有效、无效 3 级判断疗效，以有效（治愈＋显效＋有效）、无效为指标。异质性检验，$\chi^2=5.56$，$P=1.00$，21 项研究间具有同质性，采用固定效应模型分析。Meta 分析结果显示，RR=4.53（95%CI：3.33~6.17），提示 AMI 的临床总有效率较对照组明显提高，差异有统计学意义（$Z=9.60$，$P < 0.00001$）。

2.4 肌酸激酶同工酶（CK-MB）

7 项研究（342/322）报道 CK-MB 测定值。异质性检验，χ^2=77.48，$P < 0.00001$，研究间具有异质性，采用随机效应模型分析。Meta 分析结果显示，WMD=-10.19（95%CI：-14.02~-6.36），提示 AMI 治疗后小儿血中 CK-MB 较对照组明显降低，差异有统计学意义（Z=5.22，$P < 0.00001$）。

2.5 心电图改善率

7 项研究（302/264）报道 AMI 治疗后的心电图改善情况。异质性检验，χ^2=4.06，P=0.67，研究间具有同质性，采用固定效应模型分析。Meta 分析结果显示，RR=4.47（95%CI：2.73~7.31），提示 AMI 在提高患儿心电图改善率方面优于对照组，差异有统计学意义（Z=5.97，$P < 0.00001$）。

2.6 射血分数

1 项研究（44/39）报道了心功能射血分数的资料。Meta 分析结果显示，WMD=2.30（95%CI：-3.22~7.82），提示 AMI 对于心功能指标的改善与对照组比较差异无统计学意义（Z=0.82，P=0.41）。

2.7 不良反应发生率

1 项研究（23/20）报道应用西医常规治疗加 AMI 治疗小儿 VMC8d 后，1 例患儿出现口腔炎，停药后消失，未影响治疗。Meta 分析结果显示，RR=2.73（95%CI：0.11~74.92），提示不良反应发生率与对照组比较差异无统计学意义（Z=0.61，P=0.55）。

3 讨论

3.1 文献质量与证据强度

鉴于纳入评价的 22 篇研究报告均为国内文献，其中仅 2 项研究报告有具体随机分配方法，1 项研究采用单盲法，均未说明随机隐藏，也未报告病例脱落和剔除情况，试验方法学质量普遍不高，按 Jadad 评分均属于低质量文献，不能防止研究者或受试者的选择性偏倚、测量性偏倚和主观偏倚，且漏斗图分析提示存在发表偏倚，这在一定程度上影响了研究结果的可靠性。9 篇文献未对不良反应情况进行报告，也影响了安全性评价结论。因此，本次评价属于初步结论，要进一步验证该疗法的疗效及安全性，尚需进行设计合理、执行严格、多中心大样本且随访时间足够的 RCT 予以证实。

3.2 AMI 治疗小儿 VMC 的疗效

Meta 分析结果提示，VMC 患儿在西医常规治疗基础上加用 AMI 治疗 2~4 周，与单纯西医常规治疗比较，其总有效率既有统计学意义，又有临床意义，且 95%CI 具有较好精密度，提示在西医常规治疗基础上加用 AMI，在临床总有效率、心电图改善率、心肌酶 CK-MB 降低方面，均优于西医常规治疗的对照组。敏感性分析提示，临床总有效率、心电图改善率的 Meta 分析中逐一排除某研究重新进行分析的结果与未排除前的结果比较，改变不明显，评价结果比较稳定；仅 CK-MB 的分析结果仍存在异质性，究其原因与各试验机构采用不同检测设备及方法、实验室检测指标的参考值范围未统一等因素有关。

3.3 AMI 治疗小儿 VMC 的安全性

本次评价的 22 项研究中，有 13 项研究（485/449）报道了不良反应发生情况，仅有 1

例发生口腔炎，停药后自行消失，未因此退出试验者，提示该疗法治疗小儿 VMC 安全性较好。

3.4 本 Meta 分析的不足之处和局限性

纳入研究质量较低是影响本次系统评价结论的一个最重要原因：1）多数研究随机方法不明确，均未述及随机分组方案隐藏；2）多数研究无病例排除标准，所有研究均无病例脱落及剔除标准；3）仅 1 项研究采用了单盲法，且无盲法方案介绍；其他研究均未采用盲法；4）所有试验均未介绍研究者及患者依从性情况；5）所有研究随访时间不明确；6）所有研究均未进行样本数估算；7）统计分析均未进行可信区间估计。此外，某些因素（如受试者基线状况及药物用量、疗程、实验室检测手段等）存在不完全一致的情况，且这些因素数据或不全或难以量化，最终无法定量分析，增加了本次研究出现异质性的可能性。

3.5 结论

与对照组比较，AMI 可明显提高患儿临床总有效率、心电图改善率，降低血清 CK–MB，且临床安全性较好。

本系统评价无利益冲突。

【评介】

病毒性心肌炎（VMC）在儿童和青少年中发病率高，严重影响患儿的健康成长，目前尚无特异性治疗。多项研究表明，中药黄芪内含多种有效成分，具有抗病毒、改善心功能、免疫调节等作用，临床多与西医常规治疗联合应用。为系统评价西医常规疗法加黄芪注射液（AMI）治疗小儿 VMC 的临床疗效和安全性，由胡思源教授和研究生徐强，在马融老师指导下，对国内外相关临床随机对照试验文献做出了系统的检索和评价，研究结果表明，AMI 可明显提高患儿临床总有效率、心电图改善率，降低血清 CK–MB，且临床安全性较好。该文是胡思源教授博士论文的部分内容，相关文章发表于《中国中西医结合儿科学》2010 年 10 月第 2 卷第 5 期。

（柳平）

三、中成药治疗病毒性心肌炎的临床研究进展

【摘要】

通过查阅近年来相关文献，对近年来中成药治疗病毒性心肌炎（VMC）的临床研究进展进行了整理总结，发现中成药治疗病毒性心肌炎临床研究取得较大进展，但也存在一些不足之处。如其研究多从抗病毒、心肌保护、免疫调节等中药作用机理方面进行，但目前还仅限于单味药和简单药物组合的研究，对于中药复方研究尚缺乏系统实验研究报告。

【正文】

病毒性心肌炎（viral myocarditis，VMC）是由病毒感染所致的局灶性或弥散性心肌

炎性病变，其易引发间质炎性细胞浸润、心肌细胞变性、坏死、纤维渗出等病理改变，从而导致心肌损伤、心功能障碍和/或心律失常。本病常可累及心包或心内膜而同时存在心包炎和心内膜炎。急性 VMC 发病情况，一般分为轻、中、重三型。轻者几无症状，或有轻微不适，中型病例起病急，可有明显乏力、心悸、气短、心前区不适或疼痛、恶心、呕吐、腹痛等，检查时见心脏稍扩大、心律失常、奔马律以及其他心功能不全表现。轻、中型病例临床占绝大部分，一般预后良好，大多可自愈，但部分也可于再次感染或过劳后，病情反复迁延，或持续遗留有各种心律失常（如期前收缩、房室传导阻滞等），更为严重的是有可能发生高度或三度房室传导阻滞，则需安装永久心脏人工起搏器。少数有急性期后的持续心腔扩大和/或心力衰竭，类似扩张型心肌病（DCM）。严重者多呈暴发型，突然发生心源性休克和/或心力衰竭，常迅速恶化，导致猝死。临床上诊断的 VMC 有 90% 左右以心律失常为主诉或首发症状。

病毒性心肌炎至今尚无特效治疗方法，一般嘱咐患者充分休息、防治感染，并采用营养心肌等对症支持治疗。维生素 C、辅酶 Q_{10}、1,6 - 二磷酸果糖等可改善心肌细胞代谢、减轻心肌细胞钙负荷及清除自由基，常作为基础治疗用药，中医药治疗对该病有一定的优势。

中医学无"病毒性心肌炎"病名。国家标准《中医临床诊疗术语》中将其定名为"心痹"。一般而言，以心悸为主者，当属"心悸""怔忡"范畴。一般认为，其发病以正气亏虚为本，以邪毒内侵为标，可因情志、疲劳、食滞、外感等因素而诱发。病位主要在心，亦可涉及脾、肺、肾等其他脏腑。其病机转化过程非常复杂，发病初期主要表现为邪毒侵心、邪正交争的病理变化，病程后期的病变特点是肌体气血阴阳的偏盛偏衰以及由此而产生的瘀血、痰湿等病理产物相互影响，形成虚中有实、实中有虚的虚实夹杂之证。因此在辨证分型的基础上，中药从益气扶正、宁心安神、补益脾肾、补益气血的角度治疗病毒性心肌炎，具有明显的效果与优势。目前用于治疗病毒性心肌炎的中成药有下列制剂。

1 口服制剂

1.1 荣心丸

具有益气养阴、活血化瘀、清热解毒、强心复脉之效。研究表明，荣心丸具有保护损伤的心肌组织、减少心律失常的发生和减轻病毒感染后自身免疫反应的作用。动物实验证明，荣心丸可显著减轻心肌病变及血清肌钙蛋白水平。

范帅等采用随机、双盲双模拟法试验，从六家中心选择儿童病毒性心肌炎（气阴两虚或兼心脉瘀阻证）患者 280 例，按 3∶1 比例分为试验组 210 例、对照组 70 例。试验组口服荣心丸每次 4.5~9g，每天 3 次；对照组口服辅酶 Q_{10} 胶囊每次 10~20mg，每天 2 次。疗程均 28 天。治疗后 28 天的 FAS（PPS）分析结果显示，试验组和对照组的心肌炎症状积分和下降均值分别为 5.975（6.000）和 4.721（4.788），证候疗效的总有效率分别为 91.62%（90.59%）和 70.59%（71.21%），疾病疗效的总有效率分别为 90.14%（92.08%）和 72.06%（72.73%），试验组高于对照组，组间差异有统计学意义（$P < 0.05$）。

1.2 芪冬颐心口服液

主要成分为黄芪、麦冬、人参、茯苓、地黄、龟甲（烫）、紫石英（煅）、桂枝、淫羊霍、金银花、丹参、郁金、枳壳（炒），具有益气养心、安神止悸的功效。何南等将 106 名 VMC 患者随机分为试验组和对照组各 53 例，对照组予以常规治疗，试验组加用芪冬颐心口服液（≤ 2 岁每次 6~8mL，2~10 岁每次 10mL，> 10 岁每次 15~20mL）、辅酶 Q_{10} 胶囊每次 20mg，口服每天 2 次，疗程 8 周。结果显示，试验组疾病疗效总有效率为 96%，与对照组（81%）比较有统计学差异（$P < 0.05$）。试验组患儿体征、症状消失时间、心电图恢复时间和住院时间均明显短于对照组。

1.3 稳心颗粒

由党参、黄精、三七、甘松、琥珀等组成的纯中药制剂。党参有抑制血小板聚集、防止血栓形成；黄精具有增加冠脉流量、抗动脉硬化的作用；三七能够增加心脏血流量，减慢心率，降低心肌耗氧；甘松中含缬草酮，具有膜稳定作用，能够延长动作电位，打断折返激动，从而达到治疗室性早搏的目的；琥珀具有镇静、安神、利尿、活血作用。诸药配伍，定悸复脉、活血化瘀。

邓晓晨将 VMC 患者 58 例随机分为试验组 30 例，对照组 28 例，对照组予以西医常规治疗，试验组在常规治疗基础上加用稳心颗粒，每次 20~30mg/kg，每天 3 次，疗程为 2 周。研究结果显示，用药 4 周后，试验组总有效率为 93.8%，明显高于对照组 50%（$P < 0.01$），统计学有显著性差异。此外，稳心颗粒对血常规、肝肾功能、血脂、血糖无明显影响，安全性较好。

1.4 心肌泰胶囊

由人参、黄芪、当归、川芎、三七等药物组成。黄芪和当归解毒排脓、清热解毒，有抗菌、抗病毒的作用；川芎、黄芪和三七活血行气、补气升阳，有扩张冠状动脉、改善心肌缺血的作用；人参和川芎祛风止痛、补气健脾、宁神益智，从而减轻心肌耗氧量，增加心肌收缩力，能消除倦怠乏力、食少、失眠、多汗症状。

李培国等将 111 名 VMC 患者随机分为治疗组 63 例、对照组 48 例，对照组予以常规治疗，治疗组加用心肌泰胶囊，疗程为 4 周。结果显示治疗组总有效率为 95.23%，显著高于对照组的 81.25%，差异具有统计学意义（$P < 0.05$）。

1.5 黄芪生脉饮

主要由黄芪、党参、麦冬、五味子、南五味子等药物组成，具有益气滋阴、养心补肺的功效，可加强心脏收缩、扩张冠状血管和增强肌体免疫能力。

杨桂洪将 100 名 VMC 患者随机分为治疗组和对照组各 50 例，对照组予以常规治疗，治疗组加用黄芪生脉饮每次 10~20mL，每天 2~3 次，治疗以 15 天为 1 个疗程。研究结果显示，治疗组临床治疗的治愈率为 78%，对照组为 62%，治疗组临床疗效略优于对照组。黄芪生脉饮可预防心功能不全，抑制血小板聚集及释放，对垂体后叶素引起的心肌缺血与心律失常有一定的保护作用。

1.6 参芪五味子片

由五味子、党参、黄芪、酸枣仁（炒）四位中药组成，具有益气扶正、宁心安神、补益脾肾、补益气血、活血化瘀的功能。党参具有养血生津、补中益气之效，可治疗心悸气短、体倦乏力、食少便溏。黄芪具有补气固表功效。五味子具有滋肾、润肺、止汗、止泻之功效，可增强肌体免疫功能。酸枣仁具有补中益气、养心安神之功效，能够增加心肌供氧供血，改善心肌功能。

王丛礼等将 136 例 VMC 患者例随机分为试验组 70 例，对照组 66 例，对照组予以西医基础治疗，试验组加用参芪五味子片口服，每次 3~5 片，每天 3 次，连服 4~6 周。研究结果显示，试验组疾病疗效总有效率为 94.3%，对照组为 72.7%，两组疗效比较差异有显著性（$P < 0.05$），症状消失率试验组也明显优于对照组（$P < 0.05$）。

1.7 心达康胶囊

从沙棘果实中提取醋柳黄酮精制而成，具有止咳化痰、活血化瘀的作用，能降低心肌耗氧量，营养心肌，并有补气扶正的作用，适用于缺血性心脑血管病及慢性心功能不全者。心达康胶囊通过扩张冠状动脉，增加血流量，改善微循环，扩张外周血管，从而达到抗心肌缺血作用。

王宇丹等将 100 例 VMC 患者随机分为试验组和对照组各 50 例。对照组给予常规治疗，试验组在对照组的基础上给予心达康每次 10mg，每天 3 次，疗程为 4 周。试验组总有效率为 94.00%，对照组为 80.00%，两组比较差异有统计意义（$P < 0.05$）；试验组心电图 ST-T 未加重率（96.00%）高于对照组（84.00%），两组比较差异有统计意义（$P < 0.05$）。

1.8 益心舒胶囊

主要成分为生晒参、丹参、麦冬、黄芪、川芎、五味子和山楂，具有改善心肌收缩力、保护心肌细胞、增强心肌代谢、改善心律失常和提高心肌免疫力的功效。

杨雪梅将 213 例 VMC 患者随机分为对照组 106 例，研究组 107 例。对照组使用常规药物治疗，研究组在常规药物治疗基础上加用益心舒胶囊口服每次 1.2g，每天 3 次。研究结果显示，对照组总有效率为 74.6%，心电图改善总有效率为 77.3%；治疗组总有效率为 96.3%，心电图改善总有效率为 97.2%。研究组临床效果明显优于对照组（$P < 0.05$）。

2 注射制剂

2.1 丹参注射液

主要成分为丹参，丹参具有祛瘀止痛、活血调经、清心除烦和养血安神的功效。现代研究发现，其可增加心肌血流量，降低心肌兴奋性，对急性心肌缺血缺氧造成的心肌损伤有保护作用。此外，丹参也是氧自由基清除剂及钙离子通道阻滞剂，能够改善微循环，增强心肌对缺氧的耐受力，从而改善心肌的舒张功能。

孟祥春等采用丹参注射液治疗 VMC，疗效比单纯应用维生素 C 更佳，发现其对心肌有保护作用。研究证实，丹参素的水溶性有效成分，能够刺激损伤的血管内皮细胞分泌前列环素，改善微循环障碍，扩张冠状动脉，增加血流量，减缓心率，促进心肌恢复。

任永丽将 50 例 VMC 患者随机分为试验组和对照组各 25 例，对照组采用常规对症治疗，试验组在常规治疗基础上加用丹参注射液 5~15mL 溶于 5% 葡萄糖液中静脉滴注，每天 1 次，疗程 14 天。研究结果显示，试验组治疗后的显效率（64%）高于对照组（44%），差异有统计学意义（$P < 0.05$）。

2.2 黄芪注射液

通过从黄芪中提取有效成分黄芪皂苷、多糖等精制而成。黄芪具有补中益气、通脉养心的作用。研究发现，黄芪具有扩张冠脉、恢复细胞活力、钙拮抗、减少脂质过氧化物的作用，可减少病毒感染引起的心肌细胞直接损伤，以保护心肌细胞。

王利民将80例VMC患者随机分为治疗组41例，对照组各39例，对照组采用常规对症治疗，治疗组在常规治疗基础上加用黄芪注射液25mL加入5%葡萄糖液中静脉滴注，每天1次，疗程15天。研究结果显示，治疗组总有效率为90.2%明显高于对照组（69.2%），差异有统计学意义（$P < 0.05$）。

2.3 生脉注射液

药物组成为红参、麦冬、五味子。红参补益元气，振奋心阳；麦冬能够滋养心脉；五味子能敛耗散之心气。三药合用养阴益气、复脉固脱。现代研究发现，生脉注射液具有抗病毒、抗炎、提高免疫力的功能，可保护心肌细胞，抑制心肌细胞凋亡，增强心肌收缩力，防止心肌钙蛋白超载，提高心肌细胞对缺氧的耐受力，是有效的自由基清除剂。

李加将87例VMC患者随机分为试验组44例，对照组43例，对照组给予静脉滴注ATP 40mg、辅酶A 100IU、维生素C 3g、氯化钾1g、胰岛素8 IU加入10%葡萄糖注射液500mL静脉滴注，同时口服辅酶 Q_{10} 胶囊。试验组在对照组基础上加用生脉注射液30mL加入5%葡萄糖溶液100mL中静脉滴注，每天2次，疗程10~14天。结果显示，治疗组总有效率90.9%，对照组总有效率55.8%，差异具有统计学意义（$P < 0.05$），且临床表现、心肌酶指标均有明显改善。

2.4 参脉注射液

由麦冬、人参精制而成。现代研究发现，麦冬具有清除氧自由基作用，可有效改善心肌功能，促心律恢复。人参可增强心肌血供及收缩力，提高免疫力，抑制自由基产生。参脉注射液具有养阴益气、养心复脉、振心阳和补元气的功效。

董淑清将89例VMC患者随机分为试验组45例，对照组44例，对照组给予常规西药治疗，试验组在此基础上给予参脉注射液静脉滴注每次40mL，用5%葡萄糖注射液250mL稀释后使用，疗程为14天。结果显示，试验组总有效率为93.33%，对照组总有效率为75.00%，差异具有统计学意义（$P < 0.05$）。

2.5 双黄连粉针剂

由双花（金银花）、黄芩、连翘3味中药组成，主要有效成分为黄芩苷、连翘酯苷和绿原酸，有清热解毒，表里双解之功效，对柯萨奇B组病毒有很好的抑制作用。

彭高伟等将122例VMC患者随机分为治疗组和对照组各61例，对照组予环磷腺苷葡胺治疗，治疗组予双黄连注射液联合环磷腺苷葡胺治疗。结果治疗组改善率为95.08%，明显高于对照组的72.13%，差异有统计学意义（$P < 0.05$）。

2.6 葛根素注射液

葛根素具有扩张血管，尤其是扩张冠状动脉，降低心肌耗氧量，改善心肌细胞自律性，降低外周阻力，有抗自由基、降低红细胞压积、抗血小板聚集、降低全血及血浆黏度的作用，进而改善微循环。另外，葛根素还有降低血浆儿茶酚胺浓度的效应，能够在不增加心率和心肌耗氧量的同时，增加心搏量。

彭拥军等将66例VMC患者随机分为三组，试验组Ⅰ 22例，试验组Ⅱ 20例，对照组24例。三组均给予常规治疗，试验组Ⅰ在常规治疗的基础上加用生脉注射液，试验组Ⅱ在治疗组Ⅰ的基础上加用葛根素注射液，对照组仅予以常规治疗。结果显示试验Ⅱ组的临床总有效率为 90%，优于试验 I 组（81.8%），试验 I 组的疗效明显优于对照组（$P < 0.05$）。

2.7 热毒宁注射液

主要成分为青蒿、栀子、金银花。现代研究证明，青蒿对 T 细胞、B 细胞等多种免疫细胞均具有免疫调节的作用，金银花对免疫功能也具有调节作用，且主要有效成分绿原酸对多种细菌和病毒均有抑制作用。吴岚等通过动物实验证实，热毒宁注射液对柯萨奇 B3 病毒性心肌炎有一定治疗作用。

王爽将 96 例 VMC 患儿随机分为试验组和对照组各 48 例，对照组给予常规对症治疗，试验组在对照组方案基础上再予热毒宁注射液 0.5~0.6mL/kg 加入 5% 葡萄糖注射液 200mL 中静脉滴注，每天 1 次，1 周为一疗程，共治疗 2 个疗程。结果显示试验组总有效率为 95.83%，对照组总有效率为 81.25%。试验组优于对照组，差异有统计学意义（$P < 0.05$）。

2.8 痰热清注射液

从中药黄芩、金银花、连翘、熊胆粉、山羊角等中药提取制成的中药针剂，具有清热、解毒、化痰之功效。现代药理研究发现，黄芩尚具有抗炎和抗过敏作用，抑制炎性渗出；金银花、连翘均有广谱的抗病毒、抗菌作用，可有效减轻心肌损伤；熊胆具有解毒、抗炎、抑菌等作用；山羊角水解液具有解热、镇静作用。诸药合用清热解毒，能有效抗病毒、抗菌消炎。

李迎将 56 例 VMC 患儿随机分为试验组 29 例，对照组 27 例，对照组予以常规治疗，试验组加用痰热清注射液 0.5mL/kg 加入 5% 葡萄糖液 100~250mL 静脉滴注，每天 1 次，15 天为一疗程，重症者重复 1 个疗程。治疗结果显示，试验组用药后心电图、心肌酶谱和心功能达正常时间均较对照组有明显差异，试验组治愈好转率较对照组有明显差异，两者对比具有统计学意义（$P < 0.05$）。

近年来，中成药治疗病毒性心肌炎的临床研究进展显著，但中成药药理等有待于进行深入研究。不局限于从抗病毒、心肌保护、免疫调节等方面来研究单味药和简单药物组合的中药作用机理，可扩展对于中药复方系统实验研究。随着科学技术的迅速发展，运用现代技术手段，发挥中医药治疗病毒性心肌炎的优势，制定统一辨证分型体系及疗效标准，发展多种方药剂型，从而使中成药在治疗病毒性心肌炎方面做出更大的贡献。

【评介】

本文从口服制剂、注射制剂两方面梳理了治疗病毒性心肌炎的中成药，其中口服制剂包括荣心丸、芪冬颐心口服液、稳心颗粒、心肌泰胶囊、黄芪生脉饮、参芪五味子片、心达康胶囊、益心舒胶囊；注射制剂包括丹参注射液、黄芪注射液、生脉注射液、参脉注射液、双黄连粉针剂、葛根素注射液、热毒宁注射液、痰热清注射液。文章由胡思源教授指导，博士研究生崔宏执笔完成发表于《天津药学》2018 年第 30 卷第 2 期。

（朱荣欣）

四、中成药治疗小儿病毒性心肌炎及心律失常概况

【摘要】

病毒性心肌炎是儿科临床常见疾病，西医尚无特效疗法，中医药治疗具有独特优势。中成药的大力开发，为临床诊治该病提供了便利。该文对近年来国内中成药治疗病毒性心肌炎的研究进行总结，并分剂型进行概括，以期为其临床应用提供参考，为新药开发提供依据和方向，充分发挥出中药对病毒性疾病的治疗优势。

【正文】

病毒性心肌炎目前已经成为儿科临床的常见疾病，迄今西医学尚无特效疗法。自 80 年代初开始，全国各地中医药工作者努力开发新的中成药，或利用现有市售中成药，积极开展了对于本病的中成药治疗研究，取得了明显的进展。现根据制剂类型，依次概括如下。

1 口服液制剂

1.1 通脉口服液

天津中医学院一附院院制剂。由当归、赤芍、三七、山楂等组成，以活血化瘀、养血通脉为基本治则，主治各期小儿病毒性心肌炎及其后遗早搏，每次 15~50mL，每日 2 次。临床研究结果表明，该药对小儿急性或慢性迁延性病毒性心肌炎的总有效率为分别 93.12%、87.34%，并具有改善患儿左心功能、调节机体体液和细胞免疫状态等作用。

1.2 康尔心 1 号口服液

陕西中医学院研制。由金银花、黄芪、麦门冬、虎杖组成，每毫升含生药 1g，以清热解毒、益气养阴为基本治则，主治急性病毒性心肌炎，每次 20mL，每日 3 次。临床及动物实验结果表明，该药能明显地改善心肌炎患者的左心功能，并具有直接灭活 CVB_3、保护 CVB_3 感染的心肌细胞、促进干扰素诱生、提高 NK 细胞活性等作用。

1.3 生脉口服液

市售中成药，上海中药一厂、哈尔滨中药二厂等国内厂家均有生产。由人参或党参、麦冬、五味子组成，每毫升含生药 5.5g，以益气养阴、生津复脉为功效。近年来国内有人以每次 10~20mL，每日 2 次，治疗病毒性心肌炎、扩张型心肌病等以心气虚为症者，总有效率 93.6%，还证实了该药有改善受损的左心功能、提高运动耐量等作用。

1.4 脉齐液

中国中医研究院基础理论研究所与广州星群制药厂研制。主要成分为中药羌活的提取物，每毫升含生药 1g，主治病毒性心肌炎等各种原因引起的早搏，特别是室性早搏。有临床报告，该药 60~105mL/d，分 3~4 次口服治疗早搏的总有效率为 58.1%，其中有效病例的 85% 在服药后 1 周内生效。其作用机理可能与本品具有 β 受体阻滞作用，降低了心肌的兴奋性和自律性有关。

2 冲剂

2.1 心肌康泰冲剂

黑龙江中医研究院正在研制的中成药。药物组成为黄芪、甘草的 1∶1 浸煎剂，主要功效为益心气。动物实验研究结果已经证实，该药具有抗 CVB$_3$、促进心肌细胞再生、保护心肌细胞及膜系统的完整性等作用。

2.2 黄芪冲剂

上海市第三中药厂制备。每包含生药黄芪 16.5g，主治病毒性心肌炎。成人每次 1 包，每日 2 次。上海杨氏等以治疗 3 个月为 1 个疗程，发现该药对心肌炎患者左心功能具有明显的改善作用。

2.3 复方四参饮（冲剂）

上海中药一厂制备。由太子参、丹参各 12g，沙参、苦参、水炙甘草、炒枣仁、郁金各 9g，远志 3g，莲子心 2g 组成，基本功效为益气养阴、清热活血、宁心安神，主治病毒性心肌炎及其心律失常。有学者以上述剂量为 1 日量，分 2~3 次冲服，3~4 周为 1 个疗程，治疗病毒性心肌炎患者，治愈率为 54.28%，并发现该药具有提高 NK 细胞活性、改善低下的细胞免疫功能等作用。

3 注射剂

3.1 复方丹参注射液与丹参注射液

均为市售中成药，国内许多中药厂家生产，复方丹参注射液每毫升含丹参、降香各 1g，丹参注射液每毫升含丹参 1.5g。近年来，该类活血化瘀制剂被广泛地运用于病毒性及感染中毒性心肌炎的治疗。前者剂量为每次 4~20mL，加于适量 5%~10% 葡萄糖液中静滴；后者可按每天 0.3~0.4mL/kg，加于适量 5%~10% 葡萄糖液中静滴。有人研究发现这些药物能协同维生素 C 改善心功能、抗脂质过氧化，并能抑制 Ca^{2+} 向细胞内大量流动，改善心肌微循环灌注量、促进心肌组织修复与心肌细胞再生等。

3.2 黄芪注射液

原为上海杨英珍等开发研制，每毫升含生药黄芪 4g。现已成为市售中成药。功在补气益心，主要用于病毒性心肌炎的治疗，一般以该药 5~20mL，加于适量 5%~10% 葡萄糖液中静滴，每日 1 次。近年来有关黄芪治疗病毒性心肌炎的作用机理研究逐渐深入，结果表明，黄芪具有改善左心功能、抗病毒、抑制心肌细胞内病毒 RNA 复制、保护被病毒感染的心肌细胞、促进抗体形成及干扰素诱生、提高 NK 细胞活性、促进心肌细胞再生、抑制病毒感染的心肌细胞的 Ca^{2+} 内流以及钙拮抗作用等。

3.3 独参针

安徽中医学院研制。每毫升含小红参 150mg，主要功效为益心气、生津液，适用于病毒性心肌炎心气亏虚证。每次 10mL，加于 5% 葡萄糖液 40mL 中缓慢静注，每日 1 次。10 天为 1 个疗程。顾氏等报告该药对本病证的总有效率为 96.8%。

3.4 生脉注射液

市售中成药，由北京第四制药厂等厂家生产。每毫升含生药红参 0.1g，麦冬 0.32g，北五味子 0.15g。益气复脉，补虚救逆。适用于治疗病毒性心肌炎及其并发的休克、心衰、严重心律紊乱等。一般每次 10mL，加入适量 5%~10% 葡萄糖液中静滴，每日 1 次，必要时可酌情加量或增加给药次数。有研究结果表明，该药能显著增加冠状动脉流量，促进损伤的心肌细胞 DNA 合成，加速心肌组织修复，改善窦房结供血，提高窦房结自律性，消除异位兴奋病灶，防治心律失常。

3.5 参麦注射液

市售中成药，杭州市中药二厂生产。含人参、麦冬两味药。养阴益气，补心复脉。适用于治疗小儿病毒性心肌炎。吴氏等以本品 40mL 加于 10% 葡萄糖 250~500mL 中静滴，每日 1 次，15 次为 1 个疗程，治疗小儿病毒性心肌炎，总有效率 89.5%，对气血两虚证的疗效尤为显著。

3.6 双黄连粉针剂

市售中成药，哈尔滨中药二厂生产。由银花、黄芩、连翘等组成，功效清热解毒。适用于治疗急性病毒性或感染性心肌炎，按每天 60mg/kg 加于 5% 葡萄糖液 150~500mL 中静滴，每日 1 次。研究表明，该药能直接杀灭病毒、细菌，抑制病毒复制，改善调节细胞及体液免疫功能。胡氏报告以该药为主治疗小儿病毒性心肌炎 92 例，总有效率为 93.2%。

3.7 舒心 I 号、II 号

汕头市中医院提出的病毒性心肌炎治疗方案，为多种中药针剂临时配制而成，前者为生脉、复方丹参、北芪、田七 4 种注射液混合应用；后者为生脉、复方丹参、当归 3 种注射液混合应用。功效为益气活血。他们以上述几种注射液各 10mL，加于 5% 葡萄糖液 200~500mL 中静滴，每日 1 次，2~3 周为 1 个疗程，治疗病毒性心肌炎患者的总有效率为 90.32%。在探讨其机理时指出，当归为钙通道阻滞剂，有抗心律失常作用；北芪能明显保护和缩小心肌损伤范围；田七能明显增加冠脉流量，减少心肌耗氧。

4 丸、散（胶囊）和片剂

4.1 康尔心肌丸

为天津中医学院一附院提供处方，由天津市达仁堂制药厂申报生产，已通过原卫生部审批的国内第一种专门治疗小儿病毒性心肌炎的中药新药，由炙甘草、玉竹、五味子、丹参、山楂、大青叶、苦参等组成，具有益气养阴、散瘀通脉、强心复脉之功效。临床与实验研究结果表明，其对小儿病毒性心肌炎的总有效率为 93.1%，并具有抗 CVB_3、抗垂体后叶素所致的心肌缺血和心律失常等作用。

4.2 心肝宝胶囊

河北保定制药厂生产。为冬虫夏草菌丝制剂，每粒含生药 0.25g，主治小儿病毒性心肌炎及其心律失常，每次 2~4 粒，每日 3 次。研究表明，该药对小儿心肌炎合并的早搏、阵发性室上性心动过速的总有效率为 88%。有关的药理研究证实，该药具有增加心脏排血量及冠状动脉流量、改善心肌缺血缺氧，以及钙拮抗、膜稳定等作用。

4.3 云南白药

云南丽江制药厂生产，原为治疗跌打损伤的具有化瘀止血功效的市售中成药。每瓶含参三七 4g。近年来有人以该药每次 0.5g，每日 3 次温开水冲服（不服保险子）治疗心肌炎所致的心动过速，疗程为 3~6 周，总有效率达 94.28%。其治疗作用机理，可能与参三七能增加心肌营养血流量，改善心脏微循环，减少心肌耗氧等作用有关。

4.4 淫羊藿浸膏片

每片含生药 2.7g，具有补肾助阳之功效。朱氏等用该药与维生素 C 合用治疗病毒性心肌炎，总有效率为 91.66%，明显高于单用维生素 C 对照组。其治疗作用机理可能与该药所具有的以下药理作用有关，一是增加冠脉流量，对受损心肌似有修复作用；二是提高免疫功能，促进心肌炎症的恢复；三是调节 DNA 合成，改善心肌代谢，四是对心率具有双向调节作用。

4.5 黄连素片

为市售商品药，主要有效成分为中药黄连、黄柏含有的小檗碱等，每片 0.1g。该药本来多用以治疗消化道感染性疾病，但近来有人用其治疗快速型心律失常，取得了较好疗效。用该药 0.4~0.5g，每日 4 次，连用 2~4 周，对室性心律失常的总有效率为 70%，对室上性心律失常的总有效率为 84%。药理实验证实，该药具有一定的正性肌力作用和负性频率作用。新近有人认为，黄连的另一种有效成分小檗胺可能在其心血管药理中起主要作用。

综观以上文献可以看出，近年来各地学者运用中成药治疗病毒性心肌炎取得了可喜的成绩，不仅临床疗效显著，而且还探索了多种药物的治疗作用机理。同时，剂型改革也初见成效，拓展了中药的给药途径，既方便了一般病人用药，又满足了部分重症患者的应急之需，为充分利用中医药治疗本病开辟了广阔的前景。但是，目前的研究还远远不够，一是借助现有的中成药，特别是中成药注射剂者多，这无疑缺乏较强的治疗针对性；二是利用中成药制剂治疗者多，而针对病毒性心肌炎的治疗新药开发成功者少，只有黄芪注射液和康尔心肌丸已经开发成功并得到推广普及，且前者属单味药制剂，很难适用于证候复杂多样的所有心肌炎患者，后者又为丸剂，药性缓慢，只能适用于轻型或部分中型病例。因此，有必要加强病毒性心肌炎治疗新药的开发研究，特别是根据辨证应用的系列中成药研究，并在此基础上进行深入的基础实验研究，充分发挥出中药对病毒性疾病的治疗优势，如此则有望改善病毒性心肌炎无特效治疗的现状。

【评介】

本文发表于《中国中医药信息杂志》1999 年 6 卷 5 期。胡思源教授通过对有关文献的系统检索、提炼和分析，全面总结了国内中成药治疗病毒性心肌炎的研究成果，并按剂型进行分类概述，得出中成药治疗病毒性心肌炎疗效显著、药理作用明确，但针对不同证型中成药选择较少的结论，主张加强新药开发研究，充分发挥中医药优势。

（张依）

第十六章
儿科杂病

第一节　临证经验与研究

一、中药抗痫胶囊对脑电图癫痫异常放电影响的临床与实验研究

【摘要】

以脑电图为观察指标，从临床与实验两个角度研究抗痫胶囊对癫痫异常放电的影响。结果，临床用药 4 周，可明显缩短癫痫患儿脑电图癫痫异常放电的累计时间，与用药前比较，$P < 0.05$，在脑电图改善的同时，临床发作次数也相应地减少或消失；即时实验用药，可使戊四氮诱发的大白鼠脑电图阵发性棘波样改变的持续时间明显缩短，与模型对照组比较，$P < 0.001$。

【正文】

癫痫是由多种原因导致脑内神经元群反复阵发性过度放电而引起的一种慢性发作性临床综合征。脑电图作为记录大脑生物电活动的主要手段，在本病的临床与实验研究中具有重要的实用价值。为验证抗痫胶囊的抗癫痫效用，我们进行了有关该药对癫痫患儿及模型动物脑电图痫性放电影响的研究，现报告如下。

1 临床研究

1.1 研究对象

36 例均为我院儿科经临床和脑电图两项确诊的癫痫患儿。男 19 例，女 17 例；年龄 3~14 岁，平均（7.6±2.3）岁。病因：有 1~2 项可能或明确的病因存在者共 21 例。其中，5 例有头颅外伤史，9 例有新生儿窒息或颅内出血史，1 例有化脓性脑膜炎病史，1 例患结节性硬化病，7 例有高热惊厥史，4 例有家族史。病程：在 2 个月 ~12 年之间，即 < 1 年 14 例，1~5 年 11 例，> 5 年 11 例。临床类型：强直 – 阵挛性发作 19 例，精神运动性发

作和局限运动性发作各 5 例，失神性发作 3 例，肌阵挛性发作和自主神经性发作各 2 例。发作频度：每日 10 次以上 2 例，每日 1~10 次 3 例，每周 1~6 次 14 例，每月 1~3 次 17 例。脑电图异常放电类型：棘（或多棘或尖）慢波 19 例，散在高波幅棘（尖）波 4 例，颞区形象倒置尖波 2 例，阵发性尖波节律 2 例，爆发性高波幅 δ 节律、前额区 θ 节律及快波节律共 9 例。脑电图背景活动：15 例异常，即慢活动增多 9 例，双侧波幅不对称 3 例，波幅过高 2 例，波幅过低 1 例。此外，16 例患儿曾检查过头颅 CT，其中 5 例异常，11 例未发现异常。

1.2 方法

记录诊前一般情况，停用一切药物 2 天后，以日本光电株式会社生产的 EEG-4217 型脑电图仪描记清醒时脑电图，观察癫痫异常放电发生情况并计算 300 秒内的累计时间，然后口服抗痫胶囊，< 7 岁每日 6~9g，7~10 岁每日 9~12g，> 10 岁每日 12~15g，分 3 次口服，连用 4 周，疗程中随时记录发作情况，4 周后复查脑电图，观察临床疗效，比较治疗前后痫性放电累计时间的变化情况。

1.3 结果

36 例患儿治疗前的脑电图癫痫异常放电累计时间平均为（21.1±11.2）秒，治疗后为（14.6±11.6）秒，治疗前后比较，经 t 检验，$P < 0.05$，治疗后的脑电图癫痫异常放电累计时间较治疗前明显缩短。其脑电图疗效：Ⅳ级：痫性放电完全消失；Ⅲ级：痫性放电减少 75% 以上；Ⅱ级：痫性放电减少 51%~75%；Ⅰ级：痫性放电减少 26%~50%；0 级：痫性放电减少 25% 以下。临床疗效参照 1979 年青岛全国癫痫病学术座谈会建议的标准评定，显效：发作次数减少 75% 以上；有效：发作次数减少 51%~75%；效差：发作次数减少 26%~50%；无效：发作次数减少 25% 以下。脑电图疗效与临床疗效大致符合，见表 1。

表 1　脑电图疗效与临床疗效的关系（例）

脑电图疗效	临床疗效				脑电图疗效
	显效	有效	效差	无效	
Ⅳ级	5	0	0	0	5
Ⅲ级	7	3	1	0	11
Ⅱ级	1	4	2	1	8
Ⅰ级	2	2	3	0	7
0级	0	1	3	1	5
合计	15	10	9	2	36

2 实验研究

2.1 材料

180~200g 健康雄性 Wistar 大白鼠，由天津市实验动物中心提供；抗痫胶囊水煎浓缩剂（抗痫胶囊原粉水煎，浓缩，每毫升含原生药 1.5g），由本院剂研室提供；2% 戊四氮注射液，由长春中医学院（现长春中医药大学）中医研究所提供。

2.2 方法

将大白鼠 16 只随机分为实验组和对照组，每组 8 只。于禁食 24 小时后，在 50mg/kg

体重氯铵酮（每隔30分钟追加1/2量）腹腔注射麻醉下，剪毛，切开头皮，在冠状缝前后、左右两侧用电动齿科钻各打1孔，共4孔，深度以正好透过颅骨为度，安放电极，牙科水泥固定，用RM-6200型四导生理记录仪描记正常脑电图。首次按15mg/kg尾静脉注射戊四氮，全部动物均出现阵发性棘波样改变，但无抽搐发生。在首次注射戊四氮后20分钟，实验组用抗痫胶囊水煎浓缩剂24g/kg灌胃，对照组用等体积生理盐水灌胃。60分钟后，再次尾静脉注射同量戊四氮，观察脑电图阵发性棘波样改变持续时间，进行组间比较。实验后动物均存活。

2.3 结果

实验组大白鼠脑电图阵发性棘波样改变的持续时间平均为（15.37±4.89）分钟，而对照组则为（29.25±7.92）分钟，两组经 t 检验比较，$P < 0.001$。提示抗痫胶囊可明显缩短戊四氮诱发的大白鼠脑电图阵发性棘波样改变的持续时间。

3 讨论

抗痫胶囊是天津中医学院（现天津中医药大学）李少川教授提供处方，经天津市第五药厂生产的抗癫痫中成药散剂。其由健脾扶正（太子参、茯苓、陈皮、半夏、神曲等）和豁痰息风（石菖蒲、胆南星、青果、天麻等）两类药物组成，针对小儿癫痫"正虚痰逆"的病机特点而设立，属于标本同治之剂。已有的研究结果显示，扶正涤痰法和抗痫胶囊除长期应用预防癫痫复发的效果稳定持久外，短期治疗也有一定效果。本项研究试图通过观察抗痫胶囊对癫痫异常放电的影响，进一步证实其控制癫痫发作的临床效用。结果表明，该药可以明显缩短癫痫患儿脑电图痫性放电的累计时间和模型大白鼠脑电图阵发性棘波样改变的持续时间，提示抗痫胶囊具有一定的抑制大脑癫痫异常放电作用。从临床研究中还可以看出，绝大多数患儿脑电图获得改善的同时，临床发作次数也相应地消失或减少，仅有1例患有结节性硬化病的继发性癫痫患儿，因大脑有严重的病灶存在，临床发作次数与脑电图均无改善，说明脑电图疗效和临床疗效大致符合。上述结果提示该药具有一定的抑制大脑癫痫异常放电进而控制临床发作的作用。抗痫胶囊的这种作用，可能与其所包含的豁痰息风类药物具有即时抗癫痫作用有关。

【评介】

抗痫胶囊（今名小儿抗痫胶囊），主治原发性全身性强直-阵挛发作型儿童癫痫风痰闭阻证。本文为其单臂临床试验和动物实验结果报告，发表于《中国实验方剂学杂志》1999年6月第5卷第3期。胡思源教授作为该项研究的主要研究者，负责了方案设计、组织实施、统计分析和研究总结。结果表明，该药具有一定的抑制大脑癫痫异常放电进而控制临床发作的作用。

（张梦也）

二、扶正涤痰、标本同治小儿癫痫 105 例

【摘要】

运用扶正涤痰、标本同治法治疗小儿癫痫 105 例。结果：完全控制率为 45.71%，总有效率达 85.71%。无论是部分性发作，还是全身性发作，该法均有良效，提示该法具有广泛的抗痫作用。在发作控制或次数减少的同时，脑电图也多相应地改善，临床疗效与脑电图疗效大致符合。据此说明，扶正涤痰、标本同治法是治疗小儿癫痫的较好方法，同时也佐证了笔者对小儿癫痫"正虚痰逆"基本病机认识的正确性。

【正文】

癫痫，是一组慢性临床综合征。以在长期病程中有反复发作的神经元异常放电所致的暂时性脑功能失常为特征，是儿科临床的常见疾病。迄今为止，西医学尚缺乏根治方法。笔者从 1986 年开始，采用扶正涤痰、标本同治法治疗本病 105 例，取得了持久稳妥之效，现报道如下。

1 一般资料

1.1 性别与年龄

105 例中，男 54 例，女 51 例；年龄最小 9 个月，最大 14 岁，平均 7.6 岁。全部病例均经临床及脑电图确诊。

1.2 病因

49 例有病因可参考，即产前因素（颅脑畸形、先天性痴呆）3 例，产时因素（颅内出血、难产、窒息）20 例，产后因素（颅内感染、一氧化碳中毒、颅脑外伤）26 例。10 例有家族史，27 例有高热惊厥史。

1.3 病程

< 3 个月 21 例，3~12 个月 30 例，12~24 个月 19 例，24~48 个月 18 例，> 48 个月 17 例。

1.4 发作频度

> 10 次 / 日 7 例，1~9 次 / 日 8 例，1~6 次 / 周 20 例，1~3 次 / 月 34 例，1~2 次 /3 个月 36 例。

1.5 诊前用药情况

55 例曾长期应用抗癫痫西药治疗，42 例用药 2 种以上，其中，无效或效差 29 例，停药复发者 19 例，产生耐药性复发者 7 例。

1.6 治疗前脑电图情况

100 例于治疗前 2 周内检查，其中 2 例为睡眠脑电图，93 例为过度换气和 / 或光刺激诱发试验，即显著异常（指出现痫性放电者）65 例、轻度异常（指未见痫性放电的非正常者）27 例、正常范围 11 例。

2 治疗方法

基本方为涤痰汤化裁：太子参、茯苓、半夏、胆南星、青果、石菖蒲、枳实、陈皮、天麻、琥珀（冲）、羌活、川芎，等。日1剂，水煎服。以肢体抽搐为主，加生铁落、钩藤；以意识障碍为主，重用石菖蒲，加青礞石、沉香；有颅脑外伤或颅内器质性病变，加丹参、郁金，正气虚甚，加紫河车、黄芪、六曲；大便干燥，加风化硝，烦躁忿怒，加黄芩。取效后，改用基本方药制散，每服1.5~6g，日3次。

3 观察方法

治疗前记录3~6个月发作频率的平均值以及脑电图检查结果，然后用药，诊前服西药者，治疗3个月内完全停用。将疗程在6个月以上、随访观察不少于12个月者作为有效病例统计。

4 疗效评定标准

参考1979年青岛会议提出的建议，将疗效分为：Ⅳ级：发作完全控制；Ⅲ级：发作频率减少75%以上；Ⅱ级：发作频率减少51%~75%；Ⅰ级：发作频率减少26%~50%；0级：发作频率减少25%及以下。将Ⅱ级以上作为有效率统计。

5 治疗结果

5.1 临床疗效

105例中，Ⅳ级48例、Ⅲ级24例、Ⅱ级18例、Ⅰ级9例、0级6例，发作完全控制率为45.71%，总有效率为85.71%。

5.2 脑电图疗效

65例脑电图显著异常者中，50例于治疗后12个月复查，其结果是：自发或诱发的痫性放电完全消失（甲类）14例；自发的痫性放电消失，但仍能诱发出现（乙类）10例；痫性放电减少（丙类）19例；无变化（丁类）7例。脑电图总有效率为89.23%。

5.3 发作类型与临床疗效的关系

见表1。

表1 发作类型与临床疗效（例）

发作类型	例数	临床疗效					有效率 /%
		0	Ⅰ	Ⅱ	Ⅲ	Ⅳ	
单纯性部分性	19	1	1	4	7	6	89.47
复杂性部分性	17	1	4	1	4	7	70.56
强直-阵挛性	56	2	4	11	11	28	89.29
失神性	4	1		1		2	75.00
肌阵挛性	2			1		1	100.00
失张力性	2				1	1	100.00
强直性	1					1	100.00
婴儿痉挛症	1	1					0
不能分类	3				1	2	100.00

5.4 脑电图疗效与临床疗效的关系

见表2。

表2 脑电图疗效与临床疗效（例）

脑电图疗效	临床疗效					合计
	0	I	II	III	IV	
甲		1	2	3	8	14
乙				3	7	10
丙			2	5	12	19
丁	2	1	3		1	7
合计	2	2	7	11	28	50

6 讨论

中医学认为，小儿癫痫的发生与虚、痰关系密切。构成正虚的原因不外乎先天因素与后天因素两个方面，先天因素在于肾，后天因素在于脾，因种种原因而肾气失藏、脾失健运，必然导致阴阳失调，清气不升，浊气不降，气机逆乱，痰浊内阻。气逆痰阻，涉肝动风，犯及心宫神失守舍，则抽搐、神昏之症遂生。可见正虚为致痫之本，痰逆为发痫之标。一般主张发作期治标，缓解期治本，但从临床观察到，小儿癫痫的发作期与缓解期之间并无明显界限，加之小儿体质娇嫩，故认为在整个治疗过程中，既要积极消除发痫之痰，同时更应重视调整脏腑阴阳以扶正。若发作期单纯用涤痰息风之味，虽可奏效于一时，但因正虚不固，疗效不易持久；缓解期治以扶正固本，若突然减少或停用具有控制发作效应的涤痰息风之品，每多使癫痫复发。

涤痰汤，出自《严氏易简归一方》，具有扶正涤痰之功效。化裁之后用于小儿癫痫，其完全控制率达45.71%，总有效率为85.71%，效果显著。值得指出的是，在化裁选药时，笔者注意到了小儿生理病理特点，扶正固本着眼于健运脾胃，选用参、苓、夏、陈等，涤痰息风立足于不伤正气，采用胆星、菖蒲、青果、天麻等，药少而精。

【评介】

涤痰汤是胡思源教授硕士生导师李少川老师根据小儿"四不足三有余"生理特点，倡导运用扶正涤痰、标本同治法治疗小儿癫痫的基础方剂。该方剂出自清代丁尧臣编著的《奇效良方》，李少川老师提供处方的中药新药"小儿抗痫胶囊"也是由涤痰汤化裁而来。本文为胡思源教授硕士学位论文的临床内容，属于回顾性与前瞻性观察性研究。该文系统总结了李少川老师运用扶正涤痰、标本同治法治疗小儿癫痫的临床病例，并提出小儿癫痫发作期与缓解期临床无明显界限，自始至终都应扶正与涤痰并用、标本同治的见解。该文发表于《辽宁中医杂志》1995年3月第22卷第3期。

（张梦也）

三、小儿遗尿颗粒与盐酸甲氯芬酯胶囊对照治疗肾气不足型小儿遗尿症Ⅲ期临床试验

【摘要】

目的：评价小儿遗尿颗粒治疗肾气不足型小儿遗尿症的有效性与安全性。**方法**：采用分层区组随机、双盲双模拟、平行对照、多中心试验的方法进行临床研究。**结果**：小儿遗尿颗粒治疗肾气不足型小儿遗尿症的临床痊愈率为 26.33%，显效率为 50.30%，总有效率为 76.63%；对照组的临床痊愈率为 21.30%，显效率为 50.00%，总有效率为 71.30%。非劣效检验结果显示，试验组疗效不劣于对照组。对中医证候的临床痊愈率为 20.71%，显效率为 41.42%，总有效率为 62.13%；对照组的临床痊愈率为 16.67%，显效率为 37.04%，总有效率为 53.71%。两组比较，差异无统计学意义。两组遗尿次数、睡眠深度等单项症状与异常舌脉的治疗前后组内比较，差异均有统计学意义。本试验对照组发生 ALT 疗后异转和异常加重各 1 例，占 1.75%。**结论**：小儿遗尿颗粒对肾气不足型小儿遗尿症的治疗效果不劣于对照药盐酸甲氯芬酯胶囊，且临床应用未见不良反应发生。

【正文】

据报道，5 岁儿童小儿遗尿症的患病率为 15%。随着年龄的增长，患病率逐年下降，但到 15 岁时仍有 2%~5%。遗尿症长期不愈，可使儿童精神抑郁，影响身心健康，历来为中医儿科学者所重视。小儿遗尿颗粒是北京儿童医院陈昭定教授提供处方而研制的第 6 类中药新药，主治肾气不足型小儿遗尿症。为确切评价该药的有效性和安全性，天津中医药大学第一附属医院等 5 家参试单位自 2005 年起，在Ⅱ期临床试验基础上，以盐酸甲氯芬酯胶囊为阳性对照，对该药进行Ⅲ期临床试验。

1 资料与方法

1.1 试验设计

本项试验采用平行对照、分层区组随机、双盲双模拟、多中心临床研究的方法。所选病证为肾气不足型小儿遗尿症，计划试验组入选 360 例受试者，对照组为 120 例。鉴于本病病情无需住院治疗，故全部选择门诊病例。

1.2 诊断标准

小儿遗尿症西医诊断标准，参照高等医药院校教材《儿科学》，指 5 岁以上小儿夜间小便不能控制，经常尿出而无知觉，排除泌尿道感染、畸形、蛲虫病、脊髓损伤、癫痫、大脑发育不全、糖尿病、尿崩症等原因引起者。

肾气不足证辨证标准，参照《中医病证诊断疗效标准》。①主要症状：睡中遗尿、熟睡不易醒。②次要症状：尿清量多、面色淡白、精神不振、形寒肢冷。③舌质淡、苔白、脉沉迟无力。具备全部主症和次症中至少 2 项，参考舌脉，即可确诊。

1.3 中医证候分级量化标准

主症遗尿次数、睡眠深度分无、轻、中、重四级，分赋0、2、4、6分；次症和异常舌脉分无、有两级，分赋0、1分。证候轻重度划分标准：轻度，≤ 10分；中度，11~14分；重度，≥ 15分。

1.4 纳入病例标准

①符合小儿遗尿西医诊断标准；②符合中医肾气不足证辨证标准；③平均每月夜间遗尿次数在15次；④ 5~14岁；⑤家长或监护人签署了知情同意书。

1.5 排除病例标准

①先天性脊柱裂；②由于神经、泌尿、内分泌系统疾病，如急性泌尿道感染、癫痫、大脑发育不全、糖尿病等引起的遗尿症；③不能用所试验病证或合并疾病病情解释的实验室检查项目数值超标20%以上（血肌酐Cr超出正常高限），以及尿蛋白、尿红细胞"+"以上者；④过敏性体质（对2类以上物质过敏者），或对本制剂组成成分、对照药过敏者；⑤根据医生判断，容易造成失访者；⑥近1个月内采用过相关治疗，致使药物疗效难以判定者。

1.6 脱落病例标准

①出现过敏反应或严重不良事件，根据医生判断应停止试验者；②试验过程中，患者继发感染，或发生其他疾病，影响疗效和安全性判断者；③受试者依从性差（试验用药依从性< 80%），或自动中途换药或加用本方案禁止使用的中西药物者；④各种原因中途破盲病例；⑤无论何种原因，患者不愿意或不可能继续进行临床试验，向主管医生提出退出试验要求而中止试验者；⑥受试者虽未明确提出退出试验，但不再接受用药及检测而失访者。

1.7 剔除病例标准

①严重违反纳入标准或排除标准者；②随机化后未曾用药者；③随机化后即自动脱落失访，无疗后访视记录者；④其他。

1.8 用药方法

试验组应用小儿遗尿颗粒，5~7岁，每次5g，1日2次；7~14岁，每次5g，1日3次，温开水送服；对照组使用盐酸甲氯芬酯胶囊，每次100mg，睡前半小时服用，1日1次。为实现双盲，两组分别同时口服空白胶囊或空白颗粒，服用方法同药物，疗程均为28天。另外，试验期间，不得使用兴奋中枢类西药及温补肾阳、固涩小便中药。

1.9 观测指标及时点

①人口学资料，包括性别、年龄、民族、身高、体重等。②疗效性指标，分疾病疗效、证候疗效、主症计分和证候计分和，以及主症、次症和异常舌脉。③安全性评价指标，包括可能出现的不良反应症状（如心悸、失眠、多汗等）、一般体检项目，血常规、尿常规、便常规、心电图和肝功能ALT、肾功能BUN和Cr等实验室指标。④诊断性指标，尾骶X线片，用于排除先天性脊柱裂。疗效指标，在基线点、2周访问点和试验终点诊查；实验室安全性指标，在基线点、试验终点检查，疗后异常或加重者随访至正常。

1.10 不良事件观察

不良反应判断按肯定有关、可能有关、无法判定、可能无关、肯定无关五级，前3项视为药物的不良反应。

1.11　疗效判定

参照《中药新药临床研究指导原则（第三辑）》，疾病疗效根据积分法判定。①临床痊愈：治疗后夜间不再遗尿，或"主症计分和"为 0；②显效：治疗后夜间遗尿次数减少 50% 以上，或"主症计分和"减少 60% 以上；③有效：治疗后夜间遗尿次数减少但不到 50%，或"主症计分和"减少 30%~60%；④无效：治疗前后夜间遗尿次数无明显好转，"主症计分和"减少 30% 以下。

中医证候疗效标准：①痊愈："证候计分和"减少 ≥ 95%；②显效："证候计分和"减少 ≥ 60%、< 95%，③有效："证候计分和"减少 ≥ 30%、< 60%；④无效："证候计分和"减少 < 30%。

1.12　统计分析方法

①对定量数据，两组组间或组内治疗前后比较分析，先对变量分布进行正态检验。服从正态分布时，用 t 检验或自身 t 检验，非正态分布用非参数统计方法。②对定性数据，两组组间或组内治疗前后比较分析，用 χ^2 检验、Fisher 精确概率法、Wilcoxon 秩和检验；等级指标的比较，考虑到中心或其他因素的影响，采用 CMH χ^2 检验。除非劣效检验采用单侧检验外，全部假设检验统一使用双侧检验，取 $\alpha=0.05$。

2　结果

2.1　病例分布

5 家试验中心共入选患者 473 例。其中，试验组入组 355 例，对照组入组 118 例；试验组剔除病例 7 例，脱落病例 12 例，对照组剔除病例 4 例，脱落病例 8 例。进入 PP 分析集者，试验组 338 例，对照组 108 例；进入 FAS 分析集者，试验组 342 例，对照组 114 例；进入安全性数据集者，试验组 342 例，对照组 114 例。

2.2　可比性分析

试验组和对照组人口学资料、病情、病程、合并疾病、生命体征、体格检查、疗前 1 周遗尿次数、主症计分和、证候计分和及中医证候单项评分等，两组之间差异均无统计学意义，PP 分析、ITT 分析的结论一致，具有可比性。

2.3　疗效分析

2.3.1　两组疾病疗效比较（PP）

试验组 338 例，临床痊愈 89 例，显效 170 例，进步 65 例，总有效率 76.63%；对照组 108 例，临床痊愈 23 例，显效 54 例，进步 27 例，总有效率 71.30%。两组比较，经 CMH χ^2 检验，$\chi^2=1.395$，$P=0.238$，差异无统计学意义；两组总有效率的非劣效检验，$u=4.267$，$P < 0.05$，差异有统计学意义，即试验组疗效不劣于对照组。PP 分析、ITT 分析的结论一致。

2.3.2　两组中医证候疗效比较（PP）

试验组 338 例，临床痊愈 70 例，显效 140 例，进步 95 例，总有效率 62.13%；对照组 108 例，临床痊愈 18 例，显效 40 例，进步 36 例，总有效率 53.71%。两组比较，经 CMH χ^2 检验，$\chi^2=2.623$，$P=0.105$，差异无统计学意义。

2.3.3 两组症状、异常舌脉变化情况比较

两组组内治疗前后比较，差异均有显著统计学意义（t=23.465、16.294），组间比较则差异无统计学意义（表1、表2）。

2.3.4 依从性分析

采用药物计数法评价试验用药依从性。结果，试验组342例，试验用药依从性在50%～109%之间；对照组111例，试验用药依从性在50%～114%之间。两组均数比较，差异无统计学意义（Z=0.003，P=0.998）。

表1 两组主症治疗前后计分差值变化情况比较（PP，例）

主症	试验组（n=338）					对照组（n=108）				
	-2	0	2	4	6	-2	0	2	4	6
遗尿次数	0	65	170	85	18	1	22	49	28	8
睡眠深度	0	41	126	129	42	1	13	51	37	7

注：-2、0、2、4、6，指治疗前后的计分差值。

表2 两组次症与舌脉治疗前后计分差值变化情况比较（PP，例）

次症与舌脉	试验组（n=338）			对照组（n=108）		
	-1	0	1	-1	0	1
尿量清多	1	141	196	0	51	57
神疲易倦	1	160	177	0	55	53
形寒肢冷	3	241	94	1	85	22
面色淡白	3	176	159	0	59	49
异常舌象	8	118	212	1	42	65
异常脉象	4	218	116	1	68	39

注：-1、0、1，指治疗前后的计分差值。

2.4 安全性分析

本次试验（试验组342例，对照组114例）共有发生不良事件者9例，试验组6例，对照组3例，不良事件发生率均为2.63%。其中对照组发生1例疗后ALT异常加重，1例疗后ALT异常，经研究者判断可能与试验用药有关；试验组发生5例上感、1例腹痛，对照组发生1例发热，经研究者判断均与试验药物无关。试验组无药物不良反应，对照组不良反应发生率为1.75%。两组不良事件及不良反应比较差异无统计学意义。两组用药前后生命体征指标及其差值的组间比较，差异也均无统计学意义。

3 讨论

小儿遗尿是儿科常见病症，主要临床表现为5岁以上的儿童，睡眠较深，不易唤醒，自己不能起床排尿，隔日或每夜发生尿床，甚至一夜尿床数次。它不仅影响患儿的身心健康与生长发育，同时也增加了家长的精神与生活负担。虽然西药治疗此病有一定效果，但目前国内外学者认为对本病的治疗仍缺少强效安全的药物。中医中药治疗小儿遗尿症的历史悠久，小儿遗尿颗粒即是在总结前人经验基础上，根据"虚则遗溺需补之"的治疗原则，由《景岳全书》"巩堤丸"和《妇人良方》"缩泉丸"化裁而成。

武汉健民中药工程有限责任公司的小儿遗尿颗粒，由益智仁、麻黄、肉桂、菟丝子、

鸡内金、白果 6 味中药制成，具有温肾宣肺、运化脾胃、缩尿止遗之功能，适用于肾气不足型小儿遗尿症。盐酸甲氯芬酯胶囊为中枢兴奋剂，对儿童遗尿是公认的有效治疗药物，故选其为阳性对照药。本项研究结果表明，小儿遗尿颗粒对肾气不足型小儿遗尿症均有较好疗效，疾病疗效总有效率的非劣效检验结果，试验组不劣于对照组。两组遗尿次数、睡眠深度等单项症状与异常舌脉的治疗前后组内比较，差异均有统计学意义，说明各症状治疗后均有明显改善。本次试验共发生不良事件者 9 例，经研究者判断 2 例为不良反应，均发生在对照组，ALT 疗后异转和异常加重各 1 例，显示出小儿遗尿颗粒临床使用的安全性。

【评介】

小儿遗尿颗粒（今名小儿益麻颗粒），主治肾气不足型小儿遗尿。该药为国内第一个经规范 RCT 而上市的小儿遗尿专用中药新药，本文为其Ⅲ期临床试验结果报告，发表于《中国临床药理学与治疗学》2008 年第 12 卷第 1 期。胡思源教授作为该项临床研究的主要研究者，主持了方案设计、协调组织实施、统计分析和研究总结。结果表明，该药对肾气不足型小儿遗尿症有较好疗效，疾病疗效不劣于对照药盐酸甲氯芬酯胶囊，且安全性较好。

（张梦也）

第二节　方法学与文献研究

一、中药治疗小儿遗尿症临床研究技术要点

【摘要】

本文从临床定位与试验目的、试验总体设计、诊断标准、中医诊断与辨证、病例纳入标准、排除病例标准、对照药物的选择、疗程、观察时点及随访、有效性评价、安全性指标、合并治疗、试验的质量控制等方面，就中药治疗小儿遗尿症临床研究技术要点进行归纳和分析，并提出相应的建议，以期为相关临床医师、临床科研者提供参考，使中药治疗小儿遗尿症的临床试验更趋规范化。

【正文】

遗尿症（nocturnal enuresis，NE）即来自于希腊语 enourein，意即排尿。婴儿遗尿是自然现象，小儿 1~2 岁已知道排尿，一般 3 岁时已能控制排尿，5 岁以上儿童夜间仍不能从睡眠中醒来控制排尿而发生无意识排尿行为则可诊断为遗尿症。其 5 岁时发病率为 15%~20%，7 岁时发病率为 10%，虽然每年以 15% 的比例自然消退，但仍然有 1%~2% 的患儿症状持续到成人，给患者身心健康带来严重影响。男孩较女孩多见。一般认为，遗传、睡眠觉醒障碍、抗利尿激素分泌异常、膀胱功能障碍，以及心理因素等，都可能与遗尿症的发病有关。

遗尿症的分类方法较多，1998 年国际儿童尿控协会（ICCS）将遗尿症分为原发性和继发性、单纯性和复杂性。临床最常见的类型为原发性单纯性遗尿症。对于继发性遗尿症，一般解除原发病因后遗尿症状即可消失。因此，临床试验多以原发性遗尿症为主要研究对象。

治疗遗尿的西药主要有 4 类。①抗利尿激素；②抑制逼尿肌收缩药物，包括抗胆碱能药和平滑肌松弛剂；③三环抗抑郁药；④中枢神经兴奋药。此外，还有增加尿道阻力的药物，如麻黄碱。

遗尿，中医称之为"遗溺""尿床"，最早见于《黄帝内经》。后世医家在病因病机、治则治法方面看法大体相同。其病位责之于肾与膀胱，同时与肺、脾、心、肝、三焦密切相关，为先天不足、后天失养、情志不畅等导致脏腑失调、脑髓不充、膀胱失约而成，证候表现以肾气不足、肺脾气虚、肝经湿热居多。

目前治疗遗尿症的市售中成药主要有 2 种，一是针对肺脾气虚型的健脾止遗片，二是针对肾气不足型的夜尿宁丸。含麻黄的小儿遗尿宁颗粒已完成多中心临床试验，正在注册中。

1 临床定位和试验目的

遗尿症的临床定位相对单纯，试验目的主要是减少遗尿次数、降低睡眠深度和改善中医证候。同时观察其临床应用的安全性。

2 试验总体设计

遗尿症的试验设计应遵循临床科研的一般原则。鉴于本病延迟治疗不至于产生严重后果，现有中成药制剂的有效性证据又不充分，缺乏大样本、多中心、安慰剂对照临床研究验证，因此，建议至少在 Ⅱ 期临床试验中采用安慰剂对照，以评价其绝对有效性。Ⅲ 期临床试验可采用阳性药对照和 / 或安慰剂对照，确证评价其绝对有效性和相对有效性。阳性对照药建议根据被试药物的特点，选择作用机制相近、安全有效的西药。

由于行为治疗已被证实是遗尿症安全有效的治疗手段，也可以采用以其为基础治疗的安慰剂对照、加载试验。

3 诊断标准

目前，国内外关于遗尿症的诊断标准有几种，其主要区别是对年龄及遗尿频率的界定。《国际疾病分类》第 10 版（ICD-10）遗尿症诊断标准是指 5 岁或 5 岁以上小儿每月至少有一夜尿床，持续至少 3 个月。1998 年国际儿童尿控协会（ICCS）诊断标准，指年龄 ≥ 5 岁且 < 10 岁每月遗尿次数 ≥ 2 次，年龄 ≥ 10 岁每月遗尿次数 ≥ 1 次，持续 6 个月以上。美国精神心理学会《精神障碍诊断与统计手册》（DSM-Ⅳ）的标准是指 5 岁及 5 岁以上小儿每周至少两夜尿床，并持续 3 个月。《中国精神障碍分类与诊断标准》（CCMD-3）指年龄在 5 周岁以上或智龄在 4 岁以上，每月至少有 2 次遗尿，持续至少 3 个月而言。

此外，尚有《诸福棠实用儿科学》、全国高等医药学校教材《儿科学》中有关遗尿症的诊断标准。由于 DSM-Ⅳ 诊断标准对遗尿次数限定比较严格，建议在临床试验中采用，分类诊断建议采用 ICCS 标准。

4 中医诊断与辨证

中医证候的选择应符合药证合一、权威公认的原则。关于遗尿症的证候分类，常见有《中医病证诊断疗效标准》的肾气不足、脾肺气虚、肝经湿热三型，新世纪全国高等中医药院校规划教材《中医儿科学》的肾气不足、肺脾气虚、肝经湿热、心肾失交四型，以及普通高等教育"九五"国家级重点教材《中医儿科学》的下元虚寒、脾肾两虚、肺脾气虚、心肾失交、肝经湿热五型。

此外，适应证候也可以根据临床经验、药物及其适应证的特点自行制定，但应提供科学性、合理性依据，并有临床可操作性。

5 病例纳入标准

根据试验目的、处方特点及临床前试验结果选择合适的纳入病例标准。病例选择应符合伦理学要求。明确符合 DSM-Ⅳ 诊断标准及相应中医辨证标准者入选，每周遗尿次数要达到诊断要求，入选病例一般遗尿症为研究对象。因遗尿症 5 岁方可诊断，12 岁进入缓解高峰，故一般选择 5~12 岁。设计导入期（洗脱期），至少达到稳定基线水平 1 周。

6 病例排除标准

除常规需要排除的病例外，若以原发性单纯性遗尿为适应证，首先要排除因尿路感染、蛲虫、脊髓炎、脊髓损伤、癫痫、大脑发育不全、糖尿病等神经、泌尿、内分泌系统疾病所致遗尿，以及因活动过度、精神疲劳、睡前饮水过多所致的一过性遗尿（多不符DSM-Ⅳ诊断次数标准）。其次，对于每夜遗尿次数过多且耐药的严重遗尿患儿，除非以之为目标适应证，否则可以考虑排除，以避免离群数据的出现，影响疗效评价。最后，根据所选阳性对照药作用机制，制定排除标准，如选用醋酸去氨加压素（DDAVP）治疗，则应排除治疗前存在高血压、有体液及电解质紊乱等。

迄今，尚无证据表明隐性脊柱裂与遗尿症发病有关，不宜列入排除标准。

7 对照药品的选择

鉴于小儿遗尿症目前有疗效确切的治疗药物，临床试验中也常选择阳性药对照。由于各类药物治疗小儿遗尿症的作用机制不同，理论上讲，针对抗利尿激素分泌节律失调、膀胱功能不良、睡眠过深等病因进行临床治疗药物选择，当为最佳方案。然而，由于遗尿症迄今尚未建立起针对发病机制的临床分型，实验室检测方法或过于繁琐、有创，或尚未成熟应用于临床，加之遗尿症的发生也可能是多种因素并存，因此，目前仍未实现按照病因选择临床治疗药物的目标。

小儿原发性遗尿症临床常用药物主要有以下几类。一是 DDAVP，当前已被推荐作为治疗遗尿症的一线药物。其作用机制主要是作用于肾集合管发挥抗利尿作用，但也有人通过动物实验观察到其对中枢神经系统有一定的刺激作用，还有可能有利于唤醒，故适用于夜间垂体抗利尿激素（ADH）不足、夜尿多遗尿症患者。二是奥昔布宁（又名羟丁宁），为目前遗尿症治疗中应用最广泛的胆碱受体阻断剂，其治疗机制在于能解除膀胱平滑肌痉挛，松弛逼尿肌，减少其收缩频率，从而起到治疗作用，是合并有不稳定膀胱的遗尿症的首选药物。本药与 DDAVP 合用，是近年国内外较推崇的治疗方案，据文献报道，治愈率为 60%~70%。三是甲氯酚酯（又名氯酯醒、遗尿丁）。其主要作用于大脑皮质，促进脑细胞代谢，增加组织对糖类的利用，提高神经细胞的兴奋性。临床上可用于控制因睡眠过深，觉醒警觉点较低引起的儿童遗尿等。推荐选择 DDAVP 或 DDAVP 加奥昔布宁作为阳性对照药。

此外，非药物疗法如行为治疗中的膀胱功能训练、唤醒治疗及生物反馈治疗等，也均有较好疗效，必要时可选作基础治疗。

8 疗程、观察时点及随访

8.1 疗程

1998 年 ICCS 会议上，有学者建议用单一治疗方法持续时间为 6 个月，联合药物治疗时间为 3~4 个月，随访时间为治疗停止后 3~6 个月或更长，难治性遗尿症治疗时间需要持续更长时间，甚至到成人。根据遗尿症病程长的特点，为提高研究效率，最大程度证实其有效性、安全性，建议疗程设在 4~12 周之间。

8.2 观察时点

观察时点的设计间隔应以"周"为单位，根据疗程和临床可操作性，建议每 2~4 周设1 个观察时点。如观察药物的起效时间，应在观察治疗初期每周设 1 个观察时点。

8.3 随访

为证实中药、天然药在远期效应方面的优势，建议做 3~6 个月甚至更长时间的随访。此外，有必要设立导入期，不仅为洗脱可能应用的药物，更重要的是建立起合理的生活制度和饮食习惯，使基线稳定。一般设置 1~2 周。

9 有效性评价

9.1 评价指标

遗尿症的主要指标明确，即遗尿次数或发生遗尿的天数，一般以"周"为单位评价。其他疗效指标包括睡眠深度、证候疗效、单项症状与舌脉等，也应同时观察。对于一些实验室检查指标，如尿渗透压、尿流率、尿液水通道蛋白 –2（AQP2）等，必要时也可以选用。

9.2 疗效评价标准

遗尿症的疗效评价主要是对遗尿次数的评价，可以计量资料进行统计学处理。有关遗尿症疾病疗效评价标准，可采用 1998 年 ICCS 标准、1994 年国家中医药管理局《中医病证诊断疗效标准》所拟标准，推荐应用前者。

中医证候疗效评价多采用症状和舌脉计分量化的方式进行。可直接对证候计分和进行统计学处理，也可以根据证候计分和的减分率，划分为临床控制（证候总分减少率＞ 95%）、显效（证候总分减少率＞ 70%~95%）、有效（证候总分减少率 30%~70%）、无效（证候总分减少率＜ 30%）4 级。目前尚未检索到经过信度、效度检验的遗尿症中医证候评价量表。

10 安全性指标

除血、尿、便常规，肝、肾功能和心电图等安全性指标外，还应根据处方特点、临床前毒理试验结果、适应证特点等选择具有针对性的安全性评价指标。

对于常用西药对照药，应了解其不良反应，以便重点观察。DDAVP 的不良反应有头痛、恶心、胃痛、过敏反应，偶有发生低钠血症。奥昔布宁不良反应常见口干、脸红，热天服用偶致发热，过量可致视物模糊及幻想。甲氯酚酯偶见兴奋和 / 或倦怠、胃部不适、失眠、血压波动等。

临床常用于治疗遗尿症的中药中含有麻黄（主要成分为麻黄碱），应注意其过量可能会出现类似肾上腺素的不良反应，甚至出现肝损害。

11　合并治疗

对于遗尿症，为了客观评价受试药的效应，避免混杂因素影响，一般不主张合并用药治疗。除非作为加载试验的基础治疗，不建议合并应用包括针灸治疗、心理治疗、湿度报警器、行为训练以及生物反馈疗法等在内的其他非药物干预。

12　试验的质量控制

临床试验的质量控制，应遵循 GCP 的有关规定。对于遗尿症，应注意以下几点。一是从导入期开始，即应规范生活管理，医、患、家长密切配合，建立合理的生活制度和饮食习惯，勿使小儿白天过度疲劳、傍晚过度兴奋、餐后饮水，晚餐中过食蛋白质及盐类等，并应注意患儿有无便秘，对有便秘者应予治疗。二是家长耐心的鼓励和帮助对于遗尿症患儿非常重要，条件允许，建议对家长进行培训。三是做好受试者日志，其内容至少应包括每天饮水情况、遗尿的排尿时间、遗尿量、每周尿床次数、每晚尿床次数、尿床后能否醒来等。

【评介】

本文为中华中医药学会儿科分会《小儿遗尿症中药临床试验设计与评价技术指南》的基础性工作。在胡思源教授的指导下，戎萍和赵玉生等老师根据文献研究结合临床试验设计实践，整理总结出中医药治疗小儿遗尿症临床研究的关键技术要素，并发表于《中华中医药杂志》2012 年第 27 卷第 8 期。

（张梦也）

二、中药治疗儿童支原体肺炎临床试验设计述要

【摘要】

肺炎支原体肺炎是儿科临床常见的呼吸道感染性疾病。在参考国内外有关儿童支原体肺炎的诊疗指南、临床评价指南及临床试验相关文献的基础上，结合作者多年从事中药新药临床试验的实践经验，从试验目的、试验设计、诊断标准、辨证标准、受试者的选择、治疗方案、试验流程、有效性评价、安全性观察、试验的质量控制等方面，系统阐述了中药治疗儿童支原体肺炎临床试验设计要点，以期丰富儿科疾病中药临床评价的方法学内容。

【正文】

儿童支原体肺炎（mycoplasma pneumoniae pneumonia，MPP）指由肺炎支原体引起的

肺实质和 / 或肺间质感染，占住院儿童社区获得性肺炎的 10%~40%。本病好发于学龄期儿童及青少年，但近年来 5 岁以下儿童发病的报道增多。其自然病程自数日至 2~4 周不等，大多数在 8~12 日退热，恢复期需 1~2 周。X 线阴影完全消失一般比症状延迟 2~3 周，且偶可见复发。一般预后良好，为自限性疾病。

本病以发热和咳嗽为主要表现，病初大多呈阵发性干咳，少数有黏痰，咳嗽会逐渐加剧，病程可持续 2 周甚至更长。重症病例可合并胸腔积液和肺不张，也可发生纵隔积气和气胸、坏死性肺炎等。少数患儿表现危重，发展迅速，可出现呼吸窘迫甚至死亡。约 25% 患儿出现皮肤、黏膜系统和心血管系统、血液系统、神经系统、消化系统等多系统症状。若经大环内酯类抗菌药物正规治疗 7 天以上，临床征象加重、仍持续发热，肺部影像学加重者，可考虑转为难治性肺炎支原体肺炎（RMPP）。其胸部 X 线检查发生改变，表现为点状或小斑片状浸润影、间质性改变、节段性或大叶性实质浸润影、单纯的肺门淋巴结肿大 4 种类型。婴幼儿多表现为间质病变或散在斑片状阴影，年长儿则以肺实变及胸腔积液多见。肺实变较间质病变吸收慢，一般在 4 周时大部分吸收，8 周时完全吸收。

MPP 的病原学诊断，目前临床最常用的方法是应用明胶颗粒凝集试验（PA）检测血清免疫球蛋白 IgM 和 IgG 混合抗体，一般在发病后的 4~5 天至 1 周方可检出，单次支原体（MP）抗体滴度 ≥ 1：160 可作为诊断 MP 近期感染或急性感染的参考；应用酶联免疫吸附试验（ELISA）也可分别检测 IgM、IgG，单次测定 MP-IgM 阳性对诊断 MP 近期感染有价值。确诊 MP 感染，均需要恢复期和急性期 MP 抗体滴度至少增高 4 倍或减低 3/4。核酸诊断特异性强、敏感快速，可用于早期诊断，但要注意与 MP 感染后的携带状态相区别。

儿童 MPP 的对因治疗，一般采用大环内酯类抗菌药物，如第 1 代的红霉素，第 2 代的阿奇霉素、克拉霉素、罗红霉素等，其中阿奇霉素已成为治疗首选。对于 RMPP 耐大环内酯类抗菌药物者，可以考虑其他抗菌药，如 8 岁以上儿童应用多西环素、米诺环素；病情危重时可以考虑选用环丙沙星、莫西沙星等喹诺酮类抗生素，但因可能对 18 岁以下儿童骨骼发育有影响，使用时应进行风险－利益评估。有合并其他病原微生物证据者，可以联用其他抗菌药物。本病属于中医儿科学"肺炎喘嗽"范畴，临床常见风寒闭肺、风热闭肺、痰热闭肺、毒热闭肺等证候，辨证选用解表、清热、解毒、宣肺、止咳、祛痰、平喘等治法及其中药治疗。

自原国家卫生计生委等六部委《关于保障儿童用药的若干意见》（国卫药政发〔2014〕29 号）出台以来，儿童中药的新药研发和临床再评价工作越来越受到重视。为丰富儿童中药临床评价方法，扩大优势病种，拓展适用范围，笔者拟将中华中医药学会儿科分会《系列儿科常见病中药新药临床试验设计和评价技术指南》，从分会标准提升为总会团体标准，在参考国内外有关儿童支原体肺炎的诊疗指南、临床评价指南及临床试验相关文献的基础上，并结合多年从事中药新药临床试验的实践经验，从试验目的、试验设计、诊断标准、辨证标准、受试者的选择、治疗方案、试验流程、有效性评价、安全性观察、试验的质量控制等方面，系统阐述了中药治疗儿童支原体肺炎临床试验设计要点。

1 试验目的

中药治疗儿童普通 MPP 临床试验，大多针对疾病，以提高终点治愈率或缩短病程为主要目的。其药效学基础是抗支原体、细菌、病毒等病原微生物作用和抗炎作用及免疫调节作用。也可将改善病情或中医证候作为试验目的之一。解热、镇咳等对症治疗药物，一般不选择 MPP 作为载体进行研究。

2　试验总体设计

一般采用随机双盲、平行对照、多中心的临床研究方法，也可采用队列研究和病例对照研究的方法。①对照：因有公认有效治疗，针对儿童 MPP 的中药临床试验，目前多采用与大环内酯类抗生素联合治疗、优效性检验设计。根据中药的作用机制和药理活性，可以单独应用中药，与大环内酯类抗生素做平行对照、非劣效试验设计，或采用中药联合大环内酯类抗生素与中药、大环内酯类抗生素的三臂试验设计。一般不主张采用安慰剂对照。②分层随机化：必要时，可按年龄、胸部 X 线类型等，进行分层随机设计。③盲法：原则上应采用双盲法，操作时可以考虑采用单 / 双模拟技术。④样本量：确证性试验需要估算有效性评价所需的样本量。

3　诊断标准

3.1　西医诊断标准

可以参照《儿童肺炎支原体肺炎诊治专家共识》（2015）、《儿童肺炎支原体肺炎中西医结合诊治专家共识》（2017）或《诸福棠实用儿科学》（第 8 版）制定。

3.2　中医辨证标准

参考中华中医药学会《中医儿科常见病诊疗指南·肺炎喘嗽》（2012）制定。

3.2.1　风寒郁肺证

主症：①发热；②咳嗽；③痰稀白易咯，可见泡沫样痰，或闻喉间痰鸣；④气喘鼻煽。次症：①鼻塞；②流清涕；③喷嚏；④咽不红；⑤口不渴；⑥头身痛；⑦无汗；⑧纳呆；⑨小便清。舌脉指纹：①舌淡红；②苔薄白；③脉浮紧，指纹浮红。具备主症至少 2 项 + 次症至少 5 项，参考舌脉指纹，即可辨证。

3.2.2　风热郁肺证

主症：①发热；②咳嗽；③咯黄痰或喉间痰嘶；④气喘鼻煽。次症：①鼻塞；②流清涕或黄涕；③咽红肿；④头痛；⑤口渴欲饮；⑥纳呆；⑦便秘；⑧小便黄少。舌脉指纹：①舌质红；②苔薄黄；③脉浮数，指纹浮紫。具备主症至少 2 项 + 次症至少 4 项，参考舌脉指纹，即可辨证。

3.2.3　痰热闭肺证

主症：①发热；②咳嗽；③咯痰黄稠或喉间痰鸣；④气喘鼻煽。次症：①咽红肿；②有汗；③口渴欲饮；④呼吸困难；⑤纳呆；⑥便秘；⑦小便黄少。舌脉指纹：①舌质红；②苔黄腻；③脉滑数，指纹紫滞。具备主症至少 2 项 + 次症至少 3 项，参考舌脉指纹，即可辨证。

3.2.4　毒热闭肺证

主症：①壮热不退；②咳嗽剧烈；③痰黄稠难咯或痰中带血；④气急喘促，喘憋。次症：①鼻孔干燥；②面色红赤；③烦躁不宁或嗜睡甚至神昏谵语；④口渴欲饮；⑤便秘；⑥小便黄少。舌脉指纹：①舌红少津；②苔黄腻或黄燥；③脉洪数，指纹紫滞。具备主症至少 2 项 + 次症至少 3 项，参考舌脉指纹，即可辨证。

4 受试者的选择与退出

4.1 受试人群与纳入标准

一般以普通 MPP 患儿为受试人群，可选择确诊或高度怀疑 MPP 的住院或门诊受试者。入选标准主要包括：①符合 MPP 的西医诊断标准及其病情程度，以及中医辨证标准。②年龄：MPP 多发于学龄期儿童和青少年，5 岁以下儿童也不少见，年龄上限可选择 13 岁或 17 岁；考虑大环内酯类药物的安全性，年龄下限可选择 1~3 岁。③病程：因其病程自限，可以适当限定病程，但要考虑到血清 MP 抗体的产生时间，病程过短可能导致临床试验无法操作。④病原学诊断：可要求以血清学诊断为主，全部病例有近期或急性 MP 感染证据，即 PA 检测血清 IgM 和 IgG 混合抗体，单次 MP 抗体滴度 ≥ 1 ：160；ELISA 单次测定 MP–IgM，显示阳性。⑤知情同意过程符合规定，法定监护人或与受试儿童（≥ 8 岁）共同签署知情同意书。

4.2 排除标准

一般以下情况需要排除：①需要与 MPP 相鉴别的疾病如肺结核、细菌性或病毒性肺炎、医院获得性肺炎以及其他病原微生物肺炎等；②已出现肺部或肺外严重并发症者，包括胸腔积液脓气胸、支气管胸膜瘘、坏死性肺炎、急性呼吸衰竭，急性心力衰竭、中毒性脑病、弥散性血管内凝血、多器官功能衰竭等；③因患有原发性免疫缺陷病、获得性免疫缺陷综合征、先天性呼吸道畸形、肺发育异常、吸入性肺炎、肺部恶性肿瘤等基础疾病而引起的肺部感染；④合并严重营养不良、活动期佝偻病及心、脑、肝、肾或造血等系统严重原发性疾病；⑤近 3 个月确诊感染肺炎支原体者；⑥过敏性体质（对 2 类以上物质过敏者），或对大环内酯类及试验所研究中成药组成成分过敏者；⑦入组前已使用大环内酯类抗生素或干扰有效性评价的药物者；⑧根据研究者判断不宜入组者。

4.3 受试儿童退出（脱落）标准

为保护受试者，首次用药 72 小时后，若持续高热不退（≥ 39℃）或用药后任何时间病情恶化，出现严重并发症，均视为治疗失败，研究者应决定其退出研究。

5 治疗方案

应具体描述试验用药物的剂型、剂量、给药途径、给药方法和给药次数。儿童 MPP 中药临床试验，一般均以大环内酯类抗生素作联合治疗或阳性对照药，应明确选用的具体药物如阿奇霉素、依托红霉素及其剂型；描述用药的方式、方法、剂量、疗程，如阿奇霉素的静脉、口服序贯治疗等。对允许或限制的合并用药也应有具体规定，例如，当体温 ≥ 38.5℃时，可以临时加用对乙酰氨基酚；有合并病毒、细菌或其他病原微生物感染证据者，允许使用其他抗感染药物等。一般情况下，不允许使用其他抗感染药物或同类中药。

6 试验流程

典型的 MPP，起病急，病情重，一般无法设置导入期。治疗观察期应至少设置基线、治疗结束两个时点，若疗程较长可每 3~4 天设置 1 个中间访视点。应根据试验目的、指标观测需要和试验用药特点等，合理设定疗程。疗程一般为 5~14 天。门诊受试者，可设立受试者日志，每天记录症状体征变化情况。因肺部病变的吸收晚于症状体征的复常，若评价胸片的复常率，需要设计一定的随访期。对于疗程中已发生的不良事件，应明确必须随访至相关指标完全正常或医学上认为可以停止随访为止。

7　有效性评价

7.1　基线指标

主要包括人口学资料、病程、病情、合并疾病及合并用药等。

7.2　评价指标与观测时点

儿童 MPP 的有效性评价，多以某一固定时点的临床痊愈率或完全退热率为主要评价指标。具体指标及其观测时点：①临床痊愈率，治疗结束评价。②临床痊愈天数，基线与治疗后每日记录症状体征并评价。③完全退热率，治疗结束评价。④完全退热天数，基线与治疗后每日测量并记录最高体温，治疗结束评价。⑤咳嗽、咯痰的缓解时间，基线与治疗后每日测量并记录，治疗结束评价。⑥中医证候疗效，基线与各访视点记录证候及评分，治疗结束评价。⑦治疗失败率，治疗结束评价。⑧胸片复常率，治疗或随访结束评价。

7.3　疗效评价标准和终点指标定义

包括：①临床痊愈，定义为疾病特异性症状体征（发热、咳嗽、咯痰、气喘、肺部啰音）完全消失，且没有新的 MPP 症状或并发症。②完全退热，定义为体温（腋温）＜ 37.3℃，且保持 24 小时及以上。③咳嗽、咯痰缓解，定义为咳嗽或咯痰评分降至轻度或正常，不影响日常活动，且保持 24 小时及以上。④中医证候疗效评价标准，建议采用尼莫地平法，分临床痊愈、显效、有效、无效 4 级。⑤治疗失败，定义为首次用药 72 小时后，若持续高热不退（≥ 39℃），或用药后任何时间病情恶化，出现呼吸急促、呼吸困难、紫绀等，均视为治疗失败。⑥胸片复常，定义为胸部 X 线阴影完全吸收。

7.4　基于证候的症状体征分级量化标准

参考《中医儿科常见病诊疗指南》（2012）制定基于证候的症状体征分级量化标准，分为主症和次症。

8　安全性观察

一般选择常规性观测指标，如临床不良事件（症状、体征、疾病、综合征），血、尿、便常规，肝肾功能，心电图。根据处方特点、临床前毒理试验结果、适应证特点，也可以选择具有针对性的安全性指标。此外，对于大环内酯类抗生素的常见不良反应，应重点观察，以评估中药的安全性优势或影响。

9　试验的质量控制

试验的质量控制，应遵循 GCP 的有关规定。为提高受试者依从性及临床研究质量，建立《受试者日志》，每 24 小时记录 1 次患儿的最高体温、咳嗽、咯痰情况，直至试验结束。

10　小结

本文针对中药治疗儿童 MPP 临床试验，提出了以提高疾病终点治愈率 / 缩短病程为主要研究目的、采用与大环内酯类抗生素联合治疗为主的试验设计思路，并系统阐述了中药治疗儿童 MPP 临床试验在试验设计和实施方面的技术要点和特点，以期丰富儿科疾病中药临床评价的方法学内容，促进儿童中药新药研发和临床再评价水平的提高，主要适用于儿童普通型 MPP 的病证结合类中药的临床有效性试验设计。

【评介】

胡思源教授指导团队参考国内外有关儿童支原体肺炎的诊疗指南、临床评价指南及临床试验相关文献，并凭借丰富的临床试验经验从试验目的、试验设计、诊断标准、辨证标准、受试者的选择、治疗方案、试验流程、有效性评价、安全性观察、试验的质量控制等方面，系统阐述中药治疗儿童支原体肺炎临床试验设计要点，形成本文，发表于《药物评价研究》2018 年第 41 卷第 4 期。

（张梦也）

三、儿童变应性鼻炎药物临床试验设计与评价技术要素的文献研究

【摘要】

目的： 研究儿童变应性鼻炎临床随机对照试验的设计要素，为病证结合类中药临床试验的标准化设计提供借鉴和指导，提高不同试验结果比较的可行性。**方法：** 通过文献研究，系统检索中国知网数据库（CNKI）、维普中文科技期刊数据库（VIP）、万方数据库（WF）、PubMed、Cochrane 及 Web of Science 等中英文数据库中的儿童变应性鼻炎随机对照试验（RCT）文献，对符合纳入标准的文献进行资料提取、分析、归纳，提炼儿童变应性鼻炎临床试验设计与评价的主要技术要素。**结果：** 检索出 2735 篇文献，最终纳入 18 篇，包括中文 5 篇、英文 13 篇。全部研究，无论短期或远期治疗，临床定位均为缓解鼻部症状。试验总体设计均采用随机方法，全部研究以双盲为主 12 项（66.67%），有样本量估算 8 项（44.44%）。受试者选择均有明确的西医诊断标准，以及纳入标准、排除标准设计。干预措施，全部研究分别为鼻内皮质类固醇和抗组胺药各 5 项（27.78%），中西医联合治疗和舌下免疫疗法各 3 项（16.67%），口服皮质类固醇和抗组胺药联合治疗、鼻用纤维素散各 1 项（5.56%）。对照药物的选择以安慰剂对照 10 项（55.57%）为主，也有阳性药对照 6 项（33.33%），其余为三臂试验设计 2 项（11.11%）。设计导入期 8 项（44.44%），时长为 3 天~3 周；疗程为 1 周~1 年，以 2~4 周为主，其中，以中西医联合治疗、鼻部局部治疗及抗组胺药为干预措施者多为 2~4 周，以系统治疗为干预措施者可长达 1 年甚至更久。主要有效性指标，采用变应性鼻炎症状体征综合疗效 5 项（27.78%）和症状/疾病严重程度评估 12 项（66.67%），其余 1 项（5.56%）采用无症状天数百分比；使用的评估工具包括鼻部症状总评分（TNSS）量表 4 项（22.22%），鼻部综合评分（RTSS）和总症状评分（TSS）量表各 2 项（11.11%），4 项总症状评分（T4SS）、鼻部症状评分（NSS）、总症状严重程度评分（TSSC）、每日症状评分（DSS）量表各 1 项（5.56%），或 3 项鼻部症状总评分（3TNSS）、4 项鼻部症状总评分（4TNSS）、眼部症状总评分（TOSS）量表联合应用 1 项（5.56%）。**结论：** 纳入文献质量较高，信息完善，研究结果涵盖了病证结合模式下儿童变应性鼻炎药物临床试验设计与评价的主要技术要素，具有较高的借鉴和参考价值，

为中华中医药学会标准化项目《儿童变应性鼻炎中药临床试验设计与评价技术指南》的制定，提供了文献依据。

【正文】

变应性鼻炎（AR），即过敏性鼻炎，是机体暴露于变应原后主要由 IgE 介导的鼻黏膜非感染性慢性炎性疾病，临床上以发作性喷嚏、流清涕、鼻塞、鼻痒为典型症状，常伴结膜炎，也可诱发过敏性哮喘。目前，变应性鼻炎已成为儿科临床常见病。据调查，中国儿童的患病率为 15.79%。本病相当于中医学的"鼻鼽""鼽""鼽嚏"，临床常用中成药治疗，包括辛芩颗粒、通窍鼻炎颗粒、辛夷鼻炎丸等。

近年来，国内外儿童 AR 的临床研究文献越来越多，但试验设计存在很大差异，给不同试验结果比较带来困难。为此，本课题组系统检索了国内外期刊的儿童变应性鼻炎临床随机对照试验文献，以改良 Jadad 量表评分为主要入选标准，总结、提炼设计与评价要素，以期为儿童变应性鼻炎中药临床试验的标准化设计提供借鉴和指导。

1 资料与方法

1.1 纳入标准

①研究适应证：儿童 AR，包括季节性变应性鼻炎（SAR）、常年性变应性鼻炎（PAR）。②研究类型：临床随机对照试验（RCT）。③受试人群：儿童群体，年龄 < 18 岁。④干预措施：口服药物（中药或化学药物）、免疫治疗（舌下／皮下）。⑤纳入年限：建库至 2020 年。⑥改良 Jadad 量表，国内文献 ≥ 3 分，国外文献 ≥ 4 分。⑦发表语种：中文或英文。

1.2 排除标准

①适应证有合并病（腺样体肥大、支气管哮喘、中耳炎等）。②重复发表的文献。③非临床随机对照试验（综述、会议文献、观察性研究、动物实验等）。④有明显试验设计类错误或无法获取有效信息的文献。

1.3 检索策略

检索中国知网数据库（CNKI）、万方数据库（WF）、维普中文科技期刊数据库（VIP）、PubMed、Cochrane 和 Web of science 等中英文数据库中的临床研究文献，检索时间为建库至 2020 年。中文检索词包括："小儿""幼儿""婴幼儿""儿童""学龄期""青少年"；"变应性鼻炎""过敏性鼻炎""变态反应性鼻炎"；RCT、随机、随机对照试验、临床研究、临床观察、临床疗效、临床试验。英文检索词包括："allergic rhinitis""AR""allergic rhinitides""allergic rhinities""rhinoconjunctivitis""anaphylacticrhinitis""Allergic coryza""rhinallergosis""pedia""teen""child""RCT""random""randomized controlled trial" 等。

1.4 文献筛选、质量评价和资料提取

1.4.1 文献筛选

参考 Cochrane 协作网系统评价员手册制定文献纳入方法：①将所有文献导入 NoteExpress 文献管理软件中并查重，剔除重复文献。②阅读剩余文献题目和摘要，排除不符合要求的文献。③下载相关文献全文并阅读，剔除不符合纳入标准的文献。

1.4.2 质量评价

①改良 Jadad 量表，≥ 4 分的文献视为高质量文献。② Cochrane 偏倚风险评价，对纳入文献随机序列生成、是否有分配隐藏、受试者及研究人员盲法、结局评价者盲法、结局数据完整性、选择性报告及其他偏倚 7 个条目进行评价。

1.4.3 资料提取

由两位研究者分别提取纳入文献的信息并整理到 Excel 表中，对存在有争议的文献由第 3 位评价者核对。提取内容主要有题目、作者、试验设计（随机、对照、盲法、检验类型、多中心等）、诊断标准、纳入标准、排除标准、退出（脱落）标准、干预措施、疗程、有效性评价指标及安全性评价指标（观察指标、评价时点、评估工具、指标测量方法及定义）、导入期及随访等。

2 结果

2.1 检索结果

共检索文献 2735 篇，其中中文数据库 CNKI 469 篇，WF 377 篇，VIP 579 篇，英文数据库 PubMed 464 篇，Cochrane Library 675 篇，Web of Science 171 篇。筛除重复文献 847 篇；研究者仔细阅读文献题目及摘要部分，剔除非药物研究 266 篇、综述类 291 篇、非临床研究等 426 篇；阅读剩余文献全文，排除纳入人群年龄＞ 18 岁的研究文献、适应证有合并病、含中医外治法、有试验设计类错误或无法获取有效信息类文献及改良 Jadad 量表评分国内文献＜ 3 分、国外文献＜ 4 分的文献等 887 篇，最终纳入文献 18 篇。文献筛选流程。见图 1。

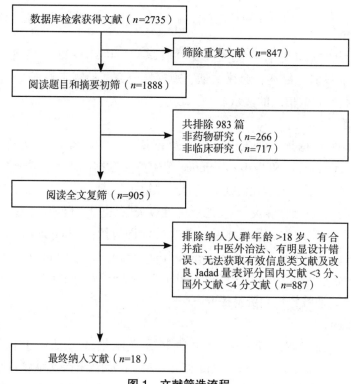

图 1　文献筛选流程

2.2 纳入研究的质量评价

纳入研究的 18 篇文献。

3 结果分析

3.1 研究目的

全部研究无论短期或远期治疗，临床定位均为缓解鼻部症状（18 项，100%）。

3.2 研究总体设计

18 项研究均采用随机，其中 12 项（66.67%）为双盲，1 项（5.56%）为单盲，1 项（5.56%）仅提及使用盲法，4 项未提及盲法设计（22.22%）；样本量估算 8 项（44.44%）；10 项（55.57%）为安慰剂对照，6 项（33.33%）采用阳性药对照（马来酸氯苯那敏和倍他米松混合糖浆、丙酸氟替卡松鼻喷雾剂、盐酸西替利嗪滴剂、孟鲁司特钠、糠酸莫米松鼻喷剂），2 项为三臂试验设计（11.11%）；11 项为多中心研究（61.11%）。

3.3 受试者的选择和退出

所有研究均设计了病例纳入标准，主要包括：①适应证：全部 18 项均符合儿童变应性鼻炎诊断标准，其中 1 项同时符合中医诊断标准，占中药参与治疗文献的 33.3%；9 项（50%）西医诊断标准明确，9 项（50%）未明确说明，但要求受试者符合儿童变应性鼻炎诊断的临床特征。②年龄：全部研究纳入患儿的年龄下限为 2~7 岁，上限为 6~18 岁。③病程：11 项（61.11%）对变应性鼻炎入选病程做出限定，其中 7 项（38.89%）为至少 1 年，3 项（16.67%）至少 2 年，1 项（5.56%）根据年龄不同分层次限定，即 4~5 岁为至少半年，6~11 岁为至少 1 年。④过敏原检测：14 项（77.78%）要求有明确的过敏原检测［主要为皮肤点刺试验和血清特异性免疫球蛋白 E（IgE）］阳性结果，其中 11 项（61.11%）要求两项检查中有一项为阳性即可，3 项（16.67%）要求两项检查均为阳性。⑤疾病严重程度：9 项（50%）对入组患儿 4 项变应性鼻炎基本症状的严重程度做出限定，其中 5 项（27.78%）为变应性鼻炎症状总严重程度，如 TNSS 总分 ≥ 6 分；1 项（5.56%）为单项症状严重程度，即平均流涕评分和打喷嚏评分至少为 2 分；3 项（16.67%）对上述 2 种严重程度均有限定。⑥全部 18 项研究均要求签署知情同意书。

18 项研究均设计了明确的病例排除标准，主要包括：①需与变应性鼻炎相鉴别的疾病 11 项（61.11%），包括上、下呼吸道感染，慢性鼻炎，急性或慢性鼻窦炎，药物性鼻炎，非变应性鼻炎等。②鼻腔及呼吸道器质性病变 14 项（77.78%），包括鼻中隔偏曲、鼻息肉、鼻外伤、鼻活检异常、鼻部或呼吸道解剖异常、支气管发育不良、外科手术史及支气管哮喘等。③具有特异性免疫治疗史 5 项（27.78%）。④严重的系统性全身性慢性疾病 11 项（61.11%）。⑤影响基线的药物、洗脱期不足 15 项（83.33%），其中 4 项（22.22%）排除对研究中所用药物过敏患儿，11 项（61.11%）排除使用与试验药物或用于治疗变应性鼻炎药物具有类似作用机制，影响药物疗效及安全评估的其他治疗药物，如 1 个月鼻内或系统性使用过糖皮质激素，1~2 周内使用过抗组胺药等。

3.4 干预措施

纳入研究的干预措施，包括鼻内皮质类固醇（糠酸氟替卡松鼻喷雾剂、二丙酸倍氯米松鼻喷雾剂、糠酸莫米松鼻喷雾剂、丙酸氟替卡松鼻喷雾剂、糠酸莫米松与丙酸氟替卡松鼻喷雾剂）5 项（27.78%），抗组胺药（苯磺贝他斯汀、西替利嗪与氯雷他定、非索非那定、卢帕他定口服液）4 项（22.22%），中西医联合治疗（鼻渊通窍颗粒联合西替利嗪滴剂、复方辛芷合剂联合糠酸莫米松鼻喷雾剂、通窍鼻炎颗粒联合糠酸莫米松）3 项（16.67%），舌下免疫疗法（舌下含服粉尘螨滴剂、屋尘螨变应原提取物片剂、5– 草花粉舌下免疫治疗片）3 项（16.67%），口服皮质类固醇和抗组胺药联合治疗（氯雷他定和泼尼松龙）抗组胺药和白三烯受体拮抗剂联合治疗（左西替利嗪与孟鲁司特钠）及鼻用纤维素散各 1 项（5.56%）。

3.5 疗程

纳入的 18 项研究疗程均在 1 周 ~1 年之间，以 2~4 周为主。其中，以中西医联合治疗、鼻部局部治疗及抗组胺药为干预措施者多为 2~4 周，以系统治疗为干预措施者可长达 1 年，甚至更久。18 项研究的疗程分别为 4 周 6 项（33.33%），2 周 5 项（27.78%），12 周（整个季节）3 项（16.67%），1 周 1 项（5.56%），6 周 1 项（5.56%），25 周 1 项（5.56%），1 年 1 项（5.56%）。

3.6 导入期与随访

设立导入期的目的一般有两个，一则清洗既往治疗用药，二则收集或稳定基线数据。全部研究中，8 项（44.44%）设计了导入期，时长 3 天 ~3 周。其中 1 周 3 项（16.67%），3 天、3~7 天、1~2 周、1~3 周、5~9 天和 2 周各 1 项（5.56%）。18 项研究中，10 项（55.56%）设计了 1 周 ~ 半年的随访。

3.7 有效性评价

全部研究均设计了 1 个主要指标，以评估变应性鼻炎症状体征。其中包括变应性鼻炎症状体征综合疗效 5 项（27.78%），变应性鼻炎症状 / 疾病严重程度评分或以其定义的症状缓解 / 控制比例 12 项（66.67%），无症状天数百分比 1 项（5.56%）。症状 / 疾病严重程度评估，大多以量表评分的周平均分表示。

13 篇英文文献和 1 篇中文文献选择使用了症状 / 疾病严重程度评估工具。其中包括：美国食品药品管理局（FDA）推荐应用的鼻部症状总评分（TNSS）量表 4 项（22.22%）；鼻部综合评分（RTSS）与总症状评分（TSS）量表各 2 项（11.11%）；4 项总症状评分（T4SS）、鼻部症状评分（NSS）、总症状严重程度评分（TSSC）、每日症状评分（DSS）量表各 1 项（5.56%）；3 项鼻部症状总评分（3TNSS）、4 项鼻部症状总评分（4TNSS）、眼部症状总评分（TOSS）量表联合应用 1 项（5.56%）等。

次要指标，包括各观测时点量表总评分 / 平均评分与基线的变化 5 项（27.78%），量表反映性或瞬时性 TNSS 评分与基线的变化 3 项（16.67%），患儿生存质量评估 3 项（16.67%），救援药物使用需求量 5 项（27.78%），以及血清 IgE 水平和炎症因子变化 3 项（16.67%），其他实验室检查指标 1 项（5.56%）等。

3.8 安全性评价

18 项研究中，17 项（94.44%）对不良事件 / 不良反应进行了描述。其中，3 项（16.67%）设计了实验室检查指标，如血、尿常规，血生化；4 项（22.22%）设计了生命体征检查；1 项（5.56%）设计了耳鼻喉专项检查。

4 讨论

本研究系统检索了 CNKI、VIP、WF、PubMed、Cochrane 和 Web of science 等国内外主要医学文献数据库从建库至 2020 年间儿童变应性鼻炎临床随机对照试验文献，应用改良 Jadad 量表评分评估，最终纳入了 18 篇文献。

归纳分析儿童变应性鼻炎临床试验的设计要素，主要包括：①无论短期或远期治疗，临床定位主要应为缓解鼻部症状。②试验设计宜采用随机双盲、安慰剂对照的方法。因有公认有效药物（如氯雷他定、西替利嗪，丙酸氟替卡松鼻喷雾剂、倍氯米松鼻喷雾剂），也可采用阳性药对照，但应做优效性设计。③诊断标准建议参照各国相关指南，如中国的《儿童过敏性鼻炎诊疗 – 临床实践指南》（2019）；中医辨证，建议参照《中医儿科临床诊疗指南·小儿鼻鼽》《中医病证诊断疗效标准》。④纳入标准应对基线患儿病史、过敏原检测（皮肤点刺试验和血清特异性 IgE）阳性结果和变应性鼻炎症状严重程度做出限定，如 SAR 患儿至少具备 2 年病史或以 TNSS 为主要评价指标时，鼻塞 ≥ 2 分，TNSS 总分 ≥ 6 分。⑤需排除有与变应性鼻炎相鉴别的疾病、鼻腔器质性病变、呼吸道畸形、鼻腔手术史、合并支气管哮喘、实验室检查异常以及近期服用可能影响有效性或安全性评价药物的患儿。⑥试验流程，导入期一般 4~7 日，疗程 2~4 周，也可根据研究目的设计更长的疗程。⑦疗效评价，应以变应性鼻炎综合症状体征综合疗效，或者变应性鼻炎症状 / 疾病严重程度评分或以其定义的症状缓解 / 控制比例，作为主要评价指标；优先选择具有量表学依据的评估工具（如 TNSS），以量表评分的周平均分进行评价。对于中药，可增加中医证候评分 / 疗效类指标，作为主要或次要指标之一。⑧安全性评价，可采用不良事件 / 不良反应、实验室检查、生命体征和专项检查指标。

综上，纳入本研究的文献质量较高，信息完善，研究结果涵盖了儿童变应性鼻炎病证结合类中药临床试验设计与评价的主要技术要素，具有一定的借鉴价值，为中华中医药学会标准化项目《儿童变应性鼻炎中药临床试验设计与评价技术指南》的制定，提供了文献依据。

【评介】

胡思源教授及团队系统检索了各大中英文数据库中有关儿童变应性鼻炎随机对照试验文献，并对符合纳入标准的文献进行资料提取、分析和归纳，由硕士研究生崔倩撰写成文，发表于《天津中医药》2021 年第 38 卷第 7 期。文章从 RCT 总体设计、受试者选择与退出、干预措施、疗程、有效性评价指标和时间节点等多个方面，计量分析了儿童变应性鼻炎临床试验在设计和评价中应主要考量的关键要素，期望为今后的临床试验提供借鉴与参考。

（张梦也）

四、中医药治疗小儿遗尿症的系统评价

【摘要】

目的：系统比较中药、中成药与西药治疗小儿遗尿症的有效性和安全性。**方法**：计算机检索中国生物医学文献数据库（19792011）、中国知网（19792011）、维普数据库（19892011）和万方数字化期刊群（19982011）上的中医药治疗小儿遗尿症的所有随机对照试验或半随机对照试验或自称是随机对照试验。根据制定的纳排标准筛选文献，对文献进行资料提取和质量评价，应用 RevMan 5.0.2 软件进行统计分析。**结果**：纳入 7 篇文献共 1476 例遗尿症患儿。Meta 分析结果显示，与单纯盐酸甲氯芬酯治疗组相比，小儿遗尿宁颗粒对肾气不足型小儿遗尿症的治疗效果不劣于对照药盐酸甲氯芬酯胶囊［OR=1.28，95%CI（0.81，2.06），*P*=0.30］，且在改善肾气不足型小儿遗尿症中医证候的总有效率方面具有优势［OR=1.52，95%CI（1.00，2.29），*P*=0.05］，试验组无药物不良反应，对照组不良反应发生率为 1.75%，两组不良事件及不良反应比较差异无统计学意义；与盐酸甲氯芬酯相比，自拟中药组在治疗遗尿症的总有效率方面更显著［OR=4.93，95%CI（3.15，7.72），*P* < 0.00001］，治疗组病人在治疗过程中无不良反应，118 例病人服用中药遗尿灵片后，有不同程度的食欲增强（占 37.11%）；与弥凝相比，自拟中药组在治疗遗尿症的总有效率方面并无显著优势［OR=0.59，95%CI（0.22，1.59），*P*=0.30］。**结论**：小儿遗尿宁颗粒对肾气不足型小儿遗尿症的治疗效果不劣于对照药盐酸甲氯芬酯胶囊；与盐酸甲氯芬酯相比，自拟中药组在治疗遗尿症的总有效率方面更显著；与弥凝相比，自拟中药组在治疗遗尿症的总有效率方面并无显著优势。

【正文】

目前国际上广泛接受的 2006 年国际小儿尿控协会提出的遗尿症定义是，5 岁以上儿童不能从睡眠中醒来而反复发生无意识排尿行为。其 5 岁时发病率为 15%~20%，7 岁时发病率为 10%，虽然每年以 15% 的比例自然消退，但仍然有 1%~2% 的患儿症状持续到成人，给患儿身心健康带来严重影响。男孩较女孩多见。一般认为，遗传、睡眠觉醒障碍、抗利尿激素分泌异常、膀胱功能障碍，以及心理因素等，都可能与遗尿症的发病有关。

去氨加压素（DDAVP、弥凝）作为治疗遗尿症的首选西药，其疗效肯定，但治疗后仅有 30% 患者完全有效，且停药复发率高，价格昂贵，需要限制水分的摄入等限制，影响了药物的推广和疗效。相对于西药，中医药治疗小儿遗尿症历史悠久，报道取得较好的效果，且复发率较低，不良反应少。但因中医临床研究对方法学的重视仍不够，临床试验的规范性较差，对中医药临床疗效缺乏客观、科学的评价，影响了研究结论的推广和国外医学的承认。鉴于此，本研究按照系统评价的方法，比较中药、中成药与西药治疗小儿遗尿症的有效性和安全性。

1 研究对象与方法

1.1 研究对象

1.1.1 研究对象的确定

检索中国生物医学文献数据库（19792011）、中国知网（19792011）、维普数据库（19892011）和万方数字化期刊群（19982011）上中医药治疗小儿遗尿症的所有随机对照试验或半随机对照试验或自称是随机对照试验。所有检索均截至 2011 年 1 月 20 日。

1.1.2 纳入标准

①文献内容提示有中医药治疗小儿遗尿症的临床研究报道。②文献中的分组法出现"随机""对照"的字样，无论其是否使用盲法。③试验组均采用中药或中成药治疗，不合并使用其他治疗方法；对照组采用弥凝或盐酸甲氯芬酯或安慰剂治疗。④研究对象只有一个治疗组和一个对照组。⑤主要结局指标是有效事件的发生率。

1.1.3 排除标准

①疗效评定未详细公布治疗结果者。②无明确的西医或中医诊断标准者。

1.2 质量评价

根据 Cochrane Reviewer's Handbook 5.0.2 评价标准，分别按分配序列的产生、隐蔽分组、盲法、失访和意向性分析情况评估每个 RCT 的质量，将每项分为"恰当""不恰当""不清楚"三个等级以 A、B、C 来进行判定。意见不一致时通过与三位评价者讨论决定。

1.3 研究方法

1.3.1 疗效指标的选择

在中医药治疗小儿遗尿症的研究中，主要采用临床疗效、中医证候疗效作为疗效判定指标，根据国家或行业公认的疗效判定标准一般将其分为治愈、显效、有效、无效等 4 级。将等级资料合并为二分类资料，即试验组治愈、显效、有效合并为有效进行统计分析。

1.3.2 统计软件及其数据分析

采用 Cochrane 协作网提供的 RevMan5.0.2 软件进行数据分析。计数资料用优势比（OR），计量资料采用加权均数差（WMD），两者均以 95%CI 表示。采用 χ^2 检验分析统计学异质性，显著性水平设定为 α=0.01。

1.3.3 异质性检验

无临床异质性测量结果采用固定效应模型（$P > 0.1$ 或 $I^2 < 50\%$）；若异质性明显，查找原因，去除对研究影响较大的研究后进行比较；若未找出临床和方法学异质性，则采用随机效应模型进行合并分析，并谨慎解释研究结果。

1.3.4 发表性偏倚检测

对潜在的发表偏倚采用"漏斗图"进行分析。

2 研究结果

2.1 文献概况

11 篇符合纳入标准的文献中排除 2 篇未详细公布治疗结果的文献、2 篇没有明确诊断标准的文献。得到采用随机对照方法、合研究标准的中医药治疗小儿遗尿症的临床研究共 7 篇。7 篇文献中有 1 篇将遗尿患儿分为功能性、器质性、原发性、继发性，其余 6 篇文献的研究对象均为原发性小儿遗尿症患儿。有 2 篇文献自行设置了计分方法，按分数的高低对遗尿患儿的病情进行轻、中、重度的分级，有 1 篇文献只对患儿的病情进行分级，但未描述分级方法。

2.2 患者情况

7 篇文献共纳入 1476 例病人；年龄 4 岁以上；病程 3 个月 ~10 年不等，其中 3 篇未提及，1 篇描述不清；有 5 篇文献对研究对象的基线进行了描述，另外 2 篇未提及；诊断标准不统一；有 2 篇文献详细说明了纳入标准，2 篇文献制定了排除标准，其余文献未提及。见表 1。

表 1　纳入各研究患儿的基本情况

纳入研究	男 / 总 / 例	年龄 / 岁	病程	诊断标准
万立生 2004	155/300	5~14	未描述	国家中医药管理局《中医病证诊断疗效标准》（1994 年）
苏文 2010	51/90	5~17	6 个月 ~10 年	国家中医药管理局《中医病证诊断疗效标准》（1994 年）
易竞阳 2007	69/90	5~15	未描述	国家中医药管理局《中医病证诊断疗效标准》（1994 年）
胡思源 2008	不详 /446	5~14	不详	左启华主编《儿科学》第 3 版
张雪荣 2009	64/96	5~14	10 个月 ~10 年	杨锡强、易著文主编《儿科学》
李荫昆 1998	35/56	4~15	3 个月 ~6 年	陈贵廷等主编《实用中西医结合诊断治疗学》
朱长君 1994	不详 /431	5 岁以上	未描述	方药中主编《实用中医内科学》

2.3 干预措施

所有文献对照组均为阳性西药对照组，无安慰剂组。其中试验组有 2 篇采用中成药治疗，5 篇采用中药自拟方治疗；对照组 2 篇采用弥凝治疗，5 篇采用盐酸甲氯芬酯治疗。见表 2。

表 2　纳入各研究的干预措施及测量结果

纳入研究	T/C/ 例	用药方法				疗程	观察指标
		试验组	服用方法	对照组	服用方法		
万立生 2004	250/20	温肾止遗合剂	每日 1 剂	弥凝	0.1mg, qd, 睡前 1 小时口服	8 周	临床疗效；每日排尿次数
苏文 2010	45/45	遗尿方	温开水冲服，2 次 / 日	弥凝	0.1mg, qd	4~8 周	临床疗效；每日排尿次数
易竞阳 2007	60/30	鸡肠散	水煎 2 次，取 300mL，睡前 1 小时温服	盐酸甲氯芬酯	0.1mg, tid	15~30 天	临床疗效
胡思源 2008	338/108	小儿遗尿宁颗粒	5~17 岁：5g, bid；7~14 岁：5g, bid	盐酸甲氯芬酯	100mg, qd, 睡前半小时口服	28 天	临床疗效、中医证候疗效

纳入研究	T/C/ 例	用药方法				疗程	观察指标
		试验组	服用方法	对照组	服用方法		
张雪荣 2009	70/23	小儿遗尿宁颗粒	5~7 岁：5g，bid；7~14 岁：5g，bid	盐酸甲氯芬酯	100mg，qd，睡前半小时口服	28 天	临床疗效、中医证候疗效
李荫昆 1998	30/26	自拟益肾健脾汤	1 剂 / 日，水煎分 3 次服	盐酸甲氯芬酯	0.1g/d，tid	7 天为一疗程，一般服 2~3 个疗程	临床疗效
朱长君 1994	318/113	自拟中药遗尿灵片	5~9 岁：8 片，bid；10 岁以上：10 片，bid	盐酸甲氯芬酯	0.1g，qd，睡前服用	15 天为一疗程，观察 4 个疗程	临床疗效

2.4 结局指标

7 篇文献均选用有效事件发生率作为结局指标，所采用的疗效判断标准以自拟标准为最多。另有 2 篇采用了遗尿次数等作为评价指标。

2.5 纳入文献质量

7 篇文献对于隐蔽分组、盲法、失访和意向性分析均未描述，只有 2 篇文献既描述了随机序列的产生，又设立了盲法，1 篇文献仅交代了随机方法，1 篇文献仅限定了盲法。实行随机对照试验的整体质量偏低，见表 3。

表 3　纳入研究的质量评价

纳入研究	随机方法	分配隐藏	盲法	失访与意向性分析	质量等级
万立生 2004	未描述	无	无	无	C
苏文 2010	未描述	无	无	无	C
易竞阳 2007	未描述	无	无	无	C
胡思源 2008	分层区组随机	无	双盲双模拟	无	B
张雪荣 2009	分层区组随机	无	双盲双模拟	无	B
李荫昆 1998	未描述	无	无	无	C
朱长君 1994	未描述	无	单盲	无	C

3 疗效及安全性分析

3.1 小儿遗尿宁颗粒组与盐酸甲氯氨酯组对照

2 篇文献均报道了 2 组治疗肾气不足型小儿遗尿症的疾病有效率及中医证候有效率，各研究间无统计学异质性差异（P=0.63，I^2=0%）及（P=0.29，I^2=11%），故采用固定效应模型进行 Meta 分析。结果显示，与单纯盐酸甲氯芬酯治疗组相比，小儿遗尿宁颗粒对肾气不足型小儿遗尿症的治疗效果不劣于对照药盐酸甲氯芬酯胶囊 [OR=1.28，95%CI（0.81，2.06），P=0.30]，且在改善肾气不足型小儿遗尿症中医证候的总有效率方面具有优势 [OR=1.52，95%CI（1.00，2.29），P=0.05]。

有 1 篇文献对安全性进行了描述，试验组 342 例及对照组 114 例中，共有发生不良事件者 9 例，试验组 6 例，对照组 3 例，不良事件发生率均为 2.63%。其中对照组发生 1 例疗后 ALT 异常加重，1 例疗后 ALT 异常，经研究者判断可能与试验用药有关；试验组发生 5 例上感、1 例腹痛，对照组发生 1 例发热，经研究者判断均与试验药物无关。试验组无药物不良反应，对照组不良反应发生率为 1.75%。两组不良事件及不良反应比较差异无统计学意义。两组用药前后生命体征指标及其差值的组间比较，差异也均无统计学意义。

3.2 自拟中药汤剂、自拟中药片组与盐酸甲氯芬酯组对照

3 篇文献设立了自拟中药汤剂组与盐酸甲氯芬酯组进行对照，评价治疗遗尿症的总有效率，各研究间无统计学异质性差异（$P=0.65$，$I^2=0\%$），故采用固定效应模型进行 Meta 分析。结果显示，与盐酸甲氯芬酯相比，自拟中药组在治疗遗尿症的总有效率方面更显著 ［OR=4.93，95%CI（3.15，7.72），$P < 0.00001$］。

有 1 篇文献对安全性进行描述，治疗组病人在治疗过程中无不良反应，118 例病人服用中药遗尿灵片后，有不同程度的食欲增强（占 37.11%），说明此药有帮助消化、健脾壮身之功能。

3.3 自拟中药汤剂组与弥凝组对照

2 篇文献设立了自拟中药汤剂组与弥凝组进行对照，评价治疗遗尿症的总有效率，各研究间无统计学异质性差异（$P=0.20$，$I^2=39\%$），故采用固定效应模型进行 Meta 分析。结果显示，2 个月的疗程结束后，与弥凝相比，自拟中药组在治疗遗尿症的总有效率方面并无显著优势 ［OR=0.59，95%CI（0.22，1.59），$P=0.30$］。

有 1 篇文献在停药后半年对两组的疗效进行了比较，经统计学分析，得出温肾止遗组与弥凝组比较，有显著性差异（$P < 0.01$），这表明温肾止遗组的远期疗效优于弥凝组。

3.4 发表性偏倚

纳入研究的各组文献均低于 5 篇，所以无法描绘"漏斗图"进行发表性偏倚的描述，但不排除纳入研究存在发表性偏倚的可能。

4 讨论

综上所述，笔者可以认为中医药相对阳性西药对于小儿遗尿症的疾病疗效、中医证候疗效有一定的优势，且安全可靠。但是 Meta 分析也有其局限性，它是把已有的研究报告被动地接受下来，Meta 分析的研究者不可能控制他人研究的质量，因此难以保障其真实性，在解释结论时须慎重。就本研究而言，影响结论真实性的原因主要有以下几点。

4.1 纳入文献质量低

一个说服力强、论证强度高的 Meta 分析的结论决定于是否有高质量的随机对照临床试验。而本研究对纳入分析的 7 篇文献总体上质量偏低。这些文献在研究方案设计上存在着很多不足，如缺乏样本含量的估算、随机化的可信度和质量令人质疑、未采用盲法等，在之前的讨论中已详细阐述。因此我们不能排除治疗组与对照组之间疗效的明显差异可能与试验的方法学质量低下有关。

4.2 中医证型不明确

辨证论治是中医学理论体系的主要特点之一，是认识疾病和处理疾病的基本原则。中药不同于西药，需要在通过辨证思维得出证候诊断的基础上来处理疾病。而本研究纳入的

7篇文献只有3篇明确了中医证型，从而使疗效的确切性有所降低，往往以偏概全。

4.3 中药复方加减治疗问题

根据中医独特的理论体系和治疗特点，中医药辨证论治原则是强调治疗的个体化。7篇文献中只有3篇采用了中成药，其他4篇都是在原方为主的基础上有不同程度的加减变化，因此中药复方与对照的疗效差异可能与辨证与否有关。

4.4 文献的真实可靠性

本次研究纳入的7篇文献仅有2篇在个别疗效判断方面报道了阴性结果，大多治疗组有效率远高于对照组，其真实性值得怀疑。一方面是因为可能存在发表性偏倚，阳性结果的研究更容易发表，另一方面也不能排除极个别作者为了某种原因篡改试验数据，将阴性结果改为阳性。作为医学工作者应当尊重事实，通过科学、正当的途径为广大患者谋求最好的治疗方法。

上述问题影响了本研究 Meta 分析的真实性和可靠性。同时也提醒我们，在中医药循证医学逐步发展的时代，我们应提高研究人员的中医临床水平、科研素质及道德素质，学习和运用现代科技手段进行多学科参与的中医临床试验，依据循证医学的原则，结合中医辨证论治的特色，多采用 RCT 设计进行国际认可的、高质量的前瞻性、大样本、多中心、双盲、随机对照临床研究，并撰写高质量论文，以期提供可靠的证据，尤其是对重大疾病的辨证论治综合治疗方法的有效性评价。这应成为中医临床科研的主流。

【评介】

本文采用 Meta 分析的方法，系统比较了中药、中成药与西药治疗小儿遗尿症的有效性和安全性。由戎萍和赵玉生在马融老师和胡思源教授的指导下完成，发表于《中华中医药杂志》2012年第27卷第7期。

（张梦也）

第十七章
学术与经验传承

第一节　学术传承

一、陈宝义教授对小儿病毒性心肌炎的中医理论认识和辨治经验

【摘要】

本文从外感热病归属、病因病理的基本特点、常用治疗方法及常见变证的治疗四个方面，总结了陈宝义教授对于小儿病毒性心肌炎的理论认识、辨治经验及常用方药，提出气阴损伤是心肌炎贯穿始终的病理特点、心脉瘀阻是其病理变化的基本转归的独特认识，对于有志于小儿心肌炎诊疗的同道，具有重要指导和借鉴价值。

【正文】

陈宝义教授自 1974 年开始从事小儿病毒性心肌炎的研究并积累了丰富的实践经验。笔者兹将其运用中医药治疗小儿病毒性心肌炎的理论认识和辨治经验介绍如下，供同道借鉴。

1　心肌炎隶属中医外感热病范畴

病毒性心肌炎属于中医外感热病范畴。其病名虽然不见于中医学，但是作为一个危害人类健康的疾病，在人们尚未认识它以前实际上早已存在了。通过检索中医经典文献，不难发现一些与"心肌炎"颇相类似的记载。譬如，中医学里所称的"胸痹""心悸""怔忡""虚劳"，都可能包含了心肌炎在内。《内经》中记载的"复感于邪，内舍于心""邪在于心则病心痛……时眩仆"，指明了外感病可以继发心脏疾患，并描述了心痛、眩晕、昏厥等临床表现。

多数病毒性心肌炎发病前均有感染史，其病既可以发生在感染的急性期，也可以发生在感染的恢复期。在中医学专门讨论外感热病的《伤寒论》和《温病条辨》等代表著作中

也不难窥见一斑，其中不仅对有关病状描述得颇为详尽，而且书中记载的一些治疗原则和方药，时至今日仍然在心肌炎的临床治疗中得到广泛应用。《伤寒论》中，由于失治或误治导致的气虚津伤、内外俱虚、阴阳俱虚的例证是很多的。其主要临床表现如虚羸少气，胸满而痛，心动悸欲得按，头眩烦躁，汗多恶寒，手足发凉，倦怠嗜卧，脉微细、迟、涩、结代等，都与心肌炎的主要表现相似。针对脉结代所反映的严重心律失常，提出"得此脉者，必难治"的预后判断。

《伤寒论》在治疗上所提倡的益气生津、调和营卫、温阳复脉、阴阳兼顾等基本法则，和它所创立的桂枝新加汤、小建中汤、桂枝甘草汤、桂枝甘草龙骨牡蛎汤、苓桂术甘汤、炙甘草汤、麻黄附子细辛汤、当归四逆汤、竹叶石膏汤等众多名方，迄今不仅在临床广泛应用，而且在保护心肌损伤、改善心功能及抗心律失常等方面的药理作用也不断为临床和实验所证实。

临床所见的病毒感染性疾病，大多属于"温病"或"瘟疫"的范畴。温热疫毒之邪极易化热化火，因之也决定了易伤气津、易损阴液、易于伤心的致病特点。归纳其在疾病不同阶段的众多临床表现，与西医学之心肌炎更是多有类似，如精神困倦，低热不退或小有劳身即热，食不甘，心烦不寐，心中震震，心中憺憺大动，甚则心中痛，肢厥，手足逆冷，汗大出，微喘或喘喝时时欲脱，舌红绛少苔或舌淡，脉气虚弱、散大、芤、虚大而芤、沉弱无力、细促、弦细芤迟、结代或脉来两至等，这些临床表现以及对脉象的细微观察，无疑反映了心肌损伤、心功代偿不全和严重心律失常等心肌炎的主要指征。温病学在治疗上针对温邪外感、毒热伤心和易损阴液的病理特点，力倡以辛凉疏解、清热保津、益气养阴、护阴和阳为主。其代表方剂如加味银翘散、白虎加人参汤、生脉散、增液汤、复脉汤、救逆汤、三甲复脉汤、大定风珠等，也是目前治疗心肌炎的常用方剂。这些见之于中医学的理论认识和历代医家积累的临床经验，对我们现在开拓和研究病毒性心肌炎的治疗途径，仍然不乏有益的指导和启迪。

2 心肌炎病因病理的基本特点

应用中医药辨证治疗病毒性心肌炎是目前临床治疗的主流，必须从中医理论体系正确认识其病因病理特点，明了其临床治疗的立法依据，使得临床治疗时遣方用药合理有据，力求减少盲目性，提高临床疗效和科研水平。

病毒性心肌炎的病因病理特点有三：温热疫毒感染是致病之因。中医学认为病毒性心肌炎起始应属于温病范畴，其发病是由于温热疫毒之邪内侵，毒热伤心所致。尽管感染疫毒之初可因季节、环境、患者体质的不同而可能出现偏热或偏湿的差异，但是疫毒内侵易于化热化火的特征则始终如一。由于心肌炎的病程通常较长，可长达数月甚至数年，其间发生的反复感染以至邪恋正虚，更是导致心肌炎迁延不愈的重要因素。

2.1 气阴损伤是贯穿始终的病理特点

"热伤气""热伤阴"，是温热性疾病的基本特征。所谓"壮火食气""壮火之气衰"，是指在心肌炎的全过程由于邪热销烁气津，耗伤阴液，心肺之气阴损伤，以致血运无力，变生诸证。临床上半数以上的心肌炎患儿来诊时感染期已过，部分患儿可有毒热留恋未尽，仍然以气阴损伤为主，临床见证虽然或有不同，但在治疗上均须顾及已伤之气阴，这也是温病学在治则上的不易之法。

2.2 心脉瘀阻是其病理变化的基本转归

中医学认为"心主血脉"，通过心脏的收缩调控从而推动血流营周全身。这个收缩调控功能就是心功能。"心主脉"是依靠"气帅血行"来实现的，具体地说是以心气为主、肺气为辅（肺朝百脉）共同完成的。所以中医学认为"宗气"积于胸中而行血脉，宗气的任何变动都可能导致心主血脉的泵血功能下降。《内经》曾有"宗气不行，血为之""虚里大动，宗气泄也"的论述。"宗气"就是心功能的具体体现。在心肌炎的全过程中，热毒伤及心之气、血、阴、阳，最终的影响都会表现为宗气不足，血运无力，心脉瘀阻，从而出现胸闷憋气、心区刺痛、心中动悸不宁、脉结代和心脏扩大等血瘀心脉的表现。

3 心肌炎常用治疗方法

气阴损伤、心脉瘀阻基本上反映了心肌炎病理改变的主要特点。气阴损伤是本，心脉瘀阻为标，"本虚标实"概括了心肌炎的基本特征，也是临床益气养阴、活血化瘀的立法依据。心肌炎的常用治法及临床应用：心肌炎因病程不同而区分为急性、迁延性、慢性心肌炎，因病情不同而区分为轻型和重型心肌炎，因阶段不同而区分为急性期、恢复期和后遗症，其症状表现和体征差异更是各具特点（心肌酶异常、心肌损伤、多种形式的心律失常、心脏扩大、心力衰竭、心包炎、心源性休克）。这些特点决定了心肌炎临床治疗立法选方的多样性和复杂性。但临床上我们经常见到的心肌炎仍然以急性、迁延性、恢复期及后遗症居多，而且轻型多于重型。因此，在治疗上我们要善于执简驭繁、知常达变，从而收到事半功倍之效。疫毒伤心、气阴虚损和心脉瘀阻既是心肌炎病因病理的基本特点，也是整个病程中出现概率最高的常见的三个证型。因此，清热解毒、益气养阴、活血化瘀是临床治疗最基本的三个常用治疗方法。

3.1 清热解毒法

适用于疫毒留恋不解、内侵伤心的急性期，或因反复感染导致病情迁延者。临床常见低热不退或反复发热，常伴有咽痛、咳嗽、皮疹、肌痛、乏力、气短、心悸，舌红苔薄黄，脉滑数或细数无力。检查可见心音低钝，安静时心率快，心电图可见窦性心动过速、ST-T改变、早搏频发、一度或二度房室传导阻滞，实验室检查心肌酶异常。病程多在1个月以内，一般不超过3个月。若病情迁延而伴有反复感染者可超过3个月。该法的治疗目的在于肃清余邪或控制反复感染，以期减轻对心肌的损害。在遣方用药时要适当配伍养阴益气和凉血化瘀之品。陈氏经验方清心解毒汤（金银花、连翘、野菊花、大青叶、栀子、生地、玄参、赤芍、黄连、黄芪、甘草）为其代表方剂。

3.2 益气养阴法

适用于以心气心阴虚损为主要表现的心肌炎急性期或恢复期。临床常见面色苍白，倦怠乏力，胸闷气短，心悸多汗，食欲不振，或有烦躁。舌红少苔，脉虚数或结代。检查可见心音低钝，心动过速，心电图以各种心动过速、频发早搏或联律、ST-T改变为主，或有房室传导阻滞。病程多数在3~6个月之间，部分病儿由于病情迁延其病程可在6个月以上。治疗上，重在补益心气、养阴复脉。此时由于"宗气不行，血为之涩"，心搏无力，血运滞涩，亟须配伍活血化瘀之品以达到强心复脉的目的。临床常用方药为陈氏经验方养心复脉饮（黄芪、沙参、麦冬、五味子、玉竹、黄连、丹参、赤芍、桂枝、炙甘草）和院制剂心复康合剂（炙甘草、玉竹、五味子、山楂、大青叶、丹参、降香）。

3.3 化瘀通脉法

适用于以心脉瘀阻、阴血亏虚为主要病机的心肌炎各期和后遗症。临床常见面色苍白或黯滞，口周青黯，胸闷憋气，心前区不适或疼痛，心悸乏力，舌紫黯或有瘀斑，脉弦细或结代。检查可见心音低钝，心律不齐，心界扩大，心电图以 ST-T 改变、频发早搏或联律、重度房室传导阻滞及或窦房阻滞为主，X 线示心影扩大，超声心动图可见心腔扩大。病程多数在 6 个月以上，常为迁延型心肌炎，或为慢性阶段，或为后遗症，有明显心脏扩大或心律失常者病情多数较重。活血化瘀对于改善心肌供血，提高心脏泵血功能，使扩大的心脏回缩，都有较好的疗效。对于重度心律失常，化瘀通脉法也显示了一定的治疗作用。临床常用陈氏经验方通脉逐瘀汤（黄芪、丹参、赤芍、当归、桂枝、生地、枳壳、柴胡、瓜蒌、降香、甘草）和院制剂通脉合剂（姜黄、三七、当归、赤芍、山楂、降香）。

4 心肌炎常见变证的治疗原则及方药应用

心肌炎的临床表现轻重悬殊，个体差异明显，导致临床证候变化多端。在正确把握清热解毒、益气养阴和化瘀通脉三个基本治则的基础上，还要依据变证的不同特点，立法选方，随证治疗。

4.1 理气化痰、宽胸宣痹

部分心肌炎患儿常有比较明显的"喘大气"症状，或面色黄白，或胸闷气短，或胸部刺痛，舌黯苔腻，脉弦滑，多由于心脉阻滞，肺气不宣，宗气运行不利，气郁生痰，内阻心肺，致成痰气互结胸痹不宣。临床常用陈氏经验方舒心通脉饮（苏叶、厚朴、瓜蒌、半夏、茯苓、陈皮、降香、丹参、川芎、甘草）治疗，亦可依照半夏厚朴汤、瓜蒌薤白半夏汤化裁。临床之际可适当配伍柴胡、砂仁、薤白、沉香等理气之品，胸痛明显或脉搏慢而不整可配伍桂枝、太子参温阳益气复脉。

4.2 益气复脉、育阴潜阳

安静下心率加快是心肌炎常见而重要的体征，因此快速性心律失常在心肌炎的临床上较为多见。可表现为室性早搏频发或联律，窦性心动过速，阵发性室上性心动过速，房性早搏频发，心房扑动或紊乱性房性心动过速等，多由于心之气阴损伤、心火亢动所致。临床常用陈氏经验方益气生脉饮（太子参、麦冬、五味子、生地、白芍、桂枝、丹参、黄连、炙鳖甲、甘草）或加味复脉汤（炙鳖甲、生牡蛎、紫石英、生地、玄参、麦冬、丹参、白芍、桂枝、苦参、甘草）。临床应用要注意协调心阳与心阴、心阳与肾阴之间的平衡，所谓"心火之下，肾水承之，亢则害，承制"，肾阴亏损是导致心阳亢动失其制约从而引发心律失常的重要病理基础。相关脏器彼此影响，相互关系失其和谐，常常是重症阶段导致病情复杂、缠绵难愈的重要原因。

4.3 益气养血、温阳复脉

病程迁延或病情急重，心气暴损或心血久耗，以致心阳不振，心脉瘀阻，每易出现慢律性心律失常。临床多表现为窦性心动过缓、窦房阻滞、窦性停搏、重度房室传导阻滞，严重时可表现为心力衰竭或心源性休克，频现心阳暴脱的危急重症。临床常用加味归脾汤

（炙黄芪、太子参、茯苓、白术、丹参、当归、川芎、降香、桂枝、淫羊藿、甘草）或陈氏经验方温阳复脉饮（炙黄芪、太子参、丹参、生地、白芍、桂枝、淫羊藿、细辛、制附子、麻黄、甘草），病势急者，还可用参附龙牡救逆汤（西洋参、麦冬、五味子、山萸肉、白芍、制附子、丹参、生龙牡、甘草）中西医结合救治。温阳复脉法辨证要点在于心阳衰弱，脉律缓慢迟涩，部分病儿常需较长时间的治疗调整方能获效。因此，处方用药时要协调好阴阳之间的关系，加麦冬、玉竹、山萸肉、枸杞等品，意在"补阴以配阳"，亦可免其化燥。

【评介】

陈宝义老师从医逾五十载，对小儿病毒性心肌炎的因机证治规律具有独到的见解，并研制出系列有效方药。20世纪90年代初，陈教授率先提出运用"益气养阴、活血化瘀法治疗小儿病毒性心肌炎"，曾荣获国家中医药管理局科技进步三等奖，成为国内首个中医药治疗病毒性心肌炎的部级获奖项目。本文总结概括了陈老师运用中医药治疗小儿病毒性心肌炎的理论认识和辨治特色，由陈宝义传承工作室负责人胡思源教授和团队成员刘虹、贺爱燕、魏剑平等整理撰写，为国家"十一五"科技支撑计划项目——名老中医临床经验、学术思想传承研究课题（编号2007BAI10B01-005）的重要内容，发表于《陕西中医》2010年2月第31卷第2期。

（朱中一）

二、陈宝义教授从湿毒辨治小儿病毒性心肌炎经验

【摘要】

病毒性心肌炎是儿科临床常见的心血管疾病，属于"心瘅""心悸""虚劳"以及温病、伤寒等范畴。部分患儿由于被湿热邪毒侵袭，入心耗气伤阳，而后产生痰浊、瘀血痹阻心脉。本文从湿毒侵脾攻心、耗气伤阳、痰瘀留滞三个湿毒伤心所致心肌炎的主要病机环节入手，从病因、病机转化、治法、遣方用药及临床病案分析等方面，介绍陈宝义教授治疗小儿病毒性心肌炎的临证经验。

【正文】

病毒性心肌炎是儿科临床常见的心血管疾病，其病名虽不见于中医学，但历代文献中所记载的"心瘅""心悸""虚劳"以及温病、伤寒的诸多内容都包括本病在内。本病的病因病机转化过程有两条主线。多数患儿为外感风热邪毒，侵入心体，耗气损阴，造成气阴虚损。由于心主血脉，心之气阴虚损，势必造成血运不畅，以致心血瘀阻。因此，治疗常法为清心解毒、益气养阴、活血化瘀。然而，也有部分患儿属湿热邪毒感染为患。湿热邪毒，入侵心体，易于耗气伤阳。心之阳气不足，也可造成痰浊、瘀血痹阻心脉。因此，湿毒侵心、气阳不足、痰瘀留滞的相互兼夹乃是其主要证候表现。笔者拟从湿热邪毒侵脾攻心角度，介绍陈宝义教授治疗病毒性心肌炎的经验。

1 发病之初，治疗应侧重利湿清热、解毒宁心

外感湿热邪毒多从口鼻而入，蕴郁于肠胃。湿为阴邪，易乘脾损伤心，导致气阳不足，则既见反复发热、汗出不解、全身酸痛、恶心呕吐、腹痛腹胀、泄泻等原发病症状，又有心悸心痛、胸闷憋气等心系症状，但心系症状容易被原发病症状所掩盖，临床需仔细观察。此时，因属湿热邪毒侵脾攻心为患，陈宝义教授主张治疗上应侧重利湿清热、解毒宁心，以治疗原发病为主，运用葛根芩连汤加味治之。正如《伤寒论》所谓："太阳病，桂枝证，医反下之，利遂不止，脉促者，表未解也，喘而汗出者，葛根黄连黄芩汤主之。"

病案：患者，男，10岁。1991年9月17日入院。1天前开始发热，体温最高为38.9℃，腹泻，大便黄稀如水，已11次，伴恶心、腹痛、食欲不振，并自觉胸闷憋气、心悸头晕。体检：精神弱，体温37.9℃，咽红，双肺（−），心音低钝，心律不齐，腹软不胀。舌质干红，苔黄，脉濡而结。查心电图示二度Ⅰ型房室传导阻滞，Ⅱ、aVF、V₅的T波低平；胸片及二维超声心动图示心脏大小正常，室间隔运动幅度减小；心肌酶（HBDH）（353U/L）增高；连续3次大便培养未有细菌生长。诊断：①急性肠炎；②急性心肌炎。辨证：湿热内侵，犯脾攻心。治以清热利湿、解毒宁心之法，药用葛根芩连汤加味：葛根15g，黄芩9g，黄连6g，赤芍、白芍各9g，木香6g，苍术15g，藿香9g，虎杖9g，郁金9g，甘草9g，1剂/日，水煎250mL分次温服。并配合液体疗法。治疗4天，腹泻停止，亦无发热、恶心、腹痛之症，胸闷、憋气、心悸者诸症消失。心电图示房室传导阻滞由二度转变为一度，PR间期0.24~0.26s，遂改方为藿连保和汤化裁：藿香9g，川黄连3g，厚朴9g，焦三仙20g，茯苓9g，连翘9g，半夏6g，丹参9g，甘草9g。再服7剂后，房室传导阻滞消失。随访3年，未再反复。

2 病至中期，治宜清化湿毒、益气温阳

病情进一步发展，湿毒留恋不解，伤阳耗气，形成湿毒不清、气阳不足之虚实夹杂证。此证常见于心肌炎急性期，临床上绝大多数病例在就诊伊始即表现为本证。湿邪停留于体内，故低热，肢体倦怠，纳呆，大便稀，舌淡红，苔白腻，脉濡缓；心之气阳不足，则神疲乏力，面色苍白，四肢发凉，心悸，胸闷，脉结代或缓。此时当治以清化湿毒、益气温阳，视虚实之孰多孰少而各有侧重，临床常予藿连汤合参芪丸化裁，必要时可加入桂枝、淫羊藿等温振阳气之药。病案：患者，男，8岁。2001年7月24日入院。既往有上呼吸道感染史，乏力倦怠，面色苍白1个月，伴有低热、纳呆、大便稀（每日2~3次）。查体：体温36.9℃，精神略差，咽部充血，双肺（−），心律不齐，心率54次/min，腹稍胀，四肢发凉，舌质淡红，苔白腻，脉濡、结。心电图示窦性心动过缓，二度Ⅰ型房室传导阻滞；心肌酶增高，天冬氨酸转氨酶（AST）35U/L，HBDH 325U/L；X线胸片示心胸比例56%；心功能示左室收缩功能下降。诊断：急性心肌炎。辨证：湿毒留恋，气阳两伤。治以燥湿清热、益气温阳为法。药用：苦参9g，大豆卷15g，藿香9g，川黄连3g，苍术15g，茯苓9g，黄芪15g，桂枝9g，郁金9g，甘草6g，水煎服，每日1剂。另予通脉液每次25mL，每日2次口服。治疗1周，患者大便恢复正常，低热消退。宗前法继续调治6周，乏力、苍白明显减轻，心肌酶恢复正常，心电图明显好转，示窦性心律不齐，心率67次/分。门诊继续调治6个月，复查胸片心胸比例缩小至52%，心功能恢复正常，诸症

消失。

3 病程迁延不愈，治当益气温阳、化痰逐瘀

心肌炎迁延日久，湿毒化解，常表现气阳不足，内生痰瘀之证。心肺气虚，水津不布则痰浊内生，运血无力则心脉瘀阻，而见面色苍白，四肢发凉，胸闷，头晕，舌质淡，脉迟缓。临床上，陈宝义教授常予益气温阳、化痰逐瘀之法，应用经验方"温阳复脉饮"治疗。该方由麻黄附子细辛汤合血府逐瘀汤化裁而来，临床应用每多取效。应用时可随症加黄芪、瓜蒌等益气、化痰之药。

病案：患者，男，10岁。1993年8月30日就诊。患心肌炎2年余，经常出现乏力、心悸、胸闷、头晕、多汗等症状。体检：面色苍白，精神倦怠，咽稍红，双肺（－），心音略低，心律不齐，心率52次/分，腹软，舌质淡胖，苔白腻，脉迟缓无力。心电图示窦性心动过缓，二度Ⅰ型房室传导阻滞。超声心动图示左心室扩大，室间隔运动幅度降低。心肌酶正常。诊断：迁延性心肌炎。辨证：气阳不足，痰瘀留滞。治以益气温阳、化痰逐瘀为法，药用黄芪、制附子、麻黄、桂枝、淫羊藿各9g，瓜蒌15g，半夏、陈皮、郁金各9g，丹参15g，甘草6g，水煎服，1次/日。治疗4周，患儿自觉症状消失，四肢温，心率升至64次/分，窦房传导阻滞明显减少。继以原方化裁调治2年6个月，心率始终为60~76次/分，心电图与超声心动图均恢复正常。

总之，湿毒侵脾攻心、耗气伤阳、痰瘀留滞是湿毒伤心所致心肌炎的三个主要病机环节。临床上，虽三者常相互转化、兼夹，而使证候表现错综复杂，但总属本虚标实之证，其本为气阳不足，其标为湿毒、痰、瘀。陈宝义教授针对其主要病机转化特点，通过辨证论治，灵活选方用药，取得了好的疗效，其经验值得借鉴。

【评介】

陈宝义教授是国内最早一批研究小儿病毒性心肌炎的中医专家，对该病诊疗有深入的研究和独到的见解，形成了一整套具有中医药特色的辨证论治体系。在胡思源教授指导下，硕士研究生晋黎从湿热邪毒、侵脾攻心角度整理了陈老师分期辨治小儿病毒性心肌炎的临证经验，发表于《天津中医药》2010年12月第27卷第6期。文章阐述了湿毒侵脾攻心、耗气伤阳、痰瘀留滞三个分期病机关键及施治原则，并以陈老师的3例临证验案，还原其辨证立法、处方遣药过程，可资临床借鉴。

（晋黎）

三、陈宝义运用活血化瘀法治疗小儿病毒性心肌炎经验探析

【摘要】

陈宝义教授擅长运用活血化瘀法治疗小儿病毒性心肌炎，理论认识独特，临证经验丰富。本文系统论述其针对不同瘀血形成机制进行分期论治的学术主张，以飨后学。在心肌炎初期，常为热壅血滞，治宜解毒散瘀；在中后期，必见心虚血涩，治宜养心通脉；病情

日久不复，多见气滞血瘀，治宜理气行瘀。

【正文】

活血化瘀是我院陈宝义教授治疗小儿病毒性心肌炎（简称心肌炎）的主要方法之一，在整个病程中均灵活运用，屡起沉疴。笔者从师临证多年，屡聆教诲，反复思索，究其机理，略有所得，现探析如下。

1 热壅血滞，治宜解毒散瘀

热毒之邪是心肌炎的致病主因。毒热逆传于心，犯及营血，血与热毒互结，可使血液因之而壅滞不散，形成热壅血滞之证，遂见发热，咽痛，咳嗽，或腹泻，心烦，口干不欲饮，出疹，伴心悸、乏力、心痛等，舌质红绛，脉滑数或细数，多见于心肌炎初发不久，亦见于复感热毒之后，治以解毒散瘀为主。若属风热邪毒上犯，则以银翘散化裁疏风清热，解毒散瘀，药用金银花、连翘、薄荷、牛蒡子、芦根、竹叶、生甘草、赤芍、丹皮、生地、丹参等；若为湿热邪毒内侵，则以藿连汤化裁清热利湿，解毒散瘀，药用藿香、川连、苦参、葛根、厚朴、郁金、山楂、丹参、甘草等。清热解毒乃对因之治，清除毒热可以防止心之气阴的进一步损伤，散瘀的目的在于疏通经脉，以利于热毒的消散。

2 心虚血涩，治宜养心通脉

热毒入心，耗损气血阴阳是心肌炎病机转化过程的关键一环。阴血虚则心脉失养，阳气虚则鼓动无力，均可致血液运行不畅，心脉瘀阻，反过来，心脉瘀阻又可以妨碍气血的正常运行，影响疾病的向愈，因此，活血通脉、祛瘀生新为本阶段的重要治法。因气阴两虚而心脉瘀阻者临床最为常见，证见面色苍白，明显乏力，头晕多汗，心痛心悸，舌红少津，脉细数或结、代等，多见于急性期热毒消除之后，治以生脉饮化裁益气养阴、活血化瘀，药用太子参、黄芪、炙甘草、玉竹、麦冬、五味子、丹参、川芎、山楂等，亦用陈氏自制心复康液（炙甘草、玉竹、五味子、丹参、川芎、大青叶等）。心脉瘀阻而阴血亏虚者，多见于病情迁延不愈之时，证见面色晦暗，胸闷气短，心前疼痛，心悸怔忡，乏力盗汗，心脏扩大，舌质暗，脉弦细或结、代等，拟以血府逐瘀汤化裁以活血化瘀、养血通脉，药用当归、生地、丹参、枳壳、赤芍、川芎、降香、山楂等，亦用陈氏自制通脉液（当归、三七、姜黄、降香、赤芍等）。因阳气虚衰而心脉瘀阻者，有轻、重二证之分。轻者多见于迁延期或恢复期，属于心阳不振，血运不畅，证见面色㿠白，头晕心悸，胸闷气短，四肢不温，脉沉迟或涩或结、代等，治以温振心阳，活血通脉，常用陈氏自制温阳逐脉饮（炙麻黄、制附子、细辛、淫羊藿、桂枝、丹参、降香、川芎等）；重者多见于暴发性急性期病例或病情日渐进展的慢性期病例，为久病、重病阴损及阳，阴阳俱损而瘀血内阻，证见面色苍白，肢厥汗多，气短心悸，肢体浮肿，肝脏肿大，皮肤发花，唇舌紫绀，脉细弱疾数或微细欲绝等，急宜参附龙牡救逆汤合生脉饮化裁以益气温阳、敛阴固脱、活血化瘀，药选人参、制附子、麦冬、五味子、山萸肉、生龙牡、白芍、炙甘草、丹参、川芎、红花、枳实等。

3 气滞血瘀，治宜理气行瘀

气为血之帅，气主敷布津液，气滞则血瘀，气郁则生痰。在心肌炎病程中，可因心脉瘀阻日久不复，宗气运行受阻、郁滞，进而生痰，气与痰互结，进一步加重心脉瘀阻，或情志不遂，气郁生痰，内阻心肺，致使气血运行不畅而表现为气滞痰阻血瘀之证候，临床见有胸闷气短，或长出气，胸背疼痛，舌胖淡紫，脉弦缓或涩等，每遇情绪波动而症状加重。常以四七汤合瓜蒌薤白半夏汤化裁理气行瘀、宽胸化痰，药用紫苏、厚朴、香附、砂仁、山楂、郁金、降香、丹参、半夏、云苓、瓜蒌皮、甘草等。理气、化痰的目的是更有效地行瘀，以畅通心脉，消散瘀阻，促进疾病康复。由于心肌炎总属于本虚标实之证，因此，该法一般应用于（心之气血阴阳亏虚）已趋恢复正常或病情较轻虚损不甚，而以标实（气滞、痰阻、血瘀）为主之时，应用时尚需注意维护机体正气，避免过用、滥用攻伐峻猛之品。

【评介】

活血化瘀是陈宝义老师运用中医药诊治小儿病毒性心肌炎的主要特色。心主血脉，在心肌炎病机演变的各个阶段，都存在瘀血的病理变化，如发病之初的热壅血滞，中后期的因虚致瘀，以及迁延不愈的久病入络。本文论述了其在各个阶段的因机证治、理法方药，由胡思源教授整理，发表于《天津中医》1996 年 4 月第 13 卷第 5 期。

（朱中一）

四、陈宝义治疗小儿发热学术经验

【摘要】

发热是儿科临床常见的症状之一，中医药在小儿热病的治疗上具有一定优势。陈宝义教授是享誉津门的国家第二批名中医，在本病的诊疗上积累了丰富的治疗经验，其善于结合小儿发热的因机转变规律，针对小儿发热病症，临床共拟八法，强调以法统方而辨证施治。同时陈教授特别重视小儿特殊的生理病理特点，主张随症灵活加减用药。现将陈教授治疗小儿发热的宝贵经验整理于下，供同道参考。

【正文】

陈宝义教授从医 50 余年，不仅对心肌炎等儿科疑难杂症经验丰富，对小儿发热的病理生理、临床辨治也颇具心得，其倡导的小儿发热辨治八法，内容全面，机圆活法，临床屡获奇效，现总结如下。

1 小儿发热的病理生理特点

小儿形体脏腑娇嫩，卫外机能不足，对外界环境适应和抗病能力均较成人为差，罹病之后极易出现发热。临床之际虽以表、热、实证为常见，但由于小儿气血未充、营卫俱弱，表邪易于内传，导致病情加剧，每易出现表里同病，或为呕吐腹泻，或为腹胀便秘，或为高热咳喘，甚至惊厥昏迷，变证迭现，非只一端。呼吸道传染病、肠道传染病和发疹性传染病是儿科临床上极为常见的致热病因。温病学中所谓"温邪上受，首先犯肺，逆传心包"的病势变化特点也表现得更为明显。此外，由于养护失宜，脏腑功能失调，或食积化热，或热结肠壅（痛），或湿热痹阻，或瘀血阻络，或营卫失谐等诸因素，均可导致发热迁延不愈。

2　小儿发热的辨证要点

陈宝义教授认为，小儿发热涉及的疾病范围广泛，不同疾病有各自特定的致病因素、发生发展规律以及预后转归。同一疾病在临床上也常常表现为证候的多样性和不确定性。不同疾病则又可能表现为"异病同证"。因此，及早对疾病做出正确的诊断和明确的辨证是同样重要的，辨证必须与辨病结合。对于小儿发热的临床辨证，应注意两点：一是鉴别分析热型；二是鉴别分析伴发的症状。

2.1　鉴别分析热型

（1）发热恶寒疾病初期发热与恶寒并见，常提示表证发热，为邪正交争，病在肺卫的浅表阶段，基本以风寒表证和风热表证为常见。恶寒的轻重是鉴别的重点。婴幼儿不能表述恶寒，若高热而面色不红或反显青黄，或喜人偎抱，或毛囊粟起，或无汗而手足不温、呕吐、腹胀、腹泻，常有助于风寒表证的诊断。风热表证初起，虽然可见短暂恶寒，但面色多赤；手足不温也可见于持续高热"热深厥深"者；面色青黄必须结合体质考虑，并应注意有无惊风或心阳虚衰的征兆。

（2）寒热往来疾病初期或迁延数日，发热与恶寒在一日内多次交替出现，常提示病邪已渐深入，尚处于表邪未罢、里证未成的过渡阶段，证属"半表半里"或"邪伏膜原"。

（3）壮热多为高热持续不退，迁延数日，不恶寒反恶热，或热型弛张，或热势稽留。常提示或为肺、胃气分实热证，或为胃肠积热实证，或为湿热痹阻经络，或为湿温阻遏三焦，或为暑热蕴蒸气分，或为邪热枭张的气营两燔证。

（4）潮热发热起伏，来去有定时。午后至傍晚潮热者，宜区分肺热与阴虚证的不同；傍晚的"日晡潮热"若有多汗、口渴、腹满痛、便秘，则常为"胃家实"证。

2.2　鉴别分析伴发症状

（1）伴发咽喉红肿疼痛，或鼻阻气促、咳喘痰鸣诸症，常提示为邪在肺卫的风热表证，或为肺失肃降、气逆痰壅的肺热实证。

（2）伴发口臭纳呆、腹满胀痛、便秘腹泻诸症，常提示为胃肠积热的中焦实证。

（3）伴发惊惕、烦躁时极易因为热势嚣张而发生热极动风，多由于肝经实热；若有囟填、呕吐、头疼、嗜睡、谵语、昏迷、肢瘫或反复痉厥，则多因温毒深陷营血，涉及心肝两经。

（4）伴发皮疹时，要根据发热与皮疹的关系，鉴别常见的发疹性传染病、药疹或热入营血时发生的出血性斑疹。在中医临床上，皮疹的形态性状常作为选择治疗方药的重要依据，如皮疹形小色红为风热在肺，治宜清宣透发；斑疹形大色赤为毒热在胃，治宜清热化斑；斑疹形大密集且疹色赤红，则为温病重证毒热内陷、燔烁营血，治宜清营凉血、化瘀消斑。

3 小儿发热治疗方法

3.1 辛温解表法

适用于秋冬季节或初春乍暖还寒之际外感风寒,病在肺卫的表证。一是葱豉桔梗汤加味方,为辛平微温的轻剂,可用于冬春季节普通发热,病情轻微且无里证者,原方加芥穗、白芷更助疏散风寒,可缓解鼻塞头痛等症。二是杏苏散加味方,原方为辛温平剂,加葛根、黄芩、芥穗、薄荷兼有宣肺理脾的功效,用于治疗风寒外感伴有肺失宣肃而咳,伴脾胃不和便稀者较为适宜。三是荆防败毒散,为辛温重剂,可用于较大儿童秋冬季节身热无汗,恶寒体痛的外感风寒重证。另外,小儿风寒在表极易内传化热,或因素有内热复感风寒,从而形成"外寒内热"之证,此时可在相应方剂中适量加入连翘、黄芩、栀子或生石膏,可收表里双解之效。

3.2 辛凉解表法

适用于四季外感风热的肺卫表证。举凡上呼吸道感染,多种传染病的初期和发疹性传染病需要清解透发者均可治从此法。治疗常以辛凉疏解类药物疏风清热、解表利咽、宣肺化痰,以银翘散、桑菊饮为基本方加减化裁。鉴于辛凉解表法的适用范围广泛,临床之际不能刻舟求剑,必须依据不同疾病和病情需要灵活选方化裁。例如以扁桃体炎、咽炎、喉炎为主时,可以银翘散为主方加生地、玄参、射干、果榄、蝉蜕清热利咽;烂喉丹痧加大青叶、生石膏、知母、丹皮清热透疹,凉血化斑;腮腺炎或淋巴结炎加柴胡、僵蚕、生石膏、蒲公英、蚤休、山慈菇、浙贝母,或宗李东垣普济消毒饮化裁,清热解毒,散结消肿;肺热痰盛、咳嗽喘促,可宗桑菊饮或银翘散加黛蛤散、前胡、瓜蒌、浙贝母、枳壳、炙麻黄、生石膏,宣肃肺热,化痰止咳;小婴儿烦躁惊悸或高热痉厥,可加钩藤、僵蚕、羚羊角,或另服紫雪散、泻青丸,清热镇痉息风,或点刺十井、十宣以宣泄身热。

3.3 和解清热法

适用于外感表证失于疏、内传少阳的半表半里证,湿蕴热郁邪伏膜原证,或表邪未解里证已成的表里合病。症见迁延数日高热不退,汗出身热不解或寒热往来者。临床常以大柴胡汤加味,以《伤寒论》大柴胡汤加赤芍、厚朴、知母、青蒿、芥穗、薄荷组成。本方具有和解清热、表里双解的功效,临床用于发热迁延时日,表邪未解里实已成,多有退热的卓效。

3.4 和中清热法

适用于外感表证内兼食滞,胃肠型感冒及肠道感染初期。临床常用经验方藿连保和汤,以保和丸加藿香、黄连、厚朴、枳壳、芥穗、薄荷,可用于外感夹食或宿食中阻的发热呕吐;如为夏秋季节外感风寒,湿郁中阻,胃肠不和而证见发热恶寒、呕吐腹泻、腹胀腹痛者,可用藿香正气散加味,即原方加葛根、黄连、干姜、焦三仙;属于夏秋季节湿热蕴郁,表里俱病的肠道感染初期者,常用葛根芩连汤加味,原方加藿香、厚朴、半夏、茯苓、白术、焦三仙、芥穗、薄荷、六一散。凉膈散重在清热泻实,适用于表邪内传化热,里实已成而表邪未净的表里合病。

3.5 清暑化湿法

适用于濡暑盛夏之季暑热夹湿,蕴结气分的暑证或湿温证。临床常用陈宝义经验方暑热宁合剂，该方由新加香薷饮加银花、大青叶、藿香、豆豉、半夏等组成，对于夏季暑热伤表，身热无汗者，每获良效。甘露消毒丹也是临床常用方，适用于湿邪弥漫三焦、湿热并重的湿温证。应用时，常去木通以免药液太苦不利患儿接受，加杏仁、栀子宣肺并清六经郁热。

3.6 清气泄热法

适用于表邪已解，邪热壅郁肺胃的气分热证。可见高热不退，烦躁，口渴欲饮，汗出身热不减，面赤舌红，苔白或黄厚，脉滑数。治疗以辛凉重剂清气泄热为主。临床常用银翘白虎汤加减。该方为银翘散和白虎汤合方，用于邪在肺胃的气分实热证，表邪已解或表邪未净均可使用。经验方加减玉女煎（玉女煎与桂枝芍药知母汤合方），临床常用于治疗湿热稽留关节，热痹而身热持续不退者，用以滋阴清热、宣痹通络。

3.7 凉肝清热法

适用于表邪内传，涉及心、肝二经或表证未解内兼肝胃实热证，可见发热日久不退，或以夜热为主，夜卧不宁，烦躁惊惕，痉厥抽搐等。临床应用加味泻青汤（《小儿药证直诀》泻青丸加黄芩、芥穗、僵蚕、甘草）。该方具有解表清热、凉肝镇惊的功效，用于外感风寒、内兼里热，或肝经实热所致的发热惊风。

3.8 清营透热法

适用于温毒内传，气营两燔或热入营血证。临床多以清瘟败毒饮加减。清瘟败毒饮用于气营两燔证，治疗重在清气凉营；清营汤用于热入营血证，治疗重在清营凉血；临床治疗时，若高热不退、痉厥抽搐，可加紫雪散、安宫牛黄丸。

【评介】

陈宝义教授是津沽名中医，在儿科疾病的临床诊疗过程中具有丰富经验。本文由陈宝义名中医工作室成员胡思源、胡淑萍等老师整理撰写，主要总结了陈宝义教授临证倡导的发热辨治八法，并对辨证要点、常用处方及化裁特点等加以概括，以提高诊治小儿发热病症的针对性。文章受"十一五"国家科技支撑计划项目（2007BAI10B01-005）课题资助，发表于《辽宁中医》2010年11月第37卷第11期。

（朱中一）

五、万全有关小儿惊风学术思想评介

【摘要】

本文从小儿惊风的分类、病因病机、预治与调护等方面，对明代名医万密斋有关小儿惊风学术思想进行了提炼和总结，并重点归纳了预防治疗、治急之法、审因论治和善后调治等防治方法，强调"治有次第"的诊疗理念，以期对现代儿科医者有所启迪。

【正文】

万全，字密斋，今湖北罗田县人，是我国明代嘉靖至万历年间祖传三世的著名医家。

万氏除擅长内、外、妇、五官等科外，尤精于儿科，著《育婴秘诀》《片玉心书》《幼科指南心法》《幼科发挥》等书，为中医儿科学的发展做出了巨大贡献。兹将万氏小儿惊风学术思想简介如下：

1 重视临证，详予惊风分类

小儿惊风分类，自宋代钱乙将急惊、慢惊赋予了特定的含义，独创了一整套脉因证治体系之后，后世一直分为急惊风与慢惊风（包括慢脾风）两大类。万氏在继承钱乙确定的急惊、慢惊基础上，根据自己大量的临床实践，对小儿惊风的分类提出了新认识。他在《幼科发挥》一书中提出，急惊风应分为"急惊风证""急惊风类证""急惊风变证"；慢惊风中又有"慢惊风后余证"一说。所谓"类证"系指貌似惊风，实非急惊之证；"变证"系指急惊循因失治所致他病而言。他认为惊风不是一个独立的病名，而是在某些疾病发生发展过程中伴发的一种证候。故将"脐风发搐""泄痢发搐""咳嗽发搐""疟疾发搐"等均归于"急惊风证"。又将貌似惊风，实为他病者，如"天钓似痫""痉病似天钓""盘肠似内钓""白虎证似痫""马脾风似痫"等均归于"急惊风类证"之列。需要指出，这里所提的"痫症"并非专指小儿癫痫，当指"惊痫"（古名）一类症状而言。此外，万氏还首次提出了"慢惊风后余证"的瘫、痪。所有这些，都为惊风的辨证论治奠定了理论基础。

2 师绍仲阳，阐发病因病机

万氏对小儿惊风的论治，是在继承钱乙（字仲阳）惊风理论的基础上加以发挥的，并使之更为完善。比如，在急惊风的病因论述上，钱氏云："因闻大声或大惊而发搐。"万氏据此提出了"急惊风有三因"的论点。他说："有外因者，如感冒风寒温湿之气"；"有内因者，如伤饮食"；"有不内外因者，如有惊恐，或客忤中恶得之"。又如，慢惊风之病因病机，钱氏云："因病后或吐泻，脾胃虚损。"除此之外，万氏还认为："因得惊风，医用利惊之药太多，致伤脾胃，元气益虚，变为慢惊。"可见在医源性病因上，万氏早已有所认识。

急惊的病机，万氏特别重视"痰""热"两个方面。关于热，钱氏云："肝有热，则目直视，得心热则发搐"；"肝有风，则目连扎不搐，得心热则搐"。万氏指出："急惊风者，肝风甚而心火从之。"由此可见，万氏也认为：肝热、肝风等肝之病候，不得心火则不发抽搐，只是急惊风前兆或类证，只有得心火，才能发抽搐。故热是急惊风发生的关键。关于痰，阎孝忠指出："小儿热痰客于心胃，因闻声非常，则动而惊搐。"万氏认为：急惊风是因"热甚而生痰，痰甚则发搐"。显然，万氏对急惊风的论治，看法上虽分有三因，但其中主要的病理因素在痰，这为今天用清热化痰、镇痉息风法治疗小儿惊风开创了先河。

3 广纳众长，强调治有次第

万氏博采众方，继承祖训，对小儿惊风的施治具有渊博的理论根基和丰富的临床经验。他在重视审因论治的同时，特别强调"治有次第"。正如《育婴秘诀》所云："急慢惊风……治有次第，不可不知。"兹依次分述。

3.1 预防治疗

万氏遵循"上工治未病"的主导思想，指出：急、慢惊风当首先洞察其惊风欲作之候，审其病变机理而治之。比如，若热甚之时出现二目怒视不转，此急惊风之先兆表现，当用河间当归龙荟丸泻其肝火，使心火不得从之，则急惊风不作。再如，当吐泻不止之时，见其手足冷，睡露睛，口鼻气冷，此慢惊风欲成之征，宜用参苓白术散补脾以扶正固本。

3.2　治急之法

万氏认为：小儿急惊，"初发搐时，卒然昏绝，牙关紧急"，可用治急之法以开窍醒神。根据病情的轻重，分别采用不同的治法。轻者用掐法，指针人中、大陵或用灸法，取艾作小炷，灸二手中冲；还可用针法、推法（体虚者不用）。重者先用嚏惊散吹鼻中，不嚏者，再用霹雳散取嚏。待醒后，再用开关散擦牙，涎出而开，遂可进药。

3.3　审因论治

万氏治惊风，特别重视审因论治。针对不同的病因，施以相应的治法。急惊风因感受风寒温湿之气热甚发搐者，用导赤散、泻青丸清心火，除肝胆之热；因伤饮食者，用木香槟榔丸去其宿食，若大便润，则用辰砂五苓散；因惊恐而发者，多气逆痰聚，当祛其痰，用辰砂膏合琥珀抱龙丸。慢惊风虽也有三因，但不论病因为何，均是导致脾虚生风而成，故当以补脾壮元、缓肝理脾为主，用东垣调元汤加白芍治之。本方为万氏常用方，随证化裁，每多奏效。

3.4　善后调治

万氏认为：惊风之后，当服豁痰安神、益气和阴之药以调之，不然则痫、瘫诸病丛生。由于惊风抽搐时久不愈，必然耗气伤阴，气耗则痰气上逆，阴伤则筋脉失养，因此他主张急惊风愈后，常予"保命丹""安神丸"，慢惊风缓解后，常予"温惊定心丸"等，以善后调之，防其后遗诸恙。

【评介】

本文是胡思源教授硕士研究生在读期间撰写并在国家正式期刊发表的第一篇文章，发表于《甘肃中医》1988 年第 1 卷。该杂志的编审对本文做了认真梳理，在此致谢。

（张梦也）

第二节　临证经验

一、李少川教授治疗小儿咳喘的经验

【摘要】

李少川教授对小儿咳喘的病因病机及临床治疗有独到见解，临证擅长分期论治小儿咳喘。李老认为，疾病初起，多以风束肺部所致，当用苦辛以发表散邪；疾病发展，多因表邪入里肺热壅盛所致，当偏用辛凉以清宣肺热；疾病迁延，多为肺虚气失所主导致，当巧施甘酸以益敛气阴。

【正文】

小儿咳喘是临床常见的肺系病证。西医的呼吸道感染、支气管炎、肺炎、支气管哮喘等疾病多以咳喘为突出表现。业师李少川教授，儿科临证五十载，学验两丰，认为小儿咳喘的病因病机演变一般可概括为三个方面。初起风邪外束，肺失宣降。继之表邪入里，肺热壅盛。久则气阴耗损，肺气不敛。兹将李师治疗小儿咳喘的经验介绍如下。

1 咳喘初发风束肺部，微予苦辛发表散邪

李师认为，小儿咳喘的发生固然与五脏六腑皆有关联，但主要应责之于肺。因肺为娇脏，职司宣肃，一旦感受外邪，肺气郁闭，失其宣肃之令。小儿肺卫不固，腠理不密，风邪尤易从口鼻或从皮毛侵袭而犯肺卫。故小儿咳喘多以风邪外束为发病主因。然而风邪常与其他外感致病因素夹杂为患，形成风寒风热等病邪。从其好发季节来看，发于冬春者多，而发于夏秋者少。冬春乃风寒之气当令，故咳喘初发，以风寒外束而致病者临床最为多见。因此在治疗上李师继承"凡咳嗽初起，切不可误用寒凉及滋阴之药，闭其肺窍，为害不小，俱以辛散为先着"以及"治上焦如羽，非轻不举"之古训，力倡微苦微辛发散表邪之法，反对为"炎症"所惑，一味妄投苦寒清热之味，而使气机阻遏，苦燥伤阴。临床常以杏苏散化裁为治，每多奏效。方中苏叶、生姜辛温疏散风寒，杏仁、枯梗、前胡、甘草、陈皮、枳壳、半夏苦辛宣降肺气，连翘易云苓，取其味苦微寒，以绝寒邪热化之忧。咳喘气急者，加麻黄、苏子，取苏陈九宝汤意，升降并施，相得益彰，体弱儿可去麻黄，加太子参、葛根、羌活、独活，仿人参败毒散意，以扶正祛邪。需要指出，李师在临证时并非固执一法一方，如属风热犯肺者，则常选用辛凉轻剂桑菊饮加减以治之。

2 表邪入里肺热壅盛，偏用辛凉清宣肺热

李师认为，小儿体禀纯阳，六气之邪易于从阳化热，故风邪外束。化热入里是小儿咳喘的固有特点。由于里热壅盛，肺气不宣，遂见身热神烦，咳喘气促，鼻翼煽动，唇干苔垢诸症。在治疗上，李师遵循《内经》"风淫于内，治以辛凉，佐以苦甘"之旨，提倡以偏用辛凉之味来宣泄郁热，清肺平喘，临床常用麻杏甘石汤加味。该方为张仲景针对汗后、下后邪热壅肺咳喘而设。方中，麻黄辛温开达肺气而平喘，杏仁苦温善于宣肺涤痰，润燥下气，生石膏性寒味辛清泄肺中郁热，甘草甘平既能缓和急迫，又能培土生金。此方虽由辛温与辛寒药物配伍组成，而主要性味则偏重于辛凉。表实无汗，里热炽盛，咳喘气促者加薄荷、豆豉、山栀，仿三黄石膏汤意以清热疏表，喉间痰声辘辘者，加天竺黄、蒌仁、川连以开胸涤痰，咳喘较重者，加枯梗、前胡、白前以肃肺止咳。正虚邪实，痰鸣气促的幼儿，常配以羚羊粉清热平肝，以防惊风之变，一般每日用量为0.3~0.5g，连服3日。出现神昏谵语甚则抽搐之时，则配以芳香开窍的《局方》至宝丹1.5g。至于方中麻黄的用量，李师认为，如若过小，则病重药轻，难奏其开肺平喘之效。宜重用之，一般幼儿不应少于3g，学龄前儿童应不少于5g，并以5倍用量的生石膏与之配伍，使整方性味不移于辛凉。

3 久病肺虚气失所主，巧施甘酸益敛气阴

李师认为，小儿咳喘反复发作，病情迁延，日久不愈者，多见于先天禀赋不足、后天脾胃失调的患儿，系因体质虚弱、屡罹外感，使已被邪热耗损之气阴不得恢复甚或日渐加重，肺虚而气无所主所致，临床常见面色㿠白，形瘦神疲，咳喘无力，喉中痰鸣，脉细无力等症。在治疗上李师视益气养阴、收敛肺气为正法，反对见喘治肺而肇犯虚虚实实之戒。临证常巧妙地施以甘酸之味治之，每每奏效。如药选沙参、麦冬、玉蝴蝶甘寒生津以养肺阴，云茯苓、半夏、陈皮甘运健脾培土生金以益肺气，五味子、银杏酸涩敛肺，甘草甘缓其中。兼外感者，少配苏梗、前胡、杏仁、桔梗以宣通肺气；咳喘痰鸣，加紫菀、川贝以润肺止咳化痰；汗出而喘，加糯稻根、浮小麦以敛虚止汗。

【评介】

咳喘一症在儿童时期常见，临床上一般可根据病程将病症分为三个阶段。本文总结了李少川教授对小儿咳喘病因病机演变规律的认识及治疗用药经验。疾病初期，李老重视风邪，倡导苦辛发散表邪；疾病发展，表邪入里肺热壅盛，倡导辛凉清宣肺热；病情迁延反复，肺虚气失所主，倡导甘酸益敛气阴。文章由胡思源教授整理，发表于《天津中医》1993年8月第10卷第4期。

（朱中一）

二、陈宝义治疗小儿病毒性心肌炎医案3则

【摘要】

小儿病毒性心肌炎属湿热邪毒犯心者，易耗伤心之气阳，致痰浊、瘀血痹阻心脉。陈宝义教授善于洞察疾病因机实质。临证时，常根据疾病在初、中、迁延期等不同病程中的病理产物侧重情况与主要病机转化特点，而分别倡导"利湿清热、解毒宁心""清化湿毒、益气温阳""益气温阳、化痰逐瘀"等原则以针对性施治，且每获佳效。附验案3则以佐证。

【正文】

病毒性心肌炎的病因病机转化过程有两条主线。多数患儿为外感风热邪毒，侵入心体，耗气损阴，造成气阴虚损。由于心主血脉，心之气阴虚损，势必造成血运不畅，以致心血瘀阻。因此，治疗常法为清心解毒、益气养阴、活血化瘀。然而，也有部分患儿属湿热邪毒感染所致。湿热邪毒，入侵心体，易于耗气伤阳。心之阳气不足，也可造成痰浊、瘀血痹阻心脉。因此，湿毒侵心、气阳不足、痰浊留滞的相互兼夹乃是其主要证候表现。笔者拟从湿热邪毒侵脾攻心角度，介绍陈宝义教授治疗病毒性心肌炎经验。

1 发病之初，治疗应侧重利湿清热、解毒宁心

外感湿热邪毒多从口鼻而入，蕴郁于肠胃。湿为阴邪，易乘脾损伤心，导致气阳不足，则既见反复发热、汗出不解、全身酸痛、恶心呕吐、腹痛腹胀、泄泻等原发病症状，

又可见心悸、心痛、胸闷、憋气等心系症状，但心系症状容易被原发病症状所掩盖，临床需仔细观察。此时，因属湿热邪毒侵脾攻心为患，陈教授主张治疗上应侧重利湿清热、解毒宁心，以治疗原发病为主，运用葛根芩连汤加味治之。正如《伤寒论》所谓："太阳病，桂枝证，医反下之，利遂不止，脉促者，表未解也，喘而汗出者，葛根黄连黄芩汤主之。"

【案一】患儿，男，10岁。1991年9月17日入院。1天前开始发热，体温最高为38.9℃，腹泻，大便黄稀如水，至就诊时已腹泻11次，伴恶心、腹痛、食欲不振，并自觉胸闷、憋气、心悸、头晕。体格检查：精神弱，体温37.9℃，咽红，双肺（－），心音低钝，心律不齐，腹软不胀。舌质干红，苔黄，脉濡而结。查心电图示二度Ⅰ型房室传导阻滞，Ⅱ、aVF、V_5的T波低平；胸片及二维超声心动图示心脏大小正常，室间隔运动幅度减小；心肌酶羟丁酸脱氢酶（353U/L）增高；连续3次大便培养未见细菌。

诊断：①急性肠炎；②急性心肌炎。

辨证：湿热内侵，犯脾攻心。

治以清热利湿、解毒宁心之法，药用葛根芩连汤加味：葛根15g，黄芩9g，黄连6g，赤白芍各9g，木香6g，苍术15g，藿香9g，虎杖9g，郁金9g，甘草9g，1剂/日，水煎250mL分次温服。并配合液体疗法。治疗4天，腹泻停止，发热、恶心、腹痛、胸闷、憋气、心悸诸证消失。心电图示房室传导阻滞由二度转变为一度，PR间期0.24~0.26秒。遂改方为藿连保和汤化裁：藿香9g，川连3g，厚朴9g，焦三仙20g，茯苓9g，连翘9g，半夏6g，丹参9g，甘草9g。再服7剂后，房室传导阻滞消失。随访3年，未再反复。

2 病至中期，治宜清化湿毒、益气温阳

病情进一步发展，湿毒留恋不解，伤阳耗气，形成湿毒不清、气阳不足之虚实夹杂证。此证常见于心肌炎急性期，临床上绝大多数病例在就诊伊始即表现为本证。湿邪停留于体内，故低热，肢体倦怠，纳呆，大便稀，舌淡红，苔白腻，脉濡缓；心之气阳不足，则神疲乏力，面色苍白，四肢发凉，心悸，胸闷，脉结代或缓。此时当治以清化湿毒、益气温阳，视虚实之孰多孰少而各有侧重，临床常予藿连汤合参芪丸化裁，必要时可加入桂枝、淫羊藿等温振阳气之药。

【案二】患者，男，8岁，2001年7月24日入院。入院前有上呼吸道感染史，乏力倦怠、面色苍白1个月，伴有低热、纳呆、大便稀（2~3次/日）。查体：体温36.9℃，精神略差，咽部充血，双肺（－），心律不齐，心率54次/分，腹稍胀，四肢发凉，舌质淡红，苔白腻，脉濡、结。心电图示窦性心动过缓，二度Ⅰ型房室传导阻滞；心肌酶增高，谷草转氨酶35U/L，羟丁酸脱氢酶325U/L；X线胸片示心胸比例56%；心功能示左室收缩功能下降。

诊断：急性心肌炎。

辨证：湿毒留恋，气阳两伤。

治以燥湿清热、益气温阳为法。药用：苦参9g，大豆卷15g，藿香9g，川连3g，苍术15g，茯苓9g，黄芪15g，桂枝9g，郁金9g，甘草6g，水煎服，1剂/日。另予通脉液每次25mL，每日2次口服。治疗1周，患者大便恢复正常，低热消退。宗前法继续调治6周，乏力、面色苍白明显减轻，心肌酶恢复正常，心电图明显好转，示窦性心律不齐，

心率 67 次 / 分。门诊继续调治 6 个月，复查胸片心胸比例缩小至 52%，心功能恢复正常，诸证消失。

3 病程迁延不愈，治当益气温阳、化痰逐瘀

心肌炎迁延日久，湿毒化解，常表现气阳不足、内生痰瘀之证。心肺气虚，水津不布则痰浊内生，运血无力则心脉瘀阻，而见面色苍白，四肢发凉，胸闷，头晕，舌质淡，脉迟缓等症。临床上，陈教授常予益气温阳、化痰逐瘀之法，应用经验方"温阳复脉饮"治疗。该方由麻黄附子细辛汤合血府逐瘀汤化裁而来，临床应用每多取效。应用时可随症加黄芪、瓜蒌等益气、化痰之药。

【案三】患者，男，10 岁。1993 年 8 月 30 日就诊。患心肌炎 2 年余，经常出现乏力、心悸、胸闷、头晕、多汗等症状。查体：面色苍白，精神倦怠，咽稍红，双肺（-），心音略低，心律不齐，心率 52 次 / 分，腹软。舌质淡胖，苔白腻，脉迟缓无力。心电图示窦性心动过缓，二度 I 型房室传导阻滞；超声心动图示左心室扩大，室间隔运动幅度降低；心肌酶正常。

诊断：迁延性心肌炎。

辨证：气阳不足，痰瘀留滞。

治以益气温阳、化痰逐瘀为法，药用黄芪、制附子、麻黄、桂枝、淫羊藿各 9g，瓜蒌 15g，半夏、陈皮、郁金各 9g，丹参 15g，甘草 6g，水煎服，1 次 / 日。治疗 4 周，患儿自觉症状消失，四肢温，心率升至 64 次 / 分，窦房传导阻滞明显减少。继以原方化裁调治 2.5 年，心率始终为 60~76 次 / 分，心电图与超声心动图均恢复正常。

4 小结

湿毒侵脾攻心、耗气伤阳、痰瘀留滞是湿毒伤心所致心肌炎的主要病机环节。临床上，虽三者常相互转化、兼夹，而使证候表现错综复杂，但总属本虚标实之证，其本为气阳不足，其标为湿毒、痰、瘀。临证时，若抓住疾病在不同时期的主要病机转化特点，通过辨证论治，灵活选方择药，即可取得满意治效。

【评介】

陈宝义教授于 20 世纪 80 年代初，在国内较早创建了小儿心肌炎中医专科，对小儿病毒性心肌炎进行了深入研究，形成了一整套具有中医药特色的小儿病毒性心肌炎辨证论治体系。本文系胡思源教授从湿热邪毒、侵脾攻心角度，总结陈教授分期辨治儿童病毒性心肌炎的临证经验，文章发表于《中国社区医师》2013 年第 29 卷第 46 期。文章既总结了陈教授有关湿热邪毒感染所致病毒性心肌炎的分期施治原则，又以 3 例不同病程的心肌炎治效案例，还原了陈教授辨证立法、处方遣药过程，可资临床借鉴。

（朱中一）

三、陈宝义教授辨证治疗小儿哮喘的经验

【摘要】

哮喘是小儿时期常见的呼吸系统疾病，其治愈程度较低，具有较强的复发性。陈宝义教授从医 50 余年，临床经验丰富，创立了温肺化饮法治疗小儿哮喘，临床屡获奇效。本文将重点介绍陈宝义教授对本病的病因病机、治则治法、辨治经验等方面的独到见解。

【正文】

陈宝义教授是天津中医药大学第一附属医院儿科主任医师、教授、研究生导师，享受国务院政府特殊津贴，为全国第二批老中医药专家学术经验继承指导老师，国家中医药管理局"优秀临床人才研修项目"指导老师，"十一五"科技支撑计划名老中医临证经验、学术思想传承研究的全国百名专家，被誉为"天津市名医"。陈教授从医 50 余年，对小儿的病理生理、临床辨治也颇具心得，对儿科常见病、疑难杂症的诊治经验丰富，其倡导的温肺化饮法治疗小儿哮喘，临床屡获奇效，现总结如下。

1 本法的由来

哮喘是儿科常见呼吸道疾病，近年来发病率有逐年增高的趋势。临床以发作性痰鸣气喘，发作时喉间有水鸣声，呼吸困难，不能平卧为主要特征。本病因气候变化、情绪波动、饮食改变或接触异物而诱发，常反复发作，难以根治。陈宝义教授治疗本病，辨证用药有独到之处。根据其多年的临床经验，结合患儿的体质及地域特点，认为本病的病因病机表现在内因外因两方面。内因与顽痰内伏、肺气不足和脾气虚弱有关；外因系寒温失调或异物刺激。内因与外因相互作用引动伏痰，痰气交阻于气道，肺气郁阻，气机升降不利而诱发本病。由此可见"顽痰内伏"是本病的病机关键。

历代医家对哮喘的论述颇多，治疗原则也不尽一致。陈宝义教授对于小儿哮喘的治疗，考虑其因顽痰内伏，加之小儿肺气不足、脾气虚弱，使痰气交阻于气道，气机升降不利的病理机制，提出了"温肺化饮"的治疗法则。故治疗上重视化痰降气，在疾病的不同阶段，根据邪正盛衰变化，分别治之。

2 辨治经验

温肺化饮的治疗法则不仅适用于哮喘的发作期，亦适用于哮喘的缓解期。

2.1 发作期治以温肺散寒、化饮平喘

陈教授认为患儿平素内有伏痰，在外因的作用下，诸如感受风邪、风寒之邪、风热之邪，或素体蕴热而感寒等，易引动伏痰，气机不降而闭壅于肺，发为哮喘，此为本病发作期的基本病机。根据外部诱因不同，哮喘的辨证大体上可分为风寒、邪热两大类。

外感风寒之邪，内束于肺，引动伏痰而发病，寒饮伤肺咳逆而喘，则肺气逆。证见咳嗽气喘，喉间哮鸣音，咳痰清稀色白，鼻塞流清涕，寒热无汗，口不渴，舌苔白，脉浮紧等。此阶段应治以温肺散寒、豁痰化饮之平喘法，以小青龙汤为基础方加减使用治疗表寒

里饮之咳喘证。方用：蜜炙麻黄、桂枝、五味子、芍药、干姜、制半夏、细辛、甘草。药物剂量依患儿年龄、体质量及病情轻重加减。陈教授指出，风寒外搏，痰饮内伏，发为痰嗽气喘者，必须以小青龙加减施治。此方以发散为义，之所以用"青龙"为名，系此物东方木神，主发育万物。方中麻黄味甘辛温，为发散之主，表不解，应发散之，则以麻黄为君。桂枝味辛热、甘平，甘辛为阳，佐麻黄解表散之，用为臣药。芍药味酸微寒，五味子味酸温，两者为佐使，一则温肺阳而化饮，二则收肺气以定喘；又以半夏之辛滑降痰，细辛之辛润行水，则痰饮悉化为水气，自然涔涔汗出而解。临证时若喘甚加地龙、枳壳；若痰多加半夏、礞石。

若素体痰火内盛，或感受风热之邪，或因六淫化火而致痰火哮喘，证见有汗而身热不解，喘逆气急，甚则鼻翼煽动，口渴喜饮，脉滑而数。陈教授认为本证是邪热壅遏于肺所致，应治以清肺化痰定喘法。方用麻杏石甘汤加苏子、葶苈子、半夏、礞石。用药量随患儿年龄、体质量及病情轻重而变动。方中麻黄为君，能宣肺而泄邪热，取其"火郁发之"之义。但其性温，故配伍辛甘大寒之石膏为臣药，而且用量倍于麻黄，使宣肺而不助热，清肺而不留邪，肺气肃降有权，喘急可平，是相制为用。杏仁降肺气，用为佐药，助麻黄、石膏清肺平喘。炙甘草既能益气和中，又与石膏合而生津止渴，更能调和于寒温宣降之间，所以是佐使药。方中治肺热尤其用麻黄配石膏，一以宣肺为主，一以清肺为主，且都能透邪于外，是深得配伍变通灵活之妙，所以清泄肺热，疗效可靠。临证时常因肺热著而痰壅盛，故常加用葶苈子、半夏、礞石以降气化痰清热。

2.2 缓解期治以温化痰饮、培土固肺

小儿肺脏娇嫩，脾常不足，肺为水之上源，脾胃为水谷之海，若肺气虚衰，则治节无权，水液失于输布，津凝为痰；脾气不足，则运化失司，聚湿为痰。痰湿不化，气机阻滞，肺失清肃，均是痰饮产生的内在原因。所谓"脾为生痰之源，肺为贮痰之器"即为此意。痰饮内生，得不到及时治疗，日久变为顽痰。所以，对于哮喘患儿，平素注意避免痰饮内生，及时清除顽痰是必须遵循的法则。陈教授指出，对于哮喘缓解期的小儿，由于脾运失常，以致所食之物，不化精微而化为痰，此为内因，外因或由津液所化，或由水饮而成痰。痰壅则气滞，气滞则伤肺，气失下行之令，于是发为喘逆等证。故运用温化痰饮、培土固肺法，以六君子汤合三子养亲汤酌加温阳之品化裁使用，方中人参、白术、茯苓、甘草可补气，气充足以行其痰；半夏燥湿以制痰，陈皮利气以行痰。三子养亲汤中莱菔子消食行痰、苏子降气行痰、白芥子祛皮里膜外之痰。三者皆治痰要药，而又能于治痰之中各显其能，使食消气顺，喘咳日宁，则诸证自愈矣。由此可见，两方合用共奏温化痰饮、调补脾肺之功效，从而达到内化痰饮以固正气，外祛诱因以避发病，内外并重、标本同治的目的。

3 典型病例

患者男性，7岁，2010年1月16日初诊。主诉：间断咳喘2年，近2日咳喘发作。初诊：患儿近2年反复发作咳喘，每于冬季发作频繁。曾予抗生素、平喘药及麻杏石甘汤、定喘汤等治疗，取效不速，发作时间每长达1周。近2日感寒后咳喘再发作，夜间明显，痰多涎沫，纳佳，便调。患儿平素易感，形体偏胖，面色㿠白。查体：神清，精神可，咽

不红，双肺听诊可闻少许哮鸣音，心音有力，律齐。舌淡红苔薄白，脉滑。诊断为哮喘，证属寒饮伏肺。患儿平素面白体胖，此为素体脾虚失健，水谷不能化生气血，反酿生痰浊，饮伏于肺，于冬季感寒，触动伏痰，痰气交阻于气道而发咳喘。方拟小青龙汤加减以温肺化饮。处方：麻黄6g，细辛3g，干姜6g，炙甘草6g，杏仁10g，桃仁6g，白果10g，款冬花10g，葶苈子10g，半夏10g，瓜蒌20g，胆南星6g，石韦10g，五味子6g，射干10g，辛夷10g，防风10g。3剂，1剂/日，水煎服。2诊（2010年1月20日）：服药3剂后，患儿喘息止，偶有咳嗽，双肺哮鸣音消失。继以原方4剂以善其后。3诊（2010年1月25日）：患儿服药4剂后，咳喘止。

按语：观察患儿面色㿠白，形体肥胖，此为痰湿内盛体质。入冬屡感风寒，致咳喘反复发作，平素医者常以麻杏石甘汤或平喘汤配合西药治疗，往往取效缓慢而易反复。该患儿痰湿内盛，又感风寒入里化热引起本次发作。感邪初起，肺卫失宣，津液失布，表现外感寒邪、饮邪内蕴的病机特点。故给予小青龙汤加味温肺化饮，痰祛热清而发作止，缩短了病程，疗效显著。

4 体会

多数医者认为，小儿为"纯阳之体"，不宜使用温热药，而陈教授认为，小儿"纯阳之体"是指小儿如初升之太阳，生机旺盛，发育迅速，并非盛阳。小儿"稚阴未充，稚阳未长也"，阴阳都幼稚不足，故临床只要辨证准确，温药即可大胆使用。温药之用，本是八法之一。温法运用之要，在于"有是证用是药"，对于温法，陈教授以五脏为立足点，结合五脏的生理特点，以温散、温运、温通、温潜、温化等分而治之，或兼合治之，振奋阳气，促进小儿机体的康复。

外感之病初以"温散"法治之，中病即止。太阴脾土，得阳始运。在脾胃疾病的治疗中，推崇"温运"理念，如陈教授常说"脏寒生满病""腹满时减，复如故，此为寒，当与温药"等，倡导脾贵在运，而运脾贵在温运。脾以升为健，胃以降为用，临床上重视脾胃气机升降的调节，重视"温通"。

陈教授对于小儿哮喘的辨治独具匠心，认为小儿哮喘不论在发作期还是缓解期，都应从祛除痰饮入手。鉴于小儿哮喘大多病位未深，以肺脾为主，故更应重视脾胃之治，结合小儿"脾常不足"的生理特点，以健脾益气的方法从根本上杜绝痰饮的生成之源，抓住本病的关键所在。基于内外因并重，以内有伏痰为其基本病机的观点，不论在发作期还是缓解期，都从祛除痰饮入手，且对于祛除痰饮强调"温化"。

陈教授重视扶助阳气，喜用温药，并非排斥凉药。"一冷一热，一阴一阳，君臣相佐，阴阳相济，最得制方之妙，所以有成功而无偏胜之害"。温热药和寒凉药的合理配伍应用更加符合儿童的生理特点，合理的寒热配伍也扩展了治疗范围，从而达到相须相使的功用。在应用温药时，重视配伍监制，如麻黄汤佐黄芩、小青龙汤佐生石膏以防化热，麻黄附子细辛汤加地黄以防劫阴。同时，重视温药治疗时机的把握和治疗的时限，中病即止。如小儿寒哮，三剂小青龙汤即止，改用麻杏石甘汤清泻肺热以善后。

由此可见，陈宝义教授针对小儿哮喘"顽痰内伏"的病机特点，发作期倡导化痰降气，祛除外邪；缓解期则主张侧重健脾益气，培土生金，以绝生痰之源，治病求本，同时兼顾温化痰饮，标本同治，体现了《内经》"治病必求于本"的精神。

【评介】

陈宝义教授从医 50 余年，对小儿哮喘的因机证治规律独具匠心。本文论述了陈教授从"顽痰内伏"角度认识小儿哮喘病因，倡导"温肺化饮"为疾病基本治疗原则，临床针对疾病治疗，常结合发作、缓解的不同时期，根据邪正盛衰变化情况，分别施以"化痰降气，祛除外邪""健脾益气，培土生金"治法。文章由杜春雁、胡思源、魏建平、刘虹等老师整理，发表于《天津中医药》2015 年 9 月第 32 卷第 9 期。

（朱中　）

四、陈宝义教授运用七味白术散治疗小儿腹泻经验

【摘要】

儿童腹泻属中医"泄泻"范畴，是儿童时期的常见疾病，陈宝义教授从事中医儿科临床诊疗工作数十载，在小儿腹泻病的治疗上积累了丰富的临床经验。陈教授认为本病病因较多，且不同病程中可见病理产物侧重不同，但疾病总的病机主要责之于脾虚和湿盛，治疗当以脾胃为本，兼顾湿邪。临床上，陈教授常用"七味白术散"化裁以分期施治，且每获佳效。现将陈宝义教授治疗小儿腹泻的宝贵经验介绍如下，附验案三则，以资借鉴。

【正文】

小儿腹泻属中医学"泄泻"等病范畴，是以大便次数增多、粪质稀薄或如水样为特征的一种小儿常见病。小儿肠胃薄弱，脾常不足，寒暖不能自调，饮食不知自节，凡外感六淫，内伤乳食，均可导致脾胃功能失调而致泄泻。中医学认为，"夫泄泻者，注下之症也，盖大肠为传送之官，脾胃为水谷之海，或为饮食生冷之所伤，或为暑湿风寒之所感，脾胃停滞，以至阑门清浊不分，发注于下而为泄泻也"。陈宝义教授认为，小儿腹泻的病机主要责之于脾虚和湿盛，在治疗上采用七味白术散化裁治疗。

1 辨证论治

1.1 疾病初起，湿热困脾，治以清热利湿，和中止泻

疾病初起，多为湿热困脾，升降失司，清浊不分，混杂而下，临床常见发热、呕吐、腹胀、腹泻，大便为黄色或黄绿色稀水便或蛋花样水便，无腥臭味，日泻数次至数十次，伴见口渴、烦躁、脱水等症状。陈宝义教授在治疗时，多在七味白术散的基础上去部分健脾益气药物如人参、白术等，加入黄芩、黄连等苦寒清热燥湿药物，以达清热利湿、和中止泻之效。古云："泄泻不利小便，非其治也。"此指泄泻来势急迫，水湿聚于肠道，唯有分流水湿，从前阴分利，利小便而实大便；若下利较重，可佐以分利法，加六一散、车前子等清暑利湿，以达到分利水湿之效。

典型病例：刘某，女，6 岁，于 2004 年 7 月 27 日初诊。发热、呕吐、腹泻 2 天。2

天前始发热，体温 38~39℃。恶心呕吐，3 次 / 日，腹痛腹泻，黏液稀便，次频，失禁，曾在南开医院肌注"安痛定、洁霉素"无效。查体：精神可，肺（−），腹软，舌红苔黄腻，脉数。实验室检查和特殊检查：心电图示窦性心动过速。便常规：白细胞 3~4 个 / 高倍视野，红细胞 0~1 个 / 高倍视野。此为湿热困脾，升降失司，清浊不分，混杂而下，法当清热利湿，方拟七味白术散加减，方为藿香 10g，葛根 9g，云茯苓 10g，木香 6g，六一散 10g，黄连 6g，黄芩 9g，生石膏 15g，荆芥穗 6g，金银花 9g，白芍 12g，半夏 10g。3 剂。服药后，不热，不吐，大便稀，少许黏液，进食面汤少许，此时湿热已尽，以藿连保和汤善后。服药 4 剂后，纳食佳，无吐泻，二便调。

1.2 病情迁延，脾虚湿盛，治以益气健脾，化湿止泻

病情若迁延日久，多以脾虚与湿盛并见，表现为正虚邪恋的虚实夹杂之证。陈教授在治疗此类腹泻时，多在保留七味白术散原方大部分健脾药物的同时，加入清热化湿药物，以达攻补兼施之效；同时常佐以干姜，寓意较深，乃寒凉药中佐以温补之品，以防苦寒伤胃，又助健脾之功；另外，还常加入防风、白芷等风药，取其"风能胜湿"，又可振兴脾气之效。

典型病例：高某，女，3 岁，于 2004 年 6 月 22 日初诊。腹泻 2 周余。患儿 2 周前腹泻，大便 4~5 次 / 日，泻下急迫，量多，无黏液，无便前腹痛，不吐，胃纳少，小便尚可。查体：精神正常，皮肤弹性好，心肺（−），腹软，肠鸣音活跃，肛门周围红赤，舌红苔薄黄，指纹紫滞。此为湿热中阻，脾失健运，湿滞并走大肠。法当益气健脾，化湿止泻。方拟七味白术散加减。方为：葛根 10g，云茯苓 10g，白术 10g，苍术 10g，黄连 5g，黄芩 10g，干姜 4g，寒水石 20g，防风 10g，白芷 10g，六一散 10g。2 剂，水煎服。服药后，大便质较稠，夹有稀便，无稀水，无泻下急迫，3~4 次 / 日，余证平和。此为湿热之余邪留于中焦，脾失健运，清浊不化。故上方加藿香 10g，车前子 10g，神曲 10g。3 剂，水煎服。药后大便呈软便 2 次 / 日，余症平和。

1.3 疾病日久，脾肾阳虚，治以健脾益肾，固涩止泻

急性腹泻失治误治，病程迁延日久，多损伤脾肾，导致脾不能运，肾不能固，以致久泻不愈。临床常表现为大便稀溏，色淡不臭，面色萎黄，形体消瘦，神疲倦怠，舌淡苔白，指纹淡等症。陈宝义教授在治疗时，多保留七味白术散原方，将人参替换为党参；同时加入补骨脂等补肾之品，以达健脾益肾之效；值得提出的是，陈教授还常使用石榴皮，该药具有涩肠止泻之效，若腹泻虚多邪少、以虚为主之时，用之效若桴鼓。

典型病例：杨某，女，7 岁，于 2006 年 9 月 16 日初诊。腹泻伴腹胀 3 个月。3 个月前因腹泻，于外院诊为"急性肠炎"，服痢特灵等药热退，腹泻次数减少，每日 7~8 次，量不多，为不消化大便，腹胀，肠鸣，纳呆，消瘦，睡眠不安。查体：神疲气弱，面色萎黄，心肺（−），肠鸣音活跃，舌淡苔白，指纹淡红。此为脾肾阳虚，运化失司，水谷不化，下注大肠。法当健脾益肾，涩肠止泻，方拟七味白术散加减组成：藿香 10g，木香 6g，葛根 10g，党参 10g，白术 10g，云茯苓 10g，炙甘草 3g，补骨脂 10g，石榴皮 6g。7 剂，水煎浓缩 50mL，少量频服。药后，大便成形，每日 2 次，睡眠有所改善，精神好转，指纹淡红。继服 7 剂，大便正常，每日 1 次，精神好，纳增。

2 讨论

七味白术散原名白术散，由北宋中医儿科鼻祖钱乙创制，记载在《小儿药证直诀》中，由人参、茯苓、白术、藿香、木香、甘草、葛根组成。方中人参、白术、云茯苓、甘草健脾益气；葛根升阳止泻；藿香芳香化浊，消食助运；木香理气消胀。全方共奏升清健脾、化湿和中之效。自古以来中医就有"少不服参"之说，意思是对于生机勃勃的小儿来讲，不宜服用人参，故陈宝义教授在治疗小儿腹泻之时多不采用，必要时以其他参类代替，取健脾益气之效。

【评介】

本文系陈宝义名中医工作室负责人胡思源教授指导其硕士研究生陈倩整理撰写，文章以核心病机为切入点，总结了陈教授有关儿童腹泻不同病程的基本病机认识及相应治疗原则，概括了其运用七味白术散分期施治的化裁要点，并通过列举3个不同病程的腹泻病治效验案，还原了陈宝义教授运用七味白术散的治疗过程。文章受国家"十一五"科技支撑计划项目"陈宝义临床经验、学术思想传承研究"课题的资助，发表于《天津中医药》2015年9月第32卷第9期。

（朱中一）

第十八章
临床研究一般方法

第一节　中药临床试验设计与评价

一、儿科中成药的临床有效性探索

【摘要】

儿科中成药的临床有效性探索主要在新药的 II 期临床试验中执行。由于历史原因，目前已经上市的儿科中成药品种大多未进行过临床试验，其上市后临床再评价一般也可将有效性探索作为研究目的。本文阐述了儿科中成药有效性探索的内容，尤其是量效关系探索的设计与统计方法，同时总结了儿科中成药有效性探索的特点并提出可行性建议。

【正文】

儿科中成药包括成人儿童共用中成药和儿童专用中成药两类，多为中药复方制剂（第6类中药新药）。中医儿科自唐宋时期即为独立的临床分科，自古以来，中药饮片及制剂一直被广泛地直接应用于儿童人群。在我国，适用于小儿特有疾病或高发疾病的儿童专用中成药，其新药临床试验一般不首选成人，而是在临床经验、前期研究的基础上，直接将儿童作为受试者，进行探索性临床试验。对于成人儿童共用中成药，则按照"先成人后儿童"的原则，一般先选择成人做探索性试验，以后再外推到儿童。由于历史原因，目前已经上市的儿科中成药大多未进行过临床试验，其上市后临床再评价一般也可将有效性探索作为研究的首要目的。

1　中药临床有效性探索的内容

儿科中成药的临床有效性探索，主要在新药 II 期临床试验中执行。与成人中药一样，儿科专用中成药的临床有效性探索主要是量效关系探索，也包括适用人群探索、用药方式探索以及疗程探索等。其中，量效关系探索主要是研究在一定范围内药物的效应与用药剂量或血药浓度之间的关系，最终确定合理的初始剂量，同时按患者的特殊要求调整剂量及确定最大剂量，即超过此剂量不增加疗效，甚至会带来不能容许的副作用。量效关系研究可得出个体量效和/或群体平均量效关系结论，既能为确证性临床试验确定合理的给药剂量和给药方案，又能为注册管理部门做出科学判断提供依据，同时也是药品说明书的主要内容之一。适用人群探索主要是指所适用的疾病或证候人群的探索；用药方式探索是指用药次数、间隔的探索，对于大多缺乏药动学参数的中药适用；疗程探索是根据研究目的和适应证特点，探索中成药对于特定目标的最佳治疗时间。

中药的有效性探索贯穿于新药Ⅰ～Ⅳ期临床试验。Ⅰ期临床试验是初步的临床药理学及人体安全性评价试验，目的是观察人体对于新药的耐受程度和药动学，为制订给药方案提供依据。Ⅱ期临床试验是治疗作用初步评价阶段，目的是探索药物对目标适应证的治疗作用和安全性，也包括为Ⅲ期临床试验研究设计和给药剂量方案的确定提供依据。Ⅲ期临床试验是治疗作用确证阶段，目的是进一步验证药物对目标适应证的治疗作用和安全性，评价利益与风险关系，其中对次要研究目的和指标的评价则具有探索性质。Ⅳ期临床试验是新药上市后应用研究阶段，目的是考察在广泛使用条件下的药物疗效和不良反应，评价在普通或者特殊人群中使用的利益与风险关系以及改进给药剂量等，其中对特殊人群的有效性评价属于探索性研究范畴。

2 量效关系的研究方法

在量效关系的研究方法中，难点在于量效关系的设计和统计方法。

2.1 常用量效关系研究设计

量效关系研究主要在Ⅱ期临床试验中进行。其设计方法有选择性可变剂量滴定、固化可变剂量滴定、平行量效研究、交叉量效研究及自适应设计等。根据多剂量研究的目的，也可以选择相应的设计方法。

2.1.1 选择性可变剂量滴定

按照方案规定的剂量滴定原则，受试者接受的剂量逐渐增加，直至出现规定的目标效应。该方法适用于药物有效剂量范围相对宽、起效快，且适应证病情可逆转的事件，主要应用于Ⅱa阶段设计。

2.1.2 固化可变剂量滴定

方案中预先设计不同剂量及加量时间，每位受试者按照预定的滴定顺序逐渐上调剂量，并达到目标效应后中止试验。该方法同样应用于Ⅱa阶段设计。

2.1.3 平行量效研究

受试者被随机分配至几个固定的剂量组，以观察不同剂量的有效性和安全性。该方法设计简单、应用广泛（Ⅱb期/Ⅱ期阶段），但需较大样本量。

2.1.4 交叉量效研究

受试者在不同阶段接受不同处理的设计方法，不仅能估计群体平均量效关系，还可估计个体量效关系。目前该方法面临较多问题，如试验过程中需设立洗脱期，可能会导致病例脱落太多而影响试验结果，以及延滞效应无法判断等问题。

2.1.5 自适应设计

根据实际情况进行期中分析或多阶段设计，而不破坏试验的整体性。此方法是一种新的设计理念和方法，避免了传统设计方法中设置的剂量均过高或过低时，无法真实地探索量效关系，导致不良反应发生率增加或试验失败。结合中药临床前研究薄弱等特点，该方法更适用于中药量效关系探索的设计。

2.2 量效关系研究的统计方法

平行组设计在剂量探索试验设计中应用广泛，统计方法也较成熟。在平行组设计的基础上，当结果变量为定量指标时，主要运用的统计方法有多重比较（multiple comparisons，MCP）、模型方法（modeling approach，MOD）和多重比较与模型方法结合（MCP-MOD）等。

2.2.1 多重比较

在量效关系研究中，可通过多重比较确定最小有效剂量（minimum effeetivedose，MED），主要方法有 Dunnett 法、多重逐步比较法。Dunnett 法适用于 K-1 剂量组与一个对照组间效应差别的多重比较，通过比较每一个剂量组与对照组间效应差值可信区间的下限和有临床意义的非负界值来确定最小有效剂量。此方法需要校正检验水准。多重逐步比较法适用于 K-1 剂量组与一个对照组间效应差别的比较，与 Dunnett 法不同之处在于本方法不需要进行校正。把多重比较分割为逐步递减的多个假设检验，接受任何一个无效假设时，该过程即终止。

2.2.2 模型方法

模型方法的基本思想是将剂量作为连续的定量变量，根据预先指定的参数模型，构建剂量与临床效应间的函数关系。构建的模型用于检验是否存在量效关系，以估计达到目标效应的剂量。该法适用于反应变量为严格单调分布的资料。

2.2.3 多重比较与模型的结合应用

根据临床前研究确定的、所有可能的量效关系模型，构建量效关系模型集。针对每一个模型计算最佳对比系数（optimum contrast coefficients，OCC），从而得到该模型的最佳对比检验。有统计学意义的检验结果可作为确定量效关系存在的证据。

3 儿科中成药有效性探索的特点

儿科中成药多为复方制剂，研究基础以临床经验、小样本临床观察以及临床前药效学研究、毒性试验为主，缺乏有效性剂量爬坡探索和药动学研究，药物的量效曲线形态（S 形和倒 U 形曲线）、最小有效剂量、最大有效剂量及有效剂量范围也不明确。主要有需要临床探索的内容多、难以建立完整的量效关系曲线并准确估计剂量两大特点。

3.1 需要临床探索的内容多

目前，儿科中药新药的基本研发模式为"病＋证"，大多数中成药的研究基础相对薄弱，需要临床探索的药物作用特点较多。对于儿童专用中成药（多为第 6 类复方制剂），其立题思路保持和突出了中医药特色，一般有明确的适应疾病和证候，可以进行剂量探索，必要时增加适应病种、疗程、给药次数的探索。对于成人儿童共用中成药的第 1、5 类中药新药，可以按照化学药的研发模式，先在成人进行剂量探索、证候探索等。

3.2 难以建立完整的量效关系曲线并准确估计剂量

中成药，特别是复方制剂，大多具有成分复杂、作用多靶点、药理活性相对较低以及缺乏基础研究等特点，根据临床经验确定的剂量较大，且有效剂量范围较小，不利于多剂量组递增设计。中药的疗效作用多针对疾病，这导致量效关系研究方法受到限制，如剂量滴定、交叉量效的研究方法适用于降压、止痛、平喘等速效对症治疗药物的试验设计，而不适用于卒中、抑郁症、肿瘤等针对疾病的药物。平行量效的研究方法普遍适用于对症、对病的药物研究。在研究中设计3~4个剂量组则难以建立完整的量效曲线，无法准确估计最小、最大有效剂量及其范围。如设计可能建立完整量效曲线的6~7个剂量组，实现量效曲线拟合，不仅剂量设置和临床操作困难，而且受到伦理学的限制。

4 结语

目前情况下，儿科专用中成药的临床有效性探索主要是量效关系探索，也包括适用人群探索、用药方式探索以及疗程探索等，主要有需要临床探索的内容多、难以建立完整的量效关系曲线并准确估计剂量两大特点。

由于儿科中成药一般按年龄段使用不同的剂量，若各年龄段分别进行临床有效性探索，则数倍地增加了样本量，临床操作困难，研发成本增加，现阶段在国内的可行性差。目前可行的方法是采用疾病高发的小儿年龄段进行探索性研究，再将有效剂量外推到其他年龄段。如本机构进行的一项儿科中成药的Ⅱa期探索性临床研究，即选择小儿咳嗽变异哮喘的高发年龄段（5~7岁）进行剂量探索性研究。无论中药新药，抑或上市品种，其临床有效性探索设计均应重视前期研究基础，包括临床经验、前期临床研究、动物药效学试验等，尽量做到有的放矢。

【评介】

中药的有效性和安全性评价贯穿药物研发的整个周期。其中，有效性探索一般包括适应证定位、适用人群、用法用量、疗程等。本文由胡思源教授执笔，讨论了新药临床有效性探索的内容，详细阐述了量效关系的研究设计和统计分析方法，重点总结儿科中成药有效性探索的特点，并对探索过程提出了可行性建议。文章发表于《药物评价研究》2015年2月第38卷第1期，为国家科技重大专项"十二五"重大新药创制支持课题。

（杨金玉）

二、关于儿童中药新药临床试验设计与评价特殊性的几点思考

【摘要】

参考国内外相关法规、技术指导原则及儿科学文献，从研发策略、儿童年龄分期与分层设计、用药剂量、安全性评价特点及儿童临床试验伦理学原则等方面，提出了对儿童中药新药临床试验特殊性的几点思考。

【正文】

儿童在《中华人民共和国民法通则》中称为未成年人，系指未满 18 周岁的公民。以儿童为受试者的中药新药临床试验，应由有经验的儿科专业研究者参与设计。

1 儿科中药新药的研发策略

根据适用人群范围，儿科中药新药可以分为专门用于儿童特有或发病率高的疾病的药品和既用于成人又用于儿童的药品两类。属于中药注册分类第 1、5、7、8、9 类及补充申请的药品，都可能开发或扩展适用年龄范围成为儿科中药新药。

对于有儿童临床应用经验的第 6、7、8、9 类儿科中药新药，可以同时进行有临床证据支持的、包括青春期和婴儿期在内的整个儿童时期的探索性或 / 和确证性临床试验。由成人扩大适用范围到儿童的补充申请品种，如没有充足的临床证据支持，一般首先进行探索性临床试验。

由成人扩大适用范围到儿童的第 1、5 类中药品种，如条件具备，推荐在临床试验（主要是安全性研究）的同时，进行儿童群体药代动力学研究，其结果足以为适应证相同、疾病过程与成人近似、治疗结果可比的此类品种提供合适的儿童临床应用信息。基于伦理学考虑，一般不用儿童受试者进行 I 期人体耐受性试验和经典药代动力学试验。

儿科用药应尽量开发成儿童容易接受的剂型，在药品的剂量、规格、包装、颜色、气味等环节采用相应的技术手段，以便于临床使用，提高儿童患者的用药依从性。

2 儿童的年龄分期与试验设计

儿童的年龄分期，国内外有多种划分方法，但任何划分标准都是人为的。《ICH 三方协调指导原则·E11》将小儿时期划分为早产新生儿 / 足月新生儿（0~27 天）、婴幼儿（28 天 ~23 个月）、儿童（2~11 周岁）和青少年（12~18 周岁）。在中国，一般采用《诸福棠实用儿科学》新生儿期（胎儿娩出断脐时起至生后 28 天）、婴儿期（出生后满 28 天 ~1 周岁）、幼儿期（出生后第 2 年和第 3 年）、学前期（3~6 周岁或 7 周岁）、学龄期（6~7 周岁至 11~12 周岁）和青春期［11~12 周岁至 17~18 周岁（女）、13~15 周岁至 19~21 周岁（男）］的分期方法。

儿科中药新药 II、III 期临床试验，除非新生儿疾病或某些高发于青少年的疾病，一般不选择新生儿和青春期儿童作为注册前临床试验的受试者。1 周岁以内，特别是 6 个月以内的婴儿，若非高发于此年龄段的适应证，一般也不建议纳入。但在 IV 期临床研究中，可以适当扩大纳入的年龄范围。根据品种特性和目标适应证，也可以选择高发病年龄范围作为受试者，以减少样本量，节约研发成本。

适用范围涵盖整个小儿时期，特别是对生长发育（包括性发育）可能有影响的品种，必要时可以按照青春期、儿童期（1~14 周岁），一直到婴儿期、新生儿期的顺序依次进行临床试验。一般情况下，这些年龄分期之间的小儿器官系统的成熟度存在很大差异，建议分别设计探索性试验，以降低相对小年龄段受试者的临床试验风险。

儿科中药新药临床试验可以采用年龄段分层设计。从发育生物学和药理学角度来看，1~2 周岁小儿，药物吸收、清除的大多数途径（胃肠道系统、肝脏和肾脏）已经基本发育成熟，多数药物的清除能力与成人近似，甚至还可能超过成人，因此，在1~2周岁至14周岁年龄范围进行的年龄分层，其目的主要是保证各年龄段患儿均衡入组和按年龄段给予不同的药物剂量，并非一定需要得出层内的有效性和安全性结论。

3 儿童的用药剂量

儿科中药品种的使用剂量一般按年龄段确定，小儿年龄越小，基础代谢越旺盛，因此，多数情况下，儿童的用药剂量按千克体重计算相对较成人略多。中药新药第6、7、8、9类及补充申请品种，为方便临床使用，一般按年龄段计算给药剂量。由成人扩大适用范围到儿童的中药品种，一般采用由成人量按儿童年龄段折算用量的方法。可以参考国家中医药管理局《中成药临床应用指导原则》等标准，或根据所划分的各年龄段小儿体重，进行折算。

根据各年龄段平均体重折算的药物使用剂量，年龄段划分越细就越精确，但需要的药品规格也就越多，临床用药越繁琐。因此，对于具体儿科中药品种，可以根据品种特性、适应证特点和临床经验，合理地划分为一个或多个年龄段并分别计算使用剂量，而不必拘泥于国内通用的年龄分期方法。对于多数复方中药新药来说，过于粗略或过于细致的年龄分段用药都是不可取的。临床试验中，为保证相同剂量使用人群的组间均衡，其年龄段划分最好与分层设计的年龄段相吻合。

适用于儿童的中药新药第1、5类品种，可以按千克体重或体表面积推荐用量，最大可达成人剂量。

4 儿科中药新药临床安全性评价特点

与年龄（发育成熟度）相关的毒性反应，以及对生长发育的影响，是儿科药物临床安全性评价的特点。

依据发育生物学，未成年人虽可分为新生儿、婴幼儿、儿童和青少年几个年龄段，但实际上是一个连续的生长发育过程，其中枢神经系统、肝胆系统、肾脏、胃肠道系统、骨骼系统、内分泌系统、免疫系统、血液系统、肺脏、心血管系统、皮肤黏膜及Ⅰ相、Ⅱ相酶活性等，成熟速率各有不同，且存在个体差异。机体器官系统的发育不成熟，可以通过药物的直接作用，或影响药物的分布和清除，导致毒性反应的发生。中药新药第1、5类及扩大适用范围至小年龄段人群的药品，一般缺少小年龄段人群的临床应用经验。临床试验中，应结合非临床安全性评价（包括幼年动物）结果、大年龄段人群的临床应用经验等，密切观察药物可能发生的、与年龄相关的毒性反应。如条件具备，应进行群体药代动力学研究，寻找药物清除可能显著改变的年龄"转折点"，以指导上市后（包括Ⅳ期临床试验）的合理用药，减少毒性反应的发生。

儿科中药新药，特别是疗程相对较长的品种，应考虑其对生长发育的可能影响。如有前期研究数据预警，需要预测风险，决定是否进行临床试验。对于青春期、学龄期儿童，试验中常需要关注药物可能的、对生长发育相关激素（如促性腺激素、性激素、生长素和甲状腺激素）的干扰作用以致妨碍发育或性早熟，同时应观察药物对性器官形态、生殖功能及第二性征发育的可能影响；对于婴幼儿、学龄前期儿童，可以采用身长/高、体重及其综合评价、生长监测、智力发育监测等方法，观察药物对小儿体格生长和智能发育的可能影响。骨骼发育贯穿整个儿童时期，若有需要，可以骨龄（如顾氏图谱法）为指标，评价药物对骨骼发育的可能影响。需要指出，在确定药物对骨骼、行为、认知、性功能和免疫系统等的成熟和发育的作用时，可能需要做较长期的临床观察。

此外，应重视采用与年龄相适应的安全性理化指标的参考值范围和临床评价方法。尽可能采用非创伤性检查手段，控制检查的次数和程度及侵入性操作，以及采用灵敏的分析方法以尽量减少采血量。应规定出于研究目的的最大采血量，供伦理委员会审查批准。

5 儿童临床试验特殊的伦理学问题

儿童一般不具有完全民事行为能力，属于弱势群体。为保护其权益，使之不承担过高风险或痛苦，其临床试验应遵循一些特殊的医学伦理学原则。

从法律意义上讲，儿童参加临床试验，一般只需获得其法定代理人签署的知情同意书，但研究者有责任根据儿童的年龄，用其所能理解的语言和措辞，告知受试儿童全面的研究相关信息并取得其同意。对于10周岁以上具有部分民事行为能力的儿童受试者，可以同时签署知情同意书。研究实施过程中，儿童受试者对于中止某项与研究相关的操作和退出研究的愿望均应受到充分尊重。一般而言，儿童受试者的任何反对与不配合临床研究的行为，均应得到尊重和认真考虑。根据《中华人民共和国民法通则》16周岁以上、不满18周岁的未成年受试者，如其以自己的劳动收入为主要生活来源，法律上视为完全民事行为能力人，应由本人签署知情同意书，但研究者应建议他们让父母知情，并可以同时签署知情同意书。

儿童临床试验中，除一般临床试验应必备的医疗与保护措施外，还应考虑针对不同年龄段儿童的心理和医学支持，并考虑对于受试儿童的隐私保护。

【评介】

近年来儿童中药注册类临床试验逐渐增多，在此背景下，作为儿科中药品种上市前的重要环节，如何高质高效开展一项儿童中药临床试验成为推动儿童中药研发的首要问题。为此，胡思源教授带领钟成梁、杨娜等，学习了国内外相关法规、技术指导原则及儿科学文献，从儿童中药临床试验相对于成人的特殊性出发撰写了本文，发表于《中医杂志》2013年5月第54卷第9期。文章重点阐述了儿童中药新药临床试验的研发策略、儿童年龄分期与分层设计、用药剂量、安全性评价特点及儿童临床试验伦理学原则等，以期为儿童中药新药临床试验设计提供借鉴。

（栾奕博）

三、儿童中药新药Ⅳ期临床试验设计的几点思考

【摘要】

参考国内外儿童中药新药临床试验的相关法规与文献，并结合笔者的实践经验，对儿童中药新药Ⅳ期临床试验在试验目的、总体设计、诊断标准选择、病例纳排标准、给药方

案、有效性评价、不良反应观察、试验流程、统计分析及伦理学要求等方面应注意的事项提出了自己的看法，以期为儿童用药Ⅳ期临床试验及上市后再评价研究设计提供借鉴。

【正文】

Ⅳ期临床试验为新药上市后应用研究阶段，是新药临床试验的一个重要组成部分，是上市前新药Ⅰ、Ⅱ、Ⅲ期临床试验的补充和延续，既可以验证上市前临床试验的结果，也可以对上市前临床试验的偏差进行纠正，更重要的是可以弥补上市前临床试验缺乏的资料和信息，从而为临床合理用药提供依据。儿童作为特殊群体在药品开发研制中区别于成人，通过针对儿童的临床试验，来检测药物的安全性、有效性，为儿科合理用药提供依据。

1 试验目的

根据《药品注册管理办法》，是在广泛应用条件下对上市新药的有效性和安全性考察，可有一个或多个试验目的，主要包括：应用于合并严重肝肾功能损害患儿的安全性和有效性评价；与西药联合应用的安全性和有效性评价；扩大儿童年龄范围的安全性和有效性评价，主要指由低年龄段向高年龄段扩大或高年龄段向低年龄段扩大；辨病用药（扩大证候）的有效性和安全性评价；扩大病情类型或疾病亚型的有效性和安全性评价；观察部分病例长期治疗的安全性和有效性等。以上广泛应用条件，主要指注册前Ⅱ、Ⅲ期临床试验为保证受试者安全或根据有效性评价需要而排除的某些情况。Ⅳ期临床试验的目的，主要是广泛应用条件下的有效性探索和安全性观察。同时，也可以对有效性进行进一步确证性研究，作为注册前临床试验的补充。

2 试验总体设计

一般采用开放试验，不强制要求设立对照组。根据试验目的，可以同时在Ⅳ期临床试验框架内，独立设计一个或多个随机对照试验（RCT），以弥补前期研究有效性或安全性证据的不足。RCT设计应遵循对照、随机、盲法、多中心、优效/非劣效/差异性检验等方法。此外，队列研究、病例对照研究等，也可以用于Ⅳ期临床试验的设计。

根据试验目的，Ⅳ期临床试验可以设计若干个亚组，以比较不同干预措施的有效性和安全性。

Ⅳ期临床试验的样本量是按照安全性观测的要求制定的。《药品注册管理办法》规定不能少于2000例。对于具体安全性试验目的，可以要求试验病例数不少于100例或300例，在设定一类错误不超过5%、二类错误不超过20%的情况下，可以发现发生率为3%或1%的不良反应。若包含RCT，则需要进行有效性样本量估算。

3 诊断标准的选择

临床研究中，疾病的诊断按优先顺序一般采用国际统一标准、国内统一标准、地方性学术组织标准或权威著作（如《诸福棠实用儿科学》）、教科书（《中医儿科学》）标准。疾病诊断应以西医病名与中医病名/证候相结合的方式。西医诊断标准对疾病有不同分型（或分期分度分级）的要列出分型（或分期分度分级）。中医病名诊断对疾病有不同分类

（或分期）的要列出分类（或分期）标准。中医证候诊断标准内容一般应包括主症和次症，主症和次症宜分别列出，要注意到中医舌脉特征，并特别注意证候的特异性指标或特征性指标。

4 受试者的选择

Ⅳ期临床试验的纳入、排除标准，相对于Ⅱ、Ⅲ期临床试验应更加宽松，使之适应临床应用的实际情况，如在年龄、肝肾功能、合并疾病等方面都应适当放宽。当研究目的是观察药品在特殊人群中的有效性和安全性时，则必须选择相应的特殊人群。

5 给药方案

Ⅳ期临床试验用药品一般为上市后品种，其进药、贮存、发放、回收等，应按上市后药品管理，可以有偿用药。部分临床单位可能要求免费供药，应在药品包装上写明"仅供临床研究用"字样，可以按照注册前临床试验模式管理。

在Ⅱ、Ⅲ期临床试验中，为不影响对药物疗效及安全性的客观评价，对合并用药有严格的规定。Ⅳ期临床试验除说明书上的用药禁忌外，通常情况下对合并用药不做严格的规定，而且符合临床实际的联合用药、临时用药的有效性和安全性评价，也是Ⅳ期临床试验的重要研究内容。

6 不良反应的观察

除一般性的安全性观察外，儿童中药新药Ⅳ期临床试验，特别是疗程较长的品种，需要对具有儿科特点的安全性予以高度关注，明确常见不良反应，发现少见不良反应，并注重观察儿童生长发育指标，如身高、X线骨龄、性激素、行为量表等。

Ⅳ期临床试验属于上市后评价范畴，其严重不良反应的报告，应按照《药品不良反应报告和监测管理办法》以及各医疗机构的管理制度执行。《药品不良反应报告和监测管理办法》规定，药品生产、经营企业和医疗机构发现或者获知新的、严重的药品不良反应应当在15日内报告省、自治区、直辖市药品监督管理部门和国家药品不良反应监测中心，其中死亡病例须立即报告；其他药品不良反应应当在30日内报告。有随访信息的，应当及时报告。对于包含设计对照组的RCT，应设计紧急揭盲程序。

7 有效性评价

Ⅳ期临床试验的有效性评价，一般属于探索性研究范畴，探索在广泛应用条件下的有效性。对于亚组病例的确证性有效性评价，应进一步设计新的RCT或病例对照研究、队列研究等循证评价方法。根据适应证的不同，Ⅳ期临床试验的有效性观察指标与注册前临床试验基本相同。目标适应证范围应遵循药品使用说明书，如超范围用药，应通过伦理审查获得受试儿童及家长的知情同意。

关于疗效评价标准，注册前临床试验一般推荐以临床意义为基础的两分类指标或计量指标。对于Ⅳ期临床试验，建议选择有序尺度的多分类等级疗效指标，以适应临床实际的需要，如常用的"痊愈、显效、进步、无效"等。对于中医证候的疗效评价，推荐采用有量表学研究依据的标准，或《中药新药临床研究指导原则（试行）》标准等。

8 试验流程

Ⅳ期临床试验一般无须设置导入期。至少设置基线、治疗观察结束两个时点。根据指标评价需要，治疗观察期内可以设置中间访问时点。门诊受试者，需要每日记录 1 次或多次者，应设立受试者日志。根据品种特点、试验目的和指标观察需要，考虑是否设置有效性随访期。试验中出现不良事件，应随访至恢复正常或稳定。

9 统计分析

Ⅳ期临床试验一般不设对照组，只需采用描述性统计分析方法。由于试验样本量至少达到 2000 例，根据不同的研究目的，可以进行亚组之间的比较分析，并注意基础用药、合并用药等因素的影响。包含 RCT 的设计，采用相应的统计学方法。

10 知情同意

Ⅳ期临床试验即为临床试验，均应完成知情同意过程并签署知情同意书。《中华人民共和国民法通则》规定，"不满 18 周岁为未成年人"，即儿童。从法律意义上讲，儿童参加临床试验，一般只需获得其父母（当然法定代理人）的知情同意。对于 10 周岁以上的限制民事行为能力的儿童，一般也应取得其知情同意，并与其父母同时签署知情同意书；对于 10 周岁以下的儿童，研究者应对其年龄所表现出的任何反对与不配合临床研究的行为给予尊重；对于 16 周岁以上、不满 18 周岁的未成年受试者，如其以自己的劳动收入为主要生活来源，法律上视为完全民事行为能力人，应由本人签署知情同意书，但研究者应建议他们让父母知情，并可以同时签署知情同意书。知情同意书的文字表达，一般以 9 年级儿童能读懂为标准。

为了保护儿童的利益，使其免受伤害，作为保护受试者权益重要措施的知情同意和知情同意书，在遵循一般医学伦理学原则基础上，还应考虑儿童心理、思维发育尚未完全的特点，本着保护儿童这一弱势群体合法权益、尊重儿童意愿的精神进行设计与操作。

11 结语

Ⅳ期临床试验是国内外新药上市后临床评价的一个必需过程，对于完善新药的安全性信息、进一步明确在广泛应用条件下的有效性具有重要意义。本文提出了儿科中药Ⅳ期临床试验设计的技术要点，希望为同道在Ⅳ期临床试验及上市后再评价研究设计中提供借鉴。

【评介】

中药新药Ⅳ期临床试验是上市前新药Ⅰ、Ⅱ、Ⅲ期临床试验的补充和延续，既可以验证上市前临床试验的结果，对数据和结论的偏差进行纠正，也可以弥补上市前临床试验缺乏的资料和信息，为临床合理用药提供依据。本文由胡思源教授指导，沈雯博士执笔，参考国内、外相关研究，并结合团队实践经验，从试验目的、总体设计、诊断标准选择、病例纳排标准、给药方案、有效性评价、不良反应观察、试验流程、统计分析及伦理学要求等 10 个方面，总结了中药新药Ⅳ期临床试验的设计技术要点。文章发表于《药物评价研究》2014 年 6 月第 37 卷第 3 期，属于"十二五"重大新药创制项目"儿科中药新药临床评价研究技术平台规范化建设"课题。

（杨金玉）

四、中药儿童群体药动学试验设计要点

【摘要】

儿童由于身体发育尚未完善，药物在体内分布代谢有其自身的特点，且在不同年龄、体质量区间的差别很大，使得儿童用药剂量不能简单地参考成人用药剂量进行折算。群体药动学是研究目标人群药物代谢参数的有效方法，尤其适用于儿童这一特殊群体，可有效避免经典药物代谢取血点多所带来的伤害，并可充分了解协变量影响因素的大小，可见掌握药物在儿童中的群体典型值意义重大，提出了中药在儿童群体中开展药动学研究的试验要点与技术方法。

【正文】

儿童作为特殊患病人群，用药往往多以成人剂量折算，或靠临床经验确定用药方案。然而，由于儿童生理病理情况与成人差别较大，即便同为儿童，处于不同年龄阶段，个体间的差别也会较大，这就使得传统用药估算方法缺乏合理性，药量不足造成疗效不理想，药量过大使不良反应增多，有些中药还可促进儿童性早熟。依据药动学参数确定用药方案是一种科学有效的方法，虽然现在的分析方法所需检测血量已经很少，但由于经典药动学取血次数多，取血时间要求严格，个体化影响因素强，并涉及伦理争议等原因，使其很难在儿童这一特殊群体中开展，而群体药动学的方法能够较好地解决这一问题。

1 基本方法

群体药动学（population pharmacokinetics，PPK），即药动学群体分析法，其改变了获取个体药动学参数的途径，是将经典的药动学基本原理和统计学模型相结合，分析药动学特性中存在的变异性（即 PPK 参数，包括群体典型值、固定效应参数、人体间变异、个体自身变异），研究在给予标准剂量方案时，药物在某一特定群体中的体内过程规律、药动学参数的统计分布及其影响因素，属于仿真临床试验（clinical trial simulation，CTS）。

PPK 的基本设计思想是通过建立药物代谢动力学和统计学模型，以各种拟合方法考察固定效应和随机效应的影响，估算出一组药动学参数，使得由模型求出的拟合值与实际值之间的偏差最小。在 PPK 研究中，群体药动学模型的建立是研究重点，可获得的参数包括吸收速率常数、分布容积、清除率、半衰期、浓度时间曲线下面积、峰浓度、房室间交换速率常数等。

PPK 与传统的药动学相比，具有取样点少、取样时间灵活、无须均衡设计等优点，可直接考察患者的各种变异来源及变量间的交互作用，设定更加符合临床实际的用药方案，更加适用于老年、儿童、危重病人等不宜采集密集血样的对象，及治疗指数狭窄的药品。PPK 可用于新药临床前动物实验到临床试验的各个阶段，但由于其所需受试者数量较大，更加适用于 Ⅱ、Ⅲ 期临床试验及上市后的再评价研究。借助 PPK 方法，研究人员可以全面了解药品在某一人群中，影响剂量 – 浓度 – 效应发生变化的病理生理因素，解释个体

差异产生的原因，从而改进用药方案并为制定药品说明书提供资料。对于调整剂量后，在目标人群中仍不能将药动学差异控制在安全范围内的药品，研究者应考虑是否中止新药的开发。

2 应用原则

新药的 PPK 研究最好以传统药动学为基础，了解新药的房室模型，以及在人体内的主要排泄途径等基本信息，同时应具有对成分指标灵敏、特异的检测方法，必要时能够区分测定原形药及其具有临床意义的代谢产物，并能证实测定成分的血药浓度与新药毒性和疗效的相关性。

PPK 研究要考虑纳入儿童的年龄、样本量等能否为目标适应人群提供足够的年龄组段信息。若对影响药动学相关因素（如合并治疗、并发症）进行研究，则应有足够数量的携带或未携带被考察因素的受试者，并应认真计划临床样本收集时间表，详细论述群体模型的建立、确定和验证过程。

由于中药所含成分的复杂性和效应成分的不确定性，多选择 1 类或 5 类中药新药进行PPK 研究。1 类中药新药要求其有效成分达 90% 以上，该成分的测定具有很好的代表性，其 PPK 研究与化学药物相一致。5 类中药新药由于有效部位占总量的 50% 以上，尚存在未明确的成分，可选择具有代表性的几个有效成分作为定量测量目标，采用中药复方总量统计矩阵法，建立多成分药物代谢网络动力学数学模型，进行 PPK 研究。

3 试验设计

PPK 研究无须单独进行临床试验，通常利用在 II、III 期临床试验中收集的血样进行分析。然而不能简单地认为群体分析仅需少量取样点，必须进行合理的试验设计。试验设计时应考虑临床实际操作难度，合理设计患儿的数量、每例儿童的取样次数、样品的取样时段和最后计算结果的准确性。不同的试验设计对结果有显著性影响，并可能导致完全不同的结果。

3.1 预试验

可选择 30~50 例目标人群患儿，以了解药物在体内代谢的基本情况，建立基础的药动学模型。探知影响因素变异的大小，根据结果对试验设计做出必要调整，并对成分检测的方法和条件进行摸索。

3.2 试验设计的要素

3.2.1 采样设计的方法

主要有 3 种方法：1）单个谷浓度采样设计，多选择连续给药达稳态后，在下次给药前从每个患者身上采集单个样品的设计，可定性地确定相关协变量及其在亚组人群中的差异，但不能区分变异的组成，不能提供表观清除率以外的参数。由于要达到稳态血药浓度，只能用于按间隔小于或等于药物半衰期给药的药物。2）多个谷浓度采样设计，一般在接近药物稳态谷浓度时，从大多数或全部患者身上采集 2 个或更多个样品的设计，通过固定某个参数如吸收速率常数来估计其他参数，确定对其余参数估计值产生最小影响时的固定参数值。3）完整的 PPK 采样设计，是在给药后于多个时间点（一般为 1~6 个）在患者身上采集样品的设计，取样时间随机分配，可获取每个患者在不同时间点的多个药物浓度，描述 PPK 特征。

3.2.2 样本采集

采集血样有直接静脉穿刺和静脉留置针 2 种方法，但出于伦理学的考虑，儿童群体药动学研究通常在正接受药物治疗的患儿中进行，更加适合静脉内留置针的方式收集血样，以避免反复穿刺造成的疼痛及局部不良反应。应注意所采集的血样来自体循环，而不是使用器械时产生的储留样品。若取用血浆应尽快进行血细胞分离，距离血样采集时间尽量小于 30min。然而取用血清时则应保障有足够的凝集时间后再进行分离，此时将血样置于冰上凝集可延长产生的不良影响。

此外，脑脊液、支气管液样本为有创采集所得，仅在临床十分必要时使用，当尿样、唾液等样本与血样有明确相关性时，则应考虑使用无创样本。采集尿液样本宜用加入质量分数 0.05% 叠氮化钠的容器盛放并置于冰上。由于采样时间对于结果的影响至关重要，可以引进药物临床试验数据管理软件系统来记录采样时间。

3.2.3 样本量的设定

增加试验人数可显著改善药代模型参数的估计值。样本量的设定应考虑固定效应参数的多少，固定效应参数越多所需样本数越大，研究 PPK 的样本最少应有 50~100 例，若要得到较好的 PPK 参数，样本量应为 300~500 例。

3.2.4 取样点数的设计

增加每个个体的取样点数会改进参数的预估，但这种改进程度不如增加个体人数的效果好。实际研究中可结合临床环境、具体药物的研究需要设定，每例儿童很难获得 4 个以上的采血点。在允许的情况下应尽量增加个体的取样次数，对于改善结果有很大帮助。当取血点数稀少时，可参照成人药动学参数来代替儿童固定 PPK 模型中的某些参数，如吸收速率常数，从而成功建模。非稳态时，房室模型和所估算的参数个数对信息量采集要求不同，如二室模型取 3 点以上，而一室模型则可取 2 点以上；稳态时，采集不同给药剂量下稳态的平均浓度、峰浓度或谷浓度，仅有 1 个取样点也可加入计算。

3.2.5 取样时间的设计

该项设计比较重要，对最终估算结果有显著影响。取样时间非稳态时，总体的取样点应相对均匀地分布在药物体内过程的吸收、峰值、分布和清除各个阶段，个体取样时间可随机分配。稳态时可分为稳态谷浓度、峰浓度、平均稳态浓度 3 种方式，实际工作中多选择稳态谷浓度取样点。此外，可运用模型模拟评价设计要素和产生的假设结果，从而优选最佳取样时点，根据已知的血药浓度 – 时间关系，计算出 PPK 参数和这些参数的偏差。还可采用 Fisher 信息矩阵法，以 Win POPT 程序估算最佳取样点；或采用 Pharsight 公司的 Trial Simulator 程序进行最佳取样点的估算。

3.3 其他方面

应注意儿童年龄对参数估算的重要影响，可按年龄进行分层。还应注意记录数据的准确性和完整性，如患儿的病情病程、合并治疗情况、肝肾功能、服药持续时间等。需要时可对亚群分层条件加以规定，使试验人群按体征如性别、年龄、体质量等分类后再进行统计分析，得到的药动学参数被称为次群体药动学参数，其准确度有所提高。采样设计除上述有关内容外，还应注意对采样的时间要求给予规定说明，如清晨空腹取样或于下次给药前取样等。

4　生物样本及数据分析的基本要求

用于对被考察的生物样本中的药物和代谢产物进行定量测定检验方法的回收率、精密度、灵敏度、特异性和重现性等均应满足要求。理想情况下的样本分析方法应相对快速、灵敏、准确、易接受，且仅需微量体积的样品。此外，还可进行蛋白结合情况的研究。

儿科 PPK 的基本目的是可以对儿科用药的剂量进行调整，以达到与成人中观察到的药物全身暴露测量指标和 / 或参数的数值具有可比性的目的。可依据药动学参数的对数转换数据平均值的比较结果得出结论。在特定情况下，采用适当的统计学方法计算得到的相关性可帮助明确药动学参数随儿科受试者的成长发育、成熟和其他基础生理指标变化的情况。

5　结语

美国 FDA 已要求用于儿童的新药提供儿童药代临床试验数据，并颁布了相应指南。中药由于受其自身特点的制约，使开展药动学研究变得困难，更不用说对于儿童这一特殊人群。然而，随着质谱仪、微量血检测等技术的发展和应用，使得以上困难逐步变得具有可操作性。随着中医药研究的发展及国际对中药关注的日益加强，我国应尽快出台中药儿童药动学方面的指南，为研究者进行研究提供借鉴，为儿童合理用药提供有力支持。

【评介】

PPK 可依据患者实际情况，订制个体化的给药方案，从而指导临床合理用药，提高药物的安全性及有效性。儿童作为特殊群体，用药剂量大多基于临床经验或成人折算，缺乏足够的科学性，在药物研发的过程中，基于 PPK 的方法，可以很好地了解药物在体内的代谢过程，指导临床用药剂量。本文在胡思源教授和司端云教授的指导下，由倪天庆总结，重点论述了 PPK 的基本方法、儿童中药新药开展 PPK 的应用原则，以及儿童中药 PPK 研究的设计技术要点。文章发表于《中草药》2013 年 11 月第 44 卷第 22 期，内容详略得当，值得参考。

（牛丽青）

五、《儿科常见疾病中药新药临床试验设计与评价技术指南》制定说明

【摘要】

为解决儿科中药评价方法学相对滞后的问题，本团队开展了《儿科常见疾病中药新药临床试验设计与评价技术指南》的制定工作，并从指南制定的背景、指南制定的依据、指南的制定方法、指南制定的过程、指南的形式与内容和指南制定人员等方面，对该系列指南制定情况进行介绍。

【正文】

近年来，儿童药物临床试验正在全球逐渐开展。相对于西药而言，儿科中药新药在我国起步较早。20 世纪 80 年代，卫生部临床药理基地就包含中医儿科专业，几十年来开展了大量的临床试验，积累一定的临床经验。由于缺少国内外的经验借鉴，使得儿科中药的评价方法学研究相对滞后，在一定程度上制约了儿童中药的研发。为此，中华中医药学会儿科分会由天津中医药大学第一附属医院牵头，联合全国其他药物临床试验机构儿科专业，筹建了儿科中药临床评价学组，并开展了《儿科常见疾病中药新药临床试验设计与评价技术指南》的制定工作。现将该系列指南制定情况介绍如下，欢迎中医儿科同道提出宝贵意见。

1 指南制定的背景

1.1 目的与意义

在临床试验的设计与评价领域，形成专家推荐建议，促进儿童中药临床试验水平的提高，适应儿童中药新药临床试验发展的需要。

1.2 工作基础

目前全国共有原国家食品药品监督管理总局（CFDA）认证的药物临床试验机构中医儿科专业 18 个，进行了上百项儿童中药新药临床试验，涉及儿科常见病、疑难病近 20 个。近 10 年来共有 169 个儿童中药新药通过 CFDA 注册。

1.3 技术依托

2012 年，中华中医药学学会儿科分会筹建临床评价学组，学组成员包括 18 个机构中医儿科专业的主要研究者、CFDA 新药评审专家以及部分儿科分会成员。

2 指南制定的依据

包括四类：相关法规与评价技术要求，如《药物临床试验质量管理规范》（GCP）；儿科疾病行业标准／诊疗指南；国内外权威儿科学著作，如《诸福棠实用儿科学》《尼尔森儿科学》等；其他，如《国际疾病分类 – 第 10 版》（ICD–10）等。

3 指南的制定方法

采用共识会议法。该法是 WHO 在临床实践指南制定中就如何规范群体决策在产生推荐意见时主要采用的方法，其作用是形成"共识声明"或"推荐意见"。

本次指南参照美国国立卫生研究院（NIH）发展共识方案（CGPP）提供的有关原则制定。

4 指南制定的过程

分三个阶段：

第一阶段：资料收集与初稿形成阶段（2010~2012 年初）

成立指南起草小组；确定病种（急性上呼吸道感染、急性咽炎、急性支气管炎、哮喘、反复呼吸道感染、厌食、轮状病毒性腹泻、抽动障碍、注意缺陷多动障碍、遗尿、湿疹、手足口病 12 个）；检索、筛选文献（2000~2011 年、576 篇）；形成初稿。

第二阶段：会议讨论与反馈阶段（2012年至今）

召开专家咨询会议（2012年12月及2013年1月、6月），参与专家涉及儿科、DME和统计等领域；与专家交流，反馈意见：（电子邮件、电话等）；达成初步共识，形成共识建议。

第三阶段：总结阶段（2013年下半年）

对共识建议进行实践验证、修订；中华医学会儿科分会评价学组公布；继续验证，拓展病种，及时修订，适时更新。

5 指南的形式与内容

形式包括指南的依据、范围、术语和定义、设计与评价技术要点（按GCP要求）四部分。内容属于设计与评价、儿科两方面的有机结合。

6 指南制定人员

临床专家来自新药审评、18个机构中医儿科专业、儿科学会；方法学专家包括评价方面和卫生统计方面。参与编写的小组人员包括领导组、执笔组、文献检索和分析组、翻译组等。

【评介】

为规范儿科中药的评价方法学研究，提高儿科中药临床试验的整体水平，中华中医药学会儿科分会以天津中医药大学第一附属医院牵头，联合全国其他药物临床试验机构儿科专业，筹建了儿科中药临床评价学组。该学组由胡思源教授带领，开展了《儿科常见疾病中药新药临床试验设计与评价技术指南》的制定工作，并撰写本文，发表于中华中医药学会儿科分会第30次学术大会论文汇编集。文章重点阐述指南制定的背景与依据、方法及过程、内容等，以期介绍本系列指南的制定思路和汲取各位同道的宝贵建议。

（栾奕博）

六、儿童中药新药临床试验用药品的设计选择

【摘要】

试验用药品是指用于临床试验的试验药、阳性对照药及其模拟剂，由申办者根据随机和盲法原则生产、包装、提供。任何一项临床试验，首先接触到的就是试验用药品，其品质的优劣、模拟剂制作的水平、盲法设立的执行，都直接影响试验的结果与整体试验质量的高低。尤其对于儿童中药新药的临床试验，由于儿童各项生理指标处于变化之中，更增加了中药这一多组分混合物临床试验的复杂性，不良事件较成人高发。因此，了解试验用药品应具备的文件、安慰剂制作的方法、设盲的过程与包装标识的要求，不论对临床试验的设计者还是研究者都不无裨益，对不良反应的判断和试验质量的提高也大有好处。

【正文】

试验药品是临床试验的"核心"，试验药品生产、加工、包装、标识等各个环节都与试验质量、试验结果息息相关。儿童中药新药又有其自身的特点，如"成分复杂、剂量不可过大、儿童用药依从性"等，这些问题都是临床试验设计时，设计者应考虑并加以关注的问题。

1 试验药品的名称与制作

试验药品中，应包括试验药、阳性对照药及其模拟安慰剂的名称、剂型、规格、生产单位和批号。规格多以单位制剂的重量表示，含有效成分或有效部位的制剂也可以含量表示。所有试验用药品包括安慰剂在内，均应有检验报告。

安慰剂是一种模拟剂，是指由既无药效又无不良反应的中性物质构成的、外形与治疗药物相似的制剂，多由乳糖、氯化钠、淀粉等无药理作用的惰性物质构成，理想的安慰剂应在外观如颜色、气味、性状、重量和数量、包装、用法用量上与试验药品完全一致。在随机双盲、安慰剂对照临床试验中，安慰剂组服用的是试验药的模拟剂，实际上是一种"单模拟"；在随机双盲、阳性药对照临床试验中，如果试验药和对照药在外观等方面不一致，要实现双盲，必须分别制作试验药和对照药的模拟剂，而且两种模拟剂的外观必须完全相同，两组分别服用药物和另一药物的模拟剂，称"双模拟"；在三臂试验中，由于是安慰剂和阳性药双对照，也需要"双模拟"，安慰剂组服用的是两种模拟剂。对于儿童而言，后两者会使药物的用量加倍，用法也可能变得繁杂，以致影响受试者的依从性。

中药制剂多为复方，其特有的外观与性味往往难以模拟，给安慰剂的制作带来了很大的困扰。近年来，有学者对安慰剂制作进行了探索，如采用麦芽、苦瓜等共同煎煮作为苦味剂模拟汤剂，玉米面加食用色素模拟散剂，引入正交设计和极差直观分析的方法，以使试验更具科学性。也有将碳黑色素、淀粉、黄豆粉按处方比例混合均匀，加入炼蜜制成蜜丸的模拟剂，将大米炒至焦黄色加原药 1/20~1/10 作为中药汤剂的模拟剂等。对调味剂、着色剂等辅料的选择应当谨慎，以避免对药品生物活性的研究产生干扰，并严格按照国家《药用辅料生产质量管理规范》和《食品添加剂使用卫生标准》执行。在新药研发中，应尽量选择便于中药安慰剂制作的剂型，如胶囊剂、片剂等，若含有特殊气味的药物，还可加入原药的极低剂量作为模拟剂（适用于有效性评价）。可采用盲法通过测评用表、评分标准等方法对安慰剂与试验药品在颜色、形状、大小、质地、气味等方面的一致性进行评价。

对于阳性对照药，申办者需购入同一厂家生产的同一批号的药物。有时需要重新分装，但应在符合 GMP 要求的车间进行，还应向研究者提供相应的药品说明书，按其正式批准的用法用量使用。

2 试验药品的包装

应交待每个包装中所含药品的数量，如果是双盲试验，且所用药物的剂量、剂型、大小、颜色及口感不同，应采用双模拟技术，此时需交代两组药物的组成。每个药品包装上所附标签应包括药物编号、临床研究批件号、药物名称、适应证、规格、用法用量、贮存条件、生产批号、有效期、药物供应单位、注意事项等内容，并写上"仅供临床研究用"字样。若需观察多个临床适应证，可将病名写在标签上并以不同颜色以示区分。药品包装的材料应给予说明，并应符合《直接接触药品的包装材料和容器管理办法》《药品说明书和标签管理规定》及相关的要求。

试验药品应根据试验疗程的长短和随访时间窗的设计进行适当分装，每一个受试者的全部试验药应有一个大包装。大小包装上均需有标签，如果各次访视发药量有所不同，还需在药瓶标签上列出第几次访视时发放的字样。根据试验需要，可在一次访视量的药盒中多加 20% 以内的附加量，以备遗失时补充。在包装设计上，应注明"临床试验用"字样，尽可能使包装外观精美，避免制作过粗，以提高受试者的依从性。

3 试验药品的随机编盲与标识

由不参与临床试验的人员根据已产生的随机数对试验药品进行分配编码的过程，称为药物编盲。药物的随机编盲是新药临床试验的一个重要环节，一般在申办方代表在场的前提下，由生物统计学专业人员用统计软件模拟产生随机数字和相应的药品编码，然后按此编码将试验药和对照药进行分类编号、贴签。药品按处理编码进行分配包装以后，处理编码又称为盲底。盲底通常采用两级盲法设计，第一级为各编码所对应的组别代号，第二级为组别代号所对应的各组名称。两级盲底分别单独密封，各一式两份，两级盲底连同分层因素、分段长度等重要参数密封后，一同分别存放于组长单位临床药试机构办公室和申办单位，试验研究期间不得拆阅。

不同的临床试验设计方法所用的随机数字是不相同的，可应用 SAS 统计软件模拟产生。随机数字的产生必须有重新产生的能力，即当输入产生随机数的初值（也称"种子数"）后能使这种随机数重新产生。随机数的产生时间应尽量接近于药物分配包装的时间，一般为 1~2 天。编盲过程应有相应的监督措施和详细的编盲记录，编盲记录是由编盲者将全部药品编码过程写成的书面文件，记录内容包括临床研究题目、研究过程简介、研究病例分配、研究药品的准备、药品标签的准备、随机数的产生、药物编盲过程、盲底保存、揭盲规定、紧急揭盲、随机指定临床研究参加单位的药品分配结果、应急信件发放等。

此外，从医学伦理学方面考虑，为了在紧急情况下医生能及时知道病人所用的是何种药物以便进行抢救，双盲试验应为每一个编盲号设置一份应急信件。其信封上印有药物临床试验的名称、药品编号和遇紧急情况下揭盲的规定，信件内容包括该编号的受试者所分入的组别及所放置的具体的药物名称，不良事件发生后拆阅时应记录的处理方法、采用药品的名称、抢救科室、主要负责人及应立即报告的单位、地址和联系电话等。应急信封应密封，随相应编号的临床研究用药物发往各临床试验中心，由该中心负责保存，非必要时不得拆阅，如果拆阅，需注明拆阅者、中心负责人或临床药理基地负责人、拆阅日期、原因等，并在病例报告表中记录。试验结束后应急信件应退还申办单位。

采用计算机系统进行试验药品的管理，通常采用硬质泡沫塑料衬垫包装，外面采用条形码标签，临床试验药品所含有盲法试验的特殊信息，打印到每一个试验药品的标签上并储存在计算机里，以达到真正的盲法试验目的。

中药安慰剂的制作是临床试验用药品的难点，对于儿童临床试验，安慰剂对照的设计不但要从科学性、伦理性方面考虑，还应从安慰剂制作水准方面加以考虑，以保证试验结果的可信性。随着国家加大对中药安慰剂研制的力度及计算机系统的应用，将为儿科药物研发逐步与国际接轨提供有力的支持。

【评介】

临床试验用药的品质优劣、安慰剂制作水准及与之相关的设盲手段等问题都直接关乎试验的质量与结论的准确性。由胡思源教授指导、团队成员倪天庆执笔完成的本文，依序从试验用药品的名称与制作、包装、随机编盲与标识三个方面分别进行了论述。首先，对试验中常见的中药复方制剂安慰剂制作难度大等现实困境，提出了应对策略；其次，详尽列出分装药品的注意事项；第三，扼要介绍了编盲方法和对紧急情况下所可能产生的伦理问题考量。本文发表于《天津药学》2013年第25卷第6期，内容精练，所涉全面，具有较高的参考价值。

（胡本泽）

七、加强临床试验用药品的管理

【摘要】

试验药品管理的重要性，在于这些药物多未上市，其安全性和有效性有一定的不确定性。临床试验用药品的管理和使用是否规范，直接影响到试验结果的可靠性和受试者的用药安全，同时也是药监部门每次检查临床试验的重要内容。试验用药品具体管理流程包括药品的接收、存储、发放、回收等诸多环节，在管理上任何一个环节的疏忽，都会对整个试验产生严重影响，甚至导致试验失败。为此，应建立试验药品管理制度，配备相应的储存设施和条件，并对试验药品管理人员进行培训。不论对临床试验的设计者、研究者、管理者而言，可以认识到试验药品管理的重要性，对于提高临床试验质量，保障受试者的用药安全也都大有裨益。

【正文】

《药物临床试验质量管理规范》（GCP）第56~60条明确了临床试验药品中管理的规范性，但各家医院的管理模式却有一定差别。临床试验的药品大多采用由研究者保管、护士发放的方式来管理，存在很多弊端。例如，因不具备相应的药品储存条件而降低药品质量，使用中易出现漏发、错发、超时间窗发药等问题，同时还会直接影响试验的均衡性，以及试验的随机性。按照GCP的要求，试验药品应采取药剂科统一集中保存的模式，并由非直接参与临床试验的人员进行管理。并且管理人员要固定，并不少于2名，均需接受GCP培训，且熟悉临床试验方案，了解试验用药品的理化性质及保存要求。

试验药品具体管理流程包括药品的接收、储存、发放、回收等环节。下面就结合笔者的工作实际，谈一下这几个流程中应注意的事项。

1 试验用药品的接收

一般情况下，试验药品由厂家到医院都经过一个寄送、接受环节。临床试验用药品的寄送应获得伦理委员会批件并经双方签署正式合同之后，由申办方或合同研究组织（CRO），按照临床试验中心相应例数通过快递、物流公司、自送等途径，将试验药品运送至药剂科。药品托运清单应由申办单位和研究单位妥善保存。药剂科应有专人负责接收，接收时必须审验该药的临床研究批件和药品检验报告书，并认真核对验收以下内容：药品名称、规格、批号、生产日期、有效期、数量、生产厂家，还应注意包装是否完好、检签是否标明"仅供临床试验使用"字样。验收人员要将验收结果填写在《试验药品接收记录》上，核对无误后，由验收人和申办方或CRO代表共同在《试验用药品交接单》上签名，并注明日期；一式两份，一份由临床试验机构归档，一份交申办者留存。验收合格的药品应马上入库，并填写入库记录，交药房临床试验用药品专门管理人员负责管理，并建立药品发放登记卡，登记卡应与药品放置在一起。

2 试验用药品的存储维护

试验用药品应集中存放于药房的专用试验药品储存柜、冰箱中，或建立试验药品储藏室。每个临床试验项目的药品应按编码顺序存放，避免混淆，并标识试验项目的名称。不得将不同项目的药品混放，如同一种药品做多个适应证的临床试验，也应将药品分别放在不同的药柜内存储，以防止药品错发。还应在试验用药品专柜或冰箱的显著位置张贴试验药品明细单，详细注明专柜内药品的名称，负责临床试验的科室及申办方名称。

药剂科的试验药品管理人员每天早晚两次对库房的温湿度情况进行记录，对不符合存储要求的情况采取必要的调整措施，如调节温度、除湿等工作。每月定期检查试验用药品的使用情况及有效期，按照要求清点药品数量，做到账物相符；对于接近有效期和过期药品及时报告临床试验负责人并通知申报方，同时在药品放置处增加明显的标识。

3 试验药品的发放

临床试验药品的发放一般设独立的发放窗口，窗口上标明"临床试验用药品窗口"。住院受试者的试验药品应由主管护士凭医生开具的临床试验专用处方领取，并注明临床试验名称、受试者编号、药品名称、药品编码、取药数量，处方必须有医生签字。试验药品实行"即用即取"的原则，保证受试者的用药安全。门诊受试者的试验用药品，须由本人或其家属凭医生开具的专用处方到药房领取。试验用药品管理员在收到该处方后，首先应核对处方上的用量用法与试验方案规定的是否一致，然后按照处方上开具的相应编号发放药品。

试验药品管理员要将发放药品在"试验药品发放记录表"上做详细记录，内容一般包括药品名称、领取数量、药品编码、批号、领药人、领药时间、发药人等信息。对于多个疗程的试验用药品，试验药品管理员应核对此前发药信息，严格遵照时间窗发药，对超过方案规定时间窗仍未领取的药品实行封存。对于已发药品空盒、空安瓿等包装尚未退回的，应暂缓发药，并及时通知研究者，了解有关情况。

4 试验用药品的回收

由于试验用药品的特殊性，不论任何原因产生的剩余药品及其包装都应做统一回收，集中处理。门诊受试者每次接受回访时，研究者应详细记录受试者的服药情况，点数剩余药品数量及其空盒数目，记录漏服、错服次数及丢失药品数目，用以判断受试者服药的依从性如何，必要时应列出计算依从性的公式。

剩余药品须由受试者本人或其家属退回试验药品管理员处，填写《试验药品回收记录表》，内容一般包括药品名称、药品编号、批号、数量、退回原因、回收日期、退还人、接收人等信息。对于住院受试者，主管人员应于受试者用药后 24 小时之内，将空包装退回药房。当药房回收的药品或包装积累到一定数量或在试验结束后，及时退还申办方销毁，并建立《临床试验剩余用药退回或销毁清单》，记录内容包括试验药品名称、药品编码、数量、日期等，并由双方代表签字。临床试验结束后，将药品发放登记卡、处方、回收记录等相关文件，交由临床试验机构存档。各个环节所涉及记录、表格的填写和修改，应严格按照 GCP 的要求执行，如有改动，要保持原始记录清晰可见，并在改动处记录日期和签名，所有记录都要保存到试验结束后 5 年。

此外，中央随机化系统为研究者提供了实时监测工具，是国内外多中心临床研究的普遍要求，是提高临床研究质量的基础。中央随机化可以根据各试验中心的试验进度和访视计划，实现试验用药品的集中存储和按需配送，并能测算出需要药量，动态配送试验用药品。中央随机化系统对于药品的分配，由中心药库进行统一管理。当某中心的剩余药品量达到警戒值时，系统将向中心药库下订单，并由物流部门向该试验中心配送药品。建立药品配送模式的目的是根据试验进程测算出各中心药品需求量，为药品管理、配送提供有力支持，以便使各中心存储药量在合理水平，改善药品储存空间，确保临床试验严谨有序地进行。

5 结语

临床试验用药品的管理直接影响临床试验的质量，关系临床试验的成败。试验药品的管理宜采取集中管理的模式，管理者不但要熟悉药房的日常维护，还要熟知 GCP 等相关文件要求，按照药物编号逐一分发药品，避免错发漏发，造成盲法试验中整个随机号段内病例的损失。为此，应加强对药品管理人员的培训，其流程的管理，应有详实的文字记录，并接受厂家、医院质控委员会的监察，以切实保障受试者的用药安全。随着试验药品计算机管理系统的引入与发展，将极大提高管理效率，为我国临床试验走向国际提供有力保障。

【评介】

临床试验用药品的管理，对试验结果的可靠性和受试者的用药安全至关重要，也是药监部门每次检查临床试验的重要内容。既往针对试验用药品的管理规范虽然明确了临床试验药品中管理的规范性，但因各家医院的管理模式存在一定差别，导致临床试验中容易出现很多弊端。针对相关问题，经胡思源教授指导，依托《药物临床试验质量管理规范》，结合团队的工作实践经验，由倪天庆总结并执笔撰成此文，发表于《药物评价研究》2013

年 12 月第 36 卷第 6 期。文章详细论述了试验用药品管理流程各个环节（药品的接收、储存维护、发放、回收）的具体内容、注意事项和 GCP 的相关规定等，为加强临床试验用药品的管理、切实保障受试者用药安全提供了有力指导。

（许玥）

八、儿童中药新药临床试验的伦理学考虑

【摘要】

目的：讨论儿童中药新药临床试验的伦理学特点。**方法：**从年龄、生理、不良反应等方面分析了儿童属于弱势群体的特点，并讨论了在儿童临床试验设计实施中的伦理学特点。**结果：**尽量明确中药作用成分与途径后开展 I 期临床试验，可减少严重不良反应的发生；应选择合理年龄段的儿童进行临床试验，尽量取得受试儿童的知情同意及书面署名。有必要时设置安慰剂对照。适当增加临床试验的中途评价次数，并及时中止疗效差、毒副作用大的药物，以避免对儿童的伤害。**结论：**风险最小化、充分尊重、充分知情是儿童中药新药临床试验伦理学考虑的重点。

【正文】

中药临床试验既有药物临床试验的一般属性，同时又有自身特点。如中药为多组分的混合体，活性成分不清，作用途径不明确，在临床试验前已有大量的人体使用经验，及必须遵从辨证论治的应用原则。儿童属于弱势群体，不具有完全民事行为能力。儿童的中药临床试验因中药及儿童受试者两种特殊性，决定其设计与实施必须兼顾这两方面的特点。如何在充分保障受试者（儿童）利益的基础上保证试验的科学性，是伦理学考虑的重点问题。

1 儿童临床试验的伦理学规定

1.1 国际规定

《赫尔辛基宣言》（2008 年修订版）指出：对无行为能力的潜在受试者，医生必须取得其法定代理人的同意。除非研究对促进上述人群的健康是必需的且无法在具备行为能力的受试者中进行，同时研究的风险和负担极低，否则不可以进行研究。若受试者被视为无行为能力，但能表达是否同意参加研究的决定时，医生除了应取得该受试者法定代理人的同意外，也必须取得其本人的同意。应该尊重无行为能力受试者不赞同的意见。

2002 年 8 月，国际医学科学组织委员会对《人体生物医学研究国际道德指南》进行了第 3 次修订，规定在进行涉及儿童的研究之前，研究者必须确保：①以成人为受试对象，研究不能同样有效地进行。②研究目的是获得有关儿童健康需要的知识。③每位儿童的父母或法定代理人给予了许可。④已获得每位儿童在其能力范围内所给予的同意（赞成）。⑤儿童拒绝参加或拒绝继续参加研究将得到尊重。

1.2 国内规定

我国《药物临床试验质量管理规范（局令第 3 号）》（GCP）第十五条规定：儿童作为受试者，必须征得其法定代理人的知情同意，并签署知情同意书，当儿童能做出参加研究的决定时，还必须征得其本人同意。

《药物临床试验伦理审查工作指导原则》规定：唯有以该弱势人群作为受试者，试验才能很好地进行；试验针对该弱势群体特有的疾病或健康问题；当试验对弱势群体受试者不提供直接受益可能，试验风险一般不得大于最小风险，除非伦理委员会同意，风险程度可略有增加；当受试者不能给予充分知情同意时，如有可能还应同时获得受试者本人的同意。

2 儿童中药新药临床试验的特点

由于中药大多有长时间的临床使用基础进而会给人们带来安全性良好的错觉，儿童临床试验的试验背景，包括中药组方（或组成）是否合理，所治疗的病证是否合适，选择的剂型是否能够满足儿童临床使用的要求等，应检索相应的文献资源支持有关有效性特别是安全性的所有已知证据，以回顾既往人体使用或现有动物实验的数据。

由于中药的活性成分经常是未知的，在技术上存在检测血药浓度的困难，故而临床试验的剂量多从传统临床应用经验加以推断，而不是来自药动学试验。重视剂量与疗程设计的合理性，临床试验应进行逐步探索。

此外，具有经验的传统医学执业资格者参与方案设计与研究是保障儿童受试者安全的最好保障。由于儿童特殊的生理病理特点，对中药儿童研究项目必须保持警惕态度，实际的风险与受益需要通过由现代临床科学原则支持并据此实施的临床试验来加以评价。

3 设计的原则

儿童的全身组织和器官逐渐成长，体格、心理和精神行为均在不断发育，年龄越小，生长越快，病理变化与年龄有关，往往起病急骤，且变化快，需要及时治疗某些危重病症，也可能未见显著症状而猝然死亡，儿童用药后的不良反应发生率是成人的 2 倍，婴幼儿是成人的 4 倍。

3.1 风险最小化原则

在临床试验开始前，研究者应该全面了解试验药物的作用与毒性，收集处方中所有中药不良反应检测的记录，根据受试儿童不同年龄阶段的特点采取相应措施，尽最大努力预测并减少已知风险：①尽量减少受试者人数，避免更多的儿童暴露于研究，并简化研究步骤。②重视剂量的设计，根据不同年龄分层选择适合的剂量。③采用循序渐进的原则，年龄较大的儿童更有能力，应该优先于婴幼儿被选为受试者，除非对入选年幼儿童的年龄有合理的科学依据。④有严格的安全措施，确保在万一发现未预期的伤害时能够迅速终止研究。

3.2 不适和痛苦最小化的原则

因为多数中药味道浓郁刺激，儿童不易于接受，而且复方制剂的用量大，因此选择适合儿童服用的剂型是儿童中药新药研究首要考虑的问题。临床实施过程中，具有丰富儿科临床经验及良好沟通能力的研究者对于缓解受试儿童的不安情绪、保证依从性是必要的。

为了减少研究干预引起的不适，在放置静脉导管时使用局麻药、多次抽血时使用留置针或进行创伤性检查治疗的时候，应该由有经验的研究者实施并做充分的心理疏导，尽量使用微量学检测仪器以减少试验过程中多次采血对儿童造成的损伤，在满足试验要求的情况下尽量减少检查次数。

3.3 安慰剂的设计

美国食品与药品管理局（Food and Drug Administration，FDA）2004 年版《植物药生产指南》在新药研究（investiga-tional new drug，IND）中建议：在伦理允许范围之内，必须采用安慰剂对照。

与 FDA 不同，我国并不强调使用安慰剂对照。1999 年《中药新药研究的技术要求》中要求"必要时可采用"。使用时需要遵循以下原则：①当研究性治疗的作用机制与标准治疗不同时，可采用叠加设计（add-on design），即将中药与安慰剂对照，分别加用到标准治疗上去，以此确证该研究的定量灵敏性。②加强伦理审查和跟踪，关注受试儿童在该项研究过程中可能受到的损害，将使用安慰剂产生的有害效应最小化，避免受试儿童长时间接受疗效较差的治疗。③安慰剂的使用必须是在医师严密观察下进行的，或相应缩短随访间隔时间，儿童病情变化快，易产生严重和非预期的变化，如感冒后并发心肌炎也可能引起猝死。④充分的知情同意，使受试儿童及其法定代理人最大程度理解试验过程中的风险，从而做出是否参加试验的决定。

4 试验的实施

4.1 知情同意及知情同意书的签署

知情同意和知情同意书是保护受试者合法权益的重要措施之一，在儿童临床试验中更应得到不折不扣地遵循。知情同意的重要过程是能够让儿童尽量充分地了解其内容，知情同意书的书写应使用儿童易于理解的语言，由有临床经验的儿科医生进行解释说明，应了解儿童的意愿，以保证儿童参加临床试验中真正的自愿，并且在整个试验过程中，医生和护士都不能从语言和行为上给孩子施加任何压力和影响。试验过程中，儿童要退出试验的任何举动，比如给药和检测时的不配合，甚至儿童要退出此次试验的想法，都必须得到尊重和认真考虑。医生和孩子的父母也应从儿童本身的最大利益出发，科学地做出是否让儿童退出试验的决定。

在儿童的认知表达能力方面，通常认为 0~3 岁儿童很难表达其真实的意愿，3~4 岁儿童也许能部分了解其风险受益，而大于 10 岁以上的儿童可能了解利益和风险，10 岁以下的受试儿童的知情同意必须得到父母或法定代理人同意，知情同意书一般只需要法定代理人签署。对于 10 岁以上都能够独立表达自己意愿的儿童，除取得其父母或法定代理人的同意外，还需要征求儿童本人的意见，充分尊重其意愿；在知情同意过程中，不应存在任何不正当的利益引诱，影响儿童及其父母或法定代理人的决定。知情同意书需要儿童与其法定代理人同时签署。

对于 16 周岁以上而不满 18 周岁的公民以自己的劳动收入为主要生活来源者，其对参与试验的利益风险有一定了解，可能出现不希望父母知情的情况，国际通行法则是以尊重孩子的意愿为主，但是劝导孩子让其父母知情，由本人签署知情同意书就具有法律效力。

4.2 不良事件的监测

由于儿童肝肾功能的特点，儿童面对尚处于研究阶段的试验药物时，承担更多更严重的未知不良反应的风险。部分的中药复方没有Ⅰ期临床试验，其安全性的评价主要靠Ⅱ/Ⅲ期临床试验来进行，常见的不良事件通常在Ⅱ/Ⅲ期临床试验中出现。

当发生不良事件时，应根据具体情况迅速给予对症治疗，并分析原因及与试验药物的关系，做出是否让受试儿童退出试验的决定。对于因不良反应而退出研究的受试者，不管是否已经排除了与试验药物有关，均应作为安全性分析的对象。对于儿童临床试验中出现的严重不良反应，伦理委员会应给予充分重视，除了对症治疗、分析原因，还应根据情况做出是否终止该项试验的决定。

综上所述，儿童中药新药临床试验中的伦理学有其特殊性，但是风险痛苦最小化、充分尊重、充分知情始终是根本所在，是保障受试儿童权益的基础。尽量明确中药作用成分与途径后开展Ⅰ期临床试验，对于减少严重不良反应的发生十分有益。此外，还应选择合理年龄段的儿童进行临床试验，尽量取得受试儿童的知情同意及书面署名，有必要时设置安慰剂对照，适当增加临床试验的中途评价次数，及时中止疗效差、毒副作用大的药物，以避免对儿童的伤害，增加对儿童的保护十分重要。

【评介】

儿童中药新药的研发涉及中药在临床试验中剂量探索与疗程设计上的特殊性和以儿童作为受试者的伦理特殊性。因此，在有关试验的设计实施过程中必须二者兼顾，以求在充分保护受试儿童的安全和权益的基础上，保障试验的科学性。胡思源教授及其主要团队，首先归纳了中药多活性成分不清、作用途径不明确、用药剂量多根据既往临床经验的传统特点，提出具有经验的传统医学执业资格者参与方案设计与研究是保障儿童受试者安全的最好保障的观点。进而结合国际国内相关伦理学规定，从年龄、生理、不良反应等各个方面分析了儿童作为弱势群体所需重视的伦理问题。本文发表于《中国新药杂志》2013年第22卷第14期，选题具有较高的理论价值与现实意义。从中药研究特点角度出发，提出了尽量明确中药有效成分及作用途径后开展Ⅰ期临床试验以减少严重不良反应的主张；在涉及儿童临床研究的伦理学准则方面，提出儿童中药新药临床试验的伦理考量应将重点置于着力落实风险最小化、充分尊重和充分知情等方面上。

（胡本泽）

九、儿童参加临床试验知情同意书的设计与操作

【摘要】

儿童参加临床试验是促进儿童用药健康发展和用药安全的重要手段，但邀请儿童参加临床试验面临的风险高于成人。为了保护儿童的利益，使其免受伤害，作为保护受试者权益重要措施的知情同意和知情同意书，在遵循一般医学伦理学原则基础上，还应考虑儿童心理、思维发育尚未完全的特点，本着保护儿童这一弱势群体合法权益、尊重儿童意愿的

精神进行设计与操作。

【正文】

新药临床试验主要在成年人中开展，儿童使用的大部分药品并未在儿童中开展过相应的研究，儿童用药较之成人存在更多的安全隐患。而且，越来越多的儿童患上了以前认为只有成年人才会患有的疾病，之前只用于成年人的药物现在也越来越多地被用于儿童，如抗糖尿病药、抗高血压药、降脂药、精神类药物等。在儿童患者中进行新药临床研究的需要变得越来越迫切，因此开展儿童参加的临床试验是促进儿童用药健康发展、保障儿童用药安全的重要手段。儿童作为一个区别于成人的特殊群体，因其生理方面的原因，邀请他们参加临床试验面临的风险要高于成人。然而，成人为研究对象的药物临床试验不能全面反映儿童用药的特性，无法准确得到儿童用药的安全性信息。因此，成人为对象的新药临床试验无法替代儿童临床试验，保证了伦理性和科学性的儿童临床试验是促进儿童用药健康发展和用药安全所不能或缺的。儿童因生理心理发育均未完善而归属于弱势群体，在开展以儿童为对象的药物临床试验时，作为保护受试者权益重要措施的知情同意和知情同意书，除了与成年人相同的项目外，在遵循一般医学伦理学原则基础上，还应考虑儿童这一群体的特点来进行设计与操作。

1 儿童知情同意的特点

1.1 知情同意

知情同意是指向受试者告知一项试验的各方面情况后，受试者自愿确认其同意参加该项临床试验的过程，须以签名和注明日期的知情同意书作为文件证明。知情同意是受试者权益最为重要的保护措施，知情同意书是保障研究者和受试者双方科学伦理关系的重要文件。

1.2 儿童知情同意的特点

国际《儿童权利公约》指出："儿童系指十八岁以下的任何人，除非对其适用之法律规定成年年龄低于十八岁。"《中华人民共和国民法通则》（以下简称《民法通则》）中指出："十八周岁以上的公民是成年人，具有完全民事行为能力。"我国《未成年人保护法》中也明确指出："本法所称未成年人是指未满十八周岁的公民。"可见，国内外一般将18岁以下者视为儿童，即未成年人。

从我国法律法规角度出发，儿童不具有完全民事行为能力，不可以独立进行民事活动。因此，邀请儿童参加临床试验，其知情同意必须由其法定代理人参与并执行，并由受试儿童的法定代理人签署知情同意书才符合法律层次的要求。

医学伦理在基于法律的基础上对此提出了更高的标准，国际国内的相关法规和规范都对儿童临床试验知情同意有明确的要求。《赫尔辛基宣言》指出："对无行为能力的潜在受试者，医生必须取得其合法授权代表的知情同意。当一个无行为能力的潜在受试者能够赞同参与研究的决定时，除了获得合法授权代表的同意外，医生必须获得其本人的同意。应该尊重无行为能力受试者不赞同的意见。"《人体生物医学研究国际伦理指南》规定在进行涉及儿童的研究之前，研究者必须确保：每位儿童的父母或法定代理人给予了许可；已获得每位儿童在其能力范围内所给予的同意（赞成）；儿童拒绝参加，或拒绝继续参加研究将得到尊重。我国《药物临床试验质量管理规范》规定："儿童作为受试者，必须征得其法定代理人的知情同意，并签署知情同意书，当儿童能做出参加研究的决定时，还必须征得其本人同意。"上述规范性文件均强调了儿童参加临床试验必须获得其法定代理人签署的知情同意书，与此同时，参试儿童本身的意愿也应得到充分的尊重。研究者应在儿童所能理解的范围内进行告知，并取得同意。在临床试验进行中，参试儿童对于中止和退出试验的意愿也应受到尊重。

2 儿童知情同意书的设计

知情同意书是每位受试者表示自愿参加某一试验的文件证明。研究者需向受试者说明试验性质、试验目的、可能的受益和风险、可供选用的其他治疗方法以及符合《赫尔辛基宣言》规定的受试者的权利和义务等，使受试者充分了解后表达其同意。知情同意书使用的语言文字应符合大众的理解和接受能力，国内外一般要求9年级教育水平者能够理解和接受，对于医学技术专业术语应尽量以大众能理解的方式来表达。

儿童参加临床试验，其法定代理人必须签署知情同意书。基于充分尊重儿童意愿、尽可能充分告知的出发点，分别为儿童及其法定代理人设计相应的知情同意书是更加符合伦理要求的方式。

参试儿童的知情同意书在遵循一般伦理原则的基础上，还应充分考虑儿童的心理、思维发育尚未完全，对事物和语言文字的理解和接受能力受限等生理特点。因此，儿童版本的知情同意书设计，应该尽可能使用符合儿童年龄和理解水平的语言文字来描述，如"我是否必须参加试验""参加试验会使我受到伤害吗""参与试验对我有用吗""我将要做什么"，并可配以便于儿童理解的图画形式等，在其能理解的范围内尽可能全面地告知药物试验相关信息。另外，因为儿童一直处于生长和发育的动态过程，生理、心理逐步成熟完善，不同年龄阶段的儿童在认知和表达能力方面也存在较大差异，可能出现年长儿童已经能够基本理解和接受成人版本知情同意书，而低龄儿童即便对儿童版本的知情同意书也很难达到认知的情况。通常认为0~3岁儿童很难表达其真实的意愿，3~4岁儿童也许能部分了解其风险受益，而10岁以上的儿童可能了解利益和风险。

现阶段我国儿童临床试验的实际操作中，多数采用两种方式，第一种为儿童和法定代理人使用同一版本知情同意书，研究者同时向儿童及其法定代理人发出参加研究的邀请并进行告知，知情同意书设计双签署；第二种为同时设计儿童和成人两种版本的知情同意书，儿童及其法定代理人分别签署。针对不同年龄层次儿童设计不同版本知情同意书，因其在操作和实际实施中存在一定难度，故在当前较为少见，在未来应该是发展方向。

3 儿童知情同意的执行

知情同意实际上包括两个不可或缺的步骤：①知情，即让受试者知晓和明了与临床试验有关的必要信息；②同意，即受试者自愿确认其同意参加该项临床试验的过程。

3.1 告知与知情

充分告知是知情的前提和基础，也是整个知情同意过程中首要和关键的部分。相较于成年人，儿童更容易受到来自于外界的影响和压力，包括父母、医护人员、环境等。因此，在进行告知时，应选择温馨、舒适的环境以舒缓参试儿童的紧张情绪。并给予充足的时间，除了向其法定代理人全面告知孩子参加此项临床试验可能的受益和风险外，还应该充分与儿童进行沟通和交流，鼓励他们表达自己的意愿，保证其参加临床试验是真正的自愿。告知过程中，研究者不能从语言和行为上给参试儿童施加任何的暗示、引导甚至压力；否则即便取得知情同意书，也将被视为无效。

3.2　尊重与同意

在充分知情的基础上，自主选择是知情同意的另一个要素。受试者应在没有受到强迫、不正当影响或劝诱下做出决定。对于儿童而言，绝大多数在临床试验中不能独立进行知情同意，须征得法定代理人的同意。对于儿童本人的尊重，重点应体现在尽可能充分知情的过程、鼓励表达个人意愿，以及对其意愿的重视和采纳，而不是流于要求所有参加临床试验的儿童必须本人签署知情同意书的形式。一般认为10岁以上的儿童可能了解利益和风险，我国《民法通则》第十二条指出："十周岁以上的未成年人是限制民事行为能力人，可以进行与他的年龄、智力相适应的民事活动；其他民事活动由他的法定代理人代理，或者征得他的法定代理人的同意。"因此，对于10岁以上的儿童参加临床试验，其知情同意书一般要求由法定代理人和参试儿童共同签署。

而且，知情同意书的签署，并不意味着知情同意的结束，知情同意应贯穿于整个临床试验。试验过程中，儿童要退出试验的任何举动、对于中止某项与试验相关的操作和退出试验的愿望都应受到充分尊重和认真考虑。

3.3　特例

在知情同意过程中还可能出现受试儿童的父母意见不能达成一致的情况，此时新药临床研究者则应进一步解释说明，并给予其充分的时间进行讨论和沟通，以取得父母双方同意。若最终仍不能达成一致，则建议研究者尊重反对方的意见，不纳入该儿童进入临床试验。

对于年长一些的儿童，还有一些特殊规定，《民法通则》指出："十六周岁以上不满十八周岁的公民，以自己的劳动收入为主要生活来源的，视为完全民事行为能力人。"因此在我国符合上述条件的受试者，其本人签署的知情同意书即具有法律效力，符合法律层次的要求。但是伦理方面的要求不仅限于法律层面，所以如果他们参与试验时出现不希望法定代理人知情的情况，研究者在尊重孩子意愿为主的前提下，应劝导孩子让其法定代理人知情。

由此可见，儿童参加药物临床试验知情同意和知情同意书的设计与操作在遵循一般药物临床试验伦理原则的基础上，又增加了具有其特点的内容和要素，在设计和操作中应始终本着保护儿童这一弱势群体合法权益、尊重儿童意愿的精神，避免给儿童受试者带来不必要的损害。

【评介】

儿童参与的临床试验，对研究儿童疾病、研发儿童用药是不可或缺的一环。过去虽然也有很多针对儿童的临床用药，但由于其多未以儿童群体作为受试者进行研发，增加了将儿童暴露于无效甚至有害干预中的风险。加之近年来，儿童中药创新药、改良型新药，以及已上市中成药增加儿童适用人群等补充申请项目逐渐增多,使相关需求愈加迫切。有鉴于此,胡思源教授带领其团队,以知情同意书的设计与操作为切入点,以不同年龄分层的儿童理解能力的差异作参考,主张采用各种不同方式,鼓励参试儿童尽可能多地表达个人意愿,并提出用符合儿童年龄和理解水平的语言文字,配以便于儿童理解的图画形式等设计不同年龄层版本的知情同意书,力求在其理解范围内尽可能全面地告知药物试验相关信息。本文发表于《药物评价研究》2014年4月第37卷第2期,充分考虑儿童特点,从知情同意书的设计和执行角度出发,力求最大化地保护受试儿童的合法权益,不给其带来不必要的损害。

(胡本泽)

十、中药新药临床试验的前期工作基础简析

【摘要】

临床试验作为新药研发中具有决定性意义的重要环节,其研究结果最终决定一个新药能否被批准运用于临床,及其在临床上如何使用。临床试验方案设计的优劣,直接关系到试验的成败。任何一项新药临床试验,都必须具备前期研究基础。本文论述了中药临床试验设计的前期基础工作以及需要注意问题,包括文献基础、药学基础、药效学基础、安全性研究基础和既往临床研究基础等。

【正文】

临床试验是指任何在人体(病人或健康志愿者)进行药品的系统性研究,以证实或揭示试验药物的作用、不良反应和/或试验药物的吸收、分布、代谢和排泄,目的是确定试验用药品的疗效与安全性。临床试验方案是指导参与临床试验所有研究者如何启动和实施药品临床试验的研究计划书,其优劣直接关系到临床试验能否达到预期目标。遵照《药物临床试验质量管理规范》(GCP)的要求,临床试验方案中,应概括地介绍被试药品及其相关的研究工作结果,即所谓"临床试验背景"。其详细内容,应列入该品种的《临床研究者手册》之中。具体内容包括 SFDA《新药临床研究批件》信息、立题目的与依据、药品的功能主治、既往临床研究资料,以及药学、药效学及毒性试验等非临床研究结果等。所有这些,都对临床试验方案设计具有指导意义。

药品注册申请包括新药申请、已有国家药品标准的申请、进口药品申请,以及补充申请。其中新药申请是指未曾在中国境内上市销售药品的注册申请,已上市药品改变剂型、改变给药途径的按照新药管理。药品注册的境内申请人应当是在中国境内合法登记并能独立承担民事责任的机构,境外申请人应当是境外合法制药厂。《药品注册管理办法》附件1《中药、天然药物注册分类及申报资料要求》中,明确了中药、天然药物的定义,即中药是指在我国传统医药理论指导下使用的药用物质及其制剂,天然药物是指在现代医药理论指导下使用的天然药用物质及其制剂。并指出,中药、天然药的注册分类分为9类,其中,注册分类1~6类的品种为新药,注册分类7、8类按新药申请程序申报,不按新药程序办

证，只有靶向制剂、缓释制剂、控制制剂 3 种剂型给予新药证书。

临床研究作为药物研究中具有决定性意义的一个重要环节，其研究结果最终决定一个药品能否被批准运用于临床，及其在临床上如何使用。临床试验方案设计的优劣，直接关系到试验的成败。一个好的临床试验方案，必须借助扎实的前期基础工作，包括文献基础、药学基础、药效学基础、安全性研究基础和既往临床研究基础等。

1 文献基础

对于临床医生和科研工作者来说，医药文献是获取新进展或已有工作基础来指导临床或其他研究工作的重要手段。在进行临床方案试验设计前，应注重收集与同类产品有效性、安全性等方面的信息，中药新药第 5 类应注意收集已知各有效成分的研究报道，中药新药第 6 类应注意收集不同剂型、同一基础方的应用情况，及相关药味或所添加化学物质的药理毒理作用。还应结合药物功能主治，对所选病证进行文献查阅修正，对制定纳排标准、试验方法等实施细则也有重要的参考价值。对在试验过程中产生的数据、观察到的现象，仍需通过查找文献与相关数据、现象相比较，从而辨别真伪，做出正确的评价。可见，研究者检索出的文献数量与质量，直接影响着临床试验方案的设计与评价。

2 药学基础

新药的药学基础是临床研究者最先接触到的资料。药物的剂型、给药途径、剂量规格是方案设计中需要考虑的内容，如剂型不同，药物的释放方式与速度不同；给药途径不同，药物的吸收速度、起效时间会有差异。为了保证临床试验质量，试验所用样品一般应采用生产规模的样品，对于有效成分或有效部位制成的制剂，可采用中试或中试以上规模的样品，应符合 GMP 要求并有相应的检测报告。临床给药剂量的设定，应结合产品的规格，使其具有临床可操作性。

在临床试验期间也应考察药物剂型、规格的适用性，若需更改，可进行药品补充申请。另外，当临床试验出现假性结果或不良反应时，应从药学基础开始分析、查找原因，如生产与试验样品所用药材质量有无改变，制备工艺的合理性，辅料的影响，剂型选择是否适宜，是否已完成相应的质控研究等。因此，研究者应对受试品的药学基础有一定了解。

中药、天然药制剂的药学研究，包括原料的前处理、剂型选择、制备工艺研究、制剂研究、中试研究、质量研究及质量标准的制订、稳定性研究等方面。

3 药效学基础

药效学及临床试验研究，是新药有效性评价不可分割的两个重要组成部分。前者是后者的基础，后者是前者的继续与最后判定，两者相辅相成。复方中药新药大多来自临床，已有其目标适应证、用药剂量等方面的可借鉴经验，但在经过现代方法提取加工后，药理作用可能会发生改变，这就需要在临床方案设计时，考虑药效学试验结果，对适应证、观察指标、用药剂量、疗程等技术性问题做出必要的调整。对于有效成分或部位的中药新药，更应结合药效学试验结果，作为初步适应病证及用药剂量设定的依据。临床研究中可采用探索性临床试验，对干预的效应指标与适应证候的属性等进行研究。

临床试验设计时，应重点关注与功能主治有关的主要药效学试验资料及文献资料，药效学研究中所提示的药物特点，如药理作用的强弱和范围、作用部位和机制等，是临床研究方案设计的主要依据。还应注意药效学试验所采用的是在体还是离体试验，选用的是成品制剂还是提取物，采取的是预防性给药还是治疗性给药，这些对于药物的临床定位、用药方法的选择等都具有重要的借鉴价值。

4 安全性试验基础

非临床安全性是决定药物能否进入临床试验研究的重要条件。研究者应注重动物实验所提示的毒性作用及靶器官，辨析对临床试验中不良反应发生的预测价值（一致性）。其研究结果应合理地体现在临床方案中，对于临床适应证的确定、用药人群的选择、安全性检测指标、监测时机、防治措施、给药方案的制订等有重要指导意义。同时还应关注无法在人体试验中获得的动物实验结果，为制定药品说明书提供信息。安全性试验主要包括动物的急性毒性、长期毒性、特殊毒性、其他毒性及一般药理等内容。

对受试物引起的毒性反应，应结合药效学试验结果和拟临床适应证，判断有效性与毒性反应的关系，注意提示临床研究应注意的问题。如药物肝肾毒性评价将提示临床试验阶段是否应对药物的肝肾毒性进行重点监测，也可在某种程度上作为儿童慎用、禁用、剂量酌减的依据。对于药物毒性作用的靶器官，在临床研究考虑禁忌证时应作为重要参考，对该器官原来已有病或功能不全者一般应列为禁忌，以免该器官受到进一步损害。

此外，还有一般药理学研究，这里所指的一般药理学研究，仅限于安全药理学研究内容。安全药理学研究是指受试物在治疗范围或治疗范围以上剂量时，潜在的不期望出现的对生理功能有不良影响的研究，即观察受试物对中枢神经系统、心血管系统和呼吸系统的影响。

5 临床基础

中药、天然药，特别是第6类新药往往具有临床应用的背景。因此，了解其既往临床应用以及临床预试验情况，对于明确药品的临床定位，更好地完成临床试验方案某些具体环节设计，均具有重要意义。如来源于院内制剂及科研品种的新药，通常都有一定的临床研究基础，深入分析挖掘相关数据，将为临床试验方案的设计与实施提供很多帮助。

其次，前期临床研究取得的结果也是后期临床研究的基础与依据，如Ⅰ期临床研究结果，可为Ⅱ期临床剂量探索提供支撑，以及为后期临床试验不良反应的观察提供关注点。此外，新药临床研究开展之前，都需要取得患者的知情同意。在伦理审查之前，也应该参考以往的临床研究基础，尤其对于儿童这个特殊群体，更应该仔细研读前期临床研究的基础资料，根据适应证和实验内容设计知情同意书。

6 结语

对于药物临床试验设计者、研究者和相关执行者而言，充分掌握试验药物的背景资料具有十分重要的意义，如根据药效学、毒理学等试验结果，可以明确药物全剂量、中毒剂量、毒性靶器官及毒性反应可逆程度，分析药效学有效剂量与毒理学安全剂量的关系，以及与临床拟用剂量的倍数关系，判断安全范围，提示临床可能的不良反应和应关注的监测指标。只有充分掌握这些背景资料，才能设计出科学可行的临床研究方案，客观合理地分析试验中出现的各种现象，更好地保障受试者的安全，进而保证临床研究顺利进行。

【评介】

前期研究工作基础是否扎实，直接影响着一项临床试验设计乃至研究目标的实现，本文围绕中药新药，从文献基础、药学基础、药效学基础、安全性试验基础和临床基础五个方面，阐释了前期研究基础对于设计和实施一项临床试验所发挥的重要作用。本文由胡思源教授指导、团队成员倪天庆执笔，发表于《药物评价研究》2014年10月第37卷第5期。

（胡本泽）

第二节　估计目标、人用经验与模型构建

一、估计目标结构性框架及其在中药临床研究中的应用

【摘要】

国际人用药品注册技术协调会发布的E9（R1）文件，引入了估计目标的概念，用以更精准描述治疗效应，是建立试验目的、设计、实施、分析与解释间紧密逻辑关系的实用工具。本文从估计目标及其结构性框架、中药临床试验常见的伴发事件及处理策略、敏感性分析和补充分析、引入估计目标的临床试验方案设计等方面，对估计目标和敏感性分析及其在中药临床试验设计中的应用进行了探讨，供同道参考。

【正文】

1 背景

2019年11月，国际人用药品注册技术协调会（the International Council for Harmonisation of Technical Requirements for Pharmaceuticals for Human Use，ICH）发布了E9（R1）：《临床试验中的估计目标与敏感性分析》，引入估计目标（Estimands）的概念，并构建了基于估计目标的临床试验计划、设计、实施、分析和解释的结构化框架。2021年1月，国家药监局发布了《关于适用＜E9（R1）：临床试验中的估计目标与敏感性分析＞国际人用药品注册技术协调会指导原则的公告》，提出12个月后启动的药物临床研究适用E9（R1）的要求。2021年10月，ICH发布了E8（R1）《临床研究的一般考虑》，进一步强调了规范设立估计目标、识别和处理伴发事件的重要性。为适应这些新变化，国家药品审评中心于2021年12月修订了《药物临床试验数据管理与统计分析计划指导原则》。

自E9（R1）发布以来，已有TransCelerate、美国食品药品管理局/美国国立卫生研究院（NIH/FDA）、ICH等跨行业学术组织/机构着手融入估计目标理念的临床试验方案模板的制定工作。其中，TransCelerate于2021年率先共享了最新版本的方案模板及配套文件。

为在中药新药临床试验设计、实施和分析中更好地应用估计目标及其结构性框架，本文从估计目标及其结构性框架、中药临床试验常见的伴发事件及处理策略、敏感性分析和补充分析、引入估计目标的临床试验方案设计等方面，对估计目标和敏感性分析及其在中药临床试验设计中的应用进行了探讨。

2 估计目标及其结构性框架

2.1 估计目标

估计目标是对治疗效应的精准描述，反映了既定试验目的提出的临床问题，在群体层面汇总同一批患者在不同治疗条件下比较的结果。既往，我们常在试验方案中的"试验目的"项下，列出主、次要目的及其观察指标，意即构成这个试验方案的基本框架。但方案中对于各主、次要指标的描述，还不是十分精确、系统，给新药监管决策带来了一定的不确定性，也妨碍了研究数据的二次应用。因此，在一项临床试验中设立针对试验目的和临床问题的估计目标，精准描述干预措施的治疗效应，非常必要。

为精准描述治疗效应，E9（R1）提出了估计目标的五大属性，即治疗（处理）、人群、变量（或终点）、其他伴发事件（intercurrent events，ICEs）和群体层面汇总。①治疗，可以是单独的干预措施、同时进行的干预措施组合（如加载治疗）或一个复杂干预序列的整体方案。②人群，即临床问题所针对的患者人群，可以是整个试验人群、按某种基线特征定义的亚组或基于 ICEs 定义的"主层"。③变量，为解决临床问题从每位患者中获得的变量，可以包括或不包括 ICEs。④其他 ICEs，指通过治疗、人群和变量的精确说明即可得到解决的事件以外的一些事件，需要选择合适的处理策略（如疗法策略）予以解决。⑤群体层面汇总，即规定群体层面的汇总统计量，如率差、均数差、风险比、危险比、比值比等，为不同治疗之间的比较提供基础。

2.2 基于估计目标的结构性框架

为协调临床试验的目的与实施的一致性，促进申办方和监管机构关于试验目的、试验设计、数据收集、分析、结果解读的思考和交流，E9（R1）提出了一个基于估计目标的结构化框架。这个结构化框架，包括试验目的、估计目标、主估计方法和主估计值以及一种或多种敏感性分析、补充分析几部分：①试验目的，应针对感兴趣的临床问题，定义并明确治疗效应。②估计目标，应合理定义，以指导试验的实施、分析和结果解读。③主估计方法和主估计值，应依据估计目标，考虑不同数据类型，选择合适主估计方法，如卡方检验、Logistic 回归模型、协方差/秩协方差、重复测量混合效应模型（MMRM）、对数秩检验（Log-rank）、Cox 比例风险回归分析等，计算主估计值。④敏感性分析，因主估计方法往往基于某些统计假设，建议进行一种或多种敏感性分析来评估偏离假设时主估计方法的稳健性。⑤补充分析，即主估计方法和敏感性分析之外的分析，可以提供对治疗效应更全面的了解，但在解释研究结果方面的作用通常较小。通过上述结构化框架，可以在一定程度上"程式化"整个思考和交流的过程。

3 中药临床试验常见的 ICEs 及处理策略

3.1 ICEs 及处理策略

ICEs 指治疗开始后发生的事件，可影响与临床问题相关的观测结果的解释或存在。影响结果解释的 ICEs，包括终止治疗、使用额外 / 其他治疗（如基础治疗、补救药物和禁用药物）；影响结果存在的 ICEs，主要包括终末事件（如死亡、截肢），且这些事件不是变量的一部分。在构建估计目标时需要考虑 ICEs。与缺失数据不同，ICEs 不应被认为是临床试验中需要避免的缺陷，退出研究及其他缺失数据的原因（如生存结局试验中的数据管理性删失）本身都不属于 ICEs。常见 ICEs 的分类和表现形式，见表 1。

表 1　常见 ICEs 的分类和表现形式

分类	表现形式	说明
治疗	终止治疗（停用试验用药，临时或永久） 改变试验用药（剂量或疗程） 改变基础治疗（药物或剂量） 其他治疗（因其他基础疾病合并使用药物 / 治疗） 禁用药物（与试验用药作用相似的药物 / 治疗） 补救治疗 转组	根据需要，可进一步详细定义. ·终止治疗的原因，如缺乏疗效，或发生不可接受的不良反应 ·改变剂量或疗程的量级或程度 ·事件发生时点与目标变量的接近程度 ·事件持续时间，如临时 / 永久停止用药
健康状态变化	复发（症状或疾病） 发生并发症或合并症（与适应证有关或无关） 发生不可接受的毒性反应 死亡	·健康状态变化不是结局变量的一部分 ·变化的发生或不发生，可以影响观测结果的存在，或可能定义一个主层

ICEs 是治疗过程中自然发生的事件，无法通过随机避免，应在研究设计早期阶段考虑并明确其处理策略。E9（R1）中推荐了 5 种 ICEs 的处理策略，包括疗法策略、假想策略、复合变量策略、在治策略、主层策略。不同的处理策略在解释临床问题、适用场景、数据处理方式等方面均有不同。例如，ICEs 被视为治疗方案的一部分（如改变基础治疗、使用补救药物或禁用药物），疗法策略是最容易被接受的方法。ICEs 为治疗方案违背，若可以定义到结局指标之中（如因缺乏疗效的终止治疗），则倾向于采用复合变量策略；若为其他混杂，可结合估计目标的其他因素，选择假想策略（如 ICEs 为因不可接受毒性反应的终止治疗）、主层策略（如 ICEs 为预防重症研究中的接种疫苗后的仍然感染）、在治策略（如 ICEs 为缓解症状研究中因死亡所致的终止对症治疗）等。基于 ITT 原则，使用基于疗法策略的估计目标来描述获益效应以支持监管决策，可能更被普遍接受。ICEs 各处理策略及特点，见表 2。

表 2　ICEs 的处理策略及特点

	处理策略	特点
被视为治疗方案的一部分	疗法策略 （treatment policy strategy）	ICEs 的发生和定义对治疗效应不产生影响时使用，是目前使用最多的方法，特别是当其他策略无法找到公认的能支持可靠估计值或稳健的主估计方法和敏感性分析方法之时 理念接近 ITT，当所有 ICEs 均采用治疗策略时，会扩大评估的治疗方案，这种比较对于试验环境下的设计可能没有意义 尽量追踪 ICEs 发生后的数据，减少退出与脱落

续表

		处理策略	特点
为治疗方案违背	可在结局中定义	复合变量策略（composite strategies）	ICEs 可以考虑到结局指标的定义中时，可使用 尽量用于退出率较低的群体（或 ICEs 发生较低的群体），各治疗组的相对 ICEs 发生率可以明显地影响治疗之间的差异大小 理念接近于 ITT 不必随访后续变量值，在数据缺失方面是稳健的 敏感性分析着重于结局指标的定义改变是否影响结果的稳定性
	混杂	假想策略（hypothetical strategies）	假想患者未发生 ICEs 的情景下的治疗效应，用于疗效评价时更能被接受 当大量受试者发生 ICEs，需填补的数据过多时，可造成结果不稳定 使用假想情景下的数据，即基于未发生 ICEs 人群的数据，对发生 ICEs 受试者的变量值进行数据填补 应明确具体的假想情景是什么，并保证其临床意义与目的相符
		主层策略（principal stratification strategies）	主层估计的目标是最初随机人群的子集，所涉及的科学问题只与主层的治疗效果有关 敏感性分析应对分层因素（协变量）的稳健性进行讨论
		在治策略（while-on-treatment）	关注 ICEs 发生前的治疗效应 会影响结局指标的定义，特别是评价时点，当治疗时间不重要，或事件和结果的比例恒定时，才适用

3.2 中药临床试验常见的 ICEs

因缺少公认有效、同类可比的"阳性药"，多数中药临床试验采用安慰剂/低剂量对照设计，或标准治疗基础上的加载试验设计。在此类研究中，发生"因缺乏疗效的终止治疗""改变基础治疗""使用禁用药物"等情况，在所难免，因其可能影响研究结果的解释，应考虑判定为 ICEs。例如，在"中药联合阿奇霉素治疗支原体肺炎研究"中，因不能忍受阿奇霉素的不良反应，改变基础治疗药物阿奇霉素为其他抗支原体药物（如红霉素、喹诺酮类）；在"中药治疗急性缺血性脑梗死临床研究"中，违禁使用脑细胞保护剂（如依达拉奉注射液）等。

根据中药不同的主治病证/目标适应证，可能出现"复发（症状或疾病）""并发症或合并症""死亡"等健康状态变化，以及需要使用"补救药物"等情况，均可判定为 ICEs。例如，"中药缩短儿童流感病程研究"中发生并发症、使用解热镇痛药补救治疗，都是必然要发生的事件；"中药改善晚期肿瘤患者生存质量研究"中的死亡事件，可影响生存质量结果的解释等。此外，中药一般作用和缓，安全性较好，因不可接受的不良反应导致的终止治疗，比较少见。

4 关于敏感性分析和补充分析

敏感性分析是基于估计目标的结构性框架的重要组成部分，指针对假设的偏离和数据的局限性，探索主估计方法统计推断的稳健性的一系列分析。其针对同一个估计目标下的主估计方法进行，可以有一项或多项，目的在于考察主估计方法中统计模型假设的稳健性和对缺失数据处理假设的稳健性。例如，以卡方检验为估计目标的主估计方法，如果 2×2 列联表的理论频数过小时，采用 Fisher 精确检验的敏感性分析；针对连续型变量或二分类变量数据缺失进行的临界点分析，或针对多种缺失机制共存的定量纵向缺失数据的基于对照的模式混合模型（PMM）[主要包括参照跳转（J2R）、参照替代（CR）、参照增量替代（CIR）]进行的敏感性分析。无论何种缺失，在选择敏感性分析时，建议一次考虑一个假设，避免同时改变多个方面的假设而使得难以确定到底哪些假设导致了结果的差异。

补充分析泛指针对同一个估计目标，除主估计方法和敏感性分析之外的其他分析。例如，对 ICEs 采用不同的处理策略进行的分析等。补充分析在结果评估中优先级最低，通常不被优先考量。

5　引入估计目标的临床试验方案设计

估计目标在临床试验方案中的呈现，主要体现在研究目的与观察指标、统计分析两部分。前者强调估计目标与研究目的/临床问题的一致性，为总体设计和试验实施提供指导；后者突出对统计学考虑、结果解释的预先约定，为统计分析计划和实施提供明确思路。

5.1　研究目的与观察指标

建议将标题完善为"研究目的、观察指标与估计目标"。在本章节中，应分别描述主要、次要和探索性估计目标，所呈现的内容均包括估计目标拟解决的主要临床问题和估计目标的属性两部分。拟解决的临床问题，可以单列标题表达，或以引言的形式呈现。一般通过 PICO 原则提出，包括人群（P）、干预措施（I）、对照（C）、结局指标（O），以便更好地与估计目标属性相呼应。

应按照主、次和探索性估计目标，分别表达其 5 种属性。①人群，一般指受试人群，应与方案的入选标准一致，可简要描述为具有某种疾病或健康状态的人群。②治疗，应与方案的治疗部分相呼应，可精练为干预措施与疗程。③变量，应至少包括结局变量、定义和评价时点。④ ICEs，内容至少包括 ICEs 类型、处理策略和处理策略的考虑三部分，相同 ICEs 在不同估计目标下可能有不同的处理策略则需分别描述，可以通过列表同时对多个估计目标的 ICEs 和处理策略进行汇总。⑤群体层面汇总，需根据结局变量的数据属性予以定义。

5.2　统计分析

一项临床试验，需要起草一份单独的统计分析计划（SAP），以对统计分析内容和方法的细节做进一步描述。在本章节中，应概述其主要内容，一般包括统计假设、分析集、统计分析和期中分析四部分。其中，统计分析是核心内容，又分为一般考虑、主要估计目标分析、次要估计目标分析、三级/探索性/其他估计目标分析、安全性分析、其他分析等。

5.2.1　统计假设

应至少明确主要目的的统计假设，次要目的的统计假设可在 SAP 中体现。应针对研究目的，给出与估计目标相关的待检验的零假设和备择假设。对于确证性研究，若存在多重性检验问题，如多个终点、多组间的比较、亚组分析、期中分析等，需事先约定相应的调整方法与策略，例如采用 Bonferron 法、O'Brien-Fleming 法等调整检验水准，控制总的 I 类错误。

5.2.2 分析集

一般分为全分析数据集（FAS）和安全性数据集（SS）。FAS可定义为"所有随机入组的受试者"，也可稍加限制，定义为"正确随机的受试者""符合纳排标准的所有随机受试者"或"至少服用1次研究药物的随机受试者"等。SS一般定义为"接受研究干预的所有受试者"。目前常用的符合方案数据集（PPS），因其结果可能会产生严重偏倚，E9（R1）不推荐采用，但在过渡阶段，可以作为补充分析之一。此外，还可能需要对数据时点做出规定，即明确该估计目标下的分析应包括哪些时点的数据。

5.2.3 统计分析

①一般考虑，包括检验水准、不同数据类型的统计描述方法，以及所用软件和版本等。②主要估计目标分析，包括终点的定义、主要估计方法、敏感性分析和补充分析。其中，应明确主要估计方法采用的统计方法/模型，针对假设的偏离和数据的局限性，设计一种或多种敏感性分析，并考虑必要的补充分析。③次要和探索性估计目标分析，其内容与主要估计目标分析相同，但可适当简化，如敏感性分析和补充分析。④安全性分析，包括暴露的程度、不良事件，以及额外的安全性评估。⑤其他分析，主要包括其他变量和/或参数的分析、亚组分析等。

5.3 对于其他章节的影响

5.3.1 样本量

引入估计目标的样本量估算，仍按常规方法执行。是否需要额外增加样本量，一般应考虑ICEs处理策略和分析集定义两方面因素的影响。当所有受试者均能为分析提供信息，且在目标效应量和预期方差中已考虑了相应的策略来反映，则通常不需要，但若存在一定比例的未进入分析集的受试者，则需考虑相应增加。

5.3.2 退出试验标准与终止治疗

在意向性分析（ITT）原则下，提前终止治疗受试者的后续试验数据仍可能具有分析价值，需针对主要估计目标，明确是否继续收集这些数据。应详细记录退出研究的原因，如缺乏疗效、不良事件、易地搬迁、撤回知情同意等，因为退出研究本身并非ICEs，但导致退出研究的原因可能是ICEs，并能进一步判断数据缺失类型［完全随机缺失（MCAR）、随机缺失（MAR）、非随机缺失（MNAR）］。

5.3.3 治疗方案

治疗方案也称研究干预，包括用药方案、基础治疗、合并用药/治疗的规定（补救药物/治疗、允许或禁用药物/治疗）等。为明确判断ICEs，对于用药方案，除明确用法用量和疗程外，对于可能发生的、允许的方案调整也应予以说明；对于基础治疗、合并用药/治疗，均应尽可能明确方案允许使用的药物品种和用药时点，并规定详细记录使用原因、药物种类、剂量和疗程等信息。

5.3.4 有效性评价

因终点指标的定义可能受ICEs及其处理策略影响，在复合变量策略下，应详细描述指标定义的内容，保持与估计目标的一致性。必要时，也可围绕ICEs定义额外的结局指标，如合并用药率、ICEs时间分布、某主层患者比例等。

5.3.5 方案的执行文件

为详细记录 ICEs，必要时，应在病历 / 病例报告表中，细化终止治疗（临时或永久停用试验用药）及改变试验用药（剂量或疗程）、基础治疗（药物或剂量）内容，设计专门的表格记录。

6 小结

自 ICH E9（R1）适用以来，国内外学者已从多个角度对估计目标的理论和应用展开了讨论。目前，中药临床研究对估计目标的实践尚处于探索阶段，仅有几项新启动的新药确证性随机对照试验在尝试应用，但在对框架的理解和设计实施方面仍存在诸多不足。本文围绕 ICEs 这一关键属性，重点探讨了基于估计目标的结构性框架及其在中药临床试验设计中的应用，具体呈现在"研究目的、观察指标与估计目标""统计分析"及其他章节之中，以供同道在中药临床研究设计时参考和借鉴。需要指出，无论确证性或探索性试验，均可以引入估计目标，但新药确证性试验是目前监管要求的应用情景。此外，不限于随机对照试验，估计目标对于观察性研究、单臂试验、二次分析等其他类型研究，也具有非常重要的指导价值。

【评介】

2022 年 1 月，我国正式适用 ICH E9（R1），自此启动的新药临床研究均需引入估计目标和敏感性分析的相关设计。在此政策背景下，为更好地理解和应用估计目标这一结构性框架，胡思源教授带领团队研读了国际同行对 E9（R1）的相关论述，并基于两项中药新药临床研究设计实践，从中药临床研究角度出发撰写了本文，发表于《天津中医药》2022年 11 月第 39 卷第 11 期。文章重点探讨了对估计目标结构性框架的解读及其在中药临床试验设计中的具体呈现，以期为同道在临床研究设计和实践中提供借鉴与参考。

（蔡秋晗）

二、人用经验证据支持儿童中药新药注册及说明书变更的若干思考

【摘要】

通过系统梳理相关政策法规、指导原则和研究文献，结合笔者的中药研发实践，在中医药理论、人用经验、临床试验"三结合"中药注册审评证据体系模式下，重点思考了人用经验及其证据形成、人用经验证据支持儿童中药新药注册和说明书变更几方面问题，提出了一些个人认识，供儿童中药研发相关各方参考，以期充分利用人用经验证据，节约临床试验资源，加速儿童中药的研发进程。

【正文】

2015 年以来，中国每年获准注册上市的中药新药数量呈个位数上升，但是中药研发和生产动力严重不足，儿童中成药的品种少、剂型少、规格少和标识少的"四少"状况，仍

没有得到根本扭转。随着中共中央、国务院《关于改革药品医疗器械审评审批制度的意见》《关于深化审评审批制度改革鼓励药品医疗器械创新的意见》和《关于促进中医药传承创新发展的意见》等文件的相继出台，以及"加快构建中医药理论、人用经验和临床试验相结合的中药注册审批证据体系"的提出，为促进中药审评审批改革和加快中药新药上市提供了政策支持，人用经验证据在中药注册审评中的应用，也日益受到中药研发相关各方的高度重视。中药大多来源于临床实践，一般具有临床应用经验，能够在一定程度上为新药研发提供证据支持，而儿童作为特殊群体，临床试验的开展又面临着伦理学挑战和有创性检查的操作困难。为此，笔者系统梳理相关政策法规、指导原则和研究文献，结合本团队的中药研发实践，对于人用经验及其证据形成、人用经验证据支持儿童中药注册和说明书变更几方面问题，提出了一些个人认识，以期充分利用人用经验证据，节约临床试验资源，加速儿童中药品种注册研发进程。

1 人用经验及其证据形成

关于人用经验，迄今尚无统一定义。《中药注册管理专门规定》（征求意见稿）将"中药人用经验"定义为"在长期临床实践中积累的用于满足临床需求，具有一定规律性、可重复性的关于中医临床诊疗认识的概况总结"。孙昱提出中药新药多为中药复方制剂，大多具有既往临床应用经验，即具有可供评价的人用经验。张晓雨等认为中药人用经验指在长期临床实践中积累的关于中医临床诊疗认识的概况总结，但需要有一定说服力的临床数据作为支撑。杨忠奇等指出人用经验处方主要来源于文献、医疗制剂、科研项目、协定处方、临床经验方、民间验方等。笔者认为从中医药理论、人用经验和临床试验"三结合"中药注册审批证据体系角度，"中药人用经验"应指该品种除临床试验外所有的相关临床实践、应用或研究信息。

人用经验，包括人用经验资料、人用经验数据和人用经验证据。通过对人用经验资料的收集、整理和分析，形成人用经验数据，就可能得到能够支持中药注册的人用经验证据。人用经验证据类型，包括临床研究和文献研究。临床研究又分为回顾性研究和前瞻性研究。前者，如回顾性病例报告、病例系列、病例对照研究、队列研究等；后者，如前瞻性病例系列、现况研究、队列研究、单臂临床试验、随机对照试验（RCT）等。文献研究以文献综述和系统评价为主，包括公开发表或未发表的文献。人用经验证据，可以来源于真实世界研究（RWS）、既往的临床试验，以及文献资料等。

2 人用经验证据与儿童中药新药注册

现行《药品注册管理办法》（2020）将中药注册分为中药创新药、中药改良型新药、古代经典名方中药复方制剂和同名同方药4类。人用经验证据可以支持其中大多情形的中药分类的注册审批。

2.1 儿童中药创新药

中药创新药包括中药复方制剂（1.1类），从单一植物、动物、矿物等物质中提取得到的提取物及其制剂（1.2类）和新药材及其制剂（1.3类）。人用经验证据主要支持中药复方制剂的注册审批。

一般情况下，中药创新药的注册审批必须提供确证性临床试验证据。按照《真实世界证据支持药物研发与审评的指导原则（试行）》，对于来源于名老中医经验方、医疗机构制剂等已有人用经验的中药创新药，可以考虑通过 RWS 提供探索性临床证据，支持确证性临床试验的开展。

对于儿童中药创新药可以围绕目标人群、临床定位、用法用量、主要评价指标、样本量估算等试验主要设计因素，选择包括 RWS 在内的各种研究类型（观察性研究或试验性研究），开展人用经验的回顾性或前瞻性研究，取得探索性临床证据，支持确证性试验的开展。根据《药物研发与技术审评沟通交流管理办法》，在确证性试验开始前，申办者必须与国家药品审评中心（CDE）沟通交流并取得同意。

2.2 儿童中药改良型新药

中药改良型新药包括改变已上市中药给药途径（2.1 类）、改变已上市中药剂型（2.2 类）、中药增加功能主治（2.3 类）和已上市中药生产工艺或辅料等改变引起药用物质基础或药物吸收、利用明显改变（2.4 类）。人用经验证据对以上 4 类情形的注册审评，均可以起到支持作用。

2.2.1 改变已上市中药给药途径

一般认为改变中药给药途径的品种，需要充分说明新给药途径的临床应用优势，至少应进行Ⅲ期临床试验。对于儿童中药改变给药途径品种，可以通过对原给药途径人用经验的总结和研究，获得有效性和安全性证据，作为对照，支持确证性临床试验的开展。

2.2.2 改变已上市中药剂型

改变中药剂型品种需要与原剂型比较能够体现出临床应用的优势和特点，包括提高有效性、安全性或依从性。对于生产工艺或辅料等有明显改变（或称质的改变）者，因药用物质及其含量均可能发生变化，安全性和有效性均需要重新评价，一般应按创新药要求，提供Ⅱ、Ⅲ期临床试验资料。

对于生产工艺或辅料等无明显改变、定位于提高依从性的儿童中药改变剂型品种，可以考虑通过对原剂型人用经验的总结和研究，获得有效性和安全性证据，直接支持新剂型的品种注册，或作为对照，支持确证性临床试验的开展。

2.2.3 中药增加功能主治

中药增加功能主治分为剂量或疗程是否改变两种情形。一般认为剂量或疗程有明显改变者，因可能影响其有效性和安全性，一般应进行Ⅱ、Ⅲ期临床试验；而剂量和疗程无明显变化者，至少应进行Ⅲ期临床试验。

具有人用经验的儿童中药增加功能主治品种，无论剂量或疗程是否改变，均可能通过对人用经验的总结和研究，获得新适应证的有效性和安全性证据，支持确证性临床试验，甚或直接支持新适应证的品种注册。

2.3 古代经典名方中药复方制剂

古代经典名方中药复方制剂，包括按古代经典名方目录管理的中药复方制剂（3.1 类）和其他来源于古代经典名方的中药复方制剂（3.2 类）。两者均无须开展临床试验，以中医药理论和人用经验评价药物有效性，通过专家审评委员会实施简化审批。

对于其他来源于古代经典名方的儿童中药复方制剂的品种，应简要说明对拟定功能主治有充分支持作用的临床实践或临床研究情况，包括古今文献资料、既往临床应用总结或研究报告，说明研究时间、研究单位、样本量、研究类型及设计、处方、剂型等。

3 人用经验证据与儿童中药说明书变更

按照《已上市中药变更事项及申报资料要求》(2021)，人用经验证据支持的儿童中药的说明书变更注册包括"变更适用人群范围""变更用法用量""替代或减去国家药品标准或药品注册标准处方中毒性药味或处于濒危状态的药味"等。

3.1 变更适用人群范围

变更适用人群范围，指在原功能主治范围基本不变、给药途径和剂型保持一致的情况下，增加、限定或删除药品说明书中的适用人群范围。涉及儿童的变更适用人群范围，包括成人中药增加儿童适用人群、儿童中药或儿童成人共用中药增加新的儿童适用人群两种情形。根据《已上市中药变更事项及申报资料要求》，至少应开展针对新适用人群范围且满足安全性评价要求、足够暴露量的确证性临床试验。

对于已有人用经验的变更儿童适用人群品种，可以考虑通过对人用经验的总结和研究，获得新的儿童适用人群的有效性和安全性证据，支持确证性临床试验，甚或直接支持新的儿童适用人群的变更注册。

3.2 变更用法用量

变更用法用量，指在功能主治和适用人群范围及给药途径不变的前提下，变更用法用量及疗程等。包括使用剂量或疗程的增加或减少、儿童用法用量的细化等情形。

儿童使用剂量或疗程增加或减少的变更注册研究，应视其对安全性和有效性的影响，采用不同的临床研究策略。按照《已上市中药变更事项及申报资料要求》，使用剂量增加或疗程延长者，一般按创新药要求；使用剂量降低或疗程缩短者，至少应进行变更前后对照确证性试验。可以考虑通过对人用经验的总结和研究，获得新的使用剂量或疗程的有效性和安全性证据，支持确证性临床试验的开展。

完善或细化儿童用法用量的变更，包括药品说明书"用法用量"项下有"儿童酌减""小儿酌减"的品种，因其未增加安全性风险，可以考虑以人用经验证据直接支持变更注册。对于仅在药品说明书"注意事项"中有"儿童在医师指导下应用""儿童必须在成人监护下使用"标注的品种，则不在此列。

3.3 替代或减去毒性或处于濒危状态的药味

按照《已上市中药变更事项及申报资料要求》，替代或减去毒性药物或处于濒危状态的药味的品种变更注册，临床方面应进行对比研究。

若原处方制剂具有较充分的人用经验资料，可以考虑通过总结和研究，获得有效性和安全性证据，作为对照，支持开展等效或非劣效设计的确证性临床试验。

4 结语

本文对中医药理论、人用经验和临床试验"三结合"审评证据体系下的人用经验定义、证据形成，以及人用经验证据对儿童中药新药注册和说明书变更注册的支持情况，提出了笔者的若干建议。在中药人用经验及证据形成方面，明确了该品种除临床试验外所有的相关临床实践、应用或研究情况，均属于人用经验范畴；其证据形成大多来源于 RWS，也可以来源于既往的临床试验或文献资料。在支持品种或变更注册方面，拟注册品种及其原途径、原剂型、原工艺、原用法用量、原处方制剂等的人用经验证据，可以考虑支持确证性临床试验，甚或直接支持品种及相关变更注册。

【评介】

2019年10月，国务院办公厅发布纲领性文件《关于促进中医药传承创新发展的意见》，明确要求改革完善中药注册管理，加快构建中医药理论、人用经验和临床试验"三结合"的中药审评证据体系。在此政策背景下，为充分理解和应用人用经验证据，胡思源教授带领团队成员栾奕博和郭圣璇等，系统梳理相关政策法规、指导原则和研究文献，结合现行中药注册分类、已上市中药变更情形及团队中药研发实践，从人用经验证据支持儿童中药注册审评角度出发，撰写了本文，发表于《药物评价研究》2022年2月第45卷第2期。文章重点探究了人用经验证据概念及其直接支持品种和相关变更注册的具体路径，可供儿童中药研发相关各方借鉴与参考。

（栾奕博）

三、《基于人用经验的中药复方制剂新药临床研发指导原则》的应用思考

【摘要】

本文从中药新药研发的实践角度出发，围绕《基于人用经验的中药复方制剂新药临床研发指导原则》的核心内容，结合相关的政策法规、指导原则，重点分析和讨论人用经验的内涵、基于人用经验中药新药的研发计划，并对人用经验其他可能应用情形，提出自己的建议与思考，以期为采用人用经验进行中药新药研发的业内同仁提供参考。

【正文】

为促进中医药传承创新发展，深化中药新药注册审评体系的建设，加速中药新药的审批上市，中共中央、国务院相继发布了一系列文件，要求"构建中医药理论、人用经验和临床试验相结合的中药注册审评证据体系"（三结合）。国家药品监督管理局药品审评中心（CDE）为明确"三结合"审评证据体系的相关技术要求，于2022年4月正式发布《基于人用经验的中药复方制剂新药临床研发指导原则》（以下简称《指导原则》），其主要特点为充分考虑中药的特点、研发规律和实际情况，将真实世界研究的设计方法引入研发策略之中，针对不同的注册分类及人用经验的收集情况，推荐相应的研发路径。为更好地加速中药的注册审评，减少研发费用及社会资源的浪费，优选研发路径是基于人用经验中药新药研发的关键，而人用经验研究的完整性、充分性是保障研发路径选择正确、合理的基石。

笔者从中药研发的实践角度出发，以指导原则所推荐的研发策略为核心，梳理相关政策法规，结合本团队中药研发的临床实践经验，对于研发中涉及的人用经验、研发计划及其他可能应用的情形，提出自己的分析与思考，供同道借鉴与参考。

1 人用经验

在"三结合"注册审评证据体系的概念被提出之后，国内相关机构、业内专家相继发表了对人用经验的认识。孙昱认为，"中药是以人体实践为研发起点，中药新药复方制剂大多具有既往临床应用经验，即具有可供评价的人用经验"，此外还探索了人用经验证据的分级与申报资料减免的关系。《中药注册管理专门规定（征求意见稿）》在"合理使用人用经验证据"一节中，将其概括为"在长期临床实践中积累的用于满足临床需求，具有一定规律性、可重复性的关于中医临床诊疗认识的概况总结"。唐健元等认为，"中药人用经验不仅指在长期临床实践中积累的关于中医临床诊疗认识的概括总结，而且需要有一定说服力的临床数据作为支撑"，在突出临床数据的同时，还建议应首先建立人用经验证据的分级评价标准，以便更好地指导人用经验证据的积累与应用。杨忠奇等将人用经验分为人用经验资料、人用经验数据和人用经验证据，强调基于人用经验证据的评价。可见，人用经验的概念和内容相对较广泛，且认识不尽一致。

本《指导原则》将人用经验定义为"中药处方/制剂在临床用药过程中积累的对其适用人群、用药剂量、疗效特点和临床获益的认识和总结"，进一步将人用经验与药品上市所需回答的关键问题相互关联，并特别指出，其所侧重的是如何基于人用经验产生支持监管决策的证据，即人用经验证据，其形成过程依托于临床研究和文献研究。各种研究类型，无论是前瞻性研究，还是回顾性研究、试验性研究或观察性研究，均可产生支持下一步研究或注册审评相关的证据。人用经验证据不仅指有效性和安全性，也包含申报目标相关性和一致性证据。例如，可采用基于医院信息系统（HIS）的数据挖掘，初步获取适用人群与用法用量，为后续研究的设计提供证据支持；对于同一品种，在长期的人用历史中，可形成丰富的人用经验证据，例如多个适应证、多个适用人群等，建议对相关证据进行整理，确保适用人群、干预措施、适应证与申报目标相一致。

对于人用经验证据的评估，本《指导原则》并未直接采用循证医学的证据分级标准（如 GRADE 分级、OCEBM 标准等）作为评估依据，但其仍具有重要的参考价值。人用经验证据的充分性，不仅要回答注册审评所需的科学问题，以及问题的类型、多少和程度，而且还涉及拟研发品种的社会需求问题。不同适用病种对证据的需求也不尽相同，对于特殊类型，例如罕见病、危重病，或涉及重大公共卫生的病种，或属于市场短期、社会急需等情形，单个临床研究也可能成为强有力的人用经验证据，然而中药一般多用于常见疾病，此类情况相对较少；对于已有多种治疗选择的病种，例如普通感冒，可能需要提供一种或多种高质量的研究，才能形成较强的人用经验证据。对于 3.2 类（其他来源于古代经典名方的中药复方制剂）中药而言，完善的中医理论和高质量的中医临床实践，也可满足相应的证据需求。

2 研发计划

确定临床研发计划是保障药物研发顺利实施最为关键的内容之一。基于人用经验中药新药的临床研发可分为 2 个阶段，本《指导原则》根据与监管机构沟通交流获得临床研究许可或达成共识的时间，分为"既往"阶段和"将来"阶段。"既往"阶段的主要内容为人用经验临床研究，其研究类型既可以是回顾性设计，也可以有前瞻性设计，而在"将来"阶段，均为前瞻性设计。研发计划的重点在于依据"既往"选择"将来"，即基于人用经验研究的信息强弱，优选相应的研发路径。《指导原则》以中药注册分类为依托，推荐了 7 条临床研发路径，见表 1。关于路径的选择，对于申办者而言，其目的在于尽早争取注册上市，或终止研发，从而减少资源、时间和成本的花费。

表 1　基于人用经验中药新药复方制剂的临床研发策略

路径	注册分类	既往	将来
①		无	探索性研究 + 确证性 RCT
②	1.1 类	人用经验	探索性研究 + 确证性 RCT
③		人用经验	确证性 RCT
④		人用经验	确证性 PCT
⑤		人用经验	无
⑥	3.2 类	无	前瞻性研究
⑦		人用经验	前瞻性研究

注：人用经验：基于既往人用经验数据的临床研究。1.1 类：中药复方制剂，系指由多味饮片、提取物等在中医药理论指导下组方而成的制剂。RCT：随机对照试验（randomized controlled trial）。PCT：实效性随机对照试验（pragmatic randomized controlled trial）。

2.1 既往研究

既往研究，也可称为人用经验研究，即与 CDE 沟通交流前所有已完成的研究，大多由研究者主动发起。对于申办者而言，可以整理已有的人用经验，直接进行沟通申请，选择相应的研发路径，也可以继续进行人用经验研究，采用回顾性或前瞻性设计，补充完善人用经验证据，进而选择相对简单的"将来"研究路径，或直接申请注册。对于 1.1 类，人用经验研究主要提供探索性证据，对于 3.2 类而言，人用经验研究可以是探索性证据，也可以是确证性证据。

人用经验研究的设计方法可以是任何类型，对于临床研究，推荐采用真实世界研究的设计方法，既符合中药临床实践应用特点，也有利于在真实医疗环境中，探索研发品种的临床定位及效应估计。设计类型大致分为 A（RCT 或 PCT）、B（有外部对照的单臂试验、前瞻性队列研究）、C（病例对照研究、回顾性队列研究）、D（病例报告、病例系列、横断面研究）4 类。对于 1.1 类中药，若选择路径③或④，建议人用经验研究至少包含 B 或 A 类。对于 3.2 类，若选择路径⑤，一般来说，人用经验研究至少应为有对照的研究。

数据的可溯源性是人用经验研究的重点和关键。可溯源指的是可提供原始的病历记录或源数据库；若不可溯源，仅能提供研究的总结，可进行文献研究，但其所能提供的证据较弱，或可作为支持后续研究设计的证据。此外，数据治理和质量评估也是人用经验研究必不可少的步骤，其目的在于提高人用经验研究的可靠性和与申报目标的一致性。例如，在一项或多项人用经验研究（包括 RCT）中，若申报目标仅为其亚组，需经过数据治理后，评估其有效性证据，安全性可采用全部人群的结果。

2.2 将来研究

将来研究，是与 CDE 沟通交流获得许可后的临床研究，必须采用前瞻性设计，对于不同的情形，须采用相应的设计方法。

对于 1.1 类,《指导原则》推荐了 4 条研发路径。路径①,属于无人用经验的情形,本文不过多赘述。路径②,人用经验证据较弱,仅能回答与申报目标相关的问题,例如适应证定位、用法用量等,可为后续研究的设计提供证据支持,在沟通交流获得许可后,需再进行探索性研究和确证性的 RCT。探索性研究的类型,可以是干预性的,也可是观察性的,根据具体品种的情况,建议选择 RCT、PCT、前瞻性队列研究、单臂试验中的一种或多种。路径③和路径④相近,人用经验证据充分,结果积极或趋势明显,能为确证性研究的设计和样本量估算提供有力支持,可以直接开展确证性的 RCT 或 PCT。对于选择 RCT 还是 PCT,笔者认为,若目标人群范围较广,盲法难以开展,或适用病种复杂,目前暂无有效的治疗措施,或中药为综合治疗方案中的一种,或严格控制下的 RCT 实施困难等,建议选择 PCT。此外,还要考虑人用经验证据与后续研究类型的相关性和一致性,例如,若已有的人用经验证据为相对严格的临床研究,后续研究则不建议采用宽泛的 PCT 研究。

对于 3.2 类,《指导原则》推荐了 3 条研发路径。路径⑥为无人用经验证据的情形,需通过前瞻性研究获得足够的证据支持注册。前瞻性研究可以是干预性的,也可以是观察性的,其将来研究的设计可以选中前瞻性病例系列研究、前瞻性队列研究、单臂临床试验、RCT、PCT 中的一种或多种。路径⑤和路径⑦均为有人用经验证据的路径,结果可靠、证据充分,可选路径⑤,直接申请注册;证据不足,则需进一步开展前瞻性研究,获取足够的证据支持注册申请,设计类型可参考路径⑥。

3 其他应用情形

"异病同治、同病异治"是中药治疗特点之一,随着人用经验的积累,中成药超说明书用药成为一种常态,为更好地规范用药,上市后变更研究必不可少。其次,中药研发的目的也常涉及提高临床用药的顺应性、降低用药风险、节约社会资源、保护珍贵中药材的国家政策法规等情形,改良型新药或变更的研发需求也相对较多。尽管本《指导原则》仅列举了 1.1 类和 3.2 类的研发,未涉及已上市中药变更(如变更适用人群范围、变更用法用量等)、改良型新药(如增加功能主治)等情形,考虑到《基于"三结合"注册审评证据体系下的沟通交流指导原则(试行)》中提到改良型新药、已上市中药变更等情形,可参考 1.1 中药复方制剂,提出沟通交流申请,笔者认为人用经验证据也可用于此类中药的研发,建议在收集整理已有的人用经验证据后,积极与 CDE 提出沟通交流,讨论后续研究策略。关于研发策略的考虑,结合相关政策法规,提出以下几点思考。

对于 2.1 类,改给药途径的品种,《中药注册管理专门规定(征求意见稿)》中要求至少应进行Ⅲ期临床试验,若基于人用经验研发,建议至少进行原给药途径对照的确证性研究,可选择路径③或④。

对于 2.3 类,增加功能主治,或上市后变更人群范围的品种,建议参照 1.1 类和 3.2 类的研发策略,基于人用经验证据的支持力度,优选 7 条路径中的一种实施。

对于变更用法用量的品种,根据《已上市中药变更事项及申报资料要求》,若疗程和剂量无明显变化,或疗程缩短、剂量降低者,至少应进行变更前后对照的确证性临床试验;若疗程延长、剂量增加,需按照新药处理。基于人用经验研发时,前者可考虑选择路径⑤,研究设计则采用变更前后对照的前瞻性设计,后者建议参考 1.1 类,在路径①~④

中选择。关于儿童用法用量的细化或完善，例如"儿童酌减""在医师的指导下应用"等，建议优先考虑路径⑤~⑦。

对于2.2类改剂型，或替代或减去毒性或濒危的药味品种，可积极开展原制剂的人用经验研究，获得良好的数据，作为对照，为后续研究的设计提供支持。

4 小结

目前，"三结合"注册审评证据体系仍处于构建和完善的过程中。一般认为，中医药理论主要指对"理法方药"合理性的解释，是中药复方制剂临床应用的依据，也是开展人用经验研究和/或临床试验的理论支撑。人用经验是中药处方/制剂在临床实践中积累的认识与总结，本《指导原则》实际上是指可以产生支持下一步阶段研究或监管决策的人用经验证据。临床试验是中、西创新药研发的必经环节，其产生的确证性证据是支持新药上市的主要依据。中医药理论、人用经验和临床试验的互相支撑、相互协同，可以充分利用中医药来源于临床的传统优势，节约临床试验资源，加速中药新药的产业化进程。

本《指导原则》阐述了人用经验支持中药复方制剂新药研发的主要原则和方法，是对中药新药研发策略的一次变革式突破与创新。其鼓励申办者采用真实世界研究等方法，梳理临床积累的人用经验数据，使之形成人用经验证据，为中药新药研发提供支持，充分彰显了中医药"源于临床，归于临床"的特点。本文对《指导原则》中的人用经验、研发计划进行了分析和解读；基于中药注册的类别、品种的特点和人用经验证据的充分程度，提出了相应的研发策略；对于其中未提及的注册类别，如2.1~2.3类中药改良型新药，笔者参考相关政策法规，进行了逐一分析和讨论，提出了相应的研发路径的选择策略，以供业内同仁参考。

【评介】

2022年4月，国家药品监督管理局药品审评中心（CDE）正式发布了《基于人用经验的中药复方制剂新药临床研发指导原则（试行）》，重点阐述了在中医药理论的指导下，不同注册分类临床研究的不同策略，明确了基于人用经验信息产生临床证据的相关要求。胡思源教授作为CDE特邀的临床与方法学专家，多次参与本《指导原则》的讨论和修订会，从实践层面提出了多项建议，并被工作组完全采纳。为更好地合理应用人用经验证据支持中药新药研发，胡思源教授带领团队成员郭圣璇和栾奕博等，对《指导原则》进行了全面分析和解读，以研发策略为核心，从中药研发的实践角度出发撰写成本文，发表于《天津中医药》2022年11月第39卷第11期。文章重点提出了中药新药研发中涉及的人用经验、研发计划及其他可能应用的情形，供同道借鉴与参考。

（郭圣璇）

四、基于双清合剂人用经验数据的儿童中成药用药剂量模型构建

【摘要】

目的：构建以双清合剂为示范的儿童中成药用药剂量模型，探索本品种在儿童人群的用药剂量，为临床合理用药提供参考，为变更儿童人群的注册申请或说明书的完善，提供人用经验证据支持。**方法**：选取天津中医药大学第一附属医院 HIS 数据库中，于 2012 年 9 月~2021 年 10 月至少使用过 1 次双清合剂的人用经验数据。通过数据提取、清洗和规范化，描述基本信息、诊断信息和用药信息等的频次分布，寻找患儿用药规律，构建基于一维优化 KNN 算法的探索年龄段成人 – 儿童用药剂量折算模型和基于 XGBoost 算法的儿童中成药用药剂量多分类预测模型。**结果**：纳入研究的用药记录共 31303 条，学龄前期患儿最多见（35.72%），西医诊断以急性上呼吸道感染（40.17%）和急性支气管炎（18.87%）为主，中医诊断以感冒病（14.21%）和咳嗽病（11.75%）为主，用药疗程平均为（3.06 ± 1.16）天，单日用药平均剂量为（40.61 ± 12.15）mL。22272 例合并用药，西药最常与抗生素类药物合用，使用频率最高的是阿奇霉素（8.05%）；中成药最常与解表清热剂合用，使用频率最高的是小儿豉翘清热颗粒（12.1%）。对排名前 5 位西医诊断的用药剂量进行分析，基于描述性统计结果的固定年龄段成人 – 儿童用药剂量折算比例为，幼儿期用 1/2~3/5 成人量、学龄前期用 2/3~3/4 成人量和学龄期用 4/5~1 成人量；基于一维优化 KNN 算法建模分析结果的探索年龄段被划分为 3 个或 4 个年龄段，各年龄段对应各自折算比例。并根据患儿基本信息、诊断信息和用药信息，建立了基于 XGBoost 算法的儿童中成药用药剂量多分类预测模型，输出不同诊断的各年龄最佳用药剂量阈值，模型准确度为 84.1%。**结论**：本研究揭示了双清合剂在儿科真实医疗环境的用药特征，构建了基于机器学习算法的模型，规范儿童分年龄段用药剂量折算比例和各年龄最佳用药剂量阈值，为双清合剂在儿童临床应用，提供合理的用药方案；为本品种变更儿童人群的注册申请或说明书的完善，提供人用经验证据支持。

【正文】

我国儿童用药品种少、剂型少、规格少和标识少的"四少"问题依旧存在，中成药作为儿童用药的重要组成部分，在缓解儿童用药需求、保障儿童生命健康方面有价值和前景。然而，中成药在儿童人群的合理应用面临问题和挑战，主要为用法用量的信息不完善，难以规范地指导临床应用，超说明书用药的现象普遍存在。例如，儿童专用中成药的低年龄段用法用量缺失、成人儿童共用中成药大多仅标注"儿童酌减"或"儿童在医师指导下服用"、成人中成药应用于儿童等。因此，完善用于儿童的中成药用法用量信息是必要的。

随着中医药理论、人用经验和临床试验相结合的中药注册审评证据体系的构建与优化，以及《"十四五"中医药发展规划》《基于人用经验的中药复方制剂新药临床研发指导原则（试行）》《中药注册管理专门规定（征求意见稿）》等的发布，人用经验证据在中药注

册审评中的应用日益受到高度重视。真实世界研究（real world study，RWS）是形成人用经验证据的重要方法，利用 RWS 整理和分析基于医院信息系统（hospital information system，HIS）的人用经验数据，可总结中成药的适应证、适用人群、疗程、用药剂量等基本要素，以提供人用经验证据，支持儿童中药新药注册和说明书变更等情形的探索性临床研究。

双清合剂是临床上治疗风温肺、卫气同病型急性支气管炎的中成药，属成人品种，缺乏儿童用法用量信息，但在儿科临床应用多年，人用经验丰富，具有大样本量、可靠真实和结构完整的来源于 HIS 的人用经验数据。因此，本研究以双清合剂的 HIS 数据为切入点，通过机器学习方法，整理和分析其人用经验数据，构建探索年龄段成人–儿童用药剂量折算模型和儿童中成药用药剂量多分类预测模型，获得符合临床实践的儿童人群用法用量，以期优化双清合剂的临床用药方案，为其变更儿童人群的注册申请或说明书的完善，提供人用经验证据支持。

1　研究方法

1.1　研究设计

本研究是回顾性数据库研究，数据来源于天津中医药大学第一附属医院 HIS 数据库，提取 2012 年 9 月至 2021 年 10 月间至少使用过 1 次双清合剂的患儿的诊疗信息。

1.2　研究对象

1.2.1　纳入标准

（1）年龄在 1~14 岁。

（2）就诊方式为儿科门诊 / 急诊。

1.2.2　排除标准

（1）存在明显逻辑错误的处方。

（2）合并使用中药汤剂的处方。

（3）无法对疾病诊断进行规范化的患儿。

1.3　观察指标

（1）基本信息：年龄、性别；就诊方式等。

（2）诊断信息：西医诊断、中医诊断等。

（3）用药信息：①研究用药，包括疗程、剂量；②合并用药，包括名称、类别等。

1.4　数据治理

1.4.1　数据提取与清洗

以 Excel2021（16.65）建立数据库，采用 Python（3.8.12）进行数据处理。

（1）数据提取：根据纳入和排除标准，剔除不符合标准的患者数据。

（2）数据清洗：包括重复数据、逻辑错误和缺失数据的清洗等。首先，在保证数据完整的前提下，去除重复数据及不相关数据；其次，进行逻辑检查，包括出生年月与按年龄推算不符、单日用药剂量为 100mL、给药途径为皮试等；最后对数据缺失进行处理，根据完整的数据分析进行必要的填补。

1.4.2　数据规范化

规范诊断信息和处方信息，西医诊断信息参照国际疾病分类标准编码 ICD–11 和《儿科学》（第 8 版）进行规范化，中医诊断信息参照《中医病证分类与代码》（修订版）进行规范化；西药采用《药物的解剖学、治疗学及化学分类系统》（Anatomical Therapeutic Chemical, ATC）分类合并；中成药以药物成分为准，将成分相同、剂型不同者合并，参照药品说明书将其名称规范化。

1.5 统计分析

本研究采用 R 语言（4.2.0）对数据进行统计分析，主要采用描述性统计和建模分析的方法。

（1）用药特征的描述性统计：组合运用 dplyr 及 ggplot2 函数库，分别对年龄、性别、就诊方式、西医诊断、中医诊断、研究用药疗程和剂量、合并用药名称和类别等进行描述性统计。定量数据，描述例数、均数、标准差；定性数据，描述频数表、百分率或构成比。

（2）用药剂量的建模分析：①采用一维优化 KNN 算法构建探索年龄段成人 – 儿童用药剂量折算模型。设置排名前 5 位西医诊断为筛选条件，各诊断对应的诊疗数据为数据子集，患儿年龄为特征变量（自变量），双清合剂儿童用药剂量较成人用药剂量的折算百分比为目标变量（因变量）。将 KNN 模型的聚类数量的初始范围设定为 3~5，以 Calinski-Harabaz 指数为评估指标，针对不同诊断的数据子集，采用迭代检验的优化策略。②基于患儿用药特征的描述性统计结果，采用 XGBoost 算法构建儿童中成药用药剂量多分类预测模型。设置年龄、性别、就诊方式、西医诊断、中医诊断、研究用药疗程、合并用药数量、合并用药名称等为特征变量（自变量），目标变量被整合为［0，10］［10，20］［20，30］［30，40］［40，50］［50，60］［60，70］［70，80］和［80，90］的区间进行多级分类预测。随机抽取样本中 80% 的数据训练模型，20% 的数据验证模型，经过多次随机交叉检验，根据计算预测结果的混淆矩阵来检验模型准确度，对各年龄患儿最佳用药剂量区间进行预测。

2 研究结果

2.1 基本信息

本研究共收集用药记录 51958 条，按纳入标准、排除标准筛选和经过进行数据治理后，纳入研究的用药记录共 31303 条。男性患儿 16861 例，占 53.86%；女性患儿 14442 例，占 46.14%。急诊患儿 17882 例，占 57.13%；门诊患儿 13421 例，占 42.87%。患儿最小年龄为 1 岁，最大年龄为 14 岁，平均（5.44±3.14）岁；各年龄段均有分布，学龄前期分布最多，共 11181 例，占 35.72%。

2.2 诊断信息

31303 例患儿中包含诊断信息 44146 条。西医诊断，主要涉及呼吸系统，除说明书中明确的急性支气管炎外，还涉及急性上呼吸道感染、急性扁桃体炎、急性喉炎、肺炎等上呼吸道感染和下呼吸道感染。以急性上呼吸道感染最为多见，共 17733 例（40.17%），其次为急性支气管炎 8330 例（18.87%）和急性扁桃体炎 2044 例（4.63%）。中医诊断，主要涉及肺系和脾胃系疾病，集中在感冒病 6275 例（14.21%）和咳嗽病 5188 例（11.75%），也可见于肺炎喘嗽病、乳蛾病和积滞病等。见表 1。

表 1　诊断排名前 5 位的分布情况

西医诊断	频数	百分比 /%[a]	中医诊断	频数	百分比 /%[a]
急性上呼吸道感染[b]	17733	40.17	感冒病	6275	14.21
急性支气管炎	8330	18.87	咳嗽病	5188	11.75
急性扁桃体炎	2044	4.63	肺炎喘嗽病	352	0.80
肺炎	1344	3.04	乳蛾病	305	0.69
急性喉炎	290	0.66	积滞病	54	0.12

注：[a] 存在多个诊断信息的患儿数据，根据不同诊断分别计入各自频数及百分比。[b] 急性上呼吸道感染的定义有广义和狭义之分。广义上，指外鼻孔至环状软骨下缘包括鼻腔、咽或喉部急性炎症的总称，临床表现主要类型为普通感冒、急性病毒性咽－扁桃体炎，还可包括疱疹性咽峡炎、咽结合膜热、急性细菌性咽扁桃体炎、急性喉炎等；狭义上，指普通感冒这一临床表现。通过分析本研究原始数据特点，本研究所指急性上呼吸道感染属狭义定义范畴。

2.3 用法用量

2.3.1 用药疗程

用药疗程平均为（3.06±1.16）d，排名前 5 位西医诊断的疗程分别为急性上呼吸道感染（3.01±1.17）d、急性支气管炎（3.09±1.01）d、急性扁桃体炎（3.04±0.95）d、肺炎（3.0±1.11）d 和急性喉炎（3.38±0.96）d。

2.3.2 用药剂量

单日用药平均剂量为（40.61±12.15）mL，急性扁桃体炎的用药剂量最多，为（45.56±12.9）mL，急性喉炎的用药剂量最少，为（39.67±10.77）mL。

无儿童用量的儿童中成药用药剂量，一般采用基于国内通用年龄分期、分年龄段、按成人用药剂量的折算方法，固定年龄段折算比例为幼儿期用 1/2 成人量、学龄前期用 2/3 成人量和学龄期用成人量。本研究中，排名前 5 位西医诊断的固定年龄段成人－儿童用药剂量折算比例的趋势一致均在幼儿期用 1/2~3/5 成人量、学龄前期用 2/3~3/4 成人量和学龄期用 4/5~1 成人量，幼儿期高于用 1/2 成人量，学龄前期和学龄期分别在用 2/3 成人量和用成人量的范围内。不同诊断的各年龄段内折算比例存在差异，考虑与适应证的病情严重程度有关。相同诊断的单独用药和合并用药的各年龄段内折算比例差异较小。见表 2。

表 2　西医诊断排名前 5 位的固定年龄段成人－儿童用药折算比例

西医诊断	幼儿期		学龄前期		学龄期	
	单独	联合	单独	联合	单独	联合
急性上呼吸道感染	54.17%	51.08%	68.4%	65.88%	84.01%	82.53%
急性支气管炎	54.62%	55.61%	66.14%	67.37%	81.28%	83.56%
急性扁桃体炎	52.25%	55.46%	72.49%	69.06%	85.81%	89.31%
肺炎	56.3%	56.12%	69.48%	67.52%	84.34%	89.17%
急性喉炎	49.58%	53.22%	72.22%	69.23%	84.38%	80.68%

2.4 合并用药

22272 例患儿使用合并用药，包含合并用药信息 36031 条。共使用 60 种西药和 43 种中成药。列举合并用药使用频率前 10 位的药物和药物作用类型，见表 3 和表 4。可以看出，西药最常与抗生素类药物合用，使用频率最高的是阿奇霉素（8.05%）；中成药最常与解表清热剂合用，使用频率最高的是小儿豉翘清热颗粒（12.1%）。

表3　合并用药使用频率排名前10位的药物

西药药品名	频数	百分比 /%	中成药药品名	频数	百分比 /%
阿奇霉素	2899	8.05	小儿豉翘清热颗粒	4360	12.1
布洛芬	2248	6.24	蒲地蓝消炎口服液	4224	11.72
头孢克洛	2060	5.72	小儿肺热咳喘口服液	3573	9.92
头孢克肟	1903	5.28	肺力咳合剂	1268	3.52
对乙酰氨基酚	1287	3.57	小儿消积止咳口服液	1078	2.99
磷酸奥司他韦	811	2.25	小儿柴桂退热颗粒	972	2.7
氨溴索	751	2.08	九味双解口服液	818	2.27
盐酸丙卡特罗	719	2	金振口服液	661	1.83
布地奈德	436	1.21	沙棘干乳剂	628	1.74
氢溴酸右美沙芬	435	1.21	橘红痰咳液	235	0.65

表4　合并使用频率排名前10位的药物作用类型

西药药物类型	频数	百分比 /%	中成药药物类型	频数	百分比 /%
β- 内酰胺类	4528	12.57	解表清热剂	6271	17.4
非甾体类抗炎	3535	9.81	清热解毒剂	4227	11.73
大环内酯类	2899	8.05	清热化痰剂	3576	9.92
β_2 肾上腺素受体激动剂	1268	3.52	清热止咳剂	2210	6.13
抗病毒药	811	2.25	清热消积剂	1078	2.99
祛痰药	761	2.11	消食化滞剂	749	2.08
皮质类固醇类	718	1.99	清热通窍剂	288	0.8
中枢性镇咳药	435	1.21	化痰止咳剂	235	0.65
白三烯受体拮抗剂	374	1.04	平肝息风剂	213	0.59
抗组胺药	354	0.98	清热利咽剂	157	0.44

2.5　用药剂量模型

2.5.1　探索年龄段儿童 – 成人用药剂量折算模型

固定年龄段成人 – 儿童用药剂量折算比例，大多为一个相对较大的区间。本研究在双清合剂的儿童用药剂量中寻找规律，结合不同适应证特点，采用一维优化 KNN 算法构建探索年龄段儿童 – 成人用药剂量折算模型，以 Calinski–Harabaz 指数为评估指标，针对不同诊断的数据子集，分别通过 20 次迭代检验确定模型的最优聚类数量与对应结果，合理地划分为 3 个或 4 个年龄段并分别计算出用药剂量折算比例。

2.5.2　儿童中成药用药剂量多分类预测模型

为探索不同年龄段划分规则下的各年龄最佳用药剂量阈值，基于双清合剂在儿童临床应用的基本信息、诊断信息和用药信息，采用 XGBoost 算法构建了用于预测儿童用药最佳剂量区间的多分类模型，模型中特征变量（自变量）为年龄、性别、就诊方式、西医诊断、中医诊断、研究用药疗程、合并用药数量及合并用药名称等，目标变量（因变量）为用药剂量区间。经过 10 次随机交叉检验，完成对模型准确度的验证，结果发现，当 n_estimators=100，max depth=10，gamma=0，colsample_bytree=1，min_child_weight=1，subsample=1 时模型表现最佳，准确度为 84.1%。通过特征变量在模型中的重要性得分，发现对模型准确度影响最大的是患儿年龄，对模型准确度影响最小的为是否合并中成药。

本研究建立了一个黑箱式的应用系统，系统后端为建模结果，前端为用户界面，临床医生或研究者可在用户界面输入数据，并得到预测用量区间。同时，所得的预测用量区间与临床医生或研究者输入的数据绑定，传递给儿童中成药用药剂量多分类预测模型，扩展模型的训练数据。

3 讨论

本文采用回顾性数据库研究的方法，整理并分析双清合剂在儿童人群的人用经验数据，构建探索年龄段成人–儿童用药剂量折算模型和儿童中成药用药剂量多分类预测模型，探索本品种适应证、适用人群范围和儿童用药剂量，以优化临床用药方案和支持后续临床研究的开展。

研究结果显示，各年龄段均有分布，以学龄前期最为多见，提示若需增加儿童适用人群时，建议优先考虑 3~7 岁患儿。诊断信息，急性支气管炎和咳嗽病属说明书适应证，临床上还常见于急性上呼吸道感染（感冒病）、急性扁桃体炎（乳蛾病）、肺炎（肺炎喘嗽病）和急性喉炎等，提示若需增加功能主治时，可考虑上述适应证。

用药剂量是儿童中成药合理应用于临床的关键要素，如何确定用药剂量是儿童药品上市前和上市后密切关注的内容之一，儿童中成药一般采用分年龄段给药的方式，儿童用药剂量可以按成人剂量折算，即按照一定的比例，直接折算到儿童，折算比例多为一个相对较大区间。目前，大多采用基于国内通用年龄分期的固定年龄段成人–儿童用药折算比例，本研究中，幼儿期用药剂量通用折算比例，学龄前期和学龄期用药剂量低于通用折算比例。但通用的年龄段划分区间较大，可以考虑根据具体品种特性、适应证特点和临床经验，合理划分一个或多个年龄段并分别计算使用剂量。因此，根据双清合剂的数据特点，通过基于一维优化 KNN 算法的建模分析的方法，合理地划分年龄段，并分别计算出各年龄段的用药剂量折算比例。

另外，合并用药亦是影响用药剂量的因素之一，研究发现，合并其他药物治疗时，双清合剂的用药剂量更低；合并用药数量、合并用药种类也可能对研究药物的用药剂量产生影响。

因此，本研究设置年龄、性别、就诊方式、西医诊断、中医诊断、研究用药疗程、合并用药数量、合并用药名称等特征变量，输出用药剂量区间为目标变量，构建基于 XGBoost 算法的儿童中成药用药剂量多分类预测模型，探索不同年龄段划分规则下的各年龄最佳用药剂量阈值，即模型输出的用药区间由两个数值界定的范围构成，最小剂量和最大剂量均为药物有效剂量，临床医生处方时和临床研究设计可在区间内选择合适剂量。

本研究存在一定的局限性。第一，为单中心的研究，数据来源缺乏广泛性，在后期的研究中将开展多中心、更深层次的研究。第二，提取的数据缺乏处方医生的职称信息，这可能会对处方的准确性产生影响。第三，本研究方案中包含对中医证候诊断信息的提取，但经过纳排筛选和数据治理后，中医证候诊断信息的数据样本量较小，因此未纳入分析中。第四，以成人中成药双清合剂为示范品种，探索利用本研究方法，为扩大到儿童适用人群提供证据支持，未来还需要应用在更多的同类型品种，以及推广到其他类型儿科中成药开发，如院内制剂、儿童中成药或成人儿童共用中成药增加新的儿童适用人群、增加功能主治等用法用量的选择与确定，提供方法学借鉴。

4 结论

本研究揭示了双清合剂在儿科真实医疗环境的用药特征，其适用人群以 3~7 岁为主，适应证常见于急性上呼吸道感染（感冒病）、急性支气管炎（咳嗽病）、急性扁桃体炎（乳蛾病）、肺炎（肺炎喘嗽病）和急性喉炎等。本研究构建了基于机器学习算法的模型，规范儿童分年龄段用药剂量折算比例和各年龄最佳用药剂量阈值，为双清合剂在儿童临床应用，提供合理的用药方案；为本品种变更儿童人群的注册申请或说明书的完善，提供人用经验证据支持。

【评介】

近年来，随着中医药理论、人用经验和临床试验相结合的中药注册审评证据体系的构建与优化，人用经验证据在中药注册审评中的应用日益受到高度重视。在此政策背景下，胡思源教授带领团队成员栾奕博、郭圣璇、张依等学习系列文件、指导原则，结合团队中药研发经验，探索利用真实世界研究方法形成人用经验，支持扩大适用人群情形的变更，并撰写本文，发表于 2023 年《中国中医药信息杂志》。文章重点介绍了成人品种双清合剂的人用经验数据整理和分析，探索儿科用药的适应证、适用人群、用法用量等，以期为本品种在儿童临床应用，提供合理的用药方案；为本品种变更儿童人群的注册申请或说明书的完善，提供人用经验证据支持。

（栾奕博）

第三节　临床试验平台建设及其他

一、儿科中药新药临床评价研究技术平台规范化建设

【摘要】

为加快满足国内临床试验需求，帮助完善国家新药创制体系，本课题组在国内建立儿科中药新药临床评价研究技术平台。本文主要从《儿科常见疾病中药新药临床试验设计与评价技术指南》行业标准、临床试验项目管理和数据管理电子信息化、建立机构管理规范和医学伦理委员会的 SOP、基于 CDISC 标准的《儿科常见疾病中医证候评价名词术语集》、具有中医儿科特色的 "e-CRF 标准模板库" 和研制小儿急性上呼吸道感染和厌食中医证候评价示范量表等方面介绍了本平台的基本情况，以期展示突出儿科和中医特色的儿科中药新药临床研究技术平台。

【正文】

本课题属于创新药物研究开发技术平台建设下的新药临床评价研究技术平台之一。为适应国内外迅猛发展的儿童临床试验需要，在国内建立起儿科中药新药临床评价研究技术平台。该平台突出儿科和中医特色，和其他平台共同形成支撑我国具有自主知识产权的新药创新能力与技术体系。

课题目标是建立国际认可、整体研究水平达到国际规范要求、遵循中医药规律、儿科特色突出的中药新药临床评价研究技术平台，使临床研究所获数据实现与发达国家双边或多边互认，成为国际或国家儿科新药临床评价基地，完善国家新药创制体系。

课题主要研究成果如下：

1 制定并发布《儿科常见疾病中药新药临床试验设计与评价技术指南》行业标准

集国内全部 CFDA 认证的 18 家药物临床试验机构中医儿科专业力量和中华中医药学会儿科分会临床评价学组技术力量，制定并发布的《儿科常见疾病中药新药临床试验设计与评价技术指南》系列，是在《儿科疾病中医药临床研究技术要点》基础上完成的国内首个临床评价行业标准。该指南包含中医儿科的小儿急性上呼吸道感染、小儿急性支气管炎、小儿支气管哮喘、小儿反复呼吸道感染、小儿急性咽炎、小儿厌食、小儿轮状病毒性肠炎、儿童注意缺陷 – 多动障碍、儿童抽动障碍、小儿遗尿症、小儿手足口病、小儿湿疹共 12 个病种，基本覆盖了中医儿科的优势病种。系列《指南》的发布，提高了我国儿科中药新药临床试验设计与评价水平，取得了显著的社会、经济效益。

针对儿科中药特点制定的《中药儿童群体药代动力学试验设计与评价技术规范》《儿童中药Ⅳ期临床试验设计与评价技术规范》，是儿科中药新药创制领域的首个机构技术规范，对于开展儿科中药的上市后再评价具有指导价值。

2 开发出具有本机构特色、若干自主知识产权的 CTMS、EDC 系统

本机构 CTMS、EDC 系统的成功开发，实现了药物临床试验流程监管、源数据核查（SDV）、数据远程获取（RDC）及数据实时管理等临床试验关键环节的电子化和信息化，具有本机构特色，获得计算机软件著作权 5 项，系统达到国际规范要求。

计算机软件著作权包括："临床研究项目管理系统 v1.0"（登记号：2013SR144080号）、"临床研究志愿者招募系统 v1.0"（登记号：2013SR144212 号）、"临床研究逻辑检查系统 v1.0"（登记号：2013SR144214 号）、"Ⅰ期临床试验信息化系统移动版 v1.0"（登记号：2013SR144217 号）、"AbsCTMS 与 HIS 系统数据接口软件系统 v1.0"（登记号：2014SR044507）。

3 建立起符合国际新药研发规范的机构管理、数据管理统计分析，以及具有未成年人特点的医学伦理委员会的 SOP

根据本平台建设目标和电子信息化管理的需要，机构重新制定了《机构管理制度与SOP》（4.0 版）、《数据管理与统计分析的 SOP》（1.0 版），达到了国际新药研发规范要求。

机构医学伦理委员会建设，完成了 FERCAP SIDCER 现场访视和世界中医药学会联合

会伦理审查委员会"中医药临床研究伦理审查平台"现场认证，建立了具有未成年人特点的、中医特色的《机构医学伦理委员会 SOP 与工作制度》（4.1 版），符合国际新药研发的伦理规范要求。

4 制定基于 CDISC 标准的《儿科常见疾病中医证候评价名词术语集》

为探索实现中药临床试验数据的国际双边或多边互认途径，制定了基于 CDISC 标准的《儿科常见疾病中医证候评价名词术语集》。该术语集试图通过拓展 CDISC SDTM 模型特定的"域"的途径，使中医诊断与评价数据 CDISC 标准化，其理念与探索实践得到了临床试验数据标准化组织中国协调委员会（CDISC C3C）的重视，成为 CDISC C3C 的 TCM 标准制定小组成员。

5 开发出基于 CDISC 和 MedDRA 标准的、具有中医儿科特色的"e-CRF 标准模板库"

根据 CDISC 标准、MedDRA 标准和《儿科常见疾病中医证候评价名词术语集》，开发了中医儿科小儿急性上呼吸道感染、小儿急性支气管炎、小儿支气管哮喘、小儿反复呼吸道感染、小儿急性咽炎、小儿厌食、小儿轮状病毒性肠炎、儿童注意缺陷 – 多动障碍、儿童抽动障碍、小儿遗尿症、小儿手足口病、小儿湿疹 12 个常见病种的"e-CRF 标准模板库"。该模板库涵盖了上述病种的常见中医病证诊断与评价内容，实现了数据规范化要求。

6 研制出小儿急性上呼吸道感染和厌食中医证候评价示范量表，完成《加拿大急性呼吸道疾病和流感量表（CARIFS）》调适研究

病证结合（西医的"病"，中医的"证"）是目前国内中药新药临床评价的主要模式。本课题针对中医证候评价缺少公认的量表学依据的现状，以上呼吸道感染和厌食两种儿科常见疾病为示范，采用了量表学评价方法，研制出小儿急性上呼吸道感染和厌食中医证候评价示范量表，为儿科疾病中医证候评价提供了相对可靠的工具，同时为其他病种乃至其他专业的中医证候评价量表研制提供借鉴。针对西医病种，在国内对《加拿大急性呼吸道疾病和流感量表（CARIFS）》进行本土化调适研究，取得了一定的信效度评价结果，并已在《中国循证儿科杂志》发表，得到业界同行的关注。

【评介】

为适应国内外迅猛发展的儿童临床试验需要，帮助儿科临床试验设计与评价技术体系形成国内规范，马融教授、胡思源教授牵头建设儿科中药新药临床评价研究技术平台。该平台为国家创新药物研究开发技术平台建设下的新药临床评价研究技术平台之一，是目前国内唯一一家以中医儿科为特色的 GCP 技术平台。胡思源教授从突出儿科和中医特色的角度介绍了平台规划，并撰成本文，以期提高临床试验特别是儿科临床试验的设计与实施水平，发表于《中国科技成果》2014 年 11 月第 17 期。

（栾奕博）

二、儿童疾病负担及药物研发需求浅析

【摘要】

为改善儿童用药现状，提高儿童用药水平，保障儿童健康，国家陆续推出了一系列鼓励儿童药物研发的利好政策。随着政策的推行，儿科药物的临床研究势必会越来越多。从事药物研发相关人员应该根据患儿疾病谱、死亡率及死因顺位、疾病负担等临床需求的迫切程度以及儿童用新药的研发需求，选择优先关注的领域，开发以临床价值为导向、与临床实际需求严密结合的儿童用新药。着重介绍了近年来儿童疾病的相关情况以及儿童用药研发方向，旨在为儿童药物临床研发立项的前期评估提供一定参考。

【正文】

我国 0~14 岁儿童约 2.2 亿，占总人口的 16.5%，儿科门急诊人次数占医院总门诊人次的 9.90%，两周患病率 1.59%，住院率 10.8%，儿童人口多、基数大，患病率高。随着三孩生育政策的放开，这些数字还会不断增大。儿童用药存在品种少、剂型单一、剂量不准确、说明书不完善等现象，其市场规模仅占我国总体医药市场的 5%。为保障儿童基本用药需求，丰富儿童用药，促进儿童用药安全科学合理使用，我国政府陆续发布了《中国儿童发展纲要（2011 — 2020 年）》《国家药品安全"十二五"规划》和《关于深化药品审评审批改革进一步鼓励药物创新的意见》等文件，明确提出"鼓励儿童专用药品研发和生产"和"鼓励罕见病用药和儿童适宜剂型研发"，国家发改委、国家卫健委等六部委联合公布了《关于保障儿童用药的若干意见》，提出为某些临床急需的儿童品种、剂型、规格等建立专门的申报审评通道，为儿童专用和适宜剂型制定成人药的定价机制等；原国家食品药品监督管理总局药品审评中心（Center for Drug Evaluation，CDE）组织制定了《临床急需儿童用药申请优先审评审批品种评定的基本原则》，并已根据此原则批准了 10 种儿童用药优先审评申请。随着这些利好政策的实施和推进，儿童药品的开发前景可期，与成人用药并驾齐驱。但是药物研发投入高、风险大，且儿童疾病有其自身特点，只有在全面充分地了解儿童疾病特点、临床用药需求等基础上，才能开发出与临床实际需求相适应、具实用价值的候选新药，在用药市场上更具有竞争力，使更多儿童获益。

1 儿童疾病特点

1.1 发病特点

据调查，我国 0~4 岁儿童的两周患病率高达 1.74%，5~14 岁为 0.77%。高发疾病主要集中在呼吸系统、消化系统疾病及传染病领域。根据原国家食品药品监督管理总局南方医药经济研究所发布的《2013 年中国儿童用药安全调查报告》，儿童发病前五种疾病分别为感冒 / 发烧、扁桃体炎、支气管炎和消化不良、肠胃炎、咽喉炎等。疾病分布较为集中，主要是呼吸系统疾病、消化系统疾病及传染病。

患病率低、很少见的疾病称为罕见疾病（rare disease），简称"罕见病"，又称"孤儿

病"，大多于儿童或儿童时期开始发病直至成年，涉及免疫、血液、心血管、眼部、胃肠道、遗传、生长障碍、感染、神经系统、呼吸系统和移植疾病等，其中80%为遗传病。不同国家、地区和组织对罕见病的定义不同。世界卫生组织（WHO）对罕见病的定义为患病人数占总人口0.065%~0.1%的疾病，欧盟定义为患病率低于0.05%的疾病，日本定义为患病人数少于5万人（约占总人口的0.04%）的疾病，澳大利亚定义为患病人数少于2000人（约占总人口的0.01%）的疾病，而美国的定义为每年患病人数少于20万（或发病比例＜1/5000）的疾病。据美国国立卫生院统计，目前已有近7000种疾病被确定为罕见病。我国尚无官方定义，专家共识认为患病率低于1/50万（0.0002%），或新生儿发病率低于1/1万（0.01%）的疾病为罕见病。

1.2 疾病谱变化

随着我国家庭、社会对儿童健康的重视，以及医疗技术的发展，儿童疾病谱近20年来发生了一些变化，以北京市住院患儿为例，首都医科大学附属北京儿童医院1994~2008年肺炎一直高居疾病顺位的前3位，其次为腹股沟疝，2000年以后恶性肿瘤化疗代替急性阑尾炎进入了前3位，1998年以后癫痫进入了前10位，并不断攀升，传染病中的痢疾、肝炎从2000年开始退出前10位。北京市医保中心数据显示，2008~2012年间，婴儿期（＜1岁）儿童住院疾病谱前10位变化较小，其中前4位基本没有变化，分别为支气管肺炎、细支气管炎、上呼吸道感染和肺炎；先天性室间隔缺损、肠炎、幼儿急疹等疾病也位列疾病谱的前10位，2011~2012年哮喘和癫痫首次出现在婴儿期住院疾病谱的前10位，2009年起恶性肿瘤化疗和单侧腹股沟疝成为0~14岁儿童住院的主要原因。其他省市也呈现了类似的规律（不同医院数据可能会稍有差异），如湖南省2010~2014年，5年间住院儿童疾病构成中，2010年前3位病种为白血病、先天性心脏病和肺炎；2011年前3位为肿瘤化疗、先天性心脏病和肺炎；从2012年开始肿瘤化疗、癫痫和肺炎居前3位。

1.3 疾病负担

目前最常采用的疾病负担测量指标有死亡率、死因顺位、发病率、伤残调整寿命年（disability adjusted of life years，DALYs）、健康期望寿命（healthy life expectancy，HALE）、寿命损失年、伤残寿命年等。

1.3.1 死亡率和死因顺位

发生儿童死亡的最危险年龄段是出生28天内，其次是5岁以内。2015年，全球5岁以下儿童死亡人数约590万，其中最常见的死因为早产并发症、肺炎、出生窒息、腹泻和麻疹，约有45%的患儿死亡与营养障碍有关，一半以上的幼儿死亡可通过简单的干预措施预防或治愈。肺炎、其他急性呼吸道感染和儿童腹泻是新生儿期后5岁以下儿童最主要的死亡原因。

我国新生儿死亡率0.59%，婴儿死亡率0.89%，5岁以下儿童死亡率1.17%。根据2015年发布的《中国卫生和计划生育统计年鉴》，我国1岁以下和1~5岁儿童死亡率和常见死亡原因见表1。

表 1　我国 0~5 岁儿童死因顺位前 10 位

排位	< 1 岁			1~5 岁
	死亡原因	死亡率 / (1×10^{-5})	死亡原因	死亡率 / (1×10^{-5})
1	起源于围生期的情况	256.08	损伤和中毒	18.13
2	先天畸形、变形、染色体异常	124.58	先天畸形、变形、染色体异常	6.12
3	呼吸系统（肺炎）	43.88（39.37）	肿瘤	4.51
4	损伤和中毒	22.54	呼吸系统（肺炎）	4.20
5	传染病和寄生虫（败血症、肠道其他细菌感染、脑膜炎球菌感染）	16.23	神经系统	3.58
6	消化系统（肠梗阻）	15.78	传染病和寄生虫	3.06
7	诊断不明疾病	9.77	循环系统	0.93
8	神经系统（脑膜炎）	8.42	消化系统	0.86
9	肿瘤	6.31	内分泌、营养和代谢疾病	0.72
10	循环系统	5.71	血液造血及免疫疾病	0.62
合计		524.18		44.66

1.3.2 伤残调整寿命年

DALYs 是指从发病到死亡所损失的全部健康生命年，包括疾病死亡损失的健康生命年和疾病伤残损失的健康生命年。

基于 DALYs 排出的 2010 年全球前 10 位儿童疾病和依次是早产并发症、下呼吸道感染、腹泻、疟疾、新生儿脑病、新生儿败血症、先天异常、营养不良、脑膜炎和缺铁性贫血；中国前 5 位为先天异常、早产并发症、新生儿脑病、下呼吸道感染、缺铁性贫血，5 岁以下儿童的疾病负担则是新生儿疾病、感染性疾病、皮肤及皮下组织疾病、伤害，我国儿童疾病负担重的为新生儿疾病和伤害与营养不良。一项涉及全球 188 个国家，306 种疾病 1999~2013 年调查中虽未给出儿童具体年龄层下的 DALYs 相关数据，但指出新生儿疾病、营养障碍性疾病的 DALY 数值均较之前有所下降。

2 儿童用药市场

目前，我国儿童用药市场存在专有药品种类和数量少、规格少、用药信息不完善等情况。儿童用药需求主要体现在需要更多儿童用药的专用品种、适合各年龄段的剂型和规格，以及药物说明书中有效性、安全性等信息的补充。

2.1 儿童专用药物品种少，治疗领域覆盖窄

为推动儿童药物的研发，促进儿童用药信息的完善，WHO 发布了适用于 12 岁以下儿童的《WHO 儿童基本药物标准清单》（WHO Model List of Essential Medicines for Children，WHO EMLc）和主要针对 5 岁以下儿童的 WHO《母亲和儿童的重点药物目录》（Priority Medicines for Mothers and Children）等。而我国现阶段尚无专门的儿童基本用药目录。我国 2012 版《国家基本药物目录》（National Essential Medicines List，NEML）中收载的 317 种化学药品和生物制品中，除国家免疫规划用疫苗为儿童专用外，仅 1 种为儿童专用药（小儿复方氨基酸注射液）；收载的中成药 203 种，儿童专用者仅 10 种。《中国药典》2015

年版收载的 176 种儿科用中成药主要集中在治疗呼吸系统疾病、消化系统疾病或营养缺乏、小儿惊厥、血液系统疾病等领域。但是，由于儿科临床情况的复杂性，实际上所使用的品种远远超过这些类别，如幼儿急疹、风疹、水痘、遗尿、结核病、新生儿破伤风、新生儿黄疸等病种缺乏儿科用药品种。

此外，罕见病缺医少药现象更为严重。我国尚无自主研发的罕见疾病治疗药品，患者用药依赖进口。截至 2014 年，美国已上市批准 380 余种孤儿药（罕见病用药）；我国仅上市 58 种，对儿童的适应证主要是内分泌和代谢疾病。

2.2 儿童用药剂型、规格单一

美国市场共有 17 种儿科口服药物制剂，一类为随时可用的剂型，包括溶液剂、糖浆剂、混悬剂、片剂、刻痕片剂、咀嚼片剂、口腔崩解片剂、薄膜包衣片剂；另一类为处理可用的剂型，包括制成悬浮液使用的粉针剂、制成悬浮液使用的片剂、制成悬浮液使用的滴丸剂、制成溶液使用的粉针剂、需要稀释的浓缩液、泡腾片剂、颗粒冲剂、粉针冲剂以及需要与食物或饮料同服的固体胶囊。目前，我国大部分药物没有儿童剂型或剂型，规格仍较为单一，如某药物可能有多个规格的片剂、胶囊剂，但往往缺乏儿科专用液体剂型规格，使得低年龄患儿用药剂量不好精确把握。《中国药典》2010 年版 176 个儿科用中成药里，共有 12 种剂型，除 2 个中成药注射剂、2 个外用药和 2 个栓剂外，其余均为口服制剂，其中丸剂、散剂、片剂及胶囊剂共占 56.2%。

2.3 儿童用药说明书信息不完善

儿童用药说明书的信息不完整、用药标识不明确，主要体现在"用法用量"项。

《国家基本药物目录》化学药品和生物制品部分，药品说明书有儿童"用法用量"信息者 171 种（53.9%）；中成药部分，说明书中既无"儿童用法用量"或"小儿酌减或遵医嘱"信息，又无年龄限制的品种共 181 种（89.2%），药品说明书中有儿童"用法用量"者 22 种（10.8%），其中标注具体"儿童用法用量"信息的品种 6 个，仅标注"小儿酌减或遵医嘱"信息者 10 个，说明书"禁忌证"项下有年龄限制的品种 6 个（其中 2 个明确标注儿童禁用）。

《中国药典》2010 年版收载的 176 种儿童用中成药中，有 63 个品种规定不同年龄段分别服用剂量，占 35.7%；不分年龄段，规定儿科单一服用剂量的 29 个，占 16.4%；儿科和成人共用品种中，有 11 个品种未单独规定儿科服用剂量，占 6.2%；有 73 个品种仅注明"小儿酌减"或"小儿遵医嘱"，占 41.5%。

此外，与儿童相关的"注意事项""不良反应""禁忌"等标注不足。如对药物适应的年龄段、受限制的年龄段等，以及在不同年龄段的儿童间、儿童与成人间的差异多未有标识。儿童用药说明书中信息的不足，带来临床超说明书用药等安全隐患。

3 儿童用药研发方向

根据儿童疾病的特点和目前市场的用药需求，儿童药物研发方向大致可分为两种：一种是创新药或仿制药模式，另一种是已有品种的二次开发（包括改剂型或增加规格）。

3.1 创新药或仿制药模式

CDE 近期发布的《临床急需儿童用药申请优先审评审批品种评定的基本原则》（以下

简称"原则")中，对创新药物优先审评审批的条件是该申请符合"针对严重威胁儿童生命或者影响儿童生长发育，且目前无有效治疗药物或治疗手段的疾病"或"相比现有的治疗手段，具有明显治疗优势"，对仿制药提出"对于目前市场短缺的儿童用药品，实行优先审评。申报厂家的数目为多家申请的，按照申请先后排队顺序，对排第一位的优先审评"，"改剂型或新增规格"的儿童用药申请，需同时满足"①现有的药品说明书中包含有确定的'儿童用法用量'，②现行的剂型或规格均不适用于儿童，新增的剂型或规格适合于儿童"。与其同时公布的第一批优先审评审批儿童用药注册申请目录 10 个品种中，包括 6 个儿童专用剂型，适应证涉及血液系统、神经系统、循环系统等多个领域，其中"难治和复发性儿童剂型淋巴细胞白血病"和"早产儿呼吸暂停综合征"均为国内首家。

另外，2009 年初《新药注册特殊审批管理规定》将罕见病用药审批列入特殊审批范围。可见，对儿童重大疾病、常见病、多发病和罕见疾病领域的创新药物和仿制药的研发将可能成为未来的研究热点。《关于推进仿制药质量和疗效一致性评价的意见》中，要求仿制药须与原研药在药学等效性（PE）、生物等效性（BE）和治疗等效性（TE）等方面达到一致。为提高竞争力，仿制的重点应放到新剂型、新工艺、新技术的开发上。由于创新药物的研发周期长、风险大、投入高，创新 - 仿制相结合将可能成为一个新的模式。

3.2 已有品种的二次开发

适合开发儿童用药的已有品种，包括成人药物和儿童药物。成人药物治疗疾病的患病人群需包含儿童，且目标适应证的病因、发病机制、疾病进程和预后转归在成人和儿童人群中相似，可根据既往成人临床试验的数据，在儿童人群开展药物的临床试验以获得明确的儿童用药剂量、用法、疗程等有效性信息以及安全性信息，以便于临床上治疗儿科疾病；对现有儿童品种可开展改剂型、改规格等以开发出适宜不同年龄段儿童使用的剂型、规格，特别是适合低龄儿童的剂型，如小儿栓剂、划痕片剂、咀嚼剂、滴剂、气雾剂等。

小儿适应性和吞咽困难是开发"儿童友好型"药物剂型的重大障碍，为此，可研发出适合儿童的具有芳香气味、明亮色彩的药物或为儿童药物配备测量装置，用以精确地计算出给药剂量，如带有刻度的吸管、量杯等。据调查，美国儿童比较喜欢泡泡糖和葡萄口味，欧洲儿童喜欢柑橘味和红色浆果口味，而在中国香草味、草莓味和牛奶味比较受欢迎。

4　结语

随着国家生育三孩生育政策的放开，儿童用药需求会更大，儿童的合理安全用药将引起更多人关注。在政府一系列儿童临床用药研究的激励下，会有相当一部分企业或研发机构将目光投向儿童用药的研发。目前，对儿童用药的研发优先审评审批的激励主要针对创新药、仿制药和改剂型或增加规格类药物。选题立项之初应根据研究预期，对目标适应疾病的特点（如发病率、病死率、疾病负担、是否属于罕见疾病和重大疾病等）、制剂特点及临床需求等进行细致评估，合理制定研究计划，降低研发风险。相信通过基础研究、临床评价等各部分的分工合作，会有更多安全有效的儿童用新药上市。

【评介】

2011~2016年间，国家发布一系列鼓励儿童药物研发的政策文件，文件中指出儿童用药"四少"问题、儿童用药需求和促进儿童用药安全科学合理使用的建议等，以改善儿童用药现状，提高儿童用药水平，保障儿童健康。在此政策背景下，胡思源教授带领团队成员杨娜等，对政策文件及其相关内容进行分析，以儿童药物研发立项的前期评估为核心，从儿童疾病相关情况及用药研发方向出发梳理文献并撰成本文，发表于《药物评价研究》2016年6月第39卷第3期。文章重点介绍了近年来儿童发病和疾病谱变化特点、疾病负担、儿童用药市场情况及儿童用药研发方向等评估要点，供研究者参考。

（栾奕博）

三、儿童民族药临床研究现状与展望

【摘要】

本文通过对当前儿童专用民族药研究的现状进行梳理和总结，发现儿童专用民族药临床应用品种占比较少，相应临床研究质量偏低，不能为临床决策提供高质量循证证据。缺乏相关指南或指导原则对临床研究的实施进行规范，缺少民族医药儿科专业药物临床试验机构作为临床试验实施主体。故对民族药临床研究的发展提出建议，以期对民族药的发展有所裨益。

【正文】

民族医药是各族人民在漫长的生产、生活实践中对防治疾病经验的高度总结，为保障各族人民的生命健康做出了不可或缺的贡献，是人类医学宝库的共同财富。当前儿童专用民族药如开喉剑喷雾剂（儿童型）、小儿石蔻散、安儿宁颗粒等，均在临床广泛应用，且疗效较好，丰富了儿童用药选择，但儿童专用民族药的数量总体占比较少，近些年也少有新药涌现。本文通过对儿童专用民族药临床研究现状进行总结，结合当前影响民族药成药临床研究的各种因素，对未来民族药临床研究的发展方向进行了展望，以期对民族药的发展有所裨益。

1 民族药概述

1.1 民族药概念

民族药是少数民族医药的简称，指少数民族使用的、以本民族传统医药理论和实践为指导的药物。民族医药理论源于少数民族独特的生活环境、传统文化和丰富的动植物资源，在长期的防治疾病过程中积累了丰富经验。2016年《中华人民共和国中医药法》颁布，从法律层面上将包括汉族及少数民族医药在内的我国各民族医药统称为中医药，民族药是中医药的重要组成部分。传统的民族药有藏族药、蒙古族药、傣族药和维吾尔族药，苗族药和壮族药近些年来也得到一定的发展。当前我国共35个民族有独立的医学理论体系，其中 19 个民族有独特的医药专著，是民族医药蓬勃发展的不竭动力。

1.2 已上市儿童民族药成药现状

《中国民族药成药目录》收载 13 个少数民族，共 895 种获得国家药监部门批准文号、有药品生产证书、由民族制药企业生产的成药品种，包含藏族成药 366 种（40.89%），蒙古族成药 236 种（26.37%），苗族成药 111 种（12.40%），彝族成药 64 种（7.15%），维吾尔族成药 61 种（6.82%），傣族成药 22 种（2.46%），壮族成药 9 种（1.00%），侗族成药 8 种（0.89%），畲族成药 5 种（0.56%），朝鲜族成药 5 种（0.56%），土家族成药 4 种（0.45%），满族成药 3 种（0.34%）和纳西族成药 1 种（0.11%）。其中以口服用药为多，共 824 种（92.07%），外用药 67 种（7.49%），静脉给药 4 种（0.44%）。药物剂型丰富，口服剂型包含丸剂、散剂、胶囊剂、片剂、颗粒剂、口服溶液剂、糖浆剂、合剂、煎膏剂、滴丸剂、酒剂、袋泡茶，外用剂型包含搽剂、洗剂、软膏剂、硬膏剂、酊剂，其他剂型如气雾剂、滴眼液、含漱液、栓剂，以及注射剂等。在适用人群方面，成人专用品种 743 种（83.02%），成人儿童共用品种 132 种（14.75%），儿童专用品种 20 种（2.23%），其中儿童专用民族药数量最少。

1.3 儿童民族药新药的获批现状及医保现状

国家药品监督管理局药品审评中心 2015~2020 年年度药品审评报告显示，近 6 年共 15 种中药新药获批上市，无民族药新药获批，既往获批上市的民族药新药也凤毛麟角，如巴桑母酥油颗粒、然降多吉胶囊等，而儿童专用民族药品种则长期处于空白状态，提示我国民族药产业对儿童专用药的研究水平较低，研发能力不足，未能从临床实践发掘新品种，缺乏转换发展意识。

《国家基本药物（2018 年版）》共收录临床常用药 685 种，其中中成药 268 种，包含 10 种民族药，民族药占总数 1.46%，占中成药总数 3.73%，总体占比较小。《国家基本医疗保险、工伤保险和生育保险药品目录（2021 年）》共收载药物 2860 种，其中中成药 1374 种，包含 43 种藏药、28 种蒙药、22 种维药，民族药占总数 3.25%，占中成药总数 6.77%，较 2020 版民族药成药总数不变，但占比有所下降。在基药目录和医保目录中，儿童专用民族药成药占比均较小，提示当前已上市儿童专用民族药成药品种在有效性、安全性和经济学评价等方面缺少高质量的循证证据，在风险效益比或成本效益比等方面具有可替代性，不足以支持民族药成为临床诊疗的必然选择。

2 儿童民族药临床研究现状

2.1 民族药成药临床研究的政策背景

2008 年，国家食品药品监督管理局印发《中药注册管理补充规定》，指出藏药、维药、蒙药等民族药的注册管理参照中药注册管理规定执行，民族药的研制应符合民族医药理论，申请生产的企业应具备相应的民族药专业人员、生产条件和能力，审评审批应组织相关民族医药的专家进行。截至目前，已有 4 个民族发布多项民族药临床研究相关指导原则，包括《维吾尔医常见病疗效评价标准》、维药新药临床研究指导原则系列、《土家医常见病疗效评价标准》《蒙医病证诊断疗效标准》《藏医疾病诊断疗效标准》等，《藏药新药临床研究指导原则》也在制定之中，即将发布。以上指南或指导原则包含多个民族药优势病种，可为民族药新药研发和上市后再评价的临床研究提供方法学指导，但均缺少儿童病种。此外，当前国家药品监督管理局网站共可查询到 1974 家药物临床试验机构，其中中医药临床试验机构 450 家（22.80%），民族药临床试验机构 9 家（0.46%），包括蒙医 4 家、维医 3 家、藏医 2 家，可进行内、外、妇科等药物临床试验的实施，均缺少儿科专业。不论是指导临床试验的指南或指导原则，还是实施临床试验的主体，儿科专业均为民族药研究的弱势学科，都是亟须填补的空白。

2.2 儿童民族药成药临床研究情况

为明确当前儿童专用民族药临床研究现状，以民族药治疗儿童疾病（不包含针灸、推拿等外治疗法）为例，进行系统检索。使用"民族药""苗医""苗药""藏医""藏药""蒙医""蒙药""维吾尔医""维吾尔药""傣医""傣药""彝医""彝药"；"Meta 分析""系统综述""随机对照试验""临床试验""临床研究""队列研究""病例对照研究""临床观察""经济学评价"；"儿童""小儿""少儿""婴儿""幼儿""婴幼儿""儿科"等为检索词，对国内外数据库进行检索。自建库至 2021 年 7 月 1 日，共获得 93 篇民族药治疗儿童疾病（不包含针灸、推拿等外治疗法）的临床研究。

对 93 篇文献进行逐个分析。在试验设计方面，48 篇（51.61%）采用随机对照设计，均未详细描述随机过程，甚至使用了错误的随机方法；32 篇（34.41%）采用单组自身前后对照设计，13 篇（13.98%）采用非随机对照设计。这些研究均存在质量偏低的弊端，且没有明确的诊断标准、纳排标准，目标人群界定不清晰，尚不能为临床决策提供高质量的循证证据。在有效性评价方面，68 篇（73.12%）文献以"西医疾病"的改善情况作为评价指标，19 篇（20.43%）采用"病证结合"的临床研究模式同时对疾病和证候两方面进行疗效评价，6 篇（6.45%）对"中医证／民族医证"的改善进行评价。有效性评价模式与中药研究思路相似，评价指标弱化甚至完全抛弃了民族医药理论的指导，缺乏民族特色。在安全性观察方面，仅 5 篇（5.38%）文献简单描述了以症状为主的不良反应发生率，较少采用如实验室检查等客观的安全性评价指标。在经济学评价方面，尚无研究对民族药的风险效益比或成本效益比进行详细研究，不能判断民族药临床应用的经济影响和价值。以此可知当前儿童民族药临床研究还处于低水平阶段，需要从方法学和研究内容等多方面提高研究质量。

3 儿童专用民族药临床研究发展建议

3.1 重视儿童民族医药理论的继承与研究

目前民族医药的发展在不同民族间和不同学科间均处于不平衡的阶段。藏族、蒙古族、维吾尔族等少数民族具有深厚的理论基础、完善的诊疗体系和经典古籍，且教育体系完备，传承创新能力强，发展较好。而部分民族医药经验往往采用言传身教、口传心授的模式进行传承，或仅以零散的语言形式流传于世，尚未形成完整的医药理论。同时，针对目前儿童疾病的民族医学认识和儿童专用成方的研究较少，秉承"去粗取精，去伪存真"的态度对民族医药理论进行抢救性整理、挖掘，或采用现代技术，对传统民族医药理论进行验证，建立民族医学理论体系。重视儿童用经典名方的挖掘开发，发现行之有效、具有开发前景的儿童用民族药品种，为临床研究提供理论基础和研究素材。

3.2 制定儿童民族药临床研究指导原则，增设相应临床试验机构

由于缺乏儿童民族药临床研究专用的指导原则，使得相应的临床研究常无规范可循。建议在遵循现代医学临床科研一般原则的基础上，结合民族医药理论特点和儿童临床试验设计要点，制定完善相应的指南或指导原则。在研究方法方面，虽然按照循证证据有等级之分，但考虑疾病特点、目标人群和临床研究的实施环境，可采用操作性较强的设计方法，如随机对照试验、队列研究、病例对照研究或真实世界研究等。在有效性评价方面，根据民族药复杂干预或单一用药模式，突出传统医学的整体思维优势，选择合理的治疗方案和恰当的疗效评价指标，在充分尊重民族医学特色的基础上，客观评价民族药疗效。在安全性观察方面，少数民族成药复方多为含有几十味药的大处方，常含有矿物药或有潜在毒性的动植物药物品种，使用毒性药物的偏性治疗疾病，使得安全性评价在儿童群体中尤为重要。建议选择合理的设计方法和观察指标，使安全性问题在儿童群体中可充分暴露，弥补药品说明书中"不良反应""禁忌""药物相互作用"的缺项问题，为临床安全用药提供依据。期望通过指南或指导原则的制定，提升儿童专用民族药临床研究质量，对民族药临床应用的有效性、安全性和经济性等开展综合评价，扩大民族药在儿童用药市场的影响力。

当前已建立的药物临床试验机构也缺乏民族药儿科专业，缺少儿童用民族药临床研究的实施主体，其根源在于相关专业人才的匮乏。因此，需要重视民族医药学科建设和人才培养，注重民族医药理论和现代科研方法学理论复合型人才的培养，为相关试验机构建设提供人才基础，为民族药多中心临床研究的实施提供专业的场所，以支持民族药临床研究的实施和民族药产业的发展。

4 结论

民族药作为具有少数民族文化特色内涵的重要表现形式之一，植根于民族优秀文化和民族地区优势资源，具有较强的创新力和发展潜能。当前部分内科用民族药谋求突破，积极打开国际市场，在国外提出新药临床研究申请，准备在海外上市。但对儿童专用民族药临床研究的现状分析发现，当前儿童专用民族药整体发展仍处于低水平重复阶段，缺乏民族医学基础理论的指导，缺乏民族药临床研究指南或指导原则的引领，缺乏临床试验实施的环境。因此，要深入挖掘并继承民族药的理论基础，尊重传统医药复方制剂的特点，在满足基本科学评价要求的前提下，借鉴但不拘泥于中医药临床研究模式，合理使用能够体现民族医药疗效特点和定位的疗效评价方法和评价工具，通过高质量的临床研究，发挥民族医药特色，从有效性、安全性、经济性、创新性、适宜性、可及性、民族特征等多个维度进行综合价值评估，遴选出安全、有效、经济的民族药应用于儿童群体，推动民族医药事业和产业高质量发展，推动民族医药走向世界。

【评介】

民族医药是各族人民在漫长的生产、生活实践中对防治疾病经验的高度总结，为保障各族人民的生命健康做出了不可或缺的贡献。但在儿童专用民族药方面，临床应用品种占比较小，相应临床研究质量偏低，相关指南或指导原则及民族医药儿科专业药物临床试

机构的缺乏，均不利于当前儿科民族医药事业的发展。针对这些现实困境，由胡思源教授指导，博士研究生许雅倩总结形成本文，发表于《贵州中医药大学学报》2022 年 11 月第 44 卷第 6 期，对儿童民族药临床研究的发展提出针对性建议，以期对民族药的发展略尽绵薄。

（许玥）

四、中药新药临床试验的成果总结与发表

【摘要】

基于国内、外文献并结合作者的临床科研实践，从药物临床试验的统计分析、项目总结、成果发布等，讨论其主要的原则与技术要点，为中药新药临床试验的总结和临床研究成果的发表提供借鉴。

【正文】

一个高质量中药新药临床试验的顺利实施，除设计、衡量、评价等关键环节外，还应重视试验的统计分析、项目总结、成果发布等，使之遵循国际国内公认的技术规范或体例，从而提高研究质量，促进学术交流。

1 统计分析

中药新药临床试验的统计分析，事实上大部分借鉴了化学药的评价技术，以期完整、准确地反映药物的临床效应（有效性、安全性）。当前，中药新药的安全性在注册前的临床试验中，绝大部分采取的仅仅是观察性研究的手段，而有效性的统计分析原则及其应用的方法，则相对复杂许多。

有效性分析，应该包括采用的数据集，主、次要疗效指标的分析方法，非处理因素对主要疗效指标影响的分析等。对于某些特殊的主要指标，如发热反应指数（即发热反应曲线下面积）等，应同时附有统计表格及图形。亚组分析往往仅针对主要疗效指标（有时也包括重要的次要疗效指标），应根据研究目的确定。

1.1 主要疗效指标

主要指标能高效、可信地反映临床上相关且重要的临床疗效。多数情况下，一项临床试验往往仅设计单个的主要疗效指标，但根据研究目的不同，有时也会设计多个主要疗效指标。此时需要考虑主要疗效指标的多重性问题。

主要疗效指标的分析，需要描述整体研究及分中心的情况。根据主要疗效指标类型的不同，应该选择不同的数据描述、统计推断方法。为了更好解释其临床意义，可以对主要指标进行数据转换，如将定量指标转化为定性指标，或将定性指标通过（加权）计分的方式转化为定量指标等。但需要明确的是，采取何种方式、方法分析主要疗效指标，都应该以完全契合研究目的为前提。

1.1.1 主要疗效指标与协变量

主要疗效指标常与非处理因素（如年龄等协变量、适应证亚型等亚组）密切相关，与多中心临床试验的中心因素或也有关。根据不同研究目的，有时往往需要考虑对协变量的校正及亚组效应的分析。可根据协变量和结局变量的性质进行选择，例如当主要结局是定量时，通常用方差分析或协方差分析；如果主要结局是一个二元或分类变量时，则用 Logistic 回归；如果是时间 – 事件数据，则可用 Cox 回归。协变量的调整虽然可能会改善有效性分析从而令 P 值更小，但必须认识到，疗效的大小和协变量不同水平间的一致性才是考虑的重点。

临床方案或破盲前的统计分析计划书中，应该明确说明纳入主要疗效分析的协变量其选择的理由。已知或预期同主要结局变量的联系，应基于前期证据（源自前期试验或其他当前试验的可能数据）和 / 或临床原因去证明其合理性。

研究者应在试验中证实所预计的协变量是否会对主要结局产生重要影响。同时，应在分析中说明如何考虑这些协变量。对于主要疗效指标评估有影响的协变量及因素，应该有着密切的联系并采用合适的统计分析方法校正其影响，尤其应该注意基线协变量（如人口学资料、疾病情况、中心效应等）对于最终疗效评价的影响。当一个校正的可能数据可疑时，建议将未经校正的分析结果作为主要依据，而将校正后的分析结果作为参考。

特别是，虽然基于亚组的有效性 / 安全性分析往往不能提供确定性的结论，但在探索性研究中，能为下一步研究提供重要的指导信息。不同年龄分层的亚组分析，常见于儿科探索性 / 确证性的中药新药临床试验，其他亚组分析因素，包括不同中医证型等。

1.1.2 主要疗效指标的多重性

多重性可以由多个主要变量、处理的多重比较、不同时期的多次评估和 / 或期中分析等组成。如果可能，最好采用避免或减少多重性的方法，如确定一个关键的主要变量（多重变量）、选择关键的处理对比（多重比较）、运用综合变量如"曲线下面积"（重复测量时）等。如果在确证性试验中仍出现多重性，采用频率统计方法则需要考虑对 I 类错误进行调整。

当临床试验仅设计两个处理组及一个进行统计分析的主要指标，且不涉及期中分析时，并不需要调整 I 类错误 α。而当试验涉及多个主要变量或设计多个处理组时，可能需要考虑多重性调整的问题，即确定如何定义消耗的问题。当一个多重检验的发生无法预知时，如果采用复杂的方法如多水平 α 检验等调整 α，则需面对随之而来困难的结果解释，因此，目前常采用较为简便但保守的 Benforroni 法等，但会带来检验效能的损失；如果多重检验可以预知，则可以预先确定对其的处理策略。

某些时候如单个变量不足以证实有关的临床收益、一个试验带有多个相关研究目的、某些研究问题的获益证据需要多个变量支持时，可以设计多个主要变量。通过不同的策略如选择最有利的结果、根据临床相关性对于多个主要变量进行编秩等，或不需进行 α 调整，但需要注意的是，II 类错误将被夸大，应该认真考虑多个主要变量对于 II 类错误及整体研究样本量的影响。

多组设计中，确证性试验首先要求控制整体的 I 类错误。而对于存在金标准的 3 组设计（阳性对照组、安慰剂组、受试药物组）、寻求固定复方（单一成分 A 组、单一成分 B

组、新复方 A+B 组）的有效性证据、量效关系的探索等情况时，整体 I 类错误的调整不是必需的。

1.2 次要疗效指标分析

次要指标的分析结果能为主要疗效评估结论提供支持，而且不一定需要确证性结论。重要的次要疗效指标，如未经转换的量表积分、某一客观指标的实际测定值等，或也需考虑协变量及中心、亚组效应的影响。次要指标应该按统一操作标准执行，或经过同一中心实验室测定，否则其分析结论或无法提供可能的信息。

1.3 影响因素分析

除中心效应、亚组效应外，其他影响因素往往多且复杂。研究者往往仅关注其对于主要疗效指标的影响，如合并用药、合并疾病等。事实上，影响因素有时也存在交互作用，对其分析往往非常复杂，如合并用药的每次 / 日用量、使用次 / 天数等，很大程度上无法提供明确的结论。方案设计阶段对于这些影响因素的考量，更能提高统计分析的精度。

2 项目总结

当统计分析完成后，即由生物统计人员完成统计分析报告书，研究者将基于其自身的专业知识与该统计分析报告，完成临床试验的总结。

临床试验完成后，由研究者撰写《药物临床试验总结报告》（简称《总结报告》）。《总结报告》是反映药物临床试验研究设计、实施过程，并对试验结果做出分析、评价的总结性文件，是正确评价药物是否具有临床实用价值（有效性和安全性）的重要依据，是药品注册所需的重要技术资料。根据《药品注册管理办法》附件《中药、天然药物注册分类及申报资料要求》，《总结报告》是中药新药注册资料中的第 33 号文件，连同其他注册文件，在申请新药注册时，由申办者向国家药品监督管理局提交。

2.1《总结报告》的主要内容

《药物临床试验质量管理规范》（GCP）规定，《总结报告》的相关内容应与试验方案的要求一致。需要包括以下内容：①随机进入各组的实际病例数，脱落和剔除的病例及其理由。②不同组间的基线特征比较，以确定可比性。③对所有疗效评价指标进行统计分析和临床意义分析。统计结果的解释应着重考虑其临床意义。④安全性评价应有临床不良事件和实验室指标合理的统计分析，对严重不良事件应详细描述和评价。⑤多中心试验评价疗效，应考虑中心间存在的差异及其影响。⑥对试验药物的疗效和安全性以及风险和受益之间的关系做出简要概述和讨论。

2.2 临床试验总结要点

临床试验总结要根据《临床试验方案》（包括重要环节的标准操作规程）、《统计分析报告》，从专业角度评估统计分析结论是否具有临床意义，试验过程是否严格遵循《临床试验方案》和标准操作规程，并对新药的受益风险比、卫生经济学等做出评价。

2.2.1 围绕试验目的评估统计结论的临床意义

临床试验总结应该有机地结合试验结果的统计学意义与临床意义，并对现有临床试验结果进行讨论与总结。《统计分析报告》仅提供了各项指标的数据描述与统计结果，而做试验总结的主要研究者则应该从有效性、安全性等方面做出全面、综合的判断。

（1）有效性结论：临床试验总结应根据临床试验不同阶段，围绕试验目的，通过对主要、次要疗效指标的评估，从而得出探索性或确证性结论，达到试验不同阶段的有效性评价目标。有效性评估是对统计分析结论做出临床意义上的判断，并形成相应的结论。事实上，即使统计结论有统计学意义时，如数据较集中，即便两组均数差别不大时也可能出现有显著意义的统计结论，此时应从临床意义角度进行判断，即使统计学上"差异无显著性意义"，也不能简单地判断各处理组的效应基本相同。

根据试验目的的不同，有效性结论的侧重点也不相同。探索性研究应该对结果进行全面分析，从而获得可能的倾向、线索或提示，为下一步的确证性临床试验提供线索或方向。确证性试验则应仔细分析与研究目的密切相关的主要指标及其他次要指标的临床意义，以明确其能否提供足够的证据说明受试药物的有效性。主要指标的临床意义应该直接、高度相关且可信地反映临床疗效，并能以此做出确证性结论，而次要指标则或能为主要结论提供有限的支持、解释作用，且不一定需要确证性结论。

（2）安全性结论：Ⅱ期临床试验时，其试验组至少100例的样本量只能发现常见的不良反应（≥1%~10%）；Ⅲ期、Ⅳ期临床试验，可通过较大的样本进一步了解药物的安全性，能全面评估各期临床试验的不良事件/反应情况，此时的安全性结论相对而言更加全面、准确。注册前的Ⅱ期、Ⅲ期临床试验，在临床试验总结时应综合评估。安全性结论不仅要描述药物可能的使用方法、回顾药品的总体安全性，也应特别注意造成药物剂量改变或停药的情况、其他治疗介入的时间、危重不良事件、死亡事件。同时也应确认任何有较高危险性的患者（组）。对于特别脆弱但可能数量较少的人群，如儿童、老年人、药物代谢和排泄有障碍者等，也应给予特别的关注。

2.2.2 完整描述试验流程

阐明试验结论的科学基础和真实可靠性。临床试验总结不仅要对试验结果进行分析，还需重视对临床试验设计、试验管理、试验过程、试验结果进行完整表达，以阐明试验结论的科学基础，对药物临床效应做出合理评价。一个设计科学、管理规范的试验只有进行科学、清晰的表达，它的结论才易于被接受。《总结报告》的撰写表达方法、方式直接影响着受试药品的安全性、有效性评价。

2.2.3 做出新药受益风险比和卫生经济学评价

临床试验总结应在现有结果（有效性、安全性、风险－效益关系）的基础上，清楚地说明方案设计时没有预料的发现（往往是关于安全性的），讨论其临床相关性、重要性及潜在的风险/收益，并提供可能的注意事项（针对任何有较高危险性的个别患者或患者群），以及说明对进一步研究的启示（如果有的话）。对于其他方面，如用药方便程度等临床适用性、成本－效应关系等卫生经济学评价，如果有的话也应加以说明，作为药物申请注册的佐证。中药研究可探讨中医药理论对临床疗效和安全用药的指导作用，提倡进行证候疗效和疾病疗效的相关性分析。

2.3 《总结报告》体例

《药物临床试验总结报告》的表达方法、方式，直接影响其结论的被接受度。为此，国际国内相关法规和技术规范均对中药、天然药物临床试验/中医药临床研究《总结报告》的结构和内容（体例）提出了具体要求。

国际上，各国药监部门对于临床研究报告的体例要求，多遵循 1995 年发布的 ICHE3 文件《临床研究报告的结构与内容》。其简要的架构和内容包括但不限于：标题封面、试验方案纲要、目录、缩写和术语定义、引言、研究计划描述、受试者和治疗、药代 / 药效（Ⅰ期）或有效性评价（Ⅱ~Ⅳ期）、安全性评价、结论、参考文献、统计表格与图表、附录等。

在国内，2002 年出版的《中药新药临床研究指导原则（试行）》中专设"临床试验总结报告的撰写"一章。2005 年的《中药、天然药物临床试验报告撰写原则》参考了 ICHE3（1995 年）及国内有关法规和技术要求，建议临床试验总结报告应包括：①报告封面：要求符合药品注册申请资料形式。②签名页：包括总结报告题目、主要研究者对于总结报告的声明及主要研究者、统计负责人、总结报告执笔者的签名和日期。③报告目录：包括各章节、附件、附表的编号、页码等。④缩略语表：要求同《统计分析报告书》。⑤伦理学声明：确认试验的实施符合《赫尔辛基宣言》及伦理学原则，并提供伦理委员会构成、讨论纪要、批准试验的情况，同时描述及时获取受试者知情同意的手段与方式。⑥报告摘要：通常不超过 1500 字，依次概述试验题目、临床研究批准文号、主要研究者和临床研究单位、试验起止日期、试验目的及观察指标、受试药物的功能主治、试验总体设计、受试人群、给药方案、评价标准、统计分析方法或模型、基线可比性情况、各处理组疗效结果（主要、次要疗效指标）、各处理组安全性结果（包括不良事件及严重不良事件等）、整体结论（有效性和安全性）。⑦正文内容：基本框架同临床试验方案类似，依次包括试验题目、前言（包括研发背景、研发批号等）、试验目的、试验方法（包括试验设计、随机化设计、设盲水平、研究对象、对照方法及依据、治疗过程、疗效评价指标与方法、安全性评价指标与方法、质量控制与保证、数据管理、统计学分析等）、研究结果、讨论、结论、参考文献、附录等。其中，研究结果大致同《统计分析报告书》相应部分，可有相应删减，但应有疗效性小结、安全性小结。

特别的是，随机化的相关内容应该详细阐明，至少包括：①随机的形式：如采取的是分层随机还是中央随机。②随机的方法：如采取的是简单随机、区组随机（应用最广泛）还是动态随机（往往需要中央随机系统支持），及随机方法实施的手段（如采用 SAS、SPSS、Stata 等统计软件及其版本）。③随机的执行：需要明确定义执行随机化的人群、实施对随机方案的分配隐藏，同时选用的合适的随机化操作手段（如中央随机系统）。

《分中心小结表》基于对多中心试验的不同理解，即在多个中心进行的多个试验的汇总，还是一个试验在不同的多个中心进行，2002 年出版的《中药新药临床试验指导原则（试行）》建议分别制作临床试验总的总结报告及各临床研究参加单位的《分中心总结报告》，且各《分中心总结报告》也需要分析并得出结论，2005 年撰写的《中药、天然药物临床试验报告撰写原则》提出在撰写《多中心总结报告》的同时，各中心仅需提供《分中心小结表》。目前，多中心试验是一个试验在多个中心操作的认识已经得到公认，试验设计、例数估算等均按照一个试验进行，因此，过去沿用的《分中心总结》已经被《分中心小结表》所取代。

《分中心小结表》以表格的形式提供，着重反映临床试验质量控制及安全性观察等方面的情况。其主要内容包括：临床试验题目、临床试验批件号及批准日期、药品注册申请人、临床试验机构及专业名称、本中心试验负责人姓名及职务职称、参加试验人员（提供姓名、职称、所在科室、研究中分工等信息）、伦理委员会名称及项目伦理委员会批准日期、第一位受试者入组日期、最后一位受试者结束随访日期、试验计划入组受试者数、筛选人数、随机化/入组人数、完成试验人数、未完成试验人数、受试者入选情况一览表（需提供所有签署知情同意书的受试者编号或姓名缩写、知情同意日期、筛选失败原因、入组日期、药物编号、未完成试验者的中止原因与日期）、主要数据的来源情况（说明与临床疗效、安全性相关的主要指标的设定依据，说明采集数据的仪器、检测方法、实验室和正常值范围）、试验期间盲态保持情况、严重和重要不良事件发生情况（如有，提供发生严重和重要不良事件受试者情况及与试验药物的关系判断）、临床研究监察情况、委派临床试验监察员单位、监察次数及监察质量评价、主要研究者的评论（本中心主要研究者对本项临床试验的质量控制和试验情况做出评论，并对试验结果的真实性做出声明）、本中心主要研究者签名及日期、本中心临床试验机构管理部门审核意见（盖章、日期）等。

3 成果发表

临床研究结果的公开，除提交药品注册管理部门外，通过相关论文的发表也越来越受到临床试验申办方/发起者的重视。

一般而言，临床试验结果发表的时间节点、文章署名等，在临床试验方案中已预先约定。目前，多中心临床研究结果论文的撰写多由协调研究者及主要研究者、申办方共同完成，有时多中心临床试验的部分研究结果也以某中心主要研究者的名义发布。无论谁作为文章的署名者，该结果的发表均应获得该临床试验申办方某种形式的同意。事实上，出于多种原因，申办者作为发表偏倚重要的来源之一，往往缺乏发布阴性结果的动力。

在全球临床试验透明度增加的大前提下，各国临床试验的注册与结果公开已经成为大趋势。2004 年国际医学期刊编辑委员会（ICMJE）对临床试验论文的注册提出要求。自 2007 年开始，为了促进临床试验透明化，美国 FDA（食品药品管理局）通过的 FDAAA801 条款对临床试验注册与结果公开正式做出强制性的法律规定。

GCP 要求申办者、研究者在共同设计并双方同意的临床试验方案中述明结果报告、发表论文方式等方面的职责及分工。2007 年，中国也开始通过中国临床试验注册中心提供国内新药临床试验的注册。

国际多数杂志社承认世界卫生组织（WHO）领导、制定并实施的以临床试验报告的统一标准（CONSORT）为代表的临床试验报告规范。2007 年发布的 CONSORT for TCM 更适应于中药新药临床研究的发表，而最新的 CONSORT 2010 对于部分内容做出了调整，并发展了很多的扩展版。

4 小结

总体而言，无论出于何种目的，对于相关法律法规的了解、评价方法的准确采用，都必不可少。尤其对于投入大量成本、以药品注册生产批件为最终目的的新药临床研究而言，应在遵循相应法律法规的前提下，更好地完善总结报告如伦理原则、效应评价等技术细节。

【评介】

　　高质量的中药新药临床试验除方案设计、临床实施等基本环节外，还有赖于对其数据与结论进行统计分析、总结与发表。胡思源教授指导团队，基于国内外文献并结合临床科研实践经验，概括性地梳理了中药新药临床试验中统计的基本原则与分析策略、总结报告的体例规范及要点、发表论文撰写的注意事项及报告规范等要点，并由钟成梁博士撰写成文，发表于《天津中医药》2013 年 9 月第 30 卷第 9 期，内容详略得当，以期为统计师、研究者提供参考和借鉴。

（杨金玉）